Taschenlehrbuch Embryologie

Die normale menschliche Entwicklung und ihre Fehlbildungen

Thomas W. Sadler

begründet von Jan Langman

Deutsche Übersetzung und Bearbeitung von
Ulrich Drews und Beate Brand-Saberi

13., inhaltlich unveränd[illegible] Auflage

350 Abbildungen

Georg Thieme Verlag
Stuttgart • New York

Autor:
Thomas W. **Sadler**,
Ph. D.
University of Utah,
School of Medicine
Salt Lake City, Utah, USA

Übersetzer:
Ulrich **Drews**,
Prof. Dr. med.
Weggentalstr.. 65
72108 Rottenburg

Beate **Brand-Saberi**,
Prof. Dr. rer. nat., Dr. h.c.
Ruhr-Universität
Bochum,
Institut für Anatomie
Universitätsstr. 150
44801 Bochum

Redaktion und
Teilübersetzung:
Markus Pohlmann,
Dipl. Biol.
IQ Verlagsbüro
Zeppelinstr. 54
69121 Heidelberg

Bibliografische Information der Deutschen Nationalbibliothek
Die Deutsche Nationalbibliothek verzeichnet diese Publikation in der Deutschen Nationalbibliografie; detaillierte bibliografische Daten sind im Internet über http://dnb.d-nb.de abrufbar.

1. Auflage 1970
2. Auflage 1972
3. Auflage 1974
4. Auflage 1976
5. Auflage 1977
6. Auflage 1980
7. Auflage 1985
8. Auflage 1989
9. Auflage 1998
10. Auflage 2003
11. Auflage 2008
12. Auflage 2014

Titel der Originalausgabe:
Langman's Medical Embryology
12th edition

Publiziert gemäß Vereinbarung mit
Wolters Kluwer Health Inc., USA

Rüdigerstr. 14
70469 Stuttgart
Deutschland
www.thieme.de

Printed in Italy

Satz: L42 AG, Berlin
Druck: L.E.G.O. S.p.S. Vicenza
Grafikbearbeitung: Karin Baum, Paphos, Zypern
Umschlaggestaltung: Thieme Group
Umschlaggrafik: Martina Berge, Stadtbergen, verwendete Illustration Embryo von © SciePro/stock.adobe.com

ISBN 978-3-13-220025-8   1 2 3 4 5 6

Um den Lesefluss zu erhalten, wird im Nachfolgenden in der Regel die maskuline Geschlechtsform verwendet. Sie bezieht alle Geschlechter gleichermaßen mit ein.

Auf einen Blick

Teil 1 Allgemeine Embyologie

Teil 2 Spezielle Embyologie

Vorwort

Jeder Studierende kommt früher oder später mit dem Thema Schwangerschaft in Berührung, manchmal noch bei der eigenen Mutter oder bei einer anderen Schwangeren: Wer im Gesundheitswesen arbeitet, begegnet häufig Frauen im gebärfähigen Alter, die schwanger sein können, hat vielleicht selbst schon Kinder oder einen Freund oder eine Freundin, die ein Kind erwarten. Irgendwie ist also die Schwangerschaft für uns alle ein Thema, und leider werden nicht alle Kinder gesund geboren. So gehen etwa die Hälfte aller Embryonen als Aborte verloren. Außerdem sind Fehlbildungen die Hauptursache kindlicher Mortalität und angeborener Behinderungen. Glücklicherweise können neue medizinische Strategien die Ergebnisse in der Geburtshilfe verbessern, wobei die Akteure im Gesundheitswesen die Hauptrolle innehaben, wenn es darum geht, solche Initiativen tatsächlich zum Erfolg zu führen. In jedem Falle ist fundiertes embryologisches Grundwissen essenziell für den Erfolg solcher Strategien. Mit ihrem Wissensschatz kann jede Fachkraft im Gesundheitswesen dazu beitragen, dass immer gesündere Babys auf die Welt kommen.

Um sein Ziel zu erreichen, ein Grundverständnis der Embryologie und ihrer klinischen Relevanz zu vermitteln, kombiniert dieses Buch wie schon in den Vorauflagen präzise Texte mit eingängigen Illustrationen und klinischen Abbildungen. Es betont die klinische Bedeutung des Themas, indem es zahlreiche klinische Beispiele anführt, die die Folgen abnorm verlaufender embryologischer Vorgänge vor Augen führen. Um den Studierenden das Lernen zu erleichtern, durchziehen auch in der 12. Auflage der *Medizinischen Embryologie* die folgenden didaktischen Elemente den Text:

Klare Gliederung: Das Buch gliedert sich in zwei Hauptabschnitte:

- **Teil I** gibt einen Überblick über die Frühentwicklung von der Gametogenese bis zum Ende der Embryonalperiode und stellt in eigenen Kapiteln die Fetalperiode, die Entwicklung der Plazenta, die vorgeburtliche Diagnostik und die Entstehung von Fehlbildungen dar.
- **Teil II** enthält eine auf das Wesentliche beschränkte Beschreibung der Entwicklung der einzelnen Organsysteme.

Klinische Hinweise: Neben der Normalentwicklung enthält jedes Kapitel klinische Hinweise, die farblich abgesetzt sind. Diese illustrieren die klinische Bedeutung der Embryologie und zeigen, wie wichtig es ist, Schlüsselvorgänge der Entwicklung zu verstehen, um den Schwangerschaftsverlauf und die Gesundheit der Neugeborenen zu verbessern. Klinische Fotos und Fallbeschreibungen sind dafür in dieser Auflage aktualisiert worden und neu hinzugekommen.

Genetik: Da Molekularbiologie und Genetik eine immer größere Rolle in der Embryologie und im Umgang mit Fehlbildungen spielen, werden genetische und molekularbiologische Grundlagen vermittelt. Kapitel 1 liefert eine Einführung in die molekularen Abläufe und erläutert die Schlüsselbegriffe. Anschließend werden im gesamten Text die wichtigsten Signaltransduktionswege und Entwicklungskontrollgene vorgestellt und diskutiert.

Zahlreiche Abbildungen: Beinahe 400 Abbildungen unterstützen das Verständnis des Textes, darunter vierfarbige Grafiken, rasterelektronenmikroskopische (REM-) Aufnahmen und klinische Fotos. Zusätzliche Farbfotos klinischer Fallbeispiele wurden eingefügt, um die klinischen Hinweise bestmöglich zu illustrieren.

Zusammenfassungen: Am Beginn eines jeden Kapitels steht eine Zusammenfassung, die die nachfolgende detaillierte Darstellung im Text in einer prägnanten Übersicht wiedergibt. Die Schlüsselbegriffe sind darin hervorgehoben und werden präzise definiert.

Alles klar? Dank der Wiederholungsfragen am Ende der Kapitel zu den jeweiligen Kernthemen lässt sich gut feststellen, ob man das Gelesene wirklich verstanden hat. Ausführliche Antworten auf die Fragen finden sich im Anhang des Buches (Teil III).

Glossar: Ein in dieser Auflage deutlich erweitertes Glossar von Fachausdrücken findet sich ebenfalls im Anhang und erlaubt eine schnelle Orientierung bei unbekannten Begriffen.

Ich hoffe, dass diese Neubearbeitung der *Medizinischen Embryologie* von den Leserinnen und Lesern gut angenommen wird und ihnen einen nutzerfreundlichen, innovativen Zugang zur Embryologie und ihrer klinischen Relevanz eröffnet.

T. W. Sadler
Twin Bridges, Montana

Inhaltsverzeichnis

Teil I Allgemeine Embryologie

Teil II Spezielle Embryologie

Einführung

Klinische Bedeutung der Embryologie

In 9 Monaten entsteht aus einer einzelnen Zelle ein reifes, zur Geburt bereites Kind. Die Entwicklung verläuft mit einer unglaublichen Komplexität miteinander vernetzter Prozesse. **Embryologie** ist die Wissenschaft von diesen Prozessen und schließt die Untersuchung der molekularen, zellulären und strukturellen Faktoren ein, die der Entwicklung eines Organismus zugrunde liegen.

Die Embryologie ist ein wichtiges Fach, weil sie wesentliches Wissen für Strategien im Gesundheitswesen und für die Reproduktion beiträgt. So hat das zunehmend bessere Verständnis der Entwicklungsprozesse zu neuen Erkenntnissen in der pränatalen Diagnostik und Therapie, zu neuen Ansätzen bei der Behandlung von Infertilität und bei der Prävention von Fehlbildungen geführt, die eine der wesentlichen Ursachen für perinatale Mortalität sind. Dies hat zu deutlichen Verbesserungen der pränatalen und weiteren postnatalen kindlichen Entwicklung geführt.

Unsere kognitiven Fähigkeiten und unsere Verhaltensmuster werden durch pränatale Erfahrungen beeinflusst. Mütterliche Faktoren wie Rauchen, Fehlernährung, Stress, Diabetes und andere Faktoren spielen eine Rolle für unsere postnatale Gesundheit. Darüber hinaus bestimmen sie in Kombination mit molekularen und zellulären Faktoren die Wahrscheinlichkeit für das Auftreten von Krankheiten im Erwachsenenalter wie Krebs und Herz-Kreislauf-Erkrankungen. Unsere pränatale Entwicklung hat also mannigfaltige Auswirkungen auf unsere Gesundheit, sodass die Beschäftigung mit der Embryologie und der pränatalen Entwicklung für alle im Gesundheitswesen tätigen Personen wichtig ist. Die meisten Ärzte und Mitarbeiter im Gesundheitswesen werden Frauen im gebärfähigen Alter begegnen und dann möglicherweise den Verlauf der vorgeburtlichen Entwicklung mitbestimmen und auf die damit verbundenen Folgen Einfluss haben.

Kurze Geschichte der Embryologie

Die Entwicklung von einer einzelnen Zelle bis zur Ausbildung der Organanlagen (die ersten 8 Wochen der menschlichen Entwicklung) wird als **Embryonalperiode** bezeichnet. In der Embryonalperiode entstehen von der 4.–8. Woche die Organanlagen (**Organogenese**). Der Abschnitt vom Ende der Embryonalperiode bis zur Geburt ist die **Fetalperiode**. In der Fetalperiode läuft die Differenzierung weiter und der Fetus wächst und gewinnt an Gewicht.

Wissenschaftliche Ansätze zur Erforschung der vorgeburtlichen Entwicklung gibt es seit Jahrhunderten. Es ist nicht verwunderlich, dass zunächst die anatomischen Ansätze die Forschungsrichtung bestimmt haben. Mit der Entwicklung des Mikroskops und besserer Konservierungstechniken konnten die Erkenntnisse wesentlich verbessert und intensiviert werden. Der Ablauf der Entwicklungsvorgänge wurde klarer durch den Vergleich unterschiedlicher Spezies und die Anwendung vergleichend anatomischer und durch die Evolutionstheorie bestimmter Methoden. Besondere Aufmerksamkeit galt den Fehlbildungen. Diese wurden mit der Normalentwicklung verglichen. Die Beschäftigung mit der Entstehung und den Ursachen von Fehlbildungen wird als **Teratologie** bezeichnet.

Im 20. Jahrhundert stand das Gebiet der **experimentellen Embryologie** in voller

Blüte. Zahlreiche Experimente wurden erdacht, um die Zellen während der Entwicklung zu verfolgen und ihr definitives Schicksal zu bestimmen. Ein Ausgangspunkt war die Beobachtung an durchsichtigen Tunikatenembryonen, in denen pigmentierte Zellen direkt mit dem Mikroskop beobachtet werden konnten. Später wurden Vitalfarbstoffe eingesetzt, um die Wanderung lebender Zellen zu beobachten und ihre definitive Lage in der schwimmenden Larve zu bestimmen. In den 1960er Jahren kamen die radioaktive Markierung und autoradiografische Techniken hinzu. Etwa zur gleichen Zeit wurde die Hühnchen-Wachtel-Transplantationstechnik entwickelt: Wachtelzellen, die sich durch ein charakteristisches Heterochromatinmuster in den Zellkernen auszeichnen, wurden in den frühen Hühnerembryo transplantiert. In den Empfängerembryonen konnte dann später die Lage der Wachtelzellen histologisch verifiziert werden. In der Weiterentwicklung dieses Ansatzes wurden spezifische Antikörper gegen die Wachtelzellen zur Identifikation der transplantierten Zellen eingesetzt. Die Markierung von Vorläuferzellen mit diesen oder ähnlichen Techniken führte zu wichtigen Erkenntnissen über die Abstammung der Organe und Gewebe.

Transplantationsexperimente erbrachten auch die ersten Erkenntnisse über die Induktionsbeziehungen zwischen Geweben. Beispiele für solche Experimente sind die Transplantation des Primitivknotens aus seiner normalen Position in der Körperachse in andere Regionen der Keimscheibe. Sie zeigten, dass der Primitivknoten eine zweite Körperachse induzieren kann. Ein weiteres Beispiel sind Experimente mit der Extremitätenknospe. Wird ein Gewebestück vom kaudalen Rand einer Extremitätenknospe in den vorderen Rand der Knospe eines anderen Embryos eingepflanzt, entsteht im Empfängerembryo eine spiegelbildlich angeordnete Verdoppelung der Fingerstrahlen. Die kaudale Induktorregion wurde **Zone polarisierender Aktivität (ZPA)** genannt. Heute weiß man, dass das Signalmolekül **sonic hedgehog (SHH)** ist.

Im Jahr 1961 spielte die Teratologie eine besondere Rolle, als der Wirkstoff **Thalidomid** („Contergan") als Sedativum und Mittel gegen Übelkeit in der Frühschwangerschaft verordnet wurde. Das Medikament verursachte schwere Fehlbildungen. Charakteristisch waren Fehlbildungen der Gliedmaßen, bei denen eine oder mehrere Gliedmaßen vollständig fehlten (Amelie) oder bei denen die langen Röhrenknochen fehlten, sodass eine Hand oder ein Fuß direkt am Rumpf ansetzte (Phokomelie; ▶ Abb. 13.7).

Die ursächliche Beziehung zwischen Medikament und Fehlbildungen erkannten unabhängig voneinander der Humangenetiker W. Lenz und der Gynäkologe W. McBride. Es wurde klar, dass der Konzeptus durch mütterliche Faktoren, die die Plazenta passieren, geschädigt werden kann. Bald wurden zahlreiche Tiermodelle entwickelt, mit denen die Beziehung zwischen Umweltfaktoren, Medikamenten und Genen nachgewiesen und ihre Bedeutung für die Entstehung von Fehlbildungen untersucht werden konnte.

Heute sind **molekulare Ansätze** zu den experimentellen hinzugekommen, mit denen die normale und die gestörte Entwicklung untersucht werden kann. Es stehen zahlreiche Methoden zur Identifizierung von Zellen durch Reportergene, Fluoreszenzmarkierung und RNA-Hybridisierung zur Verfügung, um die Determination und Differenzierung von Zellen zu untersuchen. Mit anderen Techniken kann die Genexpression verändert werden: Knock-out-, Knock-in- und Antisense-RNA-Technologien haben neue Möglichkeiten eröffnet, um die Entwicklung zu beeinflussen und die Funktion einzelner Gene in spezifischen Geweben zu analysieren. Damit hat die Molekularbiologie für die Embryologie neue Türen geöffnet. Durch die Entzifferung einzelner Gene und ihrer Interaktion mit Umweltfaktoren nimmt unser Verständnis der normalen und abnormen Entwicklungsprozesse ständig zu.

Darüber hinaus hat die molekulare Analyse der embryonalen Entwicklungsprozesse in vielfacher Weise erheblich zu unserem Verständnis adulter pathologischer Prozesse beigetragen. Dieselben Signale und Transkriptionsfaktoren, die während der Entwicklung eine physiologische Kontrollfunktion ausüben, können bei vielfältigen Gewebsveränderungen des erwachsenen Patienten zum falschen Zeitpunkt reaktiviert werden und so zur Krankheitsentstehung beitragen. Unter ihnen sind zahlreiche Protoonkogene und Tumorsuppressorgene, die der pharmakologischen Intervention zugänglich sind. Der SHH-Signalweg beispielsweise spielt bei der Entstehung verschiedener maligner Tumore, wie z. B. des kolorektalen Karzinoms, des Medulloblastoms und des Basalzellkarzinoms eine Rolle. Die Kenntnis der Kontrolle von Differenzierungsvorgängen in der Zelle ist außerdem die Grundlage für Forschung und Anwendung auf den Gebieten der Stammzellbiologie und regenerativen Medizin. Sogar die Erforschung von angeborenen Abwehrprozessen geht auf Entdeckungen bei der entwicklungsbiologischen Untersuchung von Drosophila melanogaster zurück. Dabei wurden die für das gesamte Tierreich wichtigen Toll-like-Rezeptoren der nicht-entzündlichen Inflammation entdeckt.

Mithin hat die Embryologie unter Einschluss grundlegender entwicklungsbiologischer und zellbiologischer Aspekte eine Bedeutung, die über ihr eigenes Gebiet weit hinausgeht und geeignet ist, Studierenden und Ärzten ein humanbiologisches Gesamtverständnis zu vermitteln.

Teil I

Allgemeine Embryologie

I

1

1 Einführung in die molekulare Regulation und Signalbildung

1.1 Überblick

Im 20. Jahrhundert hat sich die Embryologie von einer beschreibenden Wissenschaft zu einer Disziplin entwickelt, die mit molekularbiologischen Methoden arbeitet. Die Erweiterung des beschreibenden Ansatzes durch moderne Techniken führt zu einem besseren Verständnis über die Ursachen der normalen und abnormen Entwicklung und eröffnet neue Wege, um Fehlbildungen vorzubeugen oder diese zu behandeln. Hierzu hat besonders die Aufklärung der genetischen Zusammenhänge beigetragen.

Das **menschliche Genom** umfasst etwa 23.000 Gene, die etwa 100.000 Proteine kodieren. Die genetische Information ist in einem Komplex aus DNA und Proteinen gespeichert, dem **Chromatin**, das aus den Grundeinheiten der **Nukleosomen** zusammengesetzt ist. Im **Heterochromatin** ist die Nukleosomenkette dicht aufgewunden. Für die Transkription muss die DNA entspiralisiert werden (**Euchromatin**).

Die **Gene** sind in den DNA-Strängen lokalisiert und bestehen aus Regionen, die in Proteine translatiert werden können, den **Exons**, sowie aus nichttranslatierbaren Regionen, den **Introns**. Ein Gen besitzt eine Promotorregion, an die die RNA-Polymerase bei der Initiation der **Transkription** bindet, eine Initiationsstelle für die Transkription, an der die erste Aminosäure kodiert wird, ein Stoppkodon für die Beendigung der **Translation** und eine 3'-nichttranslatierte Region mit einem Polyadenylierungssignal. Dieses sorgt dafür, dass später ein Poly-A-Schwanz an die mRNA angehängt wird, der die mRNA stabilisiert.

Die RNA-Polymerase bindet in der Promotorregion an die TATA-Box. Für die Bindung sind **Transkriptionsfaktoren** notwendig.

Durch die Methylierung von Cytosinbasen in der Promotorregion werden Gene stummgeschaltet, und die Transkription wird verhindert. Dieser Vorgang ist für die **Inaktivierung des X-Chromosoms** verantwortlich, bei der im weiblichen Geschlecht eines der beiden X-Chromosomen ausgeschaltet wird, und auch für das **genomische Imprinting**, durch das die Expression entweder des väterlichen oder des mütterlichen Gens unterdrückt wird.

Von einem einzelnen Gen können unterschiedliche Proteine durch das differenzielle Herauslösen von Introns durch Spliceosomen als Splicevarianten produziert werden. Proteine können darüber hinaus durch **posttranslationale Modifikation** wie Phosphorylierung oder Spaltung modifiziert werden.

Damit Organe entstehen können, muss deren Bildung während der Embryogenese induziert werden. Bei der **Induktion** ruft eine Gruppe von Zellen oder Geweben, der Induktor, in anderen Zellen, dem reagierenden Gewebe, über zelluläre Signalketten eine Veränderung im Zustand der Determination oder der Differenzierung hervor. Die Fähigkeit, auf eine Induktion zu reagieren, wird als **Kompetenz** bezeichnet. Sie wird über Kompetenzfaktoren vermittelt. Viele Induktionsvorgänge gehen mit einer Interaktion zwischen einer epithelialen und einer mesenchymalen Komponente einer Organanlage einher: **Epithel-Mesenchym-Interaktion.**

Signaltransduktionsketten bestehen aus einem Signalmolekül (dem **Liganden**) und einem **Rezeptor.** Der Rezeptor überspannt in der Regel die Zellmembran und wird durch die Bindung seines Liganden aktiviert. Die Aktivierung geht meistens mit der Phosphorylierung anderer Proteine einher, die zumeist selbst **Kinasen** sind. Die Kaskade der Enzymaktivitäten zwischen Proteinen aktiviert schließlich einen Transkriptionsfaktor, der die Genexpression initiiert.

Zelluläre Signalketten können auf verschiedene Arten zustande kommen: parakrin über diffusible Faktoren oder juxtakrin ohne diffusible Faktoren. Die für die parakrine Signalbildung verantwortlichen Proteine werden **Wachstums- und Differenzierungsfaktoren** (**GDFs**) genannt. Es gibt vier große Gruppen von GDFs: **FGF-**, **WNT-**, **Hedgehog-** und **TGF-β-Proteine**. Parakrine Signale werden außer durch Proteine auch durch Neurotransmitter wie Serotonin (5HT) und Noradrenalin vermittelt, wobei diese als Liganden an Rezeptoren binden, um eine spezifische Zellantwort auszulösen.

Juxtakrine Signalbildung kann über an die Zelloberfläche gebundene Liganden, über Faktoren in der extrazellulären Matrix oder durch direkte Zell-zu-Zell-Kommunikation durch Gap junctions erfolgen.

Die Molekularbiologie hat neue Wege für die embryologische Forschung und das Verständnis der normalen und gestörten Entwicklung eröffnet. Die Sequenzierung des menschlichen Genoms und die Entwicklung neuer Techniken zum Studium der Genregulation auf den verschiedenen Ebenen hat in der Embryologie eine neue Ära eingeleitet. Das Thema Embryologie hat sich von der anatomischen über die biochemische zur molekularbiologischen Ebene weiterentwickelt und auf jeder Stufe unser Wissen erweitert.

Das **menschliche Genom** umfasst etwa 23.000 Gene, das ist etwa nur ein Fünftel der Zahl, die aufgrund der DNA-Menge vor Abschluss des Human Genome Project vorausgesagt wurde. Durch die verschiedenen Regulationsebenen liegt die Zahl der von den Genen kodierten Proteine näher an der ursprünglich vorhergesagten Anzahl von Genen. Nicht bestätigt hat sich die Ein-Gen-ein-Protein-Hypothese. Ein einzelnes Gen kann durch eine Vielzahl von Mechanismen zur Bildung vieler Proteine führen.

Die Genexpression wird auf verschiedenen Ebenen reguliert:

- Gene sind an- oder ausgeschaltet.
- Die im Zellkern von einem Gen transkribierte DNA wird selektiv prozessiert, und damit wird bestimmt, welche RNA als Messenger-RNA (mRNA) das Zytoplasma erreicht.
- Die mRNA wird selektiv translatiert.
- Proteine werden nach der Translation von der mRNA noch differenziell modifiziert.

1.2 Transkription

Die DNA mit den Genen liegt als Komplex mit Proteinen (im Wesentlichen mit Histonen) vor, der als **Chromatin** bezeichnet wird. Grundbaustein des Chromatins ist das Nukleosom (▸ Abb. 1.1). Ein **Nukleosom** besteht aus einem DNA-Faden mit etwa 140 Basenpaaren und einem Oktamerkomplex aus **Histonproteinen**. Die Nukleosomen sind ihrerseits über die **Linker-DNA** und durch spezifische Histonproteine (H1-Histone; ▸ Abb. 1.1) in Komplexen zusammengefasst.

In den Nukleosomen ist die DNA als feste Spirale verankert, sodass sie nicht transkribiert werden kann. Das inaktive Chromatin stellt sich daher als eine Kette von Nukleosomen auf einem DNA-Strang dar und wird als **Heterochromatin**, als Perlenkette, bezeichnet. Für die Transkription muss die DNA sich von den Perlen lösen und entspiralisieren. Im entspiralisierten Zustand wird das Chromatin als **Euchromatin** bezeichnet.

Die Gene im DNA-Faden enthalten **Exons**, die in Protein translatiert werden, und **Introns**, die zwischen die Exons eingestreut sind und nicht translatiert werden. Neben Exons und Introns besitzt ein Gen die folgenden funktionellen Abschnitte (▶ Abb. 1.2):

- eine **Promotorregion**, an der die **RNA-Polymerase** bindet;
- eine **Initiationsstelle** für den Beginn der **Transkription**;
- eine Initiationsstelle für die **Translation**, die das Kodon für die erste Aminosäure des Proteins markiert;
- ein **Stoppkodon** für die Beendigung der Translation und

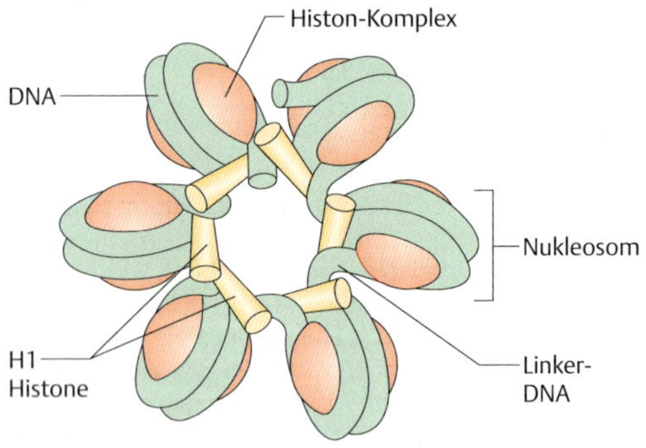

Abb. 1.1 Nukleosomen als Grundeinheiten des Chromatins. Jedes Nukleosom besteht aus einem Oktamer von Histonen und etwa 140 Basenpaaren des DNA-Fadens. Die Nukleosomen sind über die Linker-DNA und andere Histonproteine miteinander zu Aggregaten verbunden.

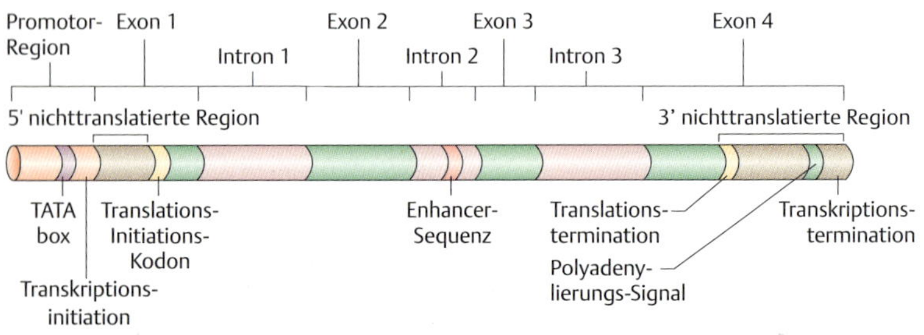

Abb. 1.2 „Typisches" Gen. In der Promotorregion liegt die TATA-Box. Exons enthalten in Proteine translatierbare Sequenzen, Introns werden nicht translatiert. Vor dem Translationsinitiations-Kodon liegt die 5'-nichttranslatierte und hinter dem Translationsterminations-Kodon die 3'-nichttranslatierte Region, die auch das Polyadenylierungssignal enthält. Der Poly-A-Schwanz in der mRNA dient zur Stabilisierung und ermöglicht den Transport aus dem Kern ins Zytoplasma und damit die Translation in ein Protein.

- eine 3'-nichttranslatierte Region, die das Polyadenylierungssignal zum Anhängen des Poly-A-Schwanzes enthält, der die mRNA stabilisiert, den Transfer aus dem Zellkern erlaubt und die Translation in ein Protein ermöglicht.

Die 5'- und 3'-Enden eines Gens werden definitionsgemäß nach der Transkriptionsrichtung der RNA festgelegt. Die DNA wird vom 5'-Ende in Richtung auf das 3'-Ende abgelesen. Die Promotorregion liegt stromaufwärts von der Initiationsstelle für die Transkription (▶ Abb. 1.2). Sie enthält in der Regel dort, wo die RNA-Polymerase bindet, die Sequenz TATA, die sog. **TATA-Box** (▶ Abb. 1.2). Damit die Polymerase hier binden kann, sind zusätzliche Proteine, die **Transkriptionsfaktoren**, erforderlich (▶ Abb. 1.3). Diese besitzen ihrerseits spezifische DNA-Bindungsdomänen und eine Transaktivierungsdomäne, mit der die Transkription eines Gens durch Bindung in der Promotor- oder Enhancer-Region reguliert werden kann. Sie sind Teil eines größeren Proteinkomplexes, der die DNA entspiralisiert, indem er den Nukleosomenkomplex auflöst und die Neubildung von Nukleosomen verhindert. So kann die RNA-Polymerase die DNA transkribieren.

Enhancer sind Regulationssequenzen der DNA, die über die Aktivierung der Promotoren die Effizienz und die Geschwindigkeit der Transkription kontrollieren. Sie können an beliebiger Stelle auf dem DNA-Strang liegen und müssen nicht in der Nähe eines Promotors lokalisiert sein. Wie Promotoren binden Enhancer Transkriptionsfaktoren (über die Transaktivierungsdomäne des Transkriptionsfaktors) und werden dazu benutzt, die zeitliche und räumliche Expression eines Gens zu kontrollieren. So können z. B. unterschiedliche Enhancer dazu benutzt werden, die Expression des gleichen Gens in verschiedenen Geweben anzuschalten. So enthält der PAX6-Transkriptionsfaktor drei unterschiedliche Enhancer, über die er die Genexpression in Pankreas, Auge und Neuralrohr jeweils spezifisch regulieren kann. Enhancer entfalten ihre Wirkung durch die Veränderung der Chromatinstruktur, durch die ein Promotor freigelegt werden kann, oder indem sie die Bindung der RNA-Polymerase erleichtern.

Enhancer können auch die Transkription hemmen und werden dann **Silencer** genannt. Über diesen Mechanismus können Transkriptionsfaktoren ein Gen aktivieren, während sie gleichzeitig ein anderes über die Bindung an verschiedene Enhancer abschalten. Transkriptionsfaktoren besitzen Bindungsdomänen für eine spezifische DNA-Region und eine transaktivierende

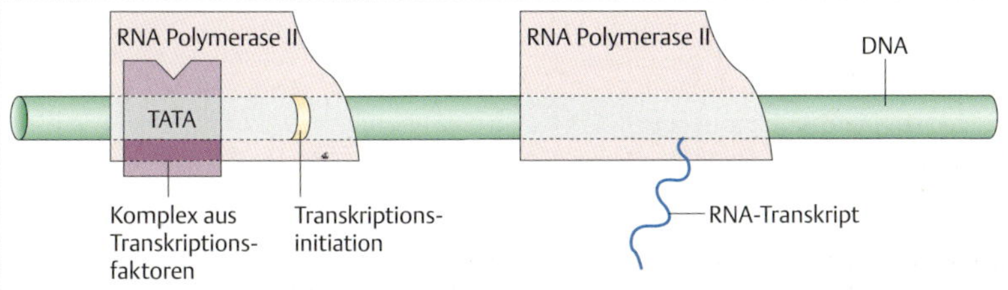

Abb. 1.3 Bindungsstelle der RNA-Polymerase II. Für die Bindung der RNA-Polymerase II an der TATA-Box in der Promotorregion ist ein Proteinkomplex notwendig, der unter anderem Transkriptionsfaktoren enthält. Transkriptionsfaktoren besitzen eine eigene spezifische DNA-Bindungsdomäne und dienen der Regulation der Genexpression.

Domäne, die an Promotoren oder Enhancer binden kann und die entsprechenden Gene aktiviert oder inhibiert.

1.2.1 DNA-Methylierung hemmt die Transkription

Durch das Anhängen von Methylresten an Cytosinbasen im Promotorbereich von Genen wird die Transkription dieser Gene gehemmt. Durch diesen Mechanismus werden einige Gene stumm geschaltet. Beispielsweise wird eines der beiden X-Chromosomen in jeder diploiden somatischen Zelle einer Frau (eines weiblichen Säugetiers auch) während der Frühentwicklung durch diesen Methylierungsvorgang ausgeschaltet (**X-Chromosom-Inaktivierung**). In ähnlicher Weise werden Gene in verschiedenen Zelltypen durch Methylierung reprimiert, sodass Muskelzellen zwar Muskelproteine bilden (in den verantwortlichen Genen ist die Promotor-DNA überwiegend unmethyliert), aber keine Blutzellproteine (in den kodierenden Genen sind die Promotoren hochgradig methyliert). Dadurch kann jede Zelle ihren charakteristischen Differenzierungsstatus aufrechterhalten.

Die DNA-Methylierung ist ebenfalls für die genomische Prägung (**Imprinting**) verantwortlich, durch die in bestimmten Genen entweder das mütterlich oder das väterlich ererbte Gen (Allel) exprimiert wird. Etwa 40–60 menschliche Gene unterliegen dem Imprinting. Ihre Methylierungsmuster werden während der Spermatogenese bzw. Oogenese ausgebildet. Durch Methylierung wird die Bindung von Transkriptionsfaktoren zur DNA verhindert oder die Bindung von Histonen modifiziert, sodass es zur Verdichtung des Chromatins durch Stabilisierung der Nukleosomen kommt und die Gene auf diesen DNA-Abschnitten nicht transkribiert werden können.

1.3 Andere Regulatoren der Genexpression

Das ursprüngliche Transkript eines Gens heißt **nukleäre RNA (nRNA)** oder auch Prä-Messenger-RNA. nRNA ist länger als mRNA, weil sie noch Introns enthält, die entfernt werden, wenn die nRNA vom Kern ins Zytoplasma transportiert wird. Das Entfernen der Introns wird Splicing (Spleißen) genannt. Es wird von den Zellen dazu benutzt, um unterschiedliche Proteine aus einem einzelnen Genprodukt zu erzeugen.

Durch Entfernen unterschiedlicher Introns können Exons in unterschiedlichen Mustern gespleißt werden, ein Vorgang, der **alternatives Splicing** genannt wird (▶ Abb. 1.4). Dieser Vorgang wird von **Spliceosomen** ausgeführt, Komplexen aus **small nuclear RNA (snRNA)** und Proteinen, die die spezifischen Splicesites am 5'- oder 3'-Ende der nRNA erkennen. Unterschiedliche Proteine desselben Gens werden **Splicevarianten** genannt. Sie machen es möglich, dass das gleiche Gen für die Bildung unterschiedlicher, zellspezifischer Proteine benutzt wird. So haben z. B. Splicevarianten des *WT1*-Gens unterschiedliche Funktionen in der Gonaden- und der Nierenentwicklung.

Selbst wenn ein Protein bereits fertiggestellt (translatiert) ist, können noch **posttranslationale Modifikationen** erfolgen, die seine Funktion beeinflussen. So müssen einige Proteine gespalten werden, um aktiv zu werden, oder sie müssen phosphoryliert werden. Andere müssen sich mit weiteren Proteinen verbinden oder aus einem Speicher freigesetzt werden, um spezifische Zellregionen gezielt zu erreichen. Es existieren also sehr viele Ebenen der Regulation für die Synthese oder Aktivierung von Proteinen. Obwohl es nur 23.000 Gene gibt, ist die Anzahl der möglichen Proteine dadurch etwa fünfmal so hoch wie die Anzahl der Gene.

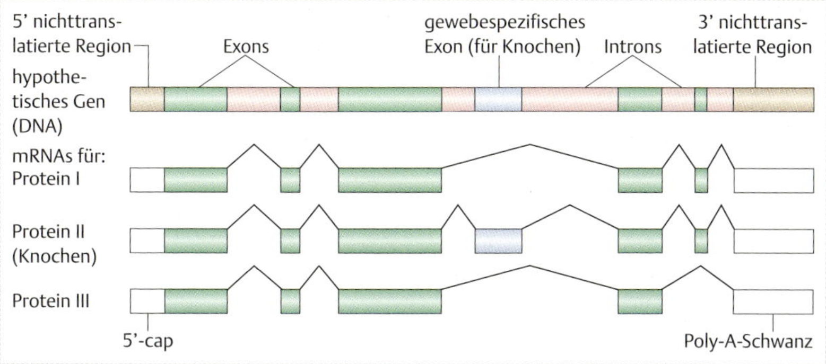

Abb. 1.4 Alternatives Splicing. Durch alternatives Splicing können unterschiedliche Proteine durch ein Gen kodiert werden. Die Spliceosomen erkennen spezifische Sequenzen auf dem ursprünglichen Transkript der nukleären RNA eines Gens. Es werden unterschiedliche Introns herausgeschnitten. Die verschiedenen, durch ein Gen kodierten Proteine werden als Splicevarianten bezeichnet.

1.4 Induktion und Organbildung

Organe entstehen durch die Interaktion zwischen Zellen und Geweben. In den meisten Fällen bewirkt eine Zellregion oder ein Gewebe Änderungen der Determination anderer Zellen oder Gewebe, ein Vorgang, der als **Induktion** bezeichnet wird. Bei derartigen Interaktionen produziert ein Zelltyp oder Gewebe als **Induktor** ein Signal, auf das andere Zellen als Zielgewebe reagieren. Die Fähigkeit, auf ein derartiges Signal zu reagieren, heißt **Kompetenz**. Für die Realisierung der Kompetenz ist die Aktivierung durch einen **Kompetenzfaktor** im Zielgewebe notwendig.

Viele Induktionsprozesse finden zwischen Epithel- und Mesenchymzellen statt und werden daher **Epithel-Mesenchym-Interaktion** genannt (▶ Abb. 1.5). Epithelzellen bilden Kanälchen oder bedecken als Zellverbände Oberflächen. Mesenchymzellen haben die Gestalt von Fibroblasten und

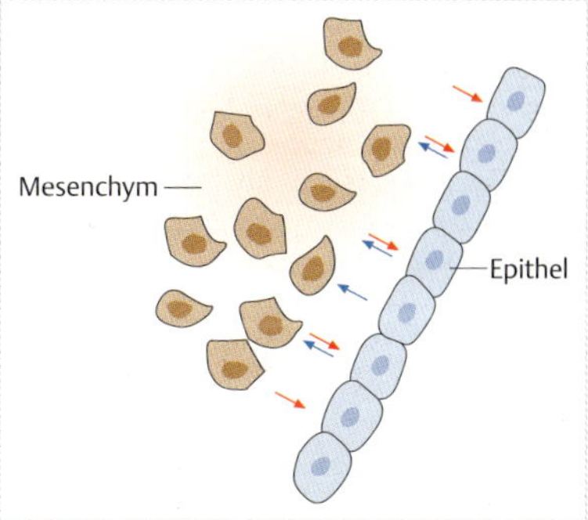

Abb. 1.5 Epithel-Mesenchym-Interaktion. Als Antwort auf ein spezifisches Signal eines der Gewebe wird ein anderes induziert, sich in eine spezifische Struktur zu differenzieren. Das Gewebe, von dem das erste Signal ausgeht, heißt Induktor. Nach dem ersten Signal setzt sich der Induktionsprozess während der weiteren Differenzierung durch wechselseitige Signale *(Pfeile)* zwischen Induktor und Zielgewebe fort.

bilden die zelluläre Komponente der extrazellulären Matrix. Beispiele für eine Epithel-Mesenchym-Interaktion sind:

- Entoderm und darunterliegendes Mesenchym, die durch Interaktion den Darmtrakt und die Organe des Darmtrakts, einschließlich Leber und Pankreas, bilden;
- Ektoderm und Mesenchym der Extremitätenknospe, die durch Interaktion das Auswachsen der Extremitäten und ihre Differenzierung regulieren;
- das Epithel der Ureterknospe, das aus dem mesenchymalen metanephrogenen Blastem die Bildung der Nephrone in der Nachniere induziert. (Ein Blastem ist das undifferenzierte Bildungsgewebe eines Organs oder Organteils.)

Induktionen können auch zwischen zwei epithelialen Geweben stattfinden, wie die Induktion der Linsenplakode durch das Epithel des Augenbechers. Der Induktionsprozess beginnt mit dem ersten Signal des Induktors an das reagierende Gewebe. Für die Fortsetzung der Differenzierung ist dann die Fortsetzung der Interaktion (**cross talk**) zwischen beiden Geweben notwendig (*Pfeile* in ▸ Abb. 1.5).

1.5 Signalübertragung zwischen Zellen

Die Signalübertragung zwischen Zellen ist notwendig für embryonale Induktion, für die Herstellung der Kompetenz im Zielgewebe, d. h. für die Aktivierung der Fähigkeit, auf den Induktor zu reagieren, und für die anschließend fortdauernde Interaktion zwischen Induktor und Zielgewebe. Die Interaktion zwischen den Zellen erfolgt über parakrine oder juxtakrine Faktoren:

- **Parakrine Signalmoleküle** werden von einer Zelle synthetisiert und diffundieren über kurze Entfernungen, um mit den Zielzellen zu interagieren.
- **Juxtakrine Faktoren** wirken direkt zwischen benachbarten Zellen und kommen ohne Diffusion von Proteinen aus.

Die diffusiblen Proteine, die für die parakrine Signalübermittlung verantwortlich sind, werden parakrine Faktoren oder **Wachstums- und Differenzierungsfaktoren** (growth and differentiation factors, **GDFs**) genannt.

1.5.1 Signaltransduktionswege

Parakrine Signaltransduktion

Parakrine Faktoren wirken über intrazelluläre **Transduktionsketten**. Sie aktivieren die Transduktionsketten entweder direkt oder über die Inaktivierung eines Inhibitors wie dies für die Hedgehog-Kaskade der Fall ist. Transduktionsketten bestehen aus einem Signalmolekül (dem **Liganden**) und einem **Rezeptor** (▸ Abb. 1.6).

Der Rezeptor liegt in der Zellmembran und besitzt eine **extrazelluläre Domäne** (**Ligandenbindungsstelle**), eine **Transmembrandomäne** und eine **intrazytoplasmatische Domäne**. Die Bindung des Liganden führt zu einer Konformationsänderung, die die intrazytoplasmatische Domäne aktiviert. In der Regel besteht die Aktivierung in der Anregung einer enzymatischen Aktivität des Rezeptormoleküls. In den meisten Fällen ist dies eine **Kinaseaktivität**, mit der andere Proteine unter Verbrauch von ATP **phosphoryliert** werden. Die phosphorylierten Proteine werden ihrerseits aktiviert und phosphorylieren weitere Proteine, sodass eine Kaskade von Proteininteraktionen entsteht, die schließlich einen **Transkriptionsfaktor** aktiviert. Dieser aktiviert oder inhibiert dann die Genexpression.

Die Vielzahl der Transduktionsketten bildet ein komplexes System, in dem unter anderem ein aktiviertes Protein ein ande-

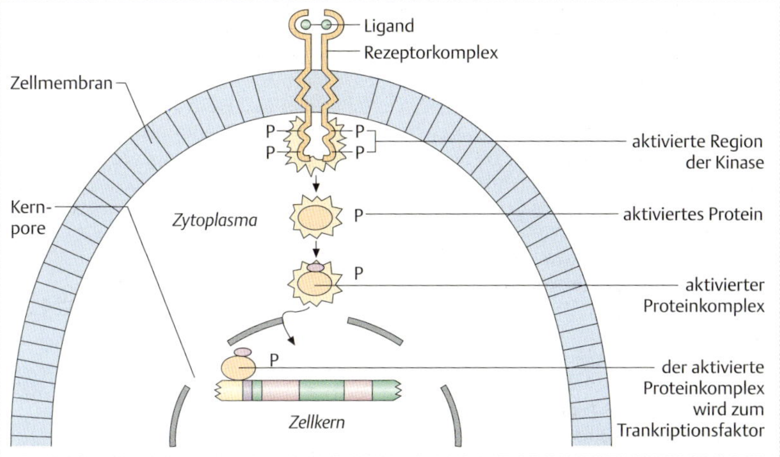

Abb. 1.6 Typische Signaltransduktionskette mit Ligand und Rezeptor. Der Rezeptor wird durch die Bindung des Liganden aktiviert. Durch die Aktivierung wird eine enzymatische Aktivität eingeschaltet, in der Regel eine Tyrosinkinase. Die Kinaseaktivität führt zu einer Kaskade von weiteren Phosphorylierungen von Proteinen. Schließlich wird ein Transkriptionsfaktor aktiviert, der die Genexpression anschaltet.

res hemmen kann, das seinerseits ein weiteres aktiviert (wie z. B. bei der Hedgehog-Signaltransduktionskette).

Juxtakrine Signaltransduktion

Bei der juxtakrinen Signaltransduktion sind keine diffusiblen Faktoren beteiligt. Es gibt drei juxtakrine Mechanismen:

- Ein Signalprotein an der Zelloberfläche einer Zelle interagiert mit dem Rezeptor der Nachbarzelle und löst dort wie ein parakriner Faktor eine Signaltransduktion aus (▶ Abb. 1.6).
- Die Liganden sitzen in der extrazellulären Matrix.
- Signale zwischen Zellen werden direkt über **Gap junctions** von einer Zelle zur anderen weitergeleitet.

Die **Notch-Transduktion** ist ein Beispiel für den erstgenannten Mechanismus. Das Notch-Rezeptorprotein erstreckt sich über die Zellmembran und bindet an Zellen, die **Delta-**, **Serrate-** oder **Jagged-Proteine** an ihrer Oberfläche exprimieren. Die Bindung dieser Proteine an Notch führt zu einer Konformationsänderung im Notch-Protein, die die Abspaltung eines intrazellulären Teilstücks des Notch-Rezeptors auslöst. Das abgespaltene Teilstück bindet an einen Transkriptionsfaktor und aktiviert die Genexpression. Die Notch-Transduktion spielt eine Rolle bei der neuronalen Differenzierung, der Spezifizierung von Blutgefäßen und bei der Segmentierung der Somiten.

Beim zweitgenannten Mechanismus ist das Milieu der extrazellulären Matrix der entscheidende Faktor. Die extrazelluläre Matrix besteht aus großen Molekülen, die von den Zellen gebildet werden, dem **Kol-**

lagen, den **Proteoglykanen** (**Chondroitinsulfat** und **Hyaluronsäure**) und aus **Glykoproteinen** wie **Fibronektin** und **Laminin**.

Die extrazelluläre Matrix bildet ein Substrat für die Zellen, in dem sie sich verankern oder an dem sie entlangwandern können. Laminin und Kollagen Typ IV sind die Komponenten der **Basalmembran** oder **Basallamina**, an der sich Epithelzellen anheften. Fibronektin findet sich in der Matrix des mesenchymalen Bindegewebes und reguliert die Zellmigration entlang der Matrixstrukturen.

Die Rezeptoren, die die Zellen mit der extrazellulären Matrix über Fibronektin und Laminin verbinden, werden **Integrine** genannt. Die Rezeptoren „integrieren" das Gerüst der extrazellulären Matrix mit dem intrazellulären Zytoskelett aus Intermediärfilamenten. Durch Auflösung und Neubildung der Haftpunkte können die Zellen entlang des Matrixgerüsts wandern. Die Verbindung der intrazellulären Filamente mit den Fasern der Matrix ermöglicht es den Zellen, sich durch Kontraktion des intrazellulären **Aktin-Myosin-Netzwerks** entlang der Matrixstruktur zu bewegen. Integrine können darüber hinaus die Genexpression induzieren und die Differenzierung regulieren wie bei den Chondrozyten, die mit der Matrix vernetzt sein müssen, um Knorpel bilden zu können.

Gap junctions bilden beim drittgenannten Mechnanismus Kanäle, durch die kleine Moleküle und Ionen passieren können. Diese Form der Kommunikation ist in festen Gewebeverbänden wie den Epithelien des Darmrohrs und des Neuralrohrs wichtig und ermöglicht den Zellen als einheitliche Struktur zu reagieren. Die molekularen Kanälchen in den Gap junctions werden von der Proteinfamilie der **Connexine** gebildet.

Man muss sich immer wieder klarmachen, dass im System der Signaltransduktion viel Redundanz eingebaut ist. Deshalb muss eine Genmutation, die einen Funktionsausfall eines Signalproteins bewirkt, nicht notwendigerweise zu einer abnormalen Entwicklung oder zum Tode führen, da andere Mitglieder aus der Familie des Transduktionsfaktors den Ausfall kompensieren können. Darüber hinaus bestehen zwischen den einzelnen Transduktionsketten Querverbindungen, die ebenfalls einen Ausfall eines Faktors kompensieren können.

1.5.2 Parakrine Faktoren

Es gibt eine sehr große Zahl parakriner Signalmoleküle, die als Liganden agieren und auch als Wachstums- und Differenzierungsfaktoren oder GDFs bezeichnet werden. Die Mehrzahl lässt sich in vier Familien einteilen, deren Mitglieder jeweils wiederholt dazu eingesetzt werden, die Entwicklung und Differenzierung von Organsystemen zu steuern. Die gleiche Wachstums- und Differenzierungsfaktoren regulieren die Organentwicklung im gesamten Tierreich – von *Drosophila* bis zum Menschen. Sie umfassen folgende Familien:

- FGF (fibroblast growth factors)
- WNT
- Hedgehog
- TGF-β (transforming growth factor β)

Jede GDF-Familie besitzt ihre eigenen spezifischen Rezeptoren, mit denen sie interagiert, und diese sind im Hinblick auf die Signalwirkung ebenso wichtig wie die Signalmoleküle selbst.

Fibroblastenwachstumsfaktoren (FGF)

Ursprünglich wurden die FGFs nach ihrer wachstumsstimulierenden Wirkung auf Fibroblasten benannt. Inzwischen sind etwa zwei Dutzend FGF-kodierende Gene identifiziert worden, aus denen durch Variation des Splice-Musters der RNA oder der Startkodons mehr als 100 Proteinvarianten entstehen. Die FGF-Signalproteine aktivieren die **Tyrosinrezeptorkinasen**, die als **fibroblast growth factor receptors (FGFRs)** bezeichnet werden. Die Rezeptoren aktivieren ihrerseits unterschiedliche Signalketten.

FGFs spielen insbesondere bei der Angiogenese, dem Auswachsen von Axonen und der Differenzierung des Mesoderms eine Rolle. Innerhalb der FGF-Familie gibt es eine gewisse Redundanz, sodass die einzelnen für spezifische Induktionsereignisse verantwortlichen Mitglieder durch andere ersetzt werden können. Auf der anderen Seite sind einzelne FGFs für spezifische Entwicklungsschritte verantwortlich. So spielt FGF8 bei der Entwicklung der Extremitätenknospe und in einigen Abschnitten des Gehirns eine wichtige Rolle.

Hedgehog-Proteine

Das Gen *hedgehog* („Igel") wurde so benannt, weil es für ein igelähnliches Muster von Borsten auf den Beinen von *Drosophila* verantwortlich ist. Bei Säugern findet man drei *hedgehog*-Gene: ***desert***, ***indian*** und ***sonic hedgehog***. Das Gen *sonic hedgehog* spielt bei einer Reihe von Entwicklungsvorgängen eine Rolle wie der Musterbildung in der Extremitätenknospe, bei der Induktion und Musterbildung im Neuralrohr, bei der Differenzierung der Somiten, bei der regionalen Differenzierung des Darmrohrs und an vielen anderen Stellen.

Der Rezeptor für die Liganden der Hedgehog-Familie heißt **Patched**. Das Patched-Signal wird intrazellulär über einen **Transducer**, das Protein **Smoothened,** weitergeleitet. Die Smoothened-Proteine werden von dem unbesetzten Rezeptor Patched gehemmt und sind aktiv, sobald das Signalprotein an den Rezeptor bindet. Die Rolle des parakrinen Faktors Hedgehog besteht also darin, über die Bindung an seinen Rezeptor die Hemmung des Transducers aufzuheben, und nicht darin, den Transducer direkt zu aktivieren.

WNT-Proteine

Es gibt mindestens 15 verschiedene **WNT**-Proteine, die in Entwicklungsprozessen involviert sind. Ihre Rezeptoren gehören zur Familie der **Frizzled**-Proteine. WNT-Signalproteine regulieren die Musterbildung in der Extremitätenknospe, die Entwicklung des Mesenzephalons sowie einige Aspekte der Differenzierung der Somiten und des Urogenitaltrakts.

1.5.3 TGF-β-Superfamilie

Die TGF-β-Superfamilie besteht aus über 30 Mitgliedern. Dazu gehören unter anderem:

- transforming growth factors β (TGF-βs)
- bone morphogenetic proteins (BMPs)
- Aktivin-Familie
- Müller-Gang-inhibierender Faktor (MIF, Anti-Müller-Hormon, AMH)

Der erste Vertreter dieser Familie von Transkriptionsfaktoren, TGF-β1, wurde aus viral transformierten Zellen isoliert. Die TGF-β-Signalmoleküle sind von Bedeutung bei der Bildung der extrazellulären Matrix und der Aufzweigung von Epithelknospen in der Lunge, in der Niere und den Anlagen der Speicheldrüsen. Die BMP-Signalproteine induzieren die Knochenbildung und spielen eine Rolle bei der Proliferation, dem Zelltod (Apoptose) und der Zellwanderung sowie bei vielen anderen Prozessen.

1.5.4 Weitere parakrine Signalmoleküle

Eine weitere Gruppe von entwicklungsrelevanten Signalmolekülen sind Neurotransmitter einschließlich Serotonin und

Noradrenalin, die ähnlich wie Proteine als Liganden an Rezeptoren binden. Diese Moleküle wirken nicht nur als Transmitter für Neuronen, sondern vermitteln auch wichtige Signale während der Embryonalentwicklung:

- Serotonin (5HT) wirkt beispielsweise als Ligand einer großen Anzahl verschiedener Rezeptoren, von denen die meisten G-Protein-gekoppelt sind. Durch Bindung an diese Rezeptoren wirkt 5HT auf eine ganze Reihe zellulärer Funktionen, wie z. B. Zellproliferation und Migration, und spielt eine Rolle bei der Etablierung der Lateralität, während der Gastrulation, der Herzentwicklung und weiterer Prozesses in der Frühphase der Differenzierung.
- Noradrenalin wirkt ebenfalls via Rezeptoren and scheint unter anderem eine Rolle beim **programmierten Zelltod** (**Apoptose**) in den interdigitalen Furchen zu spielen.

Alles klar?

1. Was ist beim Vorgang der Induktion als Teil dieses Prozesses gemeint mit „Kompetenz zu reagieren“? Welche Gewebe sind am häufigsten an der Induktion beteiligt? Nennen Sie zwei Beispiele.
2. In der Normalentwicklung sind FGFs und ihre Rezeptoren (FGFR) für das Wachstum des Schädels und den regelrechten Verschluss der Schädelnähte verantwortlich. Wie könnte diese Signalkette unterbrochen sein? Liegt eine parakrine oder eine juxtakrine Signalübertragung vor? Können Sie sich vorstellen, auf welche Weise die fehlende Expression eines FGF ausgeglichen werden kann?

2 Gametogenese: Entwicklung männlicher und weiblicher Keimzellen

2.1 Überblick

Urkeimzellen

Die Keimzellen werden als **Urkeimzellen** in der Wand des **Dottersacks** in der 4. Woche sichtbar (► Abb. 2.1). Sie wandern in der 5. Woche in die indifferente Gonadenanlage ein.

Reifeteilungen

In der 1. Reifeteilung paaren sich die homologen Chromosomen und tauschen Genmaterial aus. Die 2. Reifeteilung schließt sich ohne erneute Replikation der DNA an, sodass Gameten mit einem haploiden Chromosomensatz entstehen (► Abb. 2.4).

Durch Veränderungen in der Anzahl oder Struktur der Chromosomen sowie durch Mutationen können **genetisch bedingte Fehlbildungen** entstehen. Etwa 10 % der Fehlbildungen entstehen durch **Chromosomenaberrationen** und 8 % durch **Genmutationen. Trisomien** (ein Chromosom ist 3-fach vorhanden) und **Monosomien** (ein homologes Chromosom geht verloren) können während der Mitose oder der Meiose entstehen. Wenn die Trennung der gepaarten homologen Chromosomen in der 1. Reifeteilung gestört ist (**Non-Disjunction**), kann in den Tochterzellen eine Mono- oder eine Trisomie entstehen (► Abb. 2.6).

Aberrationen der Chromosomen nehmen ab dem 35. Lebensjahr mit dem Alter der Mutter zu. Strukturanomalien der Chromosomen sind große **Deletionen (Cri-du-Chat-Syndrom)** oder **Mikrodeletionen.** Mikrodeletionen führen zu Fehlbildungen wie dem **Angelman-Syndrom** (maternale Übertragung der Deletion 15q11–15q13) oder dem **Prader-Willi-Syndrom** (paternale Übertragung von 15q11–15q13). Da diese Syndrome, je nachdem, ob das väterliche oder das mütterliche Chromosom vererbt wurde, unterschiedlich ausgeprägt sind, sind sie ein Beispiel für **Imprinting.**

Mutationen können **dominant** (ein Allel reicht aus, um den Effekt zu erzeugen) oder **rezessiv** sein (beide allelen Gene müssen betroffen sein). Die meisten Fehlbildungen entstehen durch die Mutationen von Genen, die während der Embryonalzeit die normale Entwicklung regulieren.

Oogenese

Die Stammzelle der Oogenese heißt **Oogonie.** In der embryonalen Gonadenanlage durchlaufen die Oogonien eine Phase der mitotischen Vermehrung. Sie treten noch während der Embryonalzeit als **primäre Oozyten** in die Prophase der 1. Reifeteilung ein. Jede umgibt sich mit einer Lage aus flachen Follikelepithelzellen **(Primordialfollikel)** (► Abb. 2.18). Im Primordialfollikel wird die 1. Reifeteilung am Ende der Prophase arretiert (Diktyotän – Ruhestadium der Eizelle – im Diplotänstadium der Meiose mit gepaarten Chromosomen). Die meisten Oozyten gehen zugrunde. Im 7. Monat befinden sich alle noch vorhandenen primären Oozyten im Diktyotänstadium.

Mit der Pubertät treten in jedem Ovarialzyklus 15–20 Primordialfollikel in die weitere Entwicklung zum **Primär-, Sekundär-** und **Tertiärfollikel** ein. Nur ein Follikel reift bis zur Ovulation heran. Kurz vor der Ovulation beendet die Oozyte die 1. Reifeteilung und stößt ein Polkörperchen aus. Die sekundäre Oozyte tritt sofort in die 2. Reifeteilung ein. Die 2. Reifeteilung wird in der Metaphase arretiert und erst bei der Befruchtung mit dem Ausstoß des zweiten Polkörperchens beendet (▶ Abb. 2.3, ▶ Abb. 2.5, ▶ Abb. 2.20).

Spermatogenese

Die Stammzelle der Spermatogenese heißt **Spermatogonie.** Die Spermatogonien werden im embryonalen Hoden zusammen mit den Sertoli-Zellen in die soliden Keimstränge aufgenommen und ruhen dort bis zur Pubertät (▶ Abb. 2.21). Mit der Pubertät entwickeln sich aus den Keimsträngen Samenkanälchen. Die Spermatogonien treten erst jetzt in die Phase der mitotischen Vermehrung ein. Es entstehen fortlaufend primäre Spermatozyten, aus denen in den Reifeteilungen zwei sekundäre Spermatozyten und schließlich vier **Spermatiden** hervorgehen. Die Differenzierung der Spermatiden zu Spermatozoen oder Spermien wird als **Spermiogenese** bezeichnet (▶ Abb. 2.23). Die Entwicklung von der Spermatogonie bis zum Spermium dauert beim Menschen 74 Tage.

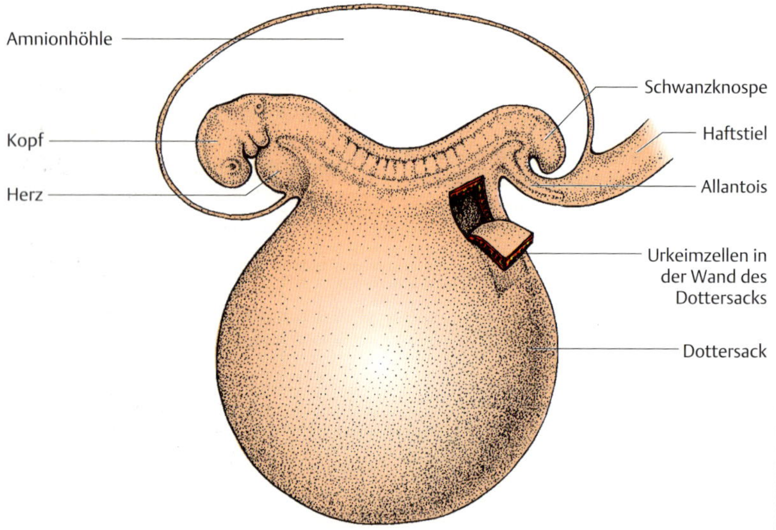

Abb. 2.1 Urkeimzellen in der Wand des Dottersacks. Bei einem Embryo am Ende der 3. Woche liegen die Urkeimzellen in der Wand des Dottersacks in der Nähe des Abgangs der Allantois.

2.2 Urkeimzellen

Die Entwicklung eines Menschen beginnt mit der Befruchtung. Eine männliche und eine weibliche Keimzelle, ein **Spermium** und eine **Oozyte**, vereinigen sich und bilden einen neuen Organismus, die **Zygote**. Die Keimzellen stammen von den **Urkeimzellen** ab, deren Vorläuferzellen in der 2. Entwicklungswoche im Epiblast lokalisiert sind und sich dann in die Wand des Dottersacks verlagern (▸ Abb. 2.1). Von dort wandern die Urkeimzellen mit amöboiden Bewegungen in die Gonadenanlage ein. Sie kommen dort gegen Ende der 4. Woche oder Anfang der 5. Woche an (Kap. 17). Die von den übrigen (somatischen) Zellen abgetrennte Entwicklung der Keimzellen wird als Keimbahn bezeichnet.

Klinischer Bezug

Urkeimzellen und Teratome

Teratome sind kindliche Tumoren, die eine Vielzahl von Geweben wie Knochen, Haare, Muskeln, Darm enthalten können. Man geht davon aus, dass diese Tumoren aus einer pluripotenten Stammzelle entstehen, die sich in Geweben aller 3 Keimblätter und ihrer Derivate entwickeln kann. Sehr wahrscheinlich entstehen diese Tumoren aus Keimzellen, die bei der Keimzellenwanderung auf dem Wege liegengeblieben sind oder einen falschen Weg genommen haben (▸ Abb. 2.2). Teratome können als Steißbeinteratome auftreten und sind dann möglicherweise aus Resten des Primitivknotens oder der daraus hervorgegangenen Schwanzknospe entstanden (▸ Abb. 5.8).

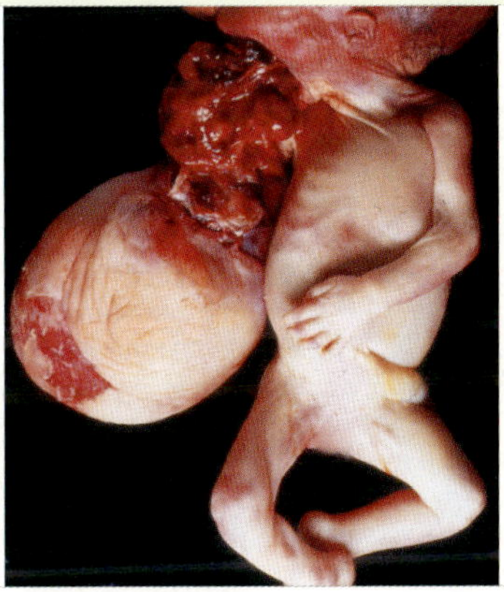

Abb. 2.2 Oropharyngealteratom. Diese Tumoren können aus Urkeimzellen oder Epiblastzellen entstehen (Kap. 5), die beide pluripotent sind. Die Gewebeypen innerhalb der Tumoren umfassen Derivate aller drei Keimblätter, also z. B. Darm-, Knochen-, Haut-, Zahngewebe etc.

2.3 Chromosomen und Vererbung

Die Merkmale eines neuen Individuums werden durch die Gene bestimmt, die mit den vom Vater oder von der Mutter stammenden Chromosomen vererbt werden. Der Mensch besitzt etwa 23.000 Gene, die auf 46 Chromosomen angeordnet sind. 44 davon sind **Autosomen,** und zwei sind **Geschlechtschromosomen**. Die weiblichen Geschlechtschromosomen bestehen aus zwei X-Chromosomen, die männlichen aus einem X- und einem sehr viel kürzeren Y-Chromosom.

Jedes Autosom besitzt ein Partnerchromosom mit den gleichen morphologischen Merkmalen. Zusammen bilden sie ein Paar von Homologen. Obwohl das X- und das Y-Chromosom beim Mann morphologisch nicht identisch sind, spricht man beim Menschen von 23 Paaren oder von einem **diploiden Chromosomensatz**. Ein Chromosom von jedem Paar stammt von der Mutter, das andere vom Vater.

Die Reifeteilungen (Meiose) laufen im Prinzip wie andere Zellteilungen (Mitose) ab. In der verlängerten Prophase der 1. Reifeteilung paaren sich jedoch die homologen Chromosomen, sodass ein Austausch von Genabschnitten möglich wird. Die 2. Reifeteilung schließt sich ohne DNA-Synthesephase an die 1. Reifeteilung an, sodass haploide Eizellen oder Spermien mit einem einfachen Chromosomensatz entstehen.

2.3.1 Mitose

Bei einer **Mitose** entstehen zwei Tochterzellen, die mit den Ausgangszellen genetisch identisch sind (▶ Abb. 2.3). Jede Tochterzelle erhält das volle Komplement von 46 Chromosomen. In einer normalen, nicht in Teilung begriffenen Zelle sind die Chromosomen entspiralisiert. Sie lassen sich mit dem Lichtmikroskop nicht erkennen. Kurz vor einer Mitose verdoppelt jedes Chromosom seine Bestandteile. Unter diesen ist das DNA-Molekül das wichtigste. Bevor eine Zelle in die Mitose eintritt, haben auf diese Weise alle Chromosomen ihren DNA-Gehalt verdoppelt und jedes Chromosom ist in Wirklichkeit schon doppelt vorhanden. Die Tochterchromosomen selbst werden allerdings erst in der Prometaphase sichtbar.

Wenn die Mitose beginnt, ziehen sich die Chromosomen zusammen und verdichten sich. In der **Prophase** sind sie im Lichtmikroskop als schlanke Fäden sichtbar. Die beiden in der DNA-Synthesephase entstandenen Chromatinfäden (**Chromatiden**) lassen sich jedoch noch nicht als einzelne Einheiten unterscheiden (▶ Abb. 2.3a). Während der **Prometaphase** kontrahieren sich die Chromosomen zu kompakten Stäbchen. Jedes Chromosom besteht aus zwei Chromatiden, die am **Zentromer** zusammengehalten werden (▶ Abb. 2.3b). Dadurch entsteht bei den metazentrischen Chromosomen des Menschen (das Zentromer liegt in der Mitte) die typische X-Struktur. Während der Metaphase ordnen sich die Chromosomen in der Äquatorialebene auf der **mitotischen Spindel** an (▶ Abb. 2.3c, d). Anschließend teilt sich jedes Chromosom auch am Zentromer in der Längsrichtung, und die Tochterchromosomen wandern auf die einander entgegengesetzten Zellpole zu (**Telophase**) (▶ Abb. 2.3e, f). Schließlich entspiralisieren und verlängern sich die Chromosomen wieder. Die Kernmembran rekonstituiert sich in den Tochterzellen, und die Durchschnürung des Zytoplasmas beginnt.

Jede **Tochterzelle** erhält eine Hälfte des verdoppelten Chromosomenmaterials. Sie besitzt dann die gleiche Chromosomenzahl wie die Mutterzelle.

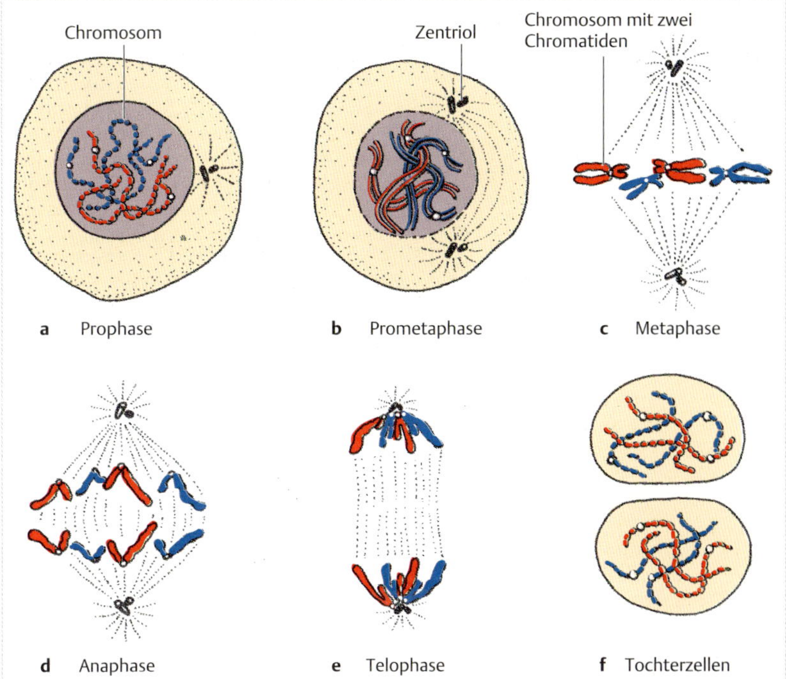

Abb. 2.3 Schritte der Mitose. In der Prophase sind die Chromosomen als schlanke Fäden sichtbar. Die paarigen Chromatiden sind nicht als getrennte Einheiten zu erkennen. In der Prometaphase dagegen lassen sich die paarigen Chromatiden gut unterscheiden. Die homologen Chromosomen sind in der Mitose voneinander unabhängig. Blau: väterliche Chromosomen; rot: mütterliche Chromosomen.

2.3.2 Meiose

Als **Meiose** bezeichnet man die spezifische Zellteilung der Keimzellen, aus der männliche und weibliche Gameten hervorgehen, die sich dann zu Spermien und Eizellen differenzieren. Die Meiose besteht aus 2 Zellteilungen, der 1. und 2. Reifeteilung (Meiosis I und II), in der die Anzahl der Chromosomen auf 23 (haploider Chromosomensatz) reduziert wird (► Abb. 2.4). Kurz vor Beginn der **1. Reifeteilung** verdoppeln die weiblichen und die männlichen Keimzellen (primäre Oozyten und primäre Spermatozyten) ihre DNA in genau der gleichen Weise, wie es für die Mitose beschrieben wurde. Wenn die Teilung beginnt, enthalten also die Zellen die doppelte Menge an DNA (4n) und jedes der 46 Chromosomen ist in seiner Struktur verdoppelt (► Abb. 2.4). Mit 1n wird die Anzahl und mit 1c („complement") wird die DNA-Menge des einfachen (haploiden) Chromosomensatzes einer Spezies bezeichnet.

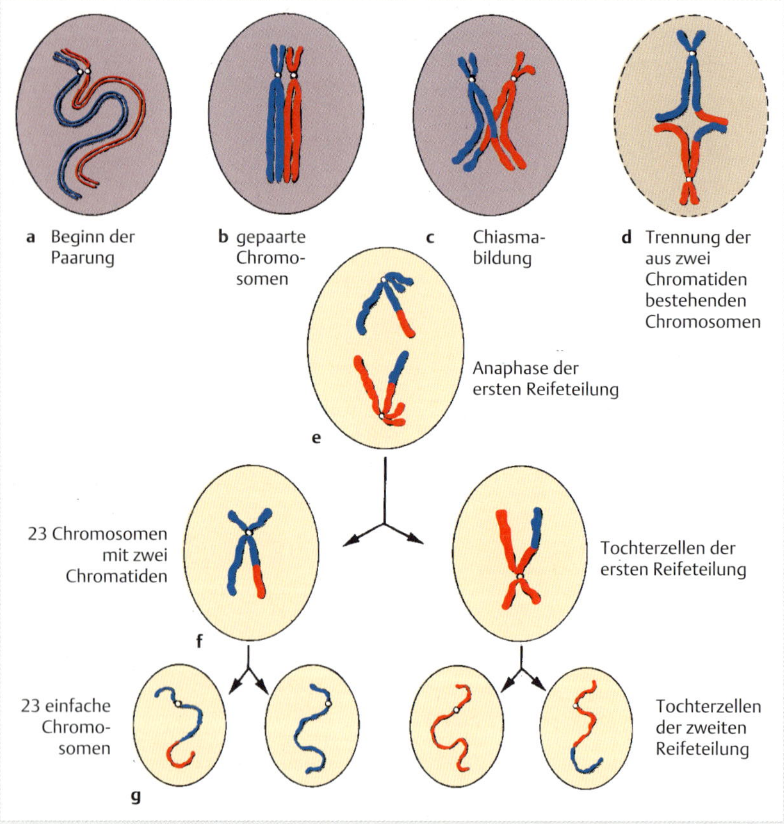

Abb. 2.4 Homologe Chromosomen während der Meiose. **a** Anders als in der Mitose paaren sich die homologen Chromosomen vor der 1. Reifeteilung. **b** Die gepaarten Chromosomen bestehen aus vier Chromatiden. **c** In den Chromatiden der gepaarten Chromosomen kommt es zu Brüchen und zum Austausch von Chromatidabschnitten. Die Chromosomen beginnen sich zu trennen. Dort wo ein Austausch stattgefunden hat, überkreuzen sich die entsprechenden Chromatiden (Chiasma). **d** Mit dem Auseinanderrücken der Chromosomen auf der Spindel verlagern sich die durch Chiasmata entstandenen Haftpunkte zwischen den Chromosomen nach distal, um sich dann aufzulösen. **e** Die Chromosomen wandern auf der Teilungsspindel der 1. Reifeteilung auseinander. **f** Jede Tochterzelle enthält 23 doppelfädige Chromosomen. **g** Ohne DNA-Synthese schließt sich die 2. Reifeteilung an. Jede Tochterzelle erhält nun 23 einfache Chromosomen, die aufgrund des Austauschs von Chromatidabschnitten weder untereinander noch mit den ursprünglichen Chromosomen identisch sind.

Im Unterschied zur Mitose paaren sich in der Prophase der 1. Reifeteilung die homologen Chromosomen (Synapsis) (▶ Abb. 2.4a). Die Prophase der 1. Reifeteilung ist daher beträchtlich länger als in der Mitose. Die Paarung erfolgt in einander genau entsprechenden Punkten. Nur die XY-Kombination bildet eine Ausnahme. Die ungleichen Geschlechtschromosomen besitzen an ihren Enden nur eine kleine homologe Paarungsregion, sodass sie lichtmikroskopisch eine Tandemformation bilden. Die Zentromerabschnitte der homologen Chromosomen verbinden sich nicht miteinander. Da jedes einzelne Chromosom zwei Chromatiden enthält, bestehen die homologen Chromosomenpaare (Bivalente) aus vier Chromatiden (▶ Abb. 2.4b).

Crossover

Das zweite wesentliche Merkmal der Prophase der 1. Reifeteilung ist der **Austausch von Chromatidabschnitten** zwischen den gepaarten homologen Chromosomen (▶ Abb. 2.4c). Die parallel nebeneinanderliegenden Chromatiden zerbrechen an einer oder an mehreren Stellen. Es kommt zu einem Austausch von Chromatidabschnitten. Anschließend weichen die homologen Chromosomen auseinander. Nur an den Punkten, an denen ein Austausch stattgefunden hat, bleiben sie noch vorübergehend aneinander haften. Dadurch entsteht eine X-förmige Struktur, die als **Chiasma** bezeichnet wird (▶ Abb. 2.4c). Das Chiasma ist der morphologische Ausdruck für ein genetisches Phänomen, das **Crossover** heißt. Dabei findet ein Austausch von Chromatidbruchstücken mit den entsprechenden Genkomplexen zwischen den homologen Chromosomen statt. Mit dem Fortschreiten der Zellteilung lassen sich die teilweise voneinander getrennten Chromosomen gut unterscheiden (▶ Abb. 2.4d). In der Metaphase sind die Glieder eines jeden Paares auf der Teilungsspindel orientiert. In den folgenden Stadien wandern sie an die einander entgegengesetzten Zellpole (▶ Abb. 2.4e).

Wenn die 1. Reifeteilung abgeschlossen ist, enthält jede Tochterzelle eine Hälfte von jedem Chromosomenpaar und besitzt damit einen haploiden Chromosomensatz (▶ Abb. 2.4f). Jedes Chromosom besteht jedoch noch aus zwei Chromatiden, sodass der Gesamtgehalt an DNA in jeder Tochterzelle dem in den übrigen Somazellen entspricht (2n).

Im Anschluss an die 1. Reifeteilung treten die Zellen sofort in die 2. Reifeteilung ein. **Der 2. Reifeteilung geht keine DNA-Synthese voraus.** Die 23 doppelfädigen Chromosomen spalten sich am Zentromer auf, und jede der neugebildeten Tochterzellen erhält 23 einzelne Chromosomen (Chromatide) (▶ Abb. 2.4g). Der DNA-Gehalt in den neugebildeten Zellen ist nun halb so groß wie in den normalen Somazellen. Es wird also zweierlei durch die Reifeteilungen erreicht:

- Die Glieder der homologen Chromosomenpaare haben die Möglichkeit, Abschnitte mit genetischem Material auszutauschen (bei der 1. Reifeteilung).
- Jede Keimzelle wird mit einem Chromosomensatz und der halben DNA-Menge einer normalen somatischen Zelle versehen (in der 2. Reifeteilung).

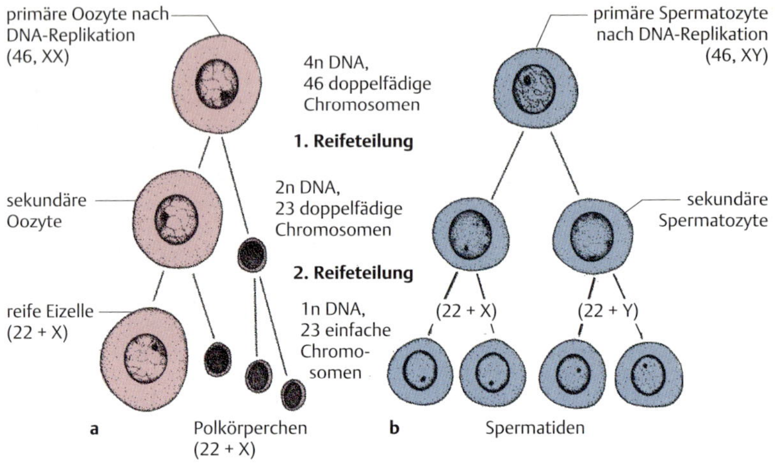

Abb. 2.5 Bildung von Eizelle und Spermien. a Die weibliche Keimzelle (primäre Oozyte) bildet nur eine reife Zelle, die reife Eizelle. **b** Die männliche Keimzelle (primärer Spermatozyt) bildet vier Spermatiden, die sich alle zu Spermien entwickeln.

Polkörperchen

Bei den Reifeteilungen entstehen aus einer weiblichen Keimzelle (44 plus zwei X-Chromosomen) vier Tochterzellen, die jede 22 Autosomen und ein X-Chromosom besitzen. Nur eine davon entwickelt sich zu einer reifen Eizelle. Die anderen drei, die **Polkörperchen**, erhalten kaum Zytoplasma und degenerieren in der weiteren Entwicklung (▶ Abb. 2.5a). Aus der männlichen Keimzelle entstehen zwei Tochterzellen mit 22 Autosomen plus ein X-Chromosom und zwei mit 22 Autosomen plus ein Y-Chromosom (▶ Abb. 2.5b). Alle vier entwickeln sich zu reifen Spermien.

2.4 Fehlbildungen und Aborte als Folge chromosomaler und genetischer Faktoren

Chromosomale Störungen werden in numerische (abnorme Anzahl der Chromosomen) und strukturelle (strukturelle Veränderung der Chromosomen) eingeteilt. Beide sind häufige Ursachen für Fehlbildungen und Spontanaborte. Schätzungsweise 50 % aller Konzeptionen enden in einem Spontanabort, und 50 % der Aborte sind durch chromosomale Störungen bedingt. Vermutlich weisen 25 % aller Konzeptionen größere chromosomale Defekte auf. Die häufigsten Defekte sind 45,X (Turner-Syndrom), Triploidie und Trisomie 16. Chromosomale Defekte sind für 7 % der kongenitalen Fehlbildungen, Mutationen für weitere 8 % verantwortlich.

Klinischer Bezug

Numerische Aberrationen

Normale somatische Zellen enthalten beim Menschen 46 und die Gameten 23 Chromosomen. Normale somatische Zellen sind diploid oder 2n, normale Gameten haploid oder n. Mit euploid wird jedes Vielfache von n bezeichnet, z. B. diploid oder triploid. Mit aneuploid wird jede nichteuploide Chromosomenzahl bezeichnet, z. B. wenn ein zusätzliches Chromosom vorhanden ist (Trisomie) oder wenn eines fehlt (Monosomie).

Aneuploidie entsteht durch Non-Disjunction während der Meiose oder der Mitose und betrifft die Autosomen und die Geschlechtschromosomen. Die Störungen im Chromosomenmuster entstehen bei den Reifeteilungen. Normalerweise trennen sich die beiden Glieder eines homologen Chromosomenpaares bei der 1. Reifeteilung, sodass jede Tochterzelle die Hälfte eines jeden Paares erhält (▶ Abb. 2.6a). Manchmal bleibt jedoch die Trennung aus (Non-Disjunction), und beide Glieder eines Paares wandern in eine Zelle. Durch Non-Disjunction erhält eine Zelle 24 Chromosomen und die andere nur 22, anstatt, wie normal, 23 Chromosomen. Wenn bei der Befruchtung ein Gamet mit 23 Chromosomen mit einem Gameten verschmilzt, der 24 oder 22 Chromosomen besitzt, entsteht ein Organismus mit 47 Chromosomen (Trisomie) oder mit 45 Chromosomen (Monosomie).

Non-Disjunction kommt in der Regel nur bei der Eizellenreifung vor und nicht in der Spermiogenese. Non-Disjunction kann

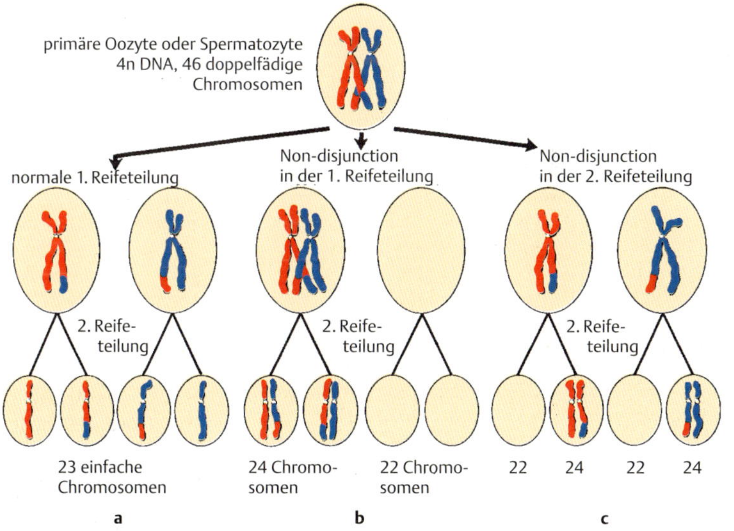

Abb. 2.6 Normale Reifeteilung und Non-Disjunction. **a** Normale Reifeteilung. **b** Non-Disjunction in der 1. Reifeteilung. **c** Non-Disjunction in der 2. Reifeteilung.

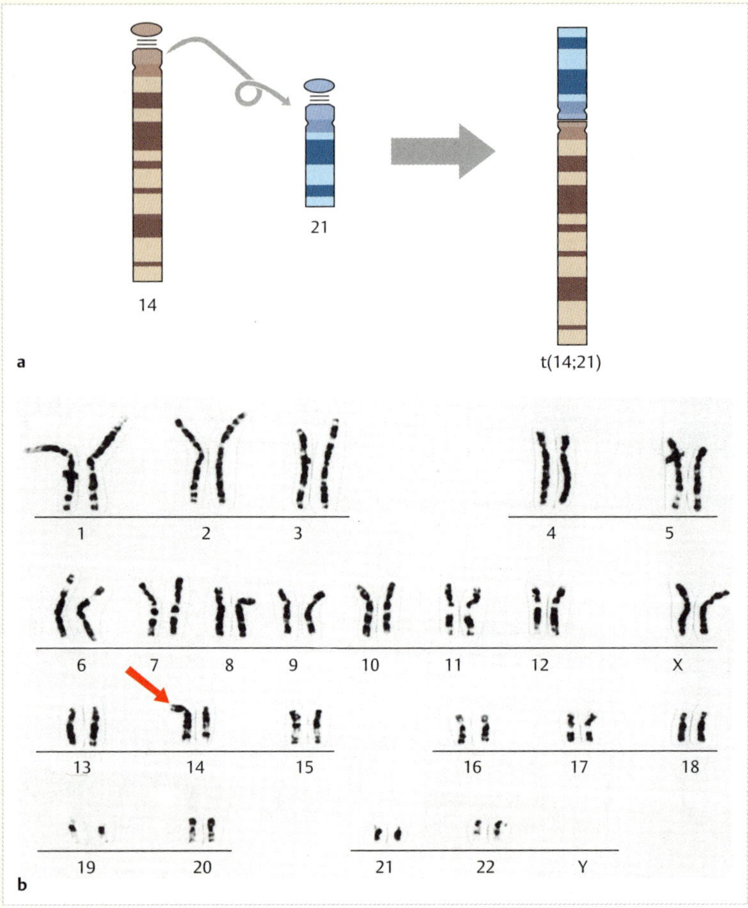

Abb. 2.7 Balancierte und nichtbalancierte Translokation. **a** Translokation des langen Arms von Chromosom 21 auf Chromosom 14 im Bereich des Zentromers. Der Verlust der kurzen Arme beider Chromosomen ist klinisch nicht relevant, sodass die Träger der Translokation gesund sind (balancierte Translokation). Es besteht jedoch ein höheres Risiko für nichtbalancierte Translokationen bei den Nachkommen. **b** Karyotyp einer Patientin mit einer Translokation von Chromosom 21 auf Chromosom 14, die zu einem Down-Syndrom führt.

in der 1. und in der 2. Reifeteilung auftreten (▶ Abb. 2.6b, c). Das Risiko für das Auftreten von chromosomalen Verteilungsstörungen nimmt mit dem Alter der Mutter vom 35. Lebensjahr an zu.

Gelegentlich tritt eine Non-Disjunction auch während einer Mitose in einer embryonalen Zelle während der Furchungsteilung auf **(mitotische Non-Disjunction)**. Dies führt zu einem **Mosaizismus**, bei dem einige Zellen das überzählige Chromosom tragen, während andere normal sind. In Abhängigkeit von der Anzahl und der Verteilung der betroffenen Zellen sind die charakteristischen Fehlbildungen mehr oder weniger stark ausgeprägt.

Nach Chromosomenbrüchen können sich Teile eines Chromosoms an andere Chromosomen anheften. Man spricht von **Translokationen**:

- Diese sind balanciert, wenn durch die Bruchstelle und die Verschmelzung der Chromosomen nicht wesentliche Abschnitte des genetischen Materials verloren gehen oder zusätzlich vorhanden sind. Bei **balancierten Translokationen** treten keine Fehlbildungen auf.
- Die Translokationen können jedoch auch nichtbalanciert sein. In diesem Falle fehlt ein Chromosomenstück, und es entsteht ein veränderter Phänotyp. Eine **nichtbalancierte Translokation** kann z. B. zwischen dem langen Arm von Chromosom 14 und 21 während der 1. oder 2. Reifeteilung auftreten. Es entstehen Gameten mit einem zusätzlichen Chro-

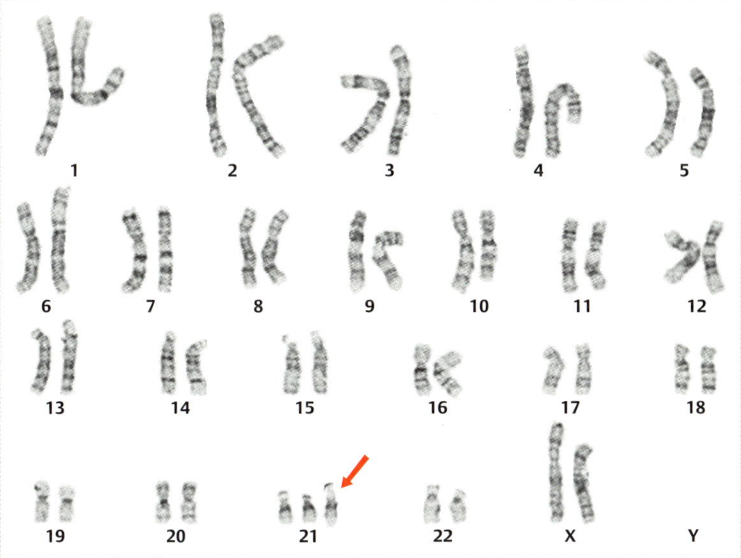

Abb. 2.8 Karyotyp bei Trisomie 21 (Down-Syndrom). Chromosom 21 liegt dreifach vor (Pfeil).

mosom 21, das bei einer Befruchtung ein Down-Syndrom hervorrufen kann (▶ Abb. 2.7).

Translokationen kommen besonders häufig zwischen den Chromosomen 13, 14, 15, 21 und 22 vor, weil diese während der Meiose nahe beieinander liegen **(Clusterbildung)**.

Trisomie 21 (Down-Syndrom)

Die Trisomie 21 ruft das Down-Syndrom (veraltet: „Mongolismus") hervor (▶ Abb. 2.8). Klinisch zeigen Kinder mit Down-Syndrom folgende Symptome: Wachstumsrückstand, unterschiedliche Grade der geistigen Behinderung, kraniofaziale Anomalien wie schräg stehende Augen mit Epikanthus-Falte (zusätzlicher Hautfalte im medialen Augenwinkel), ein flaches Gesicht, kleine Ohren, Herzfehler und Hypotonie (▶ Abb. 2.9). Bei den Kindern besteht ein erhöhtes Risiko für Leukämie, häufige Infektionen, Schilddrüsenunterfunktion und vorzeitiges Altern. Alle zeigen ab einem Alter von 35 Jahren Alzheimer-Symptome. In 95 % wird die Trisomie 21 durch Non-Disjunction während der Meiose verursacht. Die Non-Disjunction tritt wiederum in 75 % in der Oogenese auf. Die Inzidenz des Down-Syndroms ist 1:2000 bei Müttern unter 25 Jahren. Das Risiko erhöht sich auf 1:300 bei Müttern über 35 Jahren und auf 1:100 bei Müttern über 45.

Bei etwa 4 % der Patienten mit Down-Syndrom liegt eine nichtbalancierte Translokation zwischen Chromosom 21 und einem der Chromosomen 13, 14, 15 oder 21 vor (▶ Abb. 2.7). Bei den restlichen 1 % besteht ein Mosaizismus aufgrund einer Non-Disjuction während der Mitose. Diese Patienten besitzen sowohl normale als auch aneuploide Zellen. In Abhängigkeit von der Anzahl aneuploider Zellen sind mehr oder weniger der typischen Symptome des Down-Syndroms zu beobachten.

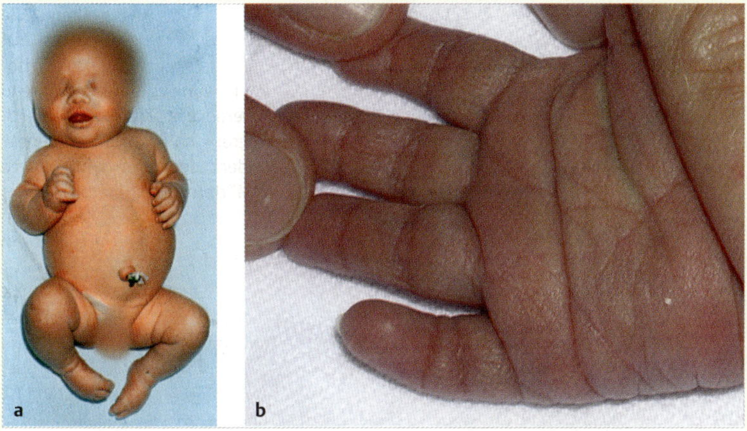

Abb. 2.9 Down-Syndrom (Trisomie 21). **a** Typische Symptome sind ein flaches, breites Gesicht mit Epikanthus-Falte und großer, vorstehender Zunge. Personen mit Down-Syndrom zeigen üblicherweise eine geistige Behinderung, viele haben Herzfehlbildungen. **b** Typisch sind des Weiteren breite Hände mit einer einzelnen, quer verlaufenden Furche („Affenhand").

Trisomie 18

Kinder mit Trisomie 18 zeigen folgende, auf ein einheitliches Krankheitsbild hinweisende Symptome: geistige Behinderung, angeborene Herzfehler, tief sitzende Ohren und Abknickung der Finger und Hände (► Abb. 2.10). Oft findet man noch zusätzlich Mikrognathie, Nierenfehlbildungen, Syndaktylie und Fehlbildungen am Skelettsystem. Die Häufigkeit beträgt 1:5 000 Geburten. Die Kinder sterben in den meisten Fällen im Alter von 2 Monaten. Etwa 5 % leben länger als 1 Jahr.

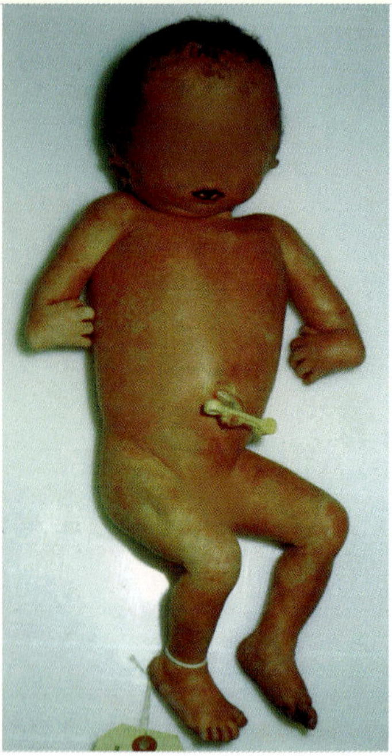

Abb. 2.10 Kind mit Trisomie 18. Charakteristisch sind tiefer Ohransatz, kleiner Mund, fliehender Unterkiefer (Mikrognathie), gebeugte Handstellung sowie das Fehlen bzw. die Hypoplasie von Radius und Ulna.

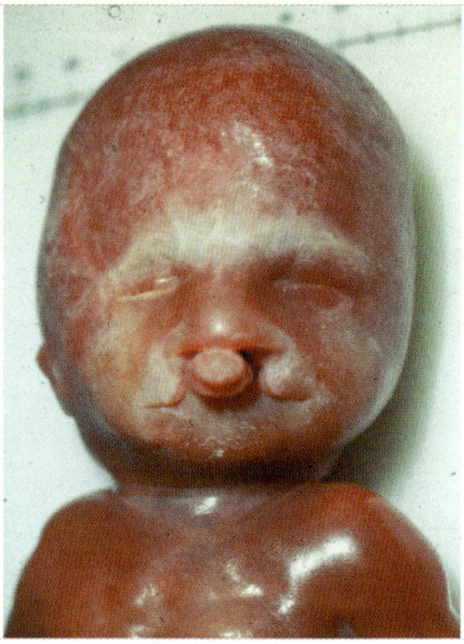

Abb. 2.11 Kind mit Trisomie 13. Als Fehlbildungen sind sichtbar eine beidseitige Lippen-Gaumen-Spalte, eine hohe Stirn und eine Anophthalmie.

Trisomie 13

Die wichtigsten Defekte bei Trisomie 13 sind geistige Behinderung, angeborene Herzfehler, Gehörlosigkeit, Lippen- und Gaumenspalte und Augenfehlbildungen wie Mikrophthalmie, Anophthalmie und Kolobom (▸ Abb. 2.11). Die Häufigkeit der Aberration beträgt 1:20.000 Geburten. 90 % der Kinder sterben innerhalb des 1. Lebensmonats. Etwa 5 % leben länger als 1 Jahr.

Klinefelter-Syndrom

Das Klinefelter-Syndrom ist charakterisiert durch Sterilität, Hodenatrophie, hyaline Degeneration der Samenkanälchen und in den meisten Fällen einer Gynäkomastie. Die Patienten haben 47 Chromosomen mit einem XXY-Geschlechtschromosomen-Komplement. In 80 % ist ein Geschlechtschromatin-Körperchen nachweisbar (**Barr-Körperchen,** das durch die Kondensation des inaktivierten X-Chromosoms entsteht und bei normalem weiblichem Chromosomensatz vorkommt). In der Gesamtbevölkerung beträgt die Häufigkeit 1:500 Männer. Die häufigste Ursache scheint Non-Disjunction der XX-Chromosomen zu sein. Gelegentlich weisen Patienten mit Klinefelter-Syndrom 48 Chromosomen auf, d. h. 44 Autosomen und vier Geschlechtschromosomen (XXXY). Eine geistige Behinderung ist nicht in jedem Fall mit dem Syndrom verbunden, wird jedoch mit einer steigenden Anzahl von X-Chromosomen häufiger angetroffen.

Turner-Syndrom

Beim Turner-Syndrom ist nur ein X-Chromosom vorhanden. Es liegt also der Chromosomensatz 45,X vor. Es handelt sich um die einzige Monosomie, die mit dem Leben vereinbar ist. 98 % der betroffenen Feten werden spontan abortiert. Die Frauen sind von kleiner Statur mit zweifelsfrei weiblichem Äußeren bei fehlenden Ovarien (**Gonadendysgenesie**). Weitere häufig auftretende Symptome sind Pterygium colli (▶ Abb. 2.12), Lymphödem der Extremitäten, Fehlbildungen des Skelettsystems und ein breiter Brustkorb mit weit auseinanderstehenden Brustwarzen. Die Intelligenz ist jedoch normal. Bei etwa 55 % der Patientinnen fehlt das zweite X-Chromosom aufgrund einer Non-Disjunction. Diese Non-Disjunction tritt wiederum in 80 % in der männlichen Meiose auf. In den übrigen Fällen wird das Syndrom durch strukturelle Veränderungen des X-Chromosoms oder durch Mosaizismus verursacht.

Triple-X-Syndrom

Patientinnen mit Triple-X-Syndrom (47, XXX) werden wegen ihrer milden körperlichen Symptomatik oft gar nicht diagnostiziert. Die betroffenen Mädchen haben jedoch oft Sprachprobleme. Sie besitzen in ihren Zellen zwei Geschlechtschromatin-Körperchen.

Strukturanomalien der Chromosomen

Strukturanomalien der Chromosomen entstehen nach Chromosomenbrüchen und können ein einzelnes oder mehrere Chromosomen betreffen. Chromosomenbrüche werden vermutlich durch Umweltfaktoren wie Viren, Strahlung oder Medikamente verursacht. Entscheidend ist, was mit dem Bruchstück passiert. Häufig geht das kleinere Bruchstück eines Chromosoms verloren. Es entsteht eine **partielle Deletion**. Ein bekanntes Beispiel ist das **Cri-du-Chat-Syndrom**, bei dem eine partielle Deletion am Chromosom 5 (5p–) besteht. Das Weinen der Kinder erinnert an das Schreien von Katzen. Das Syndrom geht mit Mikrozephalie, geistiger Behinderung und Herzfehlern einher. Es sind viele relativ seltene Syndrome bekannt, die durch das Fehlen kleiner Chromosomenstücke entstehen.

Mikrodeletionen, die nur wenige zusammenhängende Gensequenzen betreffen, können durch die **hochauflösende Chromosomenbänderung** (Fluoreszenz-in-situ-Hybridisierung, FISH, siehe unten) identifiziert werden. Ein Beispiel für eine Mikrodeletion betrifft den langen Arm von Chromosom 15 (15q11–15q13). (Anmerkung: Chromosomen besitzen, ausgehend von der Lage ihres Zentromers, einen langen Arm, der als q-Arm bezeichnet wird, und einen kurzen Arm, den man p-Arm nennt.) Die Vererbung der Deletion mit dem mütterlichen Chromosom führt zum

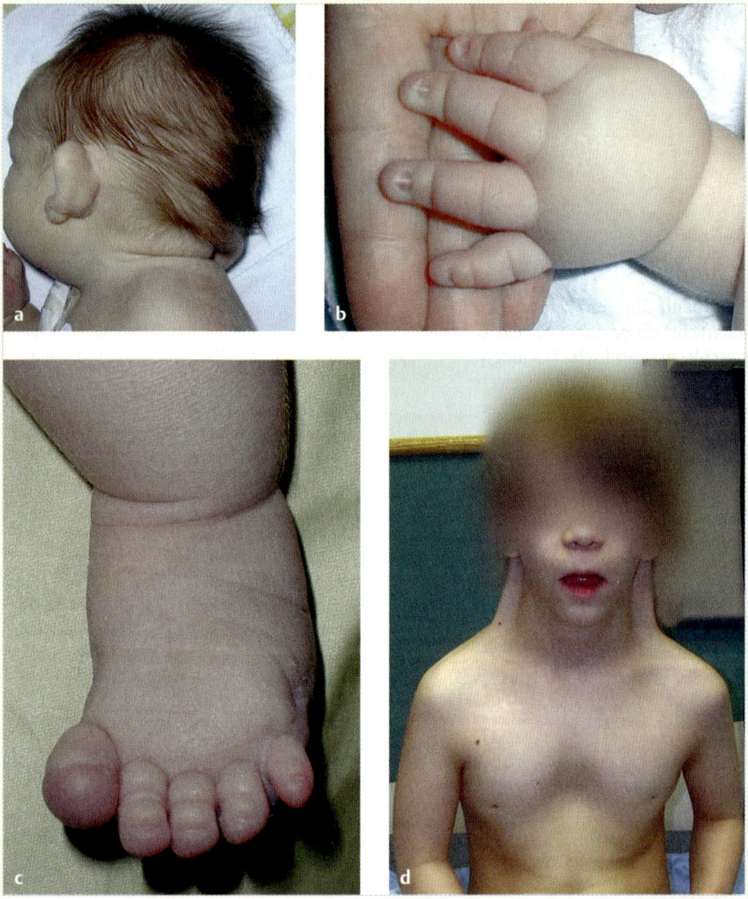

Abb. 2.12 Patientin mit Turner-Syndrom. a–c Zum Zeitpunkt der Geburt sind die lose Nackenhaut als Überbleibsel eines zystischen Hygroms, der kurze Hals, fehlgebildete Ohren (**a**) sowie ein Lymphödem der Hand (**b**) und des Fußes (**c**) erkennbar. **d** Im Alter von 6 Jahren fallen das Pterygium colli (seitliche Nackenfalten) und die breite Brust mit weit auseinanderstehenden Brustwarzen auf.

Angelman-Syndrom. Die Kinder sind geistig behindert, können nicht sprechen, zeigen eine verzögerte motorische Entwicklung und neigen zu unmotivierten Lachanfällen (▶ Abb. 2.13). Betrifft die Mikrodeletion das väterliche Chromosom, entsteht das **Prader-Willi-Syndrom**, das durch Hypotonie, Übergewicht, geistige Behinderung, Hypogonadismus und Kryptorchismus charakterisiert ist (▶ Abb. 2.14).

Die unterschiedliche Expression eines Krankheitsbildes in Abhängigkeit von der Vererbung über das mütterliche oder das väterliche Chromosom ist ein Beispiel für geschlechtsspezifische Prägung („**gene imprinting**"), die dadurch entsteht, dass in der weiblichen oder männlichen Gametogenese der Eltern spezifisch Genorte durch Methylierung inaktiviert werden. Die Inaktivierung wird in der sonst totipotenten Zygote nicht rückgängig gemacht. Bei Vorliegen von gene imprinting unterscheiden sich also allele Gene je nachdem, ob sie vom Vater oder von der Mutter vererbt wurden.

Andere Erkrankungen, bei denen **Imprinting** eine Rolle spielt, sind Chorea Huntington, Neurofibromatose, familiäre Krebserkrankungen (Wilms-Tumor der Niere, Retinoblastom) und Muskeldystrophie. Das Fragile-X-Syndrom als häufigste Ursache für eine erblich bedingte geistige Behinderung (siehe unten) hängt wahrscheinlich ebenfalls mit dem Imprinting zusammen.

Andere ähnliche Syndrome können von beiden Elternteilen übertragen werden,

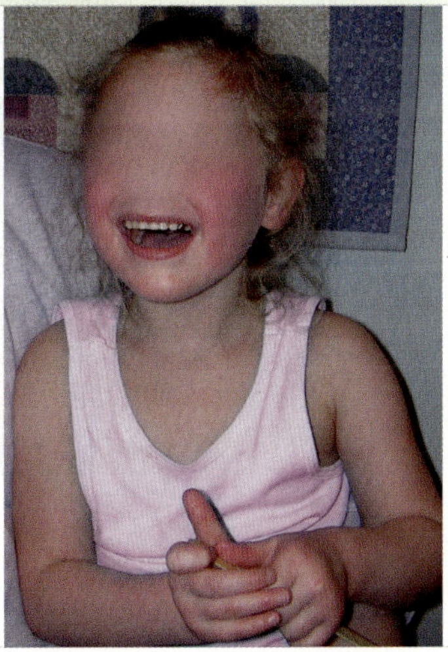

Abb. 2.13 Patientin mit Angelman-Syndrom bei einer Mikrodeletion auf dem von der Mutter geerbten Chromosom 15.

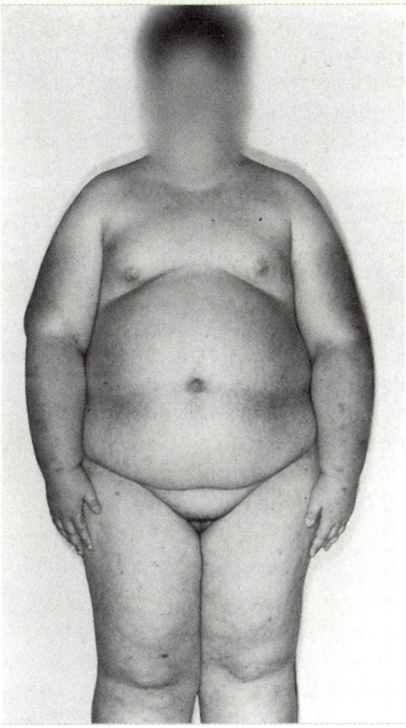

Abb. 2.14 Patient mit Prader-Willi-Syndrom. Das Syndrom ist das Ergebnis einer Deletion des väterlichen Chromosoms 15.

wie das **Miller-Dieker-Syndrom** (Lissenzephalie, Entwicklungsverzögerung, Krampfanfälle und Herz- und Gesichtsanomalien auf der Grundlage einer Deletion am Ort 17p13) sowie die meisten Fälle des **Shprintzen-Syndroms** („22q11-Syndrom“: Gaumenspalte, trunkokonale Herzfehlbildungen, verzögerte Sprachentwicklung, Lernstörungen und schizophrenieartige Symptome, hervorgerufen durch eine Deletion auf Chromosom 22p11).

Fragile Chromosomenabschnitte sind Regionen, die eine Neigung zu Chromosomenbrüchen unter bestimmten Belastungen der Zelle aufweisen. Fragile Chromosomenabschnitte werden z. B. sichtbar, wenn Lymphozyten in einem Folatmangelmedium kultiviert werden. Viele fragile Regionen sind durch **CGG-Repeats** charakterisiert. Ein fragiler Abschnitt im sog. FMRI-Gen auf dem langen Arm des X-Chromosoms (Xq27) geht mit einem abnormen Phänotyp einher, der als **Fragiles-X-Syndrom** bezeichnet wird. Bei den Betroffenen treten mehr als 200 repetitive CGG-Sequenzen in der Promotorregion des Gens auf. Bei gesunden Probanden finden sich dort (nur) zwischen sechs und 54 dieser Sequenzen. Das Fragile-X-Syndrom manifestiert sich durch geistige Behinderung, große Ohren, vorstehendes Kinn und vergrößerte Hoden. Es tritt mit einer Häufigkeit von 1:5 000 Individuen auf. Da es sich um eine X-Chromosom-gekoppelte Erkrankung handelt, sind beinahe ausschließlich Männer betroffen. Dies könnte dazu beitragen, dass Männer statistisch häufiger an geistigen Behinderungen leiden als Frauen. Nach dem Down-Syndrom ist das Fragile-X-Syndrom die zweithäufigste chromosomale Ursache für geistige Behinderung.

Mutation einzelner Gene

Viele angeborene Fehlbildungen beim Menschen sind erblich und werden eindeutig nach den Mendel-Regeln vererbt. In vielen Fällen kann man die Fehlbildung direkt einer Veränderung eines einzelnen Gens zuordnen, sodass man von einer **Einzelgenmutation** spricht. Diese Art der Fehlbildung macht schätzungsweise 8 % aller Fehlbildungen beim Menschen aus.

Mit Ausnahme des X- und Y-Chromosoms im männlichen Geschlecht kommen die Gene als paarige **Allele** vor, sodass für jedes genetische Merkmal eine Gendosis von der Mutter und eine vom Vater vorhanden sind. Wenn ein mutiertes Gen in der Einzeldosis bereits unabhängig vom Vorhandensein des normalen Allels einen fehlerhaften Phänotyp hervorruft, spricht man von einer **dominanten Mutation**. Wenn beide Allele verändert sein müssen (doppelte Dosis) spricht man von einer **rezessiven Mutation**. Die Expression von Mutationen kann durch modifizierende Faktoren beeinflusst werden.

Neben angeborenen Fehlbildungen können Gendefekte eine große Zahl von **angeborenen Stoffwechselstörungen** verursachen. Diese Krankheiten, von denen die Phenylketonurie, die Homozystinurie und die Galaktosämie am besten bekannt sind, sind häufig mit einem unterschiedlichen Grad der geistigen Behinderung verbunden, falls keine geeigneten Maßnahmen hinsichtlich der Ernährung und medizinischen Versorgung ergriffen werden.

Diagnostik genetisch bedingter Fehlbildungen

Zur Bestimmung der Anzahl der Chromosomen und ihrer Integrität wird die **zytogenetische Diagnostik** eingesetzt. Für die Darstellung der Chromosomen werden mitotische Zellen benötigt, die in der Regel aus Zellkulturen gewonnen werden, in denen die Mitosen in der Metaphase arretiert werden. Die Chromosomen werden mit **Giemsa** angefärbt, um das Muster aus hellen und dunklen Banden (G-Banden, ▸ Abb. 2.8) darzustellen, das für jedes

Chromosom ein charakteristisches Muster aufweist. Eine Bande besteht aus etwa 5–10×10^6 Basenpaaren und kann bis zu hundert Gene enthalten. Mit der neu entwickelten hochauflösenden Bandentechnik können noch mehr Banden mit kleineren DNA-Abschnitten dargestellt werden, sodass kleine Deletionen leichter erkannt werden können.

Neue molekulare Techniken wie die **Fluoreszenz-in-situ-Hybridisierung (FISH)**, bei denen die Hybridisierung mit spezifischen DNA-Proben zur Identifikation von kleinen Deletionen benutzt wird, ermöglichen bereits heute den Nachweis von defekten Genen. Hierzu werden fluoreszenzmarkierte Proben mit ganzen Chromosomen oder einzelnen Genorten hybridisiert. Die Zellen sind für die Hybridisierung auf einem Objektträger aufgebracht und können mit dem Fluoreszenzmikroskop betrachtet werden (▶ Abb. 2.15).

Bei **Microarrays** werden spezifische DNA-Sequenzen (Sonden) an feste Oberflächen, üblicherweise an Glas oder Silikon (Affimetrix Chips), gebunden. Diese Sonden können kurze Sequenzen von Genen oder anderen DNA-Elementen sein, die zur Hybridisierung einer cDNA- oder cRNA-Probe (der Zielsequenz) eingesetzt werden. Die komplementäre Bindung (Hybridisierung) zwischen Zielsequenz und Sonde wird durch Fluoreszenz oder andere Reporter detektiert und quantifiziert. Das Ergebnis kann einzelne Polymorphismen, Mutationen oder Änderungen der Expressionsstärke sichtbar machen. Einige Firmen bieten bereits solche Techniken kommerziell an, sodass heute jeder sein Genom testen oder sequenzieren lassen kann.

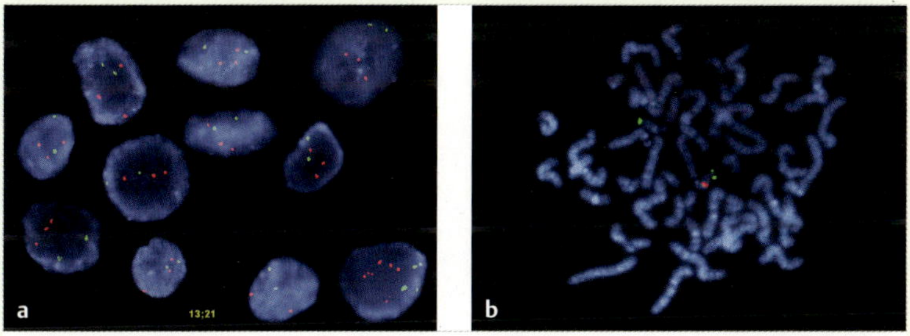

Abb. 2.15 Fluoreszenz-in-situ-Hybridisierung. a FISH-Technik mit einer Sonde für Chromosom 21 (rote Punkte). Da in jeder Zelle drei rote Punkte vorhanden sind, weist dies auf das Vorliegen einer Trisomie 21 (Down-Syndrom) hin. Die grünen Punkte sind eine Positivkontrolle mit einer Sonde für Chromosom 13. Unten rechts projizieren sich zwei Zellkerne übereinander. Dadurch wird eine zusätzliche Chromosomenvermehrung vorgetäuscht. **b** FISH-Analyse des 22q11-Deletionssyndroms. Die grünen Signale dienen dem Nachweis des Chromosoms 22; die roten Signale repräsentieren die FISH-Sonde N25, die die q11-Region erkennt. Das rote Signal ist nur bei einem der paarigen Chromosomen 22 vorhanden, wodurch eine Deletion in der Region 22q11 des Chromosoms angezeigt wird.

2.5 Morphologie der Keimzellreifung

2.5.1 Oogenese

Unter Oogenese ist der Prozess zu verstehen, bei dem aus Oogonien reife Eizellen (Oozyten) hervorgehen.

Vor der Geburt

Wenn die Urkeimzellen in der Gonadenanlage eines genetisch weiblichen Organismus angekommen sind, differenzieren sie sich zu **Oogonien** (► Abb. 2.16a, b). Die Zellen durchlaufen eine Reihe von mitotischen Teilungen. Am Ende des 3. Monats bilden sie Zellballen, die von einer Schicht aus flachen Epithelzellen umgeben sind (► Abb. 2.17a). Alle Oogonien in einem Zellballen stammen wahrscheinlich von einer einzelnen Urkeimzelle ab. Die flachen epithelialen Zellen sind die Vorläufer der Follikelepithelzellen. Sie gehen aus dem Oberflächenepithel der Gonadenanlage hervor.

Während die Mehrzahl der Oogonien sich weiter teilt, differenzieren sich einige zu den sehr viel größeren **primären Oozyten,** die im 3. Entwicklungsmonat an der Mark-Rinden-Grenze der embryonalen Gonade entstehen. Nach Replikation ihrer DNA treten die primären Oozyten in die Prophase der 1. Reifeteilung ein (► Abb. 2.16c, ► Abb. 2.17a). In den folgenden Monaten vermehren sich die Oogonien weiter. Im 5. Entwicklungsmonat erreicht die Gesamtzahl der Keimzellen im Ovar ihr Maximum. Sie wird auf 7 Millionen geschätzt. Zu diesem Zeitpunkt setzt der Zelltod ein. Viele Oogonien und primäre Oozyten degenerieren und werden atretisch.

Im 7. Monat ist die Mehrzahl der Oogonien zugrundegegangen, mit Ausnahme weniger Zellen in der Nähe der Oberfläche. Alle überlebenden primären Oozyten haben dann bereits die 1. Reifeteilung begonnen. Die meisten sind jetzt einzeln von einer Schicht aus flachen Epithelzellen umgeben (► Abb. 2.17b). Eine primäre Oozyte

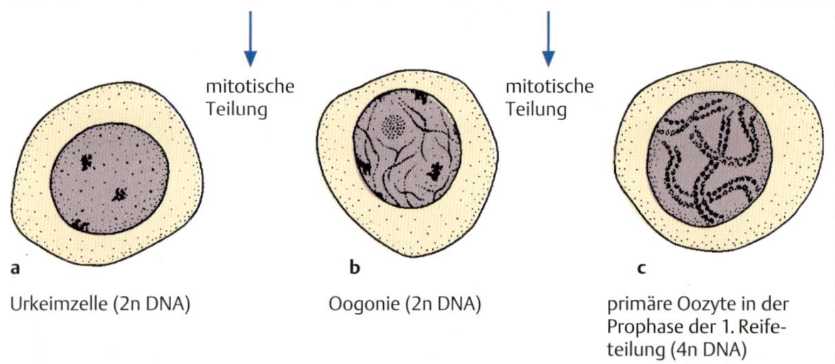

Abb. 2.16 Differenzierung der Urkeimzelle zur primären Oozyte. Die Differenzierung der Urkeimzellen zu Oogonien beginnt kurz nach ihrer Ankunft im Ovar. Im 3. Monat der Schwangerschaft treten die primären Oozyten in die Prophase der 1. Reifeteilung ein. Die Prophase kann sich über 40 Jahre erstrecken. In dieser Zeit enthält die Eizelle 23 gepaarte Chromosomen nach der DNA-Synthese und damit 4n DNA.

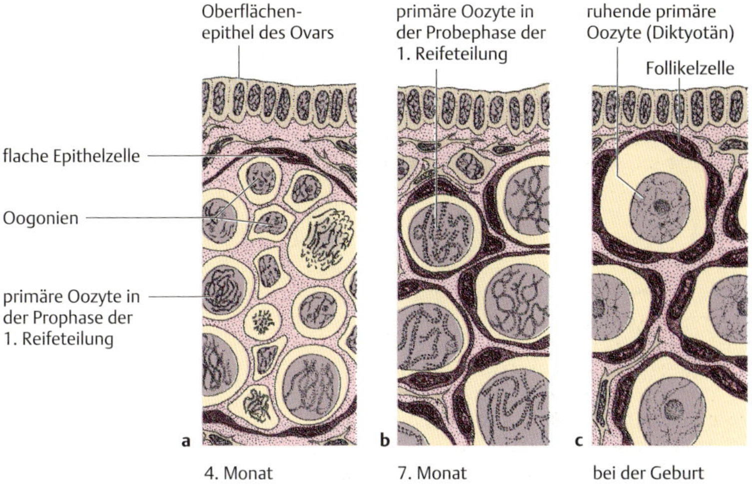

Abb. 2.17 Ovar in verschiedenen Entwicklungsstadien. a Im 4. Monat. Eiballen in der Rindenzone des Ovars. Einige Oogonien befinden sich in der Mitose, andere haben sich bereits zu primären Oozyten differenziert und sind in die Prophase der 1. Reifeteilung eingetreten. **b** Im 7. Monat. Fast alle Oogonien haben sich zu primären Oozyten umgewandelt und befinden sich in der Prophase der 1. Reifeteilung. **c** Bei der Geburt. Es sind keine Oogonien mehr vorhanden. Jede primäre Oozyte ist von einer einschichtigen Lage aus Follikelzellen umgeben (Primordialfollikel). Die Oozyten sind in das Diktyotänstadium eingetreten, in dem sie bis kurz vor der Ovulation verharren. Erst dann treten sie in die Metaphase der 1. Reifeteilung ein.

bildet zusammen mit den sie umgebenden Epithelzellen einen **Primordialfollikel** (▶ Abb. 2.18a).

Nach der Geburt

Bei der Geburt befinden sich die Oozyten noch in der Prophase der 1. Reifeteilung. Anstatt in die Metaphase einzutreten, kommen sie in das **Diktyotän**, ein Ruhestadium zwischen Pro- und Metaphase, das durch ein fädiges Chromatinnetzwerk charakterisiert ist (▶ Abb. 2.17c). Die primären Oozyten verharren in der Prophase der 1. Reifeteilung und beenden die 1. Reifeteilung erst nach der Pubertät. Sie werden arretiert durch ein kleines Peptid, den **meioseinhibierenden Faktor (MIF)**, der von den Follikelepithelzellen gebildet wird, oder durch **oocyte maturation inhibition (OMI)** mit gepaarten Chromosomen, d. h. im Diplotänstadium der Meiose. Die Ruhephase der Oozyten im Diplotänstadium heißt Diktyotän. Die Gesamtzahl der primären Oozyten wird bei der Geburt auf etwa 600.000–800.000 geschätzt. Da in den Jahren vor der Geschlechtsreife die Mehrheit der Oozyten atretisch wird, sind zu Beginn der Pubertät nur noch etwa 40.000 vorhanden, von denen weniger als 500 in der reproduktiven Phase der Frau ovuliert werden.

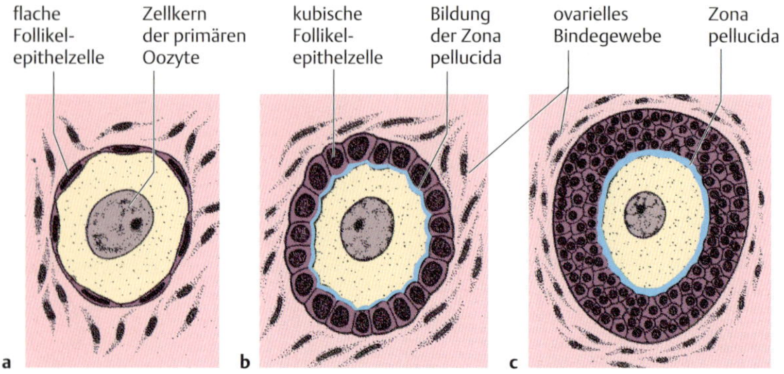

Abb. 2.18 Heranwachsen eines Follikels. **a** Der Primordialfollikel besteht aus einer primären Oozyte, die von einer flachen Epithelschicht umgeben ist. **b** Bei der Reifung des Follikels werden die Follikelzellen kubisch (Primärfollikel). Sie beginnen jetzt die Zona pellucida abzuscheiden, die als unregelmäßige Verdichtung der Oberfläche der Oozyte sichtbar wird. **c** Mit fortschreitender Reife bilden die Follikelepithelzellen eine immer dickere Schicht um die Oozyte (Sekundärfollikel). Die Zona pellucida ist gut zu erkennen.

Oozyten, die erst am Ende der Reproduktionsperiode der Frau ovuliert werden, können für 40 oder mehr Jahre im Diktyotänstadium der 1. Reifeteilung schlummern. Man weiß heute noch nicht, ob das Diktyotän besonders geeignet ist, um die Oozyte gegen Umwelteinflüsse, die auf das Ovar während des Lebens einwirken, zu schützen. Da die Zahl von Kindern mit chromosomalen Defekten mit dem Alter der Mutter zunimmt, muss man annehmen, dass die lang hingezogene Reifeteilung die primäre Oozyte gerade gegenüber schädigenden Einflüssen empfindlich macht.

Mit dem Einsetzen der Pubertät beginnen 15–20 **Primordialfollikel** mit jedem Ovarialzyklus zu reifen. Einige davon sterben ab, während andere in einer als Antrum bezeichneten Höhle Flüssigkeit ansammeln, wodurch sie in das antrale oder **Bläschenstadium** übergehen (▶ Abb. 2.19a). Durch kontinuierliche Flüssigkeitsbildung schwellen die Follikel bis unmittelbar vor dem Eisprung weiter an und werden dann als **reife Bläschenfollikel** oder **Graaf-Follikel** bezeichnet (▶ Abb. 2.19b). Das Bläschenstadium dauert am längsten, wohingegen das Stadium des reifen Bläschenfollikels etwa 37 Stunden vor der Ovulation umfasst.

Die primäre Oozyte, die sich noch im Diktyotänstadium befindet, nimmt an Größe zu, während die sie umgebenden Epithelzellen, die **Follikelepithelzellen**, kubisch werden (▶ Abb. 2.18b, c). Mit der Ausbildung eines kubischen Follikelepithels wird der Primordialfollikel zum **Primärfollikel**. Anfänglich sitzen die Follikelepithelzellen der Oozyte dicht auf. Schon bald aber wird eine Schicht aus extrazellulärem, aus Glykoproteinen bestehendem Material auf der Oberfläche der Oozyte abgelagert. Diese Schicht wird allmählich dicker und bildet die **Zona pellucida** (▶ Abb. 2.18c). Kleine fingerartige Fortsätze der Follikelepithelzellen ziehen durch die Zona pellucida und schieben sich in das Zytoplasma der Eizelle vor. Die Fortsätze übernehmen während der Reifung den Stofftransport von den Follikelepithelzellen zur Oozyte.

Im weiteren Verlauf der Entwicklung vermehren sich die Follikelepithelzellen und bilden dadurch eine dicke Zellschicht um die Oozyte (▸ Abb. 2.18b). Ein Follikel mit mehrschichtigem Follikelepithel heißt **Sekundärfollikel** (▸ Abb. 2.18c, ▸ Abb. 2.19a).

Anschließend entstehen flüssigkeitsgefüllte Räume zwischen den Follikelepithelzellen. Diese Hohlräume fließen zusammen und bilden die **Follikelhöhle**. Mit der Ausbildung der Höhle entsteht der Tertiärfollikel oder **Bläschenfollikel (Graaf-Follikel)**. Anfangs erscheint die Höhle halbmondförmig, weitet sich dann aber stark aus (▸ Abb. 2.19b). Die Follikelepithelzellen, die die Oozyte umgeben, bleiben erhalten und bilden den **Cumulus oophorus**. Der reife Follikel wird von zwei Bindegewebeschichten umgeben (▸ Abb. 2.19):

- einer inneren gefäßreichen Zellschicht, der **Theca interna**,
- und einer äußeren fibrösen Schicht, der **Theca externa**, die allmählich in das Ovarialstroma übergeht.

Der Follikel hat jetzt einen Durchmesser zwischen 6 und 12 mm.

Die Follikelepithelzellen sind endokrine Zellen, die Progesteron bilden. Wegen der körnigen Zytoplasmastruktur der endokrinen Zellen werden sie als **Granulosazellen** bezeichnet. Zwischen den epithelialen Granulosazellen und den bindegewebigen Thekazellen liegt die Basalmembran der ursprünglichen Follikelepithelzellen. Die

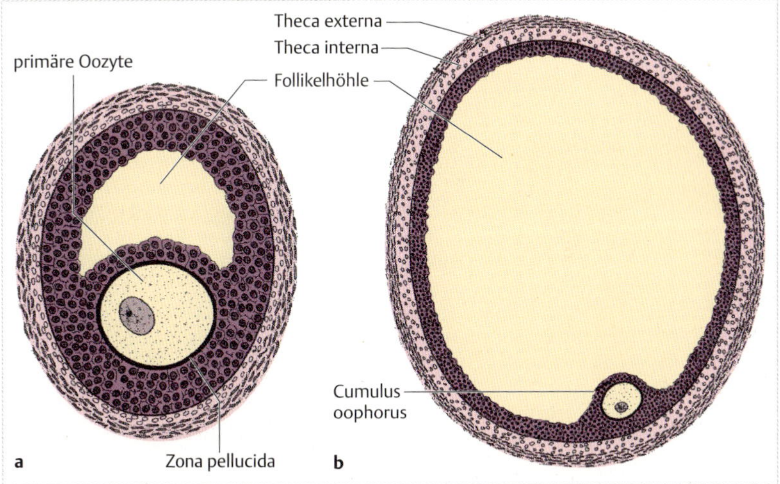

Abb. 2.19 Reifung des Follikels. a Tertiärfollikel. Die von der Zona pellucida umgebene Oozyte liegt exzentrisch. Durch Zusammenfließen von Interzellularspalten hat sich eine Follikelhöhle entwickelt. Beachte die Anordnung der Zellen in der Theca interna und externa. **b** Reifer Tertiärfollikel. Die Höhle hat sich beträchtlich vergrößert und mit Follikelflüssigkeit gefüllt. Sie wird von der Follikelschicht begrenzt. Die Oozyte ist in einer Anhäufung von Follikelepithelzellen eingebettet, die als Cumulus oophorus bezeichnet wird.

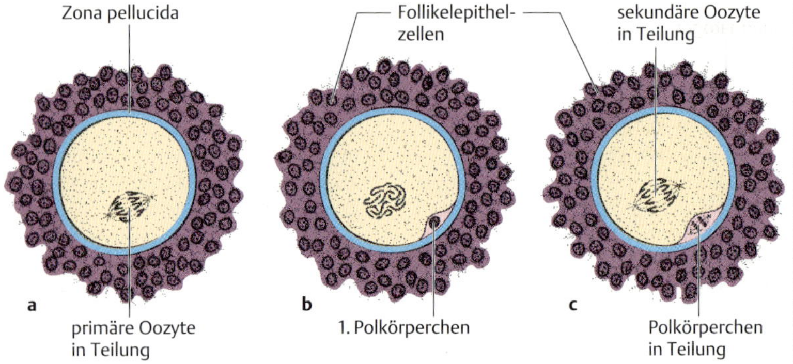

Abb. 2.20 Reifung der Oozyte. a Primäre Oozyte mit der Spindel der 1. Reifeteilung. **b** Sekundäre Oozyte und erstes Polkörperchen (beachte: die Kernmembran fehlt). **c** Sekundäre Oozyte mit der Spindel der 2. Reifeteilung. Das erste Polkörperchen befindet sich ebenfalls in Teilung.

Theca interna besteht ebenfalls aus endokrinem Gewebe und ist die wichtigste Quelle für Östrogene.

Obwohl bei jedem Ovarialzyklus eine Reihe von Follikeln mit der Entwicklung beginnt, erreicht normalerweise nur einer die volle Reife. Die übrigen degenerieren und werden atretisch. Ein Anstieg von **LH (luteinisierendes Hormon)** induziert die präovulatorische Wachstumsphase des führenden Follikels. Erst kurz vor der Ovulation, wenn die Oozyte voll ausgereift ist, verlässt die primäre Oozyte das Diktyotänstadium und setzt ihre 1. Reifeteilung fort. Aus dieser Teilung gehen zwei unterschiedlich große Tochterzellen hervor, die je 23 Chromosomen besitzen. In jedem Chromosom ist der DNA-Faden bereits repliziert, sodass, wie in den somatischen Zellen, 2n DNA vorhanden ist (▸ Abb. 2.20a, b). Eine der beiden Zellen ist die **sekundäre Oozyte**; sie erhält das gesamte Zytoplasma. Die andere wird zum **ersten Polkörperchen.** Sie kommt zwischen der Zona pellucida und der Zellmembran der sekundären Oozyte zu liegen (▸ Abb. 2.20b). Die 1. Reifeteilung wird kurz vor der Ovulation abgeschlossen.

Die **2. Reifeteilung** schließt sich **ohne DNA-Replikation** direkt an die 1. Reifeteilung an, bevor der Kern der sekundären Oozyte in die Ruhephase zurückgekehrt ist. Die Spindel der 2. Reifeteilung erscheint, wenn die Eizelle bei der Ovulation aus dem Ovar ausgestoßen wird (▸ Abb. 2.20c). **Die 2. Reifeteilung wird nur vollendet, wenn die Oozyte befruchtet wird.** Ohne Befruchtung degenerieren die Eizellen ungefähr 24 Stunden nach der Ovulation. Das erste Polkörperchen durchläuft ebenfalls eine Zellteilung.

2.5.2 Spermatogenese

Die **Spermatogenese** umfasst die gesamte Entwicklung von der **Spermatogonie** bis zum **Spermium** (Spermatozoon), während der Begriff der **Spermiogenese** nur die Differenzierung der Spermatiden zu Spermien bezeichnet. Während in der weiblichen Entwicklung die Differenzierung der Oozyten bereits ***in utero*** im 3. Monat beginnt,

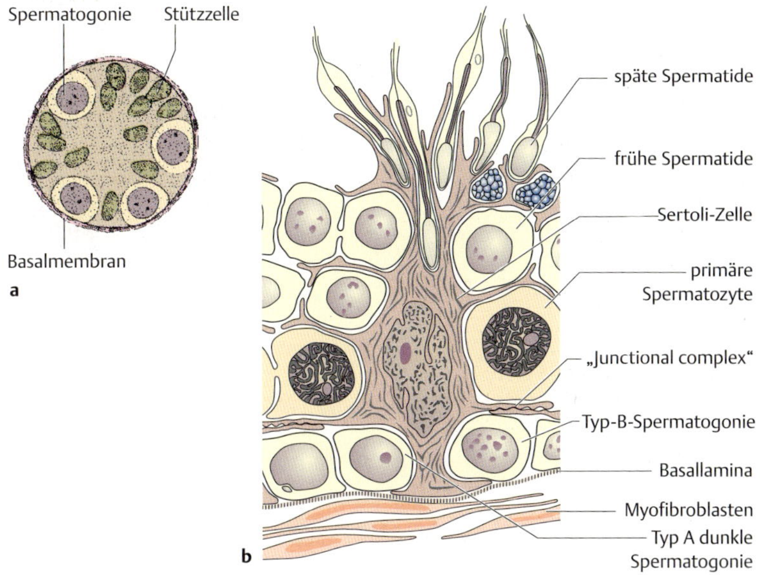

Abb. 2.21 Samenkanälchen beim Neugeborenen und beim Pubertierenden. a Im Querschnitt durch ein Samenkanälchen des Neugeborenen sind Spermatogonien und Stützzellen zu erkennen, umgeben von der Basalmembran. **b** Ausschnitt eines Querschnitts durch einen Tubulus seminiferus contortus während der Pubertät mit verschiedenen Stadien der Spermatogenese. Die Entwicklungsstadien der Spermien sind in Ausläufer der Sertoli-Stützzellen eingebettet. Die Spermatogonien liegen basal in Nischen zwischen den Sertoli-Zellen, während die primären Spermatozyten und Spermatiden apikal in tiefen Einstülpungen des Zytoplasmas der Sertoli-Zellen eingebettet sind.

setzt die Differenzierung der **Spermatogonien** erst **nach der Pubertät** ein.

Nach der Phase der mitotischen Vermehrung der Urkeimzellen im Embryo werden die männlichen Keimzellen in die Keimstränge der männlichen Gonadenanlage aufgenommen. Sie treten in eine Ruhephase ein, die bis zur Pubertät dauert. Zum Zeitpunkt der Geburt sitzen die Spermatogonien als große helle Zellen in den soliden Keimsträngen (Hodensträngen), umgeben von Zellen, die sich später zu **Sertoli-Zellen** (Stützzellen) differenzieren (▶ Abb. 2.21a).

Kurz vor der Pubertät erhalten die Keimstränge ein Lumen und wandeln sich damit in **Samenkanälchen** um (▶ Abb. 2.21b, ▶ Abb. 2.22). Die männlichen Keimzellen liegen nun als **Spermatogonien** vom Typ A und B vor:

- **Typ A** entspricht der sich ständig teilenden **Stammzellpopulation.**
- Aus **Typ B** gehen die primären Spermatozyten hervor.

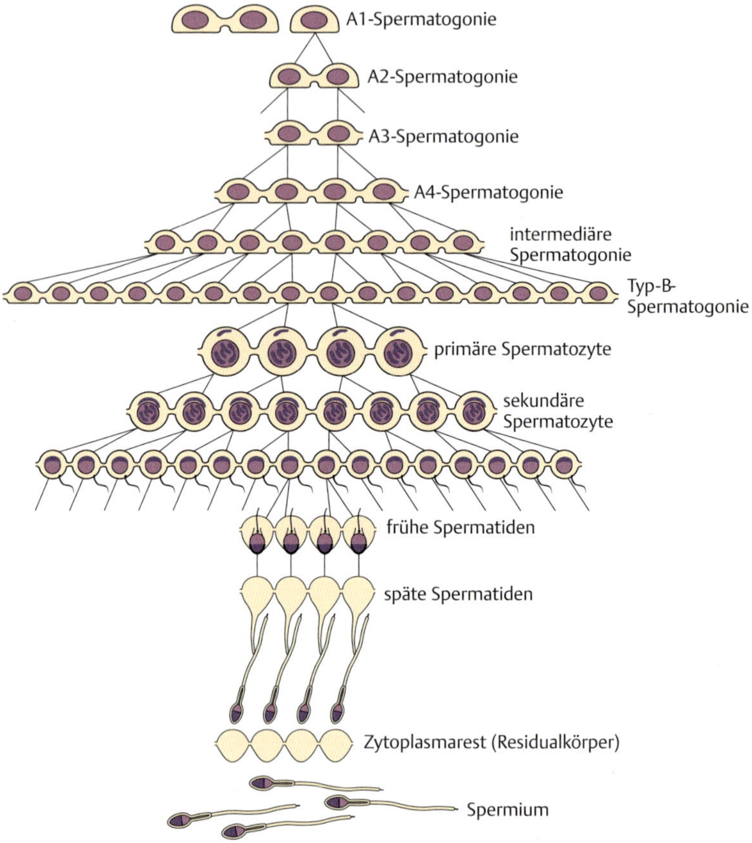

Abb. 2.22 Klonale Organisation der Spermatogenese. Nur bei den Stammzellen der Spermatogonien vom Typ A wird nach der Mitose auch das Zytoplasma vollständig durchteilt, sodass eine Stammzellpopulation erhalten bleibt. Wenn eine Typ-A-Spermatogonie die Stammzellpopulation verlässt und mit der Differenzierung beginnt, bleiben zwischen den Tochterzellen Zytoplasmabrücken erhalten, die schließlich noch die Zytoplasmareste („residual bodies") verbinden, die von den Spermien abgestoßen werden.

Beim Übergang der Typ-A- in die Typ-B-Spermatogonien entsteht eine Reihe von Zwischenstadien, die als Stammzellen A1–A4 bezeichnet werden. Aus der letzten Teilung gehen die Typ-B-Spermatogonien hervor. Durch mitotische Teilung der Typ-B-Spermatogonien entstehen die **primären Spermatozyten** (▶ Abb. 2.22).

Die primären Spermatozyten treten in eine verlängerte Prophase (22 Tage) ein, an

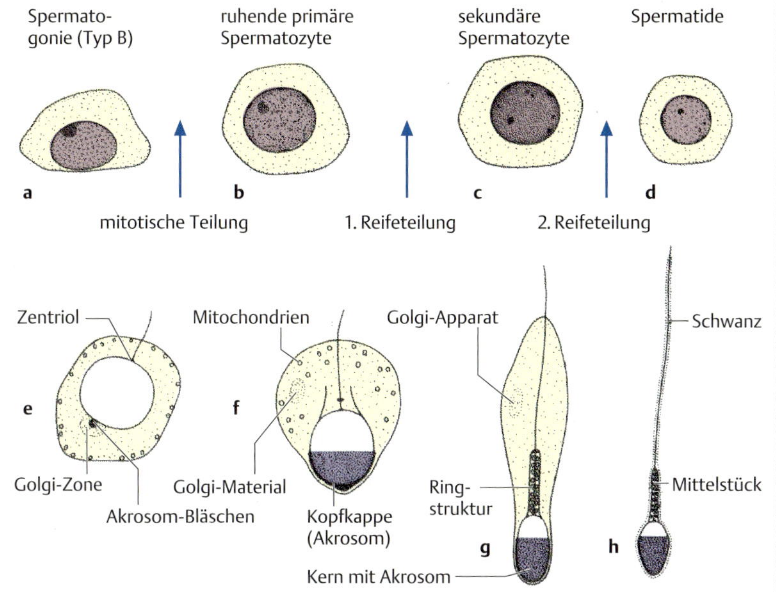

Abb. 2.23 Von der Spermatogonie zum reifen Spermium.

die sich mit der Beendigung der 1. Reifeteilung sofort die Bildung der **sekundären Spermatozyten** anschließt. Die sekundären Spermatozyten treten direkt in die 2. Reifeteilung ein, aus der die **Spermatiden** hervorgehen, die bereits einen haploiden Chromosomensatz mit 23 Chromosomen besitzen (▸ Abb. 2.22, ▸ Abb. 2.23).

Vom Verlassen der Stammzellpopulation (Typ-A-Spermatogonien) bis zur Ausbildung von Spermatiden ist die Zytogenese unvollständig, d. h., zwischen den Tochterzellen bleiben nach der Zellteilung Zytoplasmabrücken erhalten, die die aufeinanderfolgenden Zellgenerationen miteinander verbinden. Auf diese Weise entsteht aus den Nachkommen einer Typ-A-Spermatogonie ein Cluster von Keimzellen, die im Verlauf der Differenzierung miteinander verbunden sind (▸ Abb. 2.22). Während ihrer gesamten Entwicklung sind Spermatogonien und Spermatiden in tiefe Einbuchtungen des Zytoplasmas der Sertoli-Zellen eingebettet (▸ Abb. 2.21b). So werden die Keimzellen bis zu ihrer Ablösung als reife Spermatozoen von den Sertoli-Zellen ernährt und geschützt.

Die Spermatogenese wird durch LH aus dem Hypophysenvorderlappen reguliert. LH bindet an LH-Rezeptoren auf den Leydig-Zellen und stimuliert die Bildung von Testosteron, das seinerseits die Sertoli-Zellen stimuliert. **Follikelstimulierendes Hormon (FSH)** ist ebenfalls notwendig. Es stimuliert in den Sertoli-Zellen die Bildung von Samenflüssigkeit und induziert den Androgenrezeptor.

Spermiogenese

Die Differenzierung der Spermatiden zu Spermien (Spermatozoen) wird als Spermiogenese bezeichnet. Die Spermatide durchläuft während der Entwicklung zu einem Spermium folgende Veränderungen (► Abb. 2.23f, g):

1. Ausgehend vom Golgi-Apparat entwickelt sich ein Lysosom, das sich als **Akrosom** über den vorderen Pol des Zellkerns stülpt.
2. Das Kernchromatin kondensiert auf engstem Raum.
3. Die Mitochondrien ordnen sich im Mittelstück ringförmig um den vom Zentriol ausgehenden Schwanzfaden an (► Abb. 2.23g).
4. Das restliche Zytoplasma wird abgestoßen.

Beim Menschen dauert die Entwicklung eines Spermiums aus einer Spermatogonie etwa 74 Tage. Es werden täglich etwa 300 Millionen Spermien produziert.

Wenn die Spermatozoen vollständig differenziert sind, treten sie in das Lumen der Samenkanälchen ein. Sie werden durch Pulsationen in der Wand der Tubuli seminiferi und der Ductuli efferentes in den Nebenhoden transportiert. Zunächst sind die Spermatozoen nur wenig beweglich. Ihre volle Beweglichkeit erhalten sie erst im Nebenhoden.

Klinischer Bezug

Abnorme Gameten

Beim Menschen sowie bei den meisten Säugetieren enthält ein Ovarialfollikel manchmal zwei oder drei deutlich voneinander zu unterscheidende primäre Oozyten (► Abb. 2.24a). Belege für die Entstehung von Zwillingen oder Drillingen aus derartigen Follikeln gibt es nicht. Normalerweise gehen sie vor dem Erreichen der Reife zugrunde. In seltenen Fällen besitzt eine primäre Oozyte zwei oder sogar drei Kerne (► Abb. 2.24b). Aus diesen Oozyten können triploide Embryonen entstehen.

Im Gegensatz zu atypischen Oozyten lassen sich fehlgebildete Spermatozoen häufig beobachten. Dabei können sowohl der Kopf als auch der Schwanz fehlgebildet sein. Sie können zu groß oder zu klein sein. Manchmal sind sie miteinander verwachsen (► Abb. 2.24c). 10 % der Spermatozoen können fehlgebildet sein, ohne dass die Fertilität beeinträchtigt wird. Morphologisch fehlgebildete Spermien zeigen keine normale Beweglichkeit und können wahrscheinlich keine Eizellen befruchten.

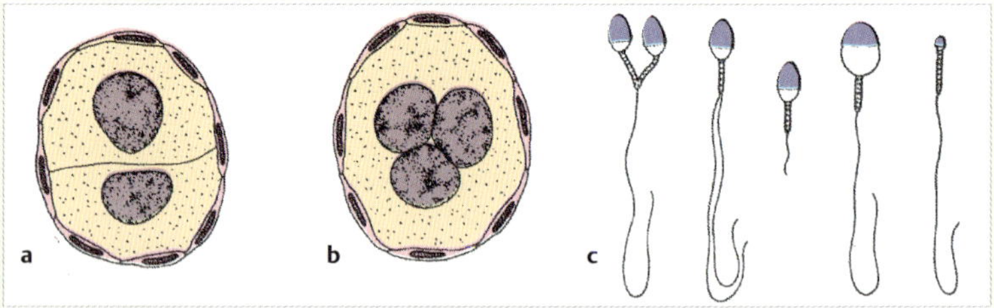

Abb. 2.24 Abnorme weibliche und männliche Keimzellen. **a** Primärfollikel mit 2 Oozyten. **b** 3-kernige Oozyte. **c** Verschiedene Fehlbildungsformen von Spermatozoen.

Alles klar?

1. Welches ist die häufigste Ursache für eine Abweichung in der Anzahl der Chromosomen? Nenne ein Beispiel für ein klinisches Syndrom, das auf einer Abweichung in der Anzahl der Chromosomen beruht.
2. Welche anderen chromosomalen Anomalien gibt es neben den Abweichungen in der Anzahl der Chromosomen?
3. Was ist Mosaizismus, und wie entsteht er?

3 1. Woche – von der Ovulation bis zur Implantation

3.1 Überblick

Bei der **Ovulation** wird die Oozyte mit den Follikelepithelzellen des Cumulus oophorus aus dem Ovar ausgestoßen (▶ Abb. 3.3). Die Eizelle wird durch die wischenden Bewegungen der Fimbrien in den Eileiter befördert. Sie hat kurz vor der Ovulation die erste Reifeteilung beendet und befindet sich bei der Ovulation in der Metaphase der 2. Reifeteilung.

Die **Befruchtung** erfolgt innerhalb von 6–12 Stunden nach der Ovulation in der Ampulle des Eileiters. Bevor ein Spermium eine Eizelle befruchten kann, muss es den Vorgang der **Kapazitation** durchlaufen – dabei werden im weiblichen Genitaltrakt maskierende Glykoproteine vom Kopf des Spermiums entfernt – und die **Akrosomreaktion** durchführen – dabei werden aus dem Akrosom Hyaluronidase und Proteasen freigesetzt, die den Weg des Spermiums zur Eizelle bahnen.

Das Spermatozoon gelangt dann durch die Corona radiata und Zona pellucida der Oozyte, verschmilzt mit der Zellmembran und entlässt so seinen Inhalt in die Eizelle.

Durch die Befruchtung werden dann weitere Vorgänge ausgelöst. Die Eizelle beendet ihre zweite Reifeteilung und bildet den **weiblichen Vorkern** aus. Die Zona pellucida wird für weitere Spermien undurchdringlich (Reaktion der Zona pellucida) und der Kopf des Spermiums trennt sich vom Schwanz und schwillt zum **männlichen Vorkern** an (▶ Abb. 3.4). Beide Vorkerne duplizieren ihre DNA. Die verdoppelten Chromosomen ordnen sich auf einer gemeinsamen Teilungsspindel an, aus der durch Fortsetzung der Mitose das 2-Zell-Stadium entsteht.

So kommt es durch die Befruchtung zur Wiederherstellung eines diploiden Chromosomensatzes. Dabei wird das genetische Geschlecht determiniert, die Eizelle aktiviert und die Furchung beginnt.

Bei der **Furchung** durchläuft die Eizelle innerhalb der Zona pellucida eine Serie von Zellteilungen, aus der die Blastomeren hervorgehen, die mit jeder Teilung kleiner werden (▶ Abb. 3.6). Am 3. Tag nach der Befruchtung erreicht die Zygote im 12- bis 16-Zell-Stadium als kompakte Morula die Gebärmutterhöhle. Sie verliert ihre Zona pellucida und bildet eine Blastozystenhöhle aus. Die Zellen der Blastozyste gliedern sich in eine äußere Zellmasse, aus der der Trophoblast hervorgeht, und in eine innere Zellmasse, aus der der eigentliche Embryo entsteht (Embryoblast, ▶ Abb. 3.8, ▶ Abb. 3.9).

Die Schleimhaut der Gebärmutter (**Endometrium**) besteht aus drei Schichten: **Zona compacta, Zona spongiosa** und **Zona basalis**. Die Blastozyste heftet sich am 6. Tag an das Endometrium an (▶ Abb. 3.8). Im Verlauf der 2. Woche dringt sie in die Zona compacta ein (**Implantation**, ▶ Abb. 3.2). In der Regel implantiert sich die Blastozyste an der Vorder- oder Hinterwand des Uterus (▶ Abb. 3.12). Zum Zeitpunkt der Implantation befindet sich die Uterusschleimhaut in der Sekretionsphase. Wenn keine Implantation erfolgt, tritt eine Menstruation ein, bei der die Zona spongiosa und die Zona compacta abgestoßen werden. Im nächsten Zyklus regeneriert sich das Endometrium aus der Zona basalis heraus (▶ Abb. 3.13).

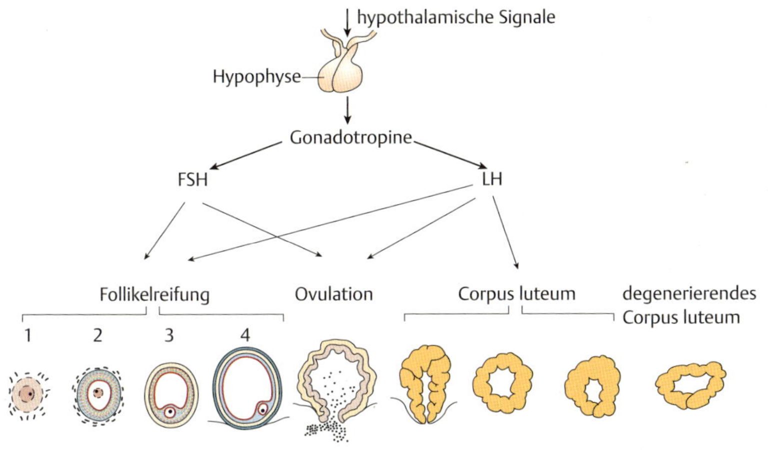

Abb. 3.1 Rolle des Hypothalamus und der Hypophyse bei der Steuerung des Ovarialzyklus. Unter dem Einfluss von GnRH aus dem Hypothalamus setzt die Hypophyse die Gonadotropine FSH und LH frei. FSH stimuliert das Follikelwachstum, FSH und LH fördern die Follikelreifung. Der Eisprung erfolgt, wenn die LH-Konzentration hohe Werte erreicht. LH fördert zudem die Entwicklung des Gelbkörpers. *1* Primordialfollikel, *2* wachsender Follikel, *3* Bläschenfollikel, *4* reifer (Graaf-)Follikel.

3.2 Ovarialzyklus

Mit der Pubertät beginnt bei der Frau der monatliche Zyklus. Die zyklischen Veränderungen des **Sexualzyklus** werden von der Achse Ovar – Hypothalamus gesteuert. Die Nervenzellen im Hypothalamus produzieren **Gonadotropin-Releasing-Faktor (GnRH)**, der die Sekretion von **Gonadotropinen** im Hypophysenvorderlappen kontrolliert. Die Gonadotropine **follikelstimulierendes Hormon** (**FSH**) und **luteinisierendes Hormon** (**LH**) steuern die zyklischen Veränderungen im Ovar.

In den ersten Tagen eines jeden Ovarialzyklus beginnen 15–20 **Primordialfollikel** unter dem Einfluss von FSH zu wachsen. (FSH ist nicht für die Induktion der Entwicklung von Primärfollikeln notwendig. Ohne das Hormon sterben die Primärfollikel jedoch ab und werden atretisch.) FSH schützt also 15–20 Eizellen aus einem Pool sich ständig bildender Primärfollikel vor dem Zelluntergang (▶ Abb. 3.1, ▶ Abb. 3.2). Bei ungestörter Entwicklung erreicht nur einer von diesen Follikeln die volle Reife, und nur eine Oozyte wird ovuliert. Die übrigen gehen zugrunde und werden atretisch. Im nächsten Zyklus beginnt eine andere Follikelgruppe mit dem Wachstum, und wieder erreicht nur einer das Stadium der Reife. Die Mehrzahl der Follikel geht so zugrunde, ohne die volle Reife zu erreichen. Die atretischen Follikel werden durch Bindegewebe ersetzt.

FSH stimuliert die Reifung der **Follikelepithelzellen (Granulosazellen)**, die die Eizelle umgeben. Die Proliferation und Differenzierung der Granulosazellen wird durch den Wachstums- und Differenzie-

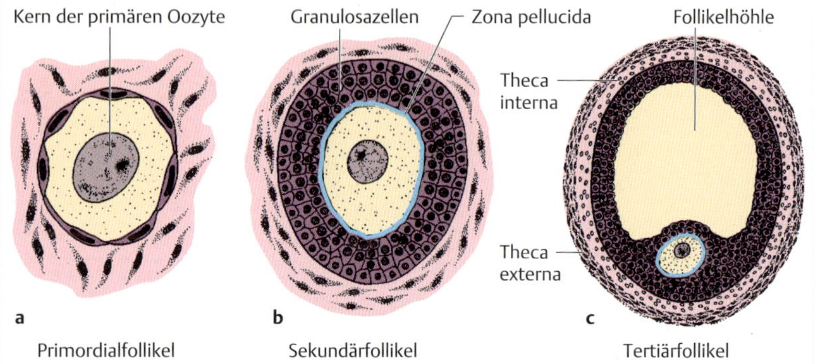

Abb. 3.2 Entwicklung vom Primordial- zum Tertiärfollikel. a Primordialfollikel. Die primäre Oozyte ist von einer flachen Schicht aus Follikelepithelzellen umgeben. **b** Bei der Reifung des Follikels werden die Follikelepithelzellen zunächst kubisch (Primärfollikel) und dann mehrschichtig (Sekundärfollikel) und wandeln sich zu Granulosazellen um. **c** Der Tertiärfollikel (Bläschen- oder Graaf-Follikel) besitzt eine Follikelhöhle. Die Oozyte befindet sich während der Reifung weiterhin im Diktyotän (Ruhestadium im Diplotän der Prophase der 1. Reifeteilung).

rungsfaktor 9 (GDF9) vermittelt, der zur Familie der transforming growth factor β (TGF-βs) gehört. In Kooperation mit den Granulosazellen bilden die Theca-interna-Zellen des Follikels Östrogene: Zellen der Theca interna bilden Androstendion und Testosteron, und Granulosazellen wandeln diese Hormone in zu Östron und 17β-Östradiol um, mit folgenden Konsequenzen:

- Östrogene stimulieren das Endometrium (**Proliferationsphase**)
- Sie verflüssigen den Zervikalschleim (machen ihn spinnbar), sodass Spermien passieren können.
- Sie lösen in der Hypophyse den LH-Peak aus.

Der **LH-Peak in der Mitte des Zyklus**

- stimuliert den maturation promoting factor (MPF), der seinerseits in den Oozyten den Abschluss der Meiose I und den Übergang in die Meiose II bewirkt,
- stimuliert die Bildung von Progesteron im zurückbleibenden rupturierten Follikel (**Luteinisierung**) und
- führt zur Ruptur der Follikelwand und damit zur Ovulation.

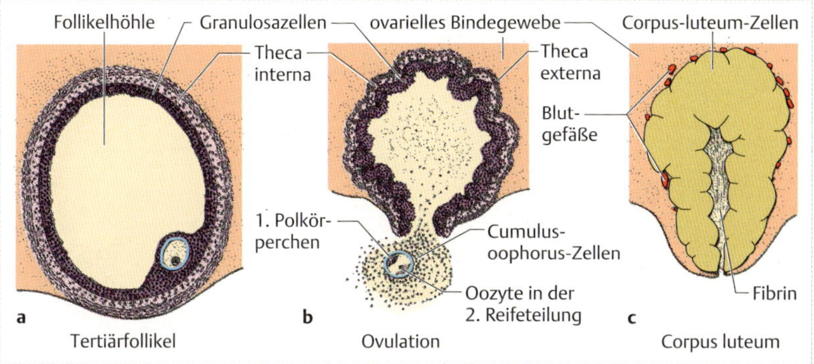

Abb. 3.3 Entwicklung vom Tertiärfollikel zum Corpus luteum. **a** Tertiärfollikel, der sich an der Oberfläche des Ovars vorwölbt. **b** Ovulation. Die Oozyte, arretiert in der Metaphase der 2. Reifeteilung, wird zusammen mit einer großen Zahl von Cumulus-oophorus-Zellen aus dem Ovar ausgestoßen. Die im Follikel zurückbleibenden Follikelzellen entwickeln sich zu Corpus-luteum-Zellen. **c** Corpus luteum. Beachte die starke Vermehrung der Corpus-luteum-Zellen. Die Resthöhle des Follikels ist nun mit Fibrin ausgefüllt.

3.2.1 Ovulation

In den unmittelbar der Ovulation vorangehenden Tagen vergrößert sich der Graaf-Follikel schnell und wächst unter dem Einfluss von FSH und LH auf einen Durchmesser von etwa 25 mm heran. Gleichzeitig mit der Ausbildung des sprungreifen Follikels erfolgt ein steiler LH-Anstieg (LH-Peak), der in der primären Oozyte zur Beendigung der 1. Reifeteilung und zum Übergang in die 2. Reifeteilung führt, die jedoch etwa 3 Stunden vor der Ovulation in der Metaphase arretiert wird.

Die Oberfläche des Ovars wölbt sich mit dem sprungreifen Follikel vor. An der am weitesten vorgewölbten Stelle erscheint ein gefäßloser Fleck, das **Stigma**. Der hohe LH-Spiegel führt zur Aktivierung von Kollagenaseaktivität und zur Andauung der Kollagenfasern sowie zu einem Anstieg des Prostaglandins, das Kontraktionen der glatten Muskelzellen in der Wand des Ovars auslöst. Durch die Kontraktionen wird die Oozyte ausgestoßen. Sie löst sich zusammen mit den Cumulus-oophorus-Zellen los und treibt mit der Follikelflüssigkeit aus dem Ovar heraus (▶ Abb. 3.3). Ein Teil der Cumulus-oophorus-Zellen bildet die **Corona radiata** an der Oberfläche der Zona pellucida (vgl. ▶ Abb. 3.4, ▶ Abb. 3.5, ▶ Abb. 3.6).

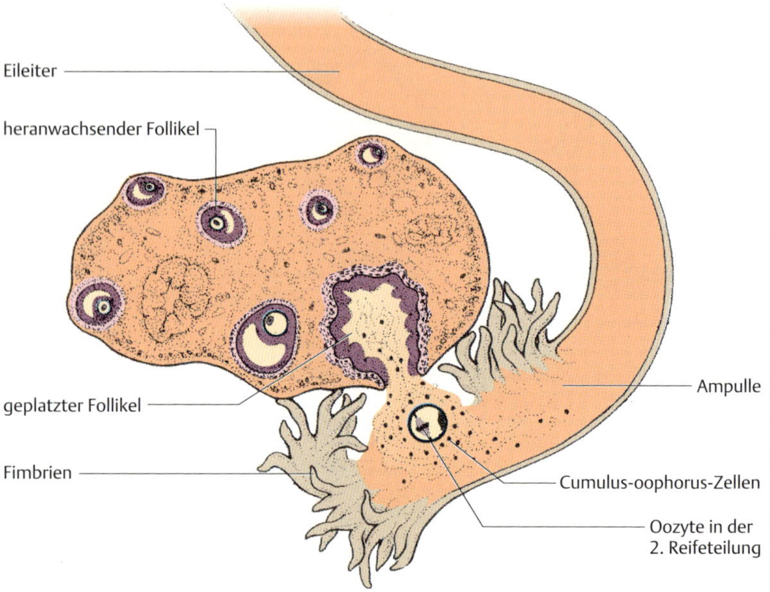

Abb. 3.4 Beziehung zwischen Eileiter und Ovar. Vor dem Follikelsprung führen die Fimbrien wischende Bewegungen an der Oberfläche des Ovars über dem reifen Follikel aus und fangen dann die ovulierende Eizelle auf.

Klinischer Bezug

Ovulation

Bei einigen Frauen macht sich die Ovulation durch den **„Mittelschmerz"** bemerkbar. Die Ovulation geht mit einem Anstieg der Basaltemperatur einher. Die Messung der **Basaltemperatur** kann daher bei der Feststellung des Ovulationstermins hilfreich sein. Bei einigen Frauen bleibt die Ovulation wegen zu niedriger Gonadotropinspiegel aus. In diesen Fällen kann über die Stimulation der Gonadotropinausschüttung eine Ovulation ausgelöst werden. Häufig kommt es bei dieser Behandlung jedoch zur Ovulation mehrerer Oozyten, sodass die Inzidenz von Mehrlingen 10-fach erhöht ist.

3.2.2 Corpus luteum

Nach der Ovulation werden die in der Wand des geplatzen Follikels sitzenden Granulosazellen von den umgebenden Gefäßen aus vaskularisiert. Dadurch kommt es zu einem **Progesteronanstieg** im Blut. Unter dem Einfluss von LH wandeln sich die Granulosazellen zum **Corpus luteum** (► Abb. 3.3c) um. Die Umwandlung besteht in einer Zellvermehrung und einer Gelbfärbung als Ausdruck eines gesteigerten Lipidstoffwechsels. Das im Corpus luteum (Gelbkörper) gebildete Progesteron versetzt im Zusammenspiel mit den Östrogenen aus der Theca interna die Uterusschleimhaut in die **Sekretionsphase** und bereitet damit die Implantation vor (vgl. ► Abb. 3.12).

3.2.3 Transport der Oozyte

Kurz vor der Ovulation legen sich die Fimbrien des Eileiters auf die Oberfläche des Ovars. Der Eileiter kontrahiert sich rhythmisch. Die von den Cumuluszellen umgebene Oozyte wird durch wischende Bewegungen der Fimbrien und durch den Flimmerschlag der Epithelauskleidung in die Tube transportiert (► Abb. 3.4). In der Tube lösen sich die Cumuluszellen von der Oozyte ab, indem sie ihre Zytoplasmafortsätze aus der Zona pellucida zurückziehen.

Im Eileiter selbst wird die Oozyte durch die Kontraktionen der Wandmuskulatur in Richtung auf die Uterushöhle weiterbefördert. Die Transportgeschwindigkeit wird etwas durch die hormonalen Verhältnisse während und nach der Ovulation bestimmt. Beim Menschen erreicht die befruchtete Oozyte in etwa 3–4 Tagen das Uteruslumen (vgl. ► Abb. 3.11).

3.2.4 Corpus albicans

Wenn die Befruchtung ausbleibt, erreicht das Corpus luteum den Höhepunkt seiner Entwicklung etwa 9 Tage nach der Ovulation. Man kann es gut als gelbliche Vorwölbung an der Oberfläche des Ovars erkennen. Anschließend nimmt das Corpus luteum an Größe ab. Die Corpus-luteum-Zellen degenerieren und wandeln sich in fibröses Narbengewebe, das **Corpus albicans**, um. Gleichzeitig fällt der Progesteronspiegel ab und löst so die Periodenblutung aus.

Wenn dagegen die Oozyte befruchtet worden ist und sich einnistet, verhindert **humanes Choriongonadotropin (hCG)**, das im Trophoblast des Embryos gebildet wird, die Degeneration des Corpus luteum (vgl. ► Abb. 3.10). Dieses wächst dann weiter und wandelt sich in das **Corpus luteum graviditatis** um. Am Ende des 3. Monats nimmt dieses etwa ein Drittel bis die Hälfte des gesamten Ovars ein. Die Corpus-luteum-Zellen sezernieren weiterhin bis zum Ende des 4. Monats Progesteron, bis die Trophoblastkomponente der Plazenta genügend Hormone bildet, um die Schwangerschaft zu erhalten. Dann bilden sie sich langsam zurück. Die Entfernung des Corpus luteum graviditatis vor dem 4. Monat führt normalerweise zur Fehlgeburt.

3.3 Befruchtung

Die Befruchtung, d. h. die Verschmelzung der männlichen und weiblichen Gameten, findet in der **Pars ampullaris** des Eileiters statt. Sie ist der weiteste Abschnitt des Eileiters an seinem zum Ovar hin gelegenen Ende (► Abb. 3.4). Die Spermatozoen können einige Tage im weiblichen Genitaltrakt überleben.

Nur 1 % der in der Vagina deponierten Spermien treten in die Zervix ein, in der sie für viele Stunden überleben können. Die Wanderung der Spermien von der Zer-

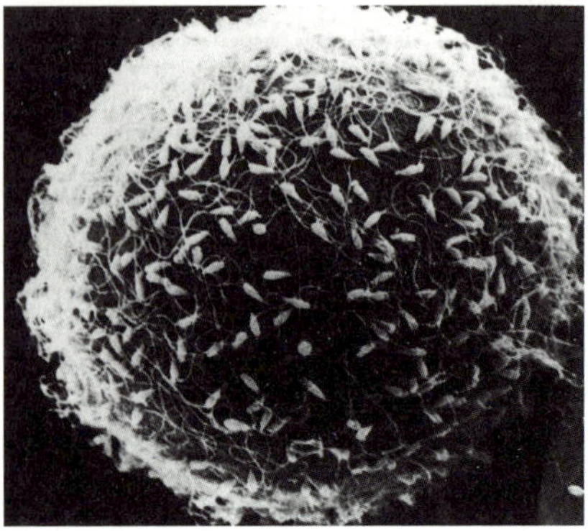

a

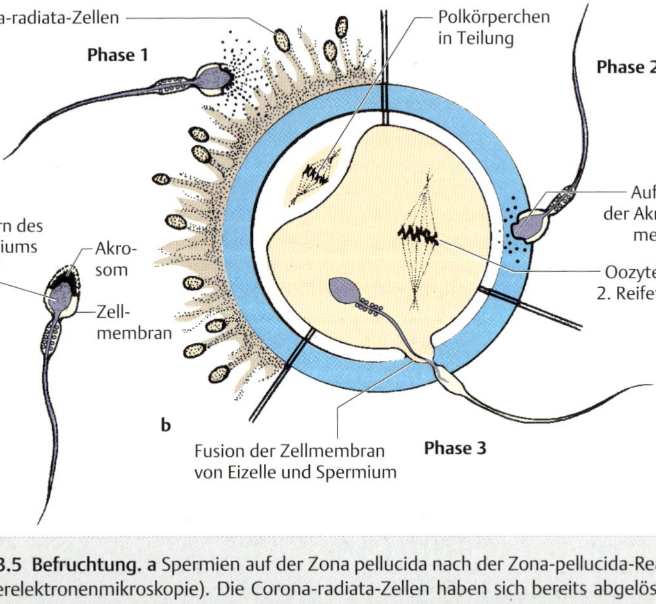

b

Abb. 3.5 Befruchtung. a Spermien auf der Zona pellucida nach der Zona-pellucida-Reaktion (Rasterelektronenmikroskopie). Die Corona-radiata-Zellen haben sich bereits abgelöst.
b Phasen der Befruchtung: In der 1. Phase durchdringt das Spermatozoon die Corona radiata. In der 2. Phase dringt es unter Auflösung des Akrosoms in die Zona pellucida ein. In der 3. Phase vereinigen sich die Zellmembranen beider Gameten. Links ein Spermium mit kappenartig über den Zellkern gestülptem Akrosom.

vix in den Eileiter erfolgt im Wesentlichen aus eigener Kraft, die Kontraktionen des Uterus können dabei unterstützend wirken. Die Reise von der Cervix uteri bis zum Eileiter kann zwischen 30 Minuten und 6 Tagen dauern. Am Isthmus des Eileiters geht die Beweglichkeit der Spermien zurück. Sie stellen ihre Wanderungsaktivität ein. Mit der Ovulation nimmt die Beweglichkeit der Spermien wieder zu. Hierbei spielen wahrscheinlich chemotaktische Stoffe eine Rolle, die in den die Eizelle umgebenden Cumuluszellen produziert werden. Die Spermien schwimmen weiter in die Ampulle, in der die Befruchtung erfolgt.

Die Spermien sind zunächst noch nicht in der Lage, Eizellen zu befruchten. Sie machen im weiblichen Genitaltrakt erst einen Prozess durch, der als **Kapazitation** bezeichnet wird. Beim Menschen dauert die Kapazitation etwa 7 Stunden. Die Konditionierung geht mit einer Interaktion zwischen Eileiterschleimhaut und Spermien einher. Dabei werden eine auf den Spermien sitzende Glykoproteinschicht und Proteine aus dem Ejakulat entfernt. Nur kapazitierte Spermien können die Corona radiata durchdringen und an der Zona pellucida die Akrosomreaktion durchlaufen.

Die **Akrosomreaktion** wird nach dem Kontakt des Spermiums mit der Zona pellucida ausgelöst. Sie wird von Proteinen der Zona pellucida induziert: Die Zellmembran des Spermiums verschmilzt punktförmig mit der Membran des Akrosoms. In den Verschmelzungspunkten entstehen Poren, durch die die akrosomalen Enzyme Hyaluronidase und Proteasen (Akrosin) austreten können. Diese Enzyme bahnen durch Auflösung der Zona pellucida den Weg zur Eizelle (► Abb. 3.5). Entsprechend den Strukturen, die das Spermium durchdringen muss, lässt sich der Vorgang der Befruchtung in drei Phasen unterteilen:

3.3.1 Phase 1: Durchdringen der Corona radiata

Von den 200–300 Millionen Spermien, die im weiblichen Genitaltrakt deponiert werden, erreichen nur 300–500 den Ort der Befruchtung. Nur eines von ihnen ist zur Befruchtung notwendig. Die übrigen helfen möglicherweise beim Durchdringen der Corona radiata. Die Corona radiata wird von Zellen des Cumulus oophorus gebildet, die noch an der Zona pellucida haften, wenn die Befruchtung erfolgt (► Abb. 3.5).

3.3.2 Phase 2: Durchdringen der Zona pellucida

Die Zona pellucida ist eine Glykoproteinhülle der Eizelle, die das Anhaften der Spermien erleichtert und die Akrosomreaktion auslöst. Das Anhaften der Spermien und die Akrosomreaktion werden beide durch ein Protein der Zona pellucida, den Liganden ZB3 vermittelt. Aus dem Akrosom des Spermiums werden Enzyme (Akrosin) ausgeschüttet, mit denen das Spermium die Zona pellucida durchdringen kann, um mit der Plasmamembran der Oozyte Kontakt aufzunehmen (► Abb. 3.5).

Die Permeabilität der Zona pellucida ändert sich plötzlich, wenn der Kopf des Spermiums die Oozyte berührt. Der Kontakt führt zur Ausschüttung lysosomaler Enzyme aus den **Rindengranula** unter der Plasmamambran der Oozyte. Die Enzyme rufen die **Zona-pellucida-Reaktion** hervor. Durch diese werden weitere Spermien, unter anderem durch die Inaktivierung speziesspezifischer Rezeptoren für Spermien an der Oberfläche der Zona, am Eindringen in die Eizelle gehindert. Obwohl weitere Spermien in der Zona pellucida angetroffen werden können, kann so nur eines die Eizelle erreichen (► Abb. 3.6).

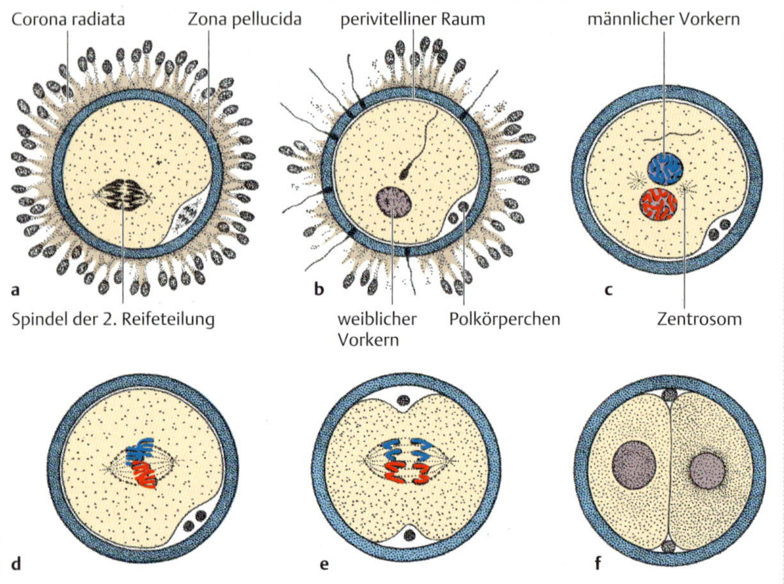

Abb. 3.6 Ausstoß des zweiten Polkörperchens und erste Zellteilung. a Oozyte direkt nach der Ovulation mit der Teilungsspindel der 2. Reifeteilung, der Zona pellucida und den Cumulus-oophorus-Zellen, die die Corona radiata bilden. (Das erste Polkörperchen bildet in diesem Fall ebenfalls eine Spindel aus.) **b** Ein Spermatozoon ist in die Oozyte eingedrungen, die ihre 2. Reifeteilung vollendet und das zweite Polkörperchen ausgestoßen hat. Die Chromosomen der Oozyte liegen in einem bläschenförmigen Kern, dem weiblichen Vorkern. Die Zellen der Corona radiata sind teilweise abgelöst. Mehrere Spermatozoenköpfe sitzen in der Zona pellucida. **c** Stadium mit männlichem und weiblichem Vorkern. **d, e** Die reduplizierten Chromosomen beider Vorkerne ordnen sich auf der Spindel der ersten Furchungsteilung an, spalten sich in der Längsrichtung und wandern an die einander gegenüberliegenden Zellpole. **f** 2-Zell-Stadium.

3.3.3 Phase 3: Fusion der Zellmembranen

Der erste Kontakt zwischen Spermium und Eizelle wird unter anderem durch die Interaktion zwischen Integrinen auf der Oozyte und den entsprechenden Liganden, den Disintegrinen, auf dem Spermium vermittelt. Nach dem Zellkontakt verschmelzen die Zellmembranen von Spermium und Eizelle miteinander (▸ Abb. 3.5). Da die Zellmembran über der akrosomalen Kopfkappe bei der Akrosomreaktion verlorengegangen ist, erfolgt die Verschmelzung mit der Zellmembran der Oozyte im hinteren Kopfbereich. Beim Menschen dringen der Kopf und der Schwanz des Spermiums in das Zytoplasma der Eizelle ein. Nur die Zellmembran des Spermiums bleibt an der Oberfläche der Eizelle zurück.

Die Eizelle reagiert auf das Eindringen des Spermiums in 3-facher Weise:

1. **Kortikale Reaktion und Zona-pellucida-Reaktion:** Bei der Berührung der Eizelle durch das Spermium werden spezifische Membranrezeptoren aktiviert. Es entsteht ein umlaufendes Aktionspotenzial.
   - **Kortikale Reaktion:** In der Rindenzone der Eizelle (Kortex) lösen sich in einer Kettenreaktion präformierte zytoplasmische Vesikel und schütten ihren Inhalt in den perivitellinen Raum zwischen Eizelle und Zona pellucida aus.
   - **Zona-pellucida-Reaktion:** Die Zona pellucida ändert schlagartig ihre Struktur. Dabei werden wahrscheinlich spezifische Rezeptoren für die Spermien unzugänglich.
   - Obwohl zunächst mehrere Spermien an der Zona pellucida haften können, kann aufgrund dieser beiden Reaktionen nur eines in die Eizelle eindringen (▶ Abb. 3.6b). Auf diese Weise wird das Eindringen mehrerer Spermien (**Polyspermie**) verhindert.
2. **Beendigung der 2. Reifeteilung:** Die nach der Ovulation begonnene 2. Reifeteilung bleibt in der unbefruchteten Eizelle in der Metaphase stehen. Mit der Befruchtung wird die Teilung fortgesetzt, und es kommt zum Ausstoß des **zweite Polkörperchens.** Der zurückbleibende haploide Zellkern (22 plus X) wandelt sich sogleich in den **weiblichen Vorkern** um (▶ Abb. 3.6, ▶ Abb. 3.7).
3. **Aktivierung der Eizelle:** Die Eizelle wird durch die Befruchtung metabolisch aktiviert. Im Zytoplasma erhöht sich der Stoffumsatz. Die Translation präformierter RNA setzt ein. Mit der Aktivierung beginnt die Embryogenese. Eine Aktivierung der Eizelle ohne Eindringen eines Spermiums führt zur **Parthenogenese.**

Das Spermium dringt inzwischen weiter vor, bis es in der Nähe des weiblichen Vorkerns zu liegen kommt. Sein Kern schwillt an und bildet den **männlichen Vorkern** (▶ Abb. 3.6). Der Schwanz des Spermiums hat sich vom Kopf getrennt und löst sich im Zytoplasma der Eizelle auf. Morphologisch lassen sich weiblicher und männ-

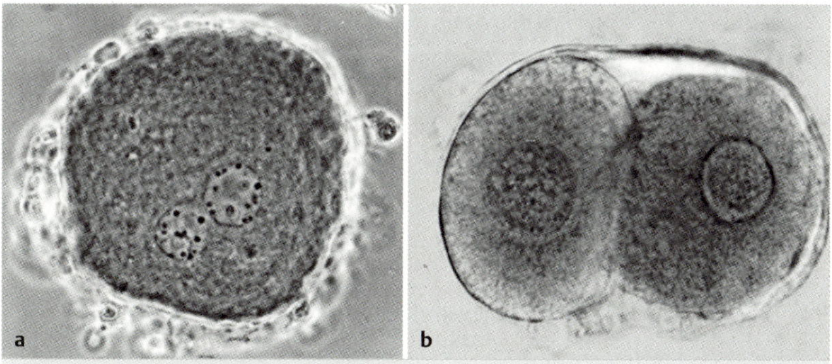

Abb. 3.7 Befruchtete Eizelle und 2-Zell-Stadium. a Befruchtete menschliche Eizelle mit weiblichem und männlichem Vorkern, umgeben von Corona-radiata-Zellen. **b** Menschliche Zygote im 2-Zell-Stadium mit zwei Polkörperchen aus dem Eileiter (Phasenkontrastaufnahmen).

licher Vorkern nicht voneinander unterscheiden. Die Vorkerne liegen dicht beieinander, bevor sich ihre Kernmembran auflöst (► Abb. 3.7a). Der weibliche und der männliche Vorkern reduplizieren getrennt ihre DNA. Im Anschluss an die DNA-Synthese in den Vorkernen ordnen sich die reduplizierten Chromosomen auf einer gemeinsamen Spindel an. Auf der Teilungsspindel sitzen, wie bei einer regulären Mitose, 46 Chromosomen. Die Schwesterchromatiden wandern an die Zellpole und leiten die 1. Zellteilung ein, aus der das 2-Zell-Stadium hervorgeht (► Abb. 3.6f, ► Abb. 3.7b).

Bei der Befruchtung wird Folgendes erreicht:

- Die **Wiederherstellung eines diploiden Chromosomensatzes**, der sich durch die Kombination je eines homologen Chromosoms vom Vater und von der Mutter von dem beider Eltern unterscheidet.
- Die **Determination des genetischen Geschlechts** des neuen Individuums. Ein ein X-Chromosom enthaltendes Spermium führt zur Entwicklung eines weiblichen (XX), ein ein Y-Chromosom enthaltendes Spermium zur Entwicklung eines männlichen (XY) Embryos.
- Die **Induktion von Furchungsteilungen**. Wenn die Eizelle nicht befruchtet wird, stirbt sie innerhalb von 24 Stunden nach der Ovulation ab.

Klinischer Bezug

Kontrazeption

Barriere-Methoden: Hierzu gehört das Kondom beim Mann, das aus Latex besteht, häufig chemische Spermizide enthält und über den Penis gezogen wird, sowie das Kondom bei der Frau, das aus Polyurethan hergestellt wird und die Vagina auskleidet. Andere in die Vagina eingebrachte Barrieren sind das Diaphragma, die Zervixkappe und der kontrazeptive Schwamm.

Hormonelle Methoden stellen eine weitere häufig eingesetzte Verhütungsmethode dar. Bei diesem Vorgehen werden die weiblichen Hormone Östrogen und/oder synthetische Gestagene (Progestine) verabreicht. Diese Hormone entfalten ihre Wirkung durch Hemmung der Ovulation (Ovulationshemmer; durch Unterdrückung der Freisetzung von FSH und LH aus der Adenohypophyse) sowie durch Veränderungen im Uterusepithel und der Zervixschleimkonsistenz, sodass das Eindringen von Spermien in den Uterus erschwert wird.

Hormonelle Kontrazeptiva können durch Antibabypillen, Hautpflaster, Vaginalringe, Injektionen oder Implantate verabreicht werden. Es gibt zwei Typen von Verhütungspillen: Östrogen in Kombination mit dem Progesteronanalog Progestin oder reines Progestin. Beide Produkte sind wirksam, jedoch kann bei einigen Frauen entweder die eine oder die andere aus verschiedenen gesundheitlichen Gründen empfehlenswert sein.

Die **Pille für den Mann** wurde entwickelt und in klinischen Studien getestet. Sie enthält ein synthetisches Androgen, das die LH und FSH-Bildung hemmt und die Spermienproduktion (bei 70–90 % der Männer) verhindert oder auf das Niveau bei Infertilität reduziert.

Das **Intrauterinpessar („Spirale")** ist ein kleiner, T-förmiger Gegenstand, verwendet werden zwei Typen: die hormonelle und die Kupfer-Variante:

- Die Hormonvariante gibt im Uterus kontinuierlich Progestin ab, das zur Eindickung des Zervixschleims führt und so die Spermien davon abhält, in den Uterus einzudringen. Darüber hinaus wird angenommen, dass es die Spermien weniger beweglich und sowohl Spermien als auch Eizellen weniger lebensfähig macht.

- Die Kupfer-Variante gibt Kupfer in die Gebärmutter ab und verhindert die Befruchtung oder verhindert die Anheftung des befruchteten Eis an die Gebärmutterschleimhaut. Außerdem verhindert es das Eindringen von Spermien in die Eileiter.

Die **„Pille danach"** wird bis zu 120 Stunden nach dem Geschlechtsverkehr zur Verhinderung einer Schwangerschaft eingesetzt. Diese oralen Kontrazeptiva werden als hochdosierte Progestinpräparate oder in Kombination mit Östrogen (Plan B) verabreicht. Andere Arten der „Pille danach" (Mifepriston [RU-486], Ulipristalazetat [ella]) wirken als Hormonantagonisten. Mifepriston hat außerdem eine abortive Wirkung, wenn es nach der Implantation angewendet wird.

Sterilisation ist eine weitere Methode der Geburtenkontrolle. Beim Mann wird die Vasektomie angewendet, wodurch die Freisetzung der Spermien durch Unterbrechung des Ductus deferens, d.h. den Gang, der die Spermien vom Hoden zum Penis transportiert, verhindert wird. Bei der Frau wird die Sterilisation durch Ligatur oder Blockade der Eileiter durchgeführt. Sowohl bei der Frau als auch beim Mann können diese Operationen in einigen Fällen rückgängig gemacht werden.

Unfruchtbarkeit

Bei 15–30 % aller Ehepaare stellt die **Infertilität** ein Problem dar. Beim Mann kann die Unfruchtbarkeit durch eine zu geringe Anzahl an Spermien und/oder durch ihre nicht ausreichende Beweglichkeit bedingt sein. Normalerweise hat das Ejakulat ein Volumen von 2–6 ml mit etwa 100 Millionen Spermien pro ml. Männer mit mindestens 20 Millionen Spermien pro ml oder 50 Millionen Spermien im gesamten Ejakulat sind in der Regel fruchtbar.

Die Unfruchtbarkeit bei der Frau kann eine ganze Reihe von Ursachen haben, unter anderem der Verschluss der Eileiter (meistens bedingt durch aufsteigende Infektion), Zusammensetzung des Zervixschleims, Vorhandensein von Antikörpern gegen Spermatozoen, Ausbleiben der Ovulation und vieles andere.

Bei 1 % aller Schwangerschaften in den USA wird eine Form der **assistierten Reproduktionstechnik (ART)** in Anspruch genommen. In dieser Gruppe sind die Anzahl von Frühgeburten (weniger als 37 SSW), niedriges Geburtsgewicht (weniger als 2500 g) und die kindliche Sterblichkeit erhöht. Dies hängt mit der bei der ART erhöhten Anzahl von Mehrlingsschwangerschaften (Zwillinge, Drillinge usw.) zusammen. Neuere Studien weisen jedoch darauf hin, dass auch bei Einzelschwangerschaften häufiger eine Frühgeburten und Fehlbildungen vorkommen. Für die ART werden folgende Verfahren benutzt:

Die **In-vitro-Fertilisation (IVF)** menschlicher Eizellen und der Embryotransfer werden in vielen Labors weltweit durchgeführt. Das Follikelwachstum im Ovar wird dabei durch die Gabe von Gonadotropinen stimuliert. Die Oozyten werden kurz vor der Ovulation aus den Follikeln des Ovars über ein Laparoskop und einen Aspirator abgesaugt, wenn die Oozyten sich am Ende der 1. Reifeteilung befinden. Die Oozyten werde in ein einfaches Kulturmedium eingebracht, dem sofort Spermien zugefügt werden. Die befruchteten Eizellen werden bis zum 8-Zell-Stadium beobachtet und dann in den Uterus eingebracht. An die Implantation schließt sich eine normale Schwangerschaft an.

Die Erfolgsquote der IVF hängt vom Alter der Mutter ab. Bei etwa 30 % der Paare tritt eine Schwangerschaft ein, wenn die Frau jünger als 35 Jahre ist. Die Erfolgsquote fällt auf 25 % für Frauen zwischen 35 und 37, auf 17 % für solche zwischen 38 und 40 Jahren, und auf weniger als 5 % bei Frauen über 40 Jahren. Neben den relativ geringen Erfolgsraten ist bei diesemVerfahren außerdem die Wahrscheinlichkeit von Fehlbildungen erhöht. Um die Wahrscheinlichkeit einer erfolgreichen Schwangerschaft zu erhöhen, werden mehrere reife Eizellen gesammelt, befruchtet und (nach dem in Deutschland gültigen Embryonenschutzgesetz) bis zu drei Embryonen in den Uterus übertragen. Dies kann manchmal zu Mehrlingsschwangerschaften führen.

Die Häufigkeit von Mehrlingsschwangerschaften hängt vom Alter der Mutter ab (mit erhöhtem Auftreten bei jüngeren Frauen) und von der Zahl der übertragenen Embryonen. Bei 20- bis 29-jährigen Frauen und drei übertragenen Embryonen beträgt das Risiko 46 %. Mehrlingsschwangerschaften sind ungünstig, da sie hohe Mortalität und Morbiditätsraten mit sich bringen.

Da die Präimplantationsstadien des Embryos relativ resistent gegen eine teratogene Schädigung sind, ist das Risiko von Fehlbildungen bei der In-vitro-Fertilisation gering.

Die männliche Infertilität, bei der das Ejakultat nur weniger lebende Spermien (**Oligozoospermie**) oder keine lebende Spermien (**Azoospermie**) enthält, kann mit der **intrazytoplasmatischen Spermieninjektion (ICSI)** behandelt werden. Bei dieser Technik wird ein einzelnes Spermium, das an einer beliebigen Stelle innerhalb des männlichen Genitaltrakts gewonnen werden kann, ins Zytoplasma der Eizelle injiziert. Dieses Verfahren stellt eine Alternative zur IVF mit Spermien eines anonymen Spenders dar. Die Technik besitzt ein erhöhtes Risiko für isolierte Deletionen des Y-Chromosoms.

3.4 Furchung

Die befruchtete Eizelle wird als **Zygote** bezeichnet. Wenn die Zygote das 2-Zell-Stadium erreicht hat, durchläuft sie ein Reihe weiterer Mitosen, sodass die Zellzahl schnell ansteigt. Die Zellen werden mit jeder Furchungsteilung kleiner und heißen **Blastomeren** (▸ Abb. 3.8). Sie bilden einen lockeren Zellverband (▸ Abb. 3.9a). Nach der 3. Furchungsteilung verstärken die Blastomeren ihre gegenseitige Haftung

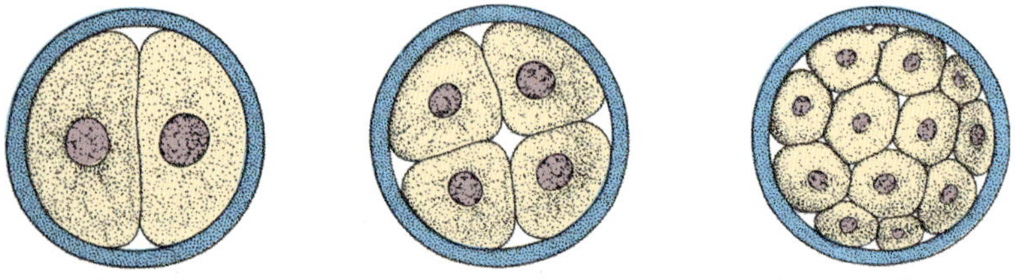

Abb. 3.8 Furchung. Bei der Furchung entwickelt sich die Zygote vom 2-Zell-Stadium bis zur späten Morula. Das 2-Zell-Stadium wird etwa 30 Stunden nach der Befruchtung erreicht, das 4-Zell-Stadium etwa 40 Stunden danach, das 12- und 16-Zell-Stadium etwa nach 3 Tagen und die späte Morula etwa nach 4 Tagen. Während dieser Entwicklung sind die Blastomeren noch von der Zona pellucida umgeben. Diese verschwindet erst am Ende des 4. Tages.

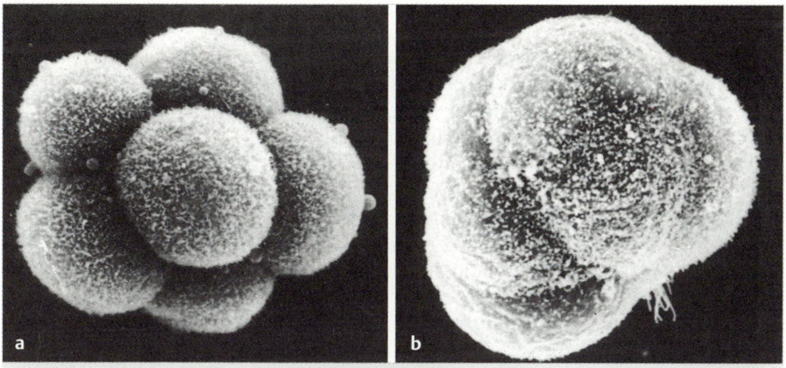

Abb. 3.9 **Compaction im 8-Zell-Stadium bei der Maus (REM).** **a** Vor und **b** nach der Compaction (Verdichtung). Vor der Ausbildung der Kontaktzonen lassen sich die einzelnen Blastomeren als runde Zellen abgrenzen. Nach der Verdichtung haben sich breitflächige Zellkontakte ausgebildet. Die Zellen lassen sich nicht mehr gegeneinander abgrenzen.

und bilden feste Kontaktpunkte (tight junctions) aus (▶ Abb. 3.9b). Der Vorgang wird als **Compaction** bezeichnet und führt zur Abgrenzung der „inner cell mass". Die inneren Zellen kommunizieren über Gap junctions miteinander.

Etwa 3 Tage nach der Befruchtung erreicht die Zygote das 16-Zell-Stadium und sieht wie eine Maulbeere aus (**Morula**). Aus den inneren Zellen (der inneren Zellmasse, Embryoblast) entsteht der eigentliche Embryo, während die äußeren Zellen (äußere Zellmasse) den Trophoblast bilden, aus dem schließlich die Plazenta hervorgeht.

3.5 Entwicklung der Blastozyste

Während die Furchung fortschreitet, wandert die Zygote den Eileiter hinunter. Die Morula erreicht die Gebärmutterhöhle etwa im 12- bis 16-Zell-Stadium. Die Gebärmutterschleimhaut befindet sich zu diesem Zeitpunkt in der frühen Sekretionsphase (vgl. ▶ Abb. 3.11). Die Trophoblastzellen transportieren Flüssigkeit in die Interzellularspalten der inneren Zellmasse. Die Interzellularräume konfluieren miteinander und bilden schließlich eine einheitliche Höhle, die **Blastozystenhöhle** (▶ Abb. 3.10a, b). Jetzt löst sich auch die Zona pellucida innerhalb kurzer Zeit auf, und die Zygote heißt nun **Blastozyste**. Die Zellen der inneren Zellmasse (**Embryoblast**) kommen auf einer Seite zu liegen, während die der äußeren Zellschicht (**Trophoblast**) sich abflachen und die epitheliale Wand der Blastozyste bilden.

Beim Menschen beginnen die Trophoblastzellen über dem embryonalen Pol der Blastozyste etwa am 6. Tag in das Epithel der mütterlichen Schleimhaut einzudringen (▶ Abb. 3.10c). Neuere Studien zeigen, dass die Anheftung der Blastozyste durch **L-Selektin** auf den Trophoblastzellen und **Kohlenhydratrezeptoren** für Selektin auf dem Uterusepithel vermittelt werden. Selektine sind kohlenhydratbindende Proteine, die z. B. bei der Anheftung von Leuko-

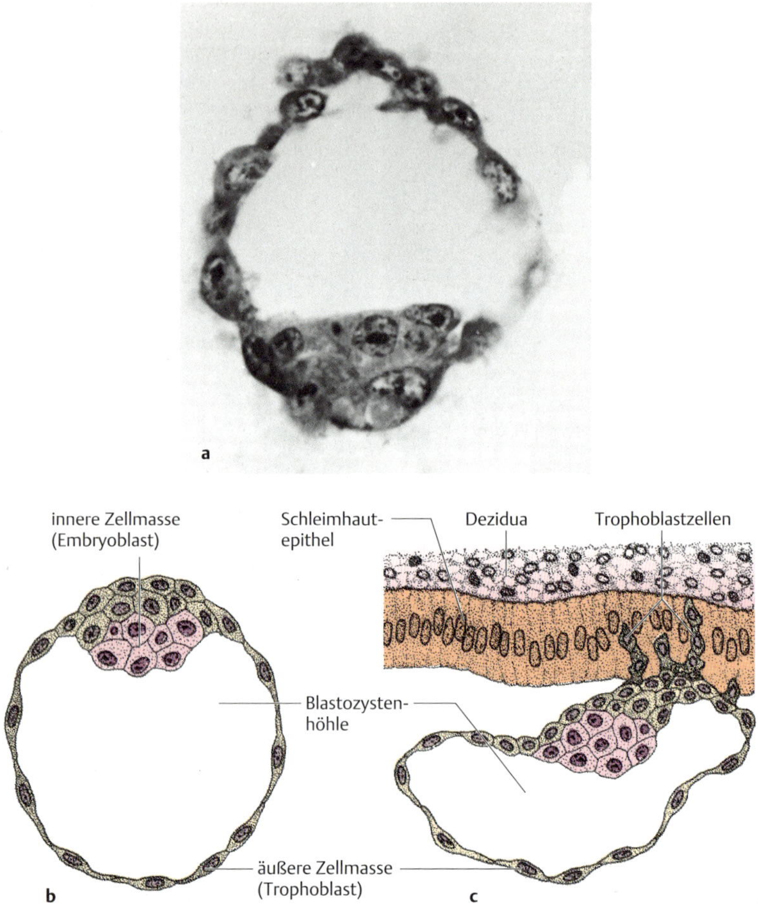

Abb. 3.10 Freie Blastozyste und Stadium der Anheftung. **a** Schnitt durch menschliche Blastozyste aus 107 Zellen mit abgrenzbarem Embryo- und Trophoblast. **b** Schnitt durch menschliche Blastozyste, die im Alter von etwa 4½ Tagen aus der Uterushöhle isoliert wurde. Die rötlichen Zellen gehören zur inneren Zellmasse (Embryoblast), die grauen zur äußeren Zellschicht (Trophoblast). **c** Schnitt durch Rhesusaffen-Blastozyste am 9. Entwicklungstag. Die Trophoblastzellen am embryonalen Pol der Blastozyste beginnen in die Uterusschleimhaut einzudringen. Die menschliche Blastozyste heftet sich am 5. oder 6. Entwicklungstag in entsprechender Weise an die Uterusschleimhaut an.

zyten an das Endothel beteiligt sind und so die Auswanderung der Leukozyten aus dem Blutstrom ermöglichen. Ein ähnlicher Mechanismus wird deshalb für die Anheftung der Blastozyste an die Uterusschleimhaut angenommen.

Bei dem sich anschließenden Eindringen des Trophoblasten in die Schleimhaut sind Integrine beteiligt, die vom Trophoblast gebildet werden und an Laminin und Fibronektin in der extrazellulären Matrix binden. An Laminin bindende Integrine sind für die Kontaktbildung verantwortlich, während die an Fibronektin bindenden Integrine die Zellwanderung stimulieren. Dabei werden intrazelluläre Signalwege aktiviert. Bei der Implantation kommt es also zu einer typischen zellulären Interaktion zwischen Trophoblast und Endometrium.

Die menschliche Zygote hat am Ende der 1. Entwicklungswoche das Morula- und das Blastozystenstadium durchlaufen und damit begonnen, sich in der Uterusschleimhaut einzunisten.

Klinischer Bezug

Embryonale Stammzellen

Embryonale Stammzellen (ES-Zellen) können aus Furchungsstadien oder aus dem Embryoblasten der Blastozyste gewonnen werden. Da es sich um pluripotente Zellen handelt, aus denen im Prinzip jede Zelle oder jedes Gewebe hervorgehen kann, sind sie grundsätzlich für Behandlungsstrategien für eine Vielzahl von Erkrankungen geeignet wie Diabetes, Alzheimer, Parkinson, Anämien, der Querschnittslähmung und vielen anderen. In Tiermodellen gibt es vielversprechende Forschungsansätze. In Kulturen von ES-Zellen der Maus konnten insulinbildende Zellen, Muskel- und Nervenstammzellen sowie Gliazellen induziert werden. Im Tierversuch konnte durch den Einsatz von ES-Zellen bei der Ratte die Symptome der Parkinson-Erkrankung und die motorischen Funktionen nach einer Rückenmarkschädigung verbessert werden.

ES-Zellen des Menschen können aus Blastozysten nach In-vitro-Fertilisation gewonnen werden. Da sie pluripotent sind, können aus ihnen viele lebenswichtige Zelltypen gezüchtet und in Patienten transplantiert werden. Bei diesem Ansatz besteht die Gefahr der Abstoßung, da die transplantierten Zellen genetisch nicht mit dem Empfänger identisch sind. Das Problem kann umgangen werden, wenn eine Blastozyste mit genetisch identischem Material des Patienten hergestellt wird. Dies geschieht durch Übertragung eines somatischen Zellkerns des Patienten in eine kernlose Eizelle einer Eizellspenderin (**Somazellkerntransfer**, somatic nuclear transfer). Auf diese Weise wird ein genetischer Klon hergestellt mit dem Ziel der Heilung eines Patienten (**therapeutisches Klonen**). Würde eine so erzeugte Blastozyste reimplantiert und zur Geburt eines Kindes führen, dann würde es sich um den Vorgang des **reproduktiven Klonens**, das bei Zuchttieren bereits Anwendung gefunden hat (Schaf „Dolly“). Reproduktives Klonen von Menschen ist weltweit nicht erlaubt; therapeutisches Klonen ist in Deutschland verboten, aber z. B. in Großbritannien erlaubt. Ethisch bedenklich ist neben der Erzeugung eines Embryos aus einer Körperzelle und dessen nachfolgender Tötung auch die Verwendung von Eizellen einer Spenderin.

Adulte Stammzellen

Adulte Gewebe enthalten Stammzellen, die ebenfalls zur Behandlung von Krankheiten eingesetzt werden können. Die Entwicklungspotenz adulter Stammzellen ist gegenüber den pluripotenten embryonalen Stammzellen eingeschränkt. Sie werden daher als **multipotente Stammzellen** bezeichnet. Mit adulten Stammzellen aus dem Gehirn der Ratte konnte die Parkinson-Krankheit gebessert werden. Trotz dieser Erfolge haben die adulten Stammzellen Nachteile: Die Stammzellkompartimente im adulten Organismus sind klein. Die Proliferationsrate ist niedrig. Daher ist es schwierig, für experimentelle Ansätze genügend Zellmaterial zu gewinnen.

Fehlgebildete Zygoten

Fehlgebildete Zygoten gehen in der Regel in einem frühen Entwicklungsstadium innerhalb von 2–3 Wochen nach der Befruchtung unbemerkt zugrunde, bevor die Frau weiß, dass sie schwanger ist. Der exakte Anteil an fehlgebildeten Zygoten ist daher unbekannt. Aufgrund der vorliegenden Beobachtungen muss man annehmen, dass **bis zu 50 % aller befruchteten Eizellen in der Frühphase der Entwicklung mit einem spontanen Abort enden.** Etwa die Hälfte dieser Frühaborte geht auf chromosomale Störungen zurück. Der **Frühabort** stellt einen natürlichen Selektionsmechanismus für defekte Embryonen dar und reduziert damit die Inzidenz der verbleibenden angeborenen Fehlbildungen. Ohne diesen Mechanismus würden etwa 12 % anstelle von 2–3 % aller Kinder mit Fehlbildungen zur Welt kommen.

Durch die Kombination der In-vitro-Fertilisation mit der **Polymerasekettenreaktion (PCR)** lässt sich ein molekulares Screening von Embryonen auf genetische Defekte durchführen. Einzelne Blastomeren werden vor der Implantation in den Uterus entnommen. Die DNA wird mit Hilfe der PCR amplifiziert und auf einen fraglichen genetischen Defekt hin untersucht, wenn bei den Eltern eine entsprechende genetische Belastung vorliegt. Da mit dem human genome project mehr und mehr menschliche Gene identifiziert und spezifischen Syndromen zugeordnet werden können, wird diese Technik immer häufiger zum Einsatz kommen.

3.6 Uterus bei der Implantation

Drei Schichten bilden die Uteruswand (▸ Abb. 3.11):

- die innere Schleimhautauskleidung: **Endometrium**
- eine dicke Schicht aus glatter Muskulatur: **Myometrium**
- der Peritonealüberzug auf der Außenfläche: **Perimetrium**.

Von der Pubertät (11–13 Jahre) bis zur Menopause (40–50 Jahre) durchläuft das Endometrium unter der hormonalen Kontrolle des Ovars einen etwa 28 Tage dauernden Zyklus. Der Menstruationszyklus umfasst eine **Follikel-** oder **Proliferationsphase**, eine **Gelbkörper-** oder **Sekretionsphase** und die eigentliche **Menstruation** (▸ Abb. 3.11, ▸ Abb. 3.12, ▸ Abb. 3.13). Die Proliferationsphase beginnt nach der Menstruation und steht unter dem Einfluss des Östrogens, das von den parallel im Ovar heranwachsenden Follikeln gebildet wird. Die Sekretionsphase beginnt etwa 2–3 Tage nach der Ovulation unter dem Einfluss des vom Corpus luteum gebildeten Progesterons. Später übernimmt die Plazenta während der Schwangerschaft die Aufgabe der Hormonproduktion, während das Corpus luteum degeneriert.

Die ersten Anzeichen einer Progesteronwirkung lassen sich 2 oder 3 Tage nach der Ovulation erkennen. Die Schleimhautdrüsen und die Arterien beginnen sich zu schlängeln, das Stroma wird saftiger. Zum Zeitpunkt der Implantation lassen sich im Endometrium drei Schichten gegeneinander abgrenzen (▸ Abb. 3.12):

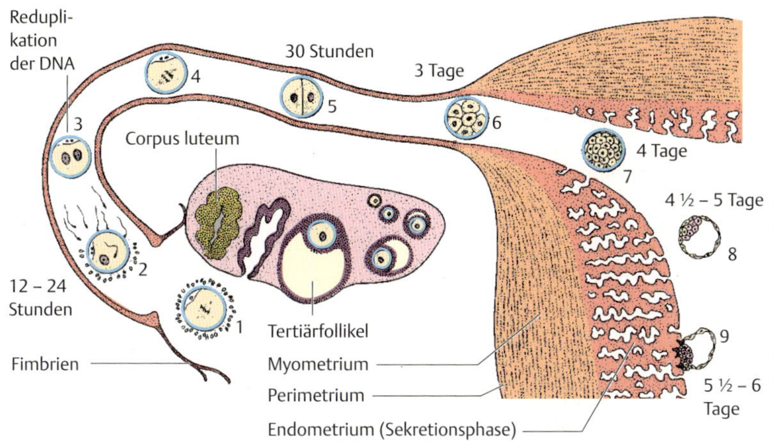

Abb. 3.11 Wanderung durch den Eileiter in der 1. Woche. 1 Oozyte direkt nach der Ovulation. **2** Befruchtung etwa 12–24 Stunden nach der Ovulation. **3** Stadium mit männlichem und weiblichem Vorkern. **4** Teilungsspindel der 1. Furchungsteilung. **5** 2-Zell-Stadium (etwa 30 Stunden alt). **6** Morula mit 12–16 Blastomeren (etwa 3 Tage alt). **7** Älteres Morulastadium beim Eintritt in das Uteruslumen (etwa 4 Tage alt). **8** Junge Blastozyste (etwa 4½ Tage alt); die Zona pellucida ist verschwunden. **9** Frühes Stadium der Implantation (etwa 6 Tage alte Blastozyste). Im Ovar sind Entwicklungsstadien vom Primärfollikel bis zum Graaf-Follikel eingezeichnet sowie ein Corpus luteum. Das Endometrium befindet sich in der Sekretionsphase.

- oberflächlich: **Zona compacta**
- lockere Zwischenschicht: **Zona spongiosa**
- dünne **Zona basalis**

▶ **Zyklus mit Implantation.** Die Blastozyste des Menschen implantiert sich im Bindegewebe (Interstitium) der Zona compacta der Uterusschleimhaut direkt unter dem Epithel (**interstitielle Implantation**) (▶ Abb. 3.12). Die Arterien, die die Zona spongiosa und Zona compacta versorgen, schlängeln sich und bilden ein dichtes Kapillarnetz direkt unter dem Schleimhautepithel. Das Endometrium wird hochgradig ödematös und sieht blass aus. Die zu diesem Zeitpunkt erwartete Abstoßung der Schleimhaut (Menstruation) wird von der implantierten Blastozyste durch die Sekretion von **humanem Choriongonadotropin (hCG)**verhindert. hCG wird im Trophoblast gebildet. Es stimuliert nun anstelle des luteinisierenden Hormons (LH) (▶ Abb. 3.13) das Corpus luteum im Ovar. Das Corpus luteum geht nicht zugrunde, sondern wandelt sich in ein Corpus luteum graviditatis um. Der Progesteronspiegel fällt nicht ab. Die Menstruation bleibt aus. Die Produktion von hCG ist die erste wesentliche Differenzierungsleistung des Embryos. Wenn sie fehlt oder defekt ist, geht die Blastozyste unbemerkt in der Regelblutung ab. Der

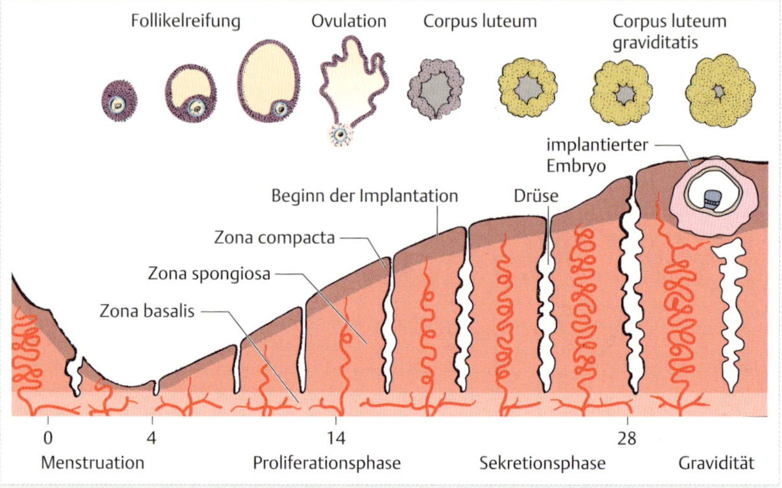

Abb. 3.12 Menstruationszyklus mit Implantation. Die implantierte Blastozyste sezerniert hCG, sodass das Corpus luteum erhalten bleibt. Die sekretorische Aktivität des Endometriums nimmt infolge der großen Progesteronmengen, die vom Corpus luteum graviditatis ausgeschüttet werden, ständig zu.

Schwangerschaftstest beruht auf dem Nachweis von hCG im Harn der Mutter. Er ist erst nach erfolgter Implantation positiv.

▸ **Zyklus mit Menstruation.** Wenn die Oozyte nicht befruchtet wird und keine Implantation stattfindet, füllen sich die Venolen und sinusoidalen Zwischenräume immer mehr mit Blutzellen an. Vor der Menstruation setzt eine vermehrte Diapedese roter und weißer Blutkörperchen in das Stroma ein. Mit dem Einsetzen der Menstruation tritt wahrscheinlich infolge einer vorübergehenden Konstriktion der **Spiralarterien** Blut aus den oberflächlichen Arterien aus. Kleine Stroma- und Drüsenstückchen lösen sich ab. In den folgenden 3 oder 4 Tagen werden die Zona compacta und Zona spongiosa aus dem Uterus ausgestoßen. Die Basalschicht (**Zona basalis**) bleibt als einziger Teil des Endometriums zurück (▸ Abb. 3.13).

Gegen Ende der Menstruation ist das Endometrium auf 10–20 % seiner ursprünglichen Dicke reduziert. Der Ausfluss besteht aus Blut, Epithelzellen und ihren Zerfallsprodukten sowie abgestorbenen Zellen. Es kommt zu keiner normalen Blutgerinnung, weil die für die Koagulation notwendigen Eiweißkörper von Enzymen abgebaut werden. Der Blutverlust während der Menstruation beträgt im Durchschnitt 50–60 ml. Die Zona basalis mit den kontrahierten Stümpfen der Spiralarterien stellt die Regenerationsschicht dar, aus der heraus die Drüsen und Arterien in der Proliferationsphase wieder aufgebaut werden (▸ Abb. 3.13).

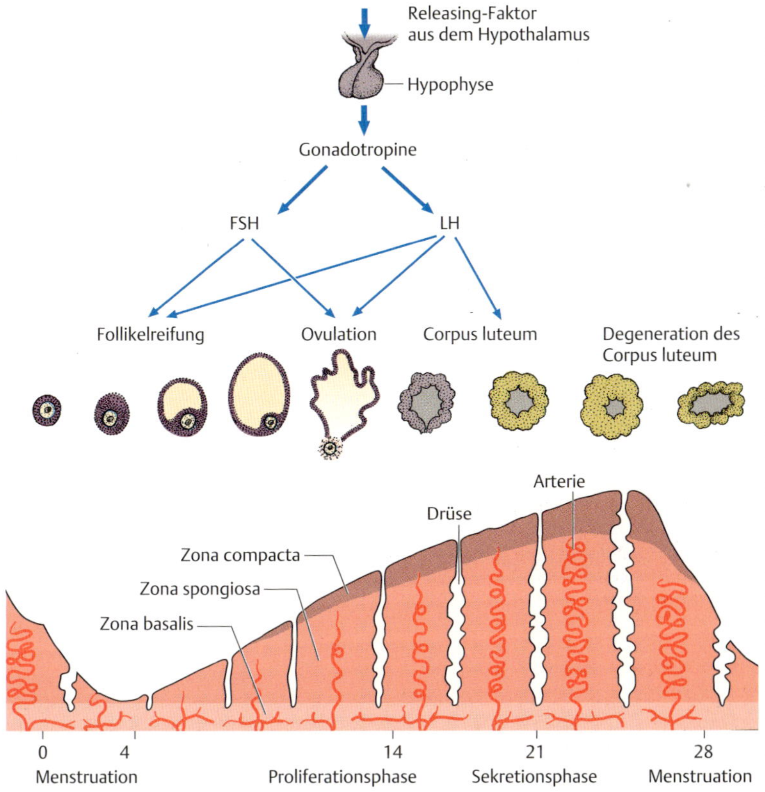

Abb. 3.13 Menstruationszyklus ohne Implantation. Die Gonadotropine aus dem Hypophysenvorderlappen regulieren die Entwicklung der Follikel im Ovar, die ihrerseits den Aufbau der Uterusschleimhaut induzieren. Wenn keine Implantation erfolgt, degeneriert das Corpus luteum und das Endometrium wird mit der Menstruation abgestoßen.

Alles klar?

1. Was ist die Aufgabe des Gelbkörpers (Corpus luteum), und woher stammt dieser?
2. Welche drei Phasen der Befruchtung werden unterschieden, und welche Reaktionen laufen bei der Fusion von Samenzell- und Eizellmembran ab?
3. Welches sind die häufigsten Ursachen für die männliche oder weibliche Infertilität?
4. Eine Frau hat mehrere Schübe entzündlicher Erkrankungen im kleinen

Becken hinter sich. Obwohl Kinderwunsch besteht, wird die Frau nicht schwanger. Was könnte die Ursache sein? Welche Therapie würden Sie vorschlagen?

4 Zweischichtige Keimscheibe (2. Woche)

4.1 Überblick

Die 2. Woche kann als **„Woche der Zahl 2“** bezeichnet werden:

- Der Trophoblast differenziert sich in zwei Schichten, Zytotrophoblast und Synzytiotrophoblast.
- Der Embryoblast bildet zwei Keimblätter, Epiblast und Hypoblast.
- Das extraembryonale Mesoderm bildet zwei Schichten (▸ Abb. 4.4):
  - das parietale (somatische) extraembryonale Mesoderm auf dem Trophoblast und
  - das viszerale (splanchnische) extraembryonale Mesoderm auf dem Dottersack.
- Es bilden sich zwei embryonale Höhlen, Amnionhöhle und Dottersack.

In der 2. Woche dringt die Blastozyste in die Schleimhaut ein (interstitielle Implantation). Der Trophoblast bildet eine innere, aktiv proliferierende Schicht, den **Zytotrophoblast**, und eine äußere vielkernige Schicht, den **Synzytiotrophoblast** (▸ Abb. 4.1). Im Synzytiotrophoblast treten Lakunen auf (▸ Abb. 4.2). Aus den arrodierten mütterlichen Gefäßen strömt mütterliches Blut in die Lakunen ein, sodass ein einfacher uteroplazentarer Kreislauf entsteht (▸ Abb. 4.4). Der Synzytiotrophoblast produziert Choriongonadotropin (hCG), das das Corpus luteum graviditatis erhält und im immunologischen Schwangerschaftstest im Harn der Schwangeren nachgewiesen werden kann.

Die Zellen des Embryoblasten bilden zwei Schichten aus, den **Epiblast** und den **Hypoblast**. So entsteht die zweischichtige Keimscheibe (▸ Abb. 4.1).

Über dem Epiblast entsteht die **Amnionhöhle**. Die Hypoblastzellen kleiden die Blastozystenhöhle aus und bilden so den **primären Dottersack** (▸ Abb. 4.3).

Durch die enorme Ausdehnung des Trophoblasten vergrößert sich der primäre Dottersack. Am 13. Tag entsteht am verdickten kaudalen Pol der Keimscheibe Mesoderm, das sich als extraembryonales Mesoderm um den Dottersack herum ausbreitet. Der primäre Dottersack platzt und wandelt sich in den kleineren definitiven **(sekundären) Dottersack** um. Es entsteht die vom Mesoderm ausgekleidete **Chorionhöhle**, in der die Embryonalanlage mit Amnionhöhle und Dottersack am mesodermalen Haftstiel aufgehängt ist (▸ Abb. 4.4).

Die Implantation erfolgt am Ende der 1. Woche. Trophoblastzellen dringen in das Epithel und das darunter gelegene Bindegewebe des Endometriums ein. Eine Implantation außerhalb des Uterus, in die Excavatio recto uterina, die Mesenterien, den Eileiter oder das Ovar, wird als **Extrauteringravidität** bezeichnet.

Im Folgenden wird die Entwicklung in der 2. Woche in Entwicklungsabschnitten von Tagen dargestellt, obwohl sich Embryonen mit gleichem Befruchtungsalter nicht notwendigerweise gleich schnell entwickeln. Dementsprechend wurden beträchtliche Wachstumsunterschiede bereits in diesen Frühstadien der Entwicklung beobachtet.

4.2 Entwicklungstag 8

Trophoblast: Am 8. Entwicklungstag ist die Blastozyste teilweise in das Stroma des Endometriums eingebettet. Sie dringt mit dem embryonalen Pol, d. h. mit dem Bereich, in dem der Embryoblast liegt, weiter in die Schleimhaut ein. Im Kontakt mit der Schleimhaut verdickt sich der Trophoblast. Im verdickten Bereich besteht er aus (▶ Abb. 4.1):

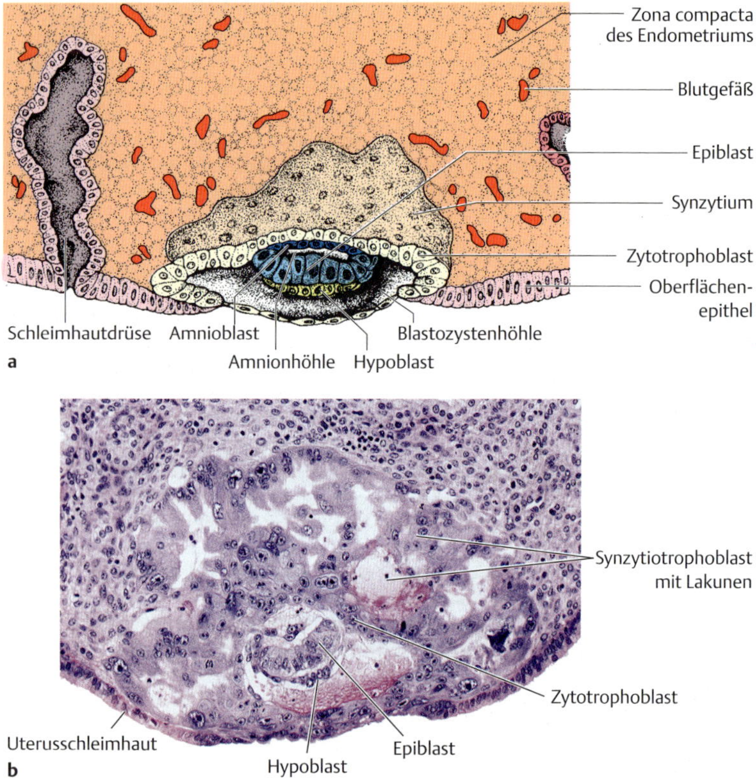

Abb. 4.1 7½ Tage alte Blastozyste. **a** Die Blastozyste ist teilweise ins Endometriumstroma eingebettet. Der Trophoblast besteht aus einer äußeren Schicht mit hellen einkernigen Zellen (Zytotrophoblast) und einer äußeren Schicht ohne klare Zellgrenzen (Synzytiotrophoblast). Der Embryoblast besteht aus einer Epiblast- und einer Hypoblastschicht. Die Amnionhöhle erscheint als schmaler Spaltraum. **b** Histologischer Schnitt (100 ×). Der Synzytiotrophoblast erscheint als Anschnitt durch eine vielkernige Zelle. Der Zytotrophoblast ist am embryonalen Pol dick, am abembryonalen Pol gegen das Uteruslumen zu dagegen dünn ausgezogen. Über dem Epiblast entsteht als Spaltraum die Amnionhöhle.

- einer inneren Schicht mit einkernigen Zellen, dem **Zytotrophoblast**, und
- einer äußeren, vielkernigen Schicht ohne klare Zellgrenzen, dem **Synzytiotrophoblast** oder dem **Synzytium**.

Die Mitosen findet man gewöhnlich im Zytotrophoblast, jedoch nicht im Synzytium. Die Zellen teilen sich im Zytotrophoblast und verschmelzen unter Verlust der eigenen Zellmembran mit dem Synzytiotrophoblast, sodass dieser ständig an Dicke zunimmt. Am abembryonalen Pol bleibt der Trophoblast zunächst undifferenziert. Der nicht in die Schleimhaut eingedrungene Wandabschnitt besteht noch wie bei der freien Blastozyste (▶ Abb. 3.10) aus einem dünnen einschichtigen Epithel (▶ Abb. 4.1).

Embryoblast: Die Zellen im Zentrum des Embryoblasten ordnen sich zu einer Epithelstruktur aus hochzylindrischen Zellen an. Das hochzylindrische, mehrreihige Epithel ist der **Epiblast**. Gegen die Blastozystenhöhle grenzt sich der Embryoblast durch eine Schicht aus kleinen polyedrischen Zellen ab, dem **Hypoblast**. Beide Keimblätter zusammen bilden die **zweischichtige Keimscheibe** (▶ Abb. 4.1).

Bei der Formierung des Epiblasten entstehen im Embryoblast auf der dem Trophoblast zugewandten Seite Spalträume. Sie fließen zur **Amnionhöhle** zusammen. Gegen den Trophoblast wird die Amnionhöhle von flachen Zellen ausgekleidet, den **Amnioblasten**, die vom Embryoblast abstammen. Die Schicht der Amnioblasten geht an den Rändern der Keimscheibe in den Epiblast über.

Die Blastozyste dringt mit dem embryonalen Pol in die Schleimhaut ein (vgl. ▶ Abb. 3.10, ▶ Abb. 4.1). Am embryonalen Pol liegt der Embryoblast. Da sich dorsal der Epiblast und ventral der Hypoblast ausbilden, steht der Embryo relativ zur Oberfläche der Uterusschleimhaut auf dem Kopf. Auf den folgenden Darstellungen ist daher der embryonale Pol immer nach oben und der abembryonale Pol und das Oberflächenepithel der Schleimhaut nach unten orientiert.

Das Stroma des Endometriums ist in der Nähe der Implantationsstelle ödematös und stark vaskularisiert. Die langen gewundenen Drüsen sezernieren reichlich Glykogen und Schleim.

4.3 Entwicklungstag 9

Trophoblast: Die Blastozyste ist noch tiefer in das Endometrium eingebettet. Der durch das Eindringen im Oberflächenepithel entstandene Defekt hat sich mit einem Fibrinkoagulum verschlossen (▶ Abb. 4.2). Der Trophoblast hat sich besonders am embryonalen Pol beträchtlich weiterentwickelt. Dort erscheinen einzelne Vakuolen im Synzytium. Diese Vakuolen fließen zusammen und bilden weite Lakunen. Daher heißt diese Phase in der Trophoblastentwicklung **lakunäres Stadium** (▶ Abb. 4.2).

Embryoblast: Während der Trophoblast weiter in das Endometrium eindringt, wandern vom Embryoblast abstammende Hypoblastzellen auf der Innenseite der Trophoblastschicht vor und bilden eine dünne Membaran (Exozölmembran oder Heuser-Membran). Diese Membran kleidet schließlich die ehemalige Blastozystenhöhle ganz aus und umschließt den **primären Dottersack** („Exozöl“, ▶ Abb. 4.2).

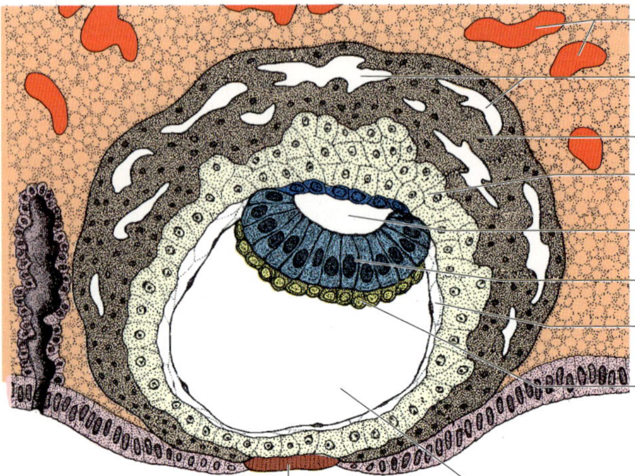

Abb. 4.2 9 Tage alte Blastozyste. Im Synzytiotrophoblast sind Lakunen vorhanden. Auf der Innenseite des Trophoblasten breiten sich Hypoblastzellen aus und bilden den primären Dottersack (Heuser-Membran). Die zweischichtige Keimscheibe besteht aus einer Schicht von hochzylindrischen Epiblastzellen und einer Schicht kleiner polyedrischer Hypoblastzellen. Die Amnionhöhle ist gut abgegrenzt. Der ursprüngliche Oberflächendefekt wird von einem Fibrinkoagulum verschlossen.

4.4 Entwicklungstag 11–12

Trophoblast: Am 11.–12. Entwicklungstag ist die Blastozyste vollständig im Endometriumstroma eingebettet und das umgebende Oberflächenepithel wächst über den ursprünglichen Defekt im Schleimhautepithel hinweg (▸ Abb. 4.3). Die Blastozyste verursacht nur noch eine leichte Vorwölbung der inneren Uterusoberfläche.

Die Entwicklung des Trophoblasten hat gegenüber dem 9. Tag bedeutende Fortschritte gemacht. Die lakunären Zwischenräume im Synzytium bilden ein kommunizierendes Netz. Besonders deutlich ist dies am embryonalen Pol ausgeprägt. Am abembryonalen Pol besteht der Trophoblast hauptsächlich aus Zytotrophoblastzellen und weist nur wenige Lakunen auf (▸ Abb. 4.3).

Um die Einnistungsstelle herum sind die mütterlichen Kapillargefäße gestaut und erweitert. Es bilden sich **Sinusoide** aus. Die Synzytiumzellen dringen tiefer in das Stroma ein und beginnen, die endotheliale Auskleidung der mütterlichen Sinusoide zu zerstören. Mütterliches Blut tritt in das Lakunensystem über (▸ Abb. 4.3a). Mit dem weiteren Eindringen des Trophoblasten in das Stroma werden mehr und mehr Bluträume eröffnet, und an vielen Stellen entwickeln sich Verbindungen zwischen den Lakunen und dem arteriellen oder venösen Schenkel des mütterlichen Kreislaufsystems (▸ Abb. 4.3b).

Infolge der Druckdifferenz zwischen arteriellen und venösen Kapillaren, beginnt das mütterliche Blut durch die Trophoblastlakunen zu fließen. Damit ist der **uteroplazentare Kreislauf** entstanden.

Die Zellen im Endometrium werden polyedrisch und beladen sich mit Glykogen und Lipiden; die Interzellularräume füllen sich mit Flüssigkeit, und das Gewebe wird ödematös. Diese Umwandlung, die **deziduale Reaktion**, beschränkt sich zunächst auf die unmittelbare Nachbarschaft des Einnistungsortes, breitet sich jedoch bald auf das gesamte Endometrium aus.

Embryoblast: Zwischen dem Epithel des primitiven Dottersacks und dem Zytotrophoblast entsteht eine neue Zellpopulation, das **extraembryonale Mesoderm**. Dieses sprosst am kaudalen Pol des Epiblasten aus, breitet sich anschließend zwischen Zytotrophoblast und primärem Dottersack aus und umkleidet auch das Amnion von außen. Sein Entstehungsort markiert die Position des Haftstiels. Bald entstehen darin Hohlräume, die sich später zur **extraembryonalen Leibeshöhle** (**Chorionhöhle**) zusammenschließen. Am Haftstiel ist die Keimscheibe mit dem Trophoblast verbunden. Das extraembryonale Mesoderm, das Zytotrophoblast und Amnion auskleidet, wird als **extraembryonales somatisches Mesoderm** bezeichnet, dasjenige, das den Dottersack umgibt, als **extraembryonales splanchnisches Mesoderm**. Im Verhältnis zum expandierenden Trophoblast wächst die zweischichtige Keimscheibe nur wenig. Der Durchmesser der gesamten Blastozyste beträgt etwa 0,75 mm, der Durchmesser der Keimscheibe jedoch nur 0,15–0,2 mm (▸ Abb. 4.3).

4.5 Entwicklungstag 13

Am 13. Entwicklungstag ist der Oberflächendefekt im Endometrium gewöhnlich abgeheilt. Manchmal kann es jedoch zu einer Blutung an der Einnistungsstelle (**Nidationsblutung**) kommen, die durch einen vermehrten Bluteinstrom in die lakunären Räume am abembryonalen Pol verursacht wird. Da diese Blutung ungefähr am 28. Tag des Menstruationszyklus eintritt, kann sie mit einer normalen Menstruationsblutung verwechselt werden und so zu einem Fehler bei der Berechnung des erwarteten Geburtstermins führen.

Der Trophoblast entwickelt sich besonders am embryonalen Pol weiter. In die zwischen den Lakunen gelegenen Bälkchen aus Synzytium wachsen Zytotrophoblastzellen ein. Die Bälkchen werden damit zu **primären Zotten** (▸ Abb. 4.4, ▸ Abb. 4.5).

Inzwischen bildet der Hypoblast zusätzliche Zellen, die an der Innenseite der Exozölmembran entlangwandern (▸ Abb. 4.3). Die Zellen proliferieren und bilden allmählich eine neue Höhle innerhalb des Exozöls. Die neue Höhle wird als **sekundärer** oder **definitiver Dottersack** bezeichnet (▸ Abb. 4.4, ▸ Abb. 4.5). Dieser ist viel kleiner als das ursprüngliche Exozöl (primärer Dottersack). Bei seiner Bildung werden große Teile des Exozöls abgetrennt. Sie bilden die **Exozölzysten**, die häufig im extraembryonalen Zölom gefunden werden (▸ Abb. 4.4, ▸ Abb. 4.5).

Das vergrößerte extraembryonale Zölom bildet nun die **Chorionhöhle**. Das extraembryonale Mesoderm, das die Innenseite des Zytotrophoblasten auskleidet, ist die spätere **Chorionplatte**. Die Chorionhöhle wird nur am **Haftstiel** von extraembryonalem Mesoderm überbrückt (▸ Abb. 4.4). Durch den Haftstiel ziehen später die Nabelgefäße.

Am Ende der 2. Woche besteht die Keimscheibe aus zwei aufeinander liegenden Zellschichten: dem Epiblast, der den Boden der sich ständig ausweitenden Amnionhöhle darstellt, und dem Hypoblast, der das Dach des sekundären Dottersacks bildet.

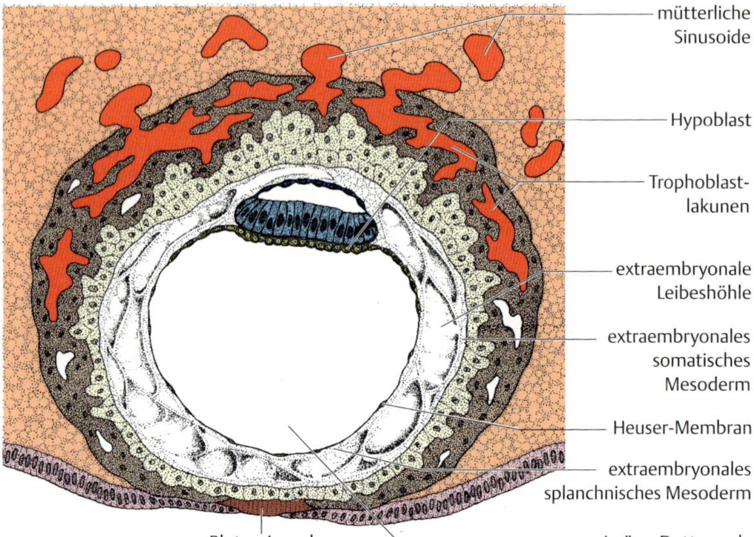
mütterliche Sinusoide
Hypoblast
Trophoblast-lakunen
extraembryonale Leibeshöhle
extraembryonales somatisches Mesoderm
Heuser-Membran
extraembryonales splanchnisches Mesoderm
Blutgerinnsel
primärer Dottersack

a

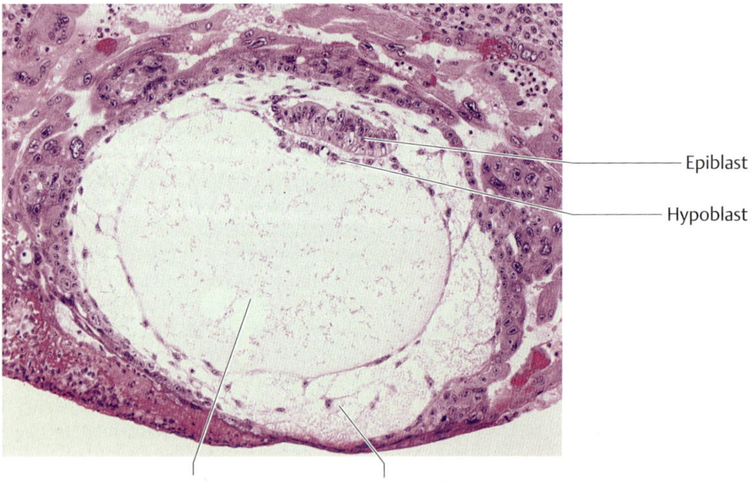
Epiblast
Hypoblast
primitiver Dottersack
extraembryonales Mesoderm

b

◀

Abb. 4.3 12 Tage alte Blastozyste. **a** Die Trophoblastlakunen am embryonalen Pol stehen mit den mütterlichen Sinusoiden des Endometriumstromas in offener Verbindung. Am abembryonalen Pol ist der Trophoblast wenig differenziert. Durch die starke Ausdehnung des Trophoblasten entsteht zwischen primärem Dottersack und Trophoblast ein Spaltraum, der von extraembryonalem Mesoderm ausgefüllt wird. **b** Histologischer Schnitt (100 ×). Die Blastozyste ist vollständig in die Uterusschleimhaut eingebettet. Die Trophoblastlakunen füllen sich mit mütterlichem Blut.

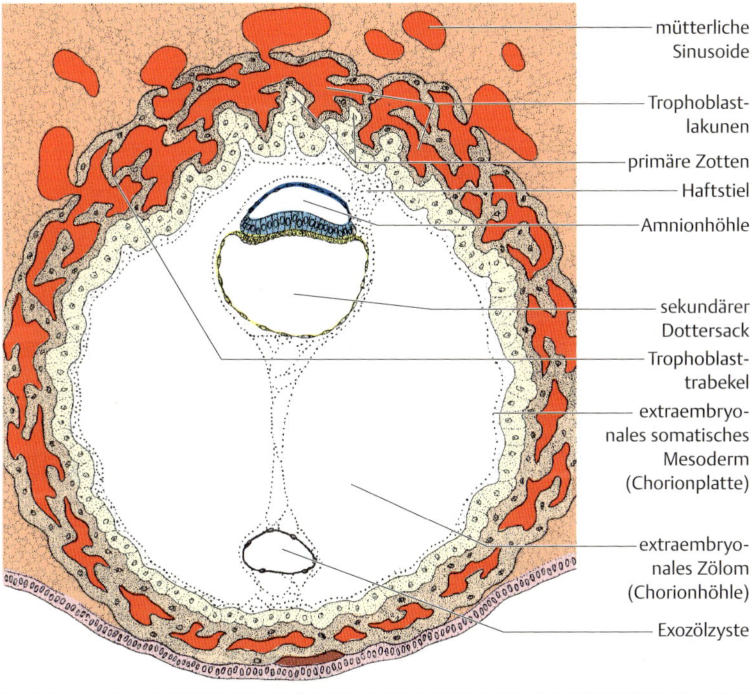

Abb. 4.4 13 Tage alte Blastozyste. Die Blastozyste ist vollständig in das Endometrium eingebettet. Die Trophoblastlakunen sind jetzt sowohl am embryonalen als auch am abembryonalen Pol vorhanden. Der uteroplazentare Kreislauf hat eingesetzt. Beachte die Entstehung der primären Stammzotten und der extraembryonalen Leibeshöhle. Der sekundäre Dottersack ist vollständig mit Entoderm ausgekleidet. Die Exozölzyste innerhalb des extraembryonalen Zöloms ist ein Überbleibsel des primären Dottersacks.

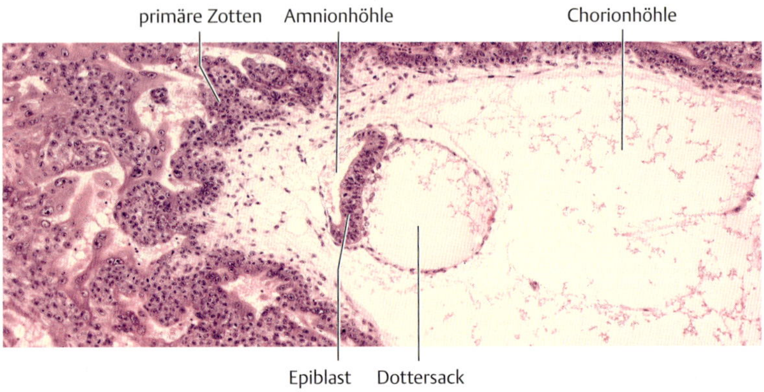

Abb. 4.5 Implantationsort eines 13 Tage alten Embryos. Beachte die Amnionhöhle, den Dottersack und die Chorionhöhle. Die meisten Lakunen sind mit Blut gefüllt.

Klinischer Bezug

Störungen bei der Implantation

Der Synzytiotrophoblast ist für die Hormonproduktion verantwortlich (Kap. 9.4.4).

Das wichtigste Hormon ist das **hCG (humanes Choriongonadotropin)**. Am Ende der 2. Woche wird so viel hCG produziert, dass es als Schwangerschaftstest mit einem Radioimmunoassay nachgewiesen werden kann.

Da 50 % des embryonalen Genoms vom Vater stammt, stellt der sich implantierende Embryo **Fremdgewebe** dar, das im Prinzip vom mütterlichen Organismus abgestoßen werden müsste, ähnlich der Abstoßung eines transplantierten Organs. Das Immunsystem einer schwangeren Frau muss sich umstellen, um den Konzeptus zu tolerieren. Wie dies geschieht, ist nicht genau geklärt, es scheint aber zu einer Verlagerung von der zellvermittelten in Richtung zur humoralen (antikörpervermittelten) Immunität zu kommen, und diese Umstellung schützt den Embryo vor der Abstoßung. Jedoch werden dadurch schwangere Frauen leichter von bestimmten Infektionen wie z. B. Grippe befallen, wodurch sich das erhöhte Sterberisiko schwangerer Frauen durch diese Infektionen ableitet.

Außerdem kann sich die Manifestation von Autoimmunerkrankungen während der Schwangerschaft verändern:

- Multiple Sklerose und rheumatoide Arthritis als Beispiele für zellvermittelte Autoimmunerkrankungen verbessern sich während der Schwangerschaft.
- Der Zustand von Frauen mit systemischem Lupus erythematoides (SLE, vorwiegend antikörpervermittelte Autoimmunkrankheit) verschlechtert sich, wenn sie schwanger sind.

Die Blastozyste nistet sich beim Menschen normalerweise im Endometrium an der hinteren oder vorderen Wand des Uteruskörpers ein. Dort setzt sie sich zwischen den Drüsenöffnungen des Endometriums oder gelegentlich in der Mündung einer der Drüsengänge fest. Aber selbst die Implantation innerhalb des Uterus kann gelegentlich zu schweren Komplikationen führen. Dies ist besonders der Fall, wenn sich die Blastozyste in der Nähe des inneren Muttermundes einnistet (▶ Abb. 4.6). Die Plazenta legt sich dann über den inneren Muttermund (**Placenta praevia**) und verursacht in der 2. Hälfte der Schwangerschaft und bei der Geburt starke Blutungen.

Nicht selten findet die Implantation außerhalb des Uterus statt und führt so zu einer **ektopischen** oder **extrauterinen Gravidität**. Dies kann überall in der Bauchhöhle, dem Ovar oder dem Eileiter der Fall sein (▶ Abb. 4.6). 95 % der Extrauteringraviditäten finden sich im Eileiter (**Tubargravidität**), meistens in der Ampulle (80 %; ▶ Abb. 4.7). Innerhalb der Bauchhöhle setzt sich die Blastozyste zumeist im Peritoneum der **Excavatio rectouterina (Douglas-Raum)** fest (▶ Abb. 4.8). Sie kann sich aber auch im Peritonealüberzug des Verdauungstrakts oder im Omentum implantieren.

Manchmal entwickelt sich die Blastozyste im Ovarium selbst und verursacht eine **primäre Ovarialschwangerschaft**. **Ektopische Schwangerschaften** (abnorme Implantationsorte) treten in 2 % aller Schwangerschaften auf und sind für 9 % aller Todesfälle von Müttern im Zusammenhang mit einer Schwangerschaft verantwortlich. Eine ektopische Schwangerschaft führt meistens zum Absterben des Keimes im 2. Schwangerschaftsmonat und geht mit

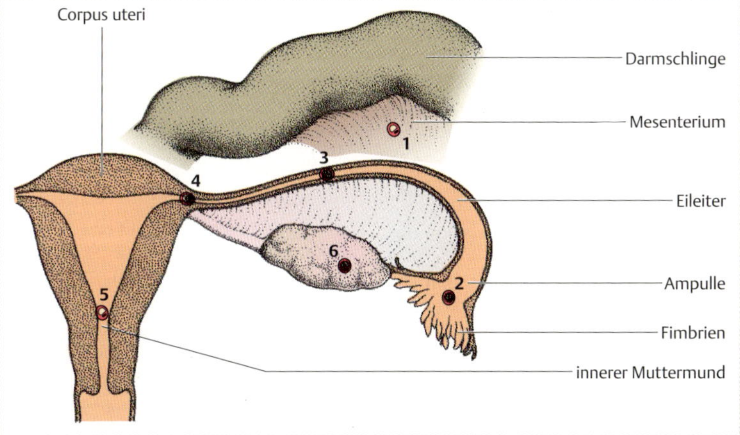

Abb. 4.6 Abnorme Einnistungsorte der Blastozyste. 1 Implantation in der Leibeshöhle (1,4 %). Das Ei setzt sich am häufigsten in der Excavatio rectouterina (Douglas-Raum, ▶ Abb. 4.7) fest. Es kann sich jedoch grundsätzlich überall im Peritoneum implantieren. **2** Implantation in der Ampulle des Eileiters (80 %). **3** Implantation im Eileiter (12 %). **4** Intramurale Implantation, d. h. im engen Abschnitt der Tuba uterina (0,2 %). **5** Implantation im Bereich des inneren Muttermundes, die häufig zu Placenta praevia führt. **6** Implantation im Ovar (0,2 %).

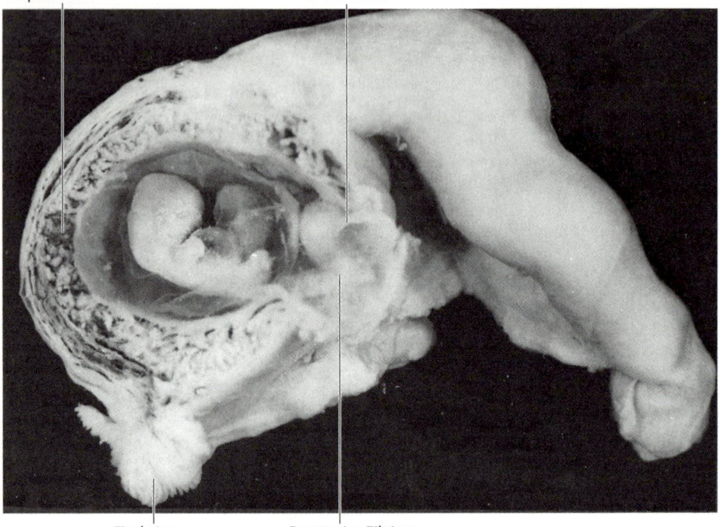

Abb. 4.7 Eileiter mit Tubargravidität. Gravidität im Bereich der Ampulle. Der Embryo ist etwa 2 Monate alt. Die Infiltration der Eileiterwand durch den Trophoblast hat zur Eileiterruptur mit nachfolgender schwerer Blutung geführt.

schwerer innerer Blutung und akutem Abdomen einher.

In der 2. Woche ist eine normale Schwangerschaft noch nicht erkennbar. Ein Frühabort fällt mit der Regelblutung zusammen und bleibt unbemerkt. Unsere Kenntnis der frühen Implantationsstadien des Menschen geht auf die einmalige Zusammenarbeit des Gynäkologen J. Rock und des Pathologen A. T. Hertig mit der embryologischen Arbeitsgruppe am Carnegie-Institut, Washington, zurück. In einer Zusammenstellung beschrieben sie eine Serie von 26 implantierten Blastozysten im Alter von 7½–17 Tagen (Hertig, Rock a. Adams: Am J Anat. 98 [1956] 435). Alle Keime stammten von Patientinnen mit normaler Fruchtbarkeit. Überraschenderweise waren neun Keime (34,6 %) fehlgebildet. Einige bestanden nur aus Synzytium, während andere eine mehr oder weniger ausgeprägte Hypoplasie des Trophoblasten aufwiesen. Bei zweien fehlte der Embryoblast, und bei einigen anderen lag eine abnorme Orientierung der Keimscheibe vor.

Wahrscheinlich hätten die meisten der fehlgebildeten Blastozysten überhaupt keine Schwangerschaftszeichen hervorgerufen, da der Trophoblast so schlecht ausgebildet war, dass das Corpus luteum nicht erhalten geblieben wäre. Sie wären höchstwahrscheinlich bei der nächsten Menstruation abgegangen. Andere hätten vielleicht

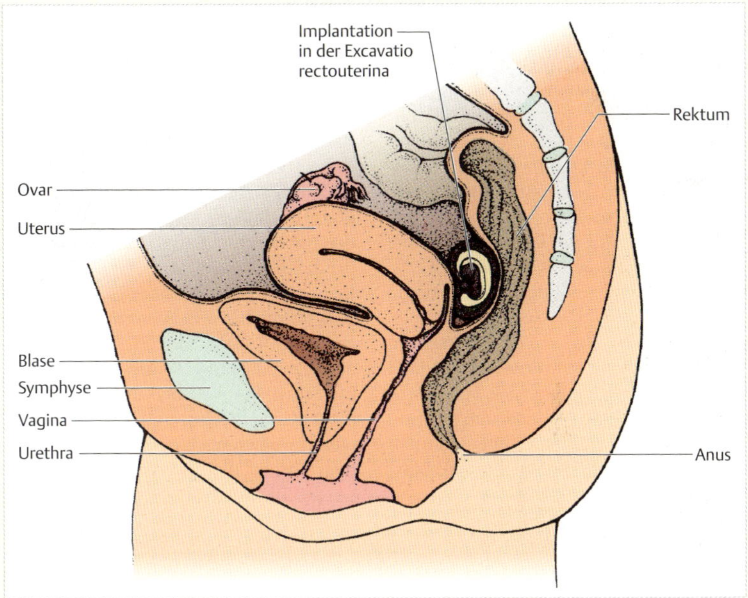

Abb. 4.8 Extrauterine Gravidität. Der Embryo hat sich in der Excavatio rectouterina (Douglas-Raum) zwischen Rektum und Uterus eingenistet. Da das Ovar auf der Dorsalseite des Lig. latum sitzt, kommen befruchtete Eier, die zwischen Ovar und Fimbrienkranz herausrutschen, bevorzugt an dieser Stelle zu liegen.

noch einige Zeit überlebt, um dann zu einem späteren Zeitpunkt abortiert zu werden.

Bei einigen der fehlgebildeten Blastozysten entwickelt sich Plazentagewebe, obwohl kein oder nur wenig kindliches Gewebe vorhanden ist. Die gutartige, nichtinvasive Form wird als **Blasenmole (Mola hydatidosa)** bezeichnet. Sie produziert große Mengen an hCG. Der Embryo stirbt ab, die Uterushöhle ist von Wucherungen des Trophoblasten mit blasenförmig erweiterten Zotten ausgefüllt. Die bösartige, invasive und metastasierende Form ist das **Chorionkarzinom**.

Die genetische Analyse von Blasenmolen hat gezeigt, dass männlicher und weiblicher Vorkern sich funktionell unterscheiden, obwohl sie genetisch äquivalent sind. Obwohl die Zellen der Blasenmole diploid sind, stammt ihr gesamtes Genom vom Vater. Die meisten Blasenmolen müssen daher aus befruchteten Eizellen entstehen, die keinen Zellkern besitzen. Der diploide Chromosomensatz entsteht durch die Duplikation der väterlichen Chromosomen. Diese Beobachtungen weisen auch darauf hin, dass die väterlichen Gene die Entwicklung des Trophoblasten regulieren, da sich dieses Gewebe bei der Blasenmole selbst dann differenziert, wenn kein weiblicher Vorkern vorhanden ist.

Bei einigen genetischen Erkrankungen ist es von Bedeutung, ob der **genetische Defekt vom Vater oder von der Mutter** übertragen wurde. Dies ist ein weiterer Hinweis auf die funktionellen Unterschiede zwischen väterlichen und mütterlichen Chromosomen. So führt z. B. eine Deletion in Chromosom 15 bei einem väterlichen Erbgang zum **Prader-Willi-Syndrom**, das durch Hypotonie, geistige Behinderung, Hypogonadismus und Fettleibigkeit gekennzeichnet ist. Die Vererbung derselben Deletion durch die Mutter verursacht hingegen das durch Krampfanfälle, Sprachverlust, anfallartiges Lachen und starke geistige Behinderung gekennzeichnete **Angelman-Syndrom** (**Imprinting,** Kap. 2). Man nimmt an, dass weniger als 1 % der menschlichen Gene dem Imprinting unterliegen.

Im Präimplantations- und Postimplantationsstadium kommt es häufig zu einer **Unterbrechung der Entwicklung**. Selbst bei fruchtbaren Frauen werden unter optimalen Bedingungen für eine Schwangerschaft 15 % der Oozyten nicht befruchtet, und 10–15 % der Oozyten beginnen mit der Furchung, ohne dass es zu einer Implantation kommt. Von 70–75 % der erfolgreichen Implantationen überleben nur 58 % bis zur 2. Woche. Von diesen sind wiederum 17 % nicht normal ausgebildet. Bis zum Zeitpunkt der ersten ausbleibenden Menstruation überleben daher nur 42 % der potenziell befruchteten Oozyten. Von diesen werden noch einige in den folgenden Wochen abortiert, und einige werden bei der Geburt fehlgebildet sein.

Alles klar?

1. Die 2. Entwicklungswoche wird als Woche der Zahl 2 bezeichnet. Die Bildung welcher Strukturen unterstützt diese Aussage?
2. Der bei der Implantation in das mütterliche Gewebe eindringende Trophoblast enthält 50 % väterliche Gene und stellt daher ein Fremdgewebe dar. Warum wird der Konzeptus trotzdem nicht vom Immunsystem der Mutter abgestoßen?
3. Eine Frau, die sich für schwanger hält, klagt über Ödeme und eine vaginale Blutung. Die Untersuchung ergibt hohe Plasmaspiegel von hCG. Es lässt sich Plazentagewebe nachweisen, jedoch kein Embryo. Welche Diagnose würden Sie stellen?
4. Eine junge Frau, bei der zwei Menstruationen ausgeblieben sind, klagt über heftige Leibschmerzen. Welches ist die Verdachtsdiagnose und wie kann sie bestätigt werden?

5 Dreiblättrige Keimscheibe (3. Woche)

5.1 Überblick

In der 3. Woche findet die **Gastrulation** statt. Die Gastrulation beginnt mit der Bildung des **Primitivstreifens** und des an seinem kranialen Ende gelegenen **Primitivknotens**. Durch den Primitivstreifen und -knoten invaginieren Zellen aus dem Epiblast und bilden zwei neue Zellschichten, das **Entoderm** und das **Mesoderm**. Die zurückbleibenden Zellen des Epiblasten bilden nun das **Ektoderm**. Der Epiblast ist also die Quelle aller drei **Keimblätter** des Embryos: des **Ektoderms**, des **Mesoderms** und des **Entoderms**. Aus den drei Keimblättern gehen alle Gewebe des Embryos hervor (▶ Abb. 5.2, ▶ Abb. 5.3).

Die Zellen für die Chorda invaginieren durch die Primitivgrube und schieben sich nach kranial bis zur Prächordalplatte vor. Sie werden vorübergehend als **Chordaplatte** ins Entoderm eingeschaltet (▶ Abb. 5.3). Die Chordaplatte trennt sich dann wieder vom Entoderm und bildet einen kompakten Zellstrang, der als **Chorda** bezeichnet wird. Die Chorda markiert die Mittellinie des Embryos und ist der Ausgangspunkt für die Bildung der Wirbelsäule (▶ Abb. 5.3).

Die Längsachse und der kraniale und kaudale Pol des Embryos sind bereits vor der Ausbildung des Primitivstreifens festgelegt. Am kranialen Rand des primären Entoderms (Hypoblast) werden von den Entodermzellen im **anterioren viszeralen Entoderm (AVE)** die Gene aktiviert, die den Kopf induzieren *(**OTX2, LIM1, HESX1**)* und der Faktor **Cerberus** sezerniert.

Anschließend wird ***Nodal*** aktiviert, ein Mitglied der TGF-β-(transforming-growth-factor-β-)Familie, das den Primitivknoten und -streifen induziert und unterhält. **BMP4** (bone morphogenic protein 4) ventralisiert in Gegenwart von **FGF** (fibroblast growth factor) während der Gastrulation das Mesoderm in Richtung intermediäres und Seitenplattenmesoderm. Die BMP4-Antagonisten **Chordin, Noggin** und **Follistatin** heben die Wirkung des BMP4 auf, sodass im vorderen Teil der Keimscheibe Chorda und Somiten entstehen. Im kaudalen Teil der Keimscheibe hängt die Bildung von Chorda und Somiten von ***Brachyury (T)*** ab (▶ Abb. 5.4).

Die Links-Rechts-Asymmetrie (Seitigkeit oder **Lateralität**) entsteht durch eine Kaskade aus Signalmolekülen und Genen: Die Zellen des Primitivknotens und -streifens bilden **FGF8**, das seinerseits ***Nodal*** und ***LEFTY-2*** auf der linken Seite induziert. Beide regulieren den Transkriptionsfaktor **PITX2** hoch, dessen Gen ***PITX2*** zudem ein Mastergen für die linksspezifische Entwicklung ist (▶ Abb. 5.5). Der **Neurotransmitter Serotonin (5HT)** spielt ebenfalls eine Rolle als Signalmolekül stromaufwärts von FGF8. Eine Störung der 5HT-Konzentration oder die Fehlexpression von ***PITX2*** hat Lateralitätsdefekte wie Dextrokardie, Situs inversus und Herzfehlbildungen zur Folge.

Die durch den Primitivknoten und -streifen wandernden Epiblastzellen folgen einem vorbestimmten Muster. Daher kann der Anlageplan für die Gliederung des Mesoderms und des Entoderms auf den Epiblast zurückprojiziert werden (▶ Abb. 5.6).

Am Ende der 3. Woche haben sich im kranialen Abschnitt der Keimscheibe die drei **Keimblätter**, das **Ektoderm**, das **Mesoderm** und das **Entoderm** ausgebildet.

Die Entwicklung der Keimblätter durch Invagination setzt sich kaudal bis zum Ende der 4. Woche fort. Die Differenzierung der Organe beginnt kranial und schreitet wie die Gastrulation von kranial nach kaudal fort.

Die Entwicklung des Trophoblasten schreitet voran. Die **primären Zotten** erhalten einen mesenchymalen Kern, in dem Kapillaren entstehen (▸ Abb. 5.10). Die Kapillaren in den Zotten verbinden sich mit denen in der Chorionplatte und im Haftstiel. Damit kann das Zottensystem den Embryo mit Nahrung und Sauerstoff versorgen (▸ Abb. 5.10).

5.2 Gastrulation: Bildung der drei Keimblätter

In der 3. Woche entstehen die drei **Keimblätter**, das **Ektoderm**, das **Mesoderm** und das **Entoderm**. Die Entwicklung der Keimblätter wird als Gastrulation bezeichnet. Die Gastrulation beginnt damit, dass die kaudale Verdickung der Keimscheibe als Primitivstreifen auf die Prächordalplatte zuwächst.

Der **Primitivstreifen** wird auf der Oberfläche des Ektoderms am Boden der Amnionhöhle als unscharf begrenzter Streifen sichtbar (▸ Abb. 5.1, ▸ Abb. 5.2a, ▸ Abb. 6.1). Bei einem 15–16 Tage alten Embryo ist er bereits deutlich als eine Rinne mit beiderseits erhöhten Rändern zu erkennen (▸ Abb. 5.2a). Kranial endet der Primitivstreifen im **Primitivknoten**, einem leicht erhöhten Bezirk mit einer kleinen Grube, der **Primitivgrube** (▸ Abb. 5.2a). Auf einem Querschnitt durch die Keimscheibe nehmen die Zellen im Bereich des Primitivstreifens eine tropfenförmige Gestalt an, lösen sich vom Epiblast und breiten sich darunter aus (▸ Abb. 5.2b, c).

In Analogie zu Beobachtungen bei anderen Wirbeltieren nimmt man an, dass auch beim Menschen Epiblastzellen an der Oberfläche der Keimscheibe auf den Primitivstreifen zuwandern (▸ Abb. 5.2a). Im Bereich des Streifens runden sich die Zellen ab und wandern in die Primitivrinne hinein. Diese Bewegung heißt **Invagination**.

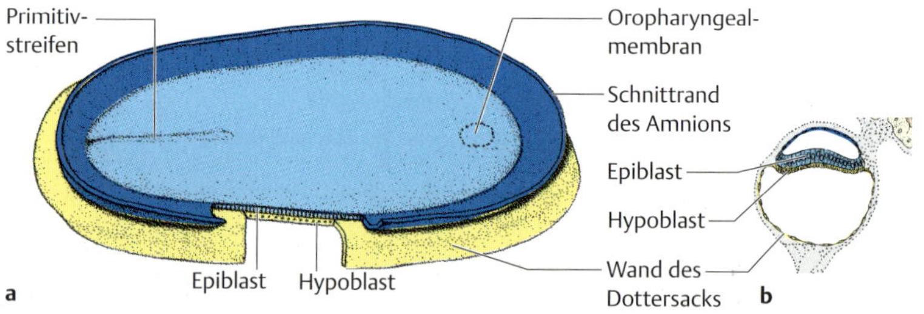

Abb. 5.1 Embryonalanlage am Ende der 2. Woche. a Keimscheibe. Die Amnionhöhle ist eröffnet, sodass man von dorsal auf den Epiblast sieht. Epiblast und Hypoblast liegen noch direkt aufeinander. Kaudal liegt der Primitivstreifen mit der flachen Primitivrinne.
b Embryonalanlage mit Haftstiel und einem Segment aus der Chorionwand.

Die Zellwanderung und die Umwandlung der epithelialen Epiblastzellen in lockere Mesodermzellen wird durch den **Fibroblastenwachstumsfaktor FGF8** kontrolliert, der von den Zellen des Primitivstreifens selbst synthetisiert wird. FGF8 beeinflusst die Zellbewegung durch die Herunterregulation von E-Cadherin, einem Adhäsionsmolekül, das für die interzellulären Verbindungen im Epithelverband des Ektoderms verantwortlich ist. Über die Expression von *Brachyury (T)* reguliert FGF8 auch die Spezifikation der Zellen als Mesoderm.

Von den invaginierten Zellen ersetzen einige den Hypoblast und bilden das embryonale **Entoderm**. Andere kommen zwischen Epiblast und neu entstehendem Entoderm zu liegen und bilden **Mesoderm**. Im Epiblast verbleibende Zellen bilden **Ektoderm**. Auf diese Weise stellt der Epiblast durch den Vorgang der Gastrulation den Ursprung aller Keimblätter dar (▶ Abb. 5.2b), und deren Zellen werden in der weiteren Entwicklung alle Gewebe und Organe des Embryos bilden.

Während sich immer mehr Zellen zwischen Hypo- und Epiblast schieben, beginnen sie sich in seitlicher und kranialer Richtung auszubreiten. Nach und nach wandern sie über den Rand der Keimscheibe hinweg und stellen Kontakt mit dem extraembryonalen Mesoderm her, das Dottersack und Amnion bedeckt. In kranialer Richtung passieren sie auf beiden Seiten die **Prächordalplatte**. Diese entsteht zwischen Chordafortsatz und **Oropharyngealmembran** (Rachenmembran) und leitet sich von einigen der ersten Zellen ab, die in kranialer Richtung durch den Primitivknoten in der Mittellinie wandern. Die Prächordalplatte wird später bei der Induktion des Vorderhirns eine wichtige Rolle spielen (▶ Abb. 5.2, ▶ Abb. 5.3). Die Oropharyngealmembran am kranialen Ende der Keimscheibe besteht aus einer kleinen Region eng aneinander haftender Ektoderm- und Entodermzellen, die die spätere Mundöffnung darstellen.

5.3 Entwicklung der Chorda

Die durch den Primitivknoten invaginierten Zellen wandern nach kranial auf die Prächordalplatte zu. Sie bilden als **Chordafortsatz** (▶ Abb. 5.3) die Anlage des primitiven Achsenorgans, der **Chorda dorsalis**. Der kleine Zentralkanal (Axialkanal) im Chordafortsatz kann als Aussackung der Primitivgrube im Primitivknoten aufgefasst werden.

Die Mesodermschicht trennt zusammen mit dem Chordafortsatz Entoderm und Ektoderm vollständig voneinander. Eine Ausnahme bildet kranial der Bereich der **Prächordalplatte** (▶ Abb. 5.1, ▶ Abb. 5.2a). Denn hier liegen Entoderm und Ektoderm noch direkt aufeinander. Das Entoderm ist verdickt, da es Mesodermmaterial für den Kopfbereich enthält, das erst mit der Ausbildung der Mundbucht als Teil des unabhängig vom Primitivstreifen gebildeten Kopfmesenchyms aus der Entodermschicht auswandert. Kaudal befindet sich ebenfalls ein Bezirk, in dem Ektoderm und Entoderm direkt aufeinander liegen. Dies ist der Bereich der späteren **Kloakenmembran** (▶ Abb. 5.2a).

Der Chordafortsatz wird vorübergehend als **Chordaplatte** in die Entodermschicht eingeschaltet. Der Boden des Chordafortsatzes verschmilzt dabei mit dem darunterliegenden Entoderm. Das Lumen des Chordafortsatzes verschwindet (▶ Abb. 5.3a). Als Rest bleibt ein kleiner Kanal zurück, der vorübergehend als Fortsetzung der Primitivgrube die Amnionhöhle mit dem Dottersack und nach Schluss des Neuralrohrs den Neuralkanal mit der Darmrinne verbindet (**Canalis neurenterici**). Das Zellmaterial des Chordafortsatzes ist damit als Chordaplatte ins Entoderm

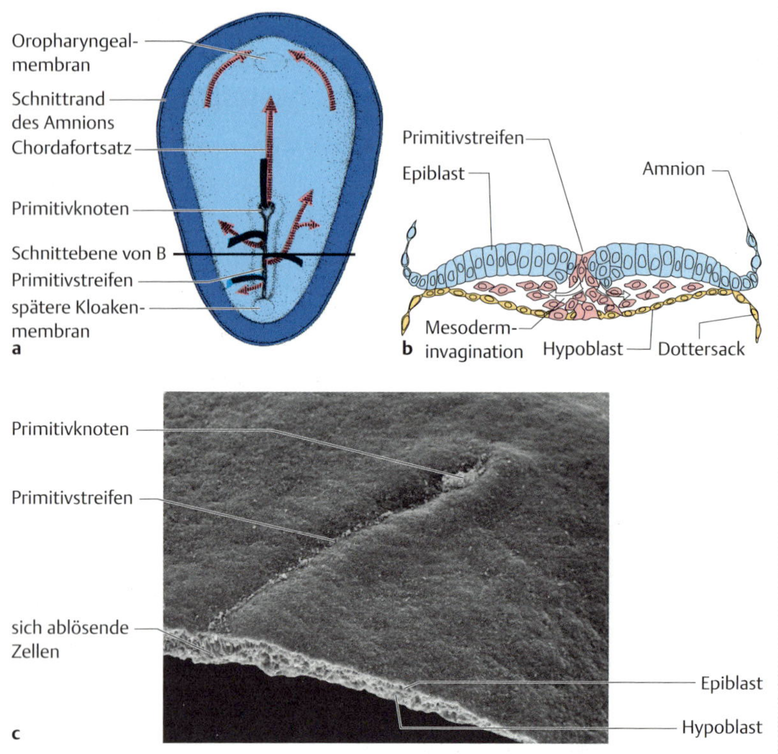

Abb. 5.2 16 Tage alter Embryo. a Dorsalansicht der Keimscheibe eines 16 Tage alten Embryos mit Darstellung der Bewegungen der Zellen im oberflächlich gelegenen Epiblast (durchgezogene schwarze Linien) durch Primitivrinne und Primitivknoten und deren nachfolgende Einwanderung zwischen Hypoblast und Epiblast (unterbrochene Linien). **b** Der Transversalschnitt durch den kranialen Abschnitt des Primitivstreifens am 15. Entwicklungstag zeigt die Invagination der Epiblastzellen und die sich anschließende epitheliomesenchymale Transition. Die ersten einwandernden Zellen ersetzen den Hypoblast und bilden das definitive Entoderm. Sobald dieses entstanden ist, werden die vom Epiblast aus einwandernden Zellen zu Mesodermzellen. **c** Dorsalansicht eines Embryos mit Primitivknoten und Primitivstreifen und Transversalschnitt duch den Primitivstreifen. Die Ansicht ähnelt derjenigen in **b**; der *Pfeil* zeigt die sich vom Epiblast lösenden Zellen innerhalb des Primitivstreifens.

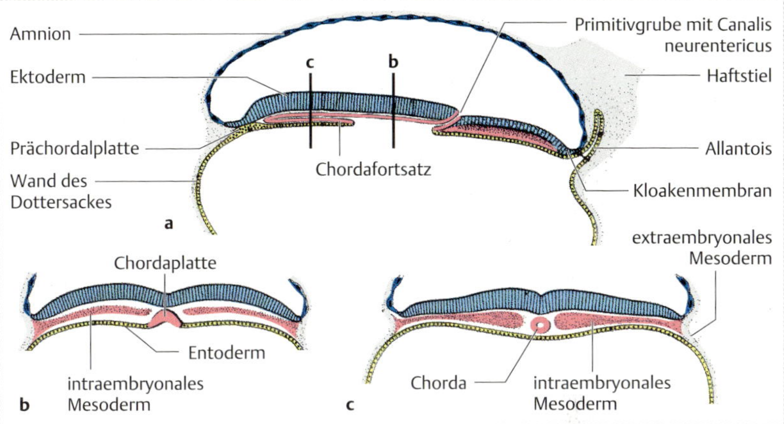

Abb. 5.3 Entwicklung der Chorda. Das Zellmaterial für die Chorda wird durch den Primitivknoten invaginiert und schiebt sich als Chordafortsatz zwischen Entoderm und Ektoderm nach kranial. Der Chordafortsatz wird beim Menschen vorübergehend als Chordaplatte ins Entoderm eingeschaltet. **a** Längsschnitt durch einen 17 Tage alten Embryo, der die Lage des Chordafortsatzes zeigt. Der hintere Abschnitt ist in das Entoderm inkorporiert, sodass die Primitivgrube sich in den Dottersack öffnet und als Canalis neurentericus (Axialkanal) das spätere Neuralrohr mit dem späteren Darmrohr verbindet. **b** Querschnitt durch den Bereich, in dem das Material des Chordafortsatzes vorübergehend ins Entoderm eingeschaltet ist. **c** Definitive Chorda nach Ausschaltung aus dem Entoderm.

eingeschaltet (▶ Abb. 5.3b). Anschließend löst sich die Anlage der Chorda als solider Strang wieder aus dem Entoderm heraus. Das Entoderm bildet unter der Chorda wie zuvor eine ununterbrochene Zellschicht als Dach des Dottersacks (▶ Abb. 5.3c).

Hinter der Kloakenmembran entsteht an der Wurzel des Dottersacks ein kleines Divertikel, das sich in den Haftstiel hinein erstreckt. Dieses Divertikel, das **Allantois-Divertikel** oder kurz die **Allantois**, tritt etwa am 16. Entwicklungstag auf. Im Ei der Vögel und Reptilien dient die Allantois als Harnreservoir. Bei den Säugern ist sie der topografische Ausgangspunkt für die Entwicklung der Plazenta (▶ Abb. 5.3a; zur Funktion vgl. Kap. 17).

5.4 Festlegung der Körperachsen

Die Festlegung der drei Körperachsen
- anteroposterior,
- dorsoventral und
- links-rechts

findet vor und während der Gastrulation statt. Die Signale für die anteroposteriore Axis gehen von Zellen am vorderen (kranialen) Rand der Keimscheibe aus. In diesem Bereich, dem **anterioren viszeralen Entoderm (AVE)**, werden Gene angeschaltet, die für die Kopfbildung von Bedeutung sind. Es sind u. a. die Transkriptionsfaktoren OTX2, LIM1 und HESX1 sowie die sezernierten Faktoren **Cerberus** und **Lefty**,

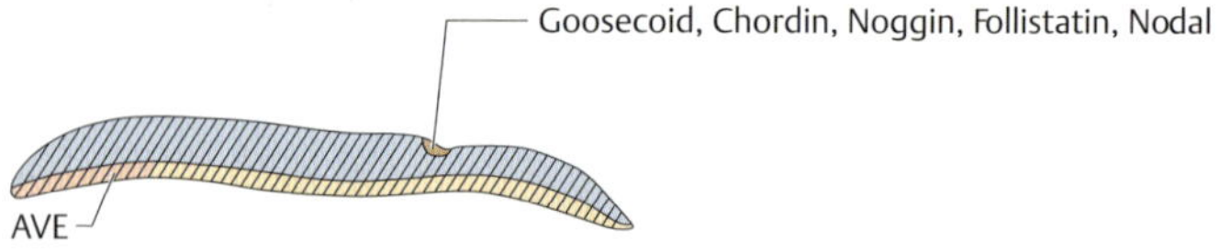

Abb. 5.4 Sagittalschnitt durch den Primitivknoten und -streifen mit dem Expressionsmuster der Gene, die die kraniokaudale und dorsoventrale Achse induzieren. Die Zellen am prospektiven Kopfende des Embryos im anterioren viszeralen Entoderm (AVE) exprimieren die Transkriptionsfaktoren OTX2, LIM1, HESX1 und sezernieren den Faktor Cerberus. In der gesamten zweischichtigen Keimscheibe wird BMP4 gebildet (gestrichelt), im Primitivknoten u. a. die Faktoren Chordin (induziert durch den Transkriptionsfaktor Goosecoid), Noggin und Follistatin.

die die Aktivität von Nodal im kranialen Abschnitt des Embryos hemmen. Über diese Gene wird das kraniale Ende des Embryos vor der Gastrulation festgelegt. Der Primitivstreifen selbst wird durch die Expression von *Nodal*, einem Mitglied der **transforming growth factor β (TGF-β-)Familie** induziert und unterhalten (▸ Abb. 5.4). Sobald der Primitivstreifen ausgebildet ist, reguliert *Nodal* eine Reihe von Genen hoch, die für die Entstehung von dorsalem und ventralem Mesoderm sowie Kopf- und Schwanzknospenanlage verantwortlich sind.

Ein weiterer Faktor aus der TGF-β-Familie, das **bone morphogenetic protein BMP4**, wird im Bereich der gesamten Keimscheibe sezerniert (▸ Abb. 5.4). Unter dem Einfluss von BMP4 und **Fibroblastenwachstumsfaktor (FGF)** wird das Mesoderm ventralisiert und bildet Nieren (intermediäres Mesoderm), Blut und das Mesoderm der Leibeswand (Seitenplattenmesoderm).

Das gesamte Mesoderm würde so ventralisiert, wenn nicht die Aktivität von BMP4 durch andere Faktoren blockiert würde, die im Primitivknoten exprimiert werden. Durch diese Faktoren wird der Primitivknoten zum **Organisator**. Der Begriff stammt von Hans Spemann, der die Organisatoraktivität in der dorsalen Urmundlippe der Gastrula des Molchs entdeckt hat. Der Primitivknoten tritt bei Organismen auf, die sich über eine Keimscheibe entwickeln, und entspricht der dorsalen Urmundlippe bei Amphibien. Die hier exprimierten löslichen Faktoren **Chordin** (induziert durch den Transkriptionsfaktor **Goosecoid**), **Noggin** und **Follistatin** sind Antagonisten des BMP4. Goosecoid reguliert die *Chordin*-Expression, und Chordin antagonisiert zusammen mit Noggin und Follistatin die Aktivität des BMP4 und dorsalisiert so das Mesoderm der Kopfregion zu Chorda dorsalis und paraxialem Mesoderm (▸ Abb. 5.4). Anschließend werden alle drei Faktoren in der Chorda gebildet und sind an der Induktion des Neuralrohrs beteiligt. Im kaudalen Abschnitt des Embryos antagonisiert die Expression von Brachyury (T) die BMP4-Wirkung und dorsalisiert das Mesoderm zu Chorda und paraxialem Mesoderm.

Wie bereits erwähnt, spielt ***Nodal*** bei der Bildung und Unterhaltung des Primitivstreifens eine Rolle. In ähnlicher Weise ist ***HNF-3β*** für die Erhaltung des Primitivknotens notwendig und induziert später die regionale Spezifizierung im Vorder- und Mittelhirnbereich. Wenn HNF-3β fehlt, ist die Gastrulation gestört, und es fehlen Vorder- und Mittelhirnstrukturen. Goosecoid induziert die BMP4-Inhibitoren und ist an der Induktion der Kopfstrukturen beteiligt. Über- oder Unterexpression des Gens führt zu schweren Fehlbildungen der Kopfregion sowie zu Doppelbildungen, die einigen Formen von siamesischen Zwillingen ähnlich sind (vgl. ▶ Abb. 9.15b).

Die Bildung von dorsalem Mesoderm im mittleren und kaudalen Abschnitt des Embryos wird vom ***Brachyury* (*T*)-Gen** reguliert, das im Primitivknoten, in den Vorläuferzellen der Chorda und in der Chorda selbst exprimiert wird. Das Gen ist für die Zellwanderung durch den Primitivstreifen verantwortlich. ***Brachyury*** kodiert ein spezifisches DNA-bindendes Protein mit der Funktion eines Transkriptionsfaktors. Die Bindungssequenz in der DNA wird als T-Box bezeichnet. Zur T-Box-Familie gehören über 20 Gene. Da die Mesodermbildung im Primitivstreifen vom Brachyury-Protein abhängt, führt das Fehlen des Transkriptionsfaktors zu einer Verkürzung der embryonalen Achse (kaudale Dysgenesie). Das Ausmaß der Achsenverkürzung hängt vom Zeitpunkt ab, an dem die Expression von Brachyury gestört ist.

Die Lateralität (Seitigkeit, Links-rechts-Asymmetrie) wird ebenfalls sehr früh festgelegt und entsteht im Zusammenspiel einer ganzen Genkaskade. Mit der Bildung des Primitivknotens wird der **Fibroblastenwachstumsfaktor FGF8**) von den Zellen des Primitivknotens und -streifens sezerniert. FGF8 induziert die Expression von *Nodal*, jedoch nur auf der linken Seite der Embryonalachse (▶ Abb. 5.5a). Wenn später die Neuralplatte induziert wird, unterhält FGF8 die *Nodal*-Expression im Seitenplattenmesoderm ebenso wie die Expression von ***Lefty-2***. Beide Faktoren regulieren ***PITX2*** hoch.

PITX2 ist ein die Homöoboxdomäne enthaltender Transkriptionsfaktor, der für die Ausbildung linker Strukturen (▶ Abb. 5.5b) verantwortlich ist. Seine Expression wiederholt sich auf der linken Seite des Herzens, des Magens, der Darmanlage, während diese Organe ihre normale asymmetrische Lage im Körper annehmen. Eine ektope Expression (z. B. auf der rechten Seite) führt zu Lateralitätsstörungen wie Formen von Situs inversus und Dextrokardie (Lage des Herzen auf der rechten Seite) (Kap. 14.4). Gleichzeitig wird **Lefty-1** auf der linken Seite der Bodenplatte im Neuralrohr gebildet und wirkt dort möglicherweise als Barriere, die einen Übertritt von linksseitigen Signalen verhindert. **Sonic hedgehog (SHH)** übernimmt möglicherweise ebenfalls diese Funktion und wirkt zusätzlich als Repressor für linksseitige Gene auf der rechten Seite.

Brachyury* (*T*)** kodiert einen Transkriptionsfaktor, der von der Chorda gebildet wird und ebenfalls für die Expression von ***Nodal, ***Lefty-1*** und ***Lefty-2*** notwendig ist (▶ Abb. 5.5b). Der Neurotransmitter **Serotonin** (5HT) spielt ebenfalls eine kritische Rolle innerhalb der Signalkaskade der Lateralität. Serotonin wird auf der linken Seite angereichert, vermutlich da es durch das Stoffwechselenzym **Monoaminoxidase (MAO)** auf der rechten Seite abgebaut wird; es ist der FGF8-Signalkette übergeordnet (▶ Abb. 5.5b). Veränderungen der Serotoninkaskade führen zu Situs transversus, Dextrokardie und verschiedenen Herzdefekten (siehe die Klinik-Box „Teratogenese während der Gastrulation" weiter unten).

Über Gene, die eine rechtsspezifische Entwicklung regulieren, ist wenig bekannt. Eine Ausnahme bildet der Transkriptionsfaktor **Snail**, dessen Expression auf das rechte Seitenplattenmesoderm begrenzt ist und der offenbar Gene für eine rechtsspezifische Entwicklung reguliert. Warum die Genkaskade für die Links-rechts-Asymmetrie auf der linken Seite in Gang gesetzt wird, bleibt ein Geheimnis. Eine Ursache könnte in der Schlagrichtung von **Zilien** im Bereich des Primitivknotens liegen, die nach links schlagen, sodass ein Gradient von Nodal nach links entsteht oder aber ein Signalgradient, der durch Gap junctions und den Transport kleiner Ionen etabliert wird.

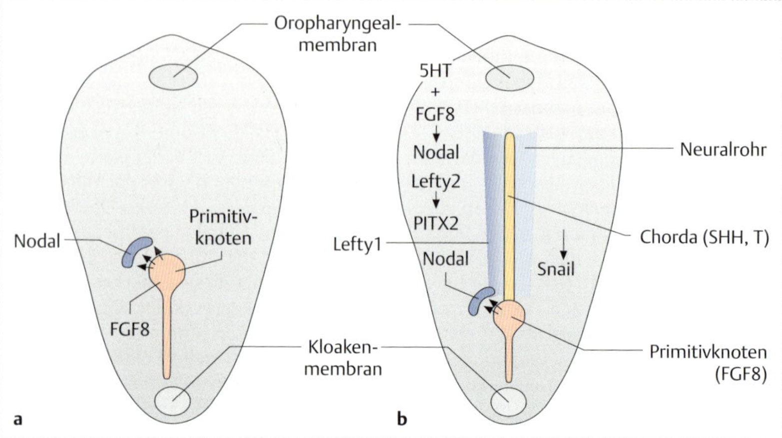

Abb. 5.5 Dorsalansicht der Keimscheibe mit der Expression der Gene, die für die Links-rechts-Asymmetrie verantwortlich sind. **a** Fibroblastenwachstumsfaktor FGF8 wird im Primitivknoten und -streifen gebildet und induziert die Expression von *Nodal*, einem Mitglied der TGF-β-Großfamilie. Das Nodal-Protein wird daraufhin auf der linken Seite nahe dem Hensen-Knoten angereichert. **b** Mit dem Beginn der Induktion der Neuralplatte induziert FGF8 die Expression von *Nodal* und *Lefty-2* im Seitenplattenmesoderm, während *Lefty-1* auf der linken Seite im ventralen Abschnitt des Neuralrohrs exprimiert wird. Diese Signale sind vom Neurotransmitter Serotonin (5HT) abhängig, der auf FGF8 wirkt und auf der linken Seite angereichert wird, da das Enzym MAO ihn auf der rechten Seite verstoffwechselt. *Brachyury (T)* wird in der Chorda exprimiert und ist ebenfalls an der Induktion der drei Gene beteiligt. Die Expression von *Nodal* und *Lefty-2* führt wiederum zur Expression des Transkriptionsfaktors PITX2, der über weitere untergeordnete Gene die Linksseitigkeit induziert. In der Chorda wird Sonic hedgehog (SHH) gebildet, das in der Bodenplatte des Neuralrohrs eine Barriere bildet und zusätzlich die Expression von linksdeterminierenden Genen auf der rechten Seite reprimiert. Die Expression des Transkriptionsfaktors Snail reguliert wahrscheinlich Gene, die für die Ausbildung der Rechtsspezifität wichtig sind.

5.5 Lageplan des Mesoderms während der Gastrulation

Die Regionen des Epiblasts, die durch den Primitivstreifen wandern, wurden kartiert, sodass ihre spätere Entwicklung (prospektive Bedeutung) in einem Anlageplan dargestellt werden kann (► Abb. 5.6):

- Die Zellen, die durch den Primitivknoten wandern, werden zur Chorda.
- Die Zellen, die seitlich durch den Primitivknoten und den kranialen Abschnitt des Primitivstreifens wandern, werden **paraxiales Mesoderm**.
- Das spätere **intermediäre Mesoderm** invaginiert im mittleren Abschnitt des Primitivstreifens und das prospektive **Seitenplattenmesoderm** durch den kaudalen Abschnitt des Primitivstreifens.

- Zellen, die durch den untersten Abschnitt des Streifens wandern, werden zu extraembryonalem Mesoderm. Auch vor der Gastrulation gehen bereits Zellen für das extraembryonale Mesoderm (vermutlich auch beim Menschen) aus dem Epiblasten hervor.

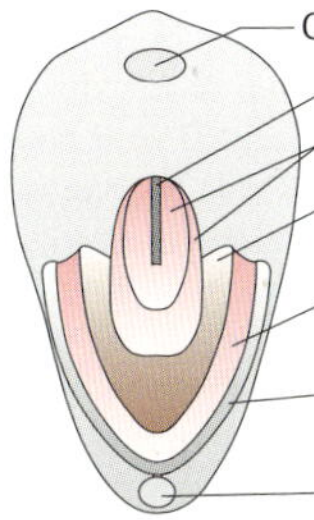

Abb. 5.6 Dorsalansicht der Keimscheibe mit Primitivstreifen und Anlageplan des Mesoderms im Epiblast. Die dem Primitivknoten und -streifen benachbarten Abschnitte des Epiblasts invaginieren durch die Primitivrinne und und werden zu Mesoderm. Die vorn durch den Primitivknoten wandernden Zellen bilden die Chorda; die lateral durch den Knoten und den kranialen Abschnitt des Streifens wandernden Zellen bilden paraxiales Mesoderm (Somiten); durch den nach kaudal anschließenden Abschnitt des Streifens wandert das intermediäre Mesoderm (Urogenitalsystem); durch den kaudalen Abschnitt des Primitivstreifens wandert das Seitenplattenmesoderm (Körperwand, Darmwand); die am weitesten kaudal invaginierenden Zellen bilden extraembryonales Mesoderm (Chorionmesoderm).

5.6 Weiteres Wachstum der Keimscheibe

Die ursprünglich flache, runde Keimscheibe zieht sich in die Länge und besteht schließlich aus einem breiten kranialen und einem schmalen kaudalen Abschnitt (▶ Abb. 5.2). Ein Vergleich mit jüngeren Stadien zeigt deutlich, dass sich die Keimscheibe besonders kranial vergrößert, während sie im Bereich des Primitivstreifens in ihrer Größe mehr oder weniger gleich bleibt. Die Vergrößerung und Verlängerung des kranialen Keimscheibenabschnitts ist zum großen Teil auf die andauernde Wanderung von Zellen aus dem Primitivknoten in kranialer Richtung zurückzuführen. Dabei handelt es sich um eine relative Bewegung, da die Primitivknotenstruktur sich ständig nach kaudal zurückzieht, während sich gleichzeitig die Chordaanlage verlängert.

Im kaudalen Bereich der Keimscheibe dauert die Invagination von Mesodermmaterial bis zur 4. Woche an. Ab diesem Zeitpunkt treten im Primitivstreifen regressive Veränderungen auf. Er wird kleiner und verschwindet bald ganz. Die spezifische Differenzierung der drei Keimblätter beginnt kranial in der 3. Woche, im kaudalen Abschnitt dagegen erst am Ende der 4. Woche.

Klinischer Bezug

Teratogenese während der Gastrulation

Am Anfang der 3. Woche, wenn sich der Primitivstreifen bildet, ist die Keimscheibe sehr empfindlich gegenüber teratogenen Schädigungen. In diesem Stadium lassen sich die Anlagegebiete für eine Reihe von Organsystemen bereits abgrenzen, z. B. die der Augen und die der Gehirnanlage. Die entsprechenden Zellpopulationen können von Teratogenen geschädigt werden.

Wie z. B. Tierstudien zeigen, schädigen hohe Dosen von Alkohol z. B. in diesem Stadium die Zellen in der vorderen Hälfte der Keimscheibe. Es entstehen **Mittelliniendefekte** der kraniofazialen Strukturen bis hin zur **Holoprosenzephalie**. Bei solchen Kindern ist das Vorderhirn verkleinert; die beiden Seitenventrikel verschmelzen oft zu einem einzigen Ventrikel; die Augen liegen nah beieinander (**Hypotelorismus**). Das empfindliche Stadium beginnt 2 Wochen nach der Befruchtung, d. h. etwa 4 Wochen nach der letzten Regel. Die Mutter hat zu diesem Zeitpunkt vielleicht noch gar nicht bemerkt, dass sie schwanger ist, und nimmt an, dass sich die Menstruation verzögert hat. Sie verhält sich deswegen gegenüber Noxen vielleicht nicht so vorsichtig, als wenn sie wüsste, dass sie schwanger ist.

Die Bildung des Primitivstreifens kann durch genetische und durch teratogene Einflüsse gestört werden. Die **kaudale Dysgenesie (Sirenomelie)** ist ein Syndrom, bei dem nicht genügend Mesoderm in der kaudalen Hälfte des Embryos gebildet wird. Da dieses Mesoderm zur Bildung der unteren Extremitäten, des Urogenitalsystems (als intermediäres Mesoderm) und der lumbosakralen Wirbel beiträgt, entstehen Fehlbildungen in diesen Organsystemen.

Es findet sich ein weites Spektrum von Entwicklungsstörungen, wie das der Hypoplasie und Fusion der unteren Gliedmaßen, Fehlbildungen der Wirbelsäule, Agenesie der Nieren, Analatresie und Fehlbildungen der Genitalorgane (► Abb. 5.7). Beim Menschen besteht u. a. eine Beziehung zum mütterlichen Diabetes. Bei der Maus entsteht ein ähnlicher Phänotyp durch Mutationen der Genorte *Brachyury (T)*, *Wnt* und dem Homologen des *Drosophila*-Regulatorgens *engrailed*.

Beim **Situs inversus** handelt es sich um eine Transposition der Eingeweide in Thorax und Abdomen. Die Inzidenz anderer Fehlbildungen ist bei Betroffenen nur sehr gering erhöht. Bei etwa 20 % der Patienten mit vollständigem Situs inversus liegt aufgrund einer Fehlfunktion der Zilien eine Bronchiektasie und eine chronische Sinusitis vor (**Kartagener-Syndrom**). Der nach links gerichtete Zilienschlag an der Oberfläche des Primitivknotens ist möglicherweise während der Gastrulation an der Determination der Links-rechts-Seitigkeit beteiligt (Kap. 5.4).

Eine andere Form der Fehlentwicklung bei der Ausbildung der Seitigkeit wird als **Seitigkeits-** oder **Lateralitätssyndrom** bezeichnet. Es besteht kein kompletter Situs inversus, sondern eine vorwiegend rechts- oder vorwiegend linksseitige Entwicklung. Die Milz spiegelt diese Unterschiede wider. Bei einer linksbetonten Störung liegt eine Polysplenie und bei einer rechtsbetonten Störung eine Asplenie oder eine unterentwickelte Milz vor. Patienten mit Seitigkeitssyndrom weisen häufiger andere Fehlbildungen auf, insbesondere Herzfehlbildungen.

Der **Neurotransmitter Serotonin (5HT)** stellt ein wichtiges Signalmolekül für die Etablierung der Lateralität dar. Tierversuche haben gezeigt, dass Störung des 5HT-Signals Situs inversus, Dextrokardie

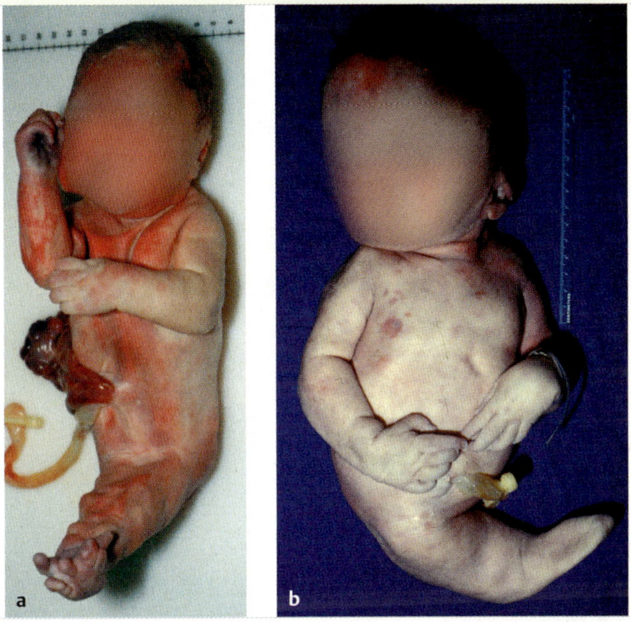

Abb. 5.7 Sirenomelie (kaudale Dysgenesie). Ungenügende Mesodermbildung im Lumbosakralbereich hat zur Verschmelzung der Beinknospen und der kaudalen Körperhälfte geführt.

und Herzdefekte zur Folge haben (Kap. 14). Kinder von Müttern, die Antidepressiva vom Typ **SSRI (selektive Inhibitoren der Serotonin-Wiederaufnahme)** einnehmen, besitzen ein erhöhtes Risiko für verschiedene Fehlbildungen des Herzens, was die Bedeutung von Serotonin bei der Entstehung der Lateralität unterstreicht.

Mit der Gastrulation verbundene kindliche Tumoren

Reste des Primitivstreifens können im Sakrokokzygealbereich bestehen bleiben. Sie enthalten pluripotente Zellen, die proliferieren und Tumoren bilden können, als **Sakrokokzygealteratome** (Steißbeinteratome) bezeichnet werden und in der Regel Gewebe aller drei Keimblätter enthalten (▶ Abb. 5.8). Es handelt sich um den häufigsten Tumor des Neugeborenen mit einer Inzidenz von 1:37.000. Teratome können auch aus Urkeimzellen entstehen, die nicht an der Wanderung in die Gonadenanlage teilgenommen haben (Kap. 2.2).

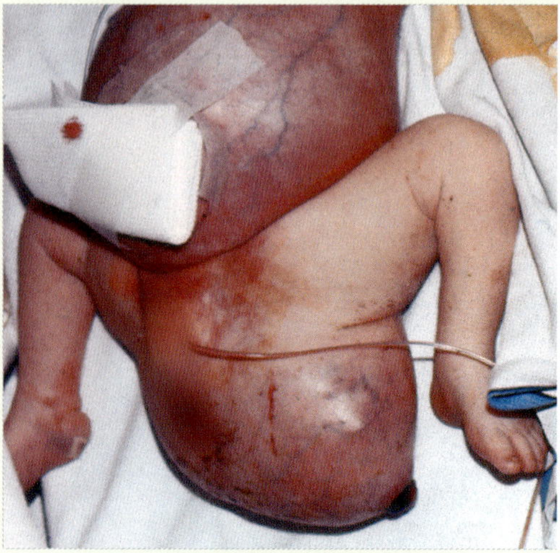

Abb. 5.8 Sakrokokzygealteratom. Das Teratom ist aus den Resten des Primitivstreifens hervorgegangen. Teratome können entarten und kommen bei weiblichen Feten häufiger vor als bei männlichen.

5.6.1 Weitere Entwicklung des Trophoblasten

Zu Beginn der 3. Woche besitzt der Trophoblast zahlreiche **Primärzotten**, die aus einem Zytotrophoblastkern bestehen, der von einer Synzytiumschicht überzogen ist (► Abb. 4.4, ► Abb. 5.9a). In der weiteren Entwicklung dringen Mesodermzellen aus dem extraembryonalen parietalen Mesoderm (Chorionmesoderm, Chorionplatte) in den Zottenkern ein. Die auf diese Weise entstandene **Sekundärzotte** besteht also aus einem lockeren Bindegewebskern, einer Schicht aus Zytotrophoblastzellen und einer äußeren Synzytiumschicht (► Abb. 5.9b).

Am Ende der 3. Woche beginnen die Mesodermzellen im Zottenkern sich zu differenzieren; es entstehen Blutzellen und Kapillaren (► Abb. 5.9c). Mit dem Auftreten von Gefäßen wird die Sekundärzotte zur **Tertiärzotte**. Das Kapillarsystem in den Zotten gewinnt bald Anschluss an Gefäße, die sich in der Chorionplatte und im Haftstiel entwickeln (► Abb. 5.9d, ► Abb. 5.10). Diese Gefäße gewinnen ihrerseits Anschluss an das intraembryonale Kreislaufsystem und stellen damit eine Verbindung zwischen der Plazenta und dem Embryo her (Kap. 6.3.4, Kap. 9.2.1). Wenn in der 4. Entwicklungswoche das Herz zu schlagen beginnt, sind die Zotten bereits in der Lage, den Embryo mit den notwendigen Nährstoffen und mit Sauerstoff zu versorgen. Bis dahin erfolgt die Versorgung des Embryos nur durch Diffusion.

Zur gleichen Zeit dringen die Zytotrophoblastzellen aus den Zotten in das Synzytium ein. Sie durchbrechen die Synzytiumschicht und bilden zwischen ihr und dem mütterlichen Endometrium eine neue Schicht aus Zytotrophoblastzellen. Diese umgibt schließlich den gesamten Keim als **äußere Zytotrophoblasthülle** (► Abb. 5.9d, ► Abb. 5.10). Die Chorionblase wird so fest im Endometrium verankert. Zotten, die die **Chorionplatte** mit der **Basalplatte** verbin-

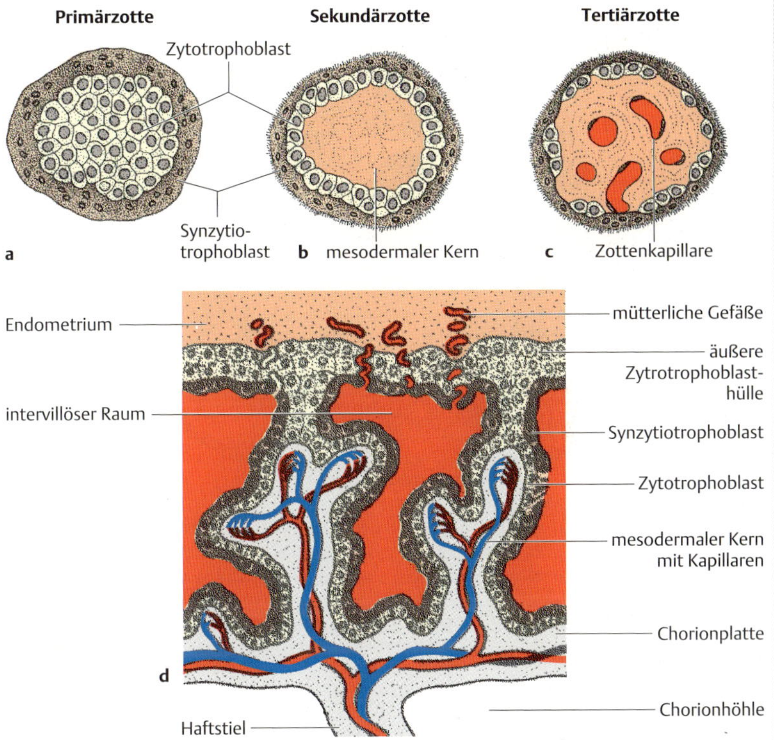

Abb. 5.9 Entwicklung der Chorionzotten. a Querschnitt durch eine Primärzotte: Der Kern aus Zytotrophoblastzellen ist bedeckt von einer Synzytiumschicht. **b** Querschnitt durch eine Sekundärzotte: Der mesodermale Kern ist von einer einschichtigen Lage aus Zytotrophoblastzellen umgeben, die ihrerseits wieder vom Synzytium bedeckt sind. **c** Tertiärzotte: Im Mesoderm treten Kapillaren auf. **d** Zotten am Ende der 3. Entwicklungswoche (Längsschnitt): Die mütterlichen Gefäße durchdringen die Zytotrophoblasthülle und ergießen sich in die intervillösen Räume zwischen den Zotten. Die Zottenkapillaren stehen mit den Gefäßen am Haftstiel in Verbindung, die ihrerseits an den intraembryonalen Kreislauf angeschlossen sind.

den, werden als **Stammzotten** bezeichnet. Der Stoffaustausch erfolgt über die freien **Zottenbäumchen,** die von den Stammzotten aussprossen (▸ Abb. 5.10).

Die Chorionhöhle weitet sich aus, sodass der Embryo am 19. und 20. Tag nur noch über den **Haftstiel** (▸ Abb. 5.10) mit dem Trophoblast verbunden ist. Aus dem Haftstiel geht später die **Nabelschnur** hervor, die Embryo und Plazenta miteinander verbindet.

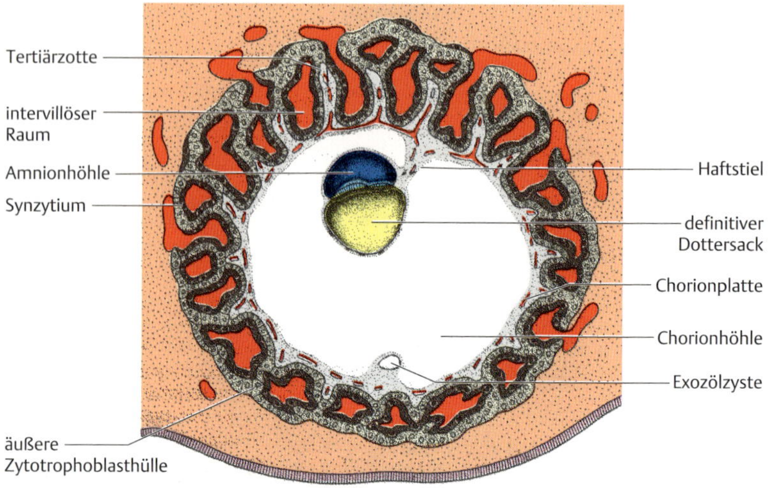

Abb. 5.10 Embryo mit Trophoblast am Ende der 3. Woche. Der Embryo befindet sich kurz vor der Somitenbildung. Die Stammzotten geben dem Trophoblast eine charakteristische Radspeichenstruktur. Überall im Trophoblast sind intervillöse Räume vorhanden, die von Synzytium ausgekleidet sind. Die Zytotrophoblastzellen umgeben den Trophoblast vollständig und stehen mit dem Endometrium direkt in Verbindung. Der Embryo ist an seinem Haftstiel in der Chorionhöhle aufgehängt.

Alles klar?

1. Eine 22-jährige Frau trinkt sehr viel Alkohol auf einer Party und verliert das Bewusstsein. Drei Wochen später bleibt zum zweiten Mal die Regel aus; ein Schwangerschaftstest ist positiv. Ist ihre Sorge berechtigt, dass ihr einmaliger Alkohlexzess ihr Kind geschädigt haben könnte?
2. Bei einer Ultraschalluntersuchung wird bei einem 28 Wochen alten Fetus eine große Gewebemasse in der Nähe des Sakrums beobachtet. Woher könnte die Gewebemasse stammen, und welche Gewebearten dürfte sie enthalten?
3. Bei einer Ultraschalluntersuchung wird festgestellt, dass ein Fetus im Kopf- und Thoraxbereich gut entwickelt ist, dass jedoch die kaudalen Strukturen nicht normal ausgebildet sind. Die Nieren fehlen, lumbale und sakrale Wirbel sind nicht angelegt, die unteren Extremitäten sind miteinander verschmolzen. Welche Entwicklungsstörung liegt diesen Defekten wahrscheinlich zugrunde?
4. Bei einem Kind liegen eine Polysplenie und eine abnorme Lage des Herzens vor. In welchem Zusammenhang stehen diese beiden Entwicklungsstörungen und wann sind sie entstanden? Sollte man nach weiteren Fehlbildungen suchen? An welche Gene muss man ursächlich denken? Zu welchem Zeitpunkt in der Embryogenese ist die Fehlbildung entstanden?

6 Embryonalperiode (3.–8. Woche)

6.1 Überblick

In der Embryonalperiode differenzieren sich die für jedes Keimblatt charakteristischen Gewebe. Die Organsysteme werden angelegt (**Organogenese**). Aus der Keimscheibe entsteht durch kraniokaudale Krümmung und Abfaltung vom Dottersack die Grundform des Körpers. Die Amnionhöhle weitet sich nach ventral aus und umgibt den Embryo vollständig (▶ Abb. 6.17).

Aus dem **Ektoderm**, dem äußeren Keimblatt, entstehen die Organe, die den Kontakt zur Außenwelt aufrechterhalten:

- Zentralnervensystem
- peripheres Nervensystem
- sensorische Epithelien des Ohres, der Nase und des Auges
- Epidermis mit den Haaranlagen
- Hypophyse, Milch- und Schweißdrüsen sowie Zahnschmelz.

Die BMP-Antagonisten Noggin, Chordin und Follistatin, die in Primitivknoten, Chorda und Prächordalplatte gebildet werden, inaktivieren den Wachstumsfaktor BMP4. Dadurch wird die Neuralplatte induziert. Im Bereich des Rhombenzephalons und des Rückenmarks spielen dabei WNT 3a und FGF eine Rolle. Wenn die Inaktivierung fehlt, führt BMP4 zur Umwandlung des Ektoderms in Oberflächenektoderm und zur Ventralisierung des Mesoderms in intermediäres und Seitenplattenmesoderm.

Das **Mesoderm**, das mittlere Keimblatt, schiebt sich zwischen Ekto- und Entoderm ein (▶ Abb. 6.8). Die segmentale Gliederung des Körpers geht auf die Ausbildung der Somiten im Mesoderm zurück. Aus den Somiten entstehen die Sklerotome, aus denen Knorpel und Knochen des Achsenskeletts hervorgehen, die Myotome für die quer gestreifte Muskulatur und die Dermatome für das subkutane Bindegewebe (▶ Abb. 6.11).

Die Signale für die Differenzierung der Somiten stammen aus der Chorda, dem Neuralrohr und dem Oberflächenektoderm. Die Chorda und die Bodenplatte des Neuralrohrs bilden **Sonic hedgehog**, das das Sklerotom induziert.

Es entstehen zwei myogene Regionen: **WNT-Signalproteine** aus dem dorsalen Neuralrohr induzieren im dorsomedialen Abschnitt des Somiten die epaxiale Muskulatur, während BMP4 und FGF aus dem Seitenplattenmesoderm sowie **WNTs** aus dem Oberflächenektoderm im dorsolateralen Abschnitt des Somiten die Bildung von Muskulatur für die Extremitäten und die Körperwand induzieren. Das Dermatom wandelt sich unter dem Einfluss von **Neurotrophin 3** aus dem dorsalen Neuralrohr zur Dermis um (▶ Abb. 6.12).

Das **Seitenplattenmesoderm** kleidet die Leibeshöhle aus. Es legt sich als **parietales Mesoderm** dem Ektoderm und als **viszerales Mesoderm** dem Entoderm an (▶ Abb. 6.8). Es steuert die bindegewebige Komponente zu den aus dem Ektoderm und Entoderm abstammenden Organen bei. Aus dem Mesoderm gehen der Stütz- und Bewegungsapparat, das Blut- und Lymphgefäßsystem sowie das Urogenitalsystem hervor.

Aus dem **Entoderm**, dem inneren Keimblatt, entstehen die epitheliale Auskleidung des Gastrointestinaltrakts, des Respirationstrakts und der Harnblase (▶ Abb. 6.16). Außerdem gehen das Parenchym der Tonsillen, der Schilddrüse, der Nebenschilddrüsen, des Thymus, der Leber und des Pankreas aus dem Entoderm hervor. Die Paukenhöhle und die Tuba auditiva werden ebenfalls von Entoderm ausgekleidet.

Die **kraniokaudale Musterbildung** in der Embryonalachse wird von den **Homöobox-Genen** kontrolliert. Homöobox-Gene sind bereits bei *Drosophila* vorhanden und sind in vier Clustern auf vier unterschiedlichen Chromosomen als *HOXA*, *HOXB*, *HOXC* und *HOXD* angeordnet. Gene am 3'-Ende der chromosomalen DNA kontrollieren die Entwicklung von kranial gelegenen und die zum 5'-Ende hin gelegenen Gene die Differenzierung von weiter kaudal gelegenen Segmenten. Im Zusammenspiel regulieren sie die Musterbildung im Rautenhirn und entlang der Achse des Embryos (▶ Abb. 6.20).

Als Ergebnis der Entstehung der Organsysteme und des schnellen ZNS-Wachstums beginnt sich die ursprünglich flache Keimscheibe zu verlängern und Kopffalte sowie Schwanzknospe zu bilden, die zur eingerollten „fetalen" Körperhaltung des Embryos führen. Der Embryo bildet außerdem zwei **seitliche Körperwandfalten** aus, die nach ventral wachsen und die Körperwand schließen. Als Folge davon dehnt sich das Amnion nach ventral aus und umgibt den Embryo als Amnionhöhle (▶ Abb. 6.16a). Die Verbindung zu Dottersack bzw. Plazenta wird durch Dottergang (Ductus vittelinus oder Ductus omphaloentericus) bzw. Nabelschnur aufrechterhalten.

Im **Kopfbereich** gibt es bei den Regeln über die Abstammung der Gewebe aus den Keimblättern (Keimblattlehre) eine Ausnahme. Hier stammt ein großer Teil des Bindegewebes nicht aus dem Mesoderm, sondern aus Neuralleiste, Plakoden und Prächordalplatte. Speziell die Knorpelspangen der Schlundbögen stammen von Neuralleistenzellen ab.

Der Zeitraum zwischen der 3. und 8. Entwicklungswoche heißt **Embryonalperiode**. In dieser Zeit entwickeln sich aus den drei Keimblättern, dem Ektoderm, dem Mesoderm und dem Entoderm, die Organanlagen (**Organogenese**). Am Ende der Embryonalperiode sind die wichtigsten Organsysteme angelegt. Die Organogenese führt zu einem tiefgreifenden Wandel in der äußeren Gestalt des Embryos. Am Ende des 2. Monats wird die endgültige Körperform dann in ihren Hauptzügen sichtbar.

6.2 Derivate des Ektoderms

Am Anfang der 3. Woche ähnelt das Ektoderm einer flachen Scheibe, die kranial etwas breiter ist als kaudal (▶ Abb. 6.1). Aus dem Ektoderm geht die Anlage des ZNS und das Oberflächenektoderm hervor. Die ZNS-Anlage wird als Neuralplatte vom Chorda-Mesoderm-Komplex im Ektoderm induziert. Die Neuralplatte bildet sich während der Entwicklung des Chordafortsatzes vor dem Primitivknoten als Verdickung im darüberliegenden Ektoderm aus (▶ Abb. 6.2).

6.2.1 Molekulare Steuerung der Neuralinduktion

Die gleichen Faktoren, die für die Ventralisierung des Mesoderms in der frühen Keimscheibe verantwortlich sind, induzieren auch die Neuralplatte im Ektoderm. Die Hochregulation von **Fibroblastenwachstumsfaktor (FGF)** ist auch für die Neuralinduktion verantwortlich. FGF induziert über noch unbekannte Mechanismen eine neurale Differenzierung, indem es die Expression von **bone morphogenetic protein 4 (BMP4)**, einem Mitglied der **trans-**

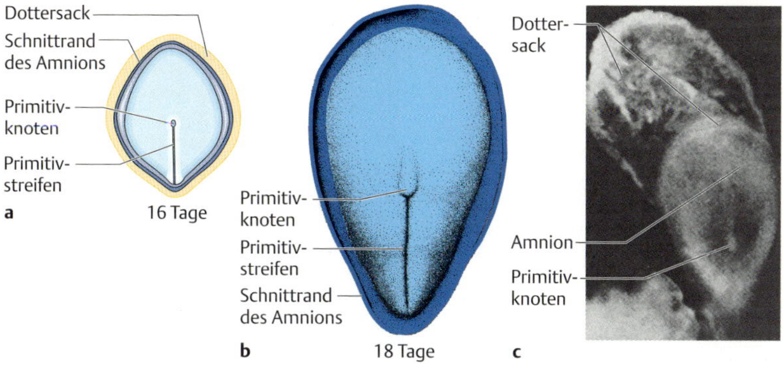

Abb. 6.1 16 und 18 Tage alter Embryo (Dorsalansicht). a Keimscheibe eines 16 Tage alten Embryos. Primitivstreifen und Primitivknoten sind gut zu erkennen. **b** Keimscheibe eines 18 Tage alten menschlichen Embryos. Die Keimscheibe hat einen pantoffelförmigen Umriss. **c** Foto eines 18 Tage alten menschlichen Embryos in Dorsalansicht. Vor dem Primitivknoten ist als schwacher Streifen die Anlage der Chorda zu erkennen, die durch das Ektoderm hindurchschimmert. Der Dottersack sieht etwas fleckig aus. Der Embryo ist 1,25 mm lang und 0,68 mm breit.

forming growth factor β (TGF-β-)Familie, inhibiert und die von **Chordin** und **Noggin** hochreguliert, die ihrerseits die Aktivität des BMP4 hemmen. Während der Gastrulation bewirkt das durch alle drei Keimblätter diffundierende BMP4 allein die Umwandlung des Ektoderms in Epidermis und die Bildung von intermediärem und Seitenplattenmesoderm.

Wenn Ektoderm nicht dem Einfluss von BMPs ausgesetzt ist, schlägt es als Ausweichlösung das neurale Entwicklungsschicksal ein. Fehlt BMP4 oder wird es von **Noggin**, **Chordin** und **Follistatin** inaktiviert, differenziert sich das Ektoderm zu Neuralepithel. Alle drei Signalproteine werden im Organisator (dem Primitivknoten), in der Chorda und der Prächordalplatte gebildet. Neben der Neuralisation des Ektoderms sind sie für die Dorsalisierung des Mesoderms, d. h. die Umwandlung in Chorda und paraxiales Mesoderm, verantwortlich. Dieser Induktionsmechanismus gilt allerdings nur für die Vorderhirn- und Mittelhirnregion. Die Induktion des kaudalen Abschnitts der Neuralplatte (Rhombenzephalon und Rückenmark) hängt von zwei weiteren sezernierten Signalmolekülen ab, von **WNT 3a** und **FGF**. Außerdem spielt **Retinsäure (retinoic acid, RA)** bei der Ausbildung der Körperachse eine Rolle und kann über die Expression von **Homöobox-Genen** die Determination kranialer Segmente in kaudalere umwandeln (Kap. 6.5).

6.2.2 Neurulation – Bildung des Neuralrohrs

Unter Neurulation versteht man den Vorgang, durch den aus der Neuralplatte das Neuralrohr gebildet wird. Am Ende der 3. Woche stellt die Neuralanlage eine pantoffelförmige Platte dar, die sich beiderseits vom Primitivstreifen nach kaudal fortsetzt (▶ Abb. 6.2b). Die lateralen Ränder der

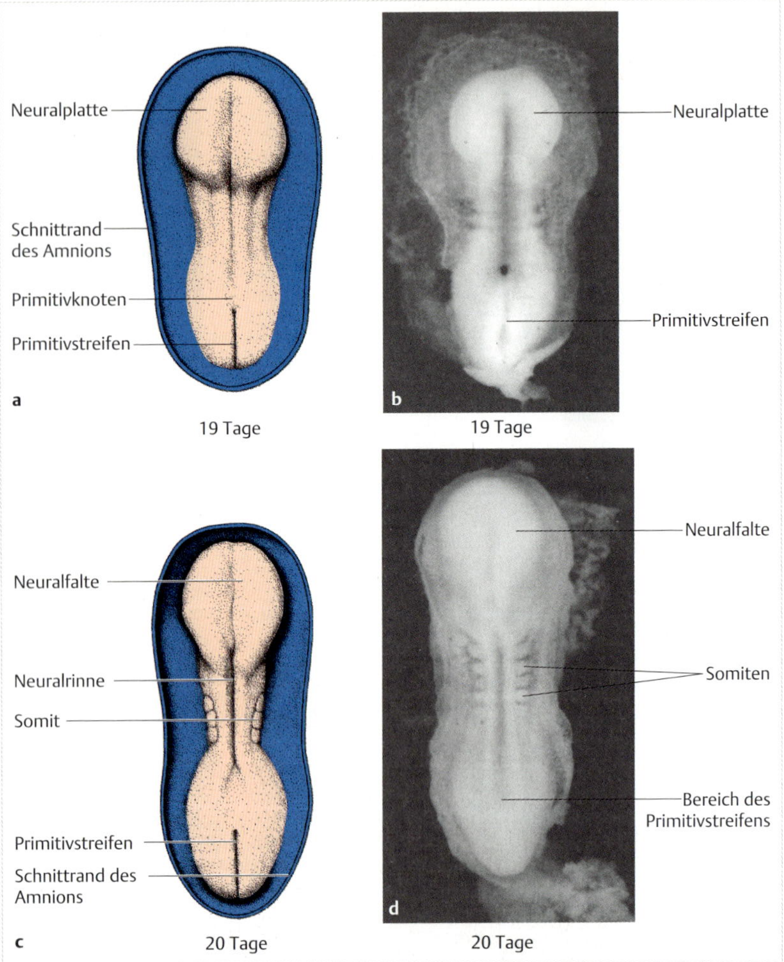

Abb. 6.2 Embryo zu Beginn der Somitenbildung. a, b Dorsalansicht eines etwa 19 Tage alten menschlichen Embryos. Das Amnion wurde entfernt. Die Neuralplatte ist gut zu erkennen. **c, d** Dorsalansicht eines etwa 20 Tage alten Embryos. Beachte die Entwicklung der Somiten und die Entstehung der Neuralrinne sowie der Neuralfalten.

Neuralplatte richten sich zu den **Neuralfalten** auf. Zwischen den Neuralfalten liegt die **Neuralrinne** (▶ Abb. 6.3). Die Neuralfalten wandern aufeinander zu und verschmelzen in der Mittellinie. Auf diese Weise entsteht das **Neuralrohr** (▶ Abb. 6.3b).

Die Verschmelzung der Neuralfalten beginnt in Höhe des 5. Somiten oberhalb der späteren Halsregion und schreitet von dort in kranialer und kaudaler Richtung fort (▶ Abb. 6.4). Am kranialen und kaudalen Ende des Embryos steht das Neuralrohr vorübergehend mit der Amnionhöhle über den **Neuroporus anterior** bzw. **posterior** in offener Verbindung (▶ Abb. 6.4). Der Neuroporus anterior schließt sich etwa am

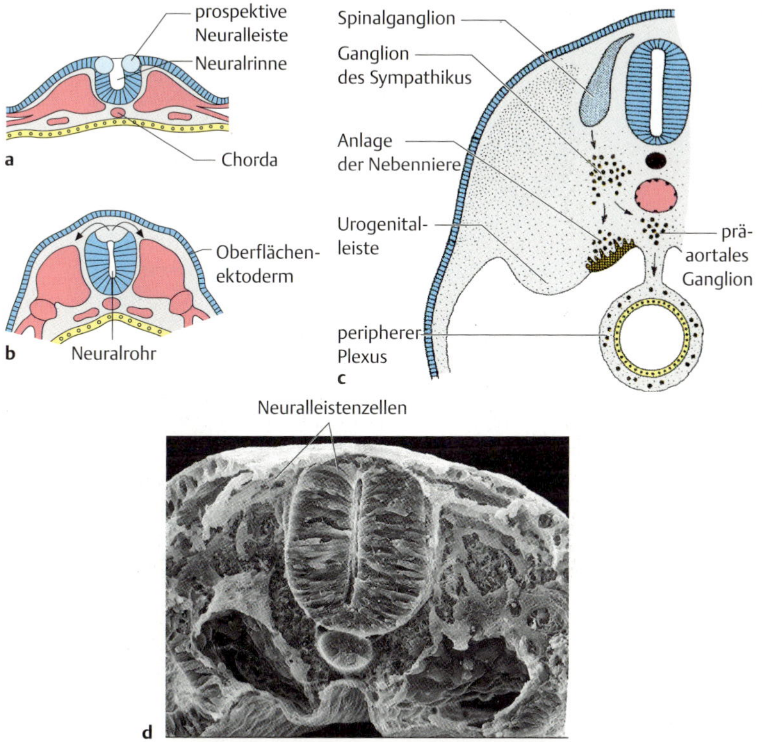

Abb. 6.3 Bildung des Neuralrohrs. a, b An der Oberkante der Neuralfalte bilden sich Neuralleistenzellen, die dort verharren, bis sich die Neuralrinne zum Neuralrohr geschlossen hat. **c** Anschließend beginnen die Zellen der Neuralleiste zu wandern und entwickeln sich zu den Spinalganglien, den Ganglien des sympathischen und parasympathischen Nervensystems und anderen Geweben wie z. B. dem Nebennierenmark. **d** REM-Aufnahme: Neuralleistenzellen wandern nach dem Verschluss des Neuralrohrs dorsal aus der Neuralleiste aus.

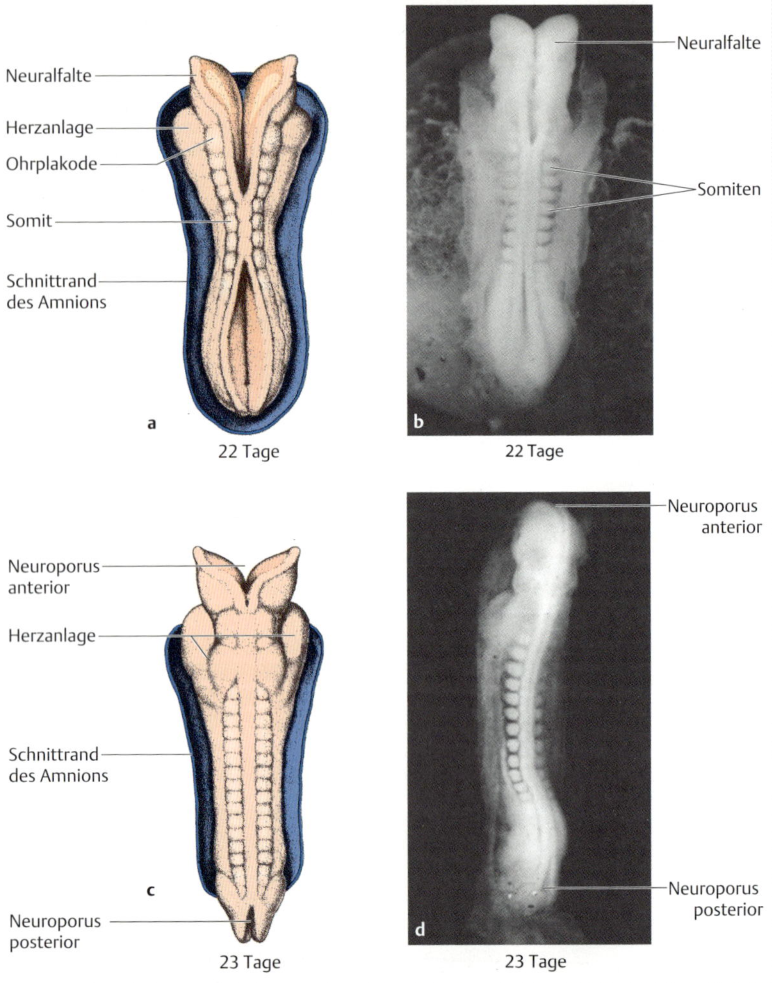

Abb. 6.4 Verschluss des Neuralrohrs und Somitenbildung. a, b Dorsalansicht eines menschlichen Embryos im Alter von etwa 22 Tagen. Beiderseits vom Neuralrohr lassen sich sieben Somiten erkennen. **c, d** Etwa 23 Tage alter menschlicher Embryo in Dorsalansicht. Die Neuralanlage steht über den vorderen und hinteren Neuroporus mit der Amnionhöhle in Verbindung. Beachte im kranialen Abschnitt die Vorwölbung der paarigen Herzanlage.

25. Tag (18–20 Somiten), der Neuroporus posterior dagegen erst am 28. Tag (25 Somiten). Das Neuralrohr bildet in seinem unteren schmalen Abschnitt die Anlage des **Rückenmarks.** In seinem kranialen breiten Anteil entwickeln sich als Anlage des Gehirns die **Hirnbläschen** (Kap. 19).

6.2.3 Neuralleistenzellen

Das Zellmaterial der Neuralleiste liegt im Neuralepithel am Übergang zum Oberflächenektoderm (▸ Abb. 6.3b). Wenn die Neuralfalten sich aufrichten und in der Mittellinie bei der Bildung des Neuralrohrs miteinander verschmelzen, wandern die Neuralleistenzellen aktiv aus dem Neuralepithel in das seitlich angrenzende Mesoderm aus. Die Umwandlung der Neuralleiste von einer epithelialen in eine mesenchymale Struktur wird **Epithel-Mesenchym-Transformation (EMT)** genannt. (Der Begriff *Mesoderm* bezeichnet die Zellen des mittleren Keimblattes, der Begriff *Mesenchym* dagegen lockeres embryonales Bindegewebe – unabhängig davon, aus welchem Keimblatt dieses stammt.)

Die Neuralleistenzellen unterhalb der Kopfregion verlassen das Neuralepithel erst *nach dem Verschluss* des Neuralrohrs und wandern in zwei Richtungen aus:

- Der **laterale Wanderweg** direkt unter dem Oberflächenepithel wird von den Vorläuferzellen für die Melanozyten der Haut- und der Haarfollikel benutzt. Aus der mesodermalen Dermis wandern sie an ihren Zielort in das Epithel der Haut (die Epidermis) ein.
- Der **ventrale (oder mediale) Wanderweg** führt die Neuralleistenzellen durch den kranialen Abschnitt der Somiten. Von den Neuralleistenzellen des ventralen Wanderweges stammen die Spinalganglien, die vegetativen Ganglienzellen des Grenzstrangs (Sympathikus), die Neuronen des enterischen Nervensystems, die Schwann-Zellen und die Zellen des Nebennierenmarks ab (▸ Abb. 6.3).

Im Kopfbereich des Embryos verlassen Neuralleistenzellen noch *vor dem Verschluss* des Neuralrohrs die kraniale Neuralleiste (▸ Abb. 6.5). Aus diesen Zellen entstehen folgende Derivate:

- Bindegewebe und Knochen des Gesichts und des Schädels
- Hirnnerven (▸ Tab. 19.2)
- C-Zellen der Schilddrüse
- Septum im Konus und Trunkus des Herzens
- Odontoblasten
- Gesichts- und Nackenhaut
- Spinalganglien (dorsale Wurzel)
- Grenzstrang und präaortale Ganglien
- Nebennierenmark
- Schwann-Zellen
- Gliazellen
- Meningen (Vorderhirn)
- Melanozyten
- glatte Muskelzellen der Gefäße im Gesicht und Vorderhirn

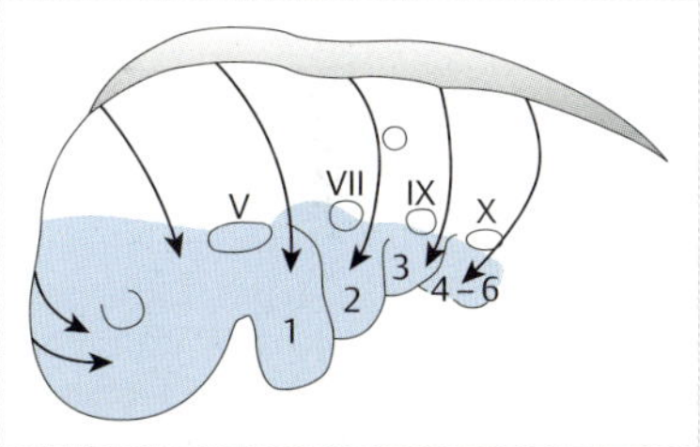

Abb. 6.5 Wanderwege der Neuralleistenzellen aus der Kopfregion. Diese Zellen verlassen die Ränder der Neuralfalten vor dem Verschluss zum Neuralrohr und bilden nach ihrer Wanderung Strukturen des Gesichts und des Halses aus (blaue Region). *1–6*, Pharyngealbögen; *V, VII, IX, X*, Epibranchialplakoden.

Die Zellen der Neuralleiste sind von so fundamentaler Bedeutung und tragen zu so vielen Organen und Geweben bei, dass sie manchmal als „**4. Keimblatt**" bezeichnet werden. In der Evolution sind diese Zellen in der Frühzeit der Wirbeltierentwicklung aufgetreten und haben die Verbreitung dieser Gruppe durch die Perfektionierung der räuberischen Lebensweise erheblich begünstigt.

Molekulare Kontrolle der Neuralleisteninduktion

Zur Induktion von Zellen der Neuralleiste ist eine Wechselwirkung an den Grenzbereichen zwischen Neuralplatte und Oberflächenektoderm (Epidermis) erforderlich (▶ Abb. 6.3a). In diesen Bereichen herrscht im Vergleich zur Neuralplatte, die sehr niedrigen BMP-Konzentrationen ausgesetzt ist, und dem Oberflächenektoderm, das sehr hohen BMP-Konzentrationen ausgesetzt ist, ein mittlerer BMP-Spiegel vor. Die Proteine Noggin und Chordin kontrollieren diese Konzentrationen durch Hemmung von BMP. In Verbindung mit FGF und Wnt schalten mittlere BMP-Spiegel PAX3 und andere Transkriptionsfaktoren an, die für die Spezifizierung des Neuralplatten-Grenzbereichs sorgen (▶ Abb. 6.3a). Diese Transkriptionsfaktoren wiederum induzieren eine zweite Welle von Transkriptionsfaktoren, zu denen Snail und FOXD3 gehören, die die Neuralleistenzellen spezifizieren. *Slug*, eines der *Snail*-Gene, fördert die Migration der Neuralleistenzellen aus dem Neuroektoderm.

Das Entwicklungsschicksal des gesamten Ektoderms ist also von verschiedenen BMP-Konzentrationen abhängig: Hohe Konzentrationen erlauben die Entwicklung der Epidermis, mittlere Konzentrationen an der Grenze zwischen Neuralplatte und Oberflächenektoderm führen zur Bildung der Neuralleiste, und sehr geringe Konzentrationen induzieren neurales Ektoderm. BMPs, weitere Vertreter der TGF-β-Familie und FGFs kontrollieren die Wanderung, Proliferation und Differenzierung der Neuralleiste. Abnorme lokale BMP-Spiegel werden bei Labortieren mit Defekten von Neuralleistenderivaten im Schädel- und Gesichtsbereich in Zusammenhang gebracht (Kap. 18).

Wenn sich das Neuralrohr geschlossen hat, werden im Oberflächenektoderm der Kopfanlage zwei Verdickungen sichtbar, die Ohrplakode und die Linsenplakode (▶ Abb. 6.6):

- Die **Ohrplakode** liegt dorsal von der 2. Schlundfurche. In der weiteren Entwicklung stülpt sie sich zum **Ohrgrübchen** ein. Am Ende der 4. Woche schiebt sich das Oberflächenektoderm über das Grübchen, sodass ein **Ohrbläschen** entsteht (Kap. 20).
- Die **Linsenplakode** wird durch das Augenbläschen induziert, das seinerseits eine Aussackung des 1. Gehirnbläschens darstellt. Die Linsenplakode stülpt sich ebenfalls ein und verliert im Laufe der 5. Woche ihre Verbindung zum Oberflächenektoderm. Sie wird so zum **Linsenbläschen** (Kap. 21).

▶ **Derivate des Ektoderms.** Allgemein kann man zusammenfassen, dass aus dem Ektoderm die Organe und Strukturen entstehen, die den Kontakt zur Umwelt herstellen:

- zentrales und peripheres Nervensystem
- Sinnesepithel der Nase, des Auges und des Ohres
- Epidermis inklusive Haare und Nägel

Außerdem leiten sich noch folgende Strukturen vom Ektoderm ab: Talg-, Schweiß- und Duftdrüsen, Milchdrüsen, Hypophyse und Zahnschmelz.

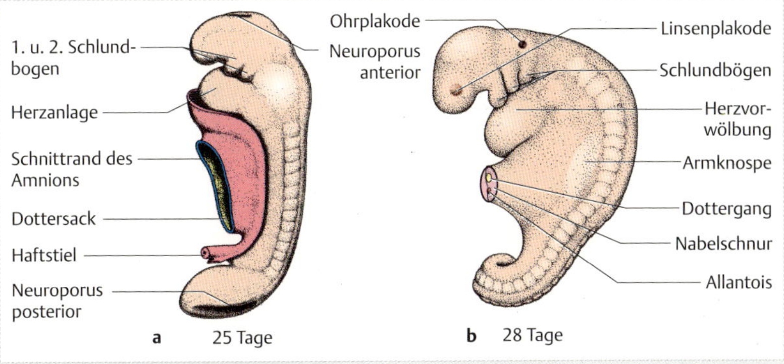

Abb. 6.6 25 und 28 Tage alter Embryo. a Etwa 25 Tage alter Embryo mit 14 Somiten (Seitenansicht). Beachte die Vorwölbung der Herzanlage und den 1. und 2. Schlundbogen, die durch die erste Schlundfurche voneinander getrennt sind. **b** Etwa 28 Tage alter Embryo mit 28 Somiten. Die ersten drei Schlundbögen sowie die Linsen- und Ohrplakode sind sichtbar.

Klinischer Bezug

Defekte des Neuralrohrs

Neuralrohrdefekte entstehen, wenn der (vollständige) Neuralrohrverschluss ausbleibt. Wenn sich das Neuralrohr im kranialen Abschnitt nicht schließt, wird dies als **Anenzephalie** bezeichnet (▶ Abb. 6.7a). Wenn der Neuralrohrverschluss an einer Stelle zwischen Zervikalregion und kaudalem Abschnitt ausbleibt, wird der Defekt **Spina bifida** genannt (▶ Abb. 6.7b). Eine Spina bifida tritt am häufigsten in der Lumbosakralregion auf, was auf eine höhere Anfälligkeit des Prozesses durch genetische Faktoren und äußere Einflüsse in diesem Bereich hinweist. Die Anenzephalie ist ein letaler Defekt, der meist bereits während der Schwangerschaft (ab der 12. SSW) diagnostiziert wird und den Eltern die Möglichkeit zum Schwangerschaftsabbruch eröffnet.

Kinder mit Spina bifida weisen je nach betroffener Rückenmarkshöhe und Schwere des Defekts eine Reihe neurologischer Ausfälle auf. Das Auftreten dieser Fehlbildungen ist nicht selten und variiert geografisch. So betrug beispielsweise die Häufigkeit des Auftretens in den USA vor Anreicherung des Mehls mit Folsäure bezogen auf alle Geburten 1:1000, in North Carolina und South Carolina jedoch 1:500. In Teilen Chinas betrug die Häufigkeit sogar 1:200. Für das unterschiedlich häufige Auftreten sind sowohl die genetische Prädisposition als auch Umwelteinflüsse verantwortlich, jedoch konnte das Auftreten unabhängig von der Region nach Verabreichung von Folsäure deutlich gesenkt werden. Die Inzidenz in den USA liegt derzeit bei 1:1500.

Man schätzt dass zwischen 50 und 70 % der Neuralrohrdefekte verhindert werden können, wenn Frauen 3 Monate vor Beginn einer Schwangerschaft eine Tagesdosis von **400 µg** Folsäure (die Dosis der meisten Multivitaminpräparate) zu sich nehmen

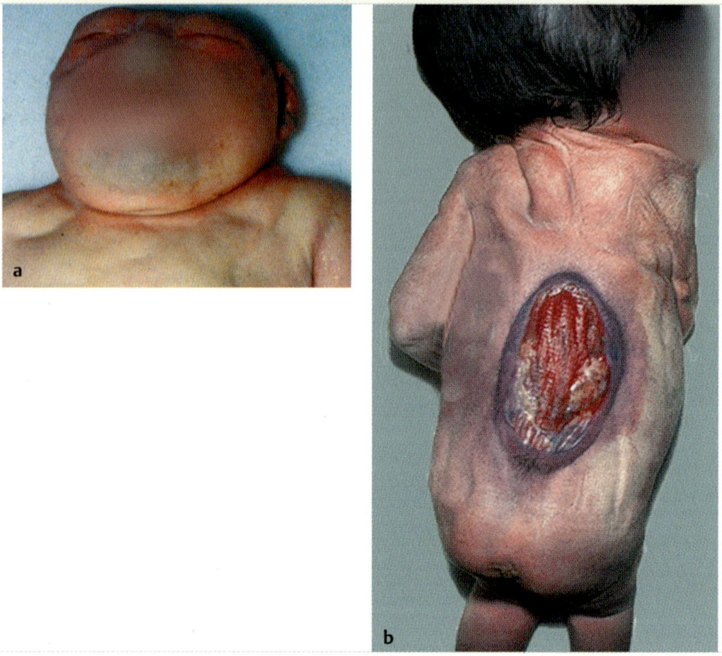

Abb. 6.7 Beispiele für Neuralrohrdefekte, die bei Ausbleiben des Neuralrohrschlusses auftreten. **a** Anenzephalie. **b** Neugeborenes mit Spina bifida. Die meisten Fälle treten in der Lumbosakralregion auf. Siehe zur Spina bifida auch ▶ Abb. 19.11 und ▶ Abb. 19.12. Durch das Vitamin Folsäure können 50–70 % der Fälle verhindert werden.

und diese während der gesamten Schwangerschaft beibehalten. Da 50 % aller Schwangerschaften nicht geplant sind, wird Frauen im gebärfähigen Alter die Einnahme von Multivitaminpräparaten mit 400 µg Folsäure empfohlen. Frauen, die bereits ein Kind mit einem Neuralrohrdefekt zur Welt gebracht haben oder in deren Familien ein solcher auftgetreten ist, wird die Tagesdosis von 400 µg Folsäure empfohlen und eine Dosis von **4 000 µg** einen Monat vor der Planung einer Schwangerschaft sowie in den ersten 3 Monaten der Schwangerschaft.

6.3 Derivate des Mesoderms

Der Begriff **Mesoderm** bezeichnet das mittlere Keimblatt als Ganzes. Er wird aber auch für Gewebe benutzt, die aus dem mittleren Keimblatt stammen oder wie das extraembryonale Mesoderm homolog zu ihm sind. Der Begriff **Mesenchym** bezeichnet hingegen lockeres embryonales Bindegewebe, das in der Regel aus dem mittleren Keimblatt stammt. Davon gibt es Ausnahmen wie das Mesenchym im Kopfbereich, das aus der Neuralleiste entsteht.

Anfangs besteht das Mesoderm aus einer dünnen Schicht von beiderseits der Mittellinie locker angeordneten Zellen (▶ Abb. 6.8a). Etwa am 17. Tag proliferiert der mediale Abschnitt und bildet eine dickere Gewebeplatte, die als **paraxiales Mesoderm** bezeichnet wird (▶ Abb. 6.8b). Weiter lateral bleibt die Mesodermschicht dünn und heißt dort **Seitenplatte**. Die Seitenplatte teilt sich in zwei Schichten (▶ Abb. 6.8b, c):

- in die **somatische** oder **parietale Mesodermschicht**, die in das extraembryonale Mesoderm übergeht, das das Amnion bedeckt, und
- in die **splanchnische** oder **viszerale Mesodermschicht**, die in das Mesoderm übergeht, das den Dottersack bedeckt.

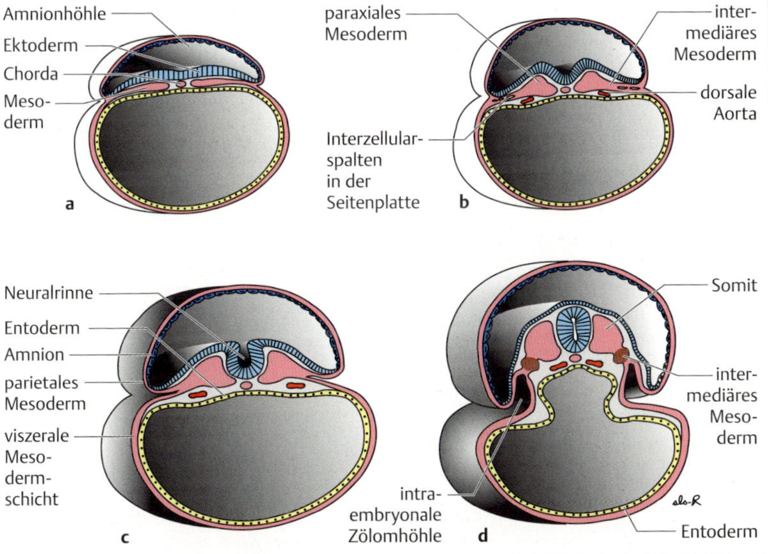

Abb. 6.8 Entwicklung des mittleren Keimblatts. Querschnitte. a 17. Tag, **b** 19. Tag, **c** 20. Tag, **d** 21. Tag. Aus der dünnen Mesodermschicht entstehen das paraxiale Mesoderm (Material für die Somiten), das intermediäre Mesoderm (Material für die exkretorischen Einheiten der Niere) und die Seitenplatte. Um den 19. Tag treten in der Seitenplatte Interzellularspalten auf. Um den 20. Tag spaltet sie sich in die parietale und die viszerale Mesodermschicht auf, die ihrerseits die intraembryonale Zölomhöhle begrenzen.

Gemeinsam begrenzen beide Schichten die neu gebildete **intraembryonale Leibeshöhle**, die beiderseits mit dem extraembryonalen Zölom in Verbindung steht. Das Gewebe zwischen dem paraxialen Mesoderm und den früheren Seitenplatten heißt **intermediäres Mesoderm** (Somitenstiel, ▶ Abb. 6.8, ▶ Abb. 6.9).

6.3.1 Paraxiales Mesoderm

Entstehung der Somiten

Gegen Ende der 3. Woche gliedert sich das paraxiale Mesoderm beiderseits vom Neuralrohr in einzelne Segmente, die als **Somiten** bezeichnet werden. Innerhalb der Somiten bilden die Mesodermzellen vorübergehend einen epithelialen Zellverband (▶ Abb. 6.11a, b). Die Funktion der Somiten besteht in der Ausbildung der Grundform des embryonalen Körpers und in der segmentalen Gliederung des mesodermalen Anlagematerials.

Das erste Somitenpaar entsteht im kranialen Abschnitt des Embryos etwa am 20. Tag der Entwicklung. Daran anschließend werden in kraniokaudaler Richtung etwa drei weitere Somitenpaare pro Tag gebildet (▶ Abb. 6.10). Am Ende der 5. Woche sind etwa 42–44 Paare vorhanden (▶ Abb. 6.6b). Es entstehen 4 okzipitale, 8 zervikale, 12 thorakale, 5 lumbale, 5 sakrale und 8–10 kokzygeale Somitenpaare. Das erste okzipitale und die letzten 5–7 kokzygealen Paare bilden sich später wieder zurück.

Während dieser Entwicklungsstadien wird das Alter des Embryos normalerweise durch die Zahl der Somiten angegeben, da sie eines der charakteristischsten äußeren Merkmale darstellen. ▶ Tab. 6.1 wurde nach den Embryonenbeschreibungen verschiedener Autoren zusammengestellt und

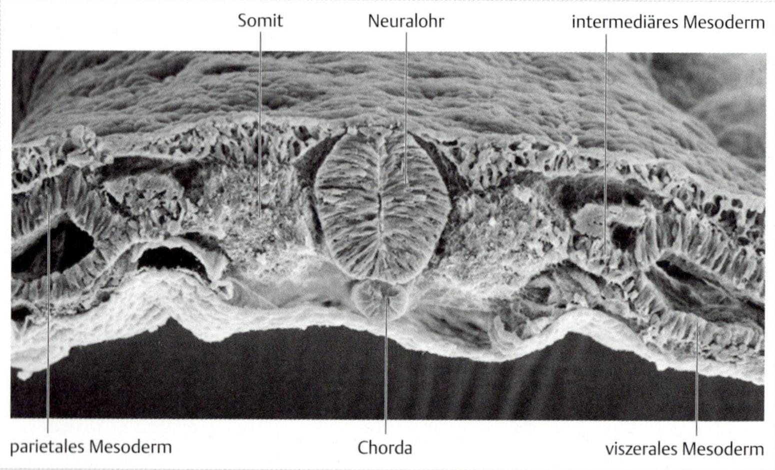

Abb. 6.9 Somitenregion. Querschnitt im Bereich der Somiten und des Neuralrohrs. Das paraxiale Mesoderm hat sich in Somiten und intermediäres und laterales Mesoderm differenziert.

Tab. 6.1 Somitenzahl und Alter eines Embryos

Alter (Tage)	Somitenzahl
20	1–4
21	4–7
22	7–10
23	10–13
24	13–17
25	17–20
26	20–23
27	23–26
28	26–29
30	34–35

gibt das ungefähre Alter eines Embryos an, bezogen auf seine Somitenzahl.

Molekulare Steuerung der Somitenentwicklung

Die Bildung der Somiten aus dem unsegmentierten paraxialen Mesoderm (▶ Abb. 6.10) wird durch die **zyklische Aktivität von Genen** (Segmentierungsuhr, zyklische Gene“) gesteuert. Zu diesen gehören ***Notch*** und ***WNT***, deren Signalketten oszillierend im paraxialen Mesoderm exprimiert werden. Auf diese Weise wird Notch im kranialen Abschnitt der Segmentplatte angereichert, der bereits für die Entstehung des nächsten Somitenpaares vorgesehen ist, und nach Entstehung dieses Somitenpaares wieder abgebaut. Die Zunahme an Notch aktiviert die Expression weiterer Segmentierungsgene.

Die Grenzen für die Expression der Segmentierungsgene in der somitenbildenden Region des paraxialen Mesoderms werden von **Retinsäure** (retinoic acid, RA) und **FGF8** festgelegt. Retinsäure findet sich kranial in hoher Konzentration und nimmt nach kaudal hin ab, während die Kombination von FGF8 und WNT 3a-Protein kaudal höher als kranial ist. Diese einander überlappenden Konzentrationsgradienten kontrollieren die Segmentierungsuhr und die Aktivität des Notch-Signalwegs.

Somitendifferenzierung

Kurz nach Abschnürung der Somiten aus der Segmentplatte stellen diese zunächst einen lockeren Verband aus mesenchymalen (fibroblastenähnlichen) Zellen dar. Fast zeitgleich findet eine **Epithelialisierung** statt. Dadurch entsteht ein mehrreihiges hochprismatisches Epithel an der Außenseite einer Kugel, das ein enges Lumen mit mesenchymalen Zellen (Somitozöl) umgibt (▶ Abb. 6.11). Zu Beginn der 4. Woche deepithelisieren die ventralen und medialen Anteile des Somitenepithels und werden wieder mesenchymal. Man bezeichnet dies als **epitheliomesenchymale Transition**. Durch die gleichzeitige laterale Abfaltung des Embryos verändern die Somiten ihre Position relativ zu Neuralrohr und Chorda dorsalis, sodass diese von der ventromedialen mesenchymalen Zellpopulation umgeben werden. Diese Zellen werden in ihrer Gesamtheit als **Sklerotom** bezeichnet, die sich zu Wirbeln und Rippen differenzieren werden (Kap. 11).

Die Zellen des ehemals dorsalen Somitenepithels bleiben epithelial und bilden das **Dermomyotom**. Die Zellen an den Rändern des Dermomyotoms, insbesondere dorsomedial und ventrolateral, bilden vor allem Muskelvorläuferzellen, aber auch andere Derivate (Endothel). Aus den Zellen zwischen den Rändern werden sowohl Muskelzellen als auch Fibroblasten, insbesondere die Dermis und Subkutiszellen („Dermatom“) (▶ Abb. 6.11b).

Zellen des Dermomyotoms bilden eine weitere Schicht zwischen dem Dermomyotom und dem Sklerotom: das **Myotom** (▶ Abb. 6.11c, d). Während die dorsomedialen Zellen den epaxialen Teil des Myotoms bil-

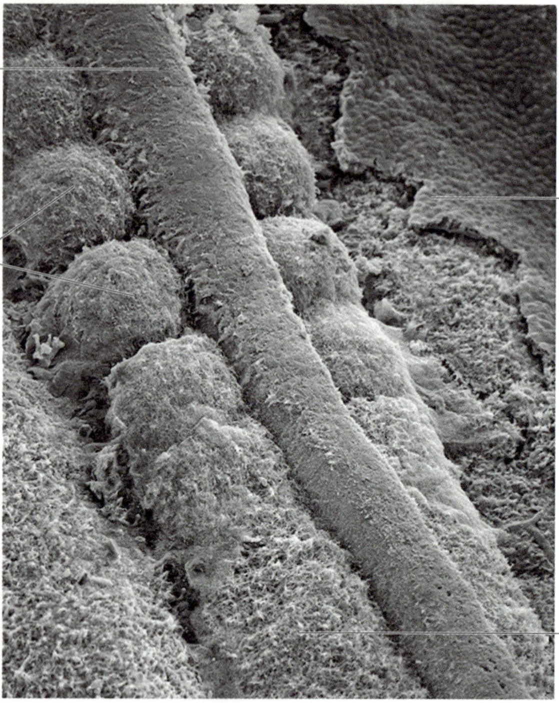

Abb. 6.10 Dorsalansicht der Somitenbildung (REM-Aufnahme) entlang des Neuralrohrs. (Das Ektoderm wurde teilweise entfernt). Die Somiten bilden sich im unsegmentierten paraxialen Mesoderm von kranial nach kaudal fortschreitend.

den, aus dem die autochthone Rückenmuskulatur hervorgeht, generieren die Zellen der ventrolateralen Abschnitte auf Höhe der Extremitätenanlagen die myogenen Vorläuferzellen, die die Somatopleura besiedeln und die Skelettmuskulatur der Gliedmaßen bilden. In den übrigen Gebieten bilden sich von dort aus ventrale Muskelknospen aus Dermomyotom und hypaxialem Myotom für die Muskulatur der ventrolateralen Rumpfwand, z. B. für den M. obliquus internus abdominis, M. obliquus externus abdominis und M. transversus abdominis sowie die Interkostalmuskulatur (▶ Abb. 6.11b; Kap. 11).

Nachdem sich das Myotom unter dem Dermomyotom gebildet hat, verlieren dessen Zellen ebenfalls ihren epithelialen Charakter und breiten sich unter dem Ektoderm aus (▶ Abb. 6.11d). Sie entwickeln sich später zu Dermis und subkutanem Gewebe (Kap. 22). Jeder Somit bildet also:

- *ein* **Sklerotom** als Ausgangspunkt für die knorpelige und später knöcherne Anlage der Wirbelsäule,

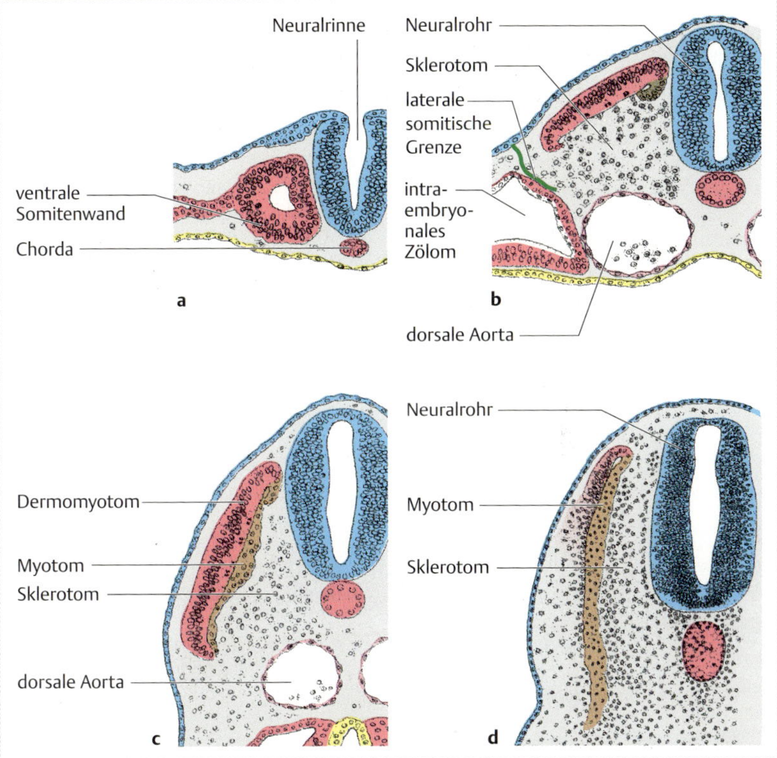

Abb. 6.11 Entwicklung der Somiten. a Die Mesodermzellen ordnen sich epithelartig um eine kleine Höhle an. **b** Die Zellen der ventralen und medialen Wand der Somiten verlieren ihren Epithelcharakter und besiedeln das Gebiet um Neuralrohr und Chorda dorsalis, einige dringen in die Somatopleura vor. In ihrer Gesamtheit werden sie als Sklerotom bezeichnet und bilden später Wirbel und Rippen. Die Zellen der ventrolateralen Lippe (VLL) und der dorsomedialen Lippe (DML) des Dermomyotoms bilden Muskelvorläuferzellen. Beide Zellgruppen wandern nach ventral, um das Myotom zu bilden. Dabei handelt es sich um einen mehrschrittigen Vorgang, an dem auch Zellen aus dem zentralen Dermomyotom beteiligt sind. VLL-Zellen wandern auch über die laterale somitische Grenze (grüne Linie) in die Somatopleura ein. Zusammen bilden die Somitenzellen und die Zellen der Somatopleura die abaxiale Domäne des Mesoderms, während die primaxiale Domäne neben Chorda und Neuralrohr nur somitische Zellen (paraxiales Mesoderm) enthält. **c** Das Myotom geht aus Zellen des Dermomyotoms hervor. **d** Zuletzt verliert das Dermomyotom seinen epithelialen Charakter und entlässt die Zellen der dorsalen Dermis. Das Myotom trägt mit epaxialen Zellen zur primaxialen Domäne und mit hypaxialen Zellen zur abaxialen Domäne bei.

- *ein* **Dermomyotom**, welches Dermis und Muskulatur bildet,
- *ein* **Myotom** mit der entsprechenden segmentalen Muskulatur.

Jedem Myotom und der aus dem zugehörigen Dermomyotom hervorgegangenen Dermis ist ein segmentaler Nerv zugeordnet. Die aus einem Somiten stammende Muskulatur und der entsprechende Hautbezirk (ein Dermatom) wird von Nervenfasern des entsprechenden Spinalnerven innerviert, unabhängig von den sekundären Wanderungsbewegungen der Muskelanlagen und den Verschiebungen der Dermatome in ihre definitive Lage.

Molekulare Steuerung der Somitendifferenzierung

Die Signale für die Differenzierung der Somiten entstehen in Chorda, Neuralrohr, Oberflächenektoderm und Seitenplattenmesoderm (▶ Abb. 6.12). In der Chorda und in der Bodenplatte des Neuralrohrs werden die löslichen Signalproteine **Noggin** und **Sonic hedgehog** (**SHH**) gebildet. Sie induzieren die Bildung des Sklerotoms im ventromedialen Abschnitt des Somiten. Die Sklerotomzellen exprimieren den Transkriptionsfaktor **PAX1**, der die Genkaskade für die knorpelige und später knöcherne Bildung der Wirbelsäule in Gang setzt. **WNT**-Signalproteine aus dem dorsalen Neuralrohr führen zur Expression von **PAX3** im Dermomyotom des Somiten. WNT aus dem dorsalen Neuralrohr führt

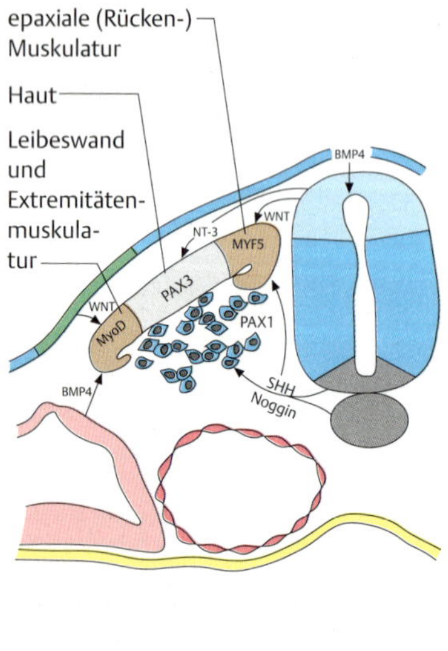

Abb. 6.12 Molekulare Steuerung der Somitendifferenzierung. Sonic hedgehog (SHH) und Noggin aus Chorda und Bodenplatte des Neuralrohrs induzieren im ventralen Somitenbereich die Bildung des Sklerotoms sowie die Expression von *PAX1*, das seinerseits die Chondrogenese und die Differenzierung der Wirbel kontrolliert. WNT-Proteine zusammen mit geringen SHH-Konzentrationen aus dem dorsalen Neuralrohr aktivieren die Expression von *PAX3*. WNT-Proteine induzieren im dorsomedialen (DML-)Abschnitt des Somiten die Entstehung von Muskelvorläuferzellen und die Expression des muskelspezifischen Gens *MYF5*. Der Dermatomanteil des Somiten selbst wandelt sich unter dem Einfluss von Neurotrophin 3 (NT-3) aus dem dorsalen Neuralrohr in Dermis um. Die Kombination aus fördernden WNT-Signalen und hemmenden BMP-Signalen aktiviert die *MyoD*-Expression in der ventrolateralen Lippe (VLL), aus der eine zweite Population von Muskelvorläuferzellen hervorgeht.

im dorsomedialen Abschnitt des Somiten zusätzlich zur Expression des muskelspezifischen ***MYF5*-Gens**, sodass in diesem Somitenabschnitt die Entwicklung der epaxialen Muskulatur induziert wird. Das Zusammenspiel zwischen inhibierendem **BMP4** (und wahrscheinlich **FGF**) aus dem Seitenplattenmesoderm und aktivierendem WNT aus dem Oberflächenektoderm führt im dorsolateralen Abschnitt des Somiten zur Expression eines weiteren muskelspezifischen Faktors, und zwar von **MyoD**, und damit zur Bildung von Vorläuferzellen der epaxialen und hypaxialen Muskulatur. Der unter dem Oberflächenektoderm liegende epitheliale Abschnitt des Somiten, das Dermatom, wird von **Neurotrophin 3 (NT-3)** aus dem dorsalen Abschnitt des Neuralrohrs in Dermis umgewandelt.

6.3.2 Intermediäres Mesoderm

Dieser Abschnitt des mittleren Keimblatts enthält das Anlagematerial für die Harnorgane. Das intermediäre Mesoderm verbindet vorübergehend das paraxiale Mesoderm mit der Seitenplatte (▸ Abb. 6.8d). In Zervikal- und oberer Thorakalregion entstehen segmental angeordnete Blasteme für jeweils eine exkretorische Einheit. Sie werden als **Nephrotome** bezeichnet. Weiter kaudal entsteht ein unsegmentiertes Blastem, der **nephrogene Strang**. Aus dem intermediären Mesoderm entstehen von kranial nach kaudal aufeinanderfolgend die Vorniere, die Urniere und die Nachniere (Kap. 17).

6.3.3 Parietales und viszerales Mesoderm

Das **Seitenplattenmesoderm** spaltet sich in eine **parietale (somatische)** und eine **viszerale (splanchnische)** Mesodermschicht auf, zwischen denen die **intraembryonale Leibeshöhle** liegt (▸ Abb. 6.8c, d, ▸ Abb. 6.9, ▸ Abb. 6.17b):

- Aus dem **parietalen Mesoderm** entsteht unter Mitwirkung des darüberliegenden Ektoderms das Bindegewebe der Leibeswandfalten. Diese Falten schließen, zusammen mit der Kopffalte und der Schwanzknospe, die ventrale Öffnung der Rumpfwand.
  - Das parietale Blatt (**Somatopleura**) bildet die Dermis für die Haut der Rumpfwand und der Gliedmaßen sowie Knochen und Bindegewebe der Gliedmaßen und das Sternum. Außerdem dringen Ausläufer des Sklerotoms zur Bildung der Rippen in die Somatopleura ein, und Muskelvorläuferzellen aus dem ventrolateralen Dermomyotom wandern in diese ein, um dort die Skelettmuskulatur der Gliedmaßen und, nach Rückwanderung auf den Rumpf, auch die oberflächliche Rumpfmuskulatur zu bilden (Kap. 12).
  - Das viszerale Blatt der Seitenplatten (**Splanchnopleura**) bildet zusammen mit dem Entoderm die Darmwand (▸ Abb. 6.17c).
- Aus dem **viszeralen Mesoderm** entstehen die Bindegewebs- und Muskelschichten des Magen-Darm-Kanals. Als ursprüngliche Begrenzung der embryonalen Leibeshöhle bilden sie außerdem die dünnen mesothelialen Zellschichten, die später als **Peritoneum**, Pleura sowie Peri- und Epikard die großen Leibeshöhlen auskleiden (Kap. 7).

6.3.4 Blut und Blutgefäße

Die Blutzellen und Blutgefäße entstehen ebenfalls aus dem Mesoderm. Blutgefäße entstehen direkt durch **Vaskulogenese** aus Blutinseln (▸ Abb. 6.13) bzw. Angioblasten oder durch Aussprossung aus vorbestehenden Gefäßen (**Angiogenese**). Die ersten **Blutinseln** treten in der 3. Woche im Mesoderm des Dottersacks und etwas später auch im Seitenplattenmesoderm und anderen Regionen des Embryos auf (▶ Abb. 6.14). Die Blutinseln entstehen im Mesoderm durch Induktion von **Hämangioblasten**, gemeinsamen Vorläuferzellen für Blut- und Endothelzellen.

Die anfängliche Blutbildung im Dottersack wird abgelöst von einer Hämatopoese durch endgültige **hämatopoetische Stammzellen** aus dem Mesoderm, das die Aorta in einem Bereich nahe der sich entwickelnden mesonephrischen Niere umgibt, der sog. **Aorta-Gonaden-Mesonephros-(AGM-)Region**. Diese Stammzellen wandern in die **Leber** und verlagern damit die Hämatopoese. Die Leber wird so vom 2.–7. Monat der Embryonalentwicklung zum zentralen Ort der Blutbildung. Im 7. Monat besiedeln Stammzellen aus der Leber das **Knochenmark**, dem definitiven Ort für die Blutbildung. Danach verliert die Leber die Fähigkeit zur Blutbildung.

Molekulare Steuerung der Blut- und Blutgefäßentstehung

FGF2 induziert die Entstehung von Blutinseln ausgehend von kompetenten Mesodermzellen, die zu Hämangioblasten werden. Hämangioblasten werden unter dem Einfluss von **vascular endothelial growth factor (VEGF)** aus dem umgebenden Mesoderm zu Blutzellen und Blutgefäßen. Das Signal, VEGF zu bilden hängt wahrscheinlich mit *HOXB5* zusammen, das das Gen des VEGF-Rezeptors ***FLK1*** hochreguliert (▶ Abb. 6.13).

Hämangioblasten im Zentrum der Blutinseln werden durch die Bildung von VEGF im umgebenden Mesoderm induziert. An der Expression von VEGF und den entsprechenden Rezeptoren VEGFR1 und VEGFR2 (▶ Abb. 6.13) ist wahrscheinlich ***HOXB5*** beteiligt. Die Hämangioblasten im Zentrum

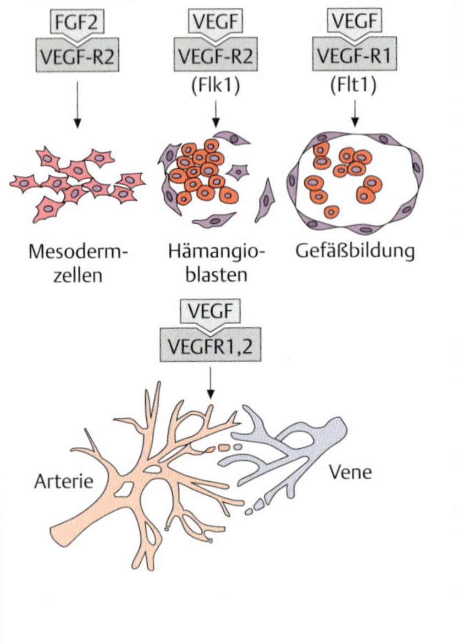

Abb. 6.13 Entwicklung der Blutgefäße. Diese entstehen zunächst aus Blutinseln (oben, Vaskulogenese) und durch Aussprossung (unten, Angiogenese). Während der Vaskulogenese bindet Fibroblastenwachstumsfaktor FGF2 an seinen Rezeptor auf Subpopulationen von Mesodermzellen und induziert die Bildung von Hämangioblasten. Unter dem Einfluss von vascular endothelial growth factor (VEGF), der über zwei unterschiedliche Rezeptoren wirkt, werden Endothelzellen induziert, die zu Blutgefäßen verschmelzen. Die Angiogenese wird ebenfalls von VEGF reguliert, das an Stellen, an denen neue Gefäße entstehen sollen, Proliferation und Aussprossen stimuliert. Für die definitive Ausformung und die Stabilisierung der Gefäße sind der Blutplättchenwachstumsfaktor (platelet-derived growth factor, PDGF) und transforming growth factor β (TGF-β) notwendig.

der Blutinseln bilden **hämatopoetische Stammzellen**, die Vorläufer für alle Blutzellen. Die peripher gelegenen Hämangioblasten differenzieren sich zu **Angioblasten**, den Vorläufern der Blutgefäße. Die Angioblasten vermehren sich und werden schließlich vom VEGF aus dem umgebenden Mesoderm induziert, Endothelzellen zu bilden und zu den ersten primitiven Blutgefäßen zu verschmelzen.

Nachdem solch ein primäres Gefäßbett aus dorsaler Aorta und Kardinalvenen entstanden ist, entstehen weitere Gefäße durch Aussprossung (Angiogenese, ▶ Abb. 6.13). Die Angiogenese wird von VEGF reguliert, das die Proliferation von Endothelzellen dort stimuliert, wo neue Gefäße gebildet werden sollen. Die weitere Entwicklung der Gefäße wird durch zusätzliche Wachstumsfaktoren, unter anderem dem **Blutplättchenwachstumsfaktor (platelet-derived growth factor, PDGF)** und **TGF-β**, reguliert.

Die Spezifizierung in Arterien und Venen sowie in Lymphgefäße erfolgt schon kurz nach der Induktion der Angioblasten:

- In der Chorda gebildetes **Sonic hedgehog** führt im umgebenden Mesenchym zur Expression von ***VEGF***. *VEGF* induziert den **Notch-Signalweg** (eine intrazelluläre Signaltransduktionskette), durch den über die Expression von ***EphrinB2*** die Entwicklung in Richtung Arterie spezifiziert wird. (Ephrine sind Liganden, die an **Eph-Rezeptoren** binden, die an eine **Tyrosinkinase** gekoppelt sind.) ***EphrinB2*** determiniert nicht nur die Entwicklung zur Arterie, sondern supprimiert auch die Entwicklung von Venen.
- Der Notch-Signalweg reguliert auch die Expression von ***EPHB4*** hoch, einem venenspezifischen Gen. Über welche Genkaskade die Spezifikation der Venenentwicklung erfolgt, ist nicht klar.

PROX1, ein Transkriptionsfaktor mit einer Homöodomäne, scheint das Mastergen für

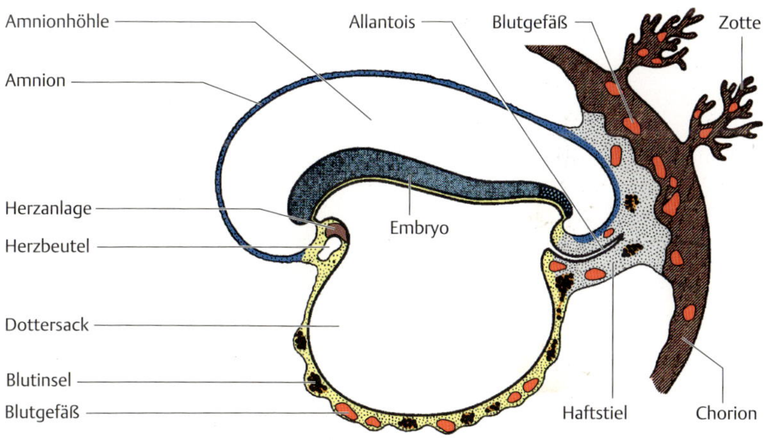

Abb. 6.14 Entwicklung der extraembryonalen Blutgefäße. Bei einem etwa 19 Tage alten Embryo kurz vor der Somitenbildung entwickeln sich Blutgefäße in Chorion, Haftstiel und der Wand des Dottersacks.

die Differenzierung von Lymphgefäßen zu sein. Das Auswachsen der Gefäße ist nicht zufällig, sondern folgt einem Muster, das von Leitfaktoren („guidance factors"), ähnlich denen im Nervensystem, bestimmt wird.

► **Derivate des Mesoderms.** Folgende Gewebe und Organe gehen aus dem Mesoderm hervor:

- Bindegewebe, Knorpel und Knochen;
- quer gestreifte und glatte Muskulatur;
- die Stammzellen der Erythro-, Myelo- und Lymphopoese, die Wandungen der Blut- und Lymphgefäße und des Herzens sowie die Milz;
- die Nieren und Keimdrüsen mit den zugehörigen Ausführungsgängen sowie die Nebennierenrinde.

Klinischer Bezug

Kapilläre Hämangiome

Kapilläre Hämangiome bestehen aus dicht gedrängten Blutkapillaren und sind sehr häufige Tumoren im Kindesalter mit einer Inzidenz von 10 % aller Geburten. Sie treten überall auf, bevorzugt kraniofazial (► Abb. 6.15a). Die Läsionen im Gesicht können herdförmig oder diffus sein. Die diffusen Läsionen führen häufig zu sekundären Komplikationen wir Ulzerationen, Narbenbildung oder Verschluss der Atemwege (**mandibuläres Hämangiom**, ► Abb. 6.15b). Insulin-like growth factor IGF-2 wird in den Läsionen stark exprimiert und ist wahrscheinlich einer der Faktoren, die das abnorme Gefäßwachstum hervorrufen. Es ist nicht bekannt, ob VEGF dabei eine Rolle spielt.

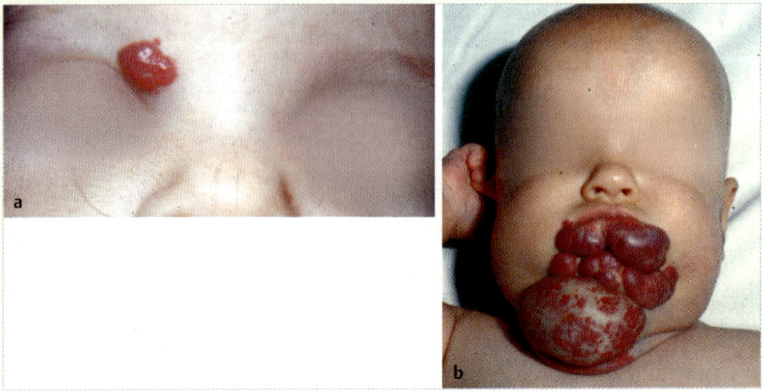

Abb. 6.15 Hämangiome. a Fokales Kapillarhämangiom. **b** Diffuses mandibuläres Hämangiom.

6.4 Derivate des Entoderms und laterale Abfaltung des Embryos

Aus dem Entoderm entsteht das Darmrohr. Die Bildung des Darmrohrs ist dabei eng mit der **kraniokaudalen Krümmung** der Embryonalanlage und mit ihrer **lateralen Abfaltung** verbunden. Die kraniokaudale Krümmung ist durch das rasche Wachstum des Neuralrohrs bedingt. Die laterale Abfaltung kommt durch die Bildung der Somiten und das Einschwenken der parietalen Mesodermschicht bei der Bildung der Leibeswand zustande.

Im Stadium der Keimscheibe besteht das Entoderm aus einer flachen Zellschicht, die das Dach des Dottersacks bildet (▶ Abb. 6.16a). Mit der Entwicklung und dem Wachstum der Hirnbläschen beginnt sich die Keimscheibe in die Amnionhöhle vorzuwölben. Durch die Verlängerung des Neuralrohrs nimmt der Embryo nun eine fetale Körperhaltung ein, indem sich **Kopffalte** und **Schwanzknospe** nach ventral einrollen (▶ Abb. 6.16b). Gleichzeitig treten die seitlichen Bauchfalten auf, die sich nach ventral verlagern und nach Fusion in der Mittellinie die Rumpfwand schließen (▶ Abb. 6.17). Während sich Kopffalte, Schwanzknospe und Bauchfalten ventralwärts bewegen, ziehen sie das Amnion mit, sodass der Embryo von der Amnionhöhle umgeben wird (▶ Abb. 6.16, ▶ Abb. 6.17). Die ventrale Körperwand schließt sich vollständig bis auf die Nabelregion, von wo aus der Embryo über die Nabelgefäße, den Dottergang und den Haftstiel mit Dottersack und Plazenta verbunden bleibt (▶ Abb. 6.16, ▶ Abb. 6.18). Das Ausbleiben des Schlusses der Bauchfalten hat **ventrale Rumpfwanddefekte** zur Folge (Kap. 7).

Infolge des kraniokaudalen Wachstums und des Verschlusses der Bauchfalten wird ein kontinuierlich zunehmender Anteil des entodermalen Keimblatts in den Körper des Embryos aufgenommen und bildet dort das Darmrohr. Der entstehende Gastrointestinaltrakt gliedert sich in **Vorderdarm**, **Mitteldarm** und **Hinterdarm** (▶ Abb. 6.16).

Der Mitteldarmabschnitt steht vorübergehend über einen breiten Stiel, den **Ductus vitellinus** (**Dottergang**; Ductus omphaloentericus), mit dem Dottersack in Verbindung (▶ Abb. 6.16d, ▶ Abb. 6.17). Dieser Gang ist ursprünglich sehr breit, wird aber mit dem weiteren Wachstum des Embryos schmal und lang. Die Grenze zwischen Vorder- und Mitteldarm ist die **vordere Darmpforte**. Entsprechend heißt der Übergang in den Hinterdarm **hintere Darmpforte**. Beide wandern im Verlauf der Abfaltung auf den Nabel zu.

Das kraniale Ende des Vorderdarms wird durch die **Rachen-** oder **Oropharyngealmembran** verschlossen (▶ Abb. 6.16c). Diese Membran trennt das ektodermal ausgekleidete **Stomodeum** (die Mundbucht oder primitive Mundhöhle) vom Pharynx, der als Teil des Vorderdarms entodermalen Ursprungs ist. In der Rachenmembran liegen Ektoderm und Entoderm direkt aufeinander. Im der 4. Woche reißt die Rachenmembran auf. Dadurch wird eine offene Verbindung zwischen Amnionhöhle und primitivem Darm hergestellt (▶ Abb. 6.16d).

Der Hinterdarm endet entsprechend an der **Kloakenmembran** (▶ Abb. 6.16c). Diese trennt den entodermalen unteren Teil des Analkanals von dessen unterem Teil, dem **Proktodeum**, das durch eine Einstülpung des Ektoderms entstanden ist. Die Kloakenmembran wird später in die Anal- und die Urogenitalmembran unterteilt, die beide später einreißen (vgl. ▶ Abb. 16.30, ▶ Abb. 17.12). Das Einreißen der Analmembran in der 7. Woche führt zur Bildung des Anus.

Bei eierlegenden Vertebraten ist die **Allantois** extraembryonales Speicherorgan für harnpflichtige Substanzen. Die Blutge-

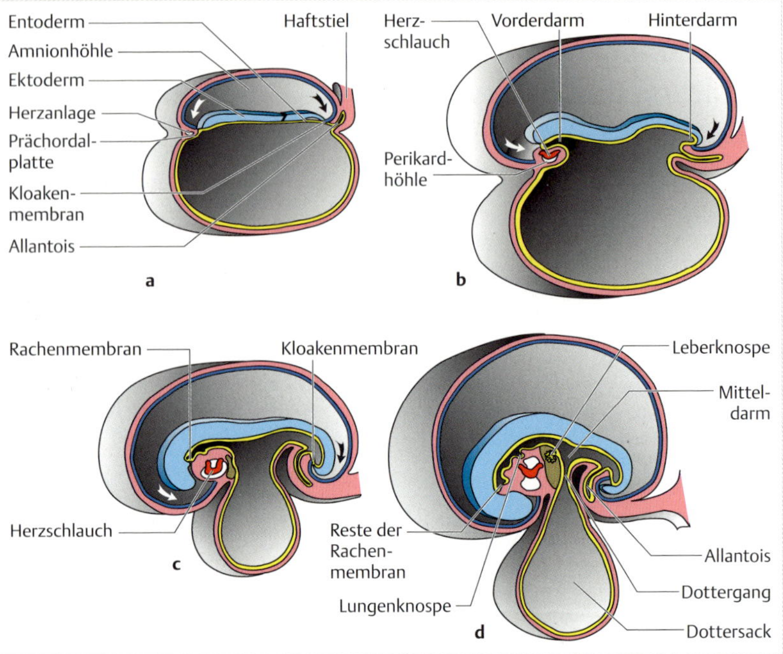

Abb. 6.16 Kraniokaudale Krümmung. a Embryo vor der Somitenbildung (17 Tage). **b** Embryo mit sieben Somiten (22 Tage). **c** Embryo mit 14 Somiten (24 Tage). **d** Am Ende des 1. Monats (28 Tage). Zunächst liegen die kardiogene Zone und die Perikardhöhle vor der Prächordalplatte. Die Herzanlage macht eine Drehung um 180° durch. Die gedachte quer verlaufende Drehachse liegt im Bereich der Prächordalplatte. Das ursprünglich am Boden der Perikardhöhle gelegene mesodermale Anlagematerial für den Herzschlauch wölbt sich schließlich von dorsal her in die Perikardhöhle vor. Beachte auch die Entwicklung des Vorder-, Mittel- und Enddarms.

fäße im Allantoismesoderm übernehmen die Atmungsfunktion, wenn der Dottersack im Verlauf der Entwicklung kleiner wird. Bei den meisten Säugern ist der entodermale Anteil der Allantois rudimentär ausgebildet. Aus dem mesodermalen Anteil leiten sich jedoch der Haftstiel mit den Nabelgefäßen sowie die Gefäße in den Chorionzotten und schließlich in der Plazenta ab (vgl. ▸ Abb. 6.14, ▸ Abb. 9.10). Bei der Ausbildung der Schwanzfalte wird die Allantois teilweise in den Embryonalkörper einverleibt und dort zum ventralen Anteil der **Kloake**, aus dem die **Harnblase** hervorgeht (vgl. ▸ Abb. 16.30). Der distale Abschnitt der Allantois zieht schließlich vom Scheitel der Blase zum Nabel und wird beim Neugeborenen als **Urachus** bezeichnet (▸ Abb. 6.16d).

Der Dottersack erreicht beim Menschen eine Größe von 5 mm (▸ Abb. 6.19b). Nach der Abfaltung liegt er in der Chorionhöhle

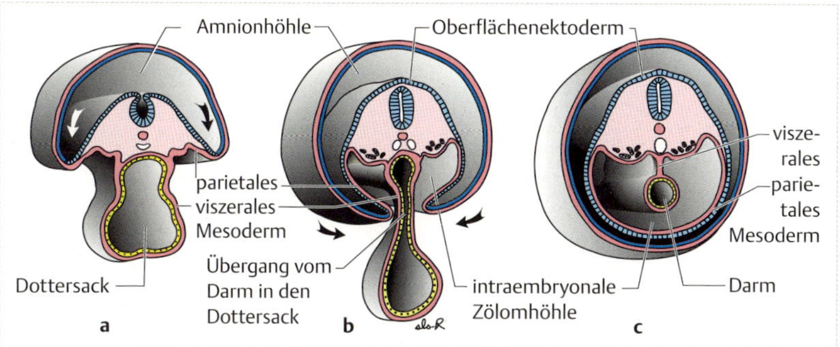

Abb. 6.17 Laterale Abfaltung. a Querschnitt durch einen etwa 21 Tage alten Embryo in Höhe der Urniere. Das intraembryonale Zölom geht in die extraembryonale Chorionhöhle und die Darmrinne in den Dottersack über. **b** Die parietale Mesodermschicht und das Oberflächenektoderm falten sich ein, um die Leibeswand zu bilden. Die viszerale Mesodermschicht und das Entoderm falten sich ein, um das Darmrohr zu bilden. Das intraembryonale Zölom steht mit dem extraembryonalen Zölom in offener Verbindung. Durch von kranial und kaudal her erfolgende Verschmelzung in der Mittellinie wird die Verbindung zwischen intraembryonalem Zölom und Chorionhöhle sowie zwischen Darmrohr und Dottersack auf den Nabelbereich eingeengt. Aus der innersten Schicht des parietalen und viszeralen Mesoderms geht die Auskleidung der Leibeshöhle hervor (Peritoneum). **c** Grundform des Körpers unterhalb des Nabels am Ende der 4. Woche. Das Darmrohr ist über ein dorsales Mesenterium mit der Leibeswand verbunden. Das dorsale Mesenterium entsteht durch Aneinanderlagerung der Mesodermschichten zwischen viszeralem und parietalem Mesoderm; es erstreckt sich vom unteren Ende des Vorderdarms bis zum Enddarm. Ein ventrales Mesoderm ist nur im Bereich des Septum transversum vorhanden (nicht in dieser Schnittebene).

(▸ Abb. 6.22). Seine Rolle ist nicht ganz geklärt. Möglicherweise dient der Dottersack in den frühesten Entwicklungsstadien vor der Entstehung der Blutgefäße der Ernährung. Er leistet – zeitlich sehr befristet – einen zellulären Beitrag zur Bildung der ersten Blutgefäße. Eine seiner wichtigsten Funktionen ist die Bereitstellung der primordialen Keimzellen in seiner Hinterwand, nachdem diese aus dem Epiblast ausgewandert sind. Die primordialen Keimzellen wandern von dort aus in die Gonadenanlagen ein, um später Ei- oder Samenzellen zu bilden (Kap. 17).

▸ **Derivate des Entoderms.** Das Entoderm bildet die epitheliale Auskleidung des Darmrohrs, der Allantois und des Dottersacks (▸ Abb. 6.16). Davon abgeleitete Derivate des Entoderms sind (▸ Abb. 6.18):

- die epitheliale Auskleidung des Respirationstrakts,
- das Parenchym der Tonsillen, der Schilddrüse, der Nebenschilddrüse, des Thymus, der Leber und des Pankreas (Kap. 16, Kap. 18),
- die epitheliale Auskleidung der Harnblase und der Harnröhre (Kap. 17),
- die epitheliale Auskleidung der Paukenhöhle und der Tuba auditiva (Kap. 20).

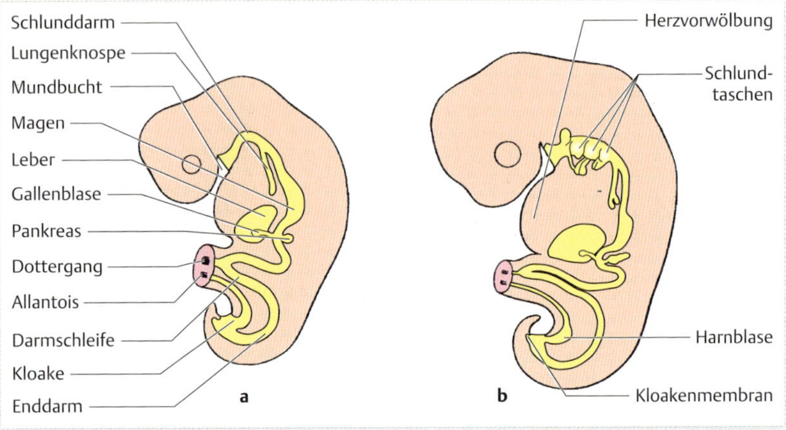

Abb. 6.18 Derivate des Entoderms. **a** In der 4. Woche, **b** in der 5. Woche. Im Schlunddarm entstehen Schlundtaschen, Lungenknospen und Trachea, im Mitteldarm Leber, Galle und Pankreas. Die Harnblase trennt sich von der Kloake ab und setzt sich in diesem Stadium noch in die Allantois fort.

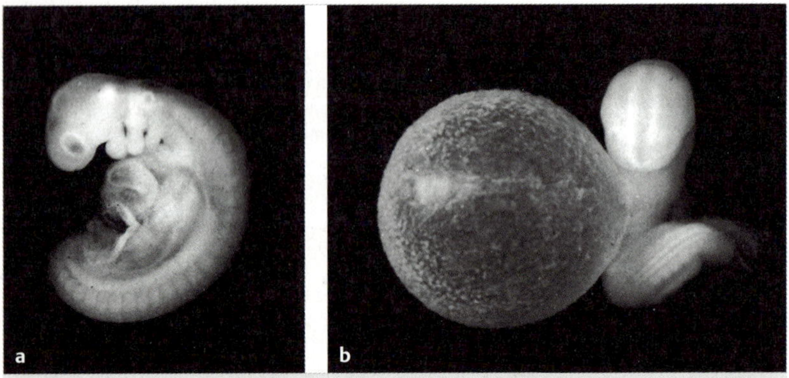

Abb. 6.19 Embryo mit 28 Somiten. **a** Von lateral, **b** von frontal. Der große Dottersack (**b**) wurde in **a** entfernt, um Augenbläschen, Schlundbögen, Ohrplakode und Herzvorwölbung sichtbar zu machen.

6.5 Die Rolle der Homöobox-Gene bei der Musterbildung

Homöobox-Gene (**homöotische Gene**) besitzen eine **Homöobox,** die ein DNA-bindendes Motiv, die **Homöodomäne**, kodiert. Die Produkte der Homöobox-Gene sind Transkriptionsfaktoren, die über die Aktivierung von Genkaskaden Vorgänge wie Segmentierung, Achsenbildung und Spezifizierung der Segmente regulieren.

Die meisten Homöobox-Gene bilden **homöotische Cluster**. Allerdings enthalten andere Gene außerhalb der Cluster auch Homöodomänen. Ein bedeutender Gencluster, der die kraniokaudale Achse in der Taufliege *Drosophila* bestimmt, ist der Homöobox-Genkomplex ***Hom-C***. Er liegt als eine funktionelle Einheit auf einem einzelnen Chromosom und enthält homöotische Gene vom Typ ***Antennapedia*** und ***Bithorax***. Gene für kranial gelegene Strukturen liegen am 3'-Ende der DNA und werden zuerst abgelesen, während Gene, die weiter hinten gelegene Abschnitte regulieren, zum 5'-Ende hin liegen und in der entsprechenden Reihenfolge exprimiert werden (▶ Abb. 6.20).

Die homöotischen Gene sind **in der Evolution stark konserviert** und liegen beim Menschen in vier durch Reduplikation entstandenen Komplexen vor, die als ***HOXA***, ***HOXB***, ***HOXC*** und ***HOXD*** bezeichnet werden. Sie sind ähnlich angeordnet und werden exprimiert wie bei *Drosophila*. Jeder Cluster liegt auf einem eigenen Chromosom. Die Gene eines Clusters werden von 1–13 durchnummeriert (▶ Abb. 6.20). Gene mit der gleichen Ordnungsnummer, jedoch aus verschiedenen Clustern, bilden eine **paraloge Gruppe** wie z. B. ***HOXA4***, ***HOXB4***, ***HOXC 4*** und ***HOXD4***.

Die Rolle der homöotischen Gene bei der von kranial nach kaudal fortschreitenden Musterbildung lässt sich aus dem Expressionsmuster der entsprechenden RNA im Embryo und aus Experimenten mit **Knockout-Mäusen** schließen. Beispielsweise zeigen die Somiten und die Wirbel ein Expressionsmuster der homöotischen Gene, bei denen die näher am 3'-Ende gelegenen Gene eines jeden Clusters in entsprechend weiter kranial gelegenen Segmenten exprimiert werden und dort die Entwicklung regulieren (▶ Abb. 6.20).

6.6 Äußere Körperform während des 2. Monats

Gegen Ende des 1. Monats besitzt der menschliche Embryo etwa 28 Somiten. Die ventrale Leibeswand ist geschlossen. Die äußere Gestalt wird durch die Somiten und die Schlundbögen bestimmt (▶ Abb. 6.19, ▶ Abb. 6.21). Das Entwicklungsstadium wird durch die Zahl der Somiten angegeben (▶ Tab. 6.1).

Im Verlauf des 2. Monats wird das Auszählen der Somiten jedoch zunehmend schwieriger. Man geht daher zur Angabe der **Scheitel-Steiß-Länge (SSL)** in mm über. Die SSL ist das Maß vom Scheitel bis zum Mittelpunkt zwischen den beiden Gesäßerhebungen. Sie ist zunächst mit der Gesamtlänge des Embryos identisch. Da bei den einzelnen Embryonen die Rumpfbeugung verschieden stark ausgeprägt ist, stellen die Maße, die in ▶ Tab. 6.2 wiedergegeben sind, nur eine annähernde Angabe für das wirkliche Entwicklungsstadium eines Embryos dar.

Tab. 6.2 Scheitel-Steiß-Länge (SSL) und ungefähres Alter in Wochen

SSL (mm)	Alter (Wochen)
5–8	5
10–14	6
17–22	7
28–30	8

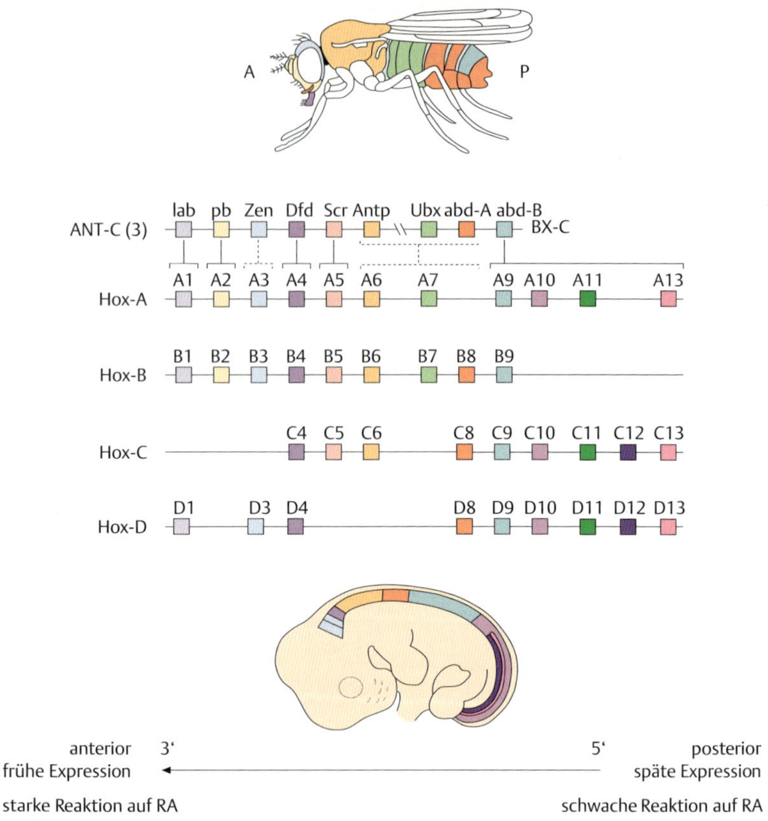

Abb. 6.20 Anordnung der Homöobox-Gene bei *Drosophila* und beim Menschen. Im Verlauf der Evolution wurde der bei *Drosophila* vorhandene Antennapedia (Ant-C)/Bithorax (BX-C)-Homöobox-Komplex 2-mal dupliziert, sodass beim Menschen schließlich vier Kopien auf vier verschiedenen Chromosomen vorhanden sind. Die Homologie zwischen den homöotischen Genen bei *Drosophila* und in den vier Genclustern beim Menschen ist durch Farben markiert. Gene mit der gleichen Ordnungszahl, die jedoch auf verschiedenen Chromosomen liegen, bilden eine paraloge Gruppe. Die Expression im Embryo erfolgt bei Fliege und Maus in gleicher Weise von kranial nach kaudal. Die am 3'-Ende liegenden Gene werden zuerst und die am 5'-Ende liegenden entsprechend später exprimiert. Die Expression der homöotischen Gene wird von einem Retinsäure-(RA-)Gradienten reguliert. Am vorderen 3'-Ende ist der RA-Effekt am höchsten und am 5'-Ende am niedrigsten.

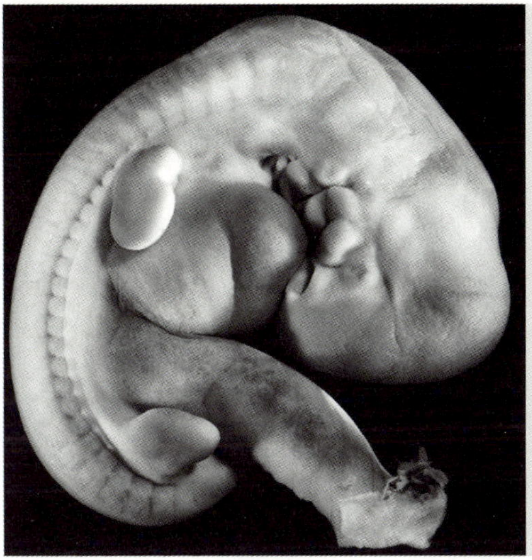

Abb. 6.21 Embryo in der 5. Woche. Der Embryo misst 9,8 mm (SSL) und hat paddelförmige Arm- und Beinknospen.

Während des 2. Monats verändert sich das Aussehen des Embryos besonders durch das Wachstum des Kopfes und durch die Ausformung von Gliedmaßen und Gesichts. Zu Beginn der 5. Woche treten die oberen und unteren Gliedmaßen als paddelförmige **Extremitätenknospen** auf (▸ Abb. 6.21):

- Die oberen liegen dorsal zur Herzvorwölbung und reichen vom 4. zervikalen bis zum 1. thorakalen Somiten, woraus sich ihre spätere Innervation durch den **Plexus brachialis** erklärt.
- Die Knospen der unteren Extremitäten treten etwas später auf, und zwar etwas kaudal von der Nabeleintrittsstelle in der Höhe der lumbalen und oberen sakralen Somiten.

Mit dem weiteren Wachstum flacht sich die Endpartie der Knospen ab und wird durch eine zirkuläre Einschnürung gegen den proximalen, mehr zylindrisch geformten Anteil der Knospen abgesetzt.

Bald treten am distalen Abschnitt vier radiär verlaufende **Furchen** auf, die fünf etwas dickere Felder gegeneinander abgrenzen. Diese sind die Anlagen für die Finger und Zehen (▸ Abb. 6.22, ▸ Abb. 6.23). Während sich Finger und Zehen bilden, trennt eine zweite Einschnürung den proximalen Anteil der Knospen in zwei weitere Abschnitte. Damit wird die typische Gliederung der Extremität in drei Abschnitte sichtbar (▸ Abb. 6.24).

Für die Entwicklung des Menschen liegt eine definierte Einteilung in Entwicklungsstadien (**Carnegie-Stadien**) bis zum Ende der Embryonalperiode vor.

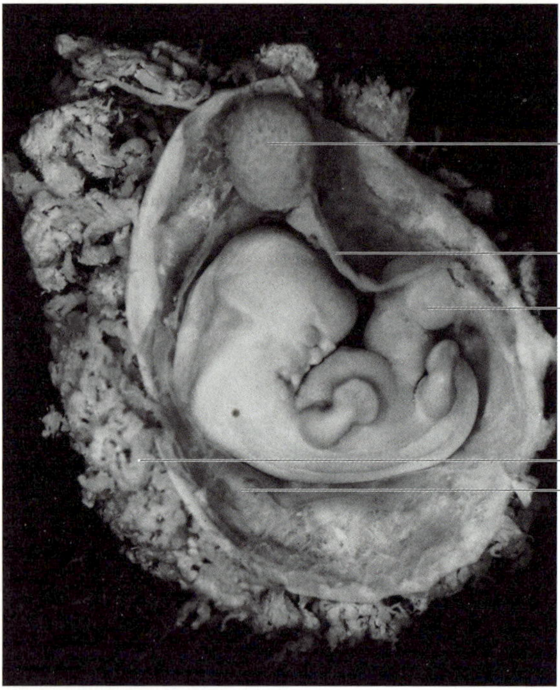

Abb. 6.22 Embryo in der 6. Woche. SSL 13 mm. Der Dottersack liegt in der Chorionhöhle.

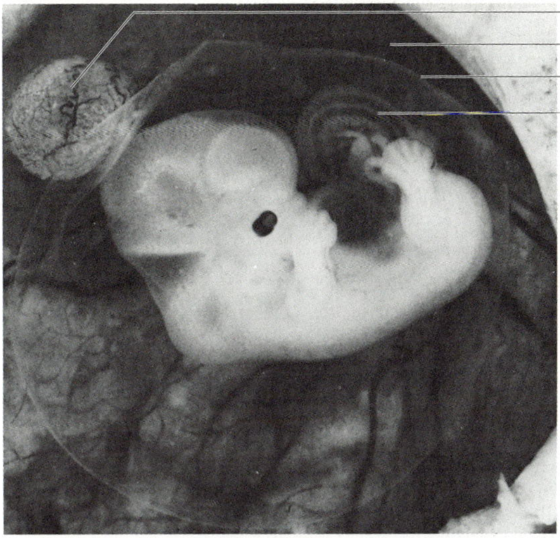

Abb. 6.23 Embryo in der 7. Woche. SSL 21 mm. Die Chorionhöhle ist eröffnet, das Amnion noch intakt. Da der Embryo unfixiert ist, scheinen die Gehirnanlage und der pigmentierte Augenbecher durch. Man erkennt die Rautengrube, den Bogen des Mittelhirnbläschens und über dem bereits pigmentierten Auge die Anlage der rechten Großhirnhemisphäre.

Klinischer Bezug

Fehlbildungen

Aus der bisherigen Beschreibung geht hervor, dass alle größeren Organe oder Organsysteme zwischen der 3. und 8. Woche angelegt werden. Dies ist die Zeit der **Organogenese** oder **Embryogenese**. Während der Organogenese ist der Embryo gegenüber schädigenden Faktoren besonders anfällig. **Die meisten kongenitalen Fehlbildungen entstehen in dieser kritischen Entwicklungsperiode.**

Häufig weiß die Mutter zu diesem frühen Zeitpunkt noch nicht, dass sie schwanger ist, und meidet daher nicht potenziell schädigende Faktoren wie Rauchen und Alkohol. Dies gilt besonders für die 3. und 4. Woche. Aufgrund dieser Zusammenhänge kann der Zeitpunkt, zu dem eine Fehlbildung entstanden ist, nachträglich bestimmt werden. Bei einem Kind mit einer schweren Fehlbildung des Gehirns, z. B. einer Anenzephalie, muss die Schädigung am 23.–25. Tag der Entwicklung erfolgt sein. Entsprechend müssen bei einem Kind ohne Gliedmaßen (Amelie) die Extremitätenknospen in der 5. Woche geschädigt worden sein (Kap. 10).

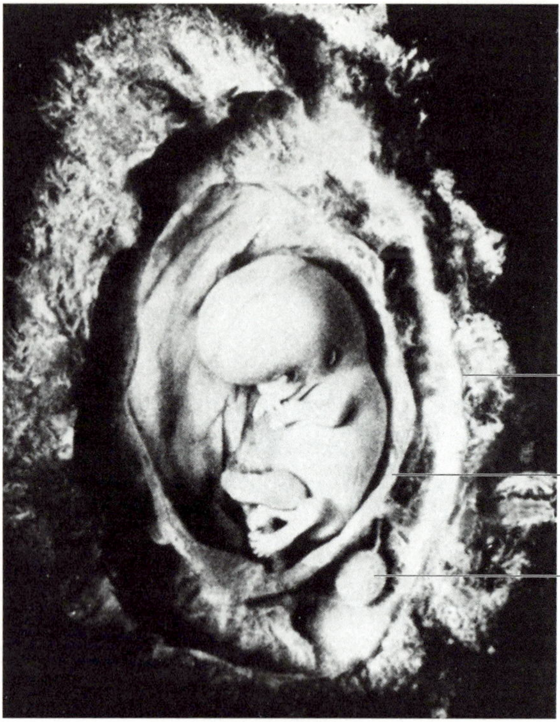

Abb. 6.24 Embryo in der 7.–8. Woche. SSL 25 mm. Chorion und Amnion sind eröffnet. Am Ende der Embryonalperiode sind Auge, Ohrmuschel und Zehen ausgebildet. Die Nabelschnur ist durch den physiologischen Nabelbruch aufgetrieben. Der Dottersack liegt noch in der Chorionhöhle.

► Tab. 6.3 fasst die Schlüsselereignisse während der Embryonalperiode zusammen

Tab. 6.3 Schlüsselereignisse während der Embryonalperiode

Tage	Somiten	Länge (mm)	Abbildungsverweis	Charakteristische Eigenschaften
14–15	0	0,2	▶ Abb. 6.1a	Entwicklung des Primitivstreifens
16–18	0	0,4	▶ Abb. 6.1b	Chordafortsatz; Blutinseln im Dottersack
19–20	0	1,0–2,0	▶ Abb. 6.2a	intraembryonales Mesoderm voll ausgebildet; Primitivstreifen vollständig; Nabelgefäße und die kranialen Neuralfalten entstehen
20–21	1–4	2,0–3,0	▶ Abb. 6.2b, c	Aufrichtung der kranialen Neuralfalten und Einsenkung der Neuralrinne; Beginn der Abfaltung
22–23	5–12	3,0–3,5	▶ Abb. 6.4a, b	Neuralrohrverschluss im Halsbereich; Neuroporus anterior und posterior weit offen; 1. und 2. Schlundbogen; Ausbildung der Herzschleife
24–25	13–20	3,0–4,5	▶ Abb. 6.6a	kraniokaudale Krümmung; Neuroporus anterior schließt sich; Augenbläschen vorhanden; Entwicklung der Ohrplakoden
26–27	21–29	3,5–5,0	▶ Abb. 6.8b; ▶ Abb. 6.19a, b	Neuroporus posterior schließt sich, Armknospe erscheint; drei Schlundbögen
28–30	30–35	4,0–6,0	▶ Abb. 6.8b	4. Schlundbogen entsteht; Auftreten der Beinknospen; Ohrbläschen und Riechplakode vorhanden
31–35		7,0–10,0	▶ Abb. 6.21	Armknospen im Paddelstadium; Riechgrübchen eingesenkt; Embryo C-förmig gekrümmt
36–42		9,0–14,0	▶ Abb. 6.22	Finger- und Zehenstrahlen abgegrenzt; Gehirnbläschen deutlich ausgeprägt; Ohrmuscheln entstehen aus den Ohrmuschelhöckern; Beginn des physiologischen Nabelbruches
43–49		13,0–22,0	▶ Abb. 6.23	Pigmentierung des Auges sichtbar; Trennung der Finger- und Zehenstrahlen; Brustwarzen und Augenlider ausgebildet; Oberkieferwülste verschmelzen mit medialen Nasenwülsten bei der Bildung der Oberlippe; physiologischer Nabelbruch auf dem Höhepunkt

Tab. 6.3 Fortsetzung

Tage	Somiten	Länge (mm)	Abbildungsverweis	Charakteristische Eigenschaften
50–56		21,0–31,0	▸ Abb. 6.24	Extremitäten sind im Ellenbogen und Knie abgewinkelt; Finger und Zehen getrennt; bereits menschliche Gesichtszüge; der Schwanz bildet sich zurück; physiologischer Nabelbruch ausgeprägt; er kehrt erst am Ende des 3. Monats wieder in den Körper zurück

Alles klar?

1. Beschreiben Sie den Vorgang der Neurulation, und benutzen Sie dabei die Definitionen für die Begriffe *Neuralfalten, Neuralrohr und Neuralrohrschluss.* Wo beginnt der Neuralrohrschluss, und wie ist sein Verlauf? In welcher Schwangerschaftswoche ist der Vorgang abgeschlossen? Was hat das Ausbleiben des Neuralrohrverschlusses im kranialen Abschnitt zur Folge? Was ist ein Neuralrohrdefekt, und wie können die meisten dieser Defekte verhindert werden?
2. Was ist der embryonale Ursprung der Zellen der Neuralleiste? Sind diese ektodemaler, mesodermaler oder entodermaler Herkunft? Zu welchen Strukturen tragen Zellen der Neuralleiste bei? Welches Protein ist hauptsächlich für ihre Induktion verantwortlich?
3. Aus welchem Keimblatt entstehen die Somiten? Wie sind sie organisiert, und welche Gewebe entstehen daraus?
4. Durch welche beiden Mechanismen können Blutgefäße entstehen? Welcher Wachstumsfaktor spielt bei der Frühentstehung der Blutzellen und der Blutgefäße eine Schlüsselrolle? Welche Art von Tumor wird durch übermäßige Proliferation von Blutkapillaren verursacht?
5. Nennen Sie die wichtigsten Abschnitte des Darmrohrs. Welche Keimblätter sind an ihrer Entstehung beteiligt? Wie wird die Verbindung zwischen Mitteldarm und Dottersack bezeichnet? Welche Membranen verschließen das Darmrohr kranial und kaudal?
6. Warum ist der Zeitraum zwischen der 3. und 8. Entwicklungswoche so wichtig für eine normale Entwicklung und gleichzeitig am anfälligsten für die Entstehung struktureller Fehlbildungen?

7 Darmrohr und Körperhöhlen

7.1 Überblick

Am Ende der 3. Woche vollzieht sich die Aufrichtung der Neuralfalten und deren anschließende Fusion zum Neuralrohr, während das Darmepithel sich gleichzeitig ventral einrollt, sodass dies zur Bildung von zwei Rohren übereinander führt. Die beiden Rohre werden durch Mesoderm zusammengehalten, wobei sich das **Seitenplattenmesoderm** aufspaltet in ein den Darm umgebendes **viszerales (splanchnisches) Blatt** und ein **parietales (somatisches) Blatt**, das zusammen mit dem darüberliegenden Ektoderm die **seitlichen Körperfalten** zur Bildung der ventrolateralen Körperwand bildet. Der Raum zwischen viszeralem und somatischem Blatt des Seitenplattenmesoderms stellt die **primitive (embryonale) Leibeshöhle** dar (▶ Abb. 7.1, vgl. ▶ Abb. 6.17).

Durch das Wachstum der seitlichen Bauchfalten nach ventral fusionieren diese in der Mittellinie und verschließen die Leibeshöhle bis auf die Nabelregion (▶ Abb. 6.16, ▶ Abb. 6.17). Hier bleibt zwischen Darm und Dottersack durch den **Dottergang (Ductus vitellinus)** eine Verbindung erhalten. Das Amnion wird durch die seitlichen Bauchfalten nach ventral gezogen, sodass der Embryo ganz von der Amnionhöhle umgeben ist und das Amnionepithel sich in Form des **Haftstiels** fortsetzt. Dieser entwickelt sich zum **Nabelstrang** (▶ Abb. 6.16d, ▶ Abb. 6.17b).

Ein fehlender Verschluss der Leibeswand führt zu Defekten der ventralen Körperwand, wie Ectopia cordis, Gastroschisis, oder zur Ekstrophie der Blase bzw. Kloake (▶ Abb. 7.2). Das **parietale Blatt des Seitenplattenmesoderms** entwickelt sich zur **parietalen Schicht der serösen Höhlen**, das die äußere (wandständige) Begrenzung von Bauchhöhle, Pleurahöhlen und Perikardhöhle bildet. Das **viszerale Blatt** entwickelt sich zur **viszeralen (organnahen) Schicht** der serösen Häute, die Lunge und Abdominalorgane überkleidet. (Das Epikard des Herzens entsteht aus einer gesonderten Anlage des serösen Perikards an der Eintrittsstelle der venösen Gefäße, also nicht aus dem viszeralen Seitenplattenmesoderm.) Diese Schichten gehen am Hilum eines jeden Organs ineinander über, sodass die Organe in ihren eigenen Höhlen liegen. (Die Lagebeziehung kann dadurch verdeutlicht werden, indem man seinen Finger langsam in einen aufgeblasenen Ballon senkt: Die den Finger (das Organ) umgebende Schicht des Ballons entspricht dann dem viszeralen Blatt, der restliche Ballon dem parietalen Blatt. Der Hohlraum dazwischen ist die „primitive Leibeshöhle“. Beide Schichten des Ballons gehen an der Basis (Hilum) des Fingers ineinander über).

Im Darmbereich bilden diese Schichten das **Peritoneum**, durch das der in der Bauchhöhle hängende Darm an manchen Stellen über **Mesenterien** mit der inneren Bauchwand in Verbindung steht (▶ Abb. 6.17c). In den Mesenterien verlaufen Blutgefäße, Nerven und Lymphbahnen vom Retroperitonealraum zu den Organen. Anfangs ist das gesamte Darmrohr von kaudalen Ende des Vorderdarms bis zum Ende des Hinterdarms über ein **dorsales Mesenterium** befestigt (▶ Abb. 6.17c). Ein **ventrales Mesenterium**, das sich im Zusammenhang mit dem Septum transversum entwickelt, existiert nur im Bereich des kaudalen Ösophagus, des Magens und Duodenums (Kap. 16).

Das **Zwerchfell** teilt die Leibeshöhle in die Brusthöhle und die Bauchhöhle. Es entsteht aus vier Komponenten (▶ Abb. 7.6c):

- **Septum transversum**
- **Pleuroperitonealmembranen**
- **dorsalem Mesenterium des Ösophagus**
- **muskulären Anteilen zervikaler Somiten**

Da das Septum transversum zu Beginn auf der Höhe der Halswirbel 3–5 liegt und muskuläre Beiträge aus den dortigen Somiten erhält, wird es vom N. phrenicus innerviert, der den Rückenmarksegmenten C3–C5 entspringt (Merkspruch: „C3, 4 and 5 keep the diaphragm alive!"). Kongenitale Zwerchfellhernien mit einem Defekt der Pleuroperitonealmembran der linken Seite treten häufig auf.

Die **Brusthöhle** wird durch die **Pleuroperikardialmembranen** in die **Perikardhöhle** und die beiden **Pleurahöhlen** unterteilt (▶ Abb. 7.5b).

7.2 Zwei übereinanderliegende Röhren

Während der 3. und 4. Woche rollt sich die äußere, obere Schicht (Ektoderm) der dreiblättrigen Keimscheibe zum Neuralrohr ein, um durch den Prozess der **Neurulation** Gehirn und Rückenmark zu bilden (Kap. 6.2.2). Beinahe gleichzeitig rollt sich die ventrale Schicht (Entoderm) ab, um das Darmrohr zu bilden, sodass der Embryo nun aus zwei Röhren besteht, die übereinander liegen: Neuralrohr dorsal und Darmrohr ventral (▶ Abb. 6.17).

Die mittlere Schicht (Mesoderm) hält die beiden Röhren zusammen; gleichzeitig spaltet sich das Seitenplattenmesoderm in ein viszerales und ein parietales Blatt auf (▶ Abb. 7.1):

- Das viszerale Blatt rollt sich nach ventral aus und steht in engem Kontakt mit dem Darmrohr.
- Das parietale Blatt bildet zusammen mit dem darüberliegenden Ektoderm die **seitlichen Körperwandfalten** (jeweils

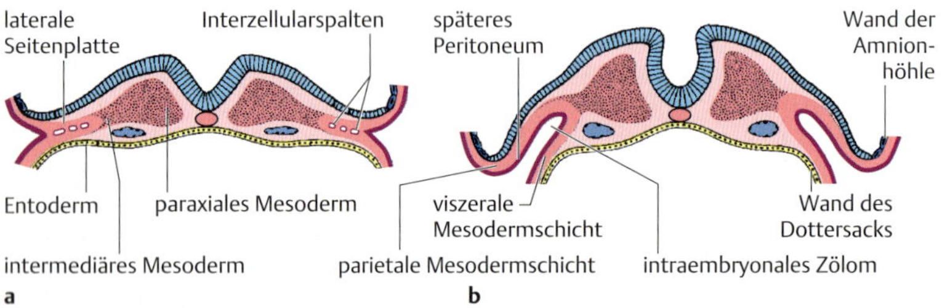

Abb. 7.1 Entstehung der Leibeshöhle. a Querschnitt durch einen etwa 19 Tage alten Embryo. Im Seitenplattenmesoderm treten Interzellularspalten auf. **b** Schnitt durch einen etwa 20 Tage alten Embryo. Die Seitenplatte ist in eine parietale und eine viszerale Mesodermschicht unterteilt, zwischen denen die Leibeshöhle (das intraembryonale Zölom) liegt. Aus dem Gewebe, das das intraembryonale Zölom begrenzt, entsteht das Peritoneum.

eine auf beiden Seiten des Embryos; ▶ Abb. 6.17a). Diese wachsen nach ventral und treffen sich in der Mittellinie, um die **ventrale Körperwand** zu schließen.

Der Raum zwischen viszeralem und parietalem Blatt des Seitenplattenmesoderms stellt die **primitive Körperhöhle** (Zölom) dar, die zu diesem Zeitpunkt noch aus einem gemeinsamen Hohlraum besteht, denn sie ist noch nicht in Perikardhöhle, Pleurahöhlen und Abdominalhöhle unterteilt.

7.3 Entstehung der Körperhöhle

Gegen Ende der 3. Woche gliedert sich das intramembryonale Mesoderm in das paraxiale Mesoderm, das für die Bildung der Schädelbasis (kranialer unsegmentierter Abschnitt) und der Wirbel (Somiten) verantwortlich ist; das intermediäre Mesoderm, das die Urogenitalorgane liefert; und das Seitenplattenmesoderm, das an der Entstehung der Körperhöhlen beteiligt ist. Bald nach seiner Entstehung als kompakte mesodermale Schicht treten im Seitenplattenmesoderm Spalträume auf, die miteinander verschmelzen und zwei getrennte Blätter entstehen lassen (▶ Abb. 7.1):

- Das **parietale (somatische) Blatt** unterlagert das Oberflächenektoderm und geht in das extraembryonale parietale Mesoderm auf der Außenseite des Amnions über. Zusammen mit dem darüber befindlichen Oberflächenektoderm bezeichnet man das parietale Blatt als **Somatopleura**.
- Das **viszerale (splanchnische) Blatt** liegt dem Entoderm des Darmrohrs an und geht in das viszerale Blatt des extraembryonalen Mesoderms auf der Außenseite des Dottersacks über.

Zusammen mit dem unterlagernden Entoderm wird das viszerale Blatt der Seitenplatten als **Splanchnopleura** bezeichnet. Der zwischen den beiden Blättern des Seitenplattenmesoderms entstehende Hohlraum bildet die **primitive Körperhöhle (Zölom).**

Während der 4. Woche beginnt das nach ventral gerichtete Wachstum der seitlichen Anteile des Embryos, die die lateralen Körperwandfalten bilden (▶ Abb. 6.17a). Diese Falten bestehen aus dem parietalen Blatt des Seitenplattenmesoderms, dem darüber befindlichen Ektoderm sowie Zellen, die aus den lateralen Abschnitten der benachbarten Somiten ausgewandert sind (▶ Abb. 6.11). Mit fortschreitender Entwicklung dieser Falten stülpt sich auch das Entoderm nach ventral ein zur Entstehung des Darmrohrs (▶ Abb. 6.17b, c).

Die Abgliederung des Darmrohrs wird durch das Wachstum des Kopf- und Schwanzabschnitts unterstützt, wodurch der Embryo die typische gekrümmte (fetale) Haltung einnimmt (▶ Abb. 6.19a). Der Verschluss der ventralen Bauchwand ist so bis auf den Haftstiel (die spätere Nabelschnur) im Nabelbereich abgeschlossen. Ähnlich ist der Verschluss des Darmrohrs bis auf die Verbindung zwischen Mitteldarm und Dottersack (Dottergang; ▶ Abb. 6.16d) abgeschlossen. Der Dottergang wird in die Nabelschnur aufgenommen, wird sehr eng (▶ Abb. 9.10) und bildet sich zusammen mit dem Dottersack zwischen dem 2. und 3. Schwangerschaftsmonat zurück. [Beachte, dass parietales und viszerales Blatt des Seitenplattenmesoderms während des gesamten Entwicklungsprozesses der Körperhöhle und des Darmrohrs an der Verbindung des Darmrohrs mit der hinteren Bauchwand ineinander übergehen (▶ Abb. 6.17b, c)].

7.4 Auskleidung der Leibeshöhlen: Seröse Häute

Einige Zellen des parietalen Blattes des Seitenplattenmesoderms, die das embryonale Zölom zur Körperwand hin auskleiden, entwickeln sich zu Mesothel und bilden das **parietale Blatt der serösen Häute**, die die Bauchhöhle, Pleurahöhlen und Perikardhöhle begrenzen. In ähnlicher Weise entstehen aus der viszeralen Mesodermschicht **viszerales Peritoneum**, **viszerale Pleura** und **Epikard**, die die Eingeweide, die Lungen und das Herz überziehen.

Die parietale und viszerale Auskleidung der Leibeshöhle steht über das **dorsale Mesenterium**, an dem das Darmrohr aufgehängt ist, miteinander in Verbindung (▸ Abb. 6.17c). Das dorsale Mesenterium erstreckt sich ununterbrochen von der kaudalen Grenze des Vorderdarms bis zum Ende des Hinterdarms. Ein **ventrales Mesenterium** ist nur vom unteren Vorderdarm bis zum oberen Duodenum vorhanden und entsteht durch die Verschmälerung des mesodermalen **Septum transversum**, ein mesodermaler Gewebeblock, der das Bindegewebe der Leber und den zentralen Sehnenspiegel des Zwerchfells bildet (▸ Abb. 6.16d, ▸ Abb. 7.4). Die Mesenterien sind Peritonealduplikaturen, die als Zugangswege für Gefäße, Nerven und Lymphbahnen dienen, die zu den Eingeweiden ziehen.

Klinischer Bezug

Defekte der ventralen Körperwand

Defekte der ventralen Körperwand können im thorakalen und abdominalen Abschnitt einschließlich des Beckenbereichs auftreten und je nach Ort und Umfang ihres Auftretens Herz **(Ectopia cordis)**, Baucheingeweide **(Gastroschisis)** und/oder Urogenitalorgane **(Blasen-** bzw. **Kloakenekstrophien)** betreffen. Die Fehlbildungen werden durch das Ausbleiben des ventralen Rumpfwandverschlusses verursacht und hängen vermutlich eher mit den seitlichen Körperwandfalten als mit Kopffalte und Schwanzknospe zusammen. Das heißt, eine oder beide laterale Falten, die für den Verschluss der ventralen Leibeswand verantwortlich sind, erreichen den Nabel nicht ganz, oder es treten Probleme bei deren Fusion in der ventralen Mittellinie auf. Auch eine Omphalozele stellt eine ventrale Fehlbildung der ventralen Mittellinie dar, jedoch ist hierbei die Primärursache nicht der fehlende Rumpfwandschluss, sondern eine verhinderte Rückverlagerung von Teilen der Eingeweide, die beim sog. physiologischen Nabelbruch vorübergehend aus der Bauchhöhle austreten und in den Nabelstrang verlagert werden (Kap. 16.6, ▸ Abb. 16.21).

Eine **Ectopia cordis** (Verlagerung des Herzens nach außen) tritt auf, wenn die ventralen Rumpfwandfalten sich im Brustbereich nicht schließen, was zur Folge hat, dass das Herz außerhalb der Körperhöhle zu liegen kommt (▸ Abb. 7.2a). Manchmal reicht der Defekt vom kaudalen Sternum bis zum oberen Bauchbereich und kann dann eine Reihe von Fehlbildungen verursachen, die als **Cantrell-Pentalogie** bezeichnet werden. Dieses Spektrum umfasst Ectopia cordis, ventrale Zwerchfelldefekte, Fehlen des Herzbeutels, Defekte von Brustbein und Bauchwand einschließlich Omphalozele und Gastroschisis. (Beachte, dass bei der Cantrell-Pentalogie auftretende Omphalozelen als Sekundärfolge des Rumpfwanddefekts anzusehen sind und keineswegs als deren Ursache. Der Verschlussdefekt geht

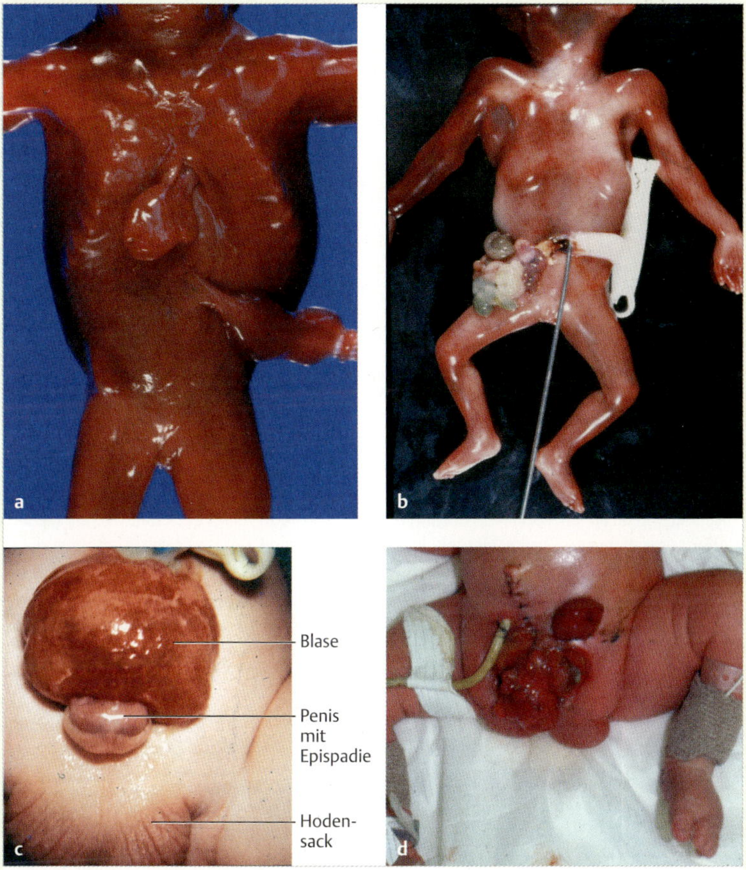

Abb. 7.2 Verschlussdefekte der ventralen Körperwand. **a** Ectopia cordis. Das Herz liegt außerhalb des Brustkorbs, in der Thoraxwand ist ein Spalt. **b** Gastroschisis. Der Darm ist gemäß der häufigsten Position dieses Defekts rechts vom Nabel aus der Bauchwand ausgetreten. **c** Blasenekstrophie mit unvollständigem Wandverschluss in der Beckenregion. Bei Jungen schließt der Defekt üblicherweise eine Spalte im dorsalen Penisbereich (obere Harnröhrenspaltung, Fissura urethrae superior) ein, die Epispadie. **d** Kloakenekstrophie. Umfangreicherer Verschlussdefekt, bei dem ein Großteil der Beckenregion nicht verschlossen wurde, sodass Blase, Teile des Enddarms und des Analkanals freiliegen.

mit verminderter Ausdehnung der Bauchhöhle einher und verhindert so die Rückverlagerung der Eingeweideschlingen aus dem Nabelzölom; Kap. 16.6).

Gastroschisis tritt bei einem Verschlussdefekt im Bereich des Abdomens auf (► Abb. 7.2b). Als Folge davon kommt es zum Vorfall von Darmschlingen durch den Defekt hindurch in die Amnionhöhle, meistens rechts vom Nabel. Das Auftreten der Gastroschisis zeigt eine zunehmende Tendenz (3,5:10.000) und kommt am häufigsten bei Neugeborenen junger Mütter unter 20 Jahren vor. Für beides liegt derzeit noch keine Erklärung vor. Der Defekt ist ultrasonografisch nachweisbar, Hinweise geben erhöhte Konzentrationen an α-Fetoprotein (AFP) im mütterlichen Serum und in der Amnionflüssigkeit. Die Fehlbildung ist nicht chromosomal bedingt, jedoch geht sie in 15 % mit weiteren Entwicklungsstörungen einher. Ausgelagerte Darmschlingen können unter der zersetzenden Einwirkung der Amnionflüssigkeit geschädigt werden oder durch Verwindung gegeneinander (Volvolus) infolge einer beeinträchtigten Blutzufuhr.

Blasenekstrophien und **Kloakenekstrophien** entstehen durch einen Verschlussdefekt der Rumpfwand in der Beckenregion. Eine Blasenekstrophie stellt einen weniger schweren Defekt in dieser Region dar, wodurch nur die Blase freiliegt (► Abb. 7.2c; bei Jungen kann auch der Penis mitbetroffen sein und dann häufig eine **Epispadie** aufweisen (Spaltbildung auf der Dorsalseite des Penis; Kap. 17.3.4). Eine Kloakenekstrophie resultiert aus einem ausgeprägteren Verschlussdefekt im Beckenbereich, wobei sowohl Blase als auch Rektum – beides Derivate der embryonalen Kloake – freiliegen (Kap. 17.3.4).

Die **Omphalozele** stellt eine weitere Fehlbildung der ventralen Rumpfwand dar

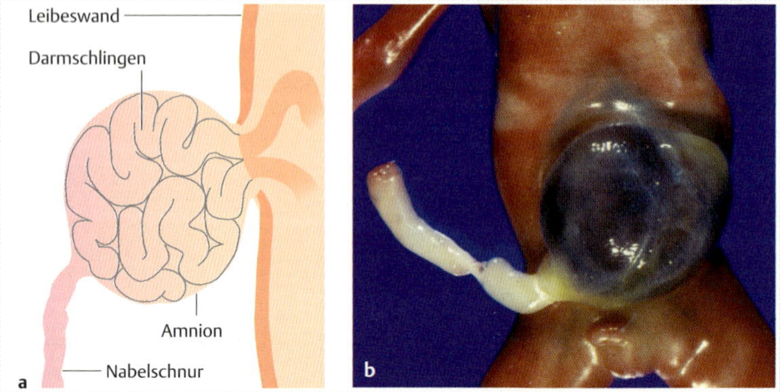

Abb. 7.3 Omphalozele: Darmschlingen, die normalerweise zwischen der 6. und 10. Entwicklungswoche in die Nabelschnur als physiologischer Nabelbruch ausgelagert werden, werden anschließend nicht wieder in die Bauchhöhle aufgenommen.
a Darmschlingen haben sich bruchsackartig in die Nabelschnur vorgewölbt und sind nicht mehr zurückverlagert worden. Der Bruchsack wird vom Amnion gebildet. **b** Fetus mit Omphalozele. Der Defekt geht (meist) mit anderen schweren Fehlbildungen und Chromosomenstörungen einher.

(▶ Abb. 7.3), die allerdings nicht durch den fehlenden Rumpfwandschluss zustande kommt. Stattdessen handelt es sich hierbei um eine beeinträchtigte Reposition von Darmschlingen, die zwischen der 6. und 10. Woche im Rahmen des **physiologischen Nabelbruchs** in die Nabelschnur ausgelagert werden (Kap. 16.6, ▶ Abb. 16.21). Als Folge können Darmschlingen und andere Eingeweide einschließlich der Leber sich als Brucksack durch den Defekt nach außen wölben. Da die Nabelschnur von einer Umschlagfalte des Amnions überzogen wird, ist auch dieser Defekt von Amnion bedeckt. (Dagegen sind die Darmschlingen bei Gastroschisis nicht mit Amnionepithel bedeckt, da sie durch die [unverschlossene] Rumpfwand direkt in die Amnionhöhle vorfallen.) Omphalozelen treten mit einer Häufigkeit von 2,5:10.000 Geburten auf und gehen mit einer hohen Mortalitätsrate und schweren Fehlbildungen einschließlich Herzfehlern und Neuralrohrdefekten einher. Chromosomale Aberrationen sind in 15 % nachweisbar. Ebenso wie bei der Gastroschisis sind auch bei der Omphalozele die α-Fetoprotein-(AFP-)Konzentrationen erhöht.

7.5 Zwerchfell und Brusthöhle

Das **Septum transversum** ist eine dicke Mesodermplatte zwischen Perikardhöhle und Dottergang (▶ Abb. 7.4a). Es entsteht aus dem viszeralen (splanchnischen) Mesoderm, das das Herz umgibt, und nimmt zum Zeitpunkt des kranialen Wachstums des Embryos bei dessen Einkrümmung in die fetale Stellung eine Lage zwischen der primitiven Thoraxhöhle und Bauchhöhle ein (▶ Abb. 6.16b–d). Das Septum transversum trennt den Brustraum nicht vollständig von der Bauchhöhle, sondern es bleibt auf beiden Seiten neben dem Vorderdarm ein Durchgang in Gestalt der **Perikardioperitonealkanäle** frei (▶ Abb. 7.4a).

Die Lungenknospen wachsen nach kaudal und lateral in die Perikardioperitonealkanäle vor (▶ Abb. 7.4b, vgl. ▶ Abb. 15.6). Die Lungen wachsen so schnell, dass die Kanäle bald zu eng sind und die Lungen sich nach dorsal, lateral und ventral in das Mesenchym der Leibeswand ausdehnen (▶ Abb. 7.4b, kleine Pfeile). Die Ausdehnung nach ventral und lateral erfolgt parallel zu den **Pleuroperikardialfalten**. Die Falten treten zunächst als kleine Leisten auf, die in die noch ungeteilte Brusthöhle hineinragen (▶ Abb. 7.4b). Mit der Ausdehnung der Lunge wird die Leibeswand in zwei Komponenten unterteilt (▶ Abb. 7.5):

- die definitive Thoraxwand und
- die **Pleuroperikardialmembran**, eine dünne Mesodermschicht, in der der Stamm der Kardinalvenen und der N. phrenicus verlaufen.

Anschließend wird der Stamm der Kardinalvenen durch den Deszensus des Herzens und den Aszensus des Sinus venosus in die Mittellinie verlagert, und die Pleuroperikardialmembranen werden beiderseits wie Mesenterien dünn ausgezogen (▶ Abb. 7.5a). Schließlich verschmelzen sie miteinander und mit der Lungenwurzel. Die Brusthöhle wird so in die **Perikardhöhle** und die beiden **Pleurahöhlen** unterteilt (▶ Abb. 7.5b). Beim Erwachsenen werden die Pleuroperikardialmembranen zum **fibrösen Perikard**.

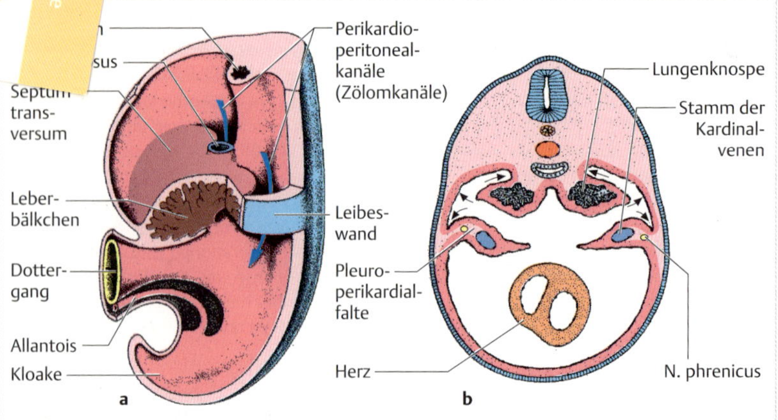

Abb. 7.4 Einwachsen der Lungenknospen in die Perikardioperitonealkanäle. **a** Embryo im Alter von etwa 5 Wochen. Teile der Körperwand und des Septum transversum sind entfernt, sodass die Perikardioperitonealkanäle freiliegen. Beachte die Lage und Ausdehnung des Septum transversum, in dessen Mesenchym die Leberzellbälkchen eindringen. **b** Einwachsen der Lungen in die Perikardioperitonealkanäle (Zölomkanäle). Beachte die Pleuroperikardialfalten. Die Pfeile deuten die Ausdehnung der Lungenknospen an.

7.5.1 Entwicklung des Zwerchfells

Nachdem die Pleurahöhlen sich gegen die Perikardhöhle abgegrenzt haben, stehen sie über die Perikardioperitonealkanäle vorübergehend noch in offener Verbindung mit der Leibeshöhle. Nach kaudal wird die Pleurahöhle durch eine sichelförmige Falte, die **Pleuroperitonealfalte**, begrenzt. Diese Falte wölbt sich in den in der Bauchhöhle mündenden Abschnitt der Perikardioperitonealkanäle vor (► Abb. 7.6a). In der weiteren Entwicklung dehnt sich die Falte nach medial und ventral aus, bis sie in der 7. Woche mit dem Mesenterium des Ösophagus und mit dem Septum transversum verschmilzt (► Abb. 7.6b). Auf diese Weise wird **verschließen die Pleuroperitonealmembranen die Verbindung zwischen thorakalem Zölomabschnitt und eigentlicher Bauchhöhle**. Die weitere Ausweitung der Pleurahöhlen im Mesenchym der Leibeswand führt dazu, dass die Pleuroperitonealmembranen noch um eine periphere Leiste vergrößert werden (► Abb. 7.6c). Mit der Ausbildung dieser Leiste dringen Myoblasten, die aus zervikalen Somiten stammen, in die Membranen ein und bilden den muskulären Anteil des Zwerchfells.

Das Zwerchfell des Erwachsenen besteht also aus folgenden Gebilden:

- Septum transversum, das zum Centrum tendineum wird,
- beiden Pleuroperitonealmembranen,
- Muskelanlagen aus der lateralen und dorsalen Körperwand,
- Mesenterium des Ösophagus, in dem sich die **Zwerchfellschenkel** entwickeln.

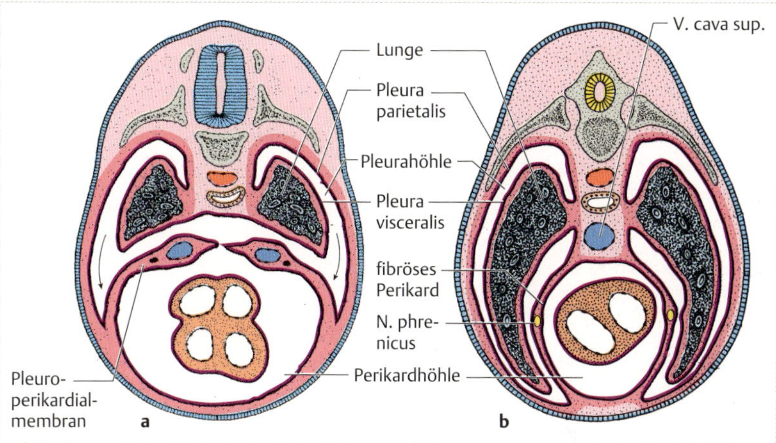

Abb. 7.5 Entwicklung der Pleurahöhlen. a Der Stamm der Kardinalvenen verläuft innerhalb der Pleuroperikardialfalte. Durch die Ausweitung der Perikardioperitonealkanäle wird das Mesenchym der Körperwand in die Pleuroperikardialmembran und die definitive Körperwand aufgespalten. Die Pfeile deuten die Ausdehung der Pleurahöhlen an. **b** Querschnitt im Bereich des Thorax. Die Pleuroperikardialmembranen sind miteinander und mit der Lungenwurzel verschmolzen. Der N. phrenicus verläuft im Bindegewebe des Perikardbeutels.

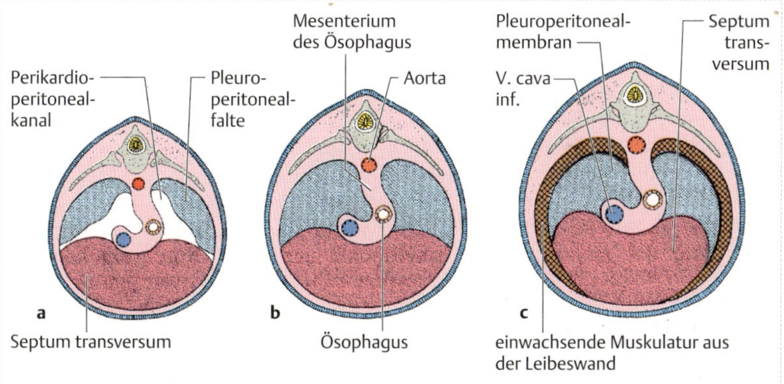

Abb. 7.6 Entwicklung des Zwerchfells. a Die Pleuroperitonealfalten beginnen in der 6. Woche die Perikardioperitonealkanäle nach unten abzuschließen. **b** In der 7. Woche vereinigen sie sich mit dem Septum transversum und dem dorsalen Mesenterium des Ösophagus. Die Pleurahöhlen sind damit gegen die Leibeshöhle abgeschlossen. **c** Im 4. Monat schließt nach peripher noch ein Abschnitt an, der von der Leibeswand stammt und Muskelanlagen enthält.

7.5.2 Lage und Innervation des Zwerchfells

Während der 4. Woche liegt das Septum transversum in Höhe der zervikalen Somiten, sodass Anteile des **3.**, **4.** und **5. zervikalen Spinalnervs** in das Septum einwachsen. Sie bilden zusammen den **N. phrenicus**, der in der Pleuroperikardialfalte verläuft (▸ Abb. 7.4b). Mit der weiteren Ausdehnung der Lungen und der Verlagerung des Zwerchfells nach kaudal kommt der N. phrenicus beidseits im Perikard zu liegen (▸ Abb. 7.5). Bei der Ausdehnung der Pleurahöhlen in die Thoraxwand hinein vergrößert sich das Zwerchfell durch Einbeziehung von Material aus der Leibeswand. Die entsprechenden Muskelabschnitte des Zwerchfells werden von Interkostalnerven versorgt.

In der 4. Woche liegt das Septum transversum in Höhe der Zervikalsegmente. In der 6. Woche hat es sich bereits als Anlage des Zwerchfells bis auf die Höhe der thorakalen Somiten verlagert. Der **Deszensus des Zwerchfells** wird offenbar durch das im Vergleich zu den ventralen Strukturen sehr viel stärkere Wachstum der dorsal gelegenen Achsenorgane verursacht. Zu Beginn des 3. Monats entspringen die dorsalen Zwerchfellpfeiler in Höhe des 1. Lendenwirbels.

Das Zwerchfell wird vom N. phrenicus **motorisch und sensibel innerviert**. Da die peripheren Anteile des Zwerchfells aus dem Mesenchym der Thoraxwand hervorgehen, ist verständlich, dass einige der unteren Interkostalnerven zur sensiblen Versorgung des Zwerchfells beitragen.

Klinischer Bezug

Zwerchfellhernien

Die **angeborenen Zwerchfellhernie** ist eine der bekannteren Fehlbildungen beim Neugeborenen (1:2000). Ihre häufigste Ursache liegt darin, dass die Pleuroperitonealmembran den Perikardioperitonealkanal nicht verschlossen hat. Das Peritoneum und die parietale Pleura gehen dann an der hinteren Körperwand ohne Trennung ineinander über. Bei einem solchen Defekt, der **Bochdalek-Hernie**, können die Baucheingeweide in die Pleurahöhle eintreten. In 85–90 % befindet sich die Hernie auf der linken Seite, sodass Magen, Milz und ein Teil der Leber in den Thorax eintreten können (▸ Abb. 7.7). Die Baucheingeweide in der Brusthöhle drängen das Herz nach vorn, während die Lungen komprimiert werden und oft hypoplastisch sind. Bei einem großen Defekt ist die Mortalität hoch (75 %).

Manchmal wird der defekte Zwerchfellabschnitt von einer Membran aus Pleura und Peritoneum überdeckt. In solchen Fällen ist der Bauchinhalt, der in die Thoraxhöhle eindringt, in den serösen Häuten eingehüllt.

Gelegentlich unterbleibt die Entwicklung eines kleineren Teils der Zwerchfellmuskulatur. Eine entsprechende Hernie kann unentdeckt bleiben, bis das Kind mehrere Jahre alt ist. Sie wird häufig im vorderen Abschnitt beobachtet und heißt dann **parasternale Hernie (Morgagni-Hernie)**, ▸ Abb. 7.7a). Eine kleine Peritonealtasche mit Darmschlingen kann dort in den Brustraum eindringen.

Eine weitere Form des Zwerchfellbruchs ist die **Ösophagushernie**. Sie soll durch einen zu kurzen Ösophagus hervorgerufen werden. Kardia und oberer Abschnitt des Magens werden im Thorax zurückgehalten. Der Magen wird auf der Höhe des Zwerchfells eingeschnürt.

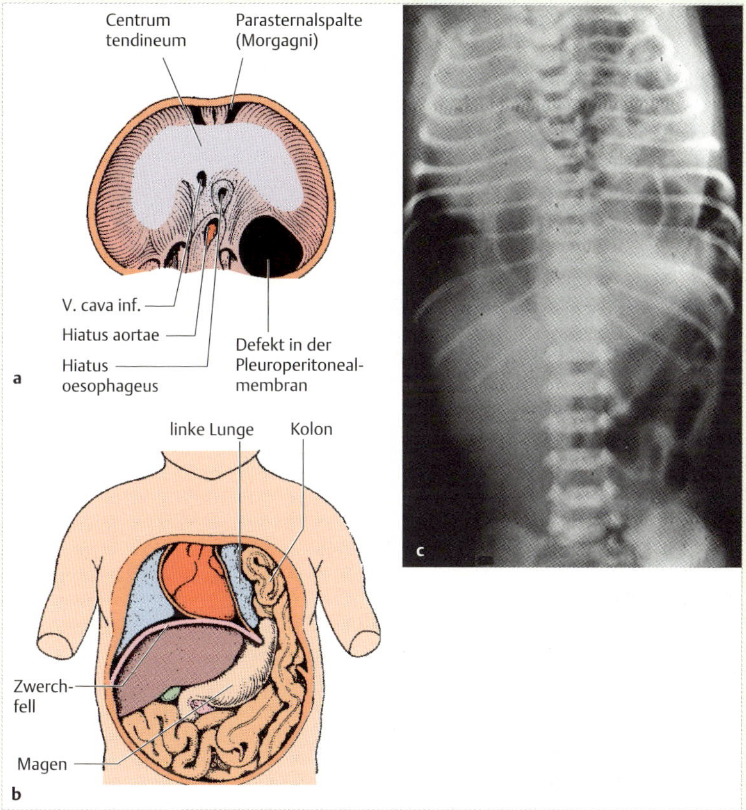

Abb. 7.7 Angeborene Zwerchfellhernie. **a** Kaudale Oberfläche des Zwerchfells mit einem großen Defekt in der Pleuroperitonealmembran auf der linken Seite. **b** Hernie mit Darmschlingen und einem Teil des Magens in der linken Pleurahöhle. Es kommt häufig zur Kompression der linken Lunge und zur Verlagerung des Herzens und des Mediastinums nach rechts. **c** Röntgenbild eines Neugeborenen mit einem großen Zwerchfelldefekt auf der linken Seite. Baucheingeweide sind durch den Defekt in die Brusthöhle eingetreten.

Alles klar?

1. Nach der Geburt beginnt das Neugeborene nicht zu atmen und stirbt. Die Sektion ergibt einen großen Zwerchfelldefekt auf der linken Seite. Magen- und Darmschlingen füllen die linke Thoraxhälfte aus. Beide Lungen sind hochgradig hypoplastisch. Wie lässt sich dieser Defekt embryologisch erklären?
2. Ein Kind kommt mit einem großen Defekt in der Leibeswand lateral vom Nabel zur Welt. Der größte Teil des Dünndarms ist durch den Defekt ausgetreten und wird nicht von Amnion umhüllt. Was ist embryologisch die Ursache der Fehlbildung? Muss man damit rechnen, dass weitere Fehlbildungen vorhanden sind?
3. Erklären Sie, warum der N. phrenicus, der das Diaphragma motorisch und sensibel innerviert, aus den zervikalen Rückenmarkssegmenten entspringt, obwohl der größte Anteil des Zwerchfells im Thoraxbereich liegt. Aus welchen Zervikalsegmenten entspringt der Nerv?

8 Fetalperiode (3. Monat bis Geburt)

8.1 Überblick

Während der **Fetalperiode** (3. Monat bis zur Geburt) wächst die Frucht und die Organsysteme reifen aus. Im 3., 4. und 5. Monat überwiegt das Längenwachstum (etwa 5 cm pro Monat), während in den beiden letzten Monaten der Schwangerschaft die Gewichtszunahme im Vordergrund steht (etwa 700 g pro Monat).

Die **Körperproportionen** verändern sich in charakteristischer Weise. Im 3. Monat nimmt der Kopf etwa die Hälfte und im 5. Monat etwa ein Drittel der Körperlänge (Scheitel-Steiß-Länge) ein. Bei der Geburt beträgt der Anteil des Kopfes nur noch etwa ein Viertel der Gesamtlänge (Scheitel-Fersen-Länge, ▶ Abb. 8.2). Im 5. Monat werden die **Kindsbewegungen** wahrgenommen. Der Fetus besitzt eine **Lanugobehaarung**.

Die **Dauer der Schwangerschaft** beträgt 280 Tage oder 40 Wochen, nach dem 1. Tag der letzten Regel gerechnet (Menstruationsalter), oder genauer: 266 Tage oder 38 Wochen nach der Befruchtung (Ovulations- bzw. Befruchtungsalter).

Wird ein Kind während des 6. oder zu Beginn des 7. Monats geboren (Frühgeburt), hängt die Überlebensfähigkeit von der Ausreifung des Respirationstrakts und des ZNS ab.

8.2 Entwicklung des Fetus

Der Zeitraum vom Beginn des 3. Monats bis zur Geburt heißt **Fetalperiode**. Sie zeichnet sich durch schnelles Wachstum des Körpers aus. In der Fetalperiode tritt die Differenzierung hinter dem Wachstum zurück.

Das Alter des Fetus wird in der Fetalperiode durch die **Scheitel-Steiß-Länge (SSL)** oder durch die **Scheitel-Fersen-Länge (SFL)**, dem Maß vom Scheitel bis zur Ferse (Stehhöhe), ausgedrückt. ▶ Tab. 8.1 gibt das Alter des Fetus in Wochen und die

Tab. 8.1 Längenwachstum und Gewichtsentwicklung in der Fetalperiode

Alter (Wochen)	Scheitel-Steiß-Länge (SSL, cm)	Gewicht (g)
9–12	5–8	10–45
13–16	9–14	60–200
17–20	15–19	250–450
21–24	20–23	500–820
25–28	24–27	900–1300
29–32	28–30	1400–2100
33–36	31–34	2200–2900
37–38	35–36	3 000–3 400

entsprechenden SSL-Werte wieder. Im 3.–5. Monat steht das Längenwachstum im Vordergrund. Eine wesentliche Gewichtszunahme erfolgt erst in den beiden letzten Schwangerschaftsmonaten.

Die Länge der Tragzeit ist 280 Tage oder 40 Wochen nach dem 1. Tag der letzten Regel (**Wochen p. m.** [post menstruationem], **Schwangerschaftswochen, SSW**). Der Embryo ist jedoch etwa 2 Wochen jünger, da die Ovulation und die Befruchtung in der Mitte des Zyklus erfolgen. Das **Ovulations-** oder **Befruchtungsalter** beträgt daher 266 Tage oder **38 Wochen p. o. (post ovulationem)**.

In der folgenden Beschreibung wird das Alter in Wochen bzw. Monaten nach der Befruchtung angegeben.

8.2.1 Monatliche Veränderungen

Eine der auffälligsten Veränderungen während des Fetallebens ist die **relative Verlangsamung des Kopfwachstums** verglichen mit dem des übrigen Körpers: Zu Beginn des 3. Monats nimmt der Kopf etwa die Hälfte der SSL ein (▶ Abb. 8.1), zu Beginn des 5. Monats etwa ein Drittel der SFL und zum Zeitpunkt der Geburt ein Viertel der SFL (▶ Abb. 8.2).

Während des **3. Monats** wird das Gesicht immer menschenähnlicher. Die anfangs nach lateral gerichteten Augen verlagern sich auf die Ventralseite des Gesichts (▶ Abb. 8.3, ▶ Abb. 8.4). Die Ohren nehmen allmählich ihre endgültige Lage an der Seite des Kopfes ein (▶ Abb. 8.3). Die Gliedmaßen erreichen ihre relative Länge im Vergleich zum übrigen Körper, wenn auch die unteren Gliedmaßen immer noch ein wenig kürzer und weniger ent-

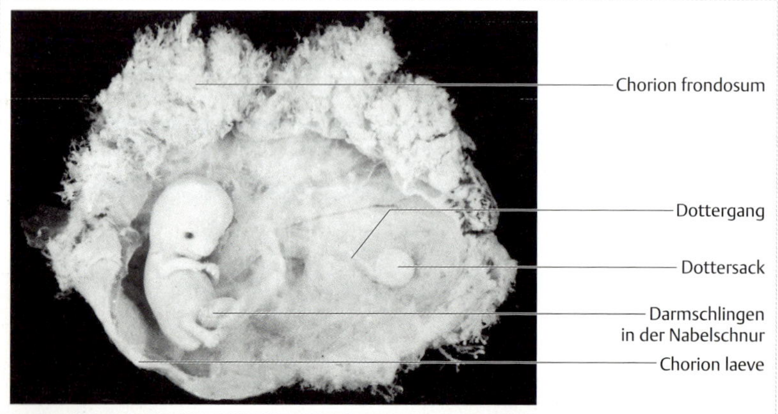

Abb. 8.1 Fetus in der 9. Woche. Der Kopf ist groß im Verhältnis zum Körper. Dottersack und Dottergang liegen in der Chorionhöhle. In der Nabelschnur sind Darmschlingen zu erkennen (physiologischer Nabelbruch). Das Chorion besitzt auf der Seite der Nabelschnur viele buschige Zotten (Chorion frondosum), während es am gegenüberliegenden Pol bereits glatt ist (Chorion laeve, Chorionglatze).

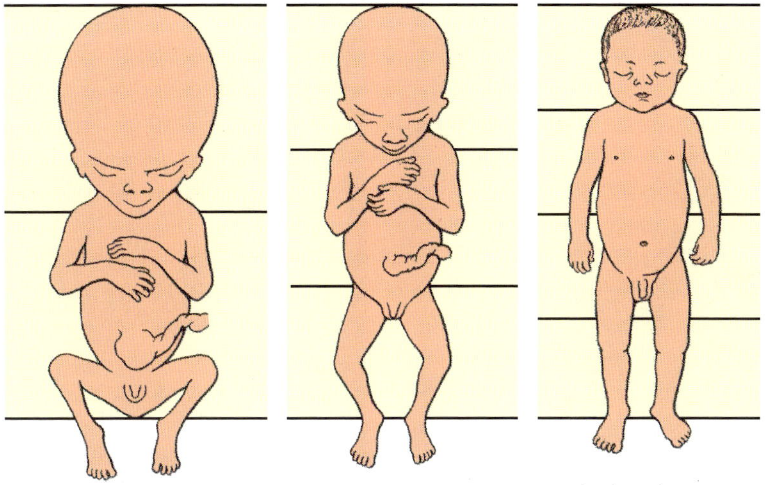

Abb. 8.2 Größenverhältnis des Kopfes zum Rumpf in verschiedenen Entwicklungsstadien.

wickelt sind als die oberen. In der 12. Woche treten **Knochenkerne** in den langen Röhrenknochen und im Schädel auf. Die äußeren Genitalien sind in der 12. Woche so weit entwickelt, dass das **Geschlecht** des Fetus im Ultraschall bestimmt werden kann.

Zunächst ist die Nabelschnur nur noch durch den **physiologischen Nabelbruch** aufgetrieben (▸ Abb. 8.1). In der 12. Woche ziehen sich die Darmschlingen in die Leibeshöhle zurück. Am Ende des 3. Monats lassen sich bei abortierten Feten als Zeichen der Muskelaktivität bereits Reflexe auslösen. In utero sind die Bewegungen jedoch noch zu schwach, um von der Mutter wahrgenommen zu werden.

Im **4.** und **5. Monat** wächst der Fetus rasch in die Länge, sodass seine SSL am Ende der 1. Hälfte des intrauterinen Lebens etwa 15 cm beträgt, also die Hälfte der Länge des Neugeborenen. Die Gewichtszunahme ist dagegen in diesem Zeitraum sehr gering. Am Ende des 5. Monats wiegt der Fetus noch unter 500 g. An der Körperoberfläche ist die **Lanugobehaarung** ausgebildet. Augenbrauen und Haupthaar sind ebenfalls sichtbar. Im 5. Monat werden die **Kindsbewegungen** von der Mutter in der Regel deutlich wahrgenommen.

In der **2. Hälfte der Schwangerschaft** nimmt das Gewicht beträchtlich zu, vor allem während der letzten 2½ Monate, in denen 50 % des Geburtsgewichts (etwa 3 200 g) hinzukommen. Im **6. Monat** hat der Fetus eine runzelige Haut, da das Unterhautfettgewebe noch fehlt. Die Haut ist rötlich gefärbt. Ein Kind, das im 6. oder zu Beginn des 7. Monats geboren wird, ist kaum lebensfähig, da die Lungen und das ZNS noch nicht genügend ausgereift sind. Die Koordination zwischen beiden Syste-

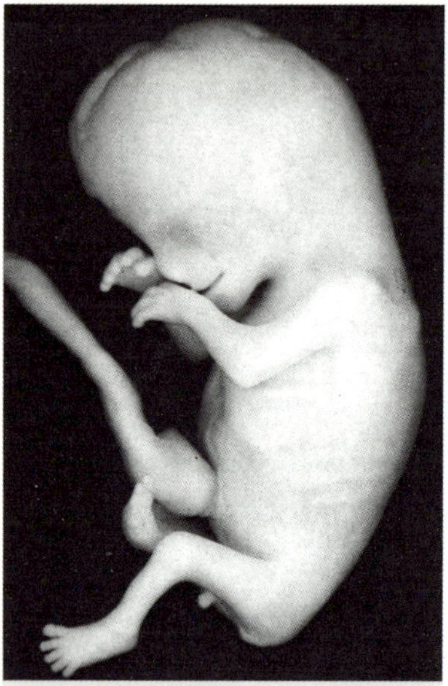

Abb. 8.3 Fetus in der 11. Woche. Der Ansatz der Nabelschnur ist noch durch Darmschlingen aufgetrieben. Normalerweise ziehen sich die Darmschlingen in der 11. Woche in die Leibeshöhle zurück. Das Geschlecht des Embryos lässt sich erkennen.

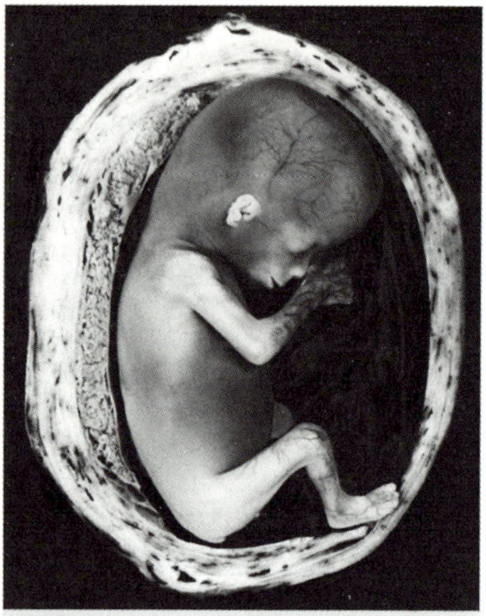

Abb. 8.4 12 Wochen alter Fetus in utero. Die Haut ist dünn, sodass die Gefäße durchscheinen. Die Gesichtsentwicklung ist fast abgeschlossen. Die Ohrmuschel besitzt noch embryonale Charakteristika. Obwohl sich das Kind bereits früher bewegt, wird es von der Mutter zumeist erst in diesem Stadium wahrgenommen.

men fehlt noch. Mit **6,5–7 Monaten** beträgt die Länge des Fetus etwa 25 cm und das Gewicht etwa 1100 g. Bei einer Frühgeburt zu diesem Zeitpunkt hat das Kind eine Überlebenschance von 90 %. Einige wichtige Entwicklungsmerkmale sind in ▶ Tab. 8.2 aufgeführt.

In den **letzten 2 Monaten** runden sich dann seine Formen durch die Ablagerung von subkutanem Fett ab (▶ Abb. 8.5, ▶ Abb. 8.6). Gegen Ende der Schwangerschaft ist die Haut von einer weißlichen, fettigen Substanz, der **Vernix caseosa**, bedeckt, einem Ausscheidungsprodukt der

Tab. 8.2 Entwicklungsschritte in der Fetalperiode

Entwicklungsschritt	Alter (Wochen)
Auftreten von Geschmacksknospen	7
Schluckbewegungen	10
Atmungsbewegungen	14–16
Saugbewegungen	24
Wahrnehmung von Geräuschen	24–26
Lichtreaktion der Augen	28

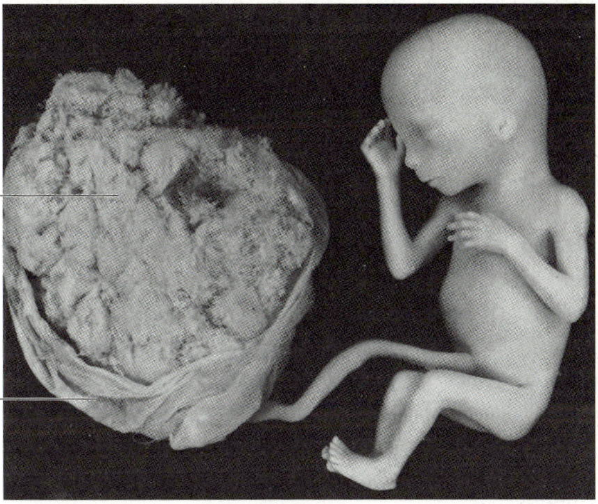

Abb. 8.5 Fetus in der 18. Woche mit Nabelschnur und Plazenta. Die Haut ist durchscheinend, da das subkutane Fett noch fehlt. Auf der mütterlichen Seite der Plazenta sind die Kotyledonen zu erkennen, die kindliche Seite wird vom Amnion bedeckt.

Talgdrüsen. Mit 28 Wochen ist der Fetus im Prinzip lebensfähig (Frühgeburt).

Am Ende des **9. Monats** übertrifft der Schädel die übrigen Körperpartien an Umfang und bestimmt damit den Durchtritt der Frucht durch den Geburtskanal. Bei der Geburt wiegt der Fetus 3 000–3 500 g. Die SSL beträgt etwa 36 cm, die SFL etwa 50 cm. Die Geschlechtsmerkmale sind voll ausgebildet. Die Hoden befinden sich normalerweise im Skrotum.

8.2.2 Berechnung des Geburtstermins

Eine Schwangerschaft beginnt mit der Befruchtung. Die Oozyte wird in der Regel innerhalb von 12 Stunden nach der Ovulation befruchtet. Spermien können im weiblichen Genitaltrakt vor der Ovulation bis zu 6 Tage überleben. Die fruchtbaren Tage der Frau erstrecken sich daher etwa über 6 Tage und enden am Tag der Ovulation.

▸ **Ovulations- oder Befruchtungsalter.** Vom Zeitpunkt der Ovulation oder der Befruchtung an dauert die Schwangerschaft 266 Tage oder 38 Wochen. Eine Schwangere sucht in der Regel den Frauenarzt auf, wenn die Regel zweimal hintereinander ausgeblieben ist. Wenn keine Basaltemperaturkurve vorliegt, ist der Zeitpunkt der Ovulation oder der Befruchtung schwer zu bestimmen. Der Geburtshelfer geht daher bei der Berechnung des Geburtstermins vom 1. Tag der letzten Regel aus.

▸ **Menstruationsalter.** Gerechnet vom 1. Tag der letzten Regel beträgt die Schwangerschaft 280 Tage oder 40 Wochen (= 10 Lunarmonate mit 28 Tagen) ≈ 9 Kalendermonate.

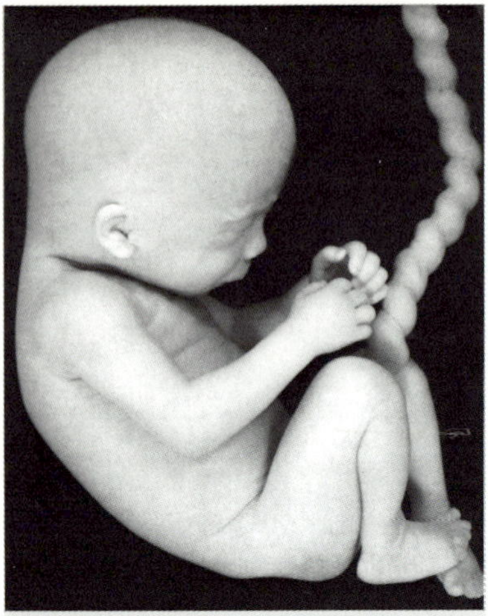

Abb. 8.6 Fetus im 7. Monat. Dieser Fetus ist im Prinzip lebensfähig. Er zeigt durch subkutane Fettablagerung bedingte rundliche Konturen. Die Nabelschnur ist spiralig gewunden.

Die letzte Regel wird meistens genau angegeben. Bei Frauen mit regelmäßigem 28-tägigem Zyklus ist diese Berechnung sehr genau. Bei unregelmäßigem Zyklus sind jedoch Fehler möglich. Der Zeitraum zwischen Ovulation und darauf folgender Menstruation ist zwar konstant (14±1 Tage), der Abstand zwischen Ovulation und der vorhergehenden Menstruation dagegen sehr variabel. Eine zusätzliche Fehlerquelle entsteht, wenn die Frau etwa 14 Tage nach der Befruchtung eine kleine Blutung hat, die durch das invasive Wachstum des Trophoblasten bei der Implantation bedingt ist (Kap. 4.5, Tag 13). Trotz der möglichen Fehlerquellen bei der Bestimmung des Geburtstermins werden doch die meisten Kinder in einer Zeitspanne von 10–14 Tagen um den errechneten Termin herum geboren. Wenn die Geburt sehr viel früher erfolgt, spricht man von einer **Frühgeburt**, wenn sie wesentlich später erfolgt von einer **Übertragung**.

Das Alter einer Schwangerschaft lässt sich durch die Kombination der Angaben zur letzten Menstruation und dem Vergleich der Länge des Fetus und seines Entwicklungsstadiums mit Normtabellen ziemlich genau bestimmen. Bei der Ultraschalluntersuchung zwischen der 7. und der 14. Woche ist die Altersbestimmung über die Messung der Scheitel-Steiß-Länge mit einer Genauigkeit von 1–2 Tagen möglich. Zwischen der 16. und 30. Woche werden mit **Ultraschall** in der Regel der **biparietale Kopfdurchmesser**, der Kopf- und Bauchumfang und die Femurlänge bestimmt. Die genaue Bestimmung von Größe und Alter des Fetus ist bei Vorliegen von Fehlbildungen und bei zu erwartenden Geburtskomplikationen, z. B. bei engem Becken der Mutter, besonders wichtig.

Klinischer Bezug

Niedriges Geburtsgewicht

Das Längenwachstum und die Gewichtsentwicklung zeigen eine beträchtliche Variabilität und stimmen manchmal nicht mit dem errechneten Alter des Fetus überein. Größe und Gewicht sind im Wesentlichen genetisch determiniert. Umweltfaktoren können jedoch ebenfalls eine Rolle spielen.

Die durchschnittliche Größe eines Neugeborenen beträgt zwischen 2500 und 4000 g bei einer Länge von 51 cm. Die Bezeichnung **niedriges Geburtsgewicht** (low birth weight, LBW) bezieht sich auf ein Gewicht unter 2500 g, unabhängig vom Gestationsalter. Viele Neugeborene wiegen weniger als 2500 g, weil sie vorzeitig (vor der 37. SSW) geboren wurden. Im Gegensatz dazu wird bei den Bezeichnungen **intrauterine Wachstumsretardierung (intrauterine growth retardation, IUGR)** und „klein bezogen auf das Reifealter“ **(small for gestational age, SGA)** das Gestationsalter berücksichtigt.

Der Begriff **IUGR** wird auf Neugeborene angewendet, die nicht ihr optimales intrauterines Wachstum entfaltet haben. Diese Kinder sind pathologisch klein und haben ein Risiko für eine schlechte (Entwicklungs-) Prognose. **SGA**-Kinder haben ein Geburtsgewicht unter der 10. Perzentile ihres Reifealters. Diese Neugeborenen können pathologisch klein sei (sie können IUGR aufweisen), oder sie sind konstitutionell gesund. Die Schwierigkeit besteht darin, beide Zustände voneinander zu unterscheiden, sodass gesunde, aber kleine Babys nicht risikoreichen Verfahren unterzogen werden, die für IUGR-Kinder vorgesehen sind.

Etwa jedes 10. Kind (Daten aus den USA) zeigt nach dieser Definition einen Wachstumsrückstand. Es besteht ein erhöhtes Risiko für neurologische Defekte, angeborene Fehlbildungen, Mekoniumaspiration, Hypoglykämie, Hypokalzämie und das „respiratory distress syndrome“ (RDS). Bei diesen Kindern kommen auch Langzeiteffekte vor. Man konnte nachweisen, dass Babys mit IUGR als Erwachsene mit höherer Wahrscheinlichkeit Stoffwechselerkrankungen wie Adipositas, Bluthochdruck, Hypercholesterinämie, kardiovaskuläre Erkrankungen und Typ-2-Diabetes entwickeln werden (**Barker-Hypothese**).

Die Inzidenz ist bei Schwarzen höher als in der weißen Bevölkerung. Ursächliche Faktoren sind Chromosomenanomalien (10 %), Teratogene, intrauterine Infektionen (Röteln, das Zytomegalievirus, Toxoplasmose und Syphilis), Vorerkrankungen der Mutter (Hochdruck, Nieren- und Herzinsuffizienz), der soziale Status und die Ernährungssituation der Mutter, die Belastung durch Zigaretten, Alkohol und andere Drogen. Zudem können die Plazentainsuffizienz, Zwillings- oder Mehrlingsgeburten zu einem intrauterinen Wachstumsrückstand führen.

Der wichtigste wachstumsfördernde Faktor vor und nach der Geburt ist der **insulin-like growth factor IGF-1.** Er besitzt mitogene und anabole Eigenschaften. IGF-1 wird in den fetalen Geweben gebildet. Die Serumspiegel korrelieren mit dem fetalen Wachstum. Mutationen in *IGF-1*-Genen führen zu IUGR.

Die intrauterine Verzögerung des Wachstums setzt sich nach der Geburt fort. Das postnatale Wachstum ist vom **Wachstumshormon (growth hormone, GH**) abhängig. Dieses führt über seinen Rezeptor GHR über eine intrazelluläre Transduktionskette zur Synthese und Sekretion von IGF-1. Mutationen im Wachstumshormonrezeptor führen zu **Laron-Zwergwuchs**. Neben der deutlichen Wachstumshemmung sind manchmal blaue Skleren charakteristisch. Die Patienten weisen nur eine geringe oder keine intrauterine Wachstumsstörung auf, da die IGF-1-Bildung vor der Geburt nicht wachstumshormonabhängig ist.

Alles klar?

1. Wie berechnet der Arzt den voraussichtlichen Geburtstermin?
2. Welche Gründe können für eine intrauterine Wachstumsverzögerung (IUGR) verantwortlich sein?

9 Entwicklung der Eihäute und der Plazenta

9.1 Überblick

Chorion und Chorionzotten

Bei der Implantation in der 2. Woche bildet der Zytotrophoblast durch Zellfusion eine „Riesenfresszelle", das Synzytium, mit der er sich in die Uterusschleimhaut hineinfrisst. Im Synzytium entstehen Lakunen **(lakunäres Stadium)**, in die mütterliches Blut hineinfließt. Der Zytotrophoblast dringt in die Synzytiumtrabekel zwischen den Lakunen ein und wandelt sie in **primäre Zotten** um. Durch Konfluation der durchgewanderten Zytotrophoblastanteile entsteht eine **Zytotrophoblasthülle**, die den Trophoblast gegen das mütterliche Gewebe abgrenzt (▶ Abb. 5.9, ▶ Abb. 9.1).

Durch die Auskleidung mit extraembryonalem Mesoderm wird die Trophoblasthöhle zur **Chorionhöhle** und der Trophoblast zum **Chorion**. Das Chorionmesoderm dringt in die primären Zotten ein und wandelt sie in **sekundäre Zotten** um. Mit der Ausbildung von Gefäßen im mesodermalen Kern entstehen die **Tertiärzotten.**

Stammzotten sind in der Chorionplatte auf der einen Seite und in der äußeren Zytotrophoblasthülle auf der anderen Seite verankert. Von ihnen abgehend flottieren die Zottenaufzweigungen und Verästelungen im mütterlichen Blut, das die **intervillösen Räume**, die ehemaligen Lakunen, durchströmt. (▶ Abb. 9.1, ▶ Abb. 9.2).

Eihäute in der Fetalperiode

Im 2. Monat bilden sich die Chorionzotten am abembryonalen Pol zurück („Chorionglatze", **Chorion laeve)**, während sie im Bereich der Plazenta erhalten bleiben **(Chorion frondosum**, ▶ Abb. 9.4a).

Im 3. Monat verschmilzt das Amnion mit dem Chorion. Die Chorionhöhle obliteriert. Die Decidua capsularis verschmilzt mit der Decidua parietalis. Das Uteruslumen obliteriert (▶ Abb. 9.4b). Die **Nabelschnur** wird nun von Amnion bedeckt und enthält die Reste des Dottersacks sowie die Gebilde des Haftstiels mit den Nabelgefäßen (▶ Abb. 9.10b, c).

Plazenta

Ab dem 4. Monat besteht die Plazenta aus zwei Anteilen: einem fetalen Anteil, der die Zottenbäumchen des Chorions enthält und einem mütterlichen Anteil, der von der Decidua basalis abstammt. Die **Deziduaplatte (Basalplatte)** der Plazenta wird von Spiralarterien durchbrochen. Jede Spiralarterie versorgt einen bestimmten Bereich der Plazenta, ein **Kotyledon.** Die einzelnen Kotyledonen sind durch Deziduasepten, die von der Basalplatte ausgehen, voneinander getrennt. Die Zottenverästelungen einer Kotyledone baden im Blutstrom der Spiralarterie. Das Blut strömt durch mütterliche Sinusoide in der Basalplatte zurück (▶ Abb. 9.7). Im 4. Monat verschwinden die Zytotrophoblastschicht und das fetale Bindegewebe zwischen den fetalen Kapillaren und dem Synzytium (▶ Abb. 9.2c, d). Da das mütterliche Blut direkt mit dem Synzytium des Chorions in Kontakt kommt, ist die menschliche Plazenta eine **Placenta haemochorialis.**

Zwillinge

Zweieiige Zwillinge stammen von zwei getrennt befruchteten Eizellen ab. Sie besitzen getrennte Amnion- und Chorionhöhlen sowie getrennte Plazenten, die jedoch verschmolzen sein können (▶ Abb. 9.12). **Eineiige** Zwillinge können je nach dem Zeitpunkt der Auftrennung eines Keims in zwei Embryonalanlagen bereits eine gemeinsame Amnionhöhle, nur ein gemeinsames Chorion oder nur eine gemeinsame Plazenta besitzen. Sie können auch wie zweieiige Zwillinge vollständig voneinander getrennt sein (▶ Abb. 9.13).

Die **Geburt** beginnt in der Regel zwischen der 34. und 38. Woche. Der Geburtsvorgang wird in drei Abschnitte eingeteilt:

1. Eröffnungsperiode mit der Aufweitung der Zervix
2. Austreibungsperiode mit der Geburt des Kindes
3. Nachgeburtsperiode mit der Ausstoßung der Eihäute und der Plazenta

Mit dem Wachstum des Fetus steigen auch die Anforderungen an die Versorgung durch die Mutter. Die Plazenta reagiert durch die Vergrößerung der Austauschfläche zwischen mütterlichem und kindlichem Kreislauf. Der Aufbau der Eihäute passt sich an die Vermehrung der Amnionfüssigkeit an.

9.2 Extraembryonale Häute und Plazenta

Die Plazenta ist ein Organ zur Aufnahme von Nährstoffen und zum Gasaustausch zwischen Mutter und Fetus. Sobald der Fetus die 9. Entwicklungswoche erreicht hat, steigt sein Bedarf an Nährstoffen und anderen Faktoren, was größere Veränderungen der Plazenta nach sich zieht. Am wichtigsten ist eine Oberflächenvergrößerung, die den Austausch erleichtert. Auch die Anordnung der extraembryonalen Häute verändert sich durch die verstärkte Bildung von Fruchwasser.

9.2.1 Entwicklung des Trophoblasten

Der fetale Anteil der Plazenta entwickelt sich aus dem Trophoblasten und dem extraembryonalen Mesoderm (Chorionplatte), wohingegen sich der mütterliche Anteil aus dem Endometrium des Uterus entwickelt. Zu Beginn des 2. Monats besitzt der **Trophoblast** eine große Zahl sekundärer und tertiärer Zotten, die in charakteristischer Weise radiär angeordnet sind (▶ Abb. 9.1). Die Zotten sind im Mesoderm der **Chorionplatte** verankert und peripher über die äußere **Zytotrophoblastschale** mit der mütterlichen Dezidua verbunden (**Stammzotten**). Die Oberfläche der Zotten besteht aus dem Synzytium, das auf einer Schicht aus Zytotrophoblastzellen ruht, die ihrerseits einen gefäßreichen mesodermalen Kern umschließt (▶ Abb. 9.2a, c). Das Kapillarsystem der Zotten verbindet sich mit den Gefäßen in der Chorionplatte und im Haftstiel, die über die Nabelarterien und die Nabelvene an den kindlichen Kreislauf angeschlossen sind (▶ Abb. 5.9d, ▶ Abb. 14.30).

Das mütterliche Blut gelangt über die Spiralarterien des Uterus in die Plazenta. Die Zytotrophoblastzellen erodieren die mütterlichen Gefäße, sodass das Blut in die intervillösen Räume einströmt (▶ Abb. 9.1, ▶ Abb. 9.2). Im Bereich der Basalplatte dringen die Zytotrophoblastzellen in die offenen Einmündungen der Spiralarterien ein und ersetzen dort das mütterliche Endothel in der Gefäßwand, sodass gemischte Gefäße mit fetalen und mütterlichen Anteilen entstehen. Dabei wandeln sich die epithelialen Zytotrophoblastzellen in Endothelzellen um. Die **Invasion der Zytotrophoblastzellen in Spiralarterien** erweitert

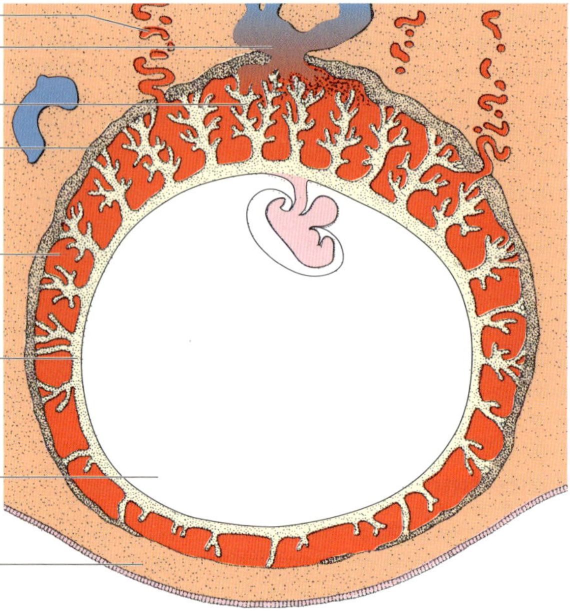

Abb. 9.1 Embryo zu Beginn des 2. Monats. Am embryonalen Pol sind die Zotten zahlreich und gut ausgebildet, am abembryonalen Pol sind sie selten und nur wenig entwickelt.

die Spiralarterien mit kleinem Durchmesser und hohem Widerstand in Gefäße mit großem Durchmesser und geringem Widerstand und erhöht damit die Menge an mütterlichem Blut, das in die intervillösen Räume einströmt.

In den folgenden Monaten sprossen zahlreiche Knospen aus den vorhandenen Zottenstämmen in die umgebenden **lakunären** oder **intervillösen Räume** aus. Die neu gebildeten Zotten haben zuerst die gleichen Schichten wie die Stammzotten. Zu Beginn des 4. Monats verschwinden jedoch die Zytotrophoblastzellen und ein Teil der Bindegewebszellen. Von nun an trennen nur noch das Synzytium und das Endothel der Blutgefäße den mütterlichen vom fetalen Kreislauf (▶ Abb. 9.2c, d). Die Zytotrophoblastzellen verschwinden zuerst in den kleinen und anschließend in den größeren Zotten. In den Stammzotten bleiben jedoch immer einige Zytotrophoblastzellen erhalten. Die Blutgefäße, die im Inneren der Stammzotten verlaufen, sind auch am Stoffaustausch zwischen den beiden Kreisläufen nicht direkt beteiligt (▶ Abb. 9.2b).

Das Synzytium wird an vielen Stellen sehr dünn. Die zellkernhaltigen Bezirke wölben sich als Knoten vor. Derartige mehrkernige **Synzytiumknoten** können sich ablösen und in den Blutkreislauf der Mutter ausgeschwemmt werden. Sie können sich irgendwo im Kapillarsystem der Mutter festsetzen. Meistens lösen sie sich dort auf, ohne krankhafte Symptome hervorzurufen.

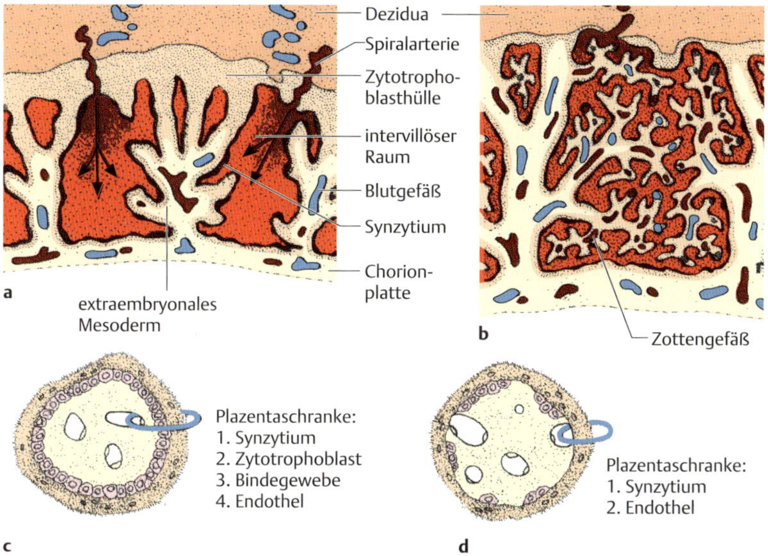

Abb. 9.2 Zottenaufbau in verschiedenen Entwicklungsstadien. a 4. Woche: Das extraembryonale Mesoderm wächst in den sekundären Stammzotten auf die Deziduaplatte zu. **b** 4. Monat: In vielen kleinen Zotten liegt die Kapillarwand direkt dem Synzytium an. **c, d** Entsprechende Zottenquerschnitte zu **a** und **b**.

Klinischer Bezug

Präeklampsie

Die **Präeklampsie** ist eine mit Hochdruck und Proteinurie einhergehende Komplikation aufgrund von verminderter Organdurchblutung. Sie tritt in etwa 5 % der Schwangerschaften auf. Der Zustand kann sich bis hin zur **Eklampsie** verschlimmern, die durch das Auftreten von Krämpfen gekennzeichnet ist. Eine Präeklampsie kann ab der 20. SSW bis zur Geburt jederzeit plötzlich auftreten und zur Eklampsie mit kindlicher Wachstumshemmung bis zum Kindstod und plötzlichem Tod der Mutter führen. Tatsächlich ist die Präeklampsie eine der häufigsten Todesursachen von Schwangeren in den USA. Durch die Entbindung des Kindes ist sie vollständig reversibel. Findet diese jedoch zu früh statt, wird das Baby einem frühgeburtlich bedingten Komplikationsrisiko ausgesetzt. Trotz jahrelanger Forschung sind die Gründe für Präeklampsie weiterhin ungeklärt.

Die Auslösung des Syndroms scheint vom Zytotrophoblast auszugehen. Dabei ist die Differenzierung bei der Umwandlung der Zytotrophoblastzellen unvollständig oder fehlt ganz. Außerdem bleibt die normale Epithel-Endothel-Transformation aus. Die Besiedlung der mütterlichen Gefäße durch Zytotrophoblastzellen ist dadurch unvollständig. Wie diese Veränderungen zum Hochdruck und den anderen Symptomen führen, ist noch unklar.

Risikofaktoren für Präeklampsie sind: Auftreten von Präeklampsie in einer früheren Schwangerschaft, Nulliparie (1. Schwangerschaft), Adipositas, familäres Auftreten von Präeklampsie, Mehrlingsschwangerschaft und medizinische Gründe wie Bluthochdruck oder Diabetes. Präeklampsie tritt auch häufig bei Frauen mit hydatidiformen Molen (Blasenmolen) auf (Kap. 4.5); in diesem Fall tritt sie in der Frühschwangerschaft auf.

9.3 Chorion frondosum und Decidua basalis

In den ersten Entwicklungswochen bedecken die Zotten die gesamte Oberfläche des Chorions (▸ Abb. 9.1). Mit dem Fortschreiten der Schwangerschaft ändert sich dies jedoch: Die Zotten am embryonalen Pol wachsen weiterhin und breiten sich aus. Sie werden zum **Chorion frondosum** (buschig); die Zotten am abembryonalen Pol dagegen gehen zugrunde. Im 3. Monat ist diese Chorionseite glatt und wird als **Chorion laeve** (**„Chorionglatze"**) bezeichnet (▸ Abb. 9.3, ▸ Abb. 9.4a).

Dieser Unterschied zwischen embryonalem und abembryonalem Pol des Chorions spiegelt sich auch im Aufbau des Endometriums wider. Das Endometrium über dem Chorion frondosum, die **Decidua basalis**, bildet eine kompakte Schicht, die fest mit dem Chorion verbunden ist. Diese Schicht wird als **Deziduaplatte** (**Basalplatte**) bezeichnet. Die Endometriumschicht über dem abembryonalen Pol heißt **Decidua capsularis** (▸ Abb. 9.4a). Zuerst ähnelt diese Schicht der Decidua basalis. Mit dem weiteren Wachstum der Fruchtblase wird sie dünn ausgezogen und beginnt zu degenerieren. Das Chorion laeve trifft dann auf die **Decidua parietalis** auf der gegenüberliegenden Uterusseite und verschmilzt mit ihr (▸ Abb. 9.4, ▸ Abb. 9.5, ▸ Abb. 9.6). Damit ist das Uteruslumen vollständig obliteriert. Gleichzeitig vergrößert sich die Amnionhöhle. Amnion und Chorion verschmelzen miteinander. Die Chorionhöhle obliteriert. Dabei wird der in der Chorionhöhle liegende Rest des Dottersacks resorbiert. Als einziges funktionstüchtiges Choriongewebe bleibt das Chorion frondosum zurück, das zusammen mit der Decidua basalis die **Plazenta** bildet. Das Amnion mit dem aufliegenden, dünn ausgezogenen Teil des Chorions (amniochorionic membrane) werden als **Eihäute** bezeichnet.

9.4 Plazenta

9.4.1 Aufbau der Plazenta

Die Plazenta besteht zu Beginn des 4. Monats aus zwei Anteilen:

- einem **fetalen Anteil**, der vom Chorion frondosum gebildet wird, und
- einem **mütterlichen Anteil**, der Decidua basalis.

Auf der fetalen Seite wird die Plazenta durch die **Chorionplatte** begrenzt, auf der mütterlichen Seite durch die Decidua basalis, deren kompakte Schicht **Deziduaplatte** heißt und fest mit der Plazenta verwachsen ist. In der **Verbindungszone** vermischen sich Trophoblast- und Deziduazellen. Diese Zone bildet den Bereich, in dem die Trophoblastzellen in das uterine Gewebe eindringen. Sie zeichnet sich durch Riesenzellen aus, die aus der Dezidua und vom Synzytium stammen, und enthält reichlich amorphe Glukosaminoglykane. Zwischen Chorion und Deziduaplatte (Ba-

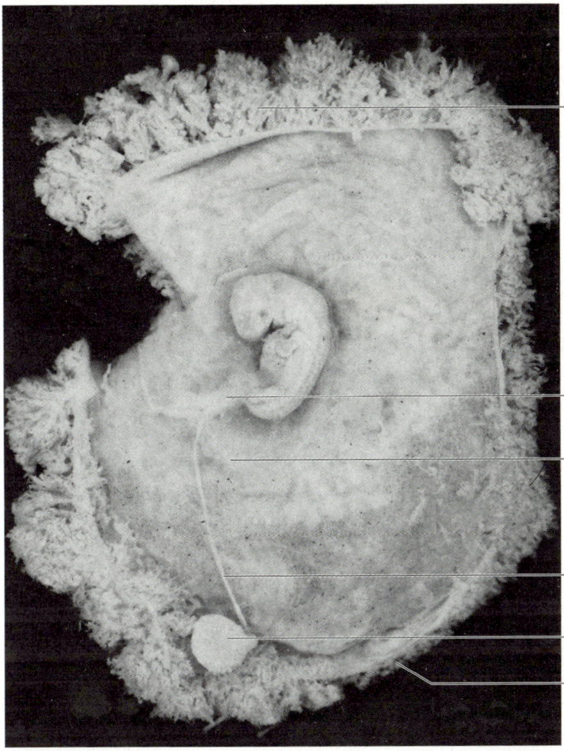

Abb. 9.3 6 Wochen alter Embryo. Amnion und Chorionhöhle sind eröffnet, sodass der Embryo frei liegt. Am embryonalen Pol sind die Zotten länger und verzweigter (Chorion frondosum) als am abembryonalen Pol (Chorion laeve). Von der Nabelschnur zieht ein außergewöhnlich langer Dottersackstiel zum Dottersack, der abgedrängt zwischen Amnion und Chorion liegt.

salplatte) befinden sich die intervillösen Räume, die mit mütterlichem Blut gefüllt sind. Sie gehen aus den Lakunen des Synzytiotrophoblasts hervor (▶ Abb. 4.4) und sind daher von Synzytium embryonalen Ursprungs ausgekleidet. In die intervillösen Blutseen ragen die Zottenbäume hinein (▶ Abb. 9.1, ▶ Abb. 9.7).

Während des 4. und 5. Monats bildet die Dezidua eine Reihe von Septen, die **Deziduasepten** (**Plazentasepten**), die zwischen die intervillösen Räume hineinragen, aber nicht bis zur Chorionplatte reichen (▶ Abb. 9.7). Diese Septen haben einen Kern aus mütterlichem Gewebe; ihre Oberfläche ist jedoch von einer Schicht aus Trophoblastzellen überzogen. Infolge dieser

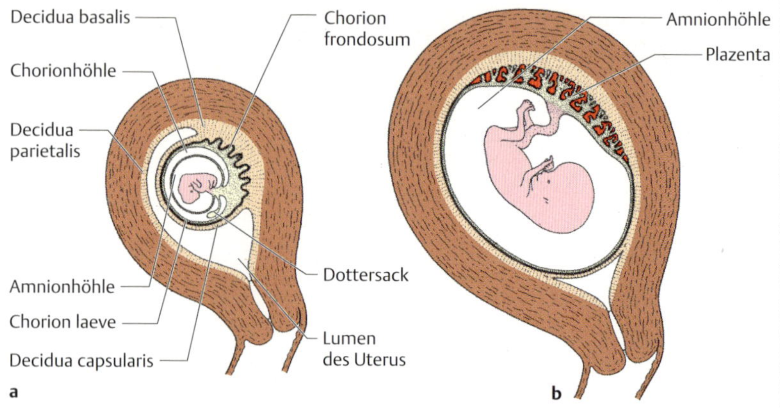

Abb. 9.4 Beziehung zwischen den Eihäuten und der Uteruswand. a Am Ende des 2. Monats: Beachte den Dottersack in der Chorionhöhle zwischen Amnion und Chorion. Am abembryonalen Pol sind die Zotten verschwunden (Chorion laeve). **b** Am Ende des 3. Monats: Amnion und Chorion verwachsen miteinander. Gleichzeitig mit dem Verschwinden der Chorionhöhle obliteriert auch das Uteruslumen durch die Verschmelzung von Chorion laeve und Decidua parietalis.

Septenbildung wird die Plazenta in eine Reihe von Arealen oder **Kotyledonen** unterteilt (▶ Abb. 9.8). Da die Deziduasepten nicht ganz bis zur Chorionplatte reichen, bleibt die Verbindung zwischen den intervillösen Räumen benachbarter Kotyledonen bestehen.

Mit dem fortschreitenden Wachstum des Fetus und der Vergrößerung des Uterus wächst auch die Plazenta. Ihr Größenwachstum entspricht ungefähr dem Wachstum des Uterus und beträgt während der ganzen Schwangerschaft etwa 25–30 % der inneren Oberfläche des Uterus. Ihre Dickenzunahme kommt durch die Verzweigung der bestehenden Zotten und nicht durch weiteres Eindringen in die mütterlichen Gewebe zustande.

9.4.2 Reife Plazenta

Am Ende der Schwangerschaft hat die Plazenta die Form einer Scheibe von 15–25 cm Durchmesser und etwa 3 cm Dicke. Sie wiegt 500–600 g. Bei der Geburt löst sie sich von der Uteruswand und wird etwa 30 Minuten nach Geburt des Kindes aus dem Uterus ausgestoßen. Bei der Betrachtung der dezidualen, **mütterlichen Seite** lassen sich 15–20 leicht erhabene Areale, die **Kotyledonen**, unterscheiden. Sie sind von einer dünnen Schicht aus Decidua basalis bedeckt (▶ Abb. 9.8b). Die Furchen zwischen den Kotyledonen werden durch die Deziduasepten hervorgerufen. Ein Teil der Dezidua bleibt im Uterus zurück und wird mit den anschließenden Blutungen ausgeschieden.

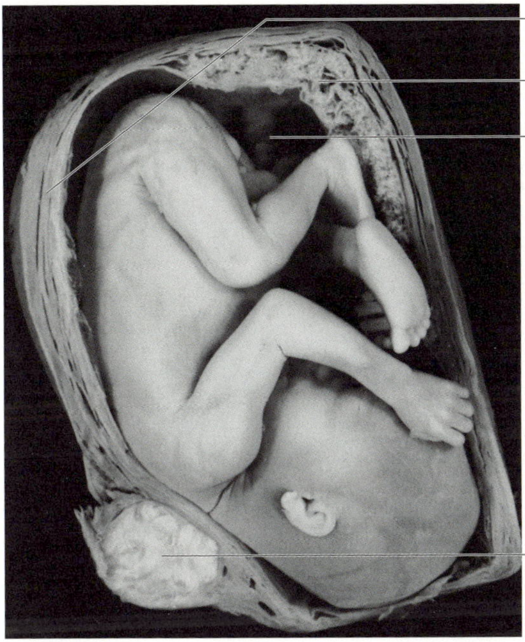

Abb. 9.5 Fetus in der 19. Woche in seiner natürlichen Position. Das Uteruslumen ist obliteriert. In der Uteruswand sitzt ein Myofibrom.

Die **fetale Oberfläche** der Plazenta hat keine Kotyledonenstruktur und wird von der Chorionplatte gebildet. Man sieht eine große Anzahl von Arterien und Venen, die **Choriongefäße**, die gegen die Nabelschnur hin konvergieren (▶ Abb. 9.8). Das Chorion wiederum ist von Amnion überzogen (▶ Abb. 9.6, ▶ Abb. 9.7a). Die Nabelschnur inseriert gewöhnlich exzentrisch und gelegentlich sogar marginal. Selten inseriert sie in der Chorionmembran außerhalb der Plazenta (**Insertio velamentosa**).

9.4.3 Blutzirkulation in der Plazenta

Die Kotyledonen erhalten ihr Blut durch 80–100 Spiralarterien, die die Deziduaplatte durchbrechen und in mehr oder weniger regelmäßigem Abstand in die intervillösen Räume eintreten (▶ Abb. 9.7). Beim Durchtritt durch die Deziduaplatte ist das Lumen der Spiralarterie eng. Der Strahl des sauerstoffreichen arteriellen Blutes ergießt sich in den intervillösen Raum und umströmt die Zotten. Mit abnehmendem Druck strömt das Blut zur Deziduaplatte zurück. Dort wird es von den überall unregelmäßig verteilten venösen Öffnungen wieder auf-

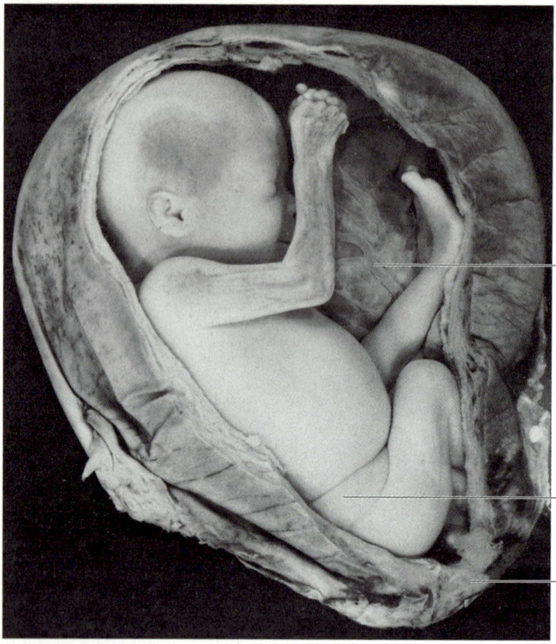

Abb. 9.6 Fetus in der 23. Woche in Steißlage. Ein Teil der Uteruswand und der Eihäute wurde entfernt. Die unter dem Amnion hervortretenden Choriongefäße laufen auf die nicht sichtbare Plazenta zu. Die Nabelschnur hat sich eng um den Unterleib des Fetus gelegt und ist wahrscheinlich die Ursache für die Steißlage.

genommen und in den mütterlichen Kreislauf zurückgeleitet (▶ Abb. 9.7).

Auf der fetalen Seite wird – angetrieben vom kindlichen Herzen – das sauerstoffarme Blut durch zwei Nabelarterien herangeführt. Es durchströmt die Kapillaren der Zottenbäumchen. Dort wird durch das Diffusionsgefälle gegenüber dem mütterlichen Blut im intervillösen Raum Sauerstoff aufgenommen. Lösliche Abfallstoffe werden ausgeschieden. Das sauerstoffreiche Blut kehrt dann durch die Nabelvene zum Embryo zurück (▶ Abb. 9.7).

Die intervillösen Räume der reifen Plazenta enthalten ungefähr 150 ml Blut, das sich etwa 3- bis 4-mal pro Minute erneuert. Dieses Blut umspült die Chorionzotten, deren Oberfläche etwa 4–14 m^2 beträgt. Dabei muss man jedoch berücksichtigen, dass der plazentare Austausch nicht über alle Zotten stattfindet, sondern nur über diejenigen, bei denen die fetalen Blutgefäße in engem Kontakt mit der sie überziehenden Synzytiumschicht stehen. Bei diesen Zotten besitzt das Synzytium oft einen Bürstensaum aus zahlreichen Mikrozotten, die den Stoffaustausch zwischen mütterli-

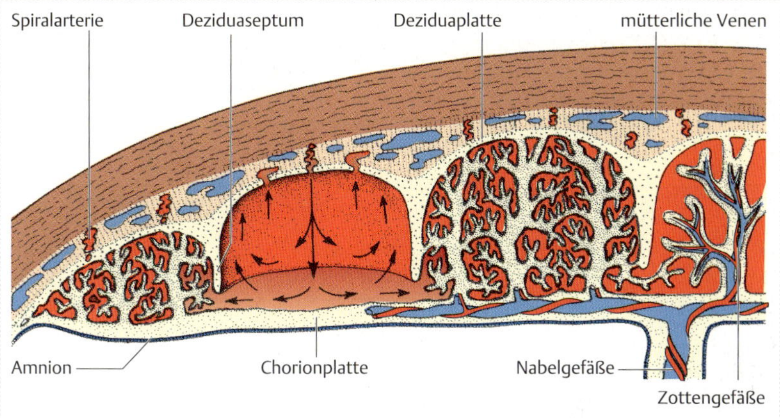

Abb. 9.7 Plazenta in der 2. Hälfte der Schwangerschaft. Die Kotyledonen sind teilweise durch die Deziduasepten aus mütterlichem Gewebe voneinander getrennt. Beachte, dass der größte Teil des intervillösen Blutstroms über die Endometriumvenen in der Deziduaplatte in den mütterlichen Kreislauf zurückkehrt. Nur ein geringer Anteil tritt in benachbarte Kotyledonen ein. Die intervillösen Räume sind von Synzytium ausgekleidet.

chem und kindlichem Kreislauf intensivieren (▸ Abb. 9.2d).

Die trennende Schicht zwischen beiden Kreislaufsystemen wird oft als **Plazentaschranke** bezeichnet und besteht ausschließlich aus fetalem Gewebe. In den Frühstadien besteht sie aus vier Schichten:

- der endothelialen Innenauskleidung der fetalen Blutgefäße
- dem Bindegewebe im Zottenkern
- der Zytotrophoblastschicht
- dem synzytialen Überzug (▸ Abb. 9.2c)

Vom 4. Monat an wird die Plazentaschranke wesentlich dünner, da die meisten Zotten ihre Zytotrophoblastschicht und das die fetalen Kapillaren umgebende Bindegewebe verlieren. Das Endothel der Kapillaren legt sich dann direkt an die Synzytiumschicht an, wodurch der Stoffaustausch wesentlich verbessert wird (▸ Abb. 9.2d). Da das mütterliche Blut in den intervillösen Räumen vom fetalen Blut durch eine Plazentaschranke aus Choriongewebe getrennt ist, wird die menschliche Plazenta als **Placenta haemochorialis** bezeichnet. Normalerweise findet keine Vermischung zwischen mütterlichem und fetalem Blut statt. Es können jedoch vereinzelt fetale Blutzellen durch Mikrodefekte in der Plazenta austreten.

9.4.4 Funktion der Plazenta

Die Hauptfunktionen der Plazenta sind:

- **Austausch von Stoffwechselprodukten und Gasen** zwischen mütterlichem und fetalem Blut bei vollständiger Trennung der beiden Kreisläufe und
- **Hormonbildung**.

▸ **Gasaustausch.** Der Austausch von Gasen wie Sauerstoff, Kohlendioxid und Kohlenmonoxid erfolgt durch Diffusion. Gegen Ende der Schwangerschaft entnimmt der Fetus 20–30 ml Sauerstoff pro Minute aus

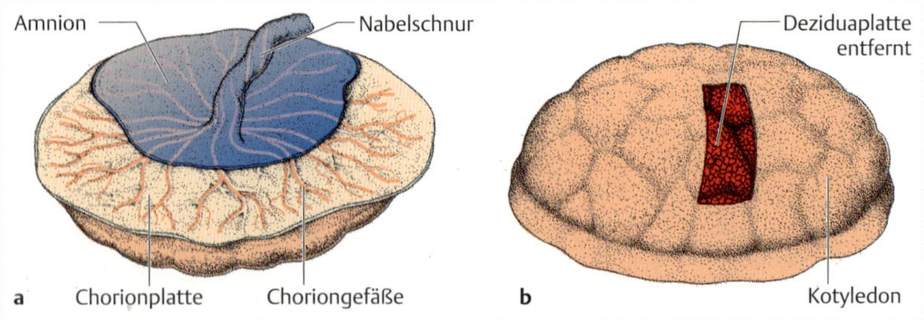

Abb. 9.8 Plazenta bei der Geburt. **a** Von der fetalen Seite her gesehen. Diese Seite wird vom Amnion bedeckt. **b** Von der mütterlichen Seite her gesehen. Beachte die Kotyledonen. An einer Stelle ist die Dezidua entfernt. Die mütterliche Seite der Plazenta muss nach der Geburt sorgfältig auf Vollständigkeit überprüft werden. Häufig finden sich einige weißliche Kotyledonen, bei denen die Blutzufuhr durch Fibrinoidbildung und Infarzierung bereits unterbrochen war.

dem mütterlichen Kreislauf. Es ist daher verständlich, dass bereits eine kurze Unterbrechung zu einer Schädigung des Fetus führt.

► **Stoffwechsel.** Der Austausch von Stoffwechselprodukten, wie Aminosäuren, freien Fettsäuren, Kohlenhydraten und Vitaminen sowie von Elektrolyten, nimmt mit fortschreitender Schwangerschaft ständig zu.

► **Antikörper.** Die immunologische Kompetenz beginnt sich am Ende des 1. Trimesters zu entwickeln. Der Fetus bildet zu diesem Zeitpunkt alle Komponenten des **Komplementsystems.** Die Immunglobuline bestehen fast ausschließlich aus **mütterlichem Immunglobulin G** (IgG), das etwa ab der 14. Woche von der Mutter in den Fetus übertritt. Auf diese Weise wird der Fetus gegen eine Reihe von Infektionskrankheiten passiv immunisiert. Die eigene IgG-Produktion beginnt erst nach der Geburt und erreicht erst im Alter von 3 Jahren die beim Erwachsenen vorhandenen Blutspiegel.

Klinischer Bezug

Erythroblastosis fetalis und fetaler Hydrops

Weil einige fetale Blutzellen der Plazentaschranke entgehen, können sie eine Antikörperantwort des mütterlichen Immunsystems auslösen. Auf den roten Blutkörperchen wurden bisher über 400 Antigene identifiziert. Einige von ihnen können bei der Mutter zur Bildung von Antikörpern gegen fetale Blutzellen führen. Dieser Vorgang ist ein Beispiel für eine **Isoimmunisierung.** Bei einer starken mütterlichen Reaktion greifen die Antikörper die roten Blutkörperchen des Fetus an und führen **beim Fetus oder Neugeborenen** zur **Hämolyse.** Die Erkrankung wird auch als **Erythroblastosis fetalis** bezeichnet, weil in einigen Fällen die starke Hämolyse zu einer erhöhten Bildung fetaler Blutzellen (Erythroblasten) führte. Ein solches Ausmaß der Anämie tritt allerdings nur in wenigen Fällen auf, weshalb der Name hämolytische Krankheit des Fetus (Morbus hemolyticus fetalis) zutreffender ist. Die Anämie kann in seltenen Fällen so schwerwiegend sein, dass ein **fetaler Hydrops** (Ödembildung und Ansammlung von Flüssigkeit in den Leibeshöhlen) entsteht, der zum Kindstod führt (▶ Abb. 9.9).

Die ausgeprägtesten Formen entstehen durch Antikörper gegen das **CDE-(Rhesus-Faktor-)Blutgruppensystem**. Das D- oder

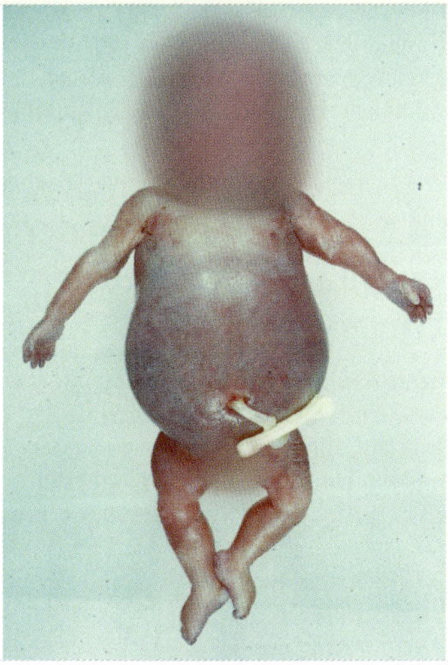

Abb. 9.9 Fetaler Hydrops, verursacht durch Flüssigkeitsansammlung im fetalen Gewebe.

Rh-Antigen auf den kindlichen Erythrozyten ist am gefährlichsten, da eine Immunisierung der Mutter bereits nach einer einzelnen Exposition auftreten kann und mit jeder folgenden Schwangerschaft früher und ausgeprägter auftritt. Zur Bildung von Antikörpern kommt es, wenn der **Fetus D-(Rh-)positiv** und die **Mutter D-(Rh-)negativ** ist. Die Sensibilisierung entsteht durch fetale rote Blutzellen, die in den mütterlichen Kreislauf aus kleinen Blutungen an der Oberfläche der Plazentazotten oder während des Geburtsvorgangs übertreten.

Durch den Rhesus-Test und einen Test zur Feststellung vorheriger Sensibilisierung (Test auf Anti-D-Antikörper) bei Frauen anlässlich der 1. Schwangerenvorsorgeuntersuchung kann dieser Zustand verhindert werden. Bei Rhesus-negativen Frauen ohne Anti-D-Antikörper wird in folgenden Situationen eine Behandlung mit Rh-Immunglobulin ab der 28. SSW empfohlen: nach fetomaternalem Übergang von Blut (z. B. bei Amniozentese oder Abort) und nach der Geburt eines Rh-positiven Kindes. Seit Einführung von Rh-Immunglobulin im Jahr 1968 ist die hämolytische Krankheit bei Feten und Neugeborenen in den USA fast verschwunden.

Antigene aus dem **ABO-Blutgruppensystem** können ebenfalls eine Antikörperantwort hervorrufen. Die Auswirkungen sind jedoch weniger gravierend als bei den CDE-Blutgruppen. Bei etwa 20 % aller Kinder besteht eine Inkompatibilität gegenüber dem mütterlichen ABO-System. Klinische Symptome treten jedoch nur in 5 % auf. Diese können erfolgreich nach der Geburt behandelt werden.

9

▶ **Hormonproduktion.** Am Ende des 4. Monats bildet die Plazenta so viel **Progesteron**, dass es für die Erhaltung der Schwangerschaft ausreicht, auch wenn das Corpus luteum entfernt wird oder in seiner Funktion gestört ist. Das Steroidhormon wird wahrscheinlich im Zytoplasma des Synzytiums synthetisiert. Neben dem Pro-

Klinischer Bezug

Plazentaschranke

Maternal Steroidhormone sind leicht plazentagängig. Andere Hormone, wie Thyroxin, durchdringen die Plazenta nur mit Verzögerung. Die meisten mütterlichen Hormone können die Plazenta nicht passieren. Einige, wie das Thyroxin, besitzen nur eine geringe Übergangsrate. Einige synthetische Progesteronderivate sind dagegen sehr gefährlich, weil sie die Plazenta ungehindert passieren und die Maskulinisierung eines weiblichen Fetus bewirken können. Noch gefährlicher war der Einsatz des leicht plazentagängigen synthetischen Östrogens **Diethylstilböstrol (DES)**. Diese Verbindung führte bei Kindern von Müttern, die vor der Geburt dem Hormon ausgesetzt waren, nach der Pubertät bei Frauen zu Klarzellkarzinomen der Vagina oder Fehlbildungen von Zervix und Uterus sowie der Hoden bei Männern (Kap. 10).

Die Plazentaschranke stellt gegenüber vielen schädigenden Faktoren einen Schutzmechanismus dar. Trotzdem können viele Viren die Plazentabarriere überwinden (z. B. das Röteln-, Zytomegalie-, Coxsackie-, Pocken-, Windpocken-, Masern- und Poliomyelitisvirus). Im Fetus lösen einige von ihne typische Infektionen aus, die zu Zelluntergang und kindlichen Fehlbildungen führen können (Kap. 10).

Viele Medikamente und ihre Abbauprodukte können ebenfalls die Plazentaschranke passieren und den Embryo schädigen. Mütterlicher Missbrauch von Heroin und Kokain kann eine fetale Drogenabhängigkeit hervorrufen.

9

gesteron bildet die Plazenta in zunehmendem Maße östrogene Hormone, vorwiegend **Östriol**. Die **Östrogenbildung** erreicht gegen Ende der Schwangerschaft ihr Maximum und stimuliert das Wachstum des Uterus und der Milchdrüsen.

Der Synzytiotrophoblast bildet außerdem **Choriongonadotropin** (**hCG**), das ähnlich wie das luteinisierende Hormon (LH) des Hypophysenvorderlappens wirkt und das Corpus luteum aufrechterhält. hCG wird von der Mutter über den Urin ausgeschieden. Es wird in der frühen Schwangerschaft zum Schwangerschaftsnachweis benutzt.

Ein weiteres Hormon der Plazenta ist das **Somatomammotropin** (früher: **human placental lactogen**). Es ähnelt dem Wachstumshormon der Hypophyse und verschafft dem Fetus Priorität in Bezug auf den Blutzuckerspiegel und begünstigt daher eine diabetogene Stoffwechsellage bei der Mutter. Außerdem stimuliert es das Wachstum der Brüste bei der Mutter.

9.4.5 Veränderungen der Plazenta gegen Ende der Schwangerschaft

Gegen Ende der Schwangerschaft treten eine Reihe von Veränderungen in der Plazenta auf, die als Anzeichen für einen verminderten Stoffaustausch aufgefasst werden können. Diese Veränderungen umfassen:

- Vermehrung des fibrösen Bindegewebes im Zottenkern
- Verstärkung der Basalmembran der fetalen Kapillaren
- Obliteration kleinerer Zottenkapillaren
- Ablagerung von Fibrinoid auf der Zottenoberfläche in der Verbindungszone und der Chorionplatte

Die gesteigerte Fibrinoidbildung führt häufig zur Infarzierung von einzelnen intervillösen Blutseen oder sogar ganzer Kotyledonen. Diese erhalten dann ein weißliches Aussehen.

9.5 Amnion und Nabelschnur

Infolge der kraniokaudalen Krümmung des Embryos kommt die Umschlagfalte zwischen Amnion und Oberflächenektoderm auf die Ventralseite des Embryos zu liegen (▶ Abb. 6.16). Die **amnioektodermale Umschlagfalte** bildet dann eine ovale Durchtrittsstelle, die als **Nabelring** bezeichnet wird. In der Mitte des 2. Monats laufen folgende Gebilde durch den Nabelring (▶ Abb. 9.10):

- der **Haftstiel mit Allantois und Nabelgefäßen**, bestehend aus zwei Arterien und einer Vene;
- der **Stiel des Dottersacks** (**Dottergang**), begleitet von den Dottergefäßen und
- der Kanal, der die intra- und extraembryonale **Zölomhöhle** miteinander verbindet (▶ Abb. 9.10c).

Der **Dottersack** selbst liegt in der **Chorionhöhle**, das heißt in dem Raum zwischen Amnion und Chorion.

Im Laufe der weiteren Entwicklung verengt sich der Nabelring. Dadurch werden die in ihm verlaufenden Gebilde dicht zu-

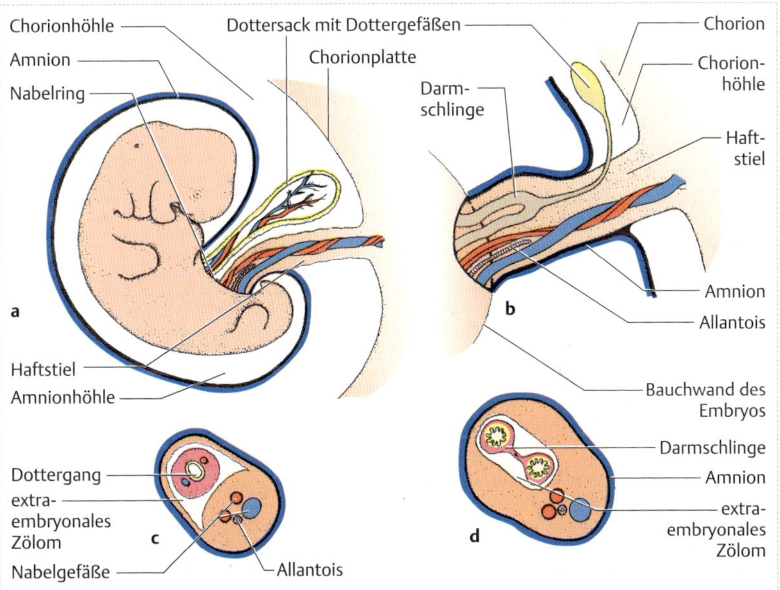

Abb. 9.10 Entwicklung der Nabelschnur. a 5 Wochen alter Embryo mit den Gebilden, die durch den primitiven Nabelring treten. **b** Nabelschnur beim 10 Wochen alten Embryo. **c** Querschnitt durch die Gebilde im primitiven Nabelring. Der Dottersack mit den Dottergefäßen wird zusammen mit dem Haftstiel vom Amnion eingefasst. **d** Entsprechender Querschnitt mit einer Darmschlinge des physiologischen Nabelbruchs im extraembryonalen Zölom der Nabelschnur.

sammengedrängt. Gleichzeitig vergrößert sich die Amnionhöhle auf Kosten der Chorionhöhle. Im Verlauf dieser Entwicklung schlägt sich das Amnion auf den aus dem Nabel austretenden Dottersack und auf den Haftstiel über und umhüllt sie. Dadurch entsteht die **Nabelschnur** (► Abb. 9.10b).

Die Nabelschnur enthält den Dottergang mit den Dottergefäßen sowie den ehemaligen Haftstiel mit Allantoisdivertikel und Nabelgefäßen (**Aa. und V. umbilicales**, ► Abb. 9.10b). Am Ende des 3. Monats hat sich die Amnionhöhle auf Kosten der Chorionhöhle so sehr vergrößert, dass sich Amnion und Chorion aneinanderlegen. **Die Chorionhöhle obliteriert**. Der Dottersack geht zugrunde.

Die Leibeshöhle ist vorübergehend zu klein, um die sich rasch entwickelnden Darmschlingen aufzunehmen, sodass einige von ihnen in das extraembryonale Zölom innerhalb der Nabelschnur hinausgedrängt werden. Auf diese Weise kommt es zum **physiologischen Nabelbruch** (Kap. 10).

Etwa gegen Ende des 3. Monats werden die Darmschlingen in den Embryonalkörper zurückgezogen, und die Zölomhöhle in der Nabelschnur obliteriert. Nachdem dann außerdem Allantois, Dottergang und Dottergefäße obliteriert sind, bleiben nur die Nabelgefäße in der Nabelschnur zurück. Sie sind von einem sulzigen Gewebe umgeben, das wenig mesenchymale Zellen und viele Glukosaminoglykane enthält. Es wird als **Wharton-Sulze** bezeichnet und dient als prall-elastische Schutzschicht für die Blutgefäße.

Die Media der Arterienwände besteht aus vielen Muskelzellen und elastischen Fasern. Beide Komponenten bewirken zusammen mit den spiralförmigen Verdickungen der endothelialen Auskleidung die rasche Konstriktion und Kontraktion der Nabelgefäße direkt nach der Geburt. Ganz selten bleibt der Dottersack bis zur Geburt erhalten. Er liegt dann zwischen Amnion und Chorion im Bereich des Nabelschnuransatzes an der Plazenta.

Klinischer Bezug

Fehlentwicklungen der Nabelschnur

Bei der Geburt beträgt der Durchmesser der Nabelschnur etwa 2 cm und sie ist 50–60 cm lang. Wenn sie stark gewunden ist, können **falsche Knoten** entstehen. Die Länge der Nabelschnur ist ein Hinweis auf das Ausmaß der intrauterinen Bewegungen des Fetus. Verkürzungen der Nabelschnur werden im Zusammenhang mit fetalen Beweglichkeitsstörungen und intrauteriner Einengung beobachtet. Eine sehr lange Nabelschur kann den Hals des Fetus umschlingen, ohne zu Komplikationen zu führen, während die Umschlingung durch eine **zu kurze Nabelschnur** unter der Geburt durch Zug an der Plazenta zu einer vorzeitigen Plazentalösung führen kann.

In der Regel verlaufen zwei Nabelarterien und eine Nabelvene in der Nabelschnur. Mit einer Häufigkeit von 1:200 ist bei der Geburt nur ***eine* Nabelarterie** vorhanden. Bei diesen Kindern liegen in 20 % weitere Herz- oder Gefäßfehlbildungen vor. Die fehlende Nabelarterie wird entweder nicht angelegt (Agenesie) oder bildet sich frühzeitig zurück.

Amnionstränge

Schnürfurchen im Amnion können sich zu **Amniosträngen** entwickeln, die Teile des Fetus, bevorzugt Gliedmaßen oder Finger, abschnüren. Dadurch können Amputationen, **Ringfurchen** (▶ Abb. 9.11) und andere Fehlbildungen einschließlich kraniofazialer Deformitäten entstehen. Die Ursache der Amnionstränge ist unbekannt.

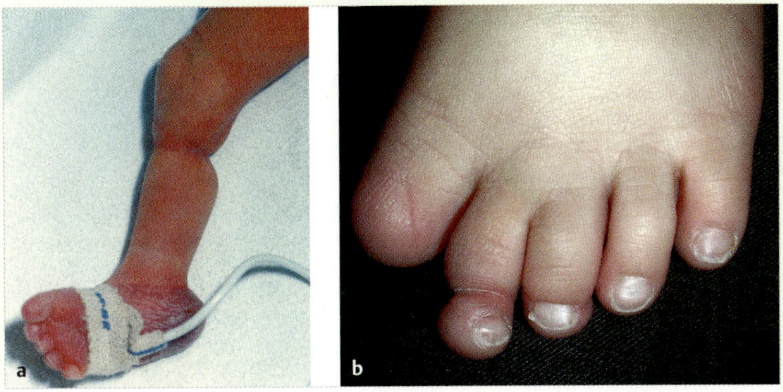

Abb. 9.11 Fehlentwicklungen der Gliedmaßen aufgrund von Amniensträngen.
a Einschnürungsring. **b** Großzehenamputation und Ringfurche der 2. Zehe.

9.5.1 Amnionflüssigkeit

Die Amnionhöhle ist mit einer klaren, wässrigen, von den Amnionzellen erzeugten Flüssigkeit gefüllt. Die Amnionflüssigkeit (**Fruchtwasser**) nimmt von etwa 30 ml in der 10. Woche auf 350 ml in der 20. Woche und auf 800–1000 ml in der 37. Woche zu. In den ersten Schwangerschaftsmonaten ist der Embryo mit seiner Nabelschnur in dieser als Schutzkissen dienenden Flüssigkeit aufgehängt. Die Amnionflüssigkeit erfüllt folgende Aufgaben:

- Sie fängt Stöße auf.
- Sie verhindert Verwachsungen des Embryos mit dem Amnion.
- Sie ermöglicht fetale Bewegungen.
- Während des Geburtsvorgangs bildet sie bei intakten Eihäuten einen hydrostatischen Keil, der die Eröffnung des Zervikalkanals unterstützt.

Die Amnionflüssigkeit wird etwa alle 3 Stunden einmal ausgetauscht. Dies weist auf die großen Flüssigkeitsverschiebungen hin, die zwischen Amnionhöhle und mütterlichem Kreislauf stattfinden. Der Fetus schluckt vom 5. Monat an seine eigene Amnionflüssigkeit. Er trinkt pro Tag etwa 400 ml. Das ist ungefähr die Hälfte der Gesamtmenge. Normalerweise wird die Amnionflüssigkeit über den Darm des Fetus resorbiert und gelangt durch das Blut über die Plazenta wieder in den mütterlichen Kreislauf. Gegen Ende der Schwangerschaft wird täglich Urin in die Amnionflüssigkeit ausgeschieden. Der Urin ist wenig konzentriert, da die Plazenta noch als Ausscheidungsorgan fungiert.

Klinischer Bezug

Amnionflüssigkeit

Als **Hydramnion** oder **Polyhydramnion** wird eine Vermehrung des Fruchtwassers (1500–2000 ml) und als **Oligohydramnion** ein Fruchtwassermangel (weniger als 200 ml) bezeichnet. Beides ist mit einer erhöhten Inzidenz von Fehlbildungen verbunden. Primäre Ursachen für ein Hydramnion sind idiopathische Fälle (35 %), mütterlicher Diabetes (25 %) und angeborene Fehlbildungen des ZNS und des Magen-Darm-Trakts. Dabei kommt die Vermehrung der Amnionflüssigkeit durch das Fehlen des Schluckvorgangs z. B. aufgrund einer Ösophagusatresie oder durch das Fehlen der nervösen Steuerung des Schluckmechanismus, wie es bei einem Anenzephalus der Fall ist, zustande. Ein primäres Oligohydramnion kommt selten vor und kann auf eine Nierenagenesie hinweisen. Eine Verminderung des Fruchtwassers in der Amnionhöhle kann den Fetus in seiner Beweglichkeit einschränken und einen Klumpfuß hervorrufen, oder, falls nicht genügend Flüssigkeit zum „Einatmen“ in die Lungen vorhanden ist, zu einer Lungenhypoplasie führen.

Der Ausdruck **vorzeitiger Blasensprung (premature rupture of the membranes, PROM)** bezieht sich auf das Einreißen der Fruchtblase, bevor die Kontraktionen der Gebärmutter anfangen; ein Blasensprung tritt in etwa 10 % der Schwangerschaften auf. Von einem frühen vorzeitigen Blasensprung spricht man, wenn dieser vor der 37. SSW auftritt. Er ist ein häufiger Grund für das vorzeitige Einsetzen von Wehen. Die Gründe für einen frühen vorzeitigen Blasensprung sind unbekannt, zu den Risikofaktoren gehören vorausgegangene Schwangerschaften mit Frühgeburt oder PROM, ethnische Zugehörigkeit, Rauchen sowie schwere Formen des Polyhydramnions.

9.6 Eihäute bei Zwillingen

Die Häufigkeit von Mehrlingsschwangerschaften (Zwillinge, Drillinge etc.) hat in den letzten Jahren deutlich zugenommen und beträgt nun 3 % aller Lebendgeburten in den USA. Der Anteil an Zwillingsgeburten ist im Jahr 2008 auf 32,6 pro 1000 Geburten angestiegen. Es gibt zwei Gründe für diesen Anstieg: das zunehmende Alter der Mütter beim Zeitpunkt der Geburt ihrer Kinder und der vermehrte Einsatz von Fertilitätsbehandlungen, einschließlich der assistierten Reproduktionstechniken (ART).

Der Aufbau der Eihäute bei Zwillingen ist von der Art der Zwillingsbildung und bei eineiigen Zwillingen vom Zeitpunkt der Trennung der beiden Anlagen abhängig.

9.6.1 Zweieiige Zwillinge

Etwa 90 % aller Zwillinge sind zweieiige Zwillinge. Die Häufigkeit liegt bei 7–11 auf 1000 Geburten und steigt mit dem Alter der Mutter (Verdopplung bei 35-Jährigen) sowie mit dem Einsatz von Fertilitätsbehandlungen (ART etc.) an. Die Zwillingsbildung kommt dadurch zustande, dass zwei Oozyten gleichzeitig ovuliert und von zwei verschiedenen Spermatozoen befruchtet werden. Da die Genzusammensetzung bei beiden Zygoten ganz unterschiedlich ist, besteht zwischen den Zwillingen keine größere Ähnlichkeit als bei Geschwistern, die nicht gleich alt sind. Sie können das gleiche oder das entgegengesetzte Geschlecht haben. Beide Zygoten nisten sich getrennt im Uterus ein und jede bildet ihre eigene Plazenta, ihr eigenes

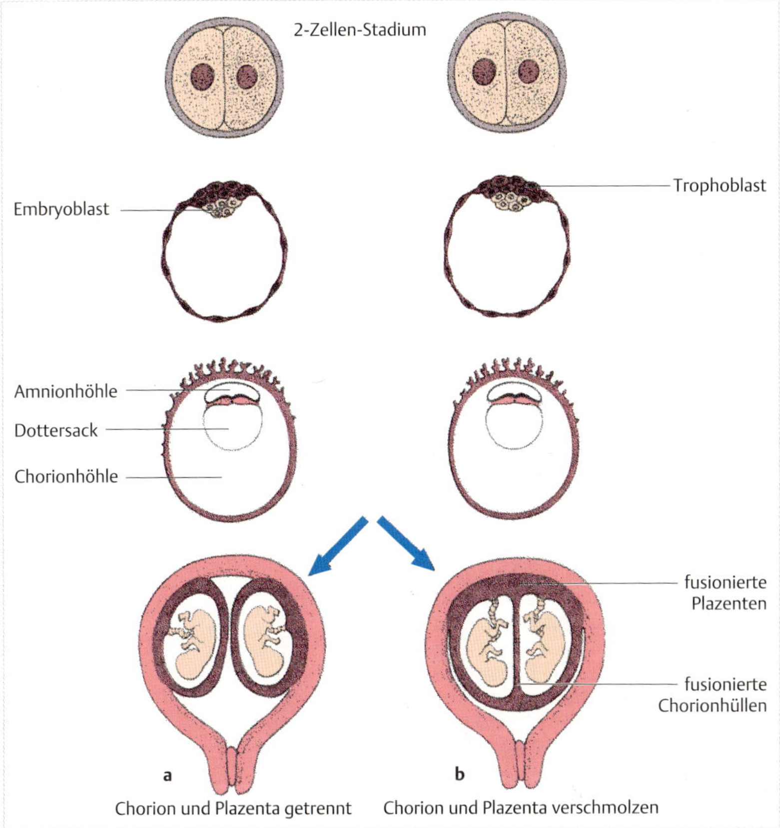

Abb. 9.12 Eihäute bei zweieiigen Zwillingen. **a** Normalerweise bildet jeder Embryo sein eigenes Amnion und Chorion sowie seine eigene Plazenta aus. **b** Manchmal sind die Plazenten jedoch miteinander verschmolzen. In der Regel erhält jeder Embryo die gleiche Blutzufuhr. Allerdings entsteht manchmal ein Ungleichgewicht, wenn über eine große Anastomose mehr Blut zu einem der Geschwister kanalisiert wird.

Amnion und ihre eigene Chorionhülle (▶ Abb. 9.12a).

Wenn die beiden Plazenten jedoch dicht nebeneinander sitzen, können sie miteinander verschmelzen. Durch die Verschmelzung der beiden Plazenten kann es zur Bildung einer Anastomose zwischen den Choriongefäßen und zu einem Austausch von roten Blutkörperchen zwischen beiden Zwillingen kommen (▶ Abb. 9.12b). Da die zweieiigen Zwillinge genetisch nicht identisch sind, besitzt dann einer oder besitzen beide Zwillinge zwei Sorten von Erythrozyten, die sich z. B. in ihren Blutgruppen voneinander unterscheiden (**Erythrozytenmosaizismus**).

9.6.2 Eineiige Zwillinge

Die zweite Art der Zwillingsbildung besteht darin, dass beide sich aus einer einzelnen befruchteten Eizelle entwickeln. Es handelt sich dann um **eineiige (identische) Zwillinge**. Die Inzidenz ist 1–3 auf 1000 Geburten. Sie entstehen dadurch, dass sich die Zygote im Laufe ihrer Entwicklung durchschnürt. Die früheste Trennung soll im 2-Zell-Stadium vorkommen. In diesem Fall entwickeln sich zwei getrennte Zygoten innerhalb einer Zona pellucida. Wenn sich die Zona pellucida aufgelöst hat, nisten sich beide Blastozysten getrennt ein und jeder Embryo entwickelt seine eigene Plazenta und Chorionhülle (▸ Abb. 9.13a). Bei diesen Zwillingen sind die Eihäute wie bei zweieiigen Zwillingen angelegt. Man kann dann jedoch noch aufgrund der genauen Übereinstimmung der Blutgruppen, der Fingerabdrücke, des Geschlechts und der äußeren Merkmale, wie der Augen- und Haarfarbe, nachweisen, dass es sich um eineiige Zwillinge handelt.

In den meisten Fällen tritt die Durchschnürung der Zygote im frühen Blastozystenstadium auf. Innerhalb der gleichen Blastozyste spaltet sich der innen gelegene Embryoblast in zwei getrennte Zellhaufen (▸ Abb. 9.13b). Die beiden Embryonen besitzen dann eine gemeinsame Plazenta und eine gemeinsame Chorionhülle, jedoch getrennte Amnionhöhlen (▸ Abb. 9.13b). In seltenen Fällen tritt die Trennung im Stadium der zweischichtigen Keimscheibe kurz vor dem Erscheinen des Primitivstreifens ein (▸ Abb. 9.13c). Auf diese Weise entstehen Zwillinge mit einer einzigen Plazenta und einer gemeinsamen Chorion- und Amnionhülle. Die Blutversorgung der Zwillinge ist in der Regel ausgewogen.

Ein **gemeinsames Chorion** kommt also nur bei eineiigen Zwillingen vor. Die Verschmelzung beider Plazenten und in entsprechender Weise die Aneinanderlagerung und Verschmelzung der Chorionhüllen kann dagegen auch bei zweieiigen Zwillingen vorkommen. In diesem Fall findet sich zwischen den beiden Amnionhäuten immer noch Choriongewebe.

Drillinge kommen in einer Häufigkeit von 1 auf 7 600 Schwangerschaften vor. Vierlinge und Fünflinge sind sehr selten. In letzter Zeit sind **Mehrlingsgeburten** häufiger vorgekommen. In den meisten Fällen ging der Mehrlingsgeburt eine Behandlung mit Gonadotropinen bei Ovulationsstörungen voraus.

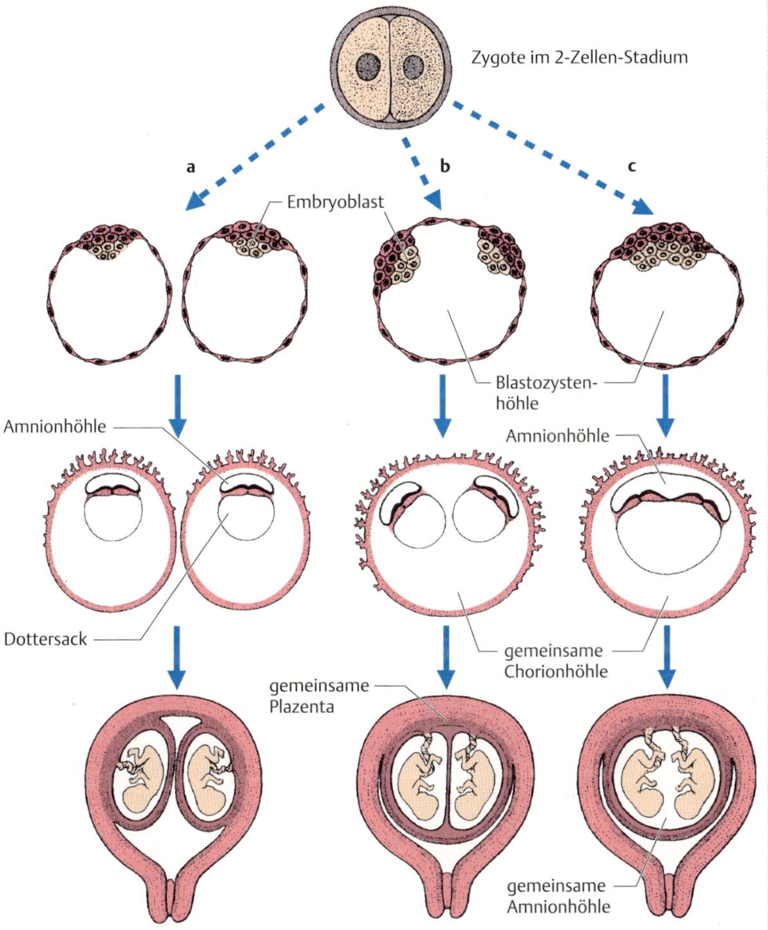

Abb. 9.13 Eihäute bei eineiigen Zwillingen. Für die Bildung der Eihäute gibt es hier drei Möglichkeiten. **a** Die Aufspaltung erfolgte im 2-Zell-Stadium. Jeder Embryo besitzt seine eigene Plazenta sowie sein eigenes Amnion und Chorion. Nach der Implantation können die Plazenten und die Chorionhüllen miteinander verwachsen wie bei zweieiigen Zwillingen. Beide Amnionhüllen sind jedoch immer durch Choriongewebe getrennt. **b** Aufspaltung des Embryoblasts in zwei vollständig getrennte Zellhaufen. Beide Embryonen haben eine gemeinsame Plazenta und eine gemeinsame Chorionhülle, jedoch zwei getrennte Amnionhöhlen. **c** Aufspaltung des Embryoblasts in einem späteren Entwicklungsstadium. Die Embryonen besitzen gemeinsame Plazenta, Amnion- und Chorionhöhlen.

Klinischer Bezug

Mit Zwillingen assoziierte Fehlbildungen

Zwillingsschwangerschaften sind mit einer höheren perinatalen Mortalität und Morbidität und einem erhöhten Risiko zur Frühgeburt verbunden. Etwa 60 % aller Zwillinge sind Frühgeburten und haben eine hohe Inzidenz für ein geringes Geburtsgewicht. Reifungsstörungen und geringes Geburtsgewicht bei Zwillingsschwangerschaften führen zu einem dreifach höheren Sterblichkeitsrisiko gegenüber Einzelschwangerschaften.

Einige Untersuchungen weisen darauf hin, dass die Inzidenz von Zwillingen höher ist als die von Zwillingsgeburten, da häufig ein Zwilling zugrunde geht (**vanishing twin**). Nur 29 % aller angelegten Zwillingsschwangerschaften sollen zur Geburt von zwei Kindern führen. Der eine Zwilling verschwindet in der Regel im 1. oder zu Beginn des 2. Trimenons durch Resorption. Manchmal kommt es zur Mumifizierung eines Zwillings (**Fetus papyraceus**, ▶ Abb. 9.14a).

Bei einem gemeinsamen Chorion kommt es in 15 % zu einem **Transfusionssyndrom**. Eine nicht ausgeglichene Blutversorgung führt zu zwei ungleich großen Zwillingen (▶ Abb. 9.14b). In 50–70 % führt dies zum Tod beider Zwillinge.

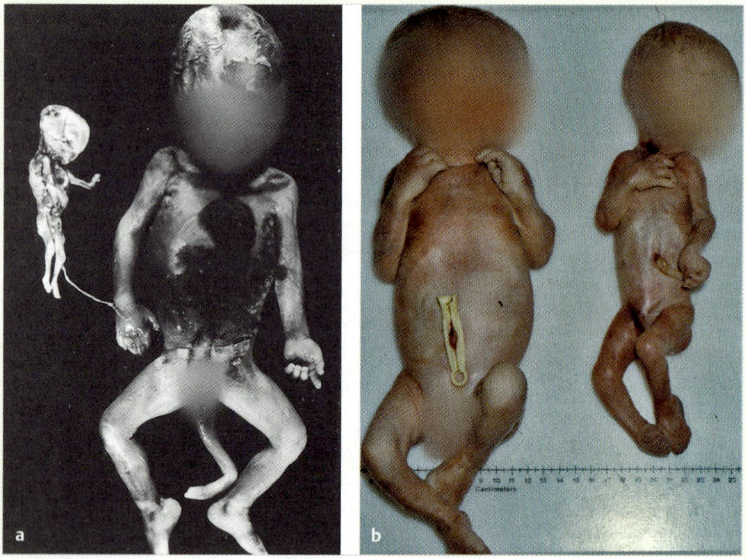

Abb. 9.14 Fetus papyraceus und Transfusionssyndrom. a Fetus papyraceus: Ein Zwilling ist groß, während der andere zusammengedrückt und mumifiziert wurde. **b** Eineiige Zwillinge mit Transfusionssyndrom: Anastomosen in der Plazenta haben zu einem Ungleichgewicht in der Blutversorgung beider Feten geführt.

Wenn sich die Zygote in einem späteren Entwicklungsstadium spaltet, kann es zu einer unvollständigen Durchschnürung im Axialbereich der Keimscheibe kommen. Solche unvollständig getrennten Keimscheiben können sich zu **Mehrfachbildungen** (**siamesischen Zwillingen**) oder **Doppelbildungen** entwickeln. Je nach der Art und dem Ausmaß der Verwachsung werden sie als **Thorakopagus**, **Pygopagus** oder **Kraniopagus** bezeichnet (► Abb. 9.15a). In einigen Fällen sind eineiige Zwillinge nur durch eine gemeinsame Hautbrücke oder Leberbrücke verbunden. Einige dieser Mehrfachbildungen konnten erfolgreich operativ getrennt werden.

Die Art der Zwillingsbildung hängt davon ab, wann und mit welcher Ausprägung eine Fehlbildung des Primitivknotens oder -streifens auftritt. Eine Ursache für siamesische Zwillinge kann die Fehlexpression von Entwicklungsgenen wie ***Goosecoid*** sein.

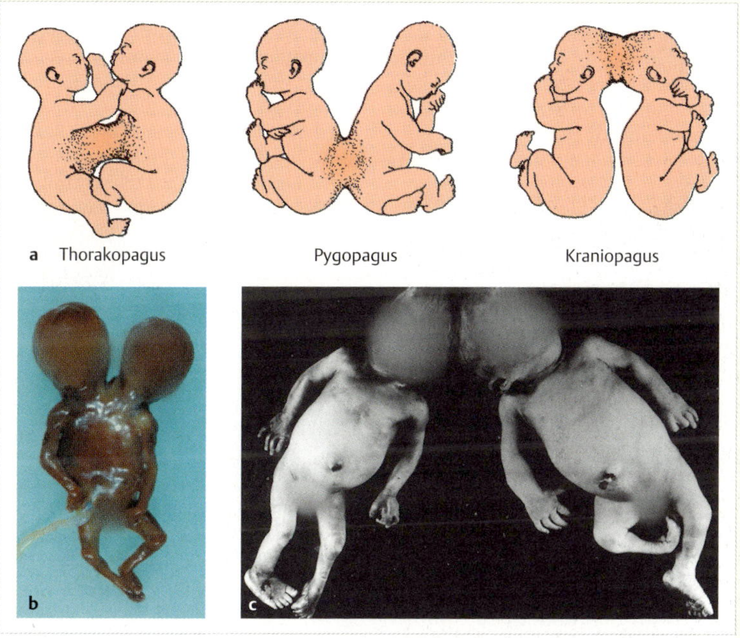

Abb. 9.15 Doppelbildungen nach unvollständiger Durchschnürung einer Zygote.
a Verschiedene Formen der Verschmelzung. Die Zwillinge können u. U. operativ getrennt werden, wenn alle lebenswichtigen Organe doppelt angelegt sind.
b Siamesische Zwillinge mit zwei Köpfen, einem gemeinsamen Thorax, zwei Wirbelsäulen, zwei teilweise miteinander verschmolzenen Herzen, mit vier Lungen und einem bis zum Ileum gedoppeltem Darmrohr. **c** Zwillinge, die im Kopfbereich verwachsen sind (Kraniopagus) mit multiplen Fehlbildungen der Gliedmaßen.

Viele siamesische Zwillinge haben überlebt, wie das berühmt gewordene Paar Chang und Eng, die im Bereich des Abdomens miteinander verwachsen waren, und in der Mitte des 18. Jahrhunderts als Schausteller England und die USA bereisten. Sie ließen sich schließlich in North Carolina nieder und zogen mit ihren beiden Frauen zusammen 21 Kinder auf.

9.7 Geburt

In den ersten 34–38 Wochen der Schwangerschaft reagiert das Myometrium des Uterus nicht auf die die Geburt einleitenden Hormone. Erst in den letzten 2–4 Wochen der Schwangerschaft bereitet sich das Gewebe auf das Einsetzen der **Wehen** vor. Das Myometrium im oberen Abschnitt des Uterus verdickt sich, während es im unteren Abschnitt und im Bereich der Zervix an Dicke abnimmt und weich wird.

Der Geburtsvorgang wird in 3 Abschnitte eingeteilt:

- die **Eröffnungsperiode,** in der sich die Zervix auflockert und der Muttermund sich unter den Wehen vollständig eröffnet,
- die **Austreibungsperiode**, in der das Kind unter Presswehen geboren wird, und
- die **Nachgeburtsperiode**, in der Plazenta und Eihäute ausgestoßen werden.

In der Eröffnungsperiode drücken die Wehen die Vorblase, d. h. den Teil der mit Fruchtwasser gefüllten Amnionhöhle, der zwischen dem kindlichen Kopf und der Zervix liegt, wie einen Keil in den Muttermund hinein und weiten den Muttermund auf. Bei vorzeitigem Blasensprung wird der Druck durch den führenden Teil des Fetus, in der Regel den Kopf, ausgeübt. In der Austreibungsperiode laufen die Wehen weiter. Die entscheidende Kraft wird jedoch durch die Erhöhung des intraabdominellen Druckes durch die Anspannung der Bauchmuskulatur erzeugt (**Presswehen**). In der Nachgeburtsperiode laufen weiterhin Kontraktionen des Uterus ab, unterstützt durch die Erhöhung des intraabdominellen Druckes.

Bei den Uteruskontraktionen weicht der obere Teil der Gebärmutter nach oben aus bei Verkleinerung des Uteruslumens, während der untere Abschnitt sich ausweitet und dadurch die Richtung der Kontraktionskraft bestimmt. In der Eröffnungsperiode beträgt der Wehenabstand etwa 10 Minuten, während in der Austreibungsperiode die Wehen im Abstand von weniger als eine Minute erfolgen und 30–90 Sekunden anhalten. Der pulsierende Charakter ist für das Überleben des Fetus wesentlich, da die Wehenkraft den uteroplazentaren Blutfluss zum Erliegen bringen kann.

Klinischer Bezug

Frühgeburt

Über die Faktoren, die das Einsetzen der Wehen kontrollieren, ist noch wenig bekannt. Eine Rolle spielt der **Wegfall von Faktoren**, die die Schwangerschaft unterhalten, z. B. von Hormonen, oder die **aktive Induktion** durch Faktoren, die auf den Uterus wirken. Wahrscheinlich spielen beide Mechanismen eine Rolle. Ein detailliertes Wissen über die beteiligten Faktoren wäre für das Management der Frühgeburt hilfreich.

Die **Frühgeburt** (Ende der Schwangerschaft vor der 34. Woche) frühreifer Kinder betrifft etwa 12 % aller Geburten in den USA, ist die häufigste Ursache für die kindliche Sterblichkeit in den USA und trägt wesentlich zur Morbidität von Neugeborenen bei. Einige Ursachen sind **vorzeitiger Blasensprung** (PROM), vorzeitiges Einsetzen von Wehen oder andere Komplikationen, die eine vorzeitige Einleitung der Geburt erfordern. Zu den Risikofaktoren zählen vorherige Frühgeburten, ethnische Zugehörigkeit, multiple Schwangerschaften, Infektionen wie Parodontitis und bakterielle Entzündungen der Vagina sowie ein niedriger Body-Mass-Index (BMI) der Mutter.

Alles klar?

1. Bei einer Ultraschalluntersuchung im 7. Monat ist die Amnionhöhle stark vergrößert. Mit welchem Fachausdruck wird dieser Zustand bezeichnet, und was sind seine möglichen Ursachen?
2. Eine Schwangere realisiert zu einem späteren Zeitpunkt, dass sie in der 3. SSW möglicherweise am Arbeitsplatz erhöhten Toluol-Konzentrationen ausgesetzt war. Sie äußert gegenüber einer Arbeitskollegin, dass sie sich keine Sorgen mache, da ihr Kind ja durch die Plazentaschranke vor einer toxischen Schädigung geschützt gewesen sei. Ist ihre Annahme richtig?

10 Angeborene Fehlbildungen und pränatale Diagnostik

10.1 Überblick

Durch exogene Noxen und genetische Faktoren können kongenitale Fehlbildungen hervorgerufen werden (▶ Tab. 10.1). Dabei beträgt die Inzidenz etwa 3 % bezogen auf alle lebend geborenen Kinder. Zu den Noxen gehören Viren wie das Röteln- und Zytomegalievirus; radioaktive Strahlung; Medikamente wie Thalidomid, Aminopterin, Antikonvulsiva, Psychotherapeutika und Anxiolytika; Drogen wie Zigaretten und Alkohol; Hormone wie Diethylstilböstrol und mütterlicher Diabetes.

Die Art der Fehlbildung hängt vom **mütterlichen** und **fetalen Genotyp** ab, vom **Entwicklungsstadium** in dem die Schädigung auftritt, sowie von der Dosis und der **Dauer der Exposition**. Die meisten Fehlbildungen entstehen in der Embryonalperiode (teratogene Periode, 3.–8. Woche). Eine Empfindlichkeit des Fetus besteht jedoch auch außerhalb der Embryonalperiode, sodass kein Abschnitt der Schwangerschaft ganz risikolos ist.

Bei vielen Fehlbildungen ist eine **Prävention** möglich. Die präventiven Maßnahmen müssen jedoch bereits **vor der Konzeption** begonnen werden und erfordern eine erhöhte Aufmerksamkeit des Arztes und der betroffenen Frau.

Für eine **pränatale Untersuchung** stehen eine Reihe von Techniken zur Verfügung. Mit der **Ultraschalluntersuchung** kann der Entwicklungsstatus des Fetus genau bestimmt und viele Fehlbildungen erkannt werden. Die **Untersuchung des mütterlichen Blutes** auf α-Fetoprotein kann Neuralrohrdefekte und andere Fehlbildungen anzeigen. Die Kombination mütterlicher Serumanalysen mit Ultraschalluntersuchungen zum Nachweis der **Nackentransparenz** kann für die Detektion des Down-Syndroms und weiterer chromosomaler Aberrationen herangezogen werden. Bei der **Amniozentese** wird die Amnionhöhle punktiert und Amnionflüssigkeit abgezogen. Diese kann biochemisch untersucht werden und enthält Zellen für Zellkultur und genetische Analyse. Bei der **Chorionbiopsie** wird Zottengewebe aspiriert.

Früher wurden invasive Methoden wie Amniozentese und Chorionzottenbiopsie nur Frauen mit erhöhtem Risiko angeboten, etwa Müttern, die 35 Jahre oder älter sind oder eine familiäre Belastung für Neuralrohrdefekte, Chromosomenaberrationen bei vorhergehender Schwangerschaft oder bei einem der Elternteile aufweisen, sowie bei Schwangerschaften von Frauen, die Überträgerinnen für X-gebundene Erbleiden sind. In den letzten Jahren haben die damit verbundenen Risiken abgenommen, und die Verfahren wurden folglich einer größeren Anzahl von Patientinnen zugänglich gemacht.

In der modernen Medizin ist der Fetus zu einem Patienten geworden, der gegebenenfalls mit Transfusionen, medikamentös, durch fetale Chirurgie oder Gentherapie behandelt werden kann.

10.2 Angeborene Fehlbildungen

10.2.1 Definition und Häufigkeit

Angeborene Fehlbildungen sind primär auffallende morphologische Defekte, die zum Zeitpunkt der Geburt vorliegen. Sie umfassen heute jedoch neben den morphologisch definierten Krankheitsbildern auch Verhaltensstörungen, funktionelle Defekte und Stoffwechselkrankheiten, die zum Zeitpunkt der Geburt bereits vorhanden sind. Neben dem Begriff der angeborenen Fehlbildung (congenital malformation; früher: Missbildung) spricht man auch von angeborener Anomalie (congenital anomaly) oder von Geburtsfehler (birth defect). Die Wissenschaft, die sich mit den Ursachen der angeborenen Erkrankungen beschäftigt, ist die **Teratologie** (gr. teratos, Ungeheuer, Monster). Die Diagnostik wird in der Regel in Abteilungen für klinische Genetik durchgeführt.

Funktionell bedeutsame Fehlbildungen anatomischer Strukturen finden sich bei etwa 3% aller Lebendgeborenen. Fehlbildungen sind mit 25% die häufigste Ursache für die Kindersterblichkeit. Sie stehen als Todesursache bis zum Alter von 65 Jahren an 5. Stelle und sind die Hauptursache für Behinderungen. Bei der Todesursachenstatistik bestehen in den USA in Bezug auf Fehlbildungen keine Unterschiede zwischen den Volksgruppen (Asiaten, Afroamerikaner, Lateinamerikaner, Kaukasier und Indianer).

Bei 40–45% aller Personen mit angeborenen Fehlbildungen ist die Ursache unbekannt. Für etwa 28% sind genetische Faktoren (Chromosomenanomalien und Mutationen) verantwortlich. Etwa 3–4% haben äußere Ursachen. Etwa 20–25% werden durch eine Kombination äußerer und genetischer Faktoren verursacht, und 0,5–1% treten bei der Zwillingsbildung auf.

Kleinere Anomalien treten bei etwa 15% der Neugeborenen auf. Derartige morphologische Anomalien, wie Mikrotie (kleine Ohren), Pigmentflecken oder eine verengte Lidspalte, haben selbst keinen Krankheitswert, sind jedoch häufig mit schwerwiegenden Fehlbildungen verbunden. Bei Kindern mit einer kleinen Anomalie findet sich in 3% der Fälle auch eine schwerwiegende Fehlbildung. Bei zwei kleinen Anomalien sind es 10% und bei drei oder mehr kleinen Anomalien sind es 20%. Die kleinen Anomalien sind daher Begleitsymptome, die auf schwerwiegende Defekte hinweisen. Besonders Anomalien des Ohrs sind leicht erkennbare Anzeichen weiterer Defekte und werden bei fast allen Kindern mit Syndromen (s. u.) beobachtet.

10.2.2 Einteilung der Fehlbildungen

Primäre Fehlbildungen entstehen in der Regel während der **Organogenese (3.–8. Woche)** und führen zum totalen oder teilweisen Fehlen oder zu Veränderungen im Aufbau einer Organanlage. Die Empfindlichkeit des Embryos gegenüber Teratogenen ist daher während der **Embryonalperiode** besonders hoch (▸ Abb. 10.1). Als Ursachen für Fehlbildungen kommen äußere Faktoren (Teratogene) oder genetische Faktoren in Frage.

Sekundäre Fehlbildungen kommen durch die Zerstörung oder Veränderung bereits angelegter Organe zustande. Beispiele sind transversale Gliedmaßendefekte aufgrund von Gefäßveränderungen oder durch Amnionstränge verursachten Defekte (▸ Abb. 10.2; Kap. 9.5).

Deformationen kommen durch mechanische Kräfte zustande, die Teile des Fetus über längere Zeit verformen. Ein Beispiel ist der Klumpfuß bei zu enger Amnionhöh-

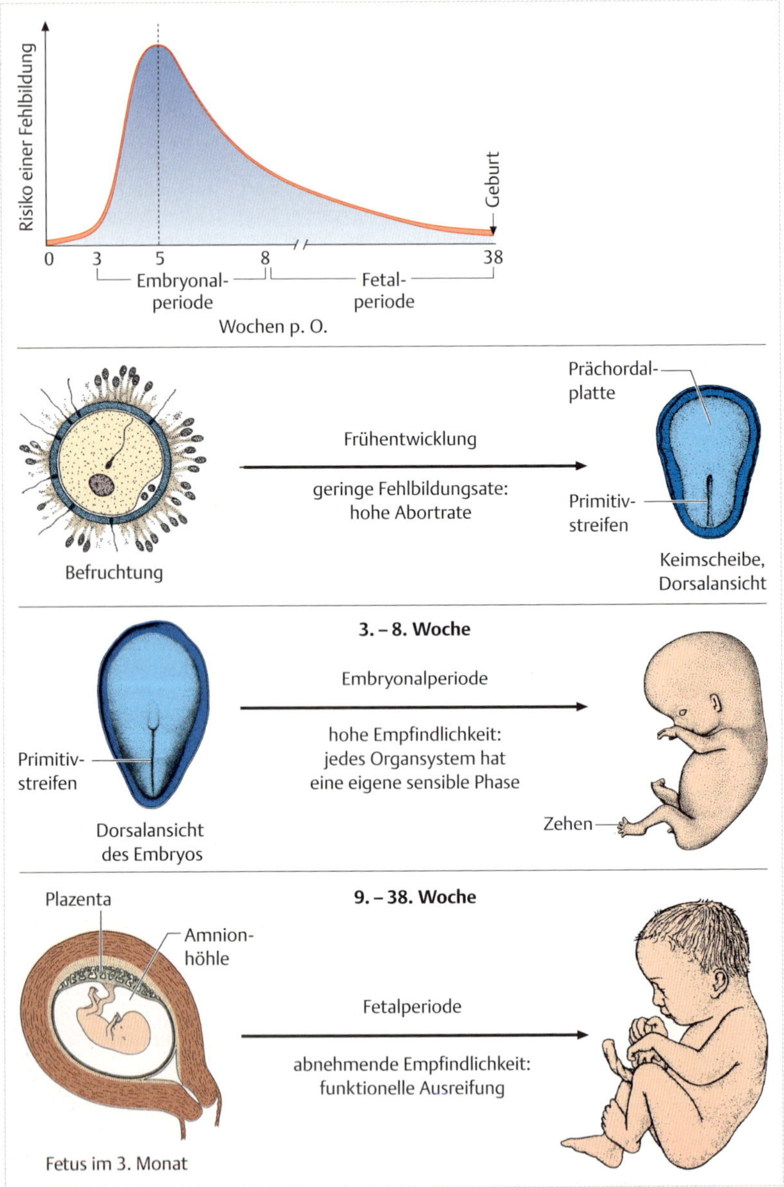

Risiko einer Fehlbildung
Geburt
0
3
5
8
38
Embryonal-
periode
Fetal-
periode
Wochen p. O.
Prächordal-
platte
Frühentwicklung
geringe Fehlbildungsate:
hohe Abortrate
Primitiv-
streifen
Befruchtung
Keimscheibe,
Dorsalansicht
3. – 8. Woche
Embryonalperiode
hohe Empfindlichkeit:
jedes Organsystem hat
eine eigene sensible Phase
Primitiv-
streifen
Dorsalansicht
des Embryos
Zehen
Plazenta
9. – 38. Woche
Amnion-
höhle
Fetalperiode
abnehmende Empfindlichkeit:
funktionelle Ausreifung
Fetus im 3. Monat

◄

Abb. 10.1 Sensibilität für das Entstehen einer Fehlbildung im Verlauf der Schwangerschaft. In der Embryonalperiode (3.–8. Woche) ist die Wahrscheinlichkeit für das Entstehen einer Fehlbildung am höchsten. Die Fetalperiode erstreckt sich von der 8. Woche bis zur Geburt. In der Fetalperiode nimmt die Wahrscheinlichkeit für das Auftreten von makroskopisch sichtbaren Fehlbildungen ab. Die Funktion der Organsysteme kann jedoch weiterhin beeinträchtigt werden. Da z. B. die Ausreifung des Gehirns erst in der Fetalperiode erfolgt, kann die Exposition mit Schadstoffen zu Lernstörungen oder geistiger Behinderung führen. Dass die meisten angeborenen Störungen vor der 8. Entwicklungswoche entstehen, macht Präventionsmaßnahmen zu deren Verhinderung bereits vor der Empfängnis unbedingt notwendig. Leider suchen die meisten Frauen erst in der 8. Woche den Arzt zur 1. Schwangerschaftsuntersuchung auf, nachdem der kritische Zeitraum für die Entstehung von Geburtsfehlern bereits verstrichen ist.

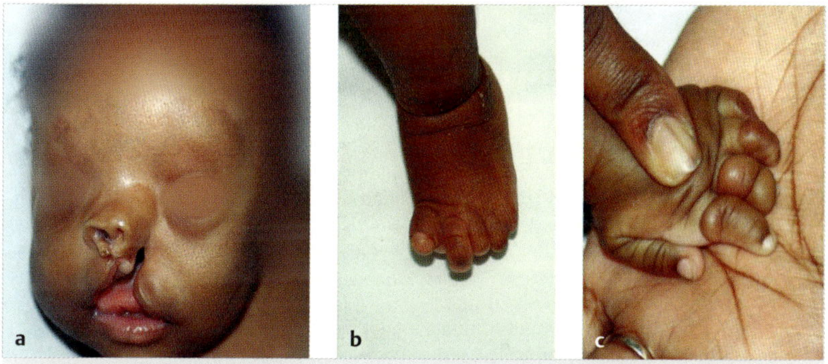

Abb. 10.2 Defekte durch Amnionstränge als Beispiele für sekundäre Fehlbildungen. **a** Lippenspalte. **b** Zehenamputation. **c** Fingeramputationen. Amnionstränge können verschluckt werden oder diverse Strukturen abschnüren. Ihr Ursprung ist unbekannt.

le (► Abb. 10.3). Die Deformationen betreffen in der Regel den Bewegungsapparat und sind nach der Geburt bedingt reversibel.

Als **Syndrome** werden Krankheitsbilder bezeichnet, bei denen mehrere Fehlbildungen in einer charakteristischen Kombination auftreten, die eine gemeinsame Ursache haben. Im Gegensatz zu einem Syndrom ist eine **Assoziation** das gehäufte Vorkommen einer Kombination von zwei oder mehreren Fehlbildungen, deren gemeinsame Ursache nicht bekannt ist. Beispiele sind die **CHARGE-Assoziation** (**c**oloboma, **h**eart defects, **a**tresia of choanae, **r**etarded growth, **g**enital anomalies and **e**ar abnormalities) und die **VACTERL-Assoziation** (**v**ertebral, **a**nal, **c**ardiac, **t**racheo-**e**sophageal, **r**enal, and **l**imb anomalies). Obwohl Assoziationen keine eindeutige Diagnose darstellen, ist ihre Kenntnis hilfreich bei der Suche nach weiteren Fehlbildungen, wenn eine charakteristische Fehlbildung entdeckt wurde.

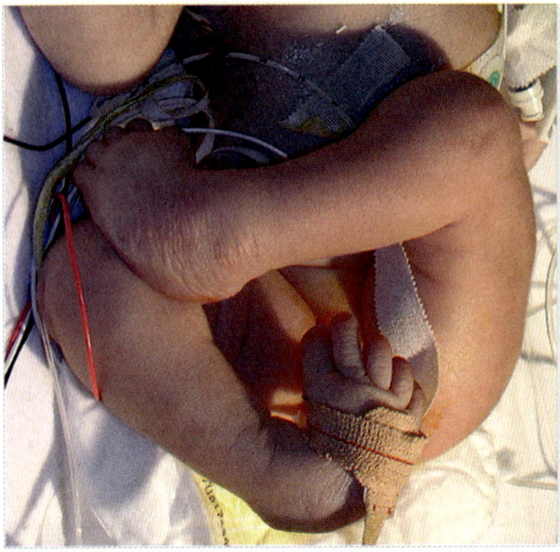

Abb. 10.3 Abnorme Stellung der Beine und Klumpfüße als Beispiele für Deformationen. Sie sind wahrscheinlich durch ein Oligohydramnion (Mangel an Fruchtwasser) bedingt.

10.2.3 Äußere Faktoren

Bis in die frühen 1940er Jahre ging man davon aus, dass angeborene Fehlbildungen im Wesentlichen erblich bedingt sind. Mit der Entdeckung von Gregg, dass Röteln in der Frühschwangerschaft Fehlbildungen beim Embryo verursachen, wurde klar, dass angeborene Fehlbildungen beim Menschen auch durch äußere Faktoren entstehen können. 1961 beobachtete der Humangenetiker Lenz, dass zwischen dem gehäuften Auftreten einer sonst seltenen Extremitätenfehlbildung (der Amelie, vgl. ▸ Abb. 13.7a) und dem neu eingeführten Sedativum **Thalidomid** ein Zusammenhang bestand. Medikamente können also die Plazenta passieren und Fehlbildungen erzeugen. In der Folge wurden viele andere Substanzen als **Teratogene** identifiziert (▸ Tab. 10.1).

Tab. 10.1 Teratogene, die Fehlbildungen beim Menschen hervorrufen

Teratogen	Angeborene Fehlbildung
Infektionen	
Röteln (Rubeola-Virus)	Katarakt, Glaukom, Herzfehler, Hörschädigung, Zahnanomalien
Zytomegalievirus	Mikrozephalie, Sehschädigung, geistige Behinderung, Kindstod
Herpes-simplex-Virus	Mikrophthalmie, Mikrozephalie, Retinadysplasie
Windpocken (Varicella-Virus)	Hypoplasie der Extremitäten, geistige Behinderung, Muskelatrophie
Toxoplasmose	Hydrozephalus, Verkalkungen im Gehirn, Mikrophthalmie
Syphilis	geistige Behinderung, Hörschädigung

Tab. 10.1 Fortsetzung

Teratogen	Angeborene Fehlbildung
Physikalische Schädigung	
Röntgenstrahlen	Mikrozephalie, Spina bifida, Gaumenspalten, Extremitätenfehlbildungen
Hyperthermie	Anenzephalie, Spina bifida, geistige Behinderung
Chemische Faktoren	
Thalidomid	Extremitätenfehlbildungen, Herzfehler
Aminopterin	Anenzephalie, Hydrozephalus, Lippen- und Gaumenspalten
Diphenylhydantoin	fetales Hydantoin-Syndrom: Gesichtsdefekte, geistige Behinderung
Valproinsäure	Neuralrohrdefekte, Herzfehler, kraniofaziale Fehlbildungen, Extremitätenfehlbildungen
Trimethadion	Gaumenspalten, Herzfehler, Fehlbildungen des Urogenital- und Skelettsystems
Lithium	Herzfehler
SSRIs	Herzfehler
Amphetamine	Lippen-Gaumen-Spalten, Herzfehler
Warfarin	skelettale Fehlbildungen (Hypoplasie der Nase, Stippchenepiphysen)
ACE-Hemmer	Wachstumsrückstand, Kindstod
Mycophenolat-Mofetil	Lippen- und Gaumenspalten, Herzfehler, Mikrotie, Mikrozephalie
Alkohol	fetales Alkoholsyndrom, verkürzte Lidspalte, Oberkieferhypoplasie, Herzfehler, geistige Behinderung
Isotretinoin (Vitamin A)	Vitamin-A-Embryopathie: kleine, verformte Ohren, Unterkieferhypoplasie, Gaumenspalte, Herzfehler
industrielle Lösungsmittel	geringes Geburtsgewicht, kraniofaziale und Neuralrohrdefekte
organisches Quecksilber	multiple neurologische Symptome: spastische Gehirnschädigung
Blei	Wachstumsrückstand, neurologische Ausfälle
Hormone	
Steroidhormone mit androgener Wirkung (Ethisteron, Norethisteron)	Maskulinisierung der weiblichen Genitalien: Verschmelzung der kleinen Labien, Klitorishypertrophie
Diethylstilböstrol (DES)	Fehlbildungen des Uterus, der Eileiter und der oberen Vagina; Tumoren der Vagina, fehlgebildete Hoden

Tab. 10.1 Fortsetzung

Teratogen	Angeborene Fehlbildung
mütterlicher Diabetes	vielfältige Fehlbildungen; Herzfehler und Neuralrohrdefekte
mütterliche Fettleibigkeit	Herzfehlbildungen, Omphalozele
SSRI, selektiver Serotonin-Reuptake-Inhibitor; ACE, Angiotensin-Converting-Enzym	

Allgemeine Regeln zur Wirkungsweise von Teratogenen

Aus experimentellen und klinischen Studien lassen sich allgemeingültige Regeln zur Wirkungsweise teratogener Faktoren aufstellen. Diese **Prinzipien der Teratologie** wurden zum ersten Mal von Wilson 1959 formuliert und haben ihre Gültigkeit bis heute behalten:

- Die Empfindlichkeit für Teratogene ist von der **genetischen Konstitution des Fetus** abhängig. Sie bestimmt, wie er auf äußere Faktoren reagiert. Das **mütterliche Genom** ist ebenfalls von Bedeutung bei der Empfindlichkeit gegenüber Arzneimitteln, Infektionen und anderen Faktoren, die den Konzeptus schädigen können.
- Die Empfindlichkeit gegenüber Teratogenen ist vom **Entwicklungsstadium** abhängig. Am empfindlichsten ist die Embryonalperiode **zwischen der 3. und 8. Woche**. Ein Organsystem kann eine oder mehrere empfindliche Phasen durchlaufen. Zum Beispiel können Gaumenspalten im Stadium der Blastozyste (Tag 6), während der Primitivstreifenbildung (Tag 14), im frühen Extremitätenknospenstadium (5. Woche) oder während der Aufrichtung der Gaumenplatten (7. Woche) induziert werden. Obwohl die meisten Fehlbildungen während der Embryonalperiode entstehen, können Defekte auch vor oder nach dieser Periode induziert werden, sodass eine Schädigung des Embryos in keinem Entwicklungsstadium vollständig ausgeschlossen ist (▸ Abb. 10.1).
- Die Ausprägung einer Fehlbildung ist abhängig von der **Einwirkungsdauer** und der **Dosis** des Teratogens.
- Jedes Teratogen besitzt einen **spezifischen Wirkungsmechanismus** auf zellulärer Ebene. Er führt zu spezifischen, von der Organanlage abhängigen Fehlbildungen (**Pathogenese**). Der Wirkungsmechanismus kann die Störung einer spezifischen biochemisch oder molekularbiologisch definierten Reaktion sein. Der pathogenetische Mechanismus kann Zelluntergang, verminderte Proliferation oder ein anderer zellulärer Prozess sein.
- Eine Fehlbildung hat abgestufte **Schweregrade der Ausprägung**. Sie kann sich im **Fruchttod**, in der Entwicklung von **Fehlbildungen**, in einem **Wachstumsrückstand** oder in **funktionellen Beeinträchtigungen** wie neurologischen Defekten und Verhaltensstörungen manifestieren.

Infektiöse Ursachen

▸ **Röteln (Rubeola).** Das **Rubeola-Virus** kann zu Fehlbildungen des Auges (Katarakt, Mikrophthalmie), des Innenohrs (angeborene Gehörlosigkeit infolge Zerstörung des Corti-Organs), des Herzens (Persistenz des Ductus arteriosus sowie Vorhof- und Kammerseptumdefekte) und gelegentlich der Zähne (Zahnschmelz) hervorrufen kann. Heute stehen Labormethoden zur Verfügung, mit denen das Virus nachgewiesen und der Antikörperspiegel im

Blut bestimmt werden kann. Nach einer epidemiologischen Studie besitzen 85 % der Frauen im gebärfähigen Alter Antikörper. Es steht ein sicherer und wirksamer Impfstoff zur Verfügung, mit dem Mädchen und Frauen, die noch keine Röteln durchgemacht haben, aktiv immunisiert werden können. Dank umfangreicher Impfmaßnahmen sind kongenitale Fehlbildungen durch Röteln in der Schwangerschaft fast eliminiert worden.

▶ **Kongenitale Zytomegalie.** Sie beruht auf einer intrauterinen Infektion mit dem Zytomegalie-Virus durch die symptomlos erkrankte Mutter. Die Infektion kann perinatal eine schwere, manchmal sogar tödliche Erkrankung hervorrufen. Andererseits bleiben einige Neugeborene symptomlos, entwickeln jedoch später Störungen wie etwa des Hörens oder Sehen und geistige Behinderung.

▶ **Herpes-simplex-Virus und Varicella-Zoster-Virus (Windpocken, Varizellen).** Beide Viren können Fehlbildungen verursachen. Herpesinduzierte Anomalien sind selten. Gewöhnlich wird die Infektion während der Geburt auf das Neugeborene übertragen und hat eine schwere Erkrankung zur Folge, die in manchen Fällen zum Tod führen kann. Eine intrauterine Windpockenerkrankung verursacht Hautnarben, Minderentwicklung der Gliedmaßen und Augendefekte sowie ZNS-Fehlbildungen. Das Auftreten von Entwicklungsstörungen nach vorgeburtlicher Windpockeninfektion kommt jedoch selten vor und ist abhängig vom Zeitpunkt der Infektion. Sie treten unter Neugeborenen von Frauen, die innerhalb der ersten 13 SSW erkranken, in 0,4 % auf; das Risiko steigt auf 2 %, wenn die Infektion zwischen der 13. und der 20. SSW stattgefunden hat.

▶ **Andere Virusinfektionen und Hyperthermie.** Offensichtlich verursachen mütterliche Infektionen mit Masern, Mumps, Hepatitis, Poliomyelitis, Echovirus, Coxsackie-Virus und Grippeviren keine Fehlbildungen, diese können jedoch Fehlgeburten, Tod des Fetus oder die Übertragung der Infektion auf den Fetus zur Folge haben.

Zum Beispiel kann das Coxsackie-Virus eine Zunahme der Fehlgeburtsrate hervorrufen, während Masern und Mumps den Tod des Fetus sowohl in der frühen als auch in der späten Fetalzeit auslösen oder zur Erkrankung des Neugeborenen an Masern oder Mumps führen. Hepatitis B hat eine hohe Übertragungsrate auf den Fetus und führt zur Hepatitis B des Neugeborenen; Hepatitis A, C und E werden dagegen nur sehr selten transplazentär weitergegeben. Echoviren scheinen keinen nachteiligen Effekt auf den Fetus zu haben. Es gibt auch keine Hinweise darauf, dass Impfungen gegen diese Erkrankungen einen schädigenden Einfluss auf den Fetus haben könnten.

Problematisch bei diesen und anderen Infektionen ist ihre pyrogene (fiebererzeugende) Wirkung. Denn eine durch Fieber oder äußere Einflüsse wie heiße Bäder oder Saunabesuche hervorgerufene erhöhte Körpertemperatur (**Hyperthermie**) stellt einen teratogenen Faktor dar. Charakteristischerweise wird die Neurulation durch erhöhte Körpertemperatur beeinträchtigt. Dies hat Neuralrohrdefekte wie Anenzephalie oder Spina bifida zur Folge.

▶ **Toxoplasmose.** Eine Infektion der Mutter mit dem Einzeller ***Toxoplasma gondii*** (über ungenügend erhitztes Fleisch, Haustiere, besonders Katzen, oder durch mit Fäzes verunreinigten Boden) kann angeborene Fehlbildungen verursachen. Charakteristisch für die fetale Toxoplasmose sind zerebrale Verkalkungen. Bei der Geburt können weitere angeborene Merkmale wie Mikrozephalie (kleiner Kopf), Makrozephalie (großer Kopf) oder Hydrozephalus (Zunahme des Liquor cerebrospinalis in den Hirnventrikeln) vorliegen. Ähnlich wie beim Zytomegalovirus können unauffällige Neugeborene später Seh- bzw. Hörstörungen, Krampfanfälle und geistige Behinderung entwickeln.

Strahlen

Die teratogene Wirkung von **ionisierenden Strahlen** ist seit vielen Jahren bekannt. Man weiß, dass Mikrozephalie, Schädelfehlbildungen, Spina bifida, Blindheit, Gaumenspalte und Fehlbildungen der Extremitäten nach der Behandlung schwangerer Frauen mit großen Dosen von Röntgenstrahlen oder mit Radium auftreten. Beim Menschen ist die Dosis, die noch als ungefährlich angesehen werden kann, nicht bekannt. Bei Mäusen ist es jedoch möglich, den Fetus schon mit so kleinen Dosen wie 5 rad zu schädigen. Dabei hängt die Art der Fehlbildung von der Strahlendosis ab und von dem Entwicklungsstadium, in dem die Bestrahlung stattfindet.

Untersuchungen der Nachkommenschaft japanischer Frauen, die zur Zeit der Atomexplosion über Hiroshima und Nagasaki schwanger waren, zeigten, dass von den Überlebenden 28 % eine spontane Fehlgeburt hatten, 25 % Kinder zur Welt brachten, die innerhalb des 1. Lebensjahres starben und 25 % der überlebenden Kinder Fehlbildungen des ZNS aufwiesen. In ähnlicher Weise hat die Explosion des Nuklearreaktors von Tschernobyl, durch die das 400-Fache der Atombombenstrahlung freigesetzt wurde, in der betroffenen Region zu einer Zunahme der angeborenen Fehlbildungen geführt. Ionisierende Strahlung wirkt zudem als Mutagen und kann zu genetischen Veränderungen der Keimzellen und späteren Fehlbildungen führen.

Medikamente und Drogen

Die Rolle chemischer Verbindungen und Arzneimittel bei der Entstehung von Fehlbildungen beim Menschen ist schwer zu beurteilen, da die auf diesem Gebiet durchgeführten Untersuchungen zwangsläufig retrospektiv sind. Auf der anderen Seite hat sich gezeigt, dass viele schwangere Frauen Medikamente einnehmen. Eine Studie der National Institutes of Health (NIH) ergab, dass Schwangere im Durchschnitt vier Medikamente gleichzeitig einnahmen. Nur 20 % der Frauen nahmen während der Schwangerschaft keine Medikamente ein. Trotz dieser weit verbreiteten Medikamenteneinnahme von Schwangeren stehen unzureichende Erkenntnisse zur Verfügung, um die Unbedenklichkeit von etwa 90 % dieser Medikamente in der Schwangerschaft beurteilen zu können.

Das beste Beispiel ist **Thalidomid (Contergan)**, ein zur Behandlung von Übelkeit und Schlaflosigkeit angewandtes Medikament. 1961 beobachtete man in Deutschland, dass **Amelie** und **Meromelie** (völliges oder partielles Fehlen der Extremitäten, ▸ Abb. 13.7), zwei seltene hereditäre Fehlbildungen, plötzlich häufiger auftraten. Die Durchsicht der vorgeburtlichen Krankengeschichten der betroffenen Kinder führte daraufhin zu der Entdeckung, dass viele der Mütter in der frühen Schwangerschaft Thalidomid eingenommen hatten. Die Aufdeckung des kausalen Zusammenhangs zwischen Thalidomid und Meromelie war nur deshalb möglich, weil das Medikament eine so ungewöhnliche Art der Fehlbildung hervorrief. Bei einem häufiger auftretenden Defekt, wie der Hasenscharte oder einer Herzfehlbildung, hätte der Zusammenhang mit dem Arzneimittel leicht übersehen werden können.

Die Erkenntnis, dass ein Medikament wie Thalidomid die Plazentaschranke überwinden und Fehlbildungen verursachen kann, war revolutionär: Es resultierte in der Etablierung der Teratologie als Wissenschaft und führte zur Gründung der Gesellschaft für Teratologie.

Thalidomid wird auch heute noch verordnet, und zwar als immunmodulierendes Agens im Zusammenhang mit AIDS und anderen immunpathologischen Erkrankungen wie Lepra, Lupus erythematodes und die Graft-versus-Host-Disease. Fehlbildungen der Extremitäten treten auch heute noch bei Babys auf, die dem Wirkstoff ausgesetzt waren. Wie sich gezeigt hat, ruft Thalidomid noch weitere Fehlbildungen hervor, etwa Herzvitien, Gesichtsfehlbildungen, geistige Behinderung, Autismus und Defekte des Urogenital- und Gastrointestinaltrakts.

Alle in der Karzinomtherapie eingesetzten **Zytostatika** sind Teratogene. Sie schädigen durch gezielte Eingriffe in die DNA-Synthese oder die Mitose schnell wachsender Zellpopulationen. Ein Beispiel ist **Aminopterin.** Diese Verbindung gehört zu der Gruppe der Antimetaboliten und ist ein Folsäureantagonist. Die festgestellten Defekte waren Anenzephalie, Meningozele, Mikrozephalus, Lippen- und Gaumenspalte.

Zu den Medikamenten mit teratogenem Potenzial gehören **Antiepileptika**, die von Epileptikerinnen während der Schwangerschaft eingenommen werden. Speziell **Diphenylhydantoin** ruft ein breites Spektrum an Fehlbildungen hervor, wie kraniofaziale Defekte, Hypoplasien der Finger und Nägel, Wachstumsstörungen und Schwachsinn. Alle Defekte zusammengenommen ergeben ein typisches Krankheitsbild, das als **„fetales Hydantoin-Syndrom"** bezeichnet wird.

Das Antiepileptikum **Valproinsäure** erhöht das Risiko für eine Reihe von angeborenen Defekten, die Vorhofseptumdefekte, Gaumenspalten, Hypospadie, Polydaktylie, Kraniosynostose umfassen, das höchste Risiko besteht allerdings für den Neuralrohrdefekt Spina bifida. Auch das krampflösende Mittel Carbamazepin steht im Zusammenhang mit einem erhöhten Risiko für Neuralrohrdefekte und möglicherweise auch für andere Fehlbildungen.

Trimethadion, das zur Behandlung von Petit-Mal-Anfällen eingesetzt wird, scheint ebenfalls teratogen zu sein. Die Verbindung ruft ein charakteristisches Syndrom hervor, das mit Ohrfehlbildungen, Gaumenspalten, Herzfehlbildungen sowie Anomalien im Urogenitalbereich und im Skelettsystem einhergeht (**Trimethadionsyndrom**). Wie beim Diphenylhydantoin ist es mit einer verzögerten körperlichen und geistigen Entwicklung verbunden.

Neuroleptika und **Tranquilizer** stehen im Verdacht, Fehlbildungen zu erzeugen. Während **Phenothiazine** als Teratogene diskutiert werden, ist ein Zusammenhang zwischen **Lithium** und angeborenen Herzdefekten, insbesondere die Ebstein-Anomalie, besser dokumentiert, obwohl das Risiko gering ist. Auf jeden Fall ist die Behandlung mit diesen Medikamenten während der Schwangerschaft mit einem hohen Risiko verbunden.

Antidepressiva, die durch die selektive Hemmung der Serotonin-Wiederaufnahme wirken (**SSRI**), scheinen angeborene Fehlbildungen zu verursachen, insbesondere Herzfehlbildungen, und könnten für eine Zunahme der Spontanabortrate verantwortlich sein. Zu diesen Wirkstoffen gehören unter anderem Fluoxetin (Prozac) und Paroxetin (Paxil). Sie dürften durch Hemmung des Serotonin-(5HT-)Signalwegs wirken, dessen Funktion wichtig ist für die Etablierung der Lateralität (Kap. 5.4) und für die Herzentwicklung (Kap. 14).

Myophenolat-Mofetil (**MMF**) ist ein Immunsuppressor, der zur Unterdrückung der Abstoßungsreaktion von Transplantaten eingesetzt wird. Die Einnahme des Medikaments während der Schwangerschaft führt zu Spontanaborten und Fehlbildungen wie Lippen- und Gaumenspalten, Mikrotie, Mikrozephalie und Herzdefekten.

Das Antikoagulans **Warfarin** wirkt teratogen. Neugeborene von Müttern, die während des 1. Schwangerschaftstrimesters damit behandelt wurden, zeigen typischerweise Anomalien des Skeletts wie Hypoplasie der Nase, Veränderungen der Epiphysen ihrer Röhrenknochen und Hypoplasie der Gliedmaßen. Im Gegensatz dazu besitzt das Antikoagulans Heparin keine teratogenen Eigenschaften.

Antihypertensiva vom Typ der **ACE-Hemmer** (angiotensin converting enzyme) können zu Minderwuchs, Nierenfehlfunktion, Kindstod und Oligohydramnion führen, wenn die Einnahme im 2. oder 3. Trimester erfolgt. Die Einflüsse dieser Medikamente im 1. Trimester sind weniger deutlich.

Neben den aufgeführten Medikamenten sind möglicherweise eine Reihe anderer Verbindungen ebenfalls schädlich für den Embryo oder Fetus. Hierzu gehören Propylthiouracil und Kaliumjodid (Struma und geistige Behinderung), Streptomyzin (Hörschädigung), Sulfonamide (Kernikterus), das Antidepressivum Imipramin (Extremitätenfehlbildungen), Tetrazykline (Knochen- und Zahnanomalien), Amphetamine (Lippen- und Gaumenspalten sowie Anomalien des Herz-Kreislauf-Systems) und Chinin (Hörschädigung).

10

Ein Problem von zunehmender Bedeutung für die heutige Gesellschaft stellt die Wirkung der sozialen Drogen dar, wie LSD (Lysergsäurediethylamid), PCP (Phencyclidin, „angel dust“), Marihuana, Alkohol und Kokain. Beim LSD sollen Extremitätenfehlbildungen und Schädigungen des ZNS vorkommen. Eine Zusammenfassung von mehr als hundert Publikationen zu diesem Thema kommt jedoch zu der Auffassung, dass reines LSD, Marihuana, PCP und Kokain in geringen Dosen nicht teratogen sind und keine genetischen Folgeschäden erzeugen.

Der Zusammenhang zwischen **Alkoholkonsum** der Mutter und angeborenen Fehlbildungen ist inzwischen sehr gut dokumentiert. Zu den typischen Defekten gehören kraniofaziale Anomalien (verkürzte Augenspalte und Hypoplasien des Oberkiefers), Deformationen der Extremitäten (beeinträchtigte Mobilität der Gelenke und der Haltung) sowie kardiovaskuläre Fehlbildungen wie der Ventrikel-Septum-Defekt. Mit geistiger Behinderung und Wachstumsstörungen werden diese Fehlbildungen als **„fetales Alkoholsyndrom“** (FAS) zusammengefasst (► Abb. 10.4). Möglicherweise hat bereits ein mäßiger Alkoholkonsum während der Schwangerschaft einen schädlichen Einfluss auf die Embryonalentwicklung.

Alkoholbedingte neurologische Entwicklungsstörungen (alcohol-related developmental disorder, ARND) bezeichnen Fälle mit erwiesener zentralnervöser Beteiligung, die die diagnostischen Kriterien des FAS nicht erfüllen. Fetales Alkoholsyn-

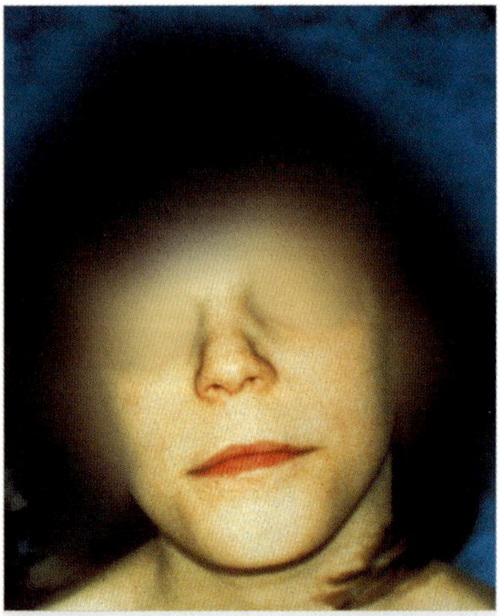

Abb. 10.4 Kind mit fetalem Alkoholsyndrom. Charakteristische Symptome des fetalen Alkoholsyndroms sind ein unscharf begrenztes Philtrum, eine schmale Oberlippe, eine zurückliegende Nasenwurzel mit einer verkürzten Nase und einem abgeflachten Mittelgesicht.

drom und ARND haben zusammen eine geschätzte Inzidenz von 1:100 Lebendgeburten. Alkohol ist also die häufigste Ursache für geistige Behinderungen. Es ist nicht klar, wie viel Alkohol konsumiert werden muss, um eine Entwicklungsstörung auszulösen. Sowohl die Dosis als auch der Zeitpunkt der Verabreichung sind dabei kritische Größen, jedoch existiert vermutlich keine „unproblematische" Konzentration. Exzessiver Alkoholgenuss (über fünf Gläser pro Sitzung) zu kritischen Zeitpunkten der Entwicklung erhöht das Risiko für angeborene Defekte, einschließlich orofazialer Spaltbildungen.

Für das **Zigarettenrauchen** ist ein Zusammenhang mit Fehlbildungen nicht nachgewiesen. Es ist jedoch unbestritten, dass starkes Rauchen während der Schwangerschaft zu einer Verringerung des Geburtsgewichts und möglicherweise zu einer Störung der Gehirnentwicklung mit nachfolgenden Verhaltensstörungen führt.

Isotretinoinsäure (**Accutane**) ist ein Analog des **Vitamin A** und erzeugt ein chrakteristisches Fehlbildungssyndrom, die Isotretinoin- oder **Vitamin-A-Embryopathie**. Die Substanz wird bei zystischer Akne und anderen chronischen Dermatosen verschrieben. Sie ist hochgradig teratogen und kann im Prinzip jede Fehlbildung erzeugen. Sogar bei der lokalen Anwendung von Retinoiden können Störungen in der Entwicklung des Kindes auftreten. Vitamin A könnte in hohen Dosen teratogen wirken, wie aus Tierversuchen hervorgeht und aus der Tatsache, dass Isotretinoin ein chemisch eng verwandter Stoff ist. Die genaue Menge, die eine Schädigung auslösen kann, wird kontrovers diskutiert (mehr als 10.000 oder mehr als 25.000 IE). Die mit Multivitaminpräparaten eingenommene-Menge Vitamin A ist niedriger (2000–8 000 IE), sofern eine Person nicht mehr als ein Multivitaminpräparat pro Tag einnimmt.

Hormone

▸ **Gestagene mit androgener Wirkung.** Synthetische Gestagene wurden früher häufig zur Abortprophylaxe angewandt. Aus der Gruppe der Gestagene haben Ethisteron und Norethisteron eine deutliche androgene Wirkungskomponente, die in vielen Fällen zur Maskulinisierung der Genitalien in weiblichen Embryonen geführt hat. Die Klitoris war vergrößert und die Labioskrotalfalten waren teilweise miteinander verschmolzen.

▸ **Diethylstilböstrol.** Das synthetische Östrogen Diethylstilböstrol (DES) wurde zwischen 1940 und 1950 ebenfalls bei drohendem Abort während der ersten drei Schwangerschaftsmonate gegeben. Bei jungen Frauen im Alter von 16–22 Jahren, die in utero einer Diethylstilböstrol-Behandlung ausgesetzt waren, wurde gehäuft ein adenomatöser Tumor der Vagina gefunden. Diese Tumoren sind offenbar bereits in der embryonalen Anlage der Vagina erzeugt worden. Darüber hinaus leidet ein hoher Prozentsatz dieser Frauen an Fertilitätsstörungen, die zumindest teilweise auf kongenitale Fehlbildungen des Uterus, der Tuben und der oberen Vagina zurückgehen. Männliche Embryonen, die in utero einer Diethylstilböstrol-Behandlung ausgesetzt waren, sind ebenfalls betroffen. Es findet sich eine erhöhte Rate an Hodenfehlbildungen und an abnormen Spermabefunden. Im Gegensatz zu Frauen konnte jedoch bei Männern kein erhöhtes Risiko für Karzinome des Genitaltrakts nachgewiesen werden.

Heute spielen **umweltbelastende Östrogene** ebenfalls eine Rolle. Eine vorgeburtliche Belastung wird zurzeit untersucht. Reduzierte Spermienzahlen, vermehrtes Auftreten von Hodentumoren und von Hypospadie oder anderen Fehlbildungen des Genitaltrakts beim Menschen sowie die Beobachtung von Einflüssen auf die Prägung des Gehirns (Maskulinisierung des weiblichen und Feminisierung des männlichen Gehirns) bei anderen Spezies mit einer hohen Belastung in der Umwelt haben die Wachsamkeit gegenüber möglichen schädlichen Einflüssen von Substanzen mit östrogener Wirkungskomponente erhöht. Derartige Substanzen können aus industriellen Chemikalien oder aus Pestiziden entstehen.

▸ **Orale Kontrazeptiva. Ovulationshemmer** enthalten Östrogene und Gestagene. Sie haben daher möglicherweise ein, wenn auch sehr niedriges, teratogenes Potenzial. Da andere Sexualhormone wie das Diethylstilböstrol Fehlbildungen erzeugen können, sollten die oralen Kontrazeptiva abgesetzt werden, wenn eine Schwangerschaft eingetreten ist.

▸ **Kortison.** Experimentelle Untersuchungen haben wiederholt gezeigt, dass Kortison, wenn es Mäusen und Kaninchen in bestimmten Schwangerschaftsstadien injiziert wird, bei der Nachkommenschaft einen hohen Prozentsatz von Gaumenspalten erzeugen kann. Einige aktuelle epidemiologische Studien geben Hinweise darauf, dass Frauen, die Kortikosteroide in der Schwangerschaft einnehmen, ein leicht erhöhtes Risiko haben, ein Kind mit Gesichtsfehlbildung (Spaltbildung) zu bekommen.

Erkrankungen der Mutter

▸ **Diabetes.** Störungen im Kohlenhydratstoffwechsel während der Schwangerschaft aufgrund eines mütterlichen Diabetes sind die Ursache für ein gehäuftes Auftreten von Totgeburten, perinatalen Todesfällen, übergroßen Kindern und von Fehlbildungen. Das Risiko für kongenitale Anomalien ist bei bereits vor der Schwangerschaft diagnostizierten diabetischen Müttern (Typ 1 und 2) 3- bis 4-mal so hoch wie bei nichtdiabetischen Müttern. Bei Diabetikerinnen mit langer Anamnese soll es auf 80 % ansteigen. Ein erhöhtes Risiko besteht für ein weites Spektrum von Fehlbildungen, einschließlich Neuralrohrdefekten und angeborenen Herzfehlern (Vitien). Weiterhin besteht ein erhöhtes Risiko für kaudale Dysgenesie (Sirenomelie, ▸ Abb. 5.7).

Die für diese Fehlbildungen verantwortlichen Faktoren ließen sich noch nicht abgrenzen, obwohl es Hinweise gibt, dass veränderte Glukosespiegel eine Rolle spielen, das Insulin jedoch nicht teratogen ist. Es besteht eine signifikante Korrelation zwischen Schweregrad und Dauer der mütterlichen Erkrankung und der Inzidenz von Fehlbildungen. Die konsequente Kontrolle des mütterlichen Blutzuckerspiegels schon vor Beginn und während der gesamten Schwangerschaft reduziert das Risiko für Fehlbildungen auf das der Normalbevölkerung.

Das Risiko für angeborene Fehlbildungen, die mit Schwangerschaftsdiabetes (erstmalig in der Schwangerschaft diagnostiziertem Diabetes) in Zusammenhang stehen, ist weniger deutlich, da nur ein Teil der diesbezüglichen Studien ein leicht erhöhtes Risiko aufzeigt. Da sich der Schwangerschaftsdiabetes meist jenseits der kritischen Periode des Auftretens von Fehlbildungen (3.–8. SSW) manifestiert, wird vermutet, dass ein eventuell erhöhtes Risiko für Fehlbildungen des Kindes bei solchen Frauen besteht, die bereits vor der Schwangerschaft unbemerkt an Diabetes erkrankt waren.

▸ **Mütterliche Phenylketonurie (PKU).** Mütter mit Phenylketonurie, bei denen das Enzym Phenylalaninhydroxylase defekt ist und zu erhöhten Serumspiegeln von Phenylalanin führt, haben ein erhöhtes Risiko, Kinder mit geistiger Behinderung, Mikrozephalie und Herzfehlbildungen zu bekommen. Das Fehlbildungsrisiko geht bei richtiger Einstellung des Phenylalaninspiegels bereits vor und während der gesamten Schwangerschaft auf normale Werte zurück.

▶ **Mangelernährung.** Obgleich sich viele Ernährungsstörungen, insbesondere Avitaminosen, in der experimentellen Forschung als teratogen erwiesen haben, gibt es noch keinen endgültigen Beweis, dass sie beim Menschen teratogen sind. Eine Ausnahme bildet der **endemische Kretinismus**, der mit mütterlichem **Jodmangel** zusammenhängt und durch Beeinträchtigung der geistigen und körperlichen Entwicklung gekennzeichnet ist. Kürzlich wurde nachgewiesen, dass methylarme Ernährung eine veränderte Expression der (genomisch) geprägten Gene zur Folge hat, und zu angeborenen Fehlbildungen und späteren Erkrankungen wie Krebs führen kann.

Ein schlechter mütterlicher Ernährungszustand vor und während der Schwangerschaft trägt zu einem geringen Geburtsgewicht und zur Entstehung von Fehlbildungen bei. Starke Unterernährung während der Schwangerschaft kann zu einem 2- bis 3-fach erhöhten Auftreten von Schizophrenie bei diesen Kindern führen.

Adipositas

In den letzten 15 Jahren hat sich die Zahl adipöser (fettleibiger) Frauen etwa verdoppelt. In den Jahren 2007 und 2008 war über ein Drittel der Frauen im gebärfähigen Alter adipös. Adipositas, definiert durch einen **Body-Mass-Index** (**BMI**) größer als 30 kg/m^2 Körperoberfläche, geht einher mit einem verdoppelten Risiko für Neuralrohrdefekte beim Kind. Bei schon vor der Empfängnis fettleibigen Müttern ist zusätzlich das Risiko für Herzfehlbildungen, Omphalozele und andere Anomalien erhöht. Wahrscheinlich besteht ein kausaler Zusammenhang zum gestörten Glukose- und Insulinmetabolismus der Mutter.

Hypoxie

Bei vielen trächtigen Versuchstieren erzeugt Hypoxie Fehlbildungen. Ob das Gleiche für den Menschen gilt, muss noch abgewartet werden. Kinder, die in relativ großen Höhen geboren werden, sind gewöhnlich leichter und kleiner als Kinder, die nahe dem Meeresspiegel zur Welt kommen. Die Häufigkeit kongenitaler Fehlbildungen ist jedoch die gleiche. Frauen mit zyanotischen Herzkrankheiten bringen deshalb oft kleine Kinder zur Welt, die aber gewöhnlich keine schweren Fehlbildungen zeigen.

Schwermetalle

Vor einigen Jahren fiel in Japan auf, dass Mütter, die sich hauptsächlich von Fisch ernährt hatten, Kinder mit multiplen neurologischen Symptomen im Sinne von zentralen Lähmungen zur Welt brachten. Die nähere Untersuchung zeigte, dass die Fische eine ungewöhnlich große Menge an **organischem Quecksilber** enthielten, das durch die Großindustrie in die Minamata-Bucht und andere Küstengewässer Japans eingeleitet worden war. Die meisten Mütter zeigten selbst keine Krankheitssymptome. Daraus geht hervor, dass der Fetus gegenüber Quecksilber empfindlicher ist als die Mutter. Ein ähnliches Syndrom wurde in den Vereinigten Staaten beobachtet, nachdem mit quecksilberhaltigen Fungiziden behandeltes Saatgut an Schweine verfüttert und anschließend das Fleisch auf den Markt gebracht worden war. Ebenso wurden im Irak mehrere tausend Neugeborene geschädigt, nachdem die Mütter mit quecksilberhaltigen Fungiziden behandeltes Korn als Nahrungsmittel verwandt hatten.

Auch **Blei** wurde mit einer erhöhten Abortrate, Wachstumsrückstand und neurologischen Auffälligkeiten in Zusammenhang gebracht.

10.2.4 Väterliche Ursachen für Fehlbildungen

Eine Reihe von Studien weist darauf hin, dass durch chemische Substanzen wie Ethylnitrosoharnstoff oder eine Strahlenbelastung in männlichen Keimzellen Mutationen entstehen können. Epidemiologische Studien haben die Exposition von Vätern mit Umweltgiften wie Quecksilber, Eisen, Lösungsmitteln, Alkohol, Zigarettenrauchen und viele anderen Stoffen mit Spontanabort, geringem Geburtsgewicht und Fehlbildungen bei den Nachkommen in Zusammenhang gebracht.

Ein **fortgeschrittenes Alter des Vaters** ist ein Risikofaktor für körperliche Fehlbildungen, Trisomie und autosomal dominante Mutationen sowie nachweislich oder vermutlich für zahlreiche genetisch bedingte Erkrankungen oder Syndrome, die überwiegend autosomal dominante oder X-chromosomal-gebundene Erbgänge aufweisen. Erstaunlicherweise haben jugendliche Väter unter 20 Jahren gewissen (aber nicht allen) Studien zufolge ebenfalls ein relativ erhöhtes Risiko für Kinder mit Fehlbildungen. Es ist sogar möglich, dass auf den Vater zurückzuführende teratogene Faktoren über die Samenflüssigkeit oder durch Verunreinigungen der häuslichen Umgebung durch Chemikalien an der Arbeitskleidung des Vaters wirksam werden.

Klinischer Bezug

Prävention angeborener Fehlbildungen

Viele angeborene Fehlbildungen können bei entsprechender Vorsorge vermieden werden. Ein Beispiel ist die **Jodierung** des Trinkwassers und des Speisesalzes. Damit wird dem durch Jodmangel und einer Unterfunktion der Schilddrüse bedingten Auftreten von **Kretinismus**, einer Entwicklungsstörung des Gehirns und Skelettsystems, vorgebeugt. Die korrekte Stoffwechseleinstellung bei Phenylketonurie und bei mütterlichem Diabetes senkt die Fehlbildungsrate in dieser Gruppe.

Folsäuresubstitution senkt die Inzidenz von Neuralrohrdefekten wie Spina bifida und Anenzephalie. Ebenso wird das Fehlbildungsrisiko durch die Abstinenz von Alkohol und anderen Drogen während der **gesamten** Schwangerschaft gesenkt. Als essenzielle Regel für alle Präventionsstrategien gilt, dass Interventionen **vor der Konzeption** begonnen werden müssen.

Der Arzt muss bei der Verschreibung von Medikamenten an Frauen im gebärfähigen Alter an das Vorliegen einer Schwangerschaft und an mögliche teratogene Effekte des Arzneimittels denken. Ein Beispiel ist die Verschreibung von Vitamin-A-Derivaten (Isotretinoin, lokale Behandlung mit Retin A), die bei Akne eingesetzt werden. Nach einer derartigen Behandlung wurden viele Kinder mit schweren kraniofazialen Fehlbildungen, Herzfehlern und Neuralrohrdefekten geboren (**Vitamin-A-Embryopathie**). Da Patienten mit Akne in der Regel jung und sexuell aktiv sind, muss man bei der Behandlung entsprechend vorsichtig sein.

10.3 Pränatale Diagnostik

Der Perinatologe hat mehrere Möglichkeiten, um die Entwicklung des Fetus in utero zu verfolgen, die **Ultraschalluntersuchung**, die **Untersuchung des mütterlichen Blutes**, die **Amniozentese** und die **Chorionbiopsie.** Zusammen ergänzen sich diese Methoden bei der Diagnose von Fehlbildungen und genetischen Defekten, der Kontrolle der fetalen Wachstumsparameter sowie bei der Erfassung von Varianten in der Struktur des Uterus oder von Abweichungen in der Ausbildung der Plazenta. Die neuen Möglichkeiten, auch für eine Therapie in utero, haben eine neue Ära eingeleitet, in der der Fetus zum Patienten wird.

10.3.1 Sonografie

Die **Ultraschalluntersuchung** ist eine nichtinvasive Technik, bei der die Reflektion von hochfrequenten Schallwellen zur Erzeugung von Schnittbildern genutzt wird. Es kann transabdominal oder transvaginal geschallt werden. Der transvaginale Ultraschall liefert Bilder mit höherer Auflösung (▶ Abb. 10.5). Die bereits in den 1950er Jahren entwickelte Technik erreicht inzwischen eine Auflösung, mit der z. B. über die Doppler-Technik der Blutfluss in den großen Gefäßen, die Bewegung der kindlichen Herzklappen und der Flüssigkeitsstrom in

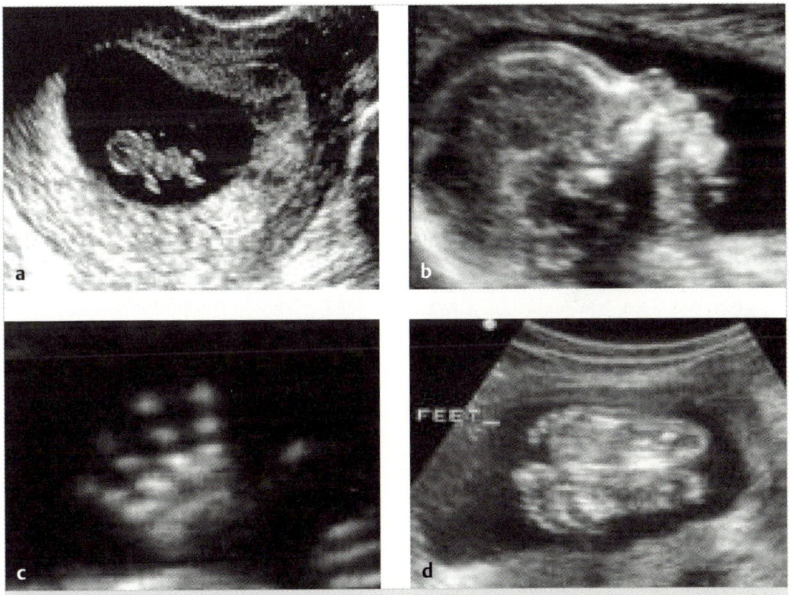

Abb. 10.5 Sonografische Darstellung des Embryos und des Fetus. a Embryo in der 6. Woche. **b** Sagittales Schnittbild durch das Gesicht in der Fetalperiode. **c** Darstellung der Hand. **d** Schnittbild durch beide Füße.

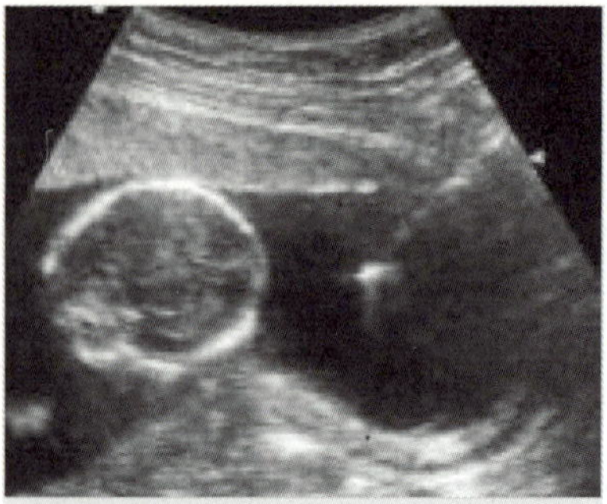

Abb. 10.6 Ultraschallgesteuerte Amniozentese. Die Nadel *(Pfeil)* liegt hinter dem Kopf des Fetus in der Amnionhöhle.

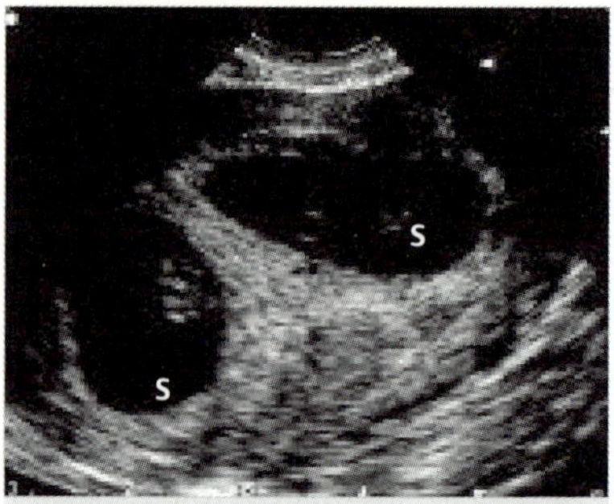

Abb. 10.7 Zwillingsschwangerschaft. Im Ultraschall sind zwei Fruchtblasen (S) zu sehen.

der Trachea und in den Bronchien dargestellt werden kann. Die Technik ist sicher und wird häufig angewendet. In den USA werden etwa 80 % der Schwangerschaften mindestens einmal sonografisch untersucht.

Wichtige im Ultraschall erhobene Parameter sind die Größenmessung und die Altersbestimmung des Fetus, der Nachweis oder der Ausschluss von kongenitalen Anomalien, der Status von Uterus und Einhäuten, einschließlich der Beurteilung der Amnionflüssigkeit (▶ Abb. 10.6), die Lage der Plazenta, der Blutfluss in den Nabelgefäßen und das Vorliegen von Mehrlingsschwangerschaften (▶ Abb. 10.7). Alle Parameter zusammen sind die Grundlage für eine fachgerechte Betreuung der Schwangerschaft.

Das Alter der Schwangerschaft in Relation zur Lage des Fetus auf der Wachstumskurve sind für die ärztliche Betreuung der Schwangerschaft, besonders bei Kindern mit niedrigem Geburtsgewicht (small for date), von Bedeutung. In der Tat haben Studien gezeigt, dass die Ultraschallvorsorgeuntersuchung und ein entsprechendes Management der Schwangerschaft zu einer Reduktion von (hypotrophen) „Small-for-date"-Kindern um 60 % gegenüber einer Kontrollgruppe ohne Vorsorgeuntersuchung geführt hat. Die Größe des Fetus wird in der 5.–10. SSW durch die Messung der **Scheitel-Steiß-Länge (SSL)** ermittelt. In den folgenden Wochen wird eine Kombination von Einzelmessungen vorgenommen, wie die des **biparietalen Kopfdurchmessers (BPD)**, des **Bauchumfangs** und der **Femurlänge** (▶ Abb. 10.8). Verlaufsbeobachtungen dieser Parameter verbessern die Aussagen zum fetalen Wachstum beträchtlich.

Zu den kongenitalen Fehlbildungen, die durch Ultraschall diagnostiziert werden können, gehören Defekte beim Neuralrohrschluss, Anenzephalie und Spina bifida, Defekte der Leibeswand wie die Omphalozele und die Gastroschisis (Kap. 16), Herzfehlbildungen (Kap. 14) und kraniofaziale Defekte einschließlich der Lippen- und Gaumenspalten (Kap. 18).

Ultraschalluntersuchungen können auch für Reihenuntersuchungen auf ein mögliches Auftreten des Down-Syndroms und andere chromosomale Aberrationen eingesetzt werden, indem man Messungen der **Nackentransparenz** (NT, nuchal translucency) durchführt. Bei diesem Test wird der transparente Bereich in der Nackenregion des Fetus gemessen, wo sich bei Fe-

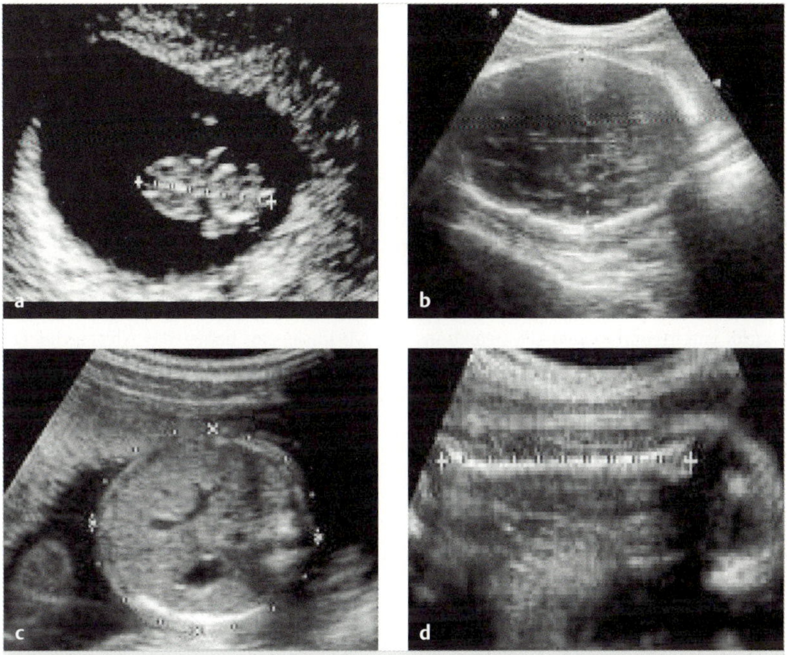

Abb. 10.8 Sonografische Messparameter in der Embryonal- und Fetalperiode. **a** Messung der Scheitel-Steiß-Länge in der 7. Woche. **b** Biparietaler Kopfdurchmesser in der Fetalperiode. **c** Umfang des Abdomens. **d** Fermurlänge.

ten mit Down-Syndrom und anderen Anomalien Flüssigkeit sammelt. Der Test wird zwischen der 11. und der 14. SSW duchgeführt.

Die so gewonnenen Informationen können zusammen mit Daten aus einer mütterlichen Serumanalyse und dem mütterlichen Alter zu einer Risikoabschätzung dienen („Tripel-Test"). Danach kann sich die Mutter entscheiden, ob sie durch eine invasive Untersuchung, z. B. die Amniozentese, eine definitive Diagnose (hinsichtlich des chromosomalen Status ihres Kindes) wünscht.

10.3.2 Untersuchung des mütterlichen Blutes

Die Suche nach biochemischen Parametern für den Zustand des Fetus hat zur **Untersuchung des mütterlichen Blutes** geführt. Einer der ersten Tests war die Bestimmung des α-Fetoproteins (AFP) im mütterlichen Serum. AFP wird von der fetalen Leber gebildet. Die AFP-Produktion erreicht im Fetus etwa in der 14. Woche ihren Höhepunkt. AFP gelangt über die Plazenta in den mütterlichen Kreislauf. Die AFP-Konzentration im mütterlichen Serum steigt im 2. Trimester an und fällt dann nach der 30. SSW stetig ab.

Bei Vorliegen von Neuralrohrdefekten und einigen anderen Fehlbildungen, wie Omphalozele, Gastroschisis, bei Blasenekstrophie, Amnionsträngen, Steißbeinteratom und intestinalen Atresien, steigen die AFP-Spiegel in der Amnionflüssigkeit und im mütterlichen Blut weiter an. In anderen Fällen können die AFP-Spiegel erniedrigt sein, z. B. bei Down-Syndrom, Trisomie 18, Geschlechtschromosomenanomalien und Triploidie. Ein AFP-Screening zusammen mit dem Test anderer Zweittrimestermarker (z. B. hCG, unkonjugiertes Östriol und Inhibin A) kann die Detektionsrate angeborener Fehlbildungen erhöhen, indem die Serumwerte mitverwendet werden.

10.3.3 Amniozentese

Bei der Amniozentese wird eine Nadel unter Ultraschallkontrolle durch die Bauchwand der Mutter in die Amnionhöhle eingeführt (▸ Abb. 10.6). Es werden etwa 20–30 ml **Amnionflüssigkeit** abgezogen. Da die erforderliche Flüssigkeitsmenge relativ hoch ist, wird die Amniozentese in der Regel nicht vor der 14. SWS durchgeführt, um den Fetus nicht zu gefährden. Aktuelle Untersuchungen zeigen, dass das Risiko eines fetales Aborts 1:300–1:500 beträgt und für einzelne spezialisierte Ärzte und Zentren sogar noch geringer ist.

Die Amnionflüssigkeit wird auf **α-Fetoprotein (AFP)** und **Acetylcholinesterase** untersucht. Aus der Amnionflüssigkeit können abgeschilferte fetale Zellen für die Erstellung eines **Karyotyps** oder für andere **genetische Analysen** isoliert werden (Kap. 2). In den isolierten Zellen sind nicht genügend Mitosen vorhanden, sodass zunächst Zellkulturen angelegt werden müssen, um genügend Zellen in der Metaphase der Zellteilung für die Chromosomenanalyse zu erhalten. Entsprechend verzögert sich die Diagnose um 1–2 Wochen.

Es können chromosomale Veränderungen wie Translokationen, Chromosomenbrüche, Trisomien und Monosomien nachgewiesen werden. Mit Spezialfärbungen und der Giemsa-Grundfärbung können die spezifischen Bandenmuster für jedes Chromosom dargestellt werden. Aufgrund der Fortschritte der Molekularbiologie haben sich die Möglichkeiten für die Diagnose genetischer Störungen wesentlich verbessert. Raffinierte molekulare Analysen mittels Polymerasekettenreaktion (PCR) und die Untersuchung einzelner Genorte mit der Hybridisierung haben das Niveau der Erfassung genetischer Anomalien stark angehoben.

10.3.4 Chorionbiopsie

Bei der Chorionbiopsie wird unter Ultraschallkontrolle transabdominal oder transvaginal mit einer Punktionsnadel etwa 5–10 mg **Zottengewebe** aspiriert. Die Zellen können direkt analysiert werden. Die Aussagekraft ist bei diesem Vorgehen jedoch problematisch, da bereits das normale Trophoblastgewebe in einem hohen Prozentsatz chromosomale Aberrationen aufweist. Es ist daher besser, wenn für die genetische Analyse **mesenchymale Zellen** aus dem Zottenkern nach Abtrennung des Trophoblasten durch Trypsinisierung kultiviert werden.

Da die Zellzahl sehr hoch ist, reicht eine Kulturdauer von 2–3 Tagen aus, um genügend Material zu erhalten. Die Enddiagnose kann daher eher gestellt werden als bei einer Amniozentese. Das durch dieses Verfahren bedingte Abortrisiko scheint sich dem der Amniozentese anzunähern, wenn es von erfahrenen Spezialisten durchgeführt wird. Es gibt aber Hinweise, dass die Chorionbiopsie mit einem erhöhten Risiko für eine Verkürzung der Extremitäten, insbesondere der Finger, einhergeht.

10.3.5 Indikationen für pränatale Diagnostik

Mit Ausnahme der Ultraschalluntersuchung wird eine pränatale Diagnostik nicht routinemäßig durchgeführt, sondern bleibt Risikoschwangerschaften vorbehalten. Seit 2007 empfehlen Gynäkologen in den USA jedoch, diese invasiven Untersuchungsmethoden (Amniozentese und Chorionzottenbiopsie) allen Müttern unabhängig vom Alter für die Erfassung von Aneuploidien (numerischen Chromosomenaberrationen) zur Verfügung zu stellen.

Indikationen für pränatale Diagnostik sind:

- Alter der Mutter 35 Jahre oder älter
- Familienanamnese mit Neuralrohrdefekten oder einem Geschwister mit Down-Syndrom
- Vorliegen mütterlicher Erkrankungen wie Diabetes
- pathologische Befunde im Ultraschall oder bei der Blutuntersuchung der Mutter
- Mutter ist Überträgerin eines X-gebundenen Erbleidens

10.4 Fetale Therapie

10.4.1 Transfusion des Fetus

Bei einer **fetalen Anämie**, z. B. bei Rh-Inkompatibilität, kann eine Bluttransfusion beim Fetus durchgeführt werden. Dabei wird die Transfusionsnadel unter Ultraschallkontrolle in die Nabelvene eingeführt.

10.4.2 Medikamentöse Behandlung des Fetus

Die Behandlung von **Infektionen** des Fetus, **kindliche Herzrythmusstörungen** oder Fehlfunktionen der **Schilddrüse** können über die Mutter durchgeführt werden. Die Medikamente erreichen den Blutkreislauf des Fetus nach Passieren der Plazenta. Eine Behandlung des Fetus kann auch direkt durch intramuskuläre Injektion in die Gluteusregion oder über die Punktion der Nabelvene durchgeführt werden.

10.4.3 Fetale Chirurgie

Die Weiterentwicklung der Ultraschalltechnik und der Mikrochirurgie ermöglichen eine direkte chirurgische Intervention im Fetus. Wegen der spezifischen Risiken für die Mutter, für das Kind und für nachfolgende Schwangerschaften werden diese Verfahren nur in Zentren mit gut ausgebildeten Operationsteams und beim Fehlen anderer sinnvoller Alternativen durchgeführt. Als chirurgische Maßnahmen kommt das **Anlegen von Shunts** in Frage, um Flüssigkeit aus Organen und Körperhöhlen zu entfernen. So kann z. B. beim Verschluss der Urethra ein „Pigtail"-Katheter in die Blase eingelegt werden. Um dabei einem Nierenschaden vorzubeugen, muss die Diagnose sehr früh erfolgen. Eine **„Ex-utero-Chirurgie"**, bei der der Uterus eröffnet und man direkt am Fetus operiert, wurde zur Behandlung der kongenitalen Zwerchfellhernie, zur Entfernung adenomatöser Zysten in der Lunge und zur Behandlung von Spina bifida angewendet. In den letzten Jahren sind chirurgische Eingriffe an Feten bei bestimmten Herzdefekten möglich geworden. Momentan werden die meisten chirurgischen Eingriffe an Feten jedoch als experimentell eingestuft, und in randomisierten klinischen Untersuchungen wird deren Erfolg getestet.

10.4.4 Stammzell- und Gentherapie

Da der Fetus vor der 18. SSW noch keine Immunkompetenz besitzt, ist es denkbar, dass Gewebe oder Zellen vor diesem Zeitpunkt transplantiert werden können, ohne dass es zur Gewebeabstoßung kommt. Die Forschung konzentriert sich dabei auf die hämatopoetischen Stammzellen zur Behandlung von Immundefekten und hämatologischen Krankheitsbildern. Eine Gentherapie für erbliche Stoffwechselerkrankungen wie das Tay-Sachs-Syndrom und die zystische Fibrose ist ebenfalls Gegenstand der Forschung.

Alles klar?

1. Bei der Amniozentese wird ein erhöhter AFP-Spiegel festgestellt. Welche Fehlbildungen kommen in Frage, und welche diagnostischen Maßnahmen müssen für die endgültige Diagnose durchgeführt werden?
2. Eine 40 Jahre alte Frau befindet sich in der 8. SSW. Welche Untersuchungen stehen zur Verfügung, um ein Down-Syndrom auszuschließen? Welches sind die Komplikationen und welches die Vorteile der möglichen Untersuchungsverfahren?
3. Welche Bedeutung hat die Schwangerschaftsvorsorgeuntersuchung? Welche maternalen und familiären Faktoren sind ein Risiko für die Schwangerschaft?
4. Welche Faktoren sind für teratogene Effekte von Bedeutung?
5. Bei einer Schwangeren in der 3. Woche tritt Fieber bis zu 40 °C auf, sie verweigert jedoch die Einnahme von Medikamenten, um ihr Kind nicht zu schädigen. Ist das richtig?
6. Eine junge Frau in der Familienplanung fragt nach einer Folsäure- und Vitaminprophylaxe. Soll sie Präparate einnehmen? Wenn ja, welche und in welcher Dosierung, zu welchem Zeitpunkt?
7. Eine junge Frau mit insulinpflichtigem Diabetes äußert im Rahmen der Familienplanung die Sorge, dass die Krankheit für ihr zukünftiges Kind eine Gefährdung darstellt. Sind ihre Bedenken gerechtfertigt und was würden Sie vorschlagen?

Teil II

Spezielle Embryologie

II

11 Achsenskelett

11.1 Überblick

Zum Achsenskelett gehören Schädel, Wirbelsäule, Rippen und Brustbein. Das Skelettsystem entwickelt sich im **paraxialen** und **parietalen Mesoderm** und im Kopfbereich zusätzlich aus der **Neuralleiste**. Beiderseits vom Neuralrohr entstehen im paraxialen Mesoderm Segmente, die im Kopfbereich als **Somitomere** und unterhalb der Nackenbeuge als **Somiten** bezeichnet werden. Der ventromediale Anteil der Somiten wird zum **Sklerotom**, dem der dorsolaterale Teil des Somiten als Dermomyotom gegenübergestellt wird. Die Zellen des Sklerotoms wandern gegen Ende der 4. Woche als lockeres **Mesenchym** auf die Chorda zu, um die Wirbelkörper zu bilden (▶ Abb. 6.11). Die Mesenchymzellen differenzieren sich zu Fibroblasten, **Chondroblasten** und **Osteoblasten** (knochenbildenden Zellen).

Die Knochenbildung ist nicht auf das Mesenchym der Sklerotome beschränkt, sondern findet auch im Mesoderm in der Leibeswand statt. Dort entstehen Knochen des Becken- und Schultergürtels, der Extremitäten und des Brustbeins (Kap. 13). Wesentliche Anteile des Kopfmesenchyms gehen aus der Neuralleiste hervor, sodass die Neuralleiste an der Bildung des Schädeldaches, der Schädelbasis und des Gesichtsskeletts beteiligt ist. Der übrige Schädel entsteht aus den okzipitalen Somiten und den Somitomeren.

Knochen kann direkt aus dem mesenchymalen Bindegewebe entstehen. Man spricht von **desmaler Ossifikation** (▶ Abb. 11.1). Ein Beispiel hierfür sind die Deckknochen des Schädels. Die meisten Skelettelemente werden jedoch als hyaline Knorpel **(Knorpelmodelle)** angelegt, die dann über die **enchondrale Ossifikation** (▶ Abb. 11.2, ▶ Abb. 13.4) in Knochen umgewandelt werden.

Zu den vielen Anomalien des Achsenskeletts gehören vertebrale (Spina bifida), kraniale (Kranioschisis, Kraniosynostosis) und faziale Defekte (Gaumenspalte).

11.2 Schädel

Am Schädel lassen sich zwei Bereiche unterscheiden:

- das **Neurokranium**, das eine schützende Kapsel um das Gehirn bildet, und
- das **Viszerokranium**, welches das Gesichtsskelett umfasst.

11.2.1 Neurokranium

Das Neurokranium wird in zwei Abschnitte eingeteilt:

- **Deckknochen**, die desmal verknöchern und die Gehirnkapsel bilden,
- enchondral verknöcherndes **Chondrokranium**, aus dem die **Schädelbasis** entsteht.

Desmales Neurokranium

Der desmal verknöchernde Teil des Schädels entstammt der Neuralleiste. Die flachen Deckknochen der Schädelkapsel entwickeln sich direkt aus dem mesenchymalen Bindegewebe, das die Anlage des Gehirns umgibt (**desmale Ossifikation**, vgl. ▶ Abb. 11.5). Die Mesenchymzellen verdichten sich und differenzieren sich zu Osteoblasten. Die Osteoblasten formieren sich in regelmäßigen Reihen und beginnen, kollagene Fasern und eine Grundsubstanz aus Eiweiß und Schleimstoffen zu sezernieren. Es entsteht Vorknochen oder Osteoid. In einiger Entfernung von den Osteoblasten verkalkt der Vorknochen. Die Osteoblasten werden vom Knochen eingeschlossen und werden zu Knochenzellen (Osteozyten). Es entstehen **nadelförmige Knochenbälkchen**, die sich vom primären Ossifikationszentrum strahlenförmig ausbreiten (▶ Abb. 11.1).

Die desmal verknöcherten Deckknochen der Schädelkapsel vergrößern sich durch appositionelles Wachstum. An der äußeren Oberfläche bilden die Osteoblasten neue Knochenschichten, während gleichzeitig Knochenbälkchen an der Innenseite durch vielkernige Osteoklasten resorbiert werden.

▶ **Schädel des Neugeborenen.** Zum Zeitpunkt der Geburt sind die Deckknochen in den **Schädelnähten (Suturen)** noch durch Bindegewebe voneinander getrennt. Die Zellen der Pfeilnaht (Sutura sagittalis) leiten sich von der Neuralleiste und die der Kranznaht (Sutura coronaria) vom paraxialen Mesoderm ab. Dort, wo mehr als zwei Knochen aneinandergrenzen, weiten sich die Nähte zu den **Fontanellen** aus. In der **großen Fontanelle** treffen sich die beiden Stirn- und Scheitelbeine, in der **kleinen Fontanelle** die beiden Scheitelbeine und das Hinterhauptbein (▶ Abb. 11.2). Während des Geburtsvorgangs schieben sich die Deckknochen in den Nähten und Fontanellen übereinander und verringern dadurch den Kopfdurchmesser im Geburtskanal („molding“, **Konformation** des Schädels). Beim Neugeborenen ist der Hirnschädel um ein Vielfaches größer als der Gesichtsschädel (▶ Abb. 10.4b).

Im 1. Lebensjahr zeigen die Deckknochen ein besonders starkes Wachstum, das sich noch bis zum 7. Lebensjahr fortsetzt. Es entspricht der Größenzunahme des Ge-

11

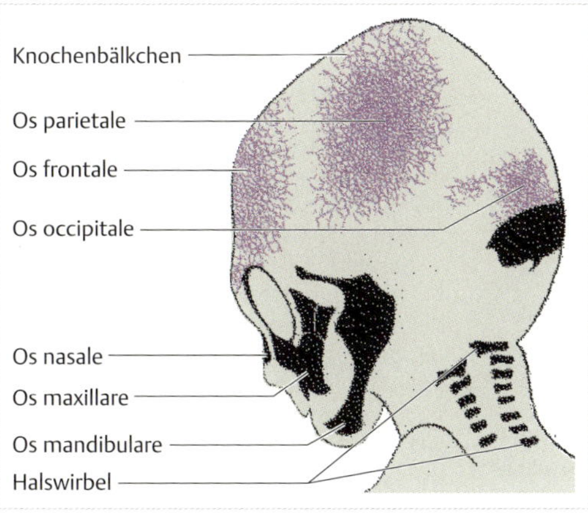

Abb. 11.1 Schädelknochen eines 3 Monate alten Embryos. Beachte, wie sich die Knochenbälkchen von dem primären Ossifikationszentrum der flachen Schädelknochen ausbreiten.

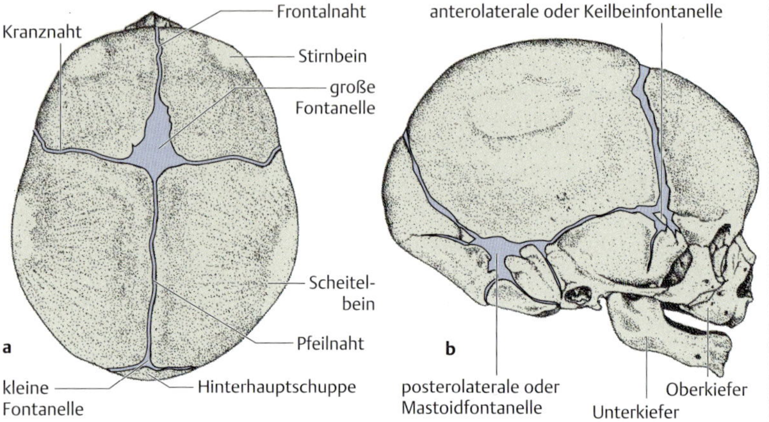

Abb. 11.2 Schädel eines Neugeborenen. a Ansicht von oben. **b** Von lateral. Die kleine Fontanelle schließt sich etwa 3 Monate nach der Geburt, die große Fontanelle im 2. Lebensjahr. Durch Verknöcherung verschwinden beim Erwachsenen viele der Schädelnähte vollständig.

hirns. Die kleine Fontanelle schließt sich etwa bis zum 3. Monat nach der Geburt, die große Fontanelle im 2. Lebensjahr. Obwohl bei einem 5- bis 7-jährigen Kind der Schädel fast ausgewachsen ist, verknöchert ein Teil der Nähte erst im Erwachsenenalter.

Chondrokranium

Die Knochen der Schädelbasis entstehen als knorpelige Anlagen, die erst später verknöchern:

- Die vor dem rostralen Ende der Chorda gelegenen Knorpelanlagen stammen von Neuralleistenzellen ab und werden als **prächordales Chondrokranium** bezeichnet. Die Chorda endet in Höhe der Hypophyse in der Sella turcica.
- Die hinter dieser Linie gelegenen knorpeligen Anlagen entstehen aus paraxialem Mesoderm und bilden das **chordale Chondrokranium**.

Durch Fusion und enchondrale Ossifikation der Knorpelmodelle entsteht die Schädelbasis (▸ Abb. 11.3).

11.2.2 Viszerokranium

Das Viszerokranium (der Gesichtsschädel) geht im Wesentlichen aus dem Material der ersten beiden Schlundbögen hervor (▸ Abb. 11.4, Kap. 18.2.

Aus dem 1. Schlundbogen, dem Mandibularbogen, entsteht als dorsaler Abschnitt der **Oberkieferwulst**, der sich nach vorn bis unter die Augenregion erstreckt und aus dem **Oberkiefer (Maxilla)**, **Jochbein** und **Teile des Schläfenbeins** hervorgehen. Der ventrale Teil heißt **Unterkieferwulst**. Er enthält die Knorpelspange des

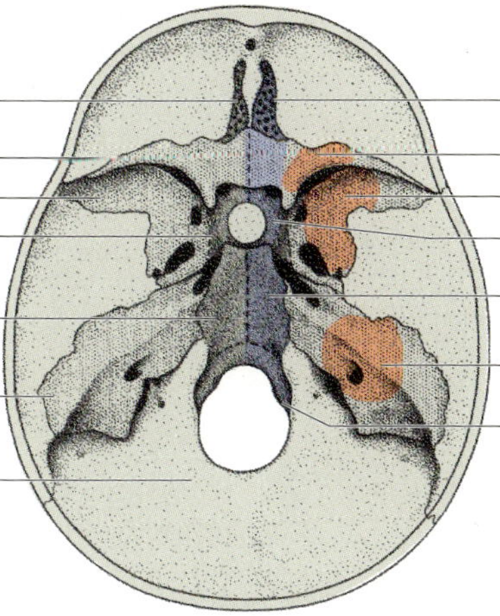

Abb. 11.3 Adulte Schädelbasis (Chondrokranium) von innen. Auf der rechten Seite sind die medianen Elemente des embryonalen Chondrokraniums blau und die lateralen Elemente rot eingezeichnet. Links sind die definitiven Knochen bezeichnet. Die Knochenanlagen rostral der Sella turcica entstehen aus Neuralleistenmaterial und bilden das prächordale (vor der Chorda gelegene) Chondrokranium. Die kaudal gelegenen Anlagen entstehen aus paraxialem Mesoderm (chordales Chondrokranium).

1. Schlundbogens, den **Meckel-Knorpel**. Durch desmale Ossifikation entsteht um den Meckel-Knorpel herum der definitive **Unterkiefer**. Der Meckel-Knorpel bildet sich bis auf einen Rest, das **Lig. sphenomandibulare**, zurück.

Aus dem dorsalen Ende des Unterkieferwulstes und dem Ende des 2. Schlundbogens gehen **Incus**, **Malleus** und **Stapes** hervor (▸ Abb. 11.4b). Die Ossifikation der Gehörknöchelchen beginnt im 4. Monat, sodass sie die ersten voll verknöcherten Skelettelemente sind. Das Mesenchym der Gesichtsknochen, einschließlich des Nasen- und Tränenbeins, stammt aus der Neuralleiste (▸ Abb. 11.5).

Das Viszerokranium ist im Verhältnis zum Neurokranium zunächst sehr klein. Dies kommt durch das Fehlen der Nasennebenhöhlen und die kleinen Knochenanlagen der Kiefer zustande. Erst mit dem Durchbruch der Zähne und der postnatalen Entfaltung der Nasennebenhöhlen erhält das Gesicht seine charakteristische Ausprägung.

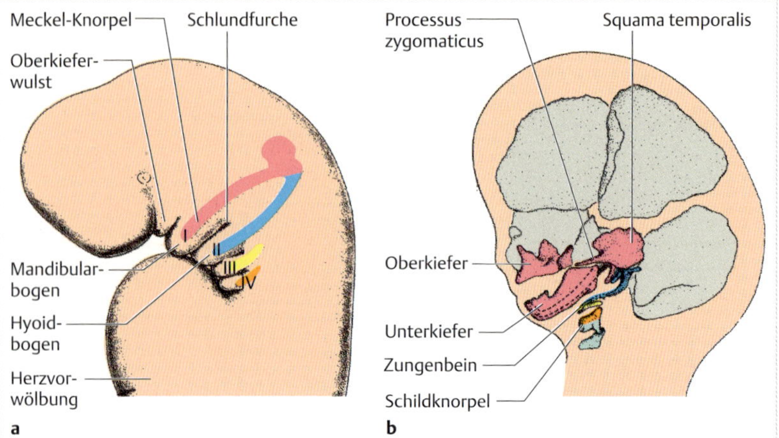

Abb. 11.4 Aus den Schlundbögen hervorgehende Skelettelemente des Viszerokraniums. **a** Seitenansicht der Kopf- und Halsregion eines 4 Wochen alten Embryos. Die Schlundbogenknorpel, die an der Skelettbildung von Gesicht und Hals teilnehmen, sind farbig gekennzeichnet. **b** Die aus den Schlundbögen hervorgegangenen Skelettelemente in einem etwas späteren Entwicklungsstadium. Einige der Elemente verknöchern, während andere sich in Bänder umwandeln oder sich ganz zurückbilden. Oberkieferwulst und Meckel-Knorpel werden vom definitiven Oberkiefer und Unterkiefer ersetzt, die durch desmale Ossifikation entstehen.

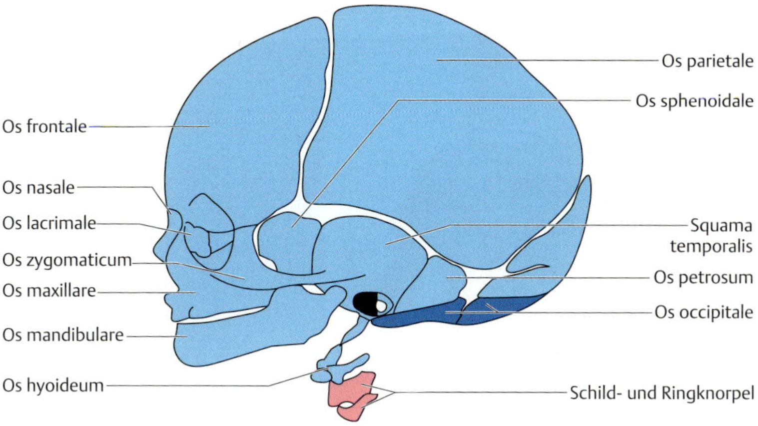

Abb. 11.5 Skelettelemente von Kopf und Gesicht. Das Mesenchym für die Gesichtsknochen entstammt der Neuralleiste. Die Herkunft des Mesenchyms der Schädelknochen wird in verschiedenen Wirbeltierspezies dagegen kontrovers diskutiert, insbesondere die Grenze zwischen den mesodermalen Derivaten und den Neuralleistenderivaten.

Klinischer Bezug

Beim Kleinkind kann durch **Palpation der Fontanellen** geprüft werden, ob die Verknöcherung normal verläuft oder ob, wie z. B. beim Hydrozephalus, der Schädelinnendruck erhöht ist.

Der **Processus mastoideus** des Schläfenbeins entwickelt sich erst nach der Geburt. Infolgedessen liegt der N. facialis, der aus dem Foramen stylomastoideum austritt, bei der Geburt noch ungeschützt an der Oberfläche und kann bei einer Zangenentbindung leicht verletzt werden.

Kraniofaziale Defekte

Bedeutung der Neuralleiste Das Gesichtsskelett und ein großer Teil des Schädels werden von Neuralleistenzellen gebildet, die aus dem Neuroektoderm auswandern. In der Phase der Auswanderung ist die Population der Neuralleistenzellen besonders sensibel und wird daher häufig von Teratogenen beeinflusst. Störungen im kraniofazialen Bereich machen einen großen Anteil der angeborenen Fehlbildungen aus (Kap. 18).

Kranioschisis

Wenn sich das Schädeldach nicht ausbildet, spricht man von Kranioschisis. Das Hirngewebe wird der Amnionflüssigkeit ausgesetzt und degeneriert. Es entsteht eine **Anenzephalie** (► Abb. 11.6a). Der Defekt lässt sich auf eine Störung im Schluss des Neuroporus cranialis zurückführen. Kinder mit diesen schweren Schädel- und Hirndefekten sind nicht lebensfähig.

Sehr häufig werden jedoch auch kleine Defekte der Schädelkapsel beobachtet, durch die Gehirngewebe und/oder die Me-

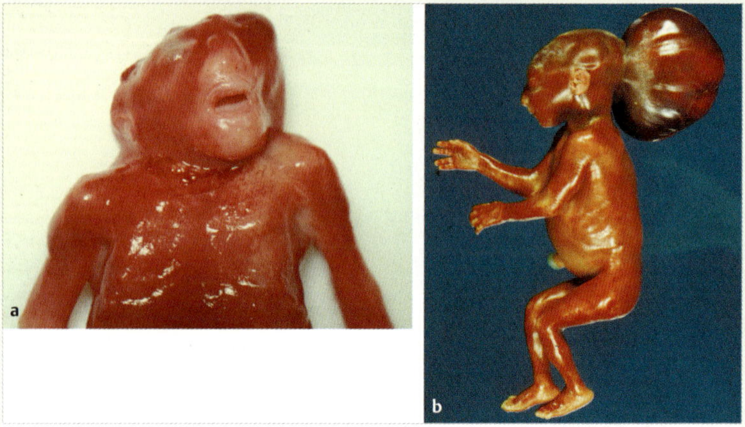

Abb. 11.6 Anenzephalie und Meningozele. **a** Kind mit Anenzephalie. Die kranialen Neuralfalten richten sich nicht auf und verschmelzen nicht miteinander, sodass der Neuroporus anterior offen bleibt. Es bildet sich keine Schädelkapsel, und das Hirngewebe geht zugrunde. **b** Patient mit Meningozele. Es handelt sich um eine häufige Fehlbildung, die operiert werden kann.

ningen austreten (**Enzephalozele** oder **kraniale Meningozele**, ► Abb. 11.6b) (vgl. Kap. 19.2, Kap. 19.3). Die bruchsackartigen Vorwölbungen können chirurgisch behandelt werden. Das Ausmaß der neurologischen Defekte hängt von der Menge des geschädigten Hirngewebes ab.

Kraniosynostosen

Diese zweite Gruppe von Fehlbildungen kommt durch den vorzeitigen Schluss einer oder mehrerer Schädelnähte zustande. Die Form des Schädels hängt davon ab, welche Naht sich vorzeitig geschlossen hat:

- Der vorzeitige Verschluss der Pfeilnaht führt zur Ausdehnung des Schädels in der Frontal- und Okzipitalpartie. Der Schädel wird lang und schmal (**Skaphozephalie**, ► Abb. 11.7).
- Ein vorzeitiger Verschluss der Kranznaht resultiert in einem verkürzten Schädel, **Brachyzephalie** (► Abb. 11.8a).
- Schließt die Kranznaht sich nur auf einer Seite vorzeitig, führt dies zur einer asymmetrischen Abflachung des Schädels, zur **Plagiozephalie** (► Abb. 11.8b, c).

Der Verschluss der Schädelnähte wird von verschiedenen Isoformen des transforming growth factor β (TGF-β) reguliert.

Fibroblastenwachstumsfaktoren (FGFs) und **FGF-Rezeptoren (FGFR)** spielen ebenfalls eine wichtige Rolle bei der Skelettentwicklung. Es gibt viele Mitglieder der FGF-Familie und ihrer Rezeptoren. Gemeinsam regulieren sie Proliferation, Differenzierung und Zellwanderung. Die Signalübermittlung erfolgt durch in der Zellmembran verankerte **Tyrosinkinase-Rezeptoren**. Sie besitzen drei extrazelluläre Immunglobulindomänen, ein transmembranöses Segment und eine zytoplasmatische Tyrosinkinasedomäne.

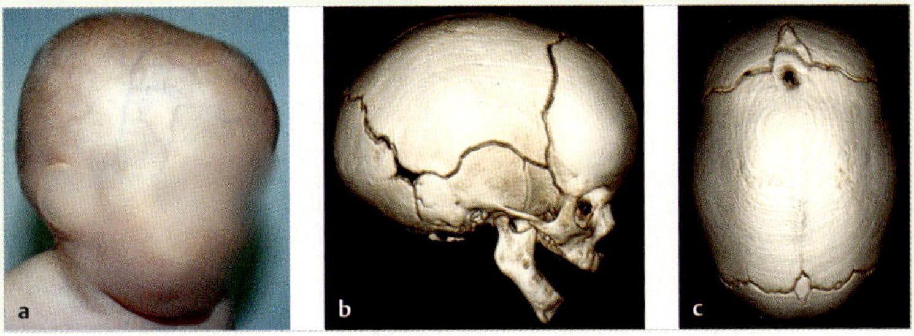

Abb. 11.7 Kraniosynostosen in Zusammenhang mit der Pfeilnaht. a Kind mit Skaphozephalie bei frühzeitigem Verschluss der Pfeilnaht. Beachte die lange, schmale Kopfform mit vorgewölbter Frontal- und Okzipitalregion. **b, c** CT-Aufnahmen des Schädels aus a in der Ansicht von lateral (b) und oben (c).

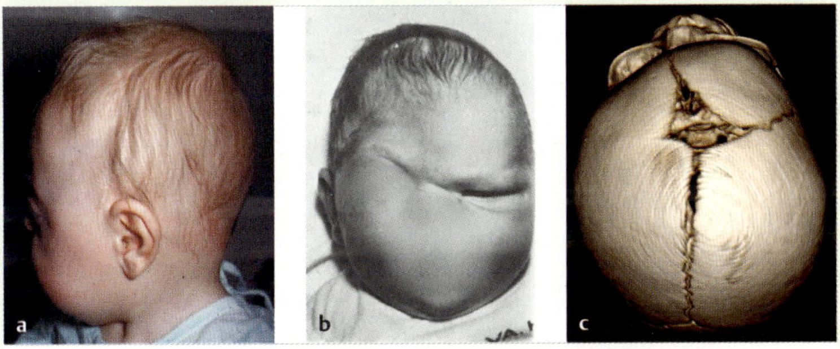

Abb. 11.8 Kraniosynostosen in Zusammenhang mit der Kranznaht. a Kind mit Brachyzephalie bei frühzeitigem Verschluss beider Kranznähte. Beachte die hohe Kopfform mit abgeflachter Frontal- und Okzipitalregion. **b** Kind mit Plagiozephalie aufgrund des vorzeitigen Verschlusses der Kranznaht nur auf einer Kopfseite. **c** CT-Aufnahme des Schädels aus **b** in der Ansicht von oben.

FGFR1 und **FGFR2** treten zusammen bei der Kondensation von Vorknochen und Vorknorpel auf. Dies gilt auch für die kraniofazialen Skelettelemente. **FGFR3** wird in den Wachstumszonen der langen Röhrenknochen und in der okzipitalen Region exprimiert. Allgemein gilt, dass FGFR2 die Proliferation steigert und FGFR1 die Differenzierung von Knochen anregt, während die Rolle des FGFR3 noch unklar ist. Mutationen in den Rezeptoren, die oft nur in einer Substitution einer einzelnen Aminosäure bestehen, wurden bei einigen Formen der **Kraniosynostose** (FGFR1, FGFR2, FGFR3) und bei einigen Formen von **Skelettdysplasien** (FGFR3) beobachtet (▸ Tab. 11.1).

Mutationen im Transkriptionsfaktor MSX2, der das Wachstum der Scheitelbeine reguliert, führt zur Kraniosynostose vom Boston-Typ, bei der mehrere Knochen und Nähte betroffen sein können. Das *TWIST-I*-Gen kodiert ein DNA-bindendes Protein, das bei der Regulation der Proliferation eine Rolle spielt. Mutationen in diesem Gen führen zum **Saethre-Chotzen-Syndrom** mit Kraniosynostose und Syndaktylie.

Skelettdysplasien

Die **Achondroplasie (Chondrodysplasie)** ist die häufigste Form des Skelettdysplasie mit einer Inzidenz von 1:20.000 Lebendgeburten. Sie betrifft primär die langen Röhrenknochen (▸ Abb. 11.9a). Charakteristisch ist ein relativ großer Hirnschädel (Megalozephalie; desmale Verknöcherung), ein kleines Mittelgesicht (Viszerokranium, enchondrale Verknöcherung; (▸ Abb. 11.9b), kurze Finger und ausgeprägter Lordose der Wirbelsäule (▸ Abb. 11.9b). Die Achondroplasie wird autosomal dominant vererbt. In 90 % tritt sie bedingt durch Neumutation sporadisch, ohne Familienanamnese, auf.

Die **thanatophore Dysplasie** ist die bei Neugeborenen am häufigsten zum Tod führende Form der Skelettdysplasie (1:40.000 Geburten) und tritt mit zwei autosomal dominant vererbten Ausprägungen auf:

- **Typ I** ist charakterisiert durch kurze, gebogene Oberschenkelknochen mit oder ohne Kleeblattschädel.
- Beim **Typ II** liegt aufgrund einer Kraniosynostose ein ausgeprägter Kleeblattschädel vor bei relativ langen, ungebogenen Femurknochen (▸ Abb. 11.10).

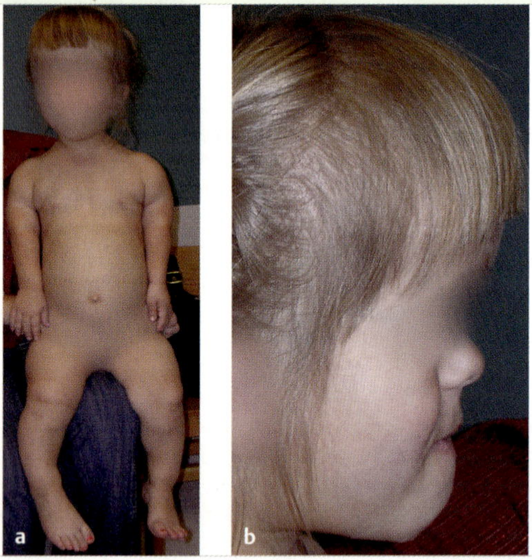

Abb. 11.9 Neunjähriges Mädchen mit Achondroplasie. a Beachte den relativ großen Kopf, die kurzen Extremitäten und Finger sowie das vorstehende Abdomen. **b** In der Seitenansicht erkennt man die prominente Stirn und die Mittelgesichtshypoplasie.

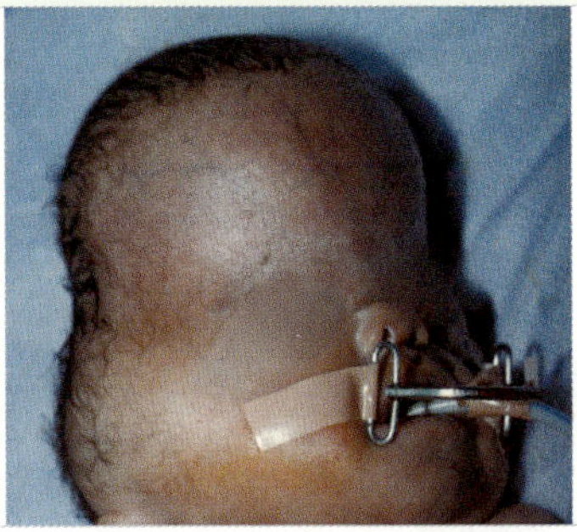

Abb. 11.10 Thanatophore Dysplasie (Typ II) mit Kleeblattschädel. Die Schädelform entsteht durch eine Wachstumsstörung der Schädelbasis aufgrund einer FGFR3-Mutation und anschließender Kraniosynostose mit Beteiligung der Pfeil-, Kranz- und Lambda-Naht.

Der auch im Englischen gebräuchliche Begriff „Kleeblattschädel" bezeichnet eine Fehlbildung, bei der sich alle Schädelnähte vorzeitig schließen und das Gehirn durch die große Fontanelle und die anterolateralen Fontanellen wächst.

Eine andere autosomal dominante Form der Skelettdysplasie, die **Hypochondroplasie**, ist offenbar eine mildere Form der Achondroplasie. Allen Formen der Chondrodysplasie liegen Mutationen im FGFR3-Rezeptor zugrunde, die zu einer Störung der enchodralen Ossifikation führen, sodass die langen Röhrenknochen und die knorpelig angelegte Schädelbasis besonders betroffen sind.

Generalisierte Skelettdysplasie

Die **Dysostosis cleidocranialis** ist ein Beispiel für eine generalisierte Dysplasie der knöchernen Schädelstrukturen und der Zähne, die durch einen verspäteten Verschluss der Fontanellen und eine schwächere Mineralisierung der Schädelnähte gekennzeichnet ist. Dies hat eine Vergrößerung des Os frontale, parietale und occipitale zur Folge (▶ Abb. 11.11). Andere Elemente des Skeletts sind ebenfalls betroffen, beispielsweise ist das Schlüsselbein häufig unterentwickelt oder fehlt ganz.

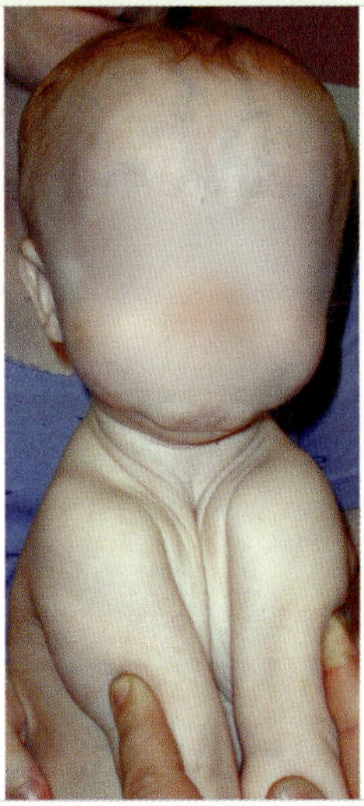

Abb. 11.11 Kind mit Dysostosis cleidocranialis in Verbindung mit allgemeiner Skelettdysplasie. Ein Merkmal dieses Zustands ist der verspätete Schluss der Fontanellen und eine schwächere Mineralisierung der Schädelnähte, wodurch der Kopf vergrößert wirkt durch das Hervortreten des Os frontale, parietale und occipitale. Auch andere Teile des Skeletts sind betroffen: Sehr oft sind die Schlüsselbeine fehlentwickelt oder fehlen, wie in diesem Fall.

Akromegalie

Akromegalie wird durch kongenitale Hypophysenüberfunktion und exzessive Produktion von Wachstumshormon (GH) verursacht. Typisch sind dysproportionale Vergrößerungen von Gesicht, Händen und Füßen (Akren). Gelegentlich führt eine Akromegalie zu exzessivem, stärker symmetrischem Wachstum und Riesenwuchs.

Mikrozephalie

Bei der **Mikrozephalie** bleibt das Wachstum des Gehirns aus. Die Schädelveränderungen sind sekundär (▶ Abb. 11.12). Kinder mir Mikrozephalie sind häufig geistig schwer behindert.

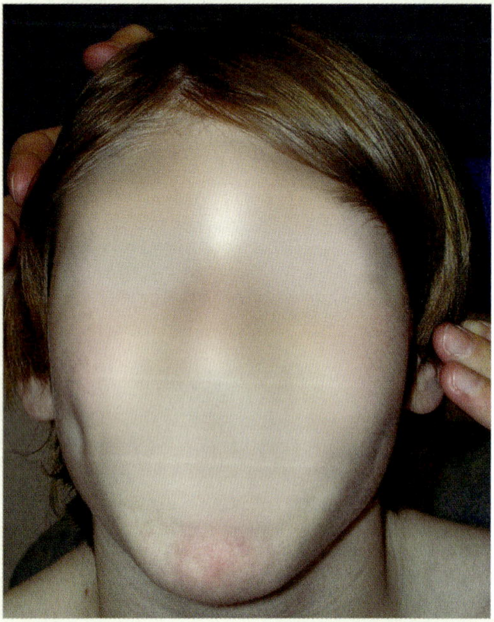

Abb. 11.12 Kind mit Mikrozephalie. Der Kopf ist infolge eines verminderten Hirnwachstums verkleinert. Eine der möglichen Ursachen ist Alkoholexposition während der Schwangerschaft. In den meisten Fällen geht Mikrozephalie mit deutlich verminderter Intelligenz einher.

Tab. 11.1 Mit Skelettfehlbildungen assoziierte Gene

Gen	Chromosom	Fehlbildung	Phänotyp
FGFR1	8p12	Pfeiffer-Syndrom	Kraniosynostose, große, breite Zehen und Daumen, Kleeblattschädel, unterentwickelter Gesichtsschädel
FGFR2	10q26	Pfeiffer-Syndrom	Wie oben
		Apert-Syndrom	Kraniosynostose, unterentwickelter Gesichtsschädel, symmetrische Syndaktylie der Hände und Füße

Tab. 11.1 Fortsetzung

Gen	Chromosom	Fehlbildung	Phänotyp
		Jackson-Weiss-Syndrom	Kraniosynostose, unterentwickelter Gesichtsschädel, Anomalien der Füße, jedoch nicht der Hände
		Crouzon-Syndrom	Kraniosynostose, unterentwickelter Gesichtsschädel, keine Anomalien der Füße oder Hände
FGFR3	4p16	Achondroplasie	Zwergwuchs mit kurzen Extremitäten, unterentwickelter Gesichtsschädel,
		thanatophore Dysplasie (Typ I)	Gebogene, kurze Femurknochen, mit oder ohne Kleeblattschädel
		thanatophore Dysplasie (Typ II)	Relativ lange Femurknochen, ausgeprägter Kleeblattschädel
		Hypochondroplasie	Milde Form der Achondroplasie mit normaler Gesichtsregion
MSX2	5q35	Kraniosynostose vom Boston-Typ	Kraniosynostose
TWIST	7p21	Saethre-Chotzen-Syndrom	Kraniosynostose, unterentwickelter Mittelgesicht, Gaumenspalte, Anomalien der Wirbelsäule und der Hände und Füße
HOXA13		Hand-Fuß-Genital-Syndrom	Kleine, kurze Finger, Uterus bicornis, Hypospadie
HOXD13	2q31	Synpolydaktylie	Zusammengewachsene und überzählige Fuß- und Zehenstrahlen
TBX5	12q24.1	Defekte des Arms und des Herzens	Defekte der Finger, fehlender Radius, Hypoplasie der Extremitätenknochen, Vorhof- und Ventrikelseptumdefekte, Anomalien des Reizleitungssystems
COL 1A1, *COL 1A2*		Extremitätendefekte, blaue Skleren	Verkürzung, Verbiegung und Hypomineralisierung der Röhrenknochen, blaue Skleren
Fibrillin-Gen *(FBN1)*	15q15–21	Marfan-Syndrom	Gliedmaßen und Gesicht verlängert, Sternumdefekte (Pectus excavatum und carinatum), Dilatation und Dissektion der aufsteigenden Aorta, Dislokation der Linse

11.3 Wirbelsäule

In der 4. Entwicklungswoche wandern die Zellen des Sklerotoms nach medial aus und umgeben die Anlage des Rückenmarks und die Chorda (▶ Abb. 6.11).

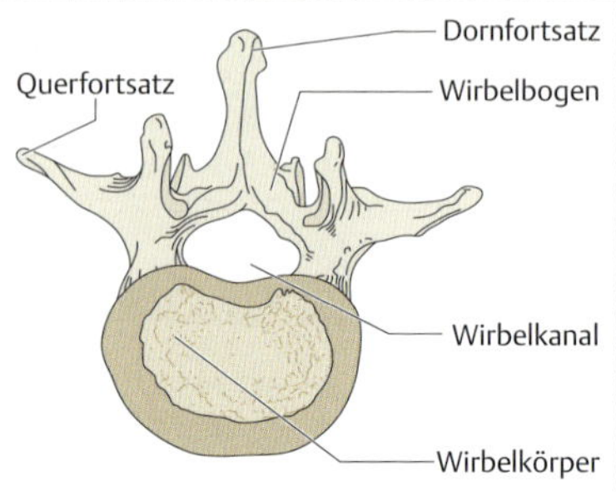

Abb. 11.13 Ansicht eines typischen Wirbels von oben.

Ein Wirbel besteht aus dem **Wirbelbogen** mit dem **Wirbelkanal**, in dem das Rückenmark liegt, dem **Wirbelkörper**, den **Querfortsätzen** und dem **Dornfortsatz** (▶ Abb. 11.13).

In der weiteren Entwicklung verdichtet sich der kaudale Abschnitt eines jeden Sklerotomsegments und verbindet sich mit dem kranialen Abschnitt des folgenden Sklerotoms (Pfeile in ▶ Abb. 11.14a). Dieser Vorgang wird als **Resegmentierung** bezeichnet. Sie führt dazu, dass jeder Wirbel aus der kaudalen Hälfte eines Somiten und der kranialen Hälfte des benachbarten Somiten entsteht. Die spezifische Ausprägung als Hals-, Brust- und Lendenwirbel wird von *HOX*-Genen bestimmt.

Zellen aus dem kranialen Abschnitt der Sklerotomsegmente füllen jeweils den Raum zwischen den aus Vorknorpel bestehenden Wirbelkörpern auf und tragen auf diese Weise zur Bildung der **Zwischenwirbelscheibe** bei (▶ Abb. 11.14b). Während die Chorda im Bereich der Wirbelkörper

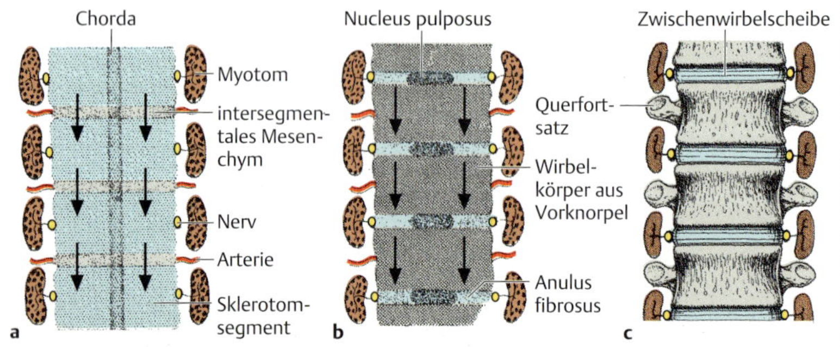

Abb. 11.14 Entwicklung der Wirbelsäule. a In der 4. Entwicklungswoche liegen zwischen den Sklerotomsegmenten weniger dichte intersegmentale Gewebeabschnitte. Beachte die Lage der Myotome, der Intersegmentalarterien und der segmentalen Nerven. **b** Die aus Vorknorpel bestehenden Anlagen der Wirbelkörper werden von den oberen und unteren Hälften zweier aufeinanderfolgender Sklerotome und von dem intersegmentalen Gewebe gebildet. Die Chorda bleibt nur im Bereich der Zwischenwirbelscheiben erhalten und wird dort zum Nucleus pulposus. **c** Wirbelsäule beim Erwachsenen. Die Myotome überbrücken die Zwischenwirbelscheiben.

völlig verschwindet, bleibt sie im Bereich der Zwischenwirbelscheiben erhalten. Hier vergrößert sie sich noch und wandelt sich in den **Nucleus pulposus** um, den die Fasern des **Anulus fibrosus** umgeben (► Abb. 11.14b).

Die Resegmentierung der Sklerotome zu den endgültigen Wirbeln hat zur Folge, dass die **Myotome** die Zwischenwirbelscheiben überbrücken. Durch diese Anordnung erhalten sie die Möglichkeit, die Wirbelsäule zu bewegen (► Abb. 11.14c). Aus dem gleichen Grund verlaufen jetzt die Intersegmentalarterien, die zuerst zwischen den Sklerotomen lagen, mitten über die Wirbelkörper. Die Spinalnerven dagegen liegen in Höhe der Zwischenwirbelscheiben und verlassen die Wirbelsäule durch die Foramina intervertebralia. In die knorpeligen Wirbelkörper dringt von dorsal eine Gefäßknospe vor, die die enchondrale Verknöcherung einleitet. Die Knochenkerne werden im 3. Monat sichtbar.

Wenn sich die Wirbel entwickeln, entstehen die beiden **primären Krümmungen** der Wirbelsäule, die Thorakal- und die Sakralkyphose. Erst später entstehen die beiden sekundären Krümmungen, die Zervikallordose sobald das Kind seinen Kopf beginnt aufrecht zu halten, die Lendenlordose beim Laufenlernen.

Klinischer Bezug

Fehlbildungen der Wirbelsäule

Die Bildung und anschließende Umordnung der segmentalen Sklerotome zu den endgültigen Wirbeln ist ein komplizierter und daher störungsanfälliger Vorgang. Häufig vereinigen sich zwei aufeinanderfolgende Wirbel asymmetrisch oder es fehlt ein halber Wirbel. Dies führt zu einer seitlichen Verbiegung der Wirbelsäule (**Skoliose**). Auch kommt es nicht selten vor, dass die Anzahl der Wirbel gegenüber der Norm vermehrt oder vermindert ist. Bei der **Klippel-Feil-Sequenz** verschmelzen die zervikalen Wirbel miteinander, sodass die Beweglichkeit eingeschränkt und der Hals verkürzt wird.

Ernstzunehmende Fehlbildungen liegen vor, wenn sich die Wirbelbögen nicht oder nur unvollständig schließen. Eine **Wirbelbogenspalte (Spina bifida)** kann auf die Wirbelsäule beschränkt sein, ist jedoch häufig von Fehlbildungen des Rückenmarks begleitet, das bruchartig vorfallen und schließlich an der Oberfläche bloßliegen kann:

- Bei einer geringgradigen Ausprägung sind keine neurologischen Symtome vorhanden. Der knöcherne Defekt wird von Haut bedeckt (**Spina bifida occulta**).
- Bei stärkerer Ausprägung liegt eine **Spina bifida cystica** vor. Das Neuralrohr hat sich nicht geschlossen. Die Wirbelbögen fehlen und das Neuralgewebe liegt frei. Die neurologischen Ausfälle hängen von der Segmenthöhe und vom Ausmaß der Läsion ab. Die Inzidenz beträgt 1:2500 Geburten.

Eine Prävention soll durch Verabreichung von Folsäure an die Mütter vor der Konzeption möglich sein. Die Spina bifida kann pränatal durch Ultraschall diagnostiziert werden (► Abb. 11.15). Wenn das Neuralgewebe Kontakt mit der Amnionflüssigkeit hat, finden sich bei der Amniozentese erhöhte α-Fetoprotein-(AFP-)Spiegel. (Zu den Formen der Spina bifida siehe auch ► Abb. 19.11, ► Abb. 19.12.)

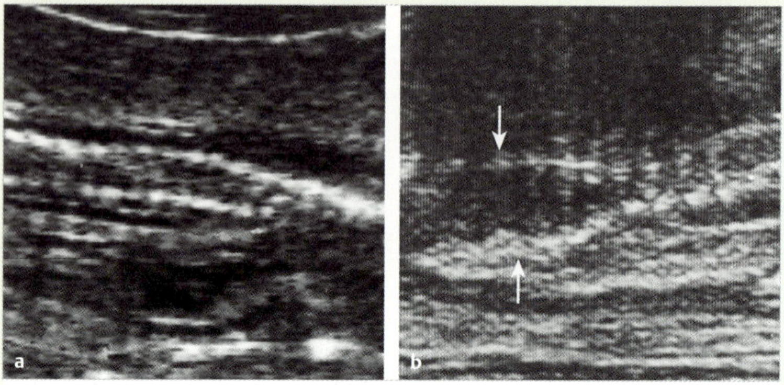

Abb. 11.15 Spina bifida im Ultraschallbild. Wirbelsäule im Alter von 4 Monaten bei normalem Kind (**a**) und bei Spina bifida (**b**). Die Spaltwirbel sind deutlich zu erkennen (*Pfeile*).

11.4 Rippen und Brustbein

Der knöcherne und knorplige Anteil der Rippen entstehen aus Zellen des Sklerotoms, die aus dem paraxialen Mesoderm hervorgegangen sind, und wachsen von den Processus costales der thorakalen Wirbel nach ventrolateral aus. Die distalen Anteile der Rippen einschließlich der Rippenknorpel wachsen dabei in die Somatopleura ein. Das Sternum entsteht davon unabhängig im somatischen Mesoderm der Leibeswand. Beiderseits der Mittellinie bilden sich zwei Sternumanlagen, die dann zu den knorpeligen Anlagen von Manubrium, Corpus und Processus xiphoideus verschmelzen.

Klinischer Bezug

Rippendefekte

Gelegentlich treten zusätzliche Rippen auf, üblicherweise in der Zervikal- oder Lumbalregion. **Halsrippen** kommen bei etwa 1 % der Bevölkerung vor und sind in der Regel mit dem 7. Halswirbel verbunden. Infolge ihrer Lage können Halsrippen mit dem Plexus brachialis oder der A. subclavia interferieren. Der Zustand kann zu Sensibilitätsstörungen des Arms führen.

Brustbeindefekte

Ein **gespaltenes Sternum** ist ein sehr seltener Defekt, der als durchgehende oder partielle Spaltbildung jeweils eines Brustbeinendes vorkommen kann. Die Brustorgane werden in diesem Zustand nur von Haut und Weichteilen bedeckt. Die Fehlbildung tritt auf, wenn die Sternalleisten beider Seiten nicht in der Mittellinie miteinander fusionieren. Hypoplastische Ossifikationszentren und vorzeitige Fusion der Sternalabschnitte treten insbesondere bei Neugeborenen mit angeborenen Herzdefekten auf (20–50 %). Mehrere Ossifikationszentren des Manubrium sterni kommen bei 6–20 % aller Neugeborenen vor, besonders häufig bei Kindern mit Down-Syndrom.

Der Begriff **Trichterbrust** bezeichnet ein im kaudalen Anteil abgesunkenes Brustbein. Bei der **Kielbrust** sind die seitlichen Teile des Brustkorbs abgeflacht, während das Sternum nach vorn herausragt. Das hervorstehende Brustbein erinnert an einen Schiffskiel. Beide Fehlbildungen können auf Störungen beim Verschluss der ventralen Rumpfwand oder der Entwicklung der Rippenknorpel und des Brustbeins zurückzuführen sein.

Alles klar?

1. Welche Funktion haben die Schädelnähte? Welche Fehlbildungen hängen mit dem Verschluss der Schädelnähte zusammen?
2. Wie kann eine Skoliose als kongenitale Fehlbildung der Wirbelsäule entstehen? Mutationen in welchen Genen können dafür verantwortlich sein?

12 Muskelsystem

12.1 Überblick

Die **Muskulatur** entsteht aus dem **Mesoderm**. Die Skelettmuskulatur geht aus dem paraxialen Mesoderm hervor, das die Somiten und die Somitomeren umfasst:

- Aus den Somiten entstehen die Muskeln des Achsenskeletts, der Körperwand und der Extremitäten.
- Aus den Somitomeren entstehen die Muskeln im Kopfbereich.

Die Vorläuferzellen für die quer gestreifte Muskulatur stammen aus der ventrolateralen Lippe (VLL) und der dorsomedialen Lippe (DML) des Dermomyotoms. Die Zellen aus beiden Regionen bilden das Myotom. Einige Zellen aus der VLL überwandern die **laterale somitische Grenze** und erreichen die Somatopleura. Diese Grenze markiert zwei mesodermale Bereiche im Embryo:

12

- Die **primaxiale Domäne** umgibt Neuralrohr und Chorda und besteht ausschließlich aus Zellen des paraxialen Mesoderms. Die Muskelvorläuferzellen dieser Domäne entwickeln sich zur **autochthonen Rückenmuskulatur.**
- Die **abaxiale Domäne** besteht aus Zellen der Somatopleura und eingewanderten Somitenzellen; letztere haben die Grenze nach lateral überquert und sind in die Somatopleura eingedrungen (▸ Abb. 6.11b). Abaxiale Muskelvorläuferzellen entwickeln sich
  - zur **infrahyoidalen Muskulatur,**
  - zur **Bauchmuskulatur** (M. rectus abdominis, M. obliquus externus et internus abdominis, M. transversus abdominis),
  - zu einzelnen **Muskeln des Schultergürtels,**
  - zur **Interkostalmuskulatur,**
  - zur **Beckenbodenmuskulatur** sowie
  - zu den **Extremitätenmuskeln.**

Die autochthone Rückenmuskulatur (**epaxiale Muskulatur**) wird von dorsalen Rami der Spinalnerven segmental innerviert, die Muskulatur der ventrolateralen Rumpfwand und der Gliedmaßen einschließlich der Gürtelmuskulatur (**hypaxiale Muskulatur**) dagegen aus ventralen Rami.

Die molekularen Signale zur Induktion der Muskeldifferenzierung entstammen den Geweben in der Umgebung der prospektiven Muskelzellen. Auf diese Weise induzieren **BMPs** aus den Seitenplatten und **WNTs** aus dem Oberflächenektoderm die VLL-Zellen, während Signale aus dem Neuralrohr und der Chorda dorsalis die DML-Zellen induzieren.

Das **Bindegewebe** stammt aus den Somiten sowie dem parietalen Mesoderm der Leibeswand und in der Kopfregion aus der Neuralleiste. Es bestimmt die Musterbildung, d. h. die Ausbildung einzelner Muskeln. **Glatte Muskulatur** und **Herzmuskulatur** stammen vom **viszeralen Mesoderm** ab. Die Muskulatur der Pupille und die Myoepithelzellen der Milchdrüse und der Schweißdrüse entstehen aus dem Ektoderm.

12.2 Quer gestreifte Muskulatur

Die Muskulatur des Kopfes (Kap. 18) entstammt sieben kranialen **Somitomeren**, das sind teilweise segmentierte, wirbelartig angeordnete Zellgruppen des paraxialen Mesoderms (▶ Abb. 6.10). Die Muskulatur des Achsenskeletts, der Rumpfwand und der Gliedmaßen entwickelt sich aus den **Somiten**, die zunächst als Somitomeren vorgebildet sind und von der Hinterhauptregion bis zur Schwanzknospe reichen (▶ Abb. 12.1). Aus diesen gehen durch **Epithelialisierung** die Somiten hervor, sodass epitheliale Kugeln entstehen, die einen kleinen, mit mesenchymalen Zellen angefüllten Hohlraum, das Somitozöl, umschließen (▶ Abb. 6.11a).

Die ventrale Hälfte eines jeden Somiten geht anschließend wieder in ein Mesenchym über, dem sich die Somitozölzellen anschließen. Auf diese Weise entsteht das **Sklerotom** (▶ Abb. 6.11b–d), aus dem die Wirbelkörper und die Rippen entstehen. Die Zellen des dorsalen Somitenanteils bilden das **Dermomyotom** und die beiden muskelbildenden Ränder, die **ventrolaterale Lippe (VLL)** und die **dorsomediale Lippe** (**DML**, ▶ Abb. 6.11b).

Die Zellen dieser beiden Gebiete proliferieren und bilden das **hypaxiale** (VLL) und das **epaxiale Myotom** (DML, ▶ Abb. 6.11b, c, ▶ Abb. 6.12). Die VLL verlängert sich knospenartig und dringt in die Somatopleura ein (▶ Abb. 6.11b). Dort bilden die VLL-Zellen die **infrahyoidale, interkostale und Bauchwandmuskulatur** (M. rectus abdominis, M. obliquus internus et externus abdominis, M. transversus abdominus). Die **Extremitätenmuskulatur** entsteht aus mesenchymalen Einzelzellen, die die ventrolaterale Dermomyotomkante zu einem frühen Zeitpunkt verlassen, den prämyogenen Zellen. Aus dem epaxialen Myotom geht die **autochthone Rückenmuskulatur** hervor.

Anfangs besteht eine gut definierte Grenze zwischen einem jeden Somiten und der Somatopleura („laterale somitische Grenze“, grüne Linie in ▶ Abb. 6.11b). Diese definiert zwei mesodermale Domänen im Embryo:

- Die **primaxiale Domäne** umfasst die Region um Neuralrohr und Chorda dorsalis, die nur Derivate des paraxialen Mesoderms enthält.
- Die **abaxiale Domäne** besteht aus dem parietalen Blatt der Seitenplatten (Somatopleura) zusammen mit eingewander-

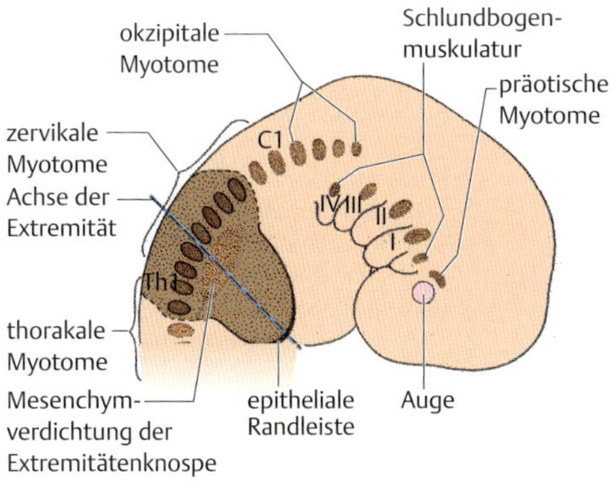

Abb. 12.1 Die Muskulatur im Kopf-Hals-Bereich entsteht aus Somitomeren und Myotomen. 7 Wochen alter Embryo. Muskelzellen der Gliedmaßen stammen von Somiten spezifischer Segmente, etwa die der oberen Extremität (Arme) von C 5–Th 2 und die der unteren Extremität (Beine) von L 2–S 2. Letztlich entstehen die Muskeln aus mehr als nur einem Segment, das ursprüngliche Segmentierungsmuster geht jedoch verloren.

ten somitischen Zellen, welche die laterale somitische Grenze überquert haben.

Bei den Muskelvorläuferzellen (aus der VLL des Dermomyotoms), die diese Grenze überqueren und ins Seitenplattenmesoderm einwandern, handelt es sich um **hypaxiale Muskelvorläuferzellen**, die zur weiteren Differenzierung zahlreiche Signale aus der Somatopleura erhalten (▶ Abb. 6.12). Diejenigen Muskelvorläuferzellen, welche im paraxialen Mesoderm verbleiben (die Zellen der DML des Dermomyotoms und ein Teil der Zellen des zentralen Dermomyotoms) und die laterale somitische Grenze nicht überschreiten, stellen die **primaxialen (epaxialen) Muskelprogenitorzellen** dar, die die meisten Signale aus dem Neuralrohr und der Chorda dorsalis erhalten (▶ Abb. 6.12). **Epaxiale** wie hypaxiale Muskeln werden segmental innerviert auf eine Weise, die der Ausgangsposition der Muskulatur im paraxialen Mesoderm entspricht (▶ Abb. 12.2).

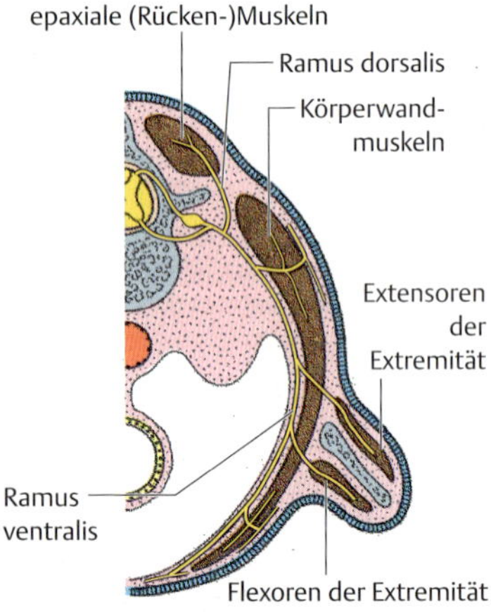

Abb. 12.2 Innervation der sich entwickelnden Muskulatur. Epaxiale Muskeln (spätere autochthone Rückenmuskulatur) werden von dorsalen (posterioren) primären Rami innerviert. Hypaxiale Muskeln (Extremitäten und Körperwand) werden von ventralen (anterioren) primären Rami versorgt. Beachte die dorsale (Extensoren) und die ventrale Muskulatur (Flexoren) der Extremität.

Die laterale somitische Grenze markiert auch die Grenzlinie zwischen der Dermis des Rückens und Nackens, die aus den Dermomyotomen hervorgeht, und der Dermis der seitlichen und ventralen Rumpfwand, die aus der parietalen Seitenplatte entstammt. Sie bestimmt darüber hinaus für die Rippenentwicklung die Grenze zwischen den knöchernen Anteilen der Rippen, die aus den primaxial gelegenen Sklerotomzellen entstehen, und den knorpligen, mit dem Sternum verbundenen Anteilen aus abaxialen Sklerotomzellen, die die laterale somitische Grenze überquert haben.

12.3 Innervation der axialen Skelettmuskulatur

Die **neue Beschreibung** der Muskelentwicklung durch die Begriffe primaxiale und abaxiale Domäne unterscheidet sich vom älteren Konzept der Epimeren (Rückenmuskulatur) und Hypomeren (Gliedmaßenmuskulatur und Muskulatur der ventrolateralen Körperwand), das auf dem funktionellen Aspekt der Innervation beruhte: Die Epimeren wurden durch dorsalen Äste der Spinalnerven versorgt, die Hypomeren durch die ventralen Äste.

Die neue Beschreibung stützt sich auf den eigentlichen **embryonalen Ursprung** der Muskelzellen, der auf zwei verschiedene Populationen von Progenitorzellen zurückgeführt werden kann und nicht auf die Innervation. Die Beschreibung ändert nichts an folgender Tatsache: Die ***epaxiale***

Muskulatur (oberhalb der Körperachse, Rückenmuskulatur) wird durch dorsale Äste der Spinalnerven innerviert, die ***hypaxiale*** **Muskulatur** (unterhalb der Körperachse, Muskulatur der ventrolateralen Körperwand und der Extremitäten) hingegen durch ventrale Rami (▸ Abb. 12.2).

12.4 Skelettmuskeln und Sehnen

Die **Myoblasten** für die Leibeswand und die Gliedmaßen lösen sich von den Myotomen ab und wandern in ihre Zielregionen aus. Dort nehmen sie ihre charakteristische spindelförmige Gestalt an und fusionieren zu langen, vielkernigen Muskelfasern. Anschließend werden die Myofibrillen im Zytoplasma sichtbar. Gegen Ende des 3. Monats ist die typische Querstreifung zu erkennen. In den sieben **Somitomeren,** die sich in der Kopfregion rostral an die okzipitalen Somiten anschließen, verläuft die Entwicklung ähnlich. Die Somitomere teilen sich jedoch vor der Differenzierung nie in erkennbare Sklerotom- und Dermomyotomsegmente.

Die **Sehnen** für die Befestigung der Muskeln an den Knochen stammen aus Sklerotomzellen in der Nachbarschaft der Myotome im vorderen und hinteren Abschnitt der Somiten. Der Transkriptionsfaktor **SKLERAXIS** reguliert die Entwicklung dieser Zellen.

12.5 Molekulare Steuerung der Muskelentwicklung

Inzwischen konnten einige Gene, die die Muskelentwicklung regulieren, identifiziert werden. Bone morphogenetic protein BMP4) und wahrscheinlich Fibroblastenwachstumsfaktoren (FGFs) aus dem Seitenplattenmesoderm, zusammen mit WNT-Proteinen aus dem darüberliegenden Ektoderm, induzieren die Expression des muskelspezifischen Gens *MyoD* in der ventrolateralen Lippe des Dermomyotoms (▸ Abb. 6.12). BMP4 aus den Ektodermzellen induziert die Sekretion von WNT-Proteinen im dorsalen Neuralrohr, während gleichzeitig niedrige Konzentrationen von SHH-Proteinen aus Chorda und Bodenplatte des Neuralrohrs die dorsomediale Lippe des Dermomyotoms erreichen. Zusammen induzieren sie dort die Expression von *MYF5* und *MyoD.* (SHH spielt bei der Spezifizierung der ventrolateralen Lippe keine Rolle.) MyoD und MYF5 sind Mitglieder einer Familie von Transkriptionsfaktoren, die als **myogene regulatorische Faktoren** (**MRFs**) bezeichnet werden und die Entwicklung von Muskelzellen in Gang setzen.

12.6 Musterbildung der Muskulatur

Die definitive Gestalt der Muskeln wird vom lokalen Bindegewebe bestimmt, in das die Myoblasten einwandern:

- In der Kopfregion stammt dieses Bindegewebe von **Neuralleistenzellen** ab.
- In der zervikalen und okzipitalen Region stammt das Gewebe aus dem **Somitenmesoderm.**
- In der Leibeswand und in den Extremitäten geht das Bindegewebe aus der parietalen Mesodermschicht hervor (▸ Abb. 12.1b).
- In der ventrolateralen Rumpfwand und den Extremitäten entstammen sie dem **parietalen Seitenplattenmesoderm.**

12.7 Kopf- und Gesichtsmuskulatur

Alle willkürlichen Muskeln im Kopfbereich stammen vom paraxialen Mesoderm (Somitomere und Somiten), einschließlich der Muskulatur der Zunge, der äußeren Augenmuskeln (die inneren Augenmuskeln der Iris stammen vom Ektoderm des Augenbechers ab) und der den Schlundbögen zugeordneten Muskeln (► Tab. 12.1). Die Gestalt der individuellen Muskeln wird von der bindegewebigen Komponente bestimmt, die von Zellen der Neuralleiste gebildet wird.

12.8 Extremitätenmuskulatur

Die Anlage der Extremitätenmuskulatur ist in der 7. Entwicklungswoche als Kondensation an der Wurzel der Extremitätenknospe erkennbar (► Abb. 12.1). Das Mesenchym stammt von dorsolateralen Zellen der Somiten ab, die in die Extremitätenknospe einwandern und dort die Muskeln bilden. Wie in anderen Regionen diktiert das Bindegewebe das Muster der Muskelbildung, und dieses Gewebe leitet sich von der parietalen Schicht des Seitenplattenmesoderms ab, das auch den Ursprung der Extremitätenknochen darstellt (Kap. 13).

12.9 Herzmuskulatur

Die Herzmuskulatur entwickelt sich aus der viszeralen Mesodermschicht, die den endothelialen Herzschlauch umgibt (► Abb. 14.4, ► Abb. 14.5; Kap. 14). Die Myoblasten sind durch Kontaktzonen miteinander verbunden, aus denen sich die **Glanzstreifen** entwickeln. Die Myofibrillen zeigen Querstreifung wie in der Skelettmuskulatur, die Myoblasten fusionieren jedoch nicht. Die fibrillenarmen spezialisierten Muskelzellen des Erregungsleitungssystems (**Purkinje-Fasern**) werden erst später sichtbar.

12

Tab. 12.1 Herkunft und Innervation der kraniofazialen Muskeln

Mesodermale Herkunft	Muskeln	Innervation
Somitomere 1, 2	Mm. recti sup., med. und inf.	N. oculomotorius (III)
Somitomer 3	M. obliquus superior	N. trochlearis (IV)
Somitomer 4	Kaumuskulatur (Kiefergelenkschließer)	N. trigeminus (V)
Somitomer 5	M. rectus lateralis	N. abducens (VI)
Somitomer 6	Kiefergelenköffner, Muskeln des 2. Schlundbogens	N. facialis (VII)
Somitomer 7	M. stylopharyngeus	N. glossopharyngeus (IX)
Somiten 1, 2	innere Kehlkopfmuskeln	N. vagus (X)
Somiten 2–5*	Zungenmuskulatur	N. hypoglossus (XII)

* Die Somiten 2–5 sind okzipitale Somiten. (Somit 1 bildet sich zum größten Teil zurück.)

12.10 Glatte Muskulatur

Die glatten Muskelzellen der Aorta und der großen Arterien stammen aus dem Seitenplattenmesoderm und der Neuralleiste. In den Koronararterien entstehen die glatten Muskelzellen aus Proepikard (Kap. 14) und in den proximalen Abschnitten aus Neuralleistenzellen. Das glatte Muskelgewebe des Gastrointestinaltrakts und seiner Anhangsorgane entsteht aus dem viszeralen Mesoderm, das die Anlagen umgibt. Die glatte Muskulatur der Iris (innere Augenmuskeln, **M. sphincter** und **M. dilatator pupillae**), stammt aus dem Ektoderm des Augenbechers. Die Myoepithelzellen der Schweißdrüsen und der Milchdrüse entstehen ebenfalls aus der epithelialen, zum Ektoderm gehörenden Komponente der Drüsen.

Für die Differenzierung der glatten Muskelzellen ist der Transkriptionsfaktor **SRF** (**serum response factor**) verantwortlich. Er wird durch andere Wachstumsfaktoren induziert. **Myocardin** und **myocardin-related transcription factors** (**MRTFs**) sind Kofaktoren, die die Aktivität von SRF erhöhen und so die Genkaskade für die Differenzierung von glatten Muskelzellen in Gang setzen.

Klinischer Bezug

Muskuläre Fehlbildungen

Das partielle oder vollständige Fehlen eines Muskels ist ein häufig auftretendes Phänomen und normalerweise nicht mit Behinderungen verbunden. Hierzu gehören beispielsweise das Fehlen des M. palmaris longus, M. serratus anterior oder M. quadratus femoris.

Ein schwerer Defekt ist bei der **Poland-Sequenz** zu finden, die bei 1:20.000 Individuen vorkommt. Sie ist durch einseitiges Fehlen des M. pectoralis minor und Teilen (meist der sternale Kopf) des M. pectoralis maior gekennzeichnet (▸ Abb. 12.3). Auf der betroffenen Seite fehlen die Brustwarze und die Areola, oder sie sind verschoben. Hinzu kommen Fehlbildungen der Finger, typischerweise Syndaktylie (Fusion der Finger), auf derselben Seite. Die entstellende Wirkung des Syndroms kann Probleme verursachen, insbesondere bei Frauen wegen der Brustentwicklung.

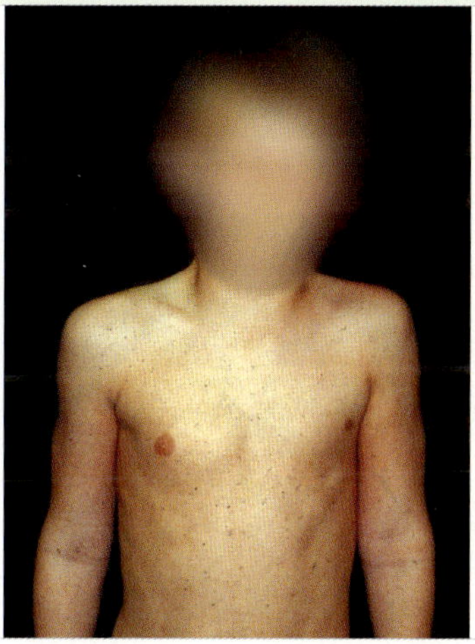

Abb. 12.3 Junge mit Poland-Sequenz. Links fehlen M. pectoralis minor und ein Teil des M. pectoralis major. Beachte die Verlagerung von Brustwarze und Areola.

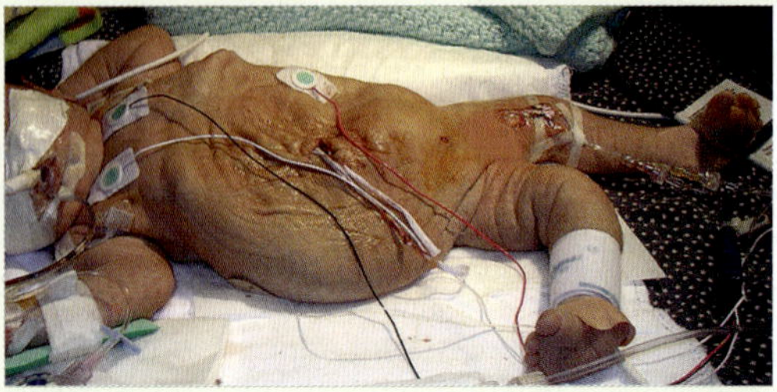

Abb. 12.4 Neugeborenes mit Prune-Belly-Syndrom. Das Abdomen ist aufgrund einer Atrophie der Bauchwandmuskulatur ausgeweitet.

Das teilweise oder vollständige Fehlen der Bauchwandmuskulatur führt zum **Prune-Belly-Syndrom** (▸ Abb. 12.4). In der Regel ist die Bauchwand so dünn, dass die Organe hindurchscheinen und leicht zu palpieren sind. Der Defekt geht in der Regel mit Fehlbildungen der Blase und des Urogenitalsystems einher, die ihrerseits mit einer Verlegung der Urethra kombiniert sind. Durch die Vergrößerung der Harnblase wird das Abdomen aufgebläht. Dies führt zur Atrophie der Bauchwandmuskulatur.

Muskeldystrophie

Muskeldystrophie ist die Bezeichnung für eine Gruppe erblicher Muskelerkrankungen, die fortschreitenden Muskelabbau und Schwäche zur Folge haben. Es gibt eine große Anzahl derartiger Muskelerkrankungen, von denen die **Duchenne-Muskeldystrophie (DMD)** die häufigste ist (1:4 000 männliche Neugeborene). Die Erkrankung wird **X-chromosomal** vererbt, sodass Jungen häufiger betroffen sind als Mädchen.

Die DMD und die **Becker-Muskeldystrophie (BMD)** werden durch Mutationen im **Dystrophingen** auf dem X-Chromosom hervorgerufen. Bei DMD wird jedoch kein funktionelles Dystrophin-Protein mehr hergestellt, und der Krankheitsverlauf ist schwerer mit frühkindlichem Ausbruch der Krankheit (jünger als 5 Jahre gegenüber 8–25 Jahren bei der Becker-Muskeldystrophie). Dystrophin ist ein zytoplasmatisches Protein, das einen Dystrophin-assoziierten Proteinkomplex bildet, der das Zytoskelett mit der extrazellulären Matrix verknüpft.

Alles klar?

1. Aus welchen beiden Regionen des Somiten entstehen überwiegend Muskelzellen? Welche Region trägt zur abaxialen Domäne bei? Welche Muskeln entstehen in der primaxialen und in der abaxialen Domäne?
2. Bei der Untersuchung eines neugeborenen Mädchens ist die rechte Brustwarze in Richtung Achsel versetzt. Die rechte vordere Achselfalte ist verstrichen. An welche Diagnose muss man denken?
3. Von welchem Gewebe hängt die Ausgestaltung der einzelnen Muskelindividuen ab?
4. Wie ist es zu erklären, dass der N. phrenicus, der aus den Halssegmenten C 3, C 4 und C 5 entspringt, das viel weiter kaudal gelegene Zwerchfell innerviert?

13 Extremitäten

13.1 Überblick

Extremitäten entstehen am Ende der 4. Woche als Knospen der seitlichen Rumpfwand in Höhe bestimmter Rückenmarkabschnitte, die durch *HOX*-Gene festgelegt werden (Armknospe: C 5–Th 2; Beinknospe: L 2–S 2). Die **apikale ektodermale Randleiste (AER)** am distalen Rand der Extremität steuert das Auswachsen der Knospe durch Sekretion von FGFs, durch die die Wachstumszone (**Progressionszone**) sich rasch teilender Zellen direkt unter der Randleiste aufrechterhalten wird. Die **Zone polarisierender Aktivität (ZPA)** befindet sich am Hinterrand der Extremitätenknospe und sezerniert **Sonic hedgehog (SHH)**, wodurch die Musterbildung der anterior-posterioren Achse (Daumen zum kleinen Finger) festgelegt wird.

Die langen Röhrenknochen der Extremitäten entwickeln sich durch **enchondrale Ossifikation** und entstehen aus dem parietalen Blatt des Seitenplattenmesoderms (Somatopleura). Nach Ausbildung eines primären Knochenkerns in der **Diaphyse** erfolgt das Längenwachstum an den Enden der Anlage in der knorpeligen Wachstumszone. Wenn schließlich in der **Epiphyse** ebenfalls ein Knochenkern entsteht, wird die knorpelige Wachstumszone zur **Epiphysenfuge**. Die Epiphysenfugen verknöchern nach der Pubertät.

Muskelvorläuferzellen wandern von den Somiten in die Extremitätenanlagen ein und ordnen sich zu einer dorsalen und einer ventralen Vormuskelmasse an. Später entstehen daraus durch Fusion und Aufspaltung die einzelnen Muskelblasteme. Die Extremitätenmuskeln werden durch ventrale Spinalnervenäste innerviert, die zuvor die Extremitätenplexus bilden und dann über verschiedene Nervenstämme die Strecker- und Beugerkompartimente erreichen.

Finger und Zehen entstehen durch programmierten Zelltod (Apoptose), der zu Unterbrechungen der AER führt. Die abschließende Separierung der Finger- und Zehenstrahlen erfolgt durch zusätzliche Apoptosen in den interdigitalen Bereichen. Zahlreiche Defekte der Digiti sind auf veränderte Apoptosemuster zurückzuführen, so z. B. Polydaktylie, Syndaktylie und Spaltbildungen (▸ Abb. 13.8).

13.2 Allgemeine Entwicklung der Extremitäten

Das Skelett der Gliedmaßen umfasst die freien Extremitäten sowie Schulter- bzw. Beckengürtel. Die paddelförmigen Extremitätenknospen werden am Ende der 4. Woche sichtbar. (▸ Abb. 13.1a). Die Armanlage erscheint 1–2 Tage vor der Beinanlage.

Die Knospen bestehen aus einem mesenchymalen Kern, der vom parietalen Mesoderm der Leibeswand abstammt, und werden von Ektoderm bedeckt. An der Spitze ist das Ektoderm zur **Randleiste** verdickt (▸ Abb. 13.2a, b). Diese induziert im Mesenchym das weitere Wachstum der Knospe. Auf diese Weise bleibt unter der Randleiste eine undifferenzierte, schnell proliferierende Zellpopulation erhalten, die **Progressionszone**. In einiger Entfernung von der Randleiste differenzieren sich die Zellen und beginnen einen zentralen Knorpelkern zu bilden. So schreitet die Entwicklung der Extremitätenknospen von proximal nach distal fort.

Bei 6 Wochen alten Embryonen grenzt sich distal die **Hand**- bzw. **Fußplatte** durch eine zirkuläre Einschnürung ab (▸ Abb. 13.1b). Durch eine zweite Konstriktion im Bereich des späteren Ellenbogen- oder Kniegelenks wird die Grundgliederung der Extremität sichtbar (▸ Abb. 13.1c). Die Finger- und Zehenstrahlen entstehen dadurch, dass sich die Zellen der Randleiste durch **programmierten Zelltod (Apoptose)** in fünf Segmente aufteilen (▸ Abb. 13.2c). Die fünf Randleistensegmente induzieren das weitere Auswachsen der Finger- und Zehenstrahlen und die Kondensation des Mesenchyms zu den zentralen knorpeligen Skelettelementen, während zwischen den Strahlen das Gewebe zugrunde geht (▸ Abb. 13.2b, c).

Die Entwicklung der Beinknospen ist gegenüber den Armknospen um etwa 1–2 Tage verzögert. Auch während der 7. SSW erfolgt eine Rotation der Extremitätenanlagen, die beim Arm und Bein etwas unterschiedlich verläuft: Bei beiden erfolgt eine Rotation um 90° im Sinne einer Supinationsbewegung. Beim Arm erfolgt sie im Bereich des Unterarms und bleibt reversibel. In Pronation liegen die Extensoren auf der Dorsalseite und die Flexoren auf der Ventralseite. Der Ellenbogen weist nach dorsal. Beim Bein erfolgt die Rotation im Bereich des Oberschenkels, sodass die Extensoren ventral und die Flexoren dorsal liegen. Das Knie weist nach ventral. Die Rotation der Beinanlage ist irreversibel (fixierte Pronationsstellung).

Während sich die äußere Form ausbildet, verdichtet sich das Mesenchym im Innern der Anlagen, und die Zellen differenzieren sich zu Chondrozyten. Diese bilden in der 6. Woche die ersten **Modelle aus hyalinem Knorpel**, die das Muster der definitiven Knochen bereits erkennen lassen (▸ Abb. 13.3, ▸ Abb. 13.4).

Gelenke entstehen in den knorpeligen Verdichtungen, indem die Knorpelbildung gestoppt und eine **Gelenkinterzone** indu-

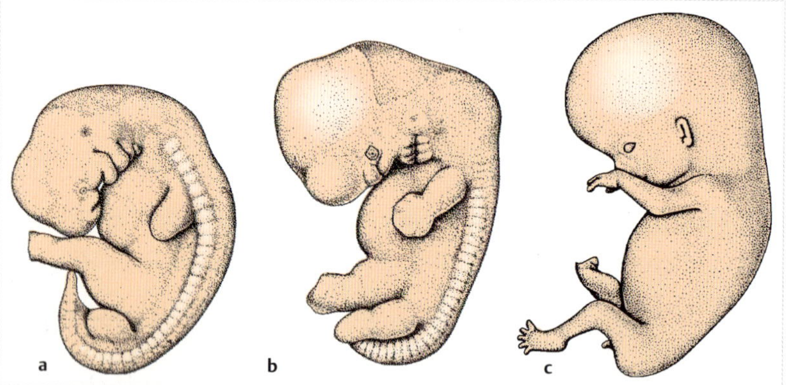

Abb. 13.1 Entwicklung der Extremitätenknospen. a Menschlicher Embryo im Alter von 5 Wochen, **b** 6 Wochen, **c** 7 Wochen. Die Beinknospen liegen in der Entwicklung immer etwas hinter den Armknospen zurück.

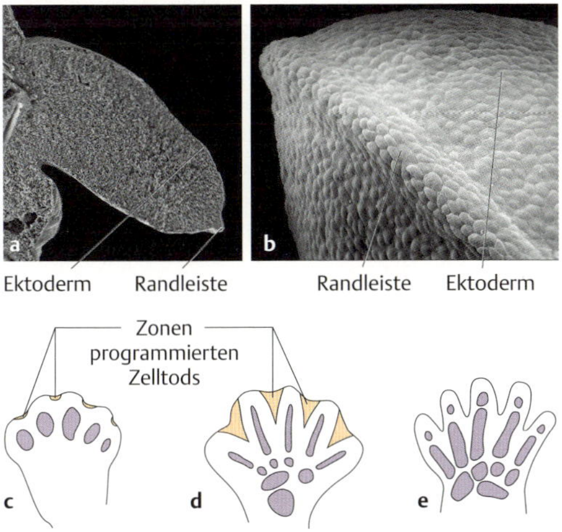

Abb. 13.2 Entwicklung der Extremitäten. a Längsschnitt durch die Extremitätenknospe eines Hühnerembryos. Der mesodermale Kern wird von Ektoderm bedeckt, das an der Spitze zur Randleiste verdickt ist. Beim Menschen wird dieses Stadium in der 5. Woche erreicht. **b** REM-Aufnahme einer Extremitätenknospe eines Hühnerembryos. Zu erkennen sind das Ektoderm und die verdickte Randleiste an der Spitze der Extremität. **c** Menschliche Hand mit 48 Tagen: Zelluntergang in der Randleiste führt zur Bildung von separaten Leisten für die Finger. **d** Mit 51 Tagen: Zelluntergang zwischen den Fingerstrahlen führt zur Trennung der Finger. **e** Mit 56 Tagen: Die Fingerstrahlen sind vollständig getrennt.

ziert wird. In diesen Regionen verdichten sich die Zellen weiter und nehmen an Zahl zu. Durch programmierten Zelltod sterben diese Zellen ab und bilden die Gelenkhöhle. Die umgebenden Zellen differenzieren sich zur Gelenkkapsel. Welche Faktoren die Lage der Gelenke bestimmen, ist unbekannt. Das sezernierte WNT 14 scheint dabei eine induktive Rolle zu spielen.

Die **enchondrale Ossifikation** des Extremitätenskeletts beginnt gegen Ende der Embryonalperiode. In der 12. Woche sind primäre Knochenkerne in allen langen Röhrenknochen vorhanden. Von den **primären Knochenkernen** in der **Diaphyse** schreitet die enchondrale Ossifikation in Richtung auf die Enden der Knorpelmodelle fort.

Bei der Geburt ist die Diaphyse der Röhrenknochen in der Regel vollkommen verknöchert. Die Endabschnitte (**Epiphysen**) bestehen noch aus Knorpel. Kurz darauf entstehen auch in den Epiphysen Knochenkerne. Zwischen den Knochenkernen der Diaphyse und der Epiphysen bleibt vorübergehend eine Knorpelplatte erhalten. Diese Platte wird als Epiphysenplatte oder **Epiphysenfuge** bezeichnet und spielt eine wichtige Rolle beim Längenwachstum der Knochen. Auf beiden Seiten der Fuge schreitet die enchondrale Ossifikation fort (► Abb. 13.4). Mit dem Abschluss des Längenwachstums verschwindet die Epiphysenfuge. Die knöcherne Epiphyse verbindet sich mit dem Knochenschaft.

Lange Röhrenknochen besitzen an jedem Ende eine Epiphysenfuge. In kleineren

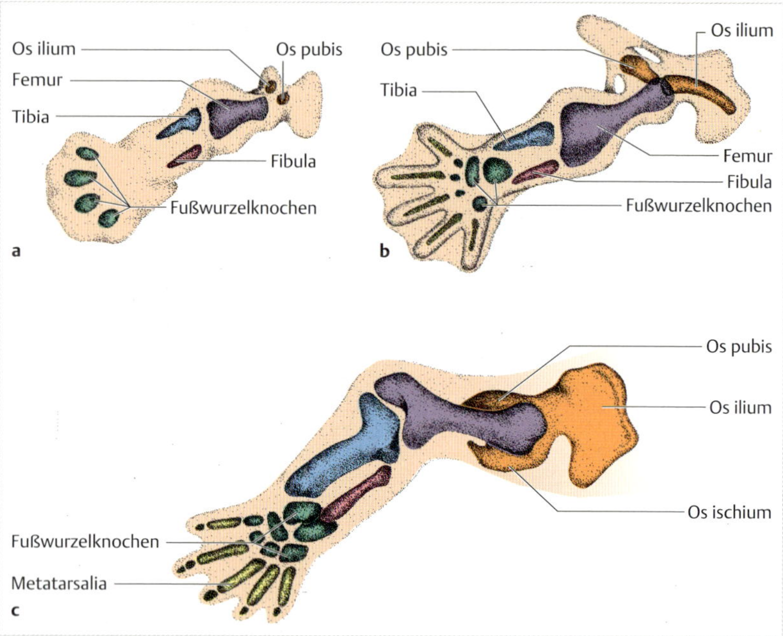

Abb. 13.3 Knorpelmodelle der unteren Extremität. a Beinanlage bei einem 6 Wochen alten menschlichen Embryo. Auftreten der Knorpelanlagen. **b, c** Knorpelmodelle des gesamten Beinskeletts am Ende der 6. Woche und am Anfang der 8. Woche.

Knochen wie den Phalangen findet sich nur an einem Ende eine Fuge. In anderen Knochen, wie z. B. den Wirbeln, sind ein oder mehrere primäre und häufig mehrere sekundäre Knochenkerne vorhanden.

Echte Gelenke zwischen den Extremitätenknochen entwickeln sich gleichzeitig mit der Knorpeldifferenzierung in den Verdichtungen mesenchymaler Zellen des Primordialskeletts. Auf diese Weise entstehen zwischen je zwei benachbarten knorpeligen Skelettelementen die **Interzonen** (z. B. für das Kniegelenk zwischen Femur und Tibiaanlage). Dort differenziert sich das mesenchymale Gewebe zu dichtem, faserigem Gewebe. Das Fasergewebe bildet dann die **Synovialmembran** sowie die **Menisci** und **Bänder** innerhalb der Gelenkkapsel (z. B. das vordere und hintere Kreuzband des Kniegelenks). Die äußere, straffe **Gelenkkapsel** entsteht aus mesenchymalen Zellen aus der Umgebung der Interzone. Der **Gelenkknorpel**, der die artikulierenden Flächen der benachbarten Skelettelemente überzieht, ist Teil der knorpeligen Anlagen, nicht der Interzonen.

Unechte Gelenke (z. B. die Schädelnähte) entstehen ebenfalls aus Interzonen, die in diesem Fall jedoch als dichtes, faseriges Gewebe erhalten bleiben.

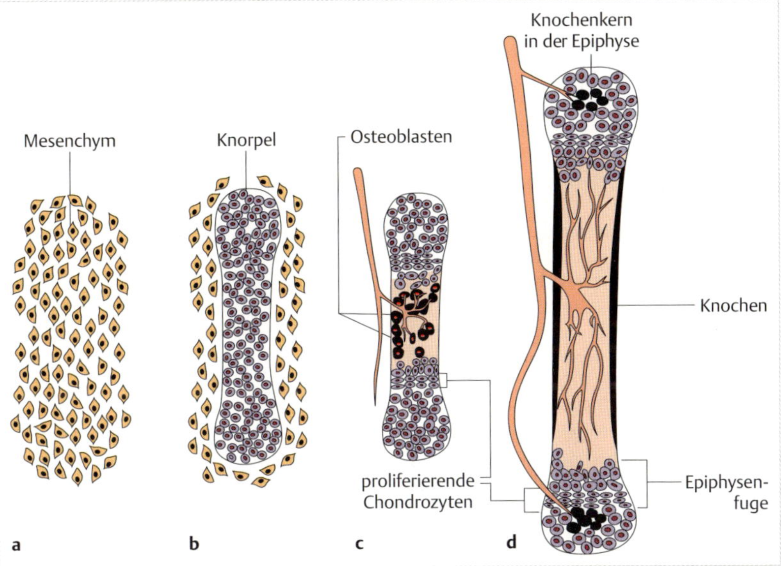

Abb. 13.4 Enchondrale Ossifikation. a Die Mesenchymzellen kondensieren und differenzieren sich in Chondrozyten. **b** Die Chondrozyten bilden ein Knorpelmodell für den späteren Knochen. **c, d** Blutgefäße dringen in das Zentrum des Knorpelmodells ein. Sie bringen Osteoblasten (schwarze Zellen) mit und verlagern die Proliferationszone der Chondrozyten an die Enden der langen Röhrenknochen (die Epiphysen). Zentral bildet sich eine perichondrale Knochenmanschette aus. Die in der Proliferationszone entstehenden Chondrozyten hypertrophieren, bilden den Säulenknorpel und gehen in Apoptose. Die Knorpelgrundsubstanz in den Septen zwischen den Säulen verkalkt und wird von Osteoblasten besiedelt, die Knochen anlagern. Anschließend dringen die Blutgefäße auch in die knorpelige Epiphyse ein und bilden dort ebenfalls Knochenkerne. Das weitere Längenwachstum der Knochen erfolgt nun über die Proliferation der Chondrozyten in der Epiphysenfuge.

13.3 Muskulatur der Extremitäten

Die Extremitätenmuskulatur entsteht aus der ventrolateralen Dermomyotomkante der Somiten (ursprünglicher dorsolateraler Anteil der epithelialen Somiten), die in die Extremitätenanlage einwandern, um dort deren Skelettmuskulatur zu bilden. Die einwandernden Zellen verlieren auf der Wanderung bereits frühzeitig ihre ursprüngliche Segmentzugehörigkeit (► Abb. 12.1).

Mit der Verlängerung der Extremitätenknospe gliedert sich das Muskelgewebe in ein dorsales Blastem für die Extensoren und ein ventrales Blastem für die Flexoren (► Abb. 12.2). Bei der Bildung der individuellen Muskeln geht die ursprüngliche segmentale Gliederung verloren. Einzelne Muskeln können aus Material verschiedener Segmente zusammengesetzt sein. Durch nachfolgende Aufspaltung und Fusion entstehen die einzelnen Muskeln aus mehr als einem Segment (plurisegmental). Das entstehende komplexe Muster wird vom Bindegewebe der Somatopleura bestimmt.

Die obere Extremitätenknospe liegt ursprünglich in Höhe der unteren fünf Zervikal- und der oberen zwei Thorakalsegmente (▶ Abb. 12.1) und die untere in Höhe der vier unteren Lumbal- und oberen zwei Sakralsegmente. Mit dem Auswachsen der Extremitätenknospe dringen die Spinalnerven in die Anlage ein. Aus den übereinander gelegenen ventralen Ästen der Spinalnerven gehen *vor* der A. axillaris gelegene Nerven für die *Flexoren* (**N. musculocutaneus, N. medianus, N. ulnaris**) und *hinter* der A. axillaris gelegene Nerven für die *Extensoren* (**N. axillaris, N. radialis**) hervor.

Die Spinalnerven spielen nicht nur bei der Differenzierung und motorischen Innervation der Extremitätenmuskulatur eine wichtige Rolle, sondern sie sind auch für die **sensible Innervation** der **Dermatome** verantwortlich. Da das Dermatomgewebe nur wenig über die Segmentgrenzen hinauswandert, spiegelt die sensible Versorgung der Körperoberfläche direkt die primitive segmentale Anordnung wider (▶ Abb. 13.5). Obwohl sich im Bereich der Extremitätenknospen die ursprüngliche Anordnung der Dermatome mit dem weiteren Wachstum noch stark verändert, lässt sich die ursprüngliche Anordnung noch beim Erwachsenen erkennen. Die kranial gelegenen Spinalnerven versorgen die präaxiale Oberfläche der Gliedmaßen, die kaudalen die postaxiale Oberfläche

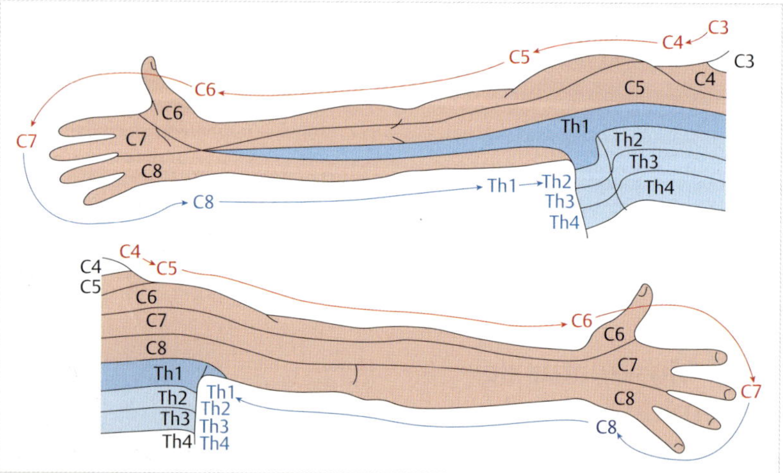

Abb. 13.5 Sensible Innervation des Arms mit Bezug zu den neurologischen Dermatomen. Ansicht von vorn *(oben)* und von hinten *(unten)*. Beachte die Aufrechterhaltung des segmentalen Musters der sensiblen Innervation, die den embryonalen Ursprung der Innervation eines jeden Dermatoms reflektiert.

und die dazwischen gelegenen Spinalnerven die distalen Partien der Extremität.

13.3.1 Molekulare Steuerung der Extremitätenentwicklung

Die Lage der Extremitätenknospen wird durch die ***HOX*-Gene** bestimmt, die entlang der kraniokaudalen Achse des Embryos überlappend von kranial nach kaudal exprimiert werden (Kap. 6.5). Die kraniale Grenze der Expression von ***HOXB8*** fällt mit der kranialen Grenze der vorderen Extremität zusammen. Eine Veränderung im Expressionsmuster dieses Homöobox-Gens verändert auch die Lage der vorderen Extremitäten.

Nach der Positionierung der Extremitätenknospen in der kraniokaudalen Achse müssen noch drei Achsen festgelegt werden (▶ Abb. 13.6):

- die proximodistale Achse
- die anteroposteriore Achse
- die dorsoventrale Achse

Das erste Auswachsen der Knospen wird für die obere Extremität durch TBX5 und FGF10 und für die untere Extremität durch TBX4 und FGF10 induziert. Beide Faktoren werden jeweils vom Seitenplattenmesoderm gebildet (▶ Abb. 13.6a).

Mit dem ersten Auswachsen der Extremitätenknospen werden BMPs im ventralen Ektoderm exprimiert und induzieren die Bildung der Randleiste (apical ectodermal ridge, AER), indem sie das Homöobox-Gen *MSX2* anschalten. Die Expression von ***radical fringe*** (ein zum *fringe*-Gen von *Drosophila* homologes Gen) im dorsalen Extremitätenektoderm beschränkt die Entwicklung der Randleiste auf die Spitze der Extremitätenknospen. MSX2 induziert die Expression von ***SER2***, einem zum *Drosophila*-Gen *serrate* homologen Gen, an der Grenze zwischen Zellen, die *radical fringe* exprimieren, und denen, die dies nicht tun. Genau an dieser Stelle entsteht die Randleiste.

Die Grenzbildung wird durch die Expression von **Engrailed-1** in den ventralen Ektodermzellen unterstützt. Engrailed-1 reprimiert die Expression von *radical fringe*. In der Randleiste wird **FGF4** und **FGF8** gebildet. Beide FGFs unterhalten die Aktivität der **Progressionszone**, einer Schicht von stark proliferierenden Mesenchymzellen direkt unter der Randleiste (▶ Abb. 13.6a). Die starke Proliferation in der Progressionszone führt zum Auswachsen der Extremitätenknospen nach distal. An der proximalen Grenze der Progressionszone wird der Einfluss der FGFs schwächer, sodass die Proliferationsrate sinkt und die Zellen mit der Differenzierung beginnen können.

Die Musterbildung entlang der *anteroposterioren Achse* wird von der **Zone polarisierender Aktivität** (**ZPA**) gesteuert. Die ZPA liegt an der hinteren Grenze der Extremitätenknospe am Übergang zur Leibeswand (▶ Abb. 13.6b). Die Zellen der ZPA bilden **Retinsäure (Vitamin A),** die ihrerseits die Expression von **Sonic hedgehog (SHH)** induziert, das als diffusibler Faktor die Musterbildung entlang der anteroposterioren Achse reguliert.

Auf diese Weise entstehen z. B. die Fingerstrahlen in der richtigen Reihenfolge mit dem radial (anterior) gelegenen Daumen. Mit dem Auswachsen der Extremitätenknospen wandert die ZPA nach distal und behält so ihre Lage an der hinteren Grenze der Randleiste bei. Die Bildung von Retinsäure oder SHH am vorderen Rand einer Extremitätenknospe, die bereits eine normale ZPA an ihrem Hinterrand besitzt, führt zu einer Spiegelbildduplikation der Extremitätenendglieder.

Die *dorsoventrale Achse* wird ebenfalls durch BMP aus dem ventralen Ektoderm über die Expression des Transkriptionsfaktors EN1 gesteuert. EN1 reprimiert seiner-

13

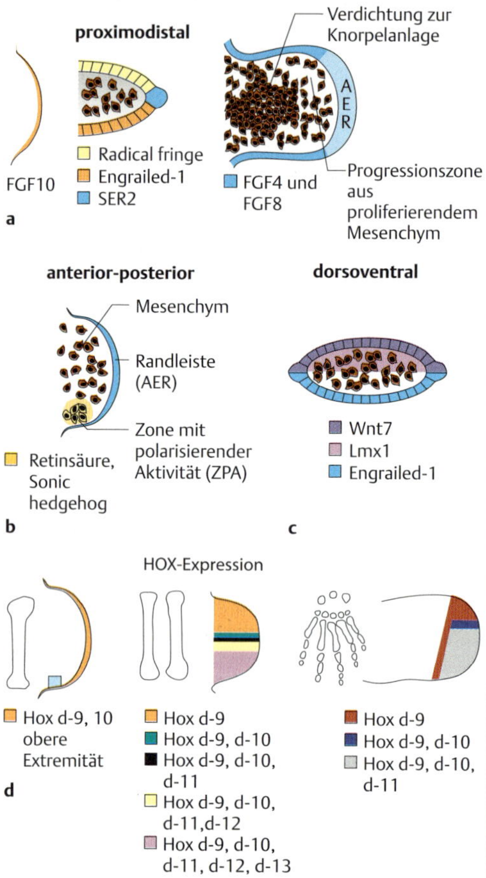

Abb. 13.6 Molekulare Regulation der Musterbildung in der Extremitätenknospe. **a** Das Auswachsen der Extremitätenknospe wird von FGF10 aus dem Seitenplattenmesoderm der Extremitätenregionen induziert. Anschließend wird die Randleiste durch BMPs induziert. Die Expression des Gens *radical fringe* im dorsalen Ektoderm hemmt dort die Randleistenbildung und induziert die Expression von *SER2* in den prospektiven Randleistenzellen. In der Randleiste wird FGF4 und FGF8 gebildet, die die Proliferationsaktivität im Mesenchym der Progressionszone direkt unter der Randleiste unterhalten. **b** Die Musterbildung in der anteroposterioren Achse wird von Zellen in der ZPA am hinteren Rand der Knospe kontrolliert. Die Zellen der ZPA bilden Retinsäure (Vitamin A), das die Expression von *sonic hedgehog* induziert, das die Musterbildung reguliert. **c** Die dorsoventrale Achse wird durch *WNT 7a* bestimmt, das im dorsalen Ektoderm exprimiert wird. WNT 7a induziert den Transkriptionsfaktor LMX1, der den Zellen eine dorsale Spezifität verleiht. **d** Die Identität der Knochen und ihre Form wird von *HOX*-Genen bestimmt. Die Expression der *HOX*-Gene hängt vom Expressionsmuster von SHH, FGFs und WNT 7a ab. Die *HOXA*- und *HOXD*-Cluster sind die wesentlichen Determinaten für die Knochenmorphologie.

seits die Expression von WNT 7a, die damit auf das dorsale Extremitätenektoderm beschränkt wird. WNT 7a ist ein diffusibler Faktor, der die Expression von LMX1, ein eine Homöodomäne enthaltenden Transkriptionsfaktor, im dorsalen Mesenchym induziert (▶ Abb. 13.6c). LMX1 spezifiziert die Dorsalität der Zellen und etabliert dadurch die dorsoventrale Achse. WNT 7a unterhält die Expression von SHH in der ZPA und beeinflusst damit indirekt auch die anteroposteriore Musterbildung. Beide Gene sind in Transduktionsketten von *Drosophila* eng miteinander verbunden, eine Interaktion, die bei den Vertebraten konserviert wurde. Alle an der Musterbildung der Extremitäten beteiligten Gene sind zusätzlich über Feedback-Schleifen miteinander verknüpft: Die FGFs in der Randleiste aktivieren *SHH* in der ZPA, während WNT 7a das SHH-Signal unterhält.

Auch wenn die für die Achsen der Extremitäten verantwortlichen musterbildenden Gene ermittelt wurden, sind es die ***HOX*-Gene**, die die Art und die Form der Knochenelemente der Extremitäten regulieren (▶ Abb. 13.6d). Diese *HOX*-Genexpression ist von der kombinatorischen Expression von *FGF*, *SHH* und *WNT 7a* abhängig, die die *HOX*-Expression in drei Phasen der Extremitätenentwicklung koordinieren:

- in der Entwicklungsphase des proximalen Extremitätenabschnitts (Stylopodium: Humerus bzw. Femur),
- in der Entwicklungsphase des mittleren Abschnitts (Zeugopodium: Radius und Ulna bzw. Tibia und Fibula) und
- in der Entwicklungsphase des distalen Abschnitts (Autopodium: Hand bzw. Fuß).

Die Gene des *HOXA*- und des *HOXD*-Clusters sind die wesentlichen Determinanten der Musterbildung in den Extremitäten. Deshalb hat eine Fehlexpression von Genen dieser beiden Gruppen Verkürzungen und anteroposteriore Duplikationen der Gliedmaßen zur Folge. Wie bei der Expression entlang der kraniokaudalen Achse des Embryos zeigen die *HOX*-Gene eine überlappende Expression, die schließlich die definitive Musterbildung reguliert (▶ Abb. 13.6d). Das vordere Extremitätenfeld wird vom Transkriptionsfaktor TBX5 und das hintere Extremitätenfeld von TBX4 zusammen mit PITX1 determiniert.

Klinischer Bezug

Knochenalter

Das Auftreten der Knochenkerne, z. B. in den Handwurzelknochen, kann röntgenologisch oder während der Schwangerschaft durch Ultraschall nachgewiesen und zur Bestimmung des **Knochenalters** bei Kindern benutzt werden.

Fehlbildungen der Extremitäten

Extremitätenfehlbildungen treten mit einer Häufigkeit von etwa 6 auf 10.000 Lebendgeburten auf. Dabei sind in 3,4 auf 10.000 die oberen und in 1,1 auf 10.000 die unteren Extremitäten betroffen. Sie sind häufig mit anderen Fehlbildungen im kraniofazialen, kardialen oder urogenitalen Bereich assoziiert.

Die Extremitätenfehlbildungen sind sehr verschiedenartig. Es können ganze Gliedmaßen (**Amelie**, ▶ Abb. 13.7a) oder einzelne Elemente (**Meromelie**) fehlen, oder die Gliedmaßen bestehen nur aus Händen und Füßen, die durch kleine, unregelmäßig geformte Knochen am Stamm befestigt sind (**Phokomelie**, ▶ Abb. 13.7b). Manchmal sind zwar alle Abschnitte vorhanden, diese

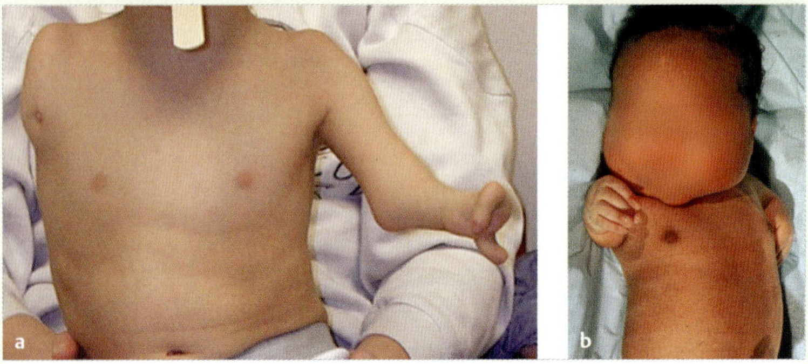

Abb. 13.7 Amelie und Phokomelie. **a** Kind mit einseitiger Amelie und multiplen Defekten des linken Arms. **b** Kind mit einer besonderen Form der Meromelie (Phokomelie): Die Hände sind durch unregelmäßig geformte Knochen direkt mit dem Rumpf verbunden.

sind aber ungewöhnlich kurz (**Mikromelie**).

Gliedmaßenfehlbildungen wie Meromelie und Amelie sind meist genetisch bedingt. Als in den Jahren 1957–1962 jedoch im damaligen Westdeutschland gehäuft Kinder mit Phokomelie geboren wurden, fiel bei genauem Studium der vorgeburtlichen Geschichte der Betroffenen auf, dass viele der Mütter **Thalidomid**, ein neues, sehr verbreitetes Arzneimittel gegen Schlaflosigkeit und Übelkeit, eingenommen hatten (Kap. 10.2.3). Es ist heute erwiesen, dass Thalidomid, wenn es im Frühstadium der Schwangerschaft eingenommen wird, ein charakteristisches Fehlbildungssyndrom erzeugen kann, das sich durch das Fehlen oder eine hochgradige Verformung der langen Röhrenknochen, durch intestinale Atresien und Herzfehlbildungen auszeichnet. Die Nachuntersuchung ergab, dass die sensible Phase für die Schädigung der Gliedmaßen die **4. und 5. Woche** der Entwicklung ist. Studien haben ergeben, dass die 4. und 5. SSW die sensibelste Phase für die Entstehung von Fehlbildungen der Extremitäten ist. Weil der Wirkstoff heute eine Rolle in Therapie von Krebs und AIDS spielt, wird die Verabreichung von Thalidomid streng kontrolliert, um seine Anwendung während der Schwangerschaft zu vermeiden.

Eine andere Gruppe von Fehlbildungen betrifft nur die Finger oder Zehen. Sind sie verkürzt, spricht man von **Brachydaktylie** (▸ Abb. 13.8a). Bei der **Syndaktylie** sind Finger oder Zehen miteinander verwachsen (▸ Abb. 13.8b). Normalerweise geht das Mesenchym zwischen den einzelnen Strahlen in der Hand- bzw. Fußplatte durch programmierten Zelltod (Apoptose) zugrunde, was zur Trennung der Finger und Zehen führt (s. o.). Bei der Syndaktylie (1:2000 Geburten) bleibt die Trennung aus. Es kann dabei zur Verschmelzung der Knochenanlagen kommen.

Das Vorhandensein überzähliger Finger oder Zehen wird als **Polydaktylie** bezeichnet (▸ Abb. 13.8c). Das überzählige Endglied besitzt meist keine funktionsfähige Muskulatur. Fehlbildungen, die in dem Fehlen eines Knochens oder eines Knochenabschnitts bestehen, betreffen meist nur eine Extremität. Fehlbildungen mit über-

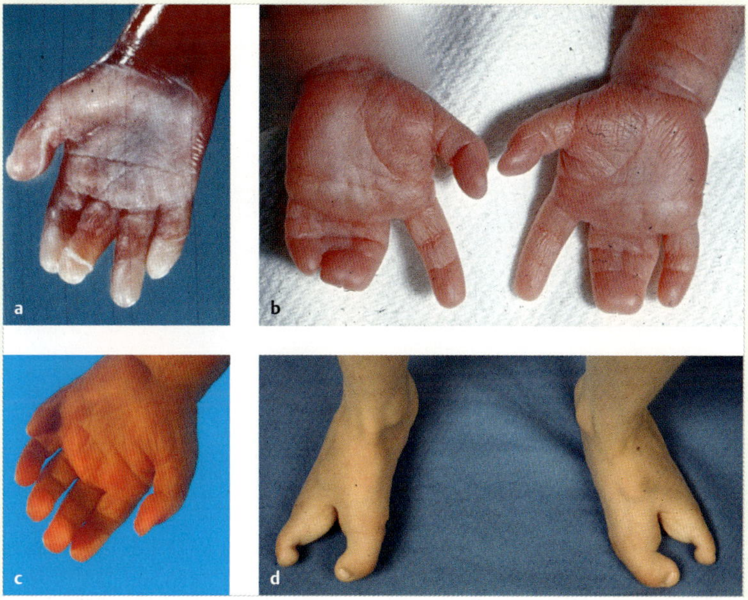

Abb. 13.8 Beispiele für Finger- oder Zehenfehlbildungen. **a** Brachydaktylie, verkürzte Finger. **b** Syndaktylie, miteinander verschmolzene Finger. **c** Polydaktylie, zusätzliche Finger. **d** Spaltfuß (Hummerscheren-Fehlbildung). Alle Defekte können an den Händen oder den Füßen auftreten.

zähligen Knochen kommen meist bilateral vor. So ist das Fehlen eines Strahls (**Ektrodaktylie**) z. B. eines Daumens, meist einseitig, seine Duplikation jedoch oft beidseitig. Polydaktylie kann dominant vererbt oder durch Teratogene induziert sein.

Bei der **Spalthand** oder dem **Spaltfuß** kommt es zu einer abnormen Spaltbildung zwischen den mittleren Metakarpal- oder Metatarsalknochen und den entsprechenden Weichteilen. Meistens fehlt der 3. Strahl vollständig. Der 1. und 2. Strahl auf der einen Seite und der 4. und 5. Strahl auf der anderen Seite sind miteinander verschmolzen (▶ Abb. 13.8d).

Einige Genmutationen konnten identifiziert werden, durch die Extremitäten oder andere Strukturen betroffen sind (▶ Tab. 11.1). Die Rolle der *HOX*-Gene bei der Entwicklung der Extremitäten lässt sich anhand zweier abnormer Phänotypen illustrieren, die durch Mutationen in *HOX*-Genen entstehen:

- Eine Mutation in HOXA13 führt zum **Hand-Fuß-Genital-Syndrom**, das durch die Fusion der Metakarpalknochen und kleine, kurze Finger charakterisiert ist. Betroffene Mädchen weisen häufig teilweise (Uterus bicornis) oder vollständig (Uterus didelphis) getrennte Uterushörner auf, in Verbindung mit Anomalien der Urethralöffnung. Bei betroffenen männlichen Kindern kann eine Hypospadie auftreten. Die Defekte in der Genitalregion kommen durch die wichtige Funktion des Gens *HOXA13* bei der Entwicklung der Kloake zum Sinus urogenitalis und Analkanal zustande (Kap. 17).

- Eine Mutation im HOXD13 führt zu einer Kombination von Syndaktylie und Polydaktylie, zur **Synpolydaktylie**.

Mutationen in ***TBX5*** (Chromosom 12q24.1) führen zum **Holt-Oram-Syndrom**, das mit Veränderungen der oberen Gliedmaßen und mit Herzdefekten einhergeht und daher in Einklang mit der Expression von TBX5 in den Armanlagen und im Herzen ist. Alle Arten von Extremitätendefekten des Arms sind beobachtet worden, einschließlich Fehlen von Fingern, Polydaktylie, Syndaktylie, fehlender Radius und Hypoplasie jedes der knöchernen Elemente. Die Herzdefekte umfassen Vorhof- und Ventrikelseptumdefekte sowie Anomalien des Reizleitungssystems.

Osteogenesis imperfecta ist durch Verkürzung, Krümmung und unvollständige Mineralisierung der langen Röhrenknochen der Extremitäten gekennzeichnet, was zu Frakturen führen kann (▶ Abb. 13.9). Außerdem haben die Betroffenen blaue Skleren. Es gibt verschiedene Typen der Osteogenesis imperfecta, die von einer leicht erhöhten Frakturhäufigkeit bis hin zu einer schweren Form, die im Neugeborenenalter zum Tod führt, reichen. In den meisten Fällen sind dominante Mutationen in den Genen ***COL1A1*** oder ***COL1A2***, die in die Produktion von Typ-I-Kollagen involviert sind, Ursache dieser Anomalien.

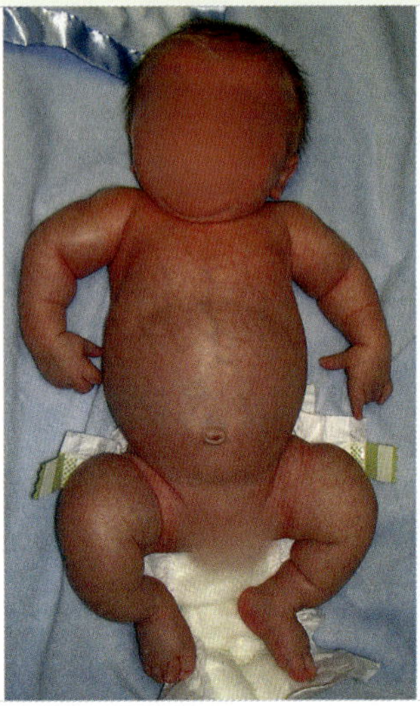

Abb. 13.9 Neugeborenes mit Osteogenesis imperfecta. Auffällig sind die Kürze und Krümmung der Gliedmaßen.

Das **Marfan-Syndrom** wird durch eine Mutation des **Fibrillin-Gens *FBN1*** hervorgerufen, das auf Chromosom 15q21 liegt. Betroffene Individuen sind meist groß und hager mit langen dünnen Gliedmaßen und einem länglichen, schmalen Gesicht. Weitere Merkmale umfassen Defekte des Brustbeins (Pectus excavatum sive carinatum), übermäßige Beweglichkeit der Gelenke, Dilatation bzw. Dissektion der aufsteigenden Aorta und Dislokation der Augenlinse.

Arthrogryposis oder **angeborene Gelenkkontrakturen** (▶ Abb. 13.10) betreffen meist mehrere Gelenke und können durch neurologische Defekte hervorgerufen werden (Verlust motorischer Vorderhornzellen, Meningomyelozele) sowie durch Muskelanomalien (Myopathien, fehlende Muskelanlagen), Probleme der Gelenke und angrenzender Gewebe (Synostosen, abnorme Entwicklung), mehrere Feten bzw. räumliche Enge (Mehrlingsschwangerschaften, Oligohydramnion.)

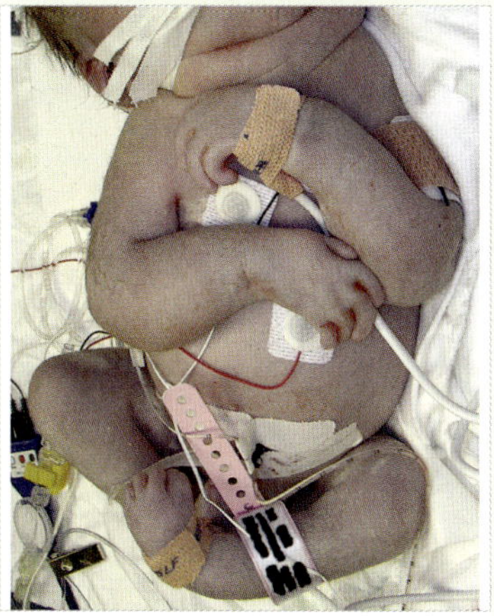

Abb. 13.10 Neugeborenes mit Arthrogrypose (angeborenen Gelenkkontrakturen).

Das **kongenitale Fehlen des Radius** (**Radiusaplasie**) ist in der Regel eine genetisch bedingte Fehlbildung, die in Syndromen auftritt, z. B. dem **Kraniosynostosis-Radiusaplasie-Syndrom** (**Baller-Gerold-Syndrom**). Diese Individuen zeigen eine Synostose einer oder mehrerer Schädelnähte, fehlenden Radius und andere Defekte.

Amnionstränge können zu ringförmigen Einschnürungen an den Extremitäten bis hin zur Amputation führen (▸ Abb. 13.11). Ihre Ursache ist noch unklar. Eine Hypothese ist, dass sich das Amnion an fehlgebildete Strukturen anlegt, eine andere, dass Zugfalten sich im Amnion ablösen und um die Glieder des Fetus schlingen.

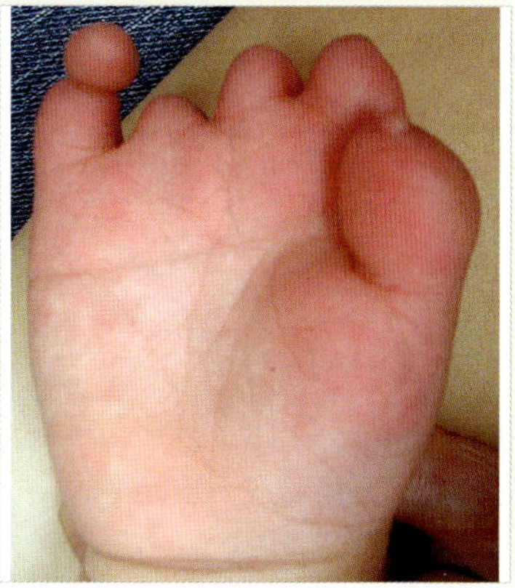

Abb. 13.11 Amputationen von Phalangen durch Amnionstränge.

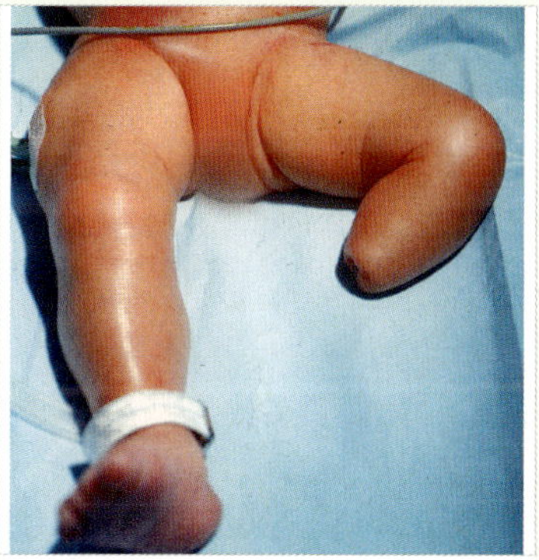

Abb. 13.12 Transversaler Reduktionsdefekt einer Gliedmaße. Ursache ist möglicherweise eine Störung der AER-Funktion.

Transversale Reduktionsdefekte sind Gliedmaßendefekte, bei denen die proximalen Strukturen intakt sind, die Strukturen distal von einer quer verlaufenden Ebene jedoch teilweise oder völlig fehlen (▸ Abb. 13.12). Die Defekte können möglicherweise auf Störungen der Signalfunktion der apikalen ektodermalen Randleiste (AER) zurückgeführt werden oder durch Perfusionsstörungen der Blutgefäße wie Verengungen oder Thrombosen verursacht worden sein.

Die **kongenitale Hüftgelenkluxation** kommt bei Mädchen gehäuft vor. Meist besteht eine erbliche Belastung. Es handelt sich um eine Hypoplasie oder verspätete Ausbildung des Pfannendachs und des Hüftgelenkkopfes bei schlaffer Gelenkkapsel. Die Diagnose bei oder kurz nach der Geburt ist wichtig, da eine sofortige Behandlung (Spreizhöschen) die Ausbildung der Luxation verhindern kann.

Alles klar?

1. Warum muss beim Vorliegen einer Radiusaplasie oder von Fingerdefekten, wie Fehlen eines Daumens oder Polydaktylie, nach weiteren Fehlbildungen gesucht werden?

14 Kardiovaskuläres System

14.1 Überblick

Herz

Ungefähr am 16. Tag wandern **Vorläuferzellen des Herzens** durch den Primitivstreifen bis in kranial von den Neuralfalten gelegene Bereiche, um sich dort zu einer hufeisenförmigen Region im viszeralen Blatt der Seitenplatten anzuordnen. So entsteht das **primäre Herzfeld (PHF,** ▶ Abb. 14.1).

Während die Zellen migrieren, werden sie durch den Lateralitätssignalweg (▶ Abb. 14.2) hinsichtlich ihrer Seitenzugehörigkeit und ihrer regionalen Identität (Atrien, linker Ventrikel und Teile des rechten Ventrikels) spezifiziert (▶ Abb. 14.1a). Die übrigen Abschnitte des Herzens, die einen Teil des rechten Ventrikels, den Conus cordis und den Truncus arteriosus (die Ausflussbahn) umfassen, entstammen Zellen des **sekundären Herzfeldes (SHF,** ▶ Abb. 14.3). Das SHF befindet sich in der Splanchnopleura nahe dem Boden des hinteren Pharynx und wird durch die Neuralleistenzellen reguliert, die durch die Schlundbögen in diese Region einwandern (▶ Abb. 14.3, ▶ Abb. 14.23). Störungen im Lateralitätssignalweg führen zu diversen Typen von Herzdefekten, während Störungen im SHF in Fehlbildungen der Herzausflussbahn resultieren, einschließlich Transposition der großen Arterien, Pulmonalstenose, DORV etc.

Die Induktion der kardiogenen Region wird durch das vordere Entoderm initiiert, das die Herzprogenitorzellen unterlagert. Dadurch entstehen aus ihnen Herzmuskelzellen und Blutgefäße. Das Entoderm bildet **BMP4**, das zusammen mit ***WNT*-Inhibitoren** die Expression des Schlüsselgens der Herzentwicklung, ***NKX2.5***, induziert. Einige Zellen des PHF werden zu Endothelzellen und ordnen sich zu einem hufeisenförmigen Schlauch an, die anderen entwickeln sich zu Herzmuskelzellen, die den endothelialen Schlauch umgeben. Bis zum 22. Entwicklungstag werden die Enden des Hufeisens durch die seitlichen Körperfalten in der ventralen Mittellinie zusammengeführt (▶ Abb. 14.4), wo sie bis auf die kaudalen (atrialen) Abschnitte miteinander zu einem gemeinsamen, leicht gekrümmten Herzschlauch verschmelzen (▶ Abb. 14.6). Dieser besteht aus einem inneren endokardialen Schlauch, der von einem myokardialen Mantel umgeben wird (▶ Abb. 14.4c). Während der 4. Woche entwickelt sich daraus eine **Herzschleife.** Durch diesen Vorgang nähern Einstrombahn und Ausflussbahn des Herzens einander an, und das Herz nimmt seine normale Lage im linken Thorax ein, wobei die Vorhöfe hinten und die Kammern weiter vorn zu liegen kommen. Wenn die korrekte Herzschleifenbildung unterbleibt, kann es zur Dextrokardie kommen, d. h. das Herz liegt auf der rechten Seite. Dextrokardie kann auch zu einem früheren Zeitpunkt durch Defekte bei der Etablierung der Lateralität hervorgerufen werden.

Bei der **Septumbildung im Vorhof** wächst das **Septum primum** als sichelförmige Leiste vom Dach des Vorhofs herab und unterteilt den Vorhof, lässt dabei jedoch eine Öffnung, das **Ostium primum**, zwischen beiden Seiten bestehen (▶ Abb. 14.14). Wenn das Ostium primum durch die Fusion des Septum primum mit dem Endokardkissen zuwächst, entsteht durch Zelluntergang im Septum primum

14

das **Ostium secundum**. Schließlich bildet sich das Septum secundum, das zwischen den Vorhöfen jedoch die Öffnung des **Foramen ovale** bestehen lässt. Wenn bei der **Geburt** der Druck im linken Vorhof ansteigt, werden die beiden Septen gegeneinander gedrückt und verschließen die Öffnung im Vorhofseptum. Die Defekte im Vorhofseptum zeigen eine Variation vom vollständigen Fehlen (▸ Abb. 14.18) bis zur unbedeutenden **Sondendurchgängigkeit** des Foramen ovale.

Der **Atrioventrikularkanal** ist von vier Endokardkissen umgeben. Die Verschmelzung des vorderen (oberen) und hinteren (unteren) Kissens unterteilt die Öffnung in ein rechtes und ein linkes Atrioventrikularostium. Die Endokardkissen wandeln sich bindegewebig um und werden zu den Mitralklappen auf der linken und den Trikuspidalklappen auf der rechten Seite (▸ Abb. 14.16). Die Persistenz eines ungeteilten Atrioventrikularkanals (▸ Abb. 14.19) und Fehlbildungen der Segelklappen gehen auf ein abnormes Endokardkissengewebe zurück.

Septumbildung in den Ventrikeln

Das Septum zwischen den Ventrikeln **(Septum interventriculare)** besteht aus einem dicken muskulären und einem dünnen membranösen Abschnitt (▸ Abb. 14.21b). Das membranöse Septum entsteht aus dem unteren Endokardkissen im Atrioventrikularkanal, dem rechten und dem linken Konuswulst (▸ Abb. 14.22). Häufig verschmelzen die drei Komponenten nicht miteinander, sodass ein offenes Foramen interventriculare bestehen bleibt. Diese Fehlbildung kann isoliert vorkommen, ist jedoch häufig mit anderen kompensatorischen Defekten kombiniert (▸ Abb. 14.25, ▸ Abb. 14.26).

Septumbildung im Bulbus

Der Bulbus gliedert sich in den Trunkus (Truncus aortae und Truncus pulmonalis), den Konus (die Ausflussbahn der Aorta und des Truncus pulmonalis) und den trabekulären Abschnitt des rechten Ventrikels. Die Trunkusregion wird von dem spiraligen **Septum aorticopulmonale** in die beiden Hauptarterien unterteilt. Die Konuswülste unterteilen die Ausflussbahn von Aorta und A. pulmonalis und verschließen zusammen mit Gewebe des unteren Endokardkissens das Foramen interventriculare (▸ Abb. 14.21a). Viele Fehlbildungen, wie die **Transposition der großen Gefäße** und die **Pulmonalatresie,** kommen durch fehlerhafte Unterteilung der Konus-Trunkus-Region zustande. Dabei können **Neuralleistenzellen** beteiligt sein, die zur Bildung der Trunkuswülste beitragen.

Arterien

Der Schlunddarm wird von sechs Aortenbögen (▸ Abb. 14.32b, c) eingefasst, die sich zurückbilden oder in definitive Gefäße umwandeln:

- Der 4. linke Aortenbogen wird zum definitiven Aortenbogen.
- Aus dem 6. Aortenbogen gehen die Pulmonalarterien hervor, die vor der Geburt auf der linken Seite über den Ductus arteriosus mit der absteigenden Aorta verbunden sind.
- Die rechte A. subclavia wird vom proximalen Abschnitt des 4. Aortenbogens und der 7. Intersegmentalarterie gebildet (▸ Abb. 14.32b).

Die häufigsten Fehlbildungen der Aortenbögen sind zum einen offener Ductus arteriosus und Aortenisthmusstenose (▸ Abb. 14.33) und zum anderen persistierender rechter Aortenbogen und abnorme rechte A. subclavia (▸ Abb. 14.34, ▸ Abb. 14.35), die beide Atem- und Schluckbeschwerden verursachen können.

14

Die **Dotterarterien** versorgen ursprünglich den Dottersack und wandeln sich dann in Truncus coeliacus und A. mesenterica superior um. Die Aa. mesentericae inferiores entstehen aus den Nabelarterien. Diese drei Arterien versorgen Vorder-, Mittel- und Enddarm.

Die **Nabelarterien** sind paarig und entspringen aus der A. iliaca communis. Nach der Geburt obliteriert beiderseits der distale Anteil und wird zum Lig. umbilicale medianum, während der proximale Abschnitt als A. iliaca interna und A. vesicalis erhalten bleibt.

Venen

In der Embryonalzeit entwickeln sich drei große Venensysteme:

- die **Dottervenen**, die sich zum System der **V. portae** entwickeln,
- die **Kardinalvenen**, aus denen die obere und untere **V. cava** hervorgehen und
- die **Nabelvenen**, die sich nach der Geburt zurückbilden.

Das komplizierte Vena-cava-System zeichnet sich durch viele Fehlbildungen aus wie die doppelte V. cava inferior oder superior oder eine linke V. cava superior (▸ Abb. 14.41), die ebenfalls mit Lateralitätsstörungen assoziiert sind.

Umstellung des Kreislaufs bei der Geburt

Vor der Geburt wird der Fetus durch den einheitlichen Plazentakreislauf mit Sauerstoff versorgt. Nach der Geburt übernehmen die Lungen den Gasaustausch. Bei der Geburt und in den ersten postnatalen Monaten finden die folgenden Veränderungen statt:

- Der Ductus arteriosus verschließt sich **(Lig. arteriosum)**.
- Das Foramen ovale verschließt sich.
- Die Nabelvene und der Ductus venosus obliterieren **(Lig. teres hepatis** und **Lig. venosum)**.
- Die Nabelarterien obliterieren **(Lig. umbilicale medianum)**.

Lymphatisches System

Die Lymphgefäße entstehen später als die Blutgefäße. Sie gehen aus fünf voneinander unabhängigen Lymphgefäßstämmen hervor: zwei jugulare, zwei iliakale und ein retroperitonealer Stamm sowie aus der Cisterna chyli. Eine Vielzahl von Gefäßen verbindet dann die Stämme und schafft so den Lymphabfluss für die Organsysteme. Schließlich bildet sich der definititve **Ductus thoracicus** durch Anastomosen zwischen rechtem und linkem Ductus thoracicus.

14.2 Entstehung und Musterbildung des primären Herzfeldes

Das Gefäßsystem des menschlichen Embryos entsteht in der Mitte der 3. Woche. In diesem Stadium kann der Embryo seinen Ernährungsbedarf nicht mehr allein durch Diffusion decken.

Die **kardiogenen Vorläuferzellen** liegen im Epiblast unmittelbar neben dem kranialen Ende des Primitivstreifens. Von dort aus wandern sie durch den Primitivstreifen in die Splanchnopleura ein, um dort anterior der Neuralfalten eine hufeisenförmige Zellansammlung zu bilden, das sog. **primäre Herzfeld (PFH)** (▸ Abb. 14.1). Während der Wanderung der Herzprogenitorzellen und der Bildung des PHF zwischen Tag 16 und 18 werden sie zu beiden Seiten von lateral nach medial zu Vorhöfen, linkem und großen Anteilen des rechten Ventrikels spezifiziert (▸ Abb. 14.1a). Das Muster in diesen Zellen entsteht gleichzeitig mit der Etablierung der Rechts-links-Asymmetrie des gesamten Embryos, und der dieser La-

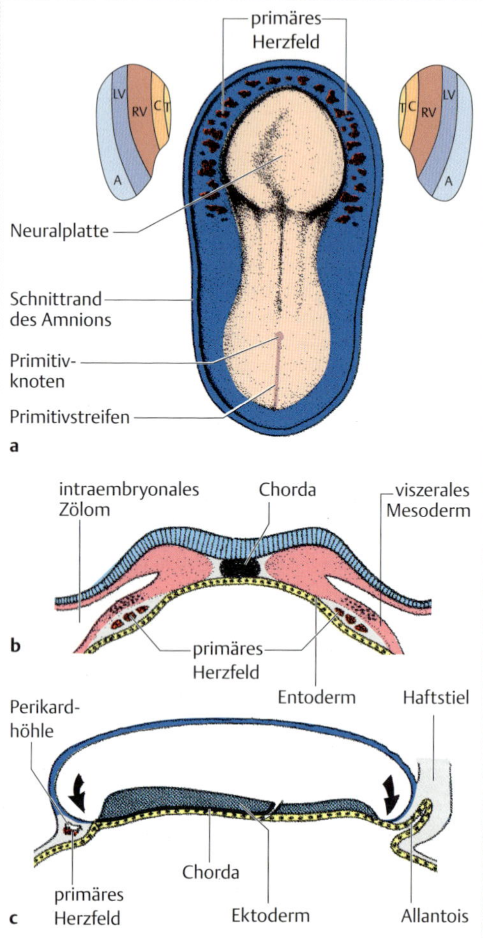

Abb. 14.1 Herzanlage im 18 Tage alten Embryo. **a** Dorsalansicht eines Präsomitenembryos (etwa 18 Tage) nach Entfernung des Amnions. Kardiogene Vorläuferzellen sind gewandert und haben in der Splanchnopleura des Seitenplattenmesoderms das hufeisenförmige primäre Herzfeld (PHF) gebildet. Bei ihrer Wanderung differenzieren sich die PHF-Zellen und bilden rechte und linke Herzanteile sowie Atrien (A), linken Ventrikel (LV) und Teile des rechten Ventrikels (RV). Das zweigeteilte sekundäre Herzfeld (SHF; nicht gezeigt) bildet den Rest des rechten Ventrikels und die Ausflussbahn bestehend aus Conus cordis (C) und Truncus arteriosus (T). **b** Querschnitt: Angiogenetisches Material in der splanchnischen (viszeralen) Mesodermschicht. **c** Der Sagittalschnitt durch einen ähnlich weit entwickelten Embryo zeigt die Lage der Perikardhöhle und des PHF.

teralität zugrundeliegende Signalweg (▸ Abb. 14.2) ist für die normale Herzentwicklung notwendig.

Die restlichen Anteile des Herzens einschließlich eines Teils des rechten Ventrikels und die Ausflussbahn (Conus cordis und Truncus arteriosus) entstammen dem **sekundären Herzfeld (SHF)**. Dieses Zellfeld, das etwas später (Tag 20–21) als das primäre Herzfeld erscheint, befindet sich in der Splanchnopleura ventral vom hinteren Pharynx und ist für das Auswachsen der Herzausflussbahn verantwortlich (▸ Abb. 14.3).

Auch die Zellen des SHF weisen insofern Lateralität auf, als die rechten Zellen zum

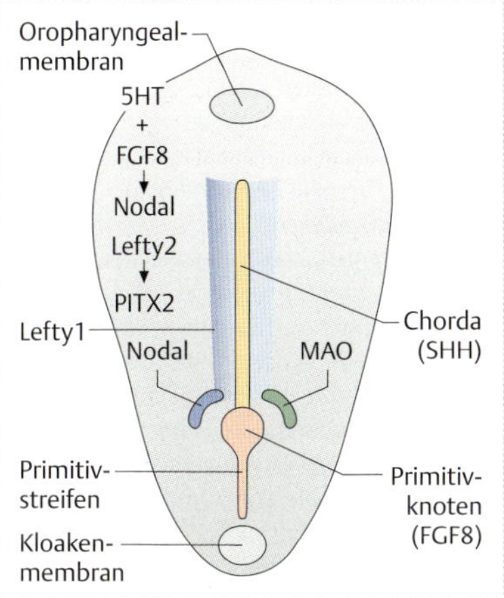

Abb. 14.2 Signalweg zur Etablierung der Lateralität im 16 Tage alten Embryo in Dorsalansicht. Der Signalweg wird im Seitenplattenmesoderm der linken Seite exprimiert und umfasst verschiedene Signalmoleküle einschließlich Serotonin (5HT), die zur Expression des Transkriptionsfaktors PITX2 führen, dessen Gen als Schlüsselgen der Linksseitigkeit angesehen wird. Der Signalweg spezifiziert die linke Körperseite und programmiert die Herzzellen des PHF und SHF. Die rechte Seite wird ebenfalls spezifiziert, doch die verantwortlichen Gene sind noch nicht vollständig identifiziert. Störungen im Signalweg für die linke Seite haben Lateralitätsstörungen zur Folge, einschließlich vieler Herzdefekte.

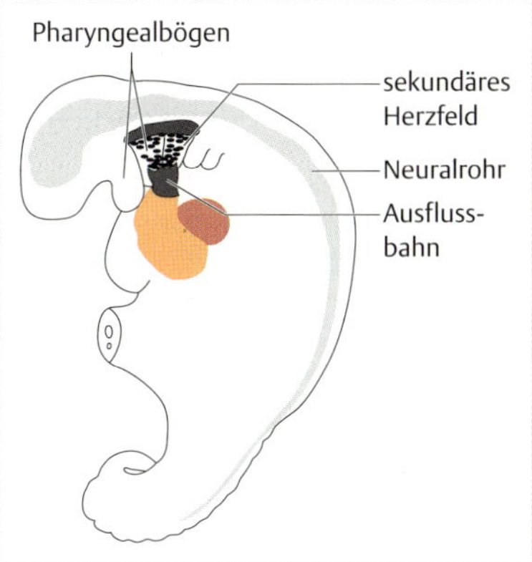

Abb. 14.3 Sekundäres Herzfeld (SHF) in der Splanchnopleura im hinteren Pharynxbereich. Das SHF enthält Zellen für das Auswachsen der Ausflussbahn, wozu ein Teil des rechten Ventrikels sowie der Conus cordis und Truncus arteriosus gehören. Neuralleistenzellen, die aus den kranialen Neuralfalten durch die Pharyngealbögen zum Herzen wandern, regulieren das SHF durch Kontrolle der FGF-Konzentration. Störungen im Bereich des SHF führen zu einer Verkürzung der Ausflussbahn, was Defekte derselben zur Folge hat.

linken Teil der Ausflussbahn und die linken Zellen zum rechten Teil der Ausflussbahn werden. Diese Lateralität wird von denselben Signalen kontrolliert wie die Lateralität im gesamten Embryo (▸ Abb. 14.2). Dadurch wird der spiralförmige Verlauf von Truncus pulmonalis und Aorta verständlich sowie das Entspringen der Aorta aus dem linken Ventrikel und der Pulmonalarterie aus dem rechten Ventrikel gewährleistet.

Sobald Zellen das PHF bilden, werden sie vom darunterliegenden Entoderm des Pharynx induziert, Kardiomyozyten und Blutinseln zu bilden, die durch den Prozess der Vaskulogenese zu Endothelzellen, aber auch zu Blutzellen werden (Kap. 6.3.4). Die Blutinseln bilden einen **hufeisenförmigen Plexus** aus dem der mit Endothel ausgekleidete **Herzschlauch** entsteht. Aus dem über der Herzanlage gelegenen Zölomabschnitt entwickelt sich die **Perikardhöhle** (▸ Abb. 14.1b, c).

Die **dorsalen Aorten** entstehen aus angiogenetischem Material auf beiden Seiten der Chorda und vereinigen sich später zur

Klinischer Bezug

Lateralität und Herzfehlbildungen

Die Etablierung der Lateralität während der Gastrulation (Kap. 5.4) ist für die normale Herzentwicklung unerlässlich, weil dadurch die Spezifizierung der Zellen erfolgt, die zum Aufbau und zur Musterbildung der rechten und linken Seite des Herzens beitragen. Dieser Prozess ist abhängig von einer Signalkaskade, deren Auslösung auf Serotonin (5HT) als Schlüsselmolekül basiert (▶ Abb. 14.2). 5HT ist auf der linken Seite des Embryos angereichert, was zum Teil auf die hohe Konzentration des abbauenden Enzyms, Monoaminooxidase (MAO) auf der rechten Seite nahe dem Primitivknoten zurückgeführt wird. Nodal und FGF sammeln sich auch linksseitig an und vermitteln zusammen mit 5HT Signale, die in der Expression von *PITX2* gipfeln, dem Schlüsselgen der Linksseitigkeit. Auch die rechte Seite wird spezifiziert, doch die dafür verantwortlichen Signale sind weniger gut charakterisiert.

Kardiale Progenitorzellen werden ebenfalls zu diesem Zeitpunkt sowohl hinsichtlich ihres Beitrags zum Herzen als auch hinsichtlich ihrer Links-rechts-Zugehörigkeit durch die Lateralitätskaskade spezifiziert. Deshalb ist diese Phase (Tage 16–18) für die Herzentwicklung kritisch; experimentelle Studien haben gezeigt, dass eine Störung der Lateralitätssignale zu einer Vielzahl von Herzfehlbildungen führt, zu denen Dextrokardie (Rechtsseitigkeit des Herzens), Ventrikelseptumdefekte (VSD), Vorhofseptumdefekte (ASD), Double Outlet Right Ventricle (DORV; sowohl Aorta als auch Lungenarterie verlassen den rechten Ventrikel) und Ausflusstraktdefekte wie z. B. Transposition der großen Gefäße, Pulmonalstenose etc. gehören.

Lateralitätsdefekte des Herzens, wie beispielsweise atrialer und ventrikulärer Isomerismus (Vorhöfe und Kammern sind auf beiden Seiten gleich gestaltet, statt die typischen Seitenunterschiede auszubilden) und Inversionen (Merkmale der Vorhöfe und der Kammern sind miteinander vertauscht), entstehen ebenfalls aufgrund von Störungen bei der Spezifizierung der Rechts- und Linksseitigkeit der Herzvorläuferzellen.

Die Bedeutung der Lateralität bei der normalen Herzentwicklung wurde mit der Rolle von Antidepressiva aus der Klasse der SSRI (selektiven Serotonin-Aufnahme-Inhibitoren) auf ein erhöhtes Auftreten von Herzfehlbildungen in Verbindung gebracht. Diese Verbindungen verändern die 5HT-Konzentration, was zu Störungen im 5HT-Signalweg des Lateralitätssignalwegs führt und Fehlbildungen verursachen kann.

definitiven dorsalen Aorta. Unter dem Einfluss der Pulsationen im Herzschlauch verbinden sich die intraembryonalen Blutinseln zu durchgehenden Gefäßen.

14.3 Entwicklung und Lage des Herzschlauchs

Ursprünglich liegt die kardiogene Region zentral vor der Prächordalplatte und der Neuralplatte (▶ Abb. 6.16a). Mit dem Neuralrohrschluss und der Ausbildung der Gehirnbläschen wächst das ZNS jedoch so stark nach kranial, dass es sich über die kardiogene Zone und die spätere Perikardhöhle hinwegschiebt (▶ Abb. 6.16). Durch das Wachstum der Kopfanlage und die kraniale Abfaltung des Embryos wird die spätere **Rachenmembran** oder **Oropharyngealmembran** nach ventral verlagert, während das Herz und die Perikardhöhle da-

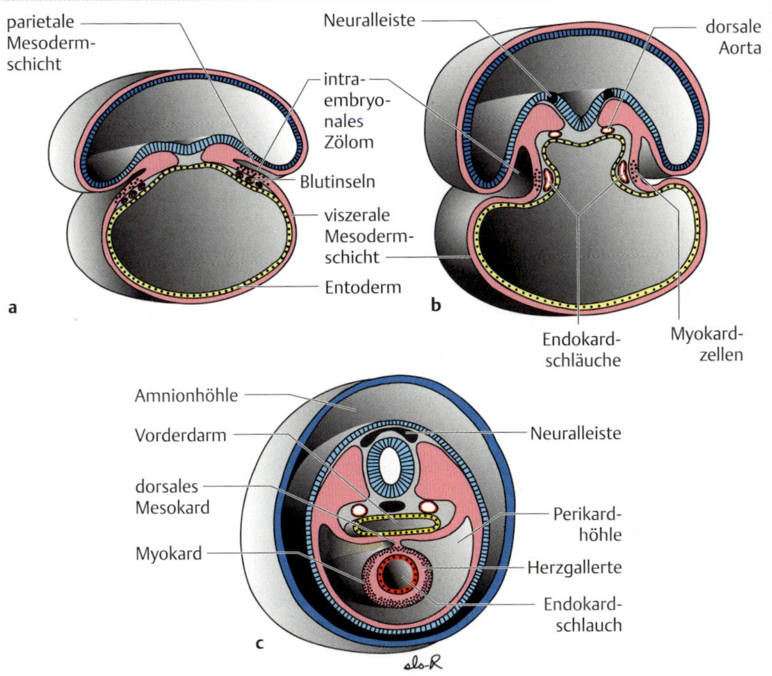

Abb. 14.4 Entwicklung des Herzschlauchs im Verlauf der Abfaltung. Der einheitliche Herzschlauch entsteht aus zwei paarigen Anlagen. **a** Frühes Präsomitenstadium (17 Tage). **b** Spätes Präsomitenstadium (18 Tage). **c** 8-Somiten-Stadium (22 Tage). Die Fusion erfolgt nur im kaudalen Abschnitt des hufeisenförmigen Schlauchs. Die Ausflussbahn und der größte Teil der Kammerregion entstehen durch Ausdehnung und Wachstum des mittleren Abschnitts des Hufeisens.

14

hinter in den Halsbereich des Embryos und später in den Thorax zu liegen kommen.

Der Embryo wächst und bildet nicht nur die Kopffalte aus, sondern faltet sich auch lateral ab (▶ Abb. 14.4, vgl. ▶ Abb. 6.17). Bei der **lateralen Abfaltung** verschmelzen die beiden Endothelrohre in den Schenkeln des hufeisenförmigen kardiogenen Bezirks miteinander. Gleichzeitig verlängert sich die halbmondförmige Herzanlage nach kranial und bildet die spätere Ausflussbahn und die Anlage der Herzventrikel. Auf diese Weise wird die Herzanlage zu einem innen von Endothel ausgekleideten und außen von Myokard umgebenen **Herzschlauch**, der das an seinem kaudalen Ende zusammenfließende venöse Blut durch den 1. Aortenbogen in die dorsale Aorta pumpt (▶ Abb. 14.5).

Der Herzschlauch wölbt sich mehr und mehr in die Perikardhöhle vor. Zunächst ist der Schlauch in der Perikardhöhle an einem **dorsalen Mesokard** aus mesodermalem Gewebe aufgehängt (▶ Abb. 14.4,

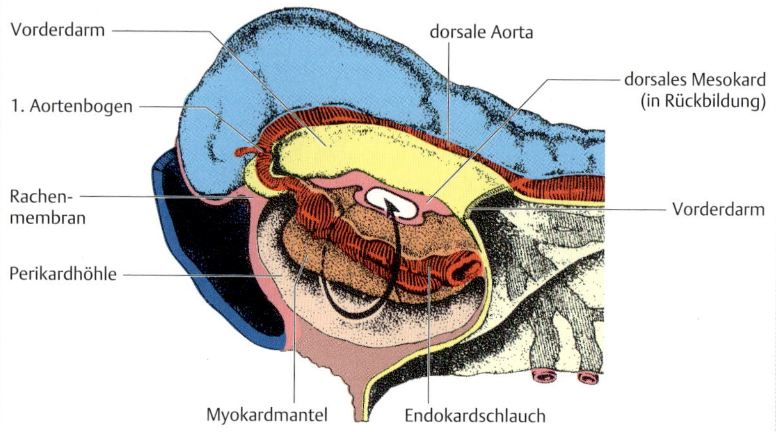

Abb. 14.5 Herzanlage im frühen Somitenstadium. Der Herzschlauch aus Endokard mit der umgebenden Herzwand wölbt sich in die Perikardhöhle vor. Beachte die Rückbildung des dorsalen Mesokards.

▸ Abb. 14.5). Ein ventrales Mesokard ist zu keinem Zeitpunkt vorhanden. In der weiteren Entwicklung verschwindet das dorsale Mesokard, sodass zwischen Einfluss- und Ausflussbahn des Herzens ein **Sinus transversus** entsteht, der beide Seiten der Perikardhöhle miteinander verbindet. Das Herz ist nun nur an der Einfluss- und an der Ausflussbahn in der Perikardhöhle befestigt (▸ Abb. 14.5).

14

Das die Endokardschläuche umgebende Mesoderm bildet das **Myokard** (▸ Abb. 14.4, ▸ Abb. 14.5). Das Myokard scheidet eine hyaluronsäurereiche extrazelluläre Matrix aus, die sich zwischen Myokard und Endothelschlauch schiebt (**Herzgallerte**). Das **Epikard** wird von Mesothelzellen gebildet, die sich aus der Sinus-venosus-Region über das gesamte Herz ausbreiten. Der Herzschlauch besteht somit aus drei Schichten:

- **Endokard**, das die innere Endothelauskleidung des Herzens bildet,
- **Myokard**, der Muskelschicht des Herzens,
- **Epikard** oder **viszeralem Perikard**, das den Herzschlauch von außen bedeckt; aus dem Epikard entstehen auch Endothel und glatte Muskulatur der Koronararterien.

14.4 Bildung der Herzschleife

Der Herzschlauch verlängert sich am kranialen Ende weiter durch Beteiligung von Zellen aus dem sekundären Herzfeld. Dieser Verlängerungsprozess ist für die normale Entwicklung von einem Teil des rechten Ventrikels und der Ausflussbahn des Herzens unerlässlich (Conus cordis und Truncus arteriosus, aus denen Anteile der Aorta und der Pulmonalarterie hervorgehen), sowie für die Schleifenbildung.

Wenn die Verlängerung verhindert wird, treten verschieden Defekte der Ausflussbahn aus, wie z. B. DORV (Aorta und Pulmonalarterie entspringen aus dem rechten Ventrikel), Ventrikelseptumdefekte, Fallot-Tetralogie (▶ Abb. 14.26), Pulmonalatresie (▶ Abb. 14.28), und Pulmonalstenose. Das sekundäre Herzfeld (SHF) wird durch Zellen der Neuralleiste reguliert, die die Konzentration von FGFs in diesem Gebiet kontrollieren, während sie in der Nähe der Zellen des SHF vom Nachhirn aus durch die Schlundbögen wandern, um die Ausflussbahn zu septieren (vgl. ▶ Abb. 14.3 mit ▶ Abb. 14.23).

Während die Ausflussbahn sich verlängert, beginnt sich der Herzschlauch an Tag 23 zu krümmen. Der kraniale Abschnitt des Herzschlauchs krümmt sich nach ventral und kaudal sowie nach rechts (▶ Abb. 14.6b, c), während der kaudale Vorhofabschnitt sich nach dorsokranial und nach links verlagert (▶ Abb. 14.6, ▶ Abb. 14.7a). Durch die Krümmung entsteht die **Herzschleife**. Die Ausbildung der Herzschleife ist am 28. Tag abgeschlossen. Die treibende Kraft sind dabei wahrscheinlich die Zellen des Myokards, die ihre Gestalt aktiv verändern.

Während sich die Herzschleife ausbildet, entstehen lokale Erweiterungen des Herzschlauchs. Der **Vorhofabschnitt** ist ursprünglich eine paarige Anlage außerhalb der Perikardhöhle. Er bildet nun ein **einheitliches Atrium** und wird in die Perikardhöhle einbezogen (▶ Abb. 14.7a). Der Übergang zwischen Vorhofabschnitt und Ventrikelanlage bleibt eng und wird zum **Atrioventrikularkanal**, der das einheitliche Atrium und den embryonalen Ventrikel verbindet (▶ Abb. 14.8).

Aus dem proximalen Abschnitt des **Bulbus cordis** entsteht der trabekuläre Teil des **rechten Ventrikels** (▶ Abb. 14.7b, ▶ Abb. 14.8). Der mittlere Abschnitt des Bulbus, der **Conus cordis**, wird zur Ausflussbahn beider Ventrikel. Der distale Abschnitt des Bulbus, der **Truncus arteriosus**, wird zur Wurzel der aufsteigenden Aorta und der A. pulmonalis (▶ Abb. 14.8). Die Grenze zwischen der Anlage des linken Ventrikels und dem Bulbus cordis (späterer rechter Ventrikel) ist äußerlich als **Sulcus bulboventricularis** sichtbar (▶ Abb. 14.6c). Innen entspricht sie dem **Foramen interventriculare primum** (▶ Abb. 14.8).

Nach Ausbildung der Herzschleife entstehen in dem bisher glattwandigen Herzschlauch in zwei deutlich abgegrenzten Zonen direkt vor und direkt hinter dem **Foramen interventriculare** primitive Trabekel (▶ Abb. 14.8). Der Vorhofabschnitt und der Bulbus in der Ausflussbahn des Herzens behalten zunächst ihre glatte Wand. Der jetzt mit **Trabekeln** versehene **embryonale Ventrikel** wird zum primitiven linken Ventrikel. Das trabekuläre proximale Drittel des **Bulbus cordis** kann bereits als primitiver rechter Ventrikel bezeichnet werden (▶ Abb. 14.8).

Der Konus-Trunkus-Abschnitt des Herzschlauchs liegt ursprünglich rechts in der Perikardhöhle. Er verlagert sich nun nach medial. Die Verlagerung kommt durch die Ausweitung des Vorhofabschnitts zustande, der sich beiderseits des Bulbus cordis vorwölbt (▶ Abb. 14.7b, ▶ Abb. 14.8).

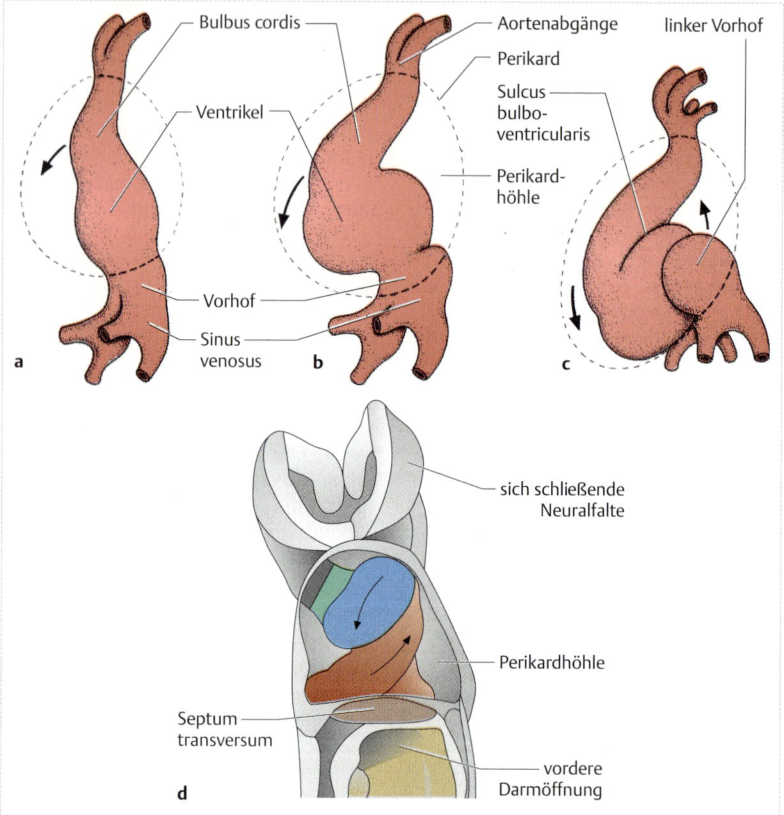

Abb. 14.6 Entwicklung der Herzschleife. a Mit 8 Somiten. **b** Mit 11 Somiten. **c** Mit 16 Somiten. Die gestrichelte Linie zeigt den Verlauf des Perikards. **d** Frontalansicht der Herzschleifenbildung in der Perikardhöhle. Der primitive Ventrikel (blau) wandert nach ventral und nach rechts, während die Vorhofregion (rot) sich nach dorsal und links bewegt.

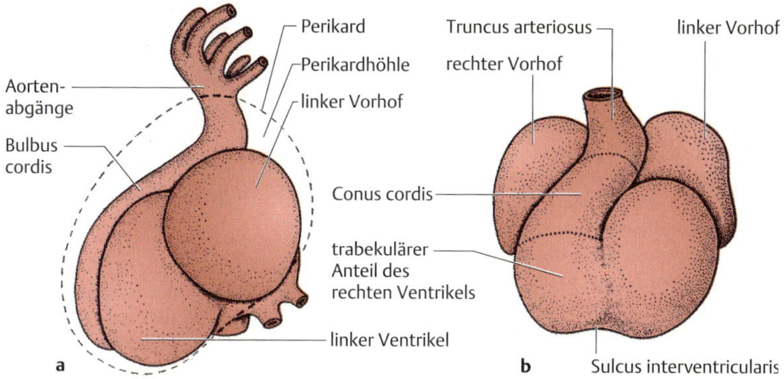

Abb. 14.7 Herz eines 5-mm-Embryos (etwa 28 Tage). **a** Ansicht von links. **b** von frontal. Beachte, dass sich im Bulbus cordis der Truncus arteriosus, der Conus cordis und der trabekuläre Anteil des rechten Ventrikels gegeneinander abgrenzen. Gestrichelte Linie: Perikard.

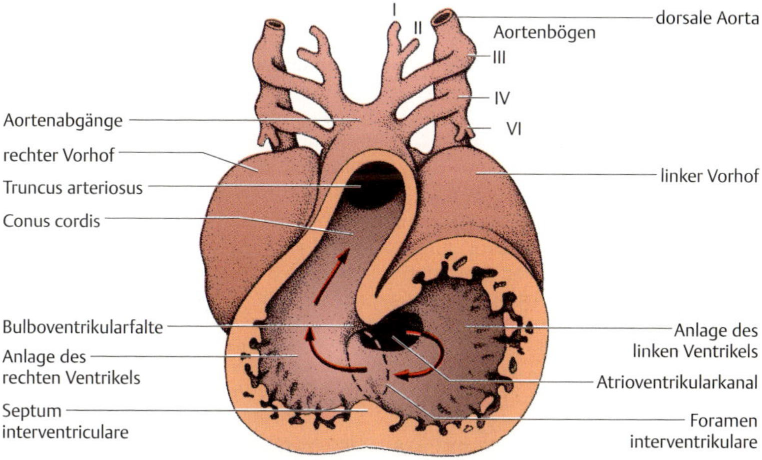

Abb. 14.8 Herz eines 30-Tage-Embryos. Im Frontalschnitt sind das Foramen interventriculare primum und die Einmündung des Vorhofs in den primitiven linken Ventrikel zu sehen. Beachte die Bulboventrikularfalte. Die Pfeile zeigen die Strömungsrichtung des Blutes an.

Klinischer Bezug

Entwicklungsstörungen der Herzschleife

Wenn die primäre Herzschleife nach links anstatt nach rechts gerichtet ist, entsteht eine **Dextrokardie**. Das Herz liegt dann in der rechten Thoraxhälfte. Der Defekt könnte im Rahmen der Gastrulation verursacht werden, wenn die Lateralität etabliert wird, oder etwas später während der Herzschleifenbildung. Dextrokardie geht mit einem **Situs inversus**, d. h. mit einer vollständigen Spiegelung aller asymmetrischen Organe, einher. Alternativ kann er mit **Lateralitätssequenzen** assoziiert sein, bei denen nur die Lage einzelner Organe betroffen ist (Kap. 5).

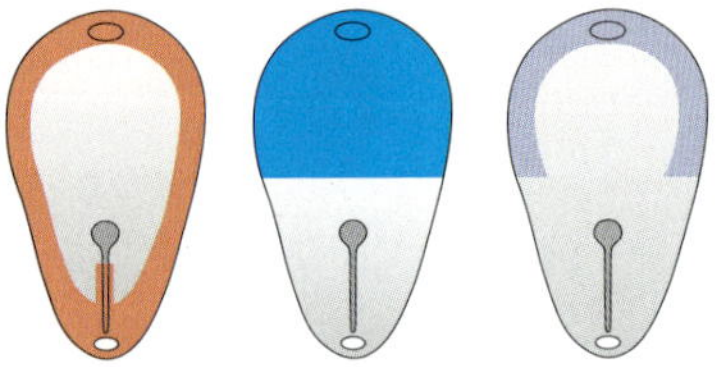

Abb. 14.9 Induktion des Herzfeldes. Die Kombination von BMP aus dem Entoderm und dem Seitenplattenmesoderm mit der Hemmung der WNT-Aktivität durch Crescent in der vorderen Hälfte des Embryos führt zur Expression von *NKX2.5* in der kardiogenen Region des Seitenplattenmesoderms (splanchnische Schicht). *NKX2.5* ist dann für die Induktion der Herzanlage verantwortlich.

14.5 Molekulare Regulation der Herzentwicklung

14

Die kardiogene Zone im viszeralen Mesoderm wird vom darunterliegenden Entoderm induziert. Die Induktion geht mit der Bildung von **BMP2** und **BMP4** im Entoderm und im Seitenplattenmesoderm einher und führt zur Expression des Transkriptionsfaktors **NKX2.5** in der kardiogenen Zone. Die **WNT-Proteine** 3a und 8 aus dem Neuralrohr inhibieren die Herzentwicklung. Das dem kardiogenen Mesoderm direkt anliegende Entoderm bildet daher WNT-Inhibitoren (Crescent und Cerberus). Die Kombination von BMP-Aktivität und WNT-Hemmung induziert die Expression von *NKX2.5*, dem Mastergen für die Herzentwicklung (► Abb. 14.1, ► Abb. 14.9). BMP induziert zusätzlich die Bildung von **FGF8**, das für die Aktivierung herzspezifischer Gene verantwortlich ist.

Sobald sich der Herzschlauch gebildet hat, wird der venöse Teil durch **Retinsäure** (retinoic acid, **RA**) spezifiziert, die aus dem Mesoderm in der Umgebung des zukünftigen Sinus venosus und der Atrien stammt. Nachdem sie RA ausgesetzt waren, exprimieren diese Strukturen das Gen für Retinaldehyd-Dehydrogenase. Dies ermöglicht den Zellen, selbst RA zu bilden, und steuert ihre Entwicklung zu kaudalen Herzabschnitten. In den kranialen Abschnitten (Ventrikel und Ausflussbahn) herrschen niedrigere RA-Konzentrationen, die die Identität dieser Abschnitte bestimmen. Die hohe Bedeutung von RA als Signal in der Herzentwicklung erklärt, weshalb dieses Molekül eine Reihe von Herzdefekten verursachen kann.

NKX2.5 besitzt eine Homöodomäne und ist dem Gen ***tinman*** homolog, das die Herzentwicklung bei *Drosophila* reguliert. Bei der Septenbildung spielt später der

Transkriptionsfaktor **TBX5** eine Rolle. TBX5 besitzt eine DNA-bindende T-Box-Domäne und wird später exprimiert als *NKX2.5*.

Die Bildung der Herzschleife ist von diversen Faktoren abhängig, einschließlich des Lateralitätssignalweges und der Expression des Transkriptionsfaktors **PITX2** in der linken Seitenplatte. PITX2 spielt wahrscheinlich während der Entwicklung der Herzschleife bei der Ablagerung von extrazellulärer Matrix eine Rolle. NKX2.5 induziert die Transkriptionsfaktoren **HAND1** und **HAND2** im embryonalen Herzschlauch. Die Expression von HAND1 und HAND2 beschränkt sich später auf den prospektiven linken bzw. rechten Ventrikel. Beide Transkriptionsfaktoren sind an der Bildung der Herzschleife und später an der Expansion und Differenzierung der Ventrikel beteiligt.

14.6 Entwicklung des Sinus venosus

In der 4. Woche erhält der **Sinus venosus** venöses Blut aus dem **rechten** und dem **linken Sinushorn** (▸ Abb. 14.10a). In jedes Horn münden drei große Venen ein (vgl. ▸ Abb. 14.30):

- Dottervene
- Nabelvene
- Stamm der Kardinalvenen

Ursprünglich besteht eine weite Verbindung zwischen Sinus und Vorhofabschnitt.

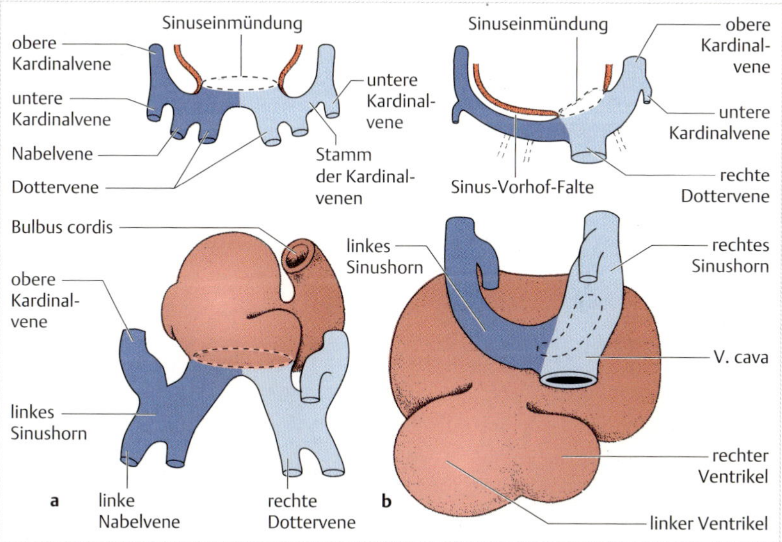

Abb. 14.10 Entwicklung des Sinus venosus (Dorsalansicht). Die gestrichelte Linie zeigt die Einmündung des Sinus in den Vorhof an. Die Verlagerung der Einflussbahn nach dorsal und kranial ist innerhalb des Herzens mit einer Verlagerung der Einmündung des Sinus in den Vorhof nach rechts verbunden. **a** Mit 18 Somiten (etwa 24 Tage). **b** Mit etwa 35 Tagen (vgl. ▸ Abb. 14.11, ▸ Abb. 14.30).

Die Eintrittsstelle des Sinus verlagert sich jedoch bald nach rechts (▶ Abb. 14.10b). Die Verlagerung wird primär durch die Verlagerung des Blutstroms nach rechts hervorgerufen (Links-rechts-Shunt), die im embryonalen Venensystem in der 4. und 5. Woche stattfindet.

Mit der Obliteration der rechten Nabelvene und der linken Dottervene in der 5. Woche verliert das linke Sinushorn schnell an Bedeutung (▶ Abb. 14.10b). Wenn sich schließlich der linke Stamm der Kardinalvenen in der 10. Woche zurückbildet, bleiben vom linken Sinushorn nur noch die **V. obliqua des linken Vorhofs** und der **Sinus coronarius** zurück (▶ Abb. 14.11).

Durch den Shunt des Blutstroms von links nach rechts vergrößern sich das rechte Sinushorn und die rechten Venen beträchtlich. Das rechte Sinushorn bildet nun die einzige Verbindung zwischen dem ursprünlichen Sinus venosus und dem Vorhofabschnitt. Es wird in den rechten Vorhof einbezogen und bildet den glatten Venenwandabschnitt des rechten Vorhofs (▶ Abb. 14.12). Die **Einmündung des Sinus in den Vorhof** wird von einer rechten und linken Venenklappe eingerahmt (▶ Abb. 14.12a). Dorsokranial verschmelzen die Venenklappen zu einer Leiste, die als **Septum spurium** bezeichnet wird. Ursprünglich sind die Klappen gut ausgebildet. Beim Einbeziehen des rechten Sinushorns in die Wand des Vorhofs verschmelzen die linke Venenklappe und das Septum spurium jedoch mit dem sich entwickelnden Vorhofseptum (▶ Abb. 14.12b). Der obere Abschnitt der rechten Venenklappe verschwindet vollständig. Aus dem unteren Abschnitt entstehen zwei Gebilde: die **Klappe der V. cava inferior** und die **Klappe des Sinus coronarius** (▶ Abb. 14.12b). Die **Crista terminalis** bildet die Grenze zwischen dem ursprünglich trabekulären Teil des rechten Vorhofs und dem glatten Wandabschnitt, der aus dem rechten Sinushorn hervorgegangen ist.

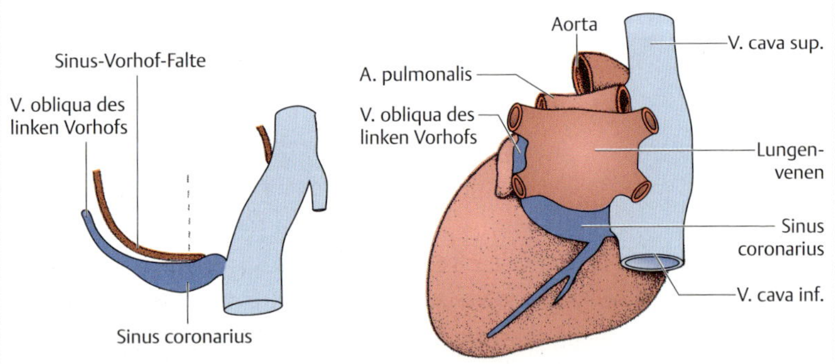

Abb. 14.11 Definitive Lage des Sinus coronarius und der großen Venen.

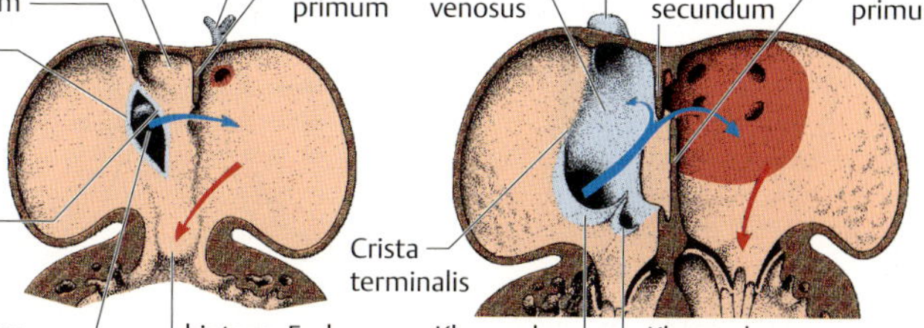

Abb. 14.12 Einbeziehung der Venen und Septenbildung im Vorhof. Frontalschnitt durch das Herz in Höhe des Atrioventrikularkanals, gesehen von ventral. **a** Situation mit 5 Wochen. **b** Verhältnisse in der Fetalzeit und Einbeziehung der Venenwandabschnitte in den rechten und linken Vorhof: Auf der rechten Seite wird das rechte Sinushorn (blau) und auf der linken Seite der Stamm der Lungenvenen (rot) in die Vorhofwand einbezogen. Die Pfeile zeigen die Blutströmung an.

14.7 Entwicklung der Herzsepten

Die Herzscheidewände entwickeln sich zwischen dem 27. und 37. Entwicklungstag. In diesem Zeitraum nimmt die Länge des Embryos von 5 mm auf etwa 16–17 mm zu. Bevor die Bildung der einzelnen Scheidewände beschrieben wird, sollen die beiden Möglichkeiten, durch die eine Unterteilung des Herzens erreicht werden kann, dargestellt werden:

1. Zwei Gewebekissen (**Endokardkissen**) können als Leisten oder Wülste aufeinanderzuwachsen, bis sie miteinander verschmelzen und dadurch einen Teil des Herzschlauchs in zwei getrennte Räume unterteilen (▸ Abb. 14.13a, b). Die Gewebekissen entstehen durch Vermehrung des Mesenchyms unter dem Endothel. Ein derartiges Septum muss nicht immer von zwei einander gegenüberliegenden Leisten ausgehen, sondern kann auch aus einem einzelnen Wulst entstehen (▸ Abb. 14.13c).

Die Bildung von Endokardkissen geht mit der Synthese und Ablagerung von Interzellularsubstanz und mit Zellproliferation einher. Endokardkissen entwickeln sich im Atrioventrikularkanal und in der Ausflussbahn von Konus und Trunkus. Sie tragen zur Bildung des **Vorhof**- und **Kammerseptums** (membranöser Teil) bei und sind für die Unterteilung des **Atrioventrikularkanals** sowie die Unterteilung der Ausflussbahn in **Aorta** und **A. pulmonalis** verantwortlich.

Wegen ihrer Schlüsselfunktion können Abweichungen in der Endokardkissenbildung Herzdefekte verursachen, wie Vorhof- und Kammerseptumdefekte (ventricular septal defects, VSD) und Fehlbildungen, die die **großen Gefäße** betreffen (z. B. **Transposition der großen Gefäße**, **gemeinsamer Truncus arteriosus** und **Fallot-Tetralogie**).

2. Die andere Möglichkeit für die Anlage eines Septums ist das **unterschiedliche Wachstum benachbarter Abschnitte des Herzens**. Wenn zwei Bereiche sich stark

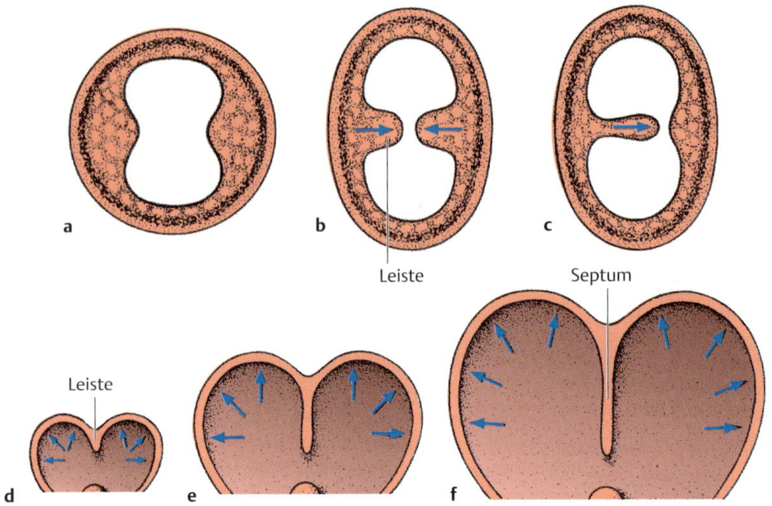

Abb. 14.13 Mechanismen der Septumbildung. a, b Septumbildung durch zwei Gewebeleisten, die miteinander verschmelzen. **c** Das Septum kann auch von einer einzelnen Leiste gebildet werden. **d–f** Septumbildung durch Verschmelzung von aufeinanderliegenden Wandabschnitten in Verbindung mit der Expansion benachbarter Herzabschnitte. Die ursprüngliche Öffnung bleibt zunächst noch erhalten.

ausdehnen, während ein schmaler Streifen zwischen ihnen nicht mitwächst, entsteht eine Unterteilung (► Abb. 14.13d–f). Die Wände der sich ausweitenden Abschnitte legen sich aneinander und können verschmelzen. Die verschmolzenen Wandabschnitte bilden ein Septum, das jedoch nicht zu einer vollständigen Trennung führt (► Abb. 14.13f). Die verbleibende Durchtrittsöffnung kann sekundär durch Proliferation geschlossen werden. Diese Art der Septumbildung erfolgt bei der Unterteilung der Vorhöfe und Kammern.

14.7.1 Entwicklung der Septen im Vorhof

Gegen Ende der 4. Woche wächst das Septum primum (► Abb. 14.12, ► Abb. 14.14) vom Dach des noch ungeteilten Vorhofs sichelförmig auf die Endokardkissen im **Atrioventrikularkanal** herab. Der verbleibende Durchgang heißt Foramen primum oder **Ostium primum** (► Abb. 14.14). Das Ostium primum wird durch die Verschmelzung des Septum primum mit den Endokardkissen in der Atrioventrikularebene verschlossen (► Abb. 14.14). Kurz vor dem vollständigen Verschluss des Ostium primum entstehen oben im Septum primum Perforationen, die miteinander verschmelzen und so den Blutstrom aus der V. cava

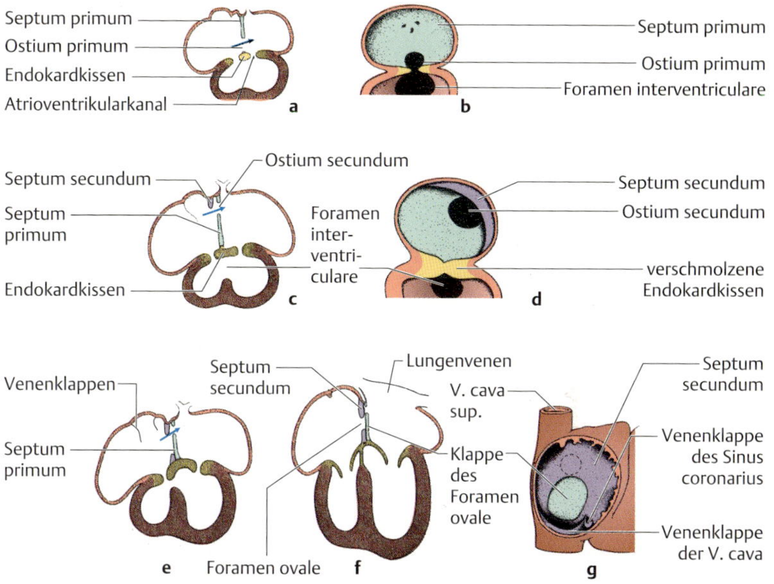

Abb. 14.14 Entstehung des Foramen ovale. **a** Etwa 30 Tage (6 mm). **b** Wie **a**, jedoch in der Ansicht von rechts. **c** Etwa 33 Tage (9 mm). **d** Gleiches Stadium wie **c** in der Ansicht von rechts. **e** Etwa 37 Tage (14 mm). **f** Beim Neugeborenen. **g** Ansicht des Vorhofseptums beim Neugeborenen von rechts. Die Pfeile zeigen den Blutstrom aus dem rechten in den linken Vorhof an.

inferior in den linken Vorhof weiterhin ermöglichen. Das Loch im Septum primum heißt Foramen secundum oder **Ostium secundum** und entsteht durch **Apoptose** im oberen Abschnitt des Septum primum (▶ Abb. 14.14).

Mit der Ausweitung des rechten Vorhofs, die durch die Einbeziehung des rechten Sinushorns entsteht, bildet sich eine neue sichelförmige Falte. Das **Septum secundum** schiebt sich ebenfalls vom Vorhofdach ausgehend rechts vom Septum primum kulissenartig über das Ostium secundum (▶ Abb. 14.12b). Es wächst nicht ganz bis zur Atrioventrikularebene vor, sondern lässt an seinem unteren sichelförmigen Rand das **Foramen ovale** frei (▶ Abb. 14.14). Der Blutstrom aus der V. cava inferior kann daher weiterhin durch das Foramen ovale und das Ostium secundum in den linken Vorhof gelangen (*Pfeile* in ▶ Abb. 14.12b und ▶ Abb. 14.14). Der untere Rand des Septum primum bleibt als **Klappe des Foramen ovale** erhalten.

Wenn **nach der Geburt** der Lungenkreislauf einsetzt und damit der Druck im linken Vorhof steigt, wird die untere Kante des Septum primum gegen das Septum secundum gepresst. Dadurch wird das Foramen ovale verschlossen, und der rechte und linke Vorhof werden voneinander getrennt (▶ Abb. 14.14g).

Bei etwa 20 % der Neugeborenen erfolgt keine vollständige Verschmelzung der beiden Septen. Im Vorhofseptum bleibt eine schräg verlaufende schmale Spaltöffnung zurück. Man spricht von einer **Sondendurchgängigkeit** des Foramen ovale. Das Foramen ist funktionell verschlossen, und es entsteht kein intrakardialer Shunt.

▸ **Weitere Entwicklung der Vorhöfe.** Während sich der rechte Vorhof durch die Einbeziehung des rechten Sinushorns erweitert, dehnt sich auch der linke Vorhof in entsprechender Weise aus. Zunächst bildet sich eine einzelne embryonale **Lungenvene**. Sie sprosst aus der Hinterwand des linken Vorhofs, links vom Septum primum aus (▸ Abb. 14.12a). Diese Vene gewinnt Anschluss an die Venen der sich entwickelnden Lungenknospen. In der weiteren Entwicklung werden die Lungenvene und ihre Äste in den linken Vorhof einbezogen und bilden den **glattwandigen Abschnitt** des definitiven linken Vorhofs. Die Einbeziehung des Lungenvenenstamms führt dazu, dass schließlich vier Hauptäste als die vier Lungenvenen in den Vorhof einmünden (▸ Abb. 14.12b).

Im definitiven Herzen ist der ursprüngliche embryonale linke Vorhof nur noch durch das mit Trabekeln ausgekleidete **Herzohr** repräsentiert, während der glattwandige Anteil auf die Einbeziehung der Lungenvene zurückgeht (▸ Abb. 14.12b). Auf der rechten Seite wird der embryonale Vorhof ebenfalls zum mit Muskeltrabekeln ausgekleideten Herzohr, während der glattwandige Abschnitt vom rechten Sinushorn des Sinus venosus abstammt.

14.7.2 Unterteilung des Atrioventrikularkanals

Der **Atrioventrikularkanal** ist der eng gebliebene Teil des Herzschlauchs zwischen dem Vorhof- und dem Kammerabschnitt. Bei der Ausbildung der Herzschleife wird er mit der Einflussbahn nach kranial und dorsal verlagert und liegt dann in einer etwas nach vorn geneigten Frontalebene hinter und über dem Ventrikelabschnitt (▸ Abb. 14.8).

Am Ende der 4. Woche entwickeln sich ein anteriores (vorderes) und ein posteriores (hinteres) **Endokardkissen im Atrioventrikularkanal** (▸ Abb. 14.15). Zunächst öffnet sich der Atrioventrikularkanal nur in den primitiven linken Ventrikel und ist vom Bulbus cordis durch die **Bulboventrikularfalte** getrennt (▸ Abb. 14.8). Während der Unterteilung des Atrioventrikularkanals muss sich die Spitze der Bulboventrikularfalte zurückbilden, damit der Blutstrom aus den Vorhöfen auch direkt in den primitiven rechten Ventrikel (den pro-

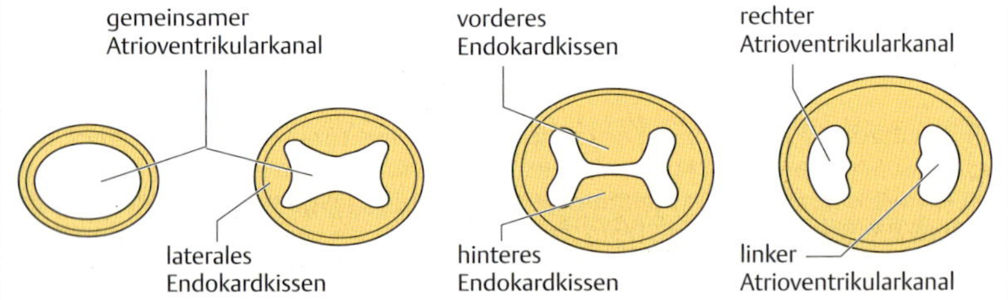

Abb. 14.15 Unterteilung des Atrioventrikularkanals. In der Reihenfolge von links nach rechts mit 23, 26, 31 und 35 Tagen.

ximalen Abschnitt des Bulbus cordis) gelangen kann. Gegen Ende der 5. Woche reicht der hintere Ausläufer der Falte gerade bis zur Mitte der Ansatzfläche des vorderen Endokardkissens und ragt sehr viel weniger vor als im vorhergehenden Stadium (▸ Abb. 14.16). Da sich der Atrioventrikularkanal gleichzeitig nach rechts ausweitet, besitzt der aus dem Vorhofbereich eintretende Blutstrom einen direkten Zugang zum primitiven linken und rechten Ventrikel.

Zusätzlich zu den anterioren (vorderen) und posterioren (hinteren) Endokardkissen treten am rechten und linken Rand des Kanals **laterale Atrioventrikularkissen** auf (▸ Abb. 14.15, ▸ Abb. 14.16). Anteriores und posteriores Kissen wölben sich inzwischen weiter in das Lumen vor, verschmelzen miteinander und führen gegen Ende der 5. woche zu einer vollständigen Unterteilung des Kanals in ein rechtes und ein linkes Ostium.

▸ **Atrioventrikularklappen.** Nachdem durch die Verschmelzung der Endokardkissen der Atrioventrikularkanal in ein rechtes und linkes Ostium unterteilt worden ist, kommt es zu lokalisierten Mesenchymproliferationen um jedes Ostium herum (▸ Abb. 14.17a). Anschließend werden diese Mesenchympolster auf der Ventrikelseite ausgehöhlt, sodass die neu gebildeten Klappen nur noch durch Muskelstränge mit der Ventrikelwand verbunden sind (▸ Abb. 14.17b). Schließlich degeneriert das Muskelgewebe in den Strängen auf der Ventrikelseite der Klappen und wird durch dichtes Bindegewebe ersetzt. Die Klappen bestehen dann aus von Endokard überzogenem Bindegewebe und sind durch die **Chordae tendineae** über die aus verdickten Trabekeln bestehenden **Papillarmus-**

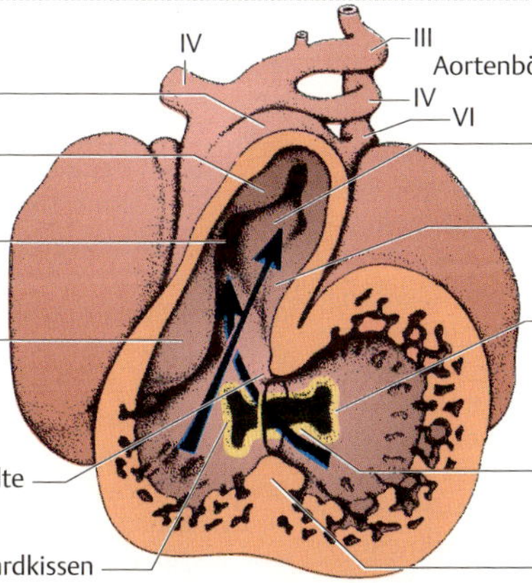

Abb. 14.16 Endokardkissen und Trunkus-Konus-Wülste beim 35 Tage alten Embryo (Frontalschnitt). In diesem Stadium fließt das Blut aus dem Vorhof sowohl in den linken als auch in den rechten Ventrikel. Beachte die Entwicklung der Endokardkissen im Atrioventrikularkanal. Die Blutströme aus dem rechten und linken Ventrikel (Pfeile) werden in der Ausflussbahn von den Trunkus- und Konuswülsten getrennt. Der Ring deutet das noch offene Foramen interventriculare an.

14

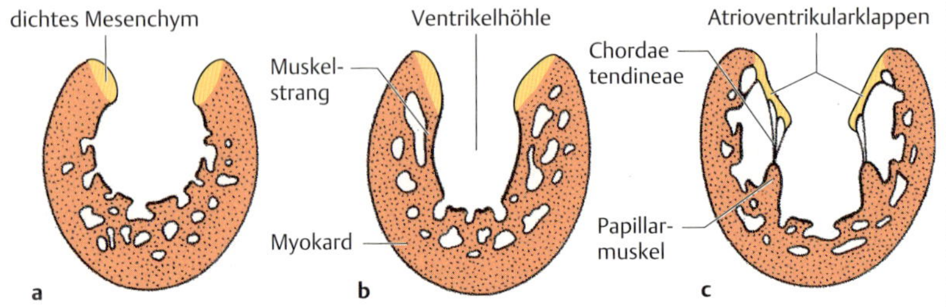

Abb. 14.17 Entwicklung der Atrioventrikularklappen. Die Klappen werden von der Ventrikelseite her ausgehöhlt, bleiben jedoch mit der Ventrikelwand über die Chordae tendineae verbunden.

keln in der Ventrikelwand befestigt (▶ Abb. 14.17c). Auf diese Weise bilden sich im linken Ostium atrioventriculare zwei Klappensegel (**Bikuspidal**- oder **Mitralklappe**) und auf der rechten Seite drei Klappensegel (**Trikuspidalklappe**) aus.

Klinischer Bezug

Entwicklungsstörungen des Herzens

Das Herz und die großen Gefäße sind das am häufigsten von Fehlentwicklungen betroffene Organsystem. Entwicklungsstörungen des Herzens und der großen Gefäße machen etwa 1 % aller Fehlbildungen beim Neugeborenen und etwa 10-mal so viel bei den Totgeburten aus. Schätzungen zufolge haben etwa 12 % der Babys mit angeborenen Herzdefekten chromosomale Störungen, und umgekehrt haben 33 % der Neugeborenen mit chromosomalen Störungen Herzfehler. Bei einigen genetischen Störungen, z. B. Trisomie 18, treten bei 100 % der Betroffenen Vitien auf. Etwa 2 % der Herzdefekte sind auf Umweltfaktoren zurückzuführen, die meisten entstehen aus dem komplexen Zusammenspiel von genetischen und Umweltfaktoren (**multifaktorielle** Ursachen). Klassische Beispiele für kardiovaskuläre Teratogene sind das **Rötelnvirus** und **Thalidomid**. Andere sind **Isotretinoin (Vitamin A)** und **Alkohol**. Mütterliche Erkrankungen wie ein **insulinpflichtiger Diabetes** kommen ebenfalls in Frage.

Zu den Zielstrukturen genetischer oder teratogeninduzierter Herzdefekte gehören die Herzvorläuferzellen des primären und des sekundären Herzfeldes, Neuralleistenzellen, Endokardkissen und weitere Zelltypen, die für die Herzentwicklung wichtig sind. Die Tatsache, dass eine bestimmte Malformation durch Defekte in mehreren betroffenen Zielstrukturen hervorgerufen werden kann (z. B. Transposition der großen Gefäße kann durch Defekte im SHF oder in der Herzneuralleiste verursacht werden), belegt dass Herzdefekte heterogenen Ursprungs sind und epidemiologisch schwierig zu klassifizieren sind.

Die Identifizierung von Genen, die an der Entwicklung des Herzens beteiligt sind, geht einher mit der Entdeckung von Mutationen, die für entsprechende Fehlbildungen verantwortlich sind. So können Mutationen in dem die Herzentwicklung determinierenden Gen *NKX2.5* auf Chromosom 5q35 **Vorhofseptumdefekte** vom Sekundumtyp, eine **Fallot-Tetralogie** und **atrioventrikuläre Überleitungsstörungen** hervorrufen. Der Erbgang ist autosomal dominant.

Mutationen im *TBX*-Gen führen zum **Holt-Oram-Syndrom**, das durch präaxiale (den Radius betreffende) Extremitätenfehlbildungen und Vorhofseptumdefekt charakterisiert ist. Defekte im muskulären Teil des Septum interventriculare können ebenfalls vorkommen. Das Holt-Oram-Syndrom ist eines der Herz-Hand-Syndrome, die darauf hinweisen, dass gleiche Gene an unterschiedlichen Entwicklungsprozessen beteiligt sind. *TBX5* reguliert die Entwicklung der vorderen Extremität und spielt bei der Septierung des Herzens eine Rolle. Das Holt-Oram-Syndrom wird autosomal dominant vererbt mit einer Häufigkeit von 1 auf 100.000 Lebendgeburten.

Mutationen in einer Reihe von Genen die für die Bildung von Sarkomerproteinen verantwortlich sind, führen zu **hypertropher Kardiomyopathie**, die zum plötzlichen Tod von Leistungssportlern oder in der Allgemeinbevölkerung führen können. Die Erkrankung wird autosomal dominant vererbt. Die meisten Mutationen (45 %) betreffen das Gen für die schwere Kette des β-Myosins (14q11.2). Das Ergebnis ist kardiale Hypertrophie verursacht durch eine gestörte Anordnung der Herzmuskelzellen (**myocardial disarray**), was sich ungünstig auf die Pumpleistung und/oder die Reizleitung auswirken kann.

Die **ventrikuläre Inversion** ist ein Defekt, bei dem der morphologisch linke Ventrikel auf der rechten Seite liegt und mit dem rechten Vorhof über eine Mitralklappe verbunden ist. Der morphologisch rechte Ventrikel befindet sich dann auf der linken Seite und ist mit dem linken Vorhof durch eine Trikuspidalklappe verbunden. Diese Fehlbildung wird manchmal als **L-Transposition der großen Arterien** bezeichnet, weil die Pulmonalarterie aus dem morphologisch linken Ventrikel entspringt und die Aorta aus dem morphologisch rechten Ventrikel. Die Arterien befinden sich jedoch in der richtigen Position, nur die Kammern sind miteinander vertauscht. Diese Fehlbildung entsteht während der Etablierung der Lateralität und während der Spezifizierung des rechten und linken Herzens durch den Lateralitätssignalweg.

Vorhofseptumdefekte (atrial septal defect, ASD) sind häufige angeborene Herzfehlbildungen, die mit einer Inzidenz von 6,4:10.000 Geburten auftreten. Mädchen sind doppelt so häufig betroffen wie Jungen. Beim **Ostium-secundum-Defekt** besteht eine große Öffnung zwischen dem linken und rechten Vorhof. Die Ursache ist möglicherweise eine übermäßige Resorption des Septum primum (▶ Abb. 14.18b, c) oder eine unzulängliche Entwicklung des Septum secundum (▶ Abb. 14.18d, e). Das intrakardiale Shuntvolumen kann erheblich sein; es hängt von der Größe der Öffnung ab.

Bei der schwersten Anomalie dieser Gruppe fehlt die Septenbildung im Vorhof vollständig (▶ Abb. 14.18f). Man spricht dann von einem gemeinsamen Vorhof oder einem **Cor triloculare biventriculare**. Das Krankheitsbild ist gewöhnlich mit anderen Herzfehlbildungen verbunden.

Gelegentlich schließt sich das Foramen ovale schon vor der Geburt. Der **vorzeitige Schluss des Foramen ovale** führt zu massiver Hypertrophie des rechten Vorhofs und der rechten Kammer bei gleichzeitiger Unterentwicklung des linken Herzens. Der Tod tritt gewöhnlich kurz nach der Geburt ein.

Die **Endokardkissen** im Atrioventrikularkanal unterteilen den Kanal nicht nur in ein rechtes und in ein linkes Ostium, sondern

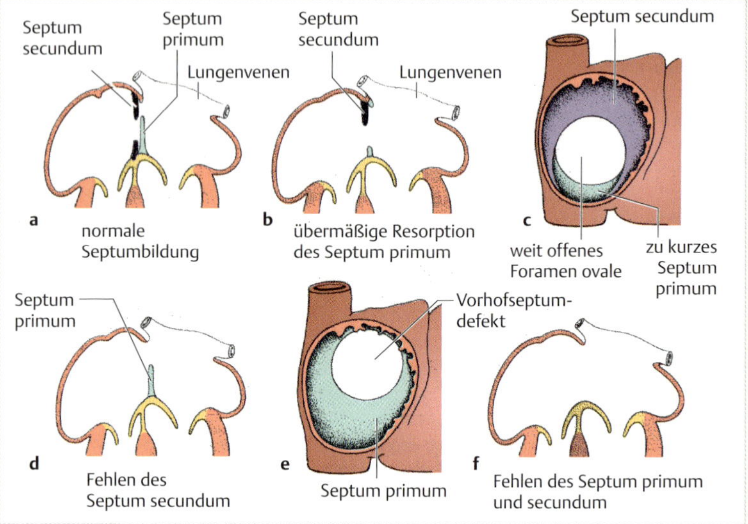

Abb. 14.18 Vorhofseptumdefekte. **a** Normale Septenbildung im Vorhof. **b, c** Ostium-secundum-Defekt, der durch übermäßige Resorption des Septum primum entstanden ist. **d, e** Entsprechender Defekt, der jedoch auf dem Fehlen des Septum secundum beruht. **f** Atrium communis oder Cor triloculare biventriculare: vollständiges Fehlen des Septum primum und Septum secundum.

nehmen auch an der Bildung des membranösen Anteils des Septum interventriculare und am Verschluss des Ostium primum teil. Im Ultraschall stellt sich die Region als Kreuzstruktur dar, bei der das Septum im Vorhof und im Ventrikel den Längsbalken und die Endokardkissen im Atrioventrikularkanal den Querbalken bilden. Die regelrechte Darstellung der Kreuzstruktur im Ultraschallbild des Herzens ist ein wichtiges diagnostisches Zeichen. Wenn die Endokardkissen nicht regelrecht miteinander verschmelzen, führt dies zu einem **persistierenden Atrioventrikularkanal**, der mit einem Defekt in den Herzsepten kombiniert ist (▶ Abb. 14.19a).

Der Septumdefekt besitzt einen Vorhof und eine Ventrikelkomponente. Zwischen beiden liegen fehlgebildete Klappensegel und ein nichtunterteilter Atrioventrikularkanal (▶ Abb. 14.19c).

Gelegentlich verschmelzen die Endokardpolster im Atrioventrikularkanal nur teilweise. Wie in der zuvor beschriebenen Anomalie besteht dann ein Vorhofseptumdefekt. Das Septum interventriculare ist jedoch geschlossen (▶ Abb. 14.19d, e). Dieser Defekt, ein **Ostium-primum-Defekt**, ist gewöhnlich mit einer Spaltung des vorderen Segels der Mitralklappe und des am Septum sitzenden Segels der Trikuspidalklappe kombiniert (▶ Abb. 14.19c).

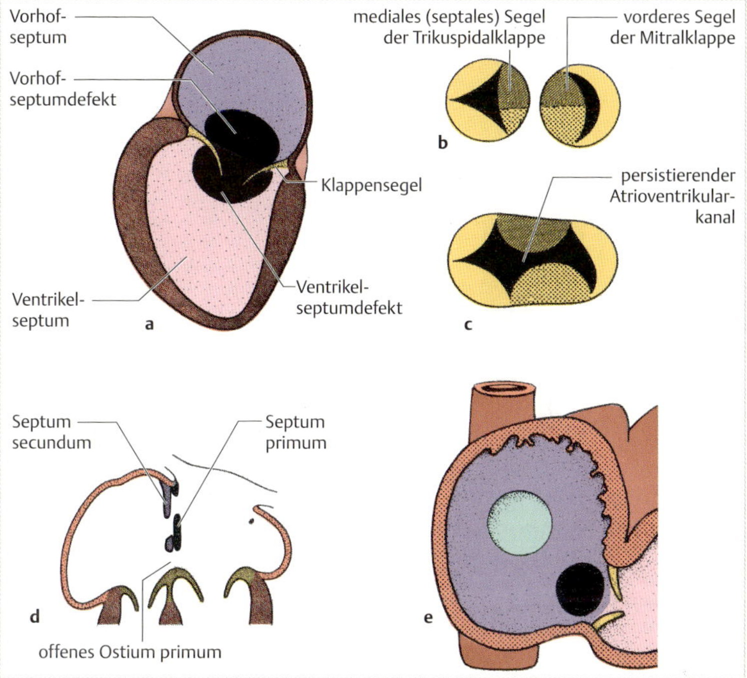

Abb. 14.19 Persistierender Atrioventrikularkanal. a Diese Fehlbildung ist immer mit einem Vorhofseptumdefekt sowie mit einem partiellen Ventrikelseptumdefekt kombiniert. **b** Die Klappen im Atrioventrikularkanal bei normaler Entwicklung, **c** bei einem persistierenden Atrioventrikularkanal, der auf einer unvollständigen Verschmelzung der Endokardkissen im Atrioventrikularkanal beruht. **d, e** Reiner Ostium-primum-Defekt.

14

Eine weitere Fehlbildung im Atrioventrikularkanal ist die **Trikuspidalatresie** (▸ Abb. 14.20b). Das rechte Ostium atrioventriculare wird entweder nicht angelegt, oder die Trikuspidalklappen verschmelzen sekundär miteinander. Da die Trikuspidalklappen nicht vorhanden oder verschlossen sind, fließt das Blut aus dem rechten Vorhof durch ein offenes Foramen ovale in den linken Vorhof. Die Lunge wird über einen Defekt im Kammerseptum oder rückläufig über einen offenen Ductus arteriosus von der Aorta her versorgt. Der rechte Ventrikel ist unterentwickelt, der linke Ventrikel hypertrophiert.

Bei der **Ebstein-Anomalie** ist die Trikuspidalklappe zur Spitze des rechten Ventrikels verschoben. Die Segel sind abnorm platziert, wobei das vordere Segel vergrößert ist. Dadurch ist der rechte Vorhof übermäßig groß, während die rechte Kammer zu klein ist.

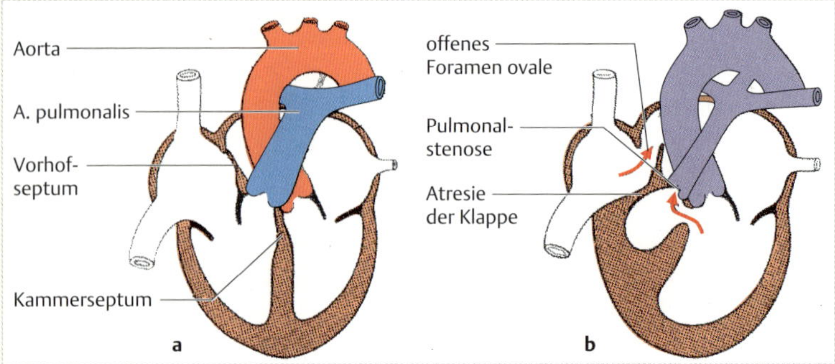

Abb. 14.20 Trikuspidalatresie. **a** Normales Herz. **b** Trikuspidalatresie. Beachte den kleinen rechten und den erweiterten linken Ventrikel.

14.7.3 Entwicklung des Septums im Truncus arteriosus und Conus cordis

In der 5. Woche entwickelt sich im Trunkus und Konus des Herzens ein spiralig gedrehtes Septum, das die Blutströme in Truncus pulmonalis und Aorta voneinander trennt. In der Gefäßwandung treten ein **rechter oberer Trunkuswulst** und ein **linker unterer Trunkuswulst** auf (▸ Abb. 14.16). Die Wülste verdrehen sich spiralig umeinander, während sie sich nach oben und unten verlängern (▸ Abb. 14.21). Nach ihrer Verschmelzung trennen sie als **Septum aorticopulmonale** die **Aorta** und **A. pulmonalis** voneinander.

Etwa gleichzeitig mit dem Auftreten der Wülste im Truncus arteriosus entwickeln sich entsprechende Wülste an der rechten dorsalen und linken ventralen Wand des **Conus cordis** (▸ Abb. 14.16, ▸ Abb. 14.21). Sie wachsen zunächst langsamer als die Trunkuswülste. Nach Ausbildung des Trunkusseptums geht der rechte dorsale Konuswulst in den rechten oberen Trunkuswulst und der linke ventrale Konuswulst in den linken unteren Trunkuswulst über.

Durch die Verschmelzung der Konuswülste wird der Conus cordis in zwei Abschnitte unterteilt:

- Der anterolaterale Abschnitt bildet die Ausflussbahn des rechten Ventrikels (▸ Abb. 14.22a).
- Der posteromediale Abschnitt bildet die Ausflussbahn des linken Ventrikels (▸ Abb. 14.22b).

Neuralleistenzellen, die an den Rändern der Neuralfalten in der Nachhirnregion entstehen, durchwandern die Schlundbögen 3, 4 und 6 in Richtung Ausflussbahn des Herzens, um diese zu besiedeln (▸ Abb. 14.23). Dort sind sie an der Bildung der Endokardkissen im Conus cordis und Truncus arteriosus beteiligt. Diese Neuralleistenzellen kontrollieren auch die Zellproduktion und damit verbundene Verlängerung des Ausflusstrakts durch das SHF.

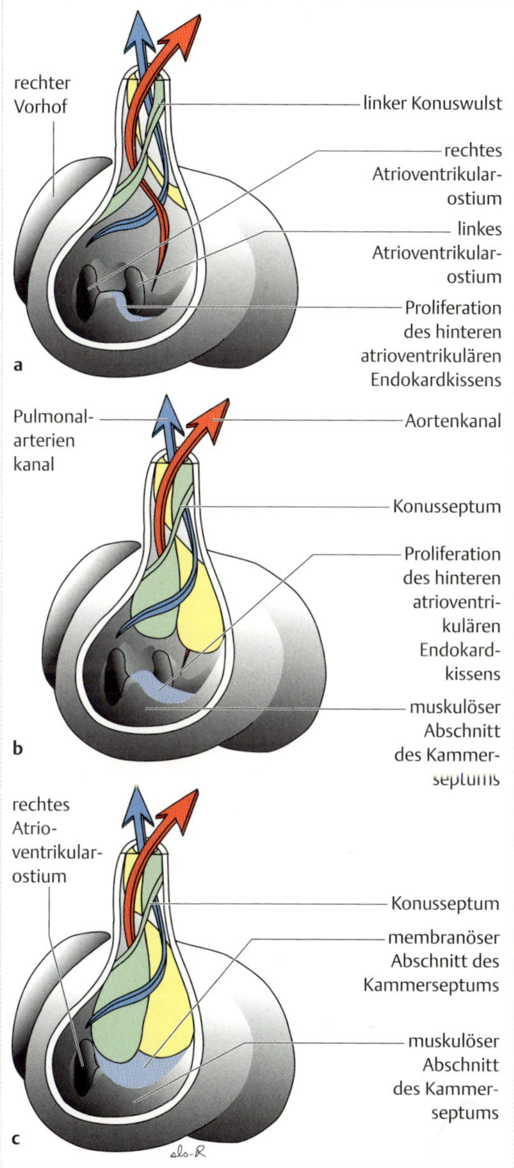

Abb. 14.21 Bildung des spiraligen Septums in Konus und Trunkus. Proliferationszonen am rechten und linken Konuswulst sowie am hinteren Atrioventrikularkissen verschließen allmählich das Foramen interventriculare und bilden den membranösen Abschnitt des Septum interventriculare. **a** Mit 6 Wochen (12 mm). **b** Anfang der 7. Woche (14,5 mm). **c** Am Ende der 7. Woche (20 mm).

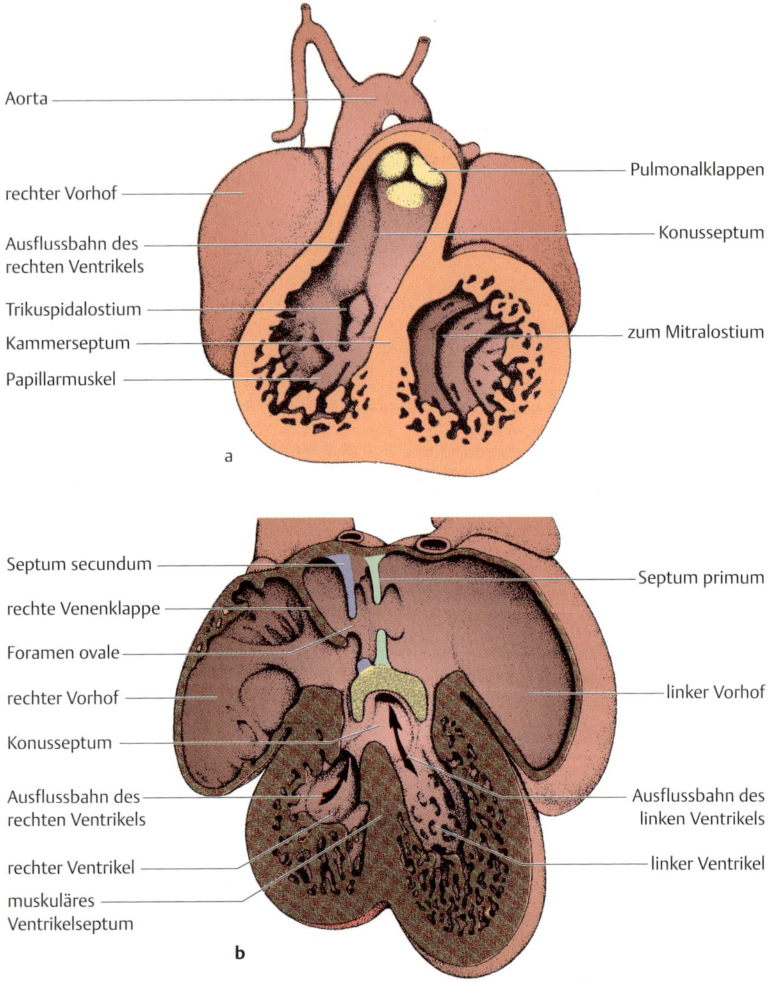

Abb. 14.22 Herz eines Embryos in der 7. Woche. a Frontalschnitt durch das Herz eines 7 Wochen alten Embryos. Beachte das Konusseptum und die Lage der Pulmonalklappen. **b** Am Ende der 7. Woche: Das Konusseptum ist vollständig, sodass das Blut aus dem linken Ventrikel in die Aorta fließt. Das untere Ende des Septums ist in der Atrioventrikularebene sichtbar.

14

Defekte des Herzausflusstrakts können daher verschiedene Ursachen haben:

- direkte Störungen des SHF
- Störungen der Bildung des konotrunkalen Septums durch Neuralleistenzellen
- Beeinträchtigung der regulierenden Signale von Neuralleistenzellen an SHF-Zellen

Zu den durch diese Mechanismen ausgelösten Herzdefekten zählen die Fallot-Tetralogie (▸ Abb. 14.26), Pulmonalstenosen, persistierender Truncus arteriosus (▸ Abb. 14.27) und die Transposition der großen Gefäße (▸ Abb. 14.32). **Die Neuralleistenzellen spielen auch eine Rolle bei der Bildung des Gesichtsschädels. Daher sind kraniofaziale und kardiale Fehlbildungen oft miteinander assoziiert** (Kap. 18.5).

14.7.4 Bildung des Ventrikelseptums

Am Ende der 4. Woche beginnen sich die primitiven Ventrikel zu erweitern. Dies geschieht durch stetiges Wachstum des Myokards an der Außenfläche und gleichzeitige Aushöhlung und Trabekelbildung auf der Innenfläche (▸ Abb. 14.8, ▸ Abb. 14.16, ▸ Abb. 14.22).

Die mittleren Wandabschnitte der sich ausweitenden Ventrikel legen sich aneinander, verschmelzen und bilden so den größten Teil des **muskulären Kammerseptums** (▸ Abb. 14.22b). Manchmal ist die Verschmelzung der Kammerwände bei der Bildung des muskulären Kammerseptums unvollständig, sodass auf der Außenfläche des Herzens eine mehr oder weniger tiefe Spalte zwischen beiden Ventrikeln entsteht. Über dem freien Rand des muskulären Septums bleibt zwischen beiden Ventrikeln eine Verbindung erhalten. Der membranöse Teil des Septum interventriculare wird etwas später im Zusammenhang mit der Unterteilung des Conus cordis gebildet.

Das **Foramen interventriculare**, das über dem muskulären Kammerseptum liegt, wird durch die Bildung des **Konusseptums** verkleinert (▸ Abb. 14.21b, c). In der weiteren Entwicklung wird diese Öffnung durch Gewebematerial verschlossen, das vom anterioren (inferioren) Endokardkissen ausgehend am oberen Rand des muskulären Kammerseptums vorwächst (▸ Abb. 14.21c). Dieses Gewebematerial verschmilzt mit den angrenzenden Teilen des Konusseptums. Das Foramen interventriculare wird auf diese Weise durch die **Pars membranacea des Septum interventriculare** vollständig verschlossen.

▸ **Semilunarklappen.** Wenn die Unterteilung des Truncus fast abgeschlossen ist, werden die Anlagen der Semilunarklappen als kleine Höckerchen sichtbar. Diese Höckerchen sitzen auf den Trunkuswülsten,

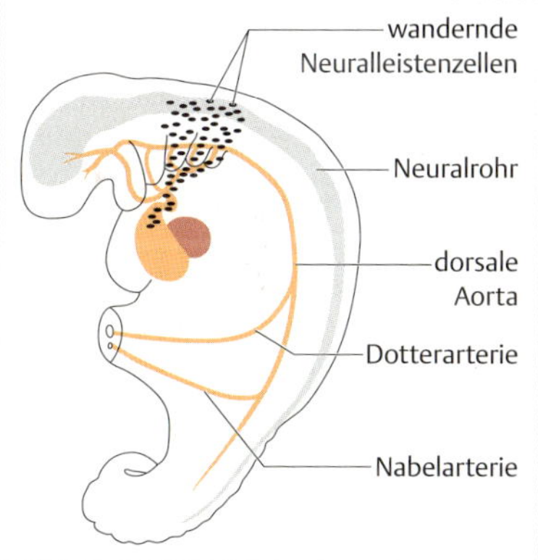

Abb. 14.23 Ursprung der Neuralleistenzellen im Hinterhirn und ihre Wanderung durch die Schlundbögen 3, 4 und 6 zum Ausflusstrakt des Herzens. Dort tragen sie zur Septierung des Conus cordis und des Truncus arteriosus bei.

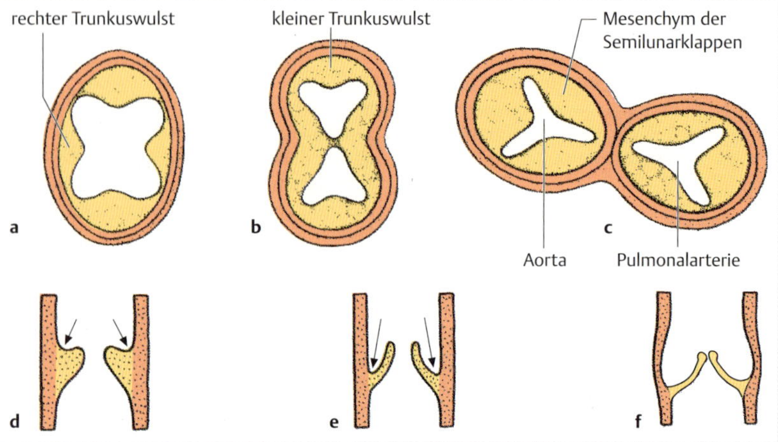

Abb. 14.24 Entwicklung der Semilunarklappen. a–c Querschnitte durch den Trunkus arteriosus in Höhe der Semilunarklappen im Alter von 5, 6 und 7 Wochen. **d–f** Längsschnitte durch die Semilunarklappen in der 6., 7. und 9. Entwicklungswoche.

und zwar so, dass ein Paar in die Bahn der A. pulmonalis und ein Paar in die Aorta hineinragt (▶ Abb. 14.24a–c). Gegenüber von den miteinander verschmolzenen Trunkuswülsten erscheint in beiden Strombahnen ein drittes Höckerchen. Die Höckerchen höhlen sich allmählich an ihrer oberen Oberfläche aus und bilden die Semilunarklappen (Taschenklappen) (▶ Abb. 14.24d–f). An der Bildung der Semilunarklappen sind Neuralleistenzellen beteiligt.

Klinischer Bezug

Entwicklungsstörungen des Herzens

Ventrikelseptumdefekte (VSD) im membranösen Abschnitt des Ventrikelseptums (▶ Abb. 14.25) sind die häufigsten angeborenen Herzfehlbildungen und kommen in der isolierten Form bei 12 von 10.000 Geburten vor. Die Mehrzahl (ca. 80 %) treten im muskulären Abschnitt des Kammerseptums auf und werden beim Wachstum des Kindes ausgeglichen. Ventrikelseptumdefekte, die den membranösen Teil betreffen, stellen einen schwereren Defekt dar. Sie treten häufig in Kombination mit Störungen der Unterteilung der Konus-Trunkus-Region auf. Je nach Größe des Defekts kann die A. pulmonalis 1,2- bis 1,7-mal so viel Blut führen wie die Aorta.

Die häufigste Fehlbildung im Konus-Trunkus-Abschnitt ist die **Fallot-Tetralogie** (▶ Abb. 14.26). In ihrer klassischen Form besteht sie aus vier Komponenten („Tetralogie"):
- Pulmonalstenose
- Ventrikelseptumdefekt

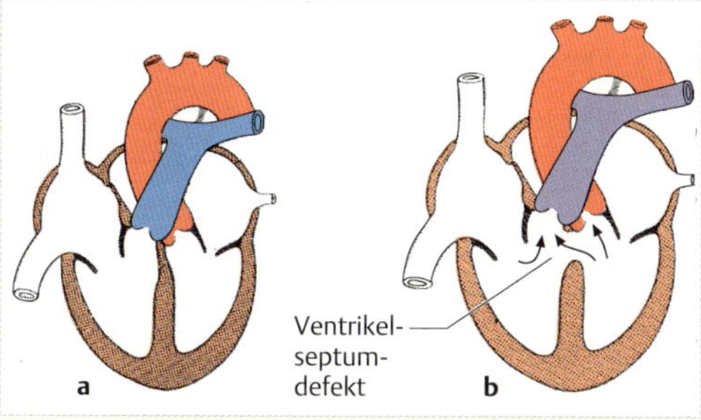

Abb. 14.25 Ventrikelseptumdefekt. a Normales Herz. **b** Defekt im membranösen Anteil des Interventrikularseptums. Beachte den Blutstrom vom linken Ventrikel in den rechten durch das Foramen interventriculare.

- reitende Aorta
- Hypertrophie des rechten Ventrikels

Der zugrundeliegende Defekt ist eine ungleiche Teilung des Konus durch eine Verlagerung des Septum aorticopulmonale nach vorn. Die Folge davon ist ein verengtes rechtes Kammerausflussgebiet, d. h. eine **pulmonale Infundibulumstenose**, und ein großer Defekt im Septum interventriculare. Die Aorta entspringt direkt über dem Septumdefekt aus beiden Herzkammern. Der resultierende erhöhte Blutdruck im rechten Herzen verursacht eine Hypertrophie der rechten Kammerwand. Die Fallot-Tetralogie ist der wichtigste mit Zyanose einhergehende, angeborene Herzfehler. Sie tritt mit einer Häufigkeit von 9,6:10.000 Geburten auf. Die Kinder sind nach der Geburt lebensfähig.

Ein **persistierender Truncus arteriosus** entsteht, wenn die Konus-Trunkus-Leisten nicht verschmelzen und nicht bis zu den Ventrikeln herunterwachsen (▶ Abb. 14.27). Die Inzidenz beträgt 0,8 auf 10.000 Geburten. Die A. pulmonalis entspringt in einigem Abstand über dem nichtunterteilten Trunkus. Da die Septenbildung im Trunkus mit der Bildung des Septum interventriculare verbunden ist, geht ein persistierender Trunkus immer mit einem Ventrikelseptumdefekt einher. Der nichtunterteilte Trunkus reitet über beiden Ventrikeln und erhält Blut von beiden Seiten.

Eine **Transposition der großen Gefäße** entsteht, wenn das Konus-Trunkus-Septum sich nicht spiralig windet, sondern gerade herunterwächst (▶ Abb. 14.28a). Die Aorta entspringt dann aus dem rechten und die A. pulmonalis aus dem linken Ventrikel. Die Inzidenz beträgt 4,8 auf 10.000 Geburten. Die Fehlbildung kann mit einem Ventrikelseptumdefekt assoziiert sein. Sie ist üblicherweise mit einem offenen Ductus arteriosus verbunden. Da SHF und Neuralleistenzellen an der Bildung und Septierung des Ausflusstrakts beteiligt sind, kann eine Schädigung der Neuralleiste zur Entwicklung von Fehlbildungen in der Ausflussbahn des Herzens führen.

Die **DiGeorge-Sequenz** ist ein Beispiel eines 22q11-Deletionssyndroms (Kap. 18.5). Es umfasst ein Muster an Fehlbildungen, die ihren Ursprung in der Neuralleiste haben. Dabei sind Defekte im Gesicht, eine Thymushypoplasie, eine Dysfunktion der Nebenschilddrüsen und Herzfehlbildungen in der Ausflussbahn wie ein persistierender Truncus arteriosus und eine Fallot-Tetralogie miteinander assoziiert. Kraniofaziale Fehlbildungen sind häufig mit Herzdefekten kombiniert, weil Neuralleistenzellen eine wichtige Rolle sowohl bei der Ge-

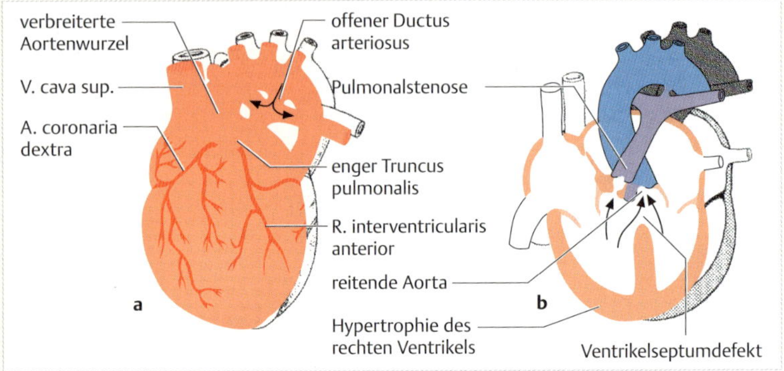

Abb. 14.26 Fallot-Tetralogie. **a** Ansicht der Herzoberfläche. **b** Die vier Komponenten des Defekts: Pulmonalstenose, reitende Aorta, Ventrikelseptumdefekt und Hypertrophie des rechten Ventrikels.

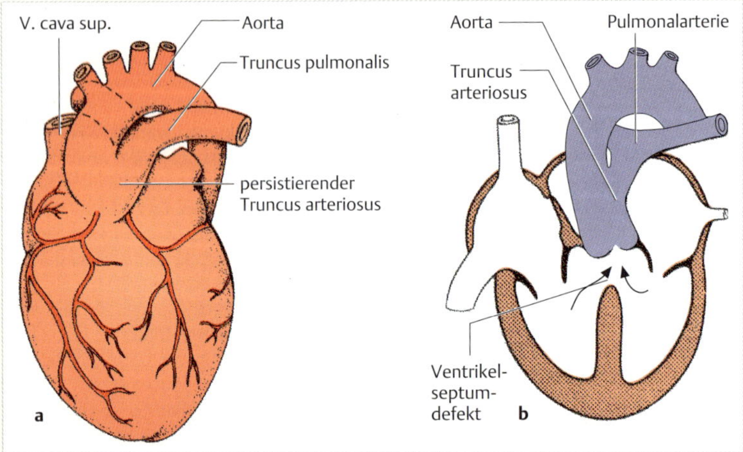

Abb. 14.27 Persistierender Truncus arteriosus. Die Pulmonalarterie entspringt aus dem gemeinsamen Trunkus. Das Septum in Trunkus und Konus hat sich nicht gebildet. Die Fehlbildung ist immer mit einem Ventrikelseptumdefekt kombiniert.

14

sichts- als auch bei der Herzentwicklung spielen.

Eine **Pulmonal-** oder **Aortenklappenstenose** entsteht, wenn die Semilunarklappen teilweise miteinander verschmolzen sind. Für beide Fehlbildungen beträgt die Inzidenz etwa 3–4 auf 10.000 Geburten. Bei der Pulmonalstenose ist der Stamm der A. pulmonalis eng oder sogar atretisch (► Abb. 14.28b). Das offene Foramen ovale bildet dann die einzige Ausflussbahn für das Blut aus dem rechten Herzen. Der Ductus arteriosus ist immer offen, weil nur über diesen Weg die Lungen durchblutet werden können.

Bei der **Aortenstenose** (► Abb. 14.29a) kann die Verschmelzung der verdickten Klappen so weit gehen, dass nur eine stecknadelkopfgroße Öffnung übrig bleibt. Die absteigende Aorta ist dabei in der Regel nicht verkleinert.

Wenn die Semilunarklappen in der Aorta vollständig verschmolzen sind, spricht man von einer **Aortenklappenatresie** (► Abb. 14.29b). Die Aorta, der linke Ventrikel und der linke Vorhof sind deutlich unterentwickelt. Die Fehlbildung ist gewöhnlich mit einem offenen Ductus arteriosus vergesellschaftet, über den das Blut in die absteigende Aorta gelangen kann.

Die **Ectopia cordis** ist eine seltene Anomalie, bei der das Herz außerhalb des Brustraums liegt. Die Fehlbildung entsteht, wenn der Schluss der ventralen Leibeswand gestört ist (► Abb. 7.2).

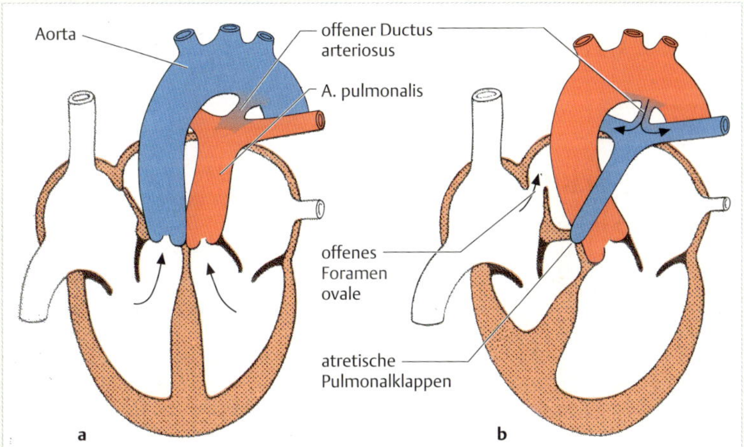

Abb. 14.28 Transposition der großen Gefäße und Pulmonalatresie. a Transposition der großen Gefäße. **b** Pulmonalatresie bei normaler Aortenwurzel. Der Zufluss zu den Lungen erfolgt nur über den offenen Ductus arteriosus.

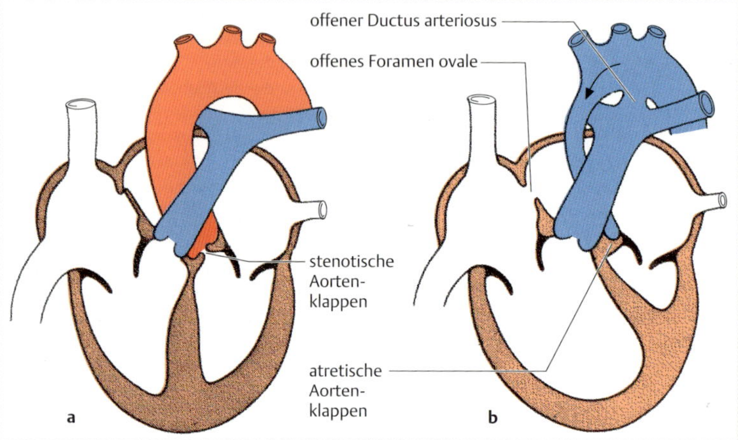

Abb. 14.29 Aortenklappenstenose und Aortenklappenatresie. **a** Aortenklappenstenose. **b** Aortenklappenatresie. Der Pfeil im Aortenbogen gibt die Richtung des Blutstroms an. Die Koronararterien werden über diesen Rückfluss versorgt. Der linke Ventrikel ist klein, der rechte groß.

14.8 Entwicklung des Erregungsleitungssystems des Herzens

Ursprünglich liegt der Schrittmacher des Herzens auf der linken Seite im kaudalen Abschnitt des Herzschlauchs. Später übernimmt der Sinus venosus diese Funktion. Nach der Einbeziehung des Sinus venosus in den rechten Vorhof liegt das **Schrittmachergewebe** an der Einmündung der oberen Hohlvene. Dort entsteht der **Sinusknoten**.

Der AV- oder **Atrioventrikularknoten** und das **His-Bündel** stammen von Zellen in der Wand des linken Sinus venosus und von Zellen aus dem Atrioventrikularkanal ab. Nach der Einbeziehung des Sinus venosus in den rechten Vorhof kommt das Zellmaterial in seiner definitiven Position an der Basis des Vorhofseptums zu liegen.

14.9 Entwicklung des Gefäßsystems

Blutgefäße entstehen entweder durch **Vaskulogenese**, bei der **Angioblasten** zu Endothelschläuchen verschmelzen, oder durch **Angiogenese,** d. h. durch Aussprossen aus bereits bestehenden Gefäßen. Die großen Gefäße, wie die dorsale Aorta und die Kardinalvenen, entstehen durch Vaskulogenese. Das übrige Gefäßsystem wird dann durch Angiogenese gebildet. Bei beiden Mechanismen spielen spezifische chemotaktische Faktoren wie der **vascular endothelial growth factor** (**VEGF**) eine Rolle (Kap. 6.3.4).

14.9.1 Entwicklung der Arterien

Aortenbögen

Mit der Entwicklung der Schlundbögen während der 4. und 5. Woche erhält jeder Schlundbogen seinen eigenen Schlundbogennerv und seine eigene Arterie (Kap. 18.2). Die Schlundbogenarterien werden auch als **Aortenbögen** bezeichnet. Sie entspringen aus der Aortenwurzel, dem distalen Abschnitt des Truncus arteriosus (▸ Abb. 14.8, ▸ Abb. 14.30). Die Aortenbögen verlaufen durch das Mesenchym der Schlundbögen und münden in die rechte und linke dorsale Aorta ein. (Im Bereich der Aortenbögen bleiben die paarigen dorsalen Aorten erhalten, während sie weiter kaudal zur absteigenden Aorta verschmelzen.) Die Schlundbögen und ihre Gefäße entwickeln sich von kranial nach kaudal fortschreitend. Sie sind nicht alle gleichzeitig vorhanden. Die Aortenwurzel gibt für jeden sich neu bildenden Bogen einen Ast ab, sodass schließlich insgesamt fünf Aortenbogenpaare gebildet werden. (Der 5. Bogen bildet sich gar nicht oder nur unvollständig aus. Entsprechend werden die fünf Bögen I, II, III, IV und VI durchnummeriert [▸ Abb. 14.31].) In der weiteren Entwicklung werden die Aortenbögen stark abgewandelt. Ein Teil der Aortenbögen bildet sich vollständig zurück.

Der Truncus arteriosus wird durch das Septum aorticopulmonale unterteilt, sodass in der Ausflussbahn des Herzens die **ventrale Aorta** und die **A. pulmonalis** entstehen. Aus der aufsteigenden ventralen Aorta geht dann nach rechts der **Truncus brachiocephalicus** und nach links der **Aortenbogen** ab (▸ Abb. 14.32b, c).

An Tag 27 ist der **1. Aortenbogen** bereits größtenteils verschwunden (▸ Abb. 14.31a). Ein kleiner Abschnitt ist noch vorhanden und kann als **A. maxillaris** bezeichnet werden. Der **2. Bogen** verschwindet ebenfalls bald. Die zurückbleibenden Abschnitte die-

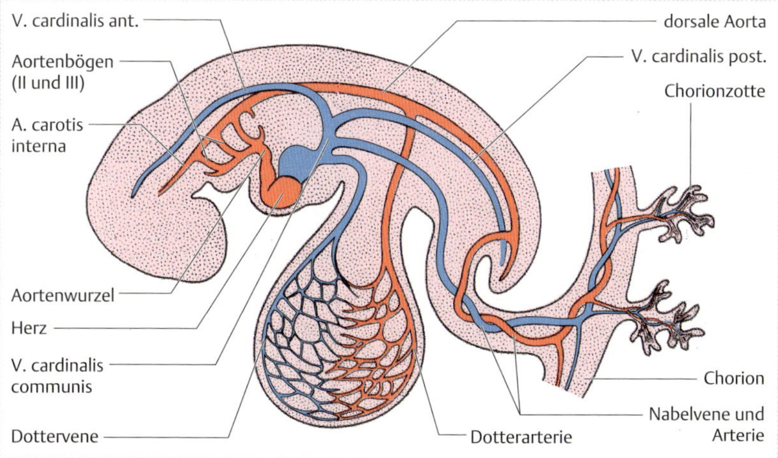

Abb. 14.30 Intra- und extraembryonale Gefäße am Ende der 4. Woche. Der Embryo ist etwa 4 mm lang. Es sind nur die Gefäße der linken Seite dargestellt.

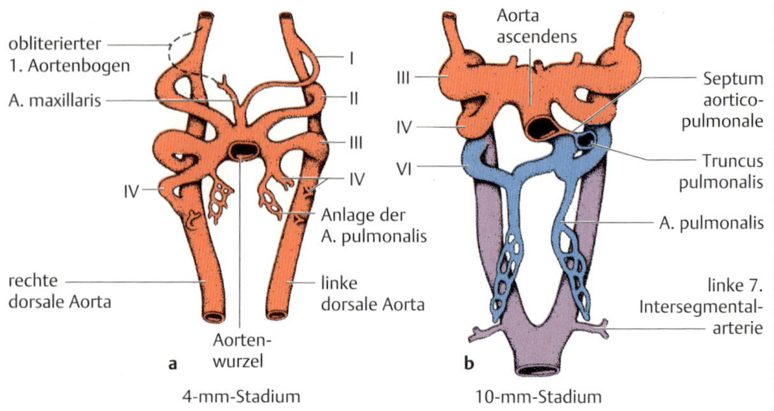

Abb. 14.31 Entwicklung der Aortenbögen. a Ende der 4. Woche: Der 1. Aortenbogen ist obliteriert, bevor der 6. Bogen sich voll entwickelt hat. **b** Anfang der 6. Woche. Beachte das Septum aorticopulmonale und die weiten Pulmonalarterien.

ses Bogens bilden die **A. hyoidea** und **A. stapedia**. Der 3. Bogen ist gut ausgebildet. Der 4. und 6. Bogen entstehen gerade. Obwohl der 6. Bogen noch nicht vollständig ist, besitzt er bereits in der primitiven **A. pulmonalis** einen Hauptast (▶ Abb. 14.31a).

An Tag 29 sind die ersten beiden Aortenbögen verschwunden (▶ Abb. 14.31b). Der 3., 4. und 6. Bogen sind gut ausgebildet. Die Aortenwurzel (der Truncus arteriosus) hat sich geteilt, sodass die beiden 6. Bögen jetzt in den Truncus pulmonalis übergehen.

In der weiteren Entwicklung verliert das Aortenbogensystem seine ursprüngliche Symmetrie. Der definitive Gefäßverlauf lässt sich bereits erkennen (▶ Abb. 14.32b, c). Folgende Veränderungen finden statt:

- Der **3. Aortenbogen** bildet die **A. carotis communis** und den ersten Abschnitt der **A. carotis interna**. Der Rest der Carotis interna geht aus dem kranialen Abschnitt der dorsalen Aorta hervor. Die **A. carotis externa** leitet sich von einem der ventralen aortaanalogen Gefäß ab.
- Der **4. Aortenbogen** bleibt auf beiden Seiten erhalten, entwickelt sich jedoch links anders als rechts. Auf der linken Seite bildet er zwischen der linken A. carotis communis und der linken A. subclavia einen Teil des Aortenbogens. Auf der rechten Seite entsteht aus ihm der proximale Abschnitt der A. subclavia dextra. Der distale Abschnitt der rechten Subclavia geht aus einem Abschnitt der rechten dorsalen Aorta und der 7. Intersegmentalarterie hervor (▶ Abb. 14.32b).
- Der **5. Aortenbogen** ist unvollständig entwickelt und nur vorübergehend vorhanden.
- Der **6. Aortenbogen** wird auch als **Pulmonalbogen** bezeichnet. Er gibt einen wichtigen Ast ab, der auf die Lungenknospe zuwächst (▶ Abb. 14.31b). Auf der rechten Seite wird aus dem proximalen Abschnitt des Bogens das proximale Segment der rechten Pulmonalarterie. Der distale Anteil dieses Bogens verliert

seine Verbindung zur dorsalen Aorta und bildet sich zurück. Auf der linken Seite bleibt der distale Abschnitt des Bogens als **Ductus arteriosus** während der Fetalzeit erhalten.

In ▶ Tab. 14.1 ist die Abstammung der großen Gefäße von den Aortenbögen zusammengefasst.

▶ **Weitere Veränderungen im System der Aortenbögen.** Gleichzeitig mit den Veränderungen im System der Aortenbögen finden noch eine Reihe anderer Umwandlungen statt:

- Die dorsale Aorta zwischen dem 3. und 4. Aortenbogen, der **Ductus caroticus**, obliteriert (▶ Abb. 14.32b).
- Die rechte dorsale Aorta verschwindet zwischen dem Abgang der rechten 7. Intersegmentalarterie und ihrer Einmündungsstelle in die linke dorsale Aorta.
- Bei der Entwicklung des Halses deszendiert das Herz aus seiner ursprünglich zervikalen Lage in die Thoraxhöhle. A. carotis und Truncus brachiocephalicus müssen deshalb bedeutend länger werden (▶ Abb. 14.32c). Als weitere Folge des Deszensus verlagert die linke A. subclavia, die an ihrem distalen Ende in der Armknospe fixiert ist, allmählich ihre Abgangsstelle aus der Aorta auf der Höhe der 7. Intersegmentalarterie immer weiter nach oben, bis sie in die Nähe der Abgangsstelle der A. carotis communis sinistra zu liegen kommt (▶ Abb. 14.32b, c).
- Infolge des Deszensus des Herzens und der asymmetrischen Entwicklung der rechten und der linken Aortenbögen entsteht eine Seitendifferenz beim **N. laryngeus recurrens**. Ursprünglich versorgen die Nerven beider Seiten als Äste des Vagus den 6. Schlundbogen. Mit dem Deszensus des Herzens schlingen sie sich

Tab. 14.1 Abstammung der großen Arterien von den Aortenbögen

Aortenbogen	Abgeleitete Arterie
1	A. maxillaris
2	A. hyoidea und A. stapedia
3	A. carotis communis und erster Abschnitt der A. carotis interna*
4 auf der linken Seite	Aortenbogen zwischen der linken A. carotis und der linken A. subclavia**
auf der rechten Seite	A. subclavia dextra, proximaler Abschnitt***
6 auf der linken Seite	linke A. pulmonalis und Ductus arteriosus
auf der rechten Seite	rechte A. pulmonalis

* Die übrige A. carotis interna stammt von der dorsalen Aorta im Kopfbereich ab. Die A. carotis externa sprosst aus dem 3. Aortenbogen aus.
** Der proximale Abschnitt des Aortenbogens stammt aus dem linken Horn des Truncus arteriosus ab. Das rechte Horn bildet den Truncus brachiocephalicus auf der rechten Seite.
*** Der distale Abschnitt der rechten A. subclavia entsteht wie die linke A. subclavia aus der 7. Intersegmentalarterie.

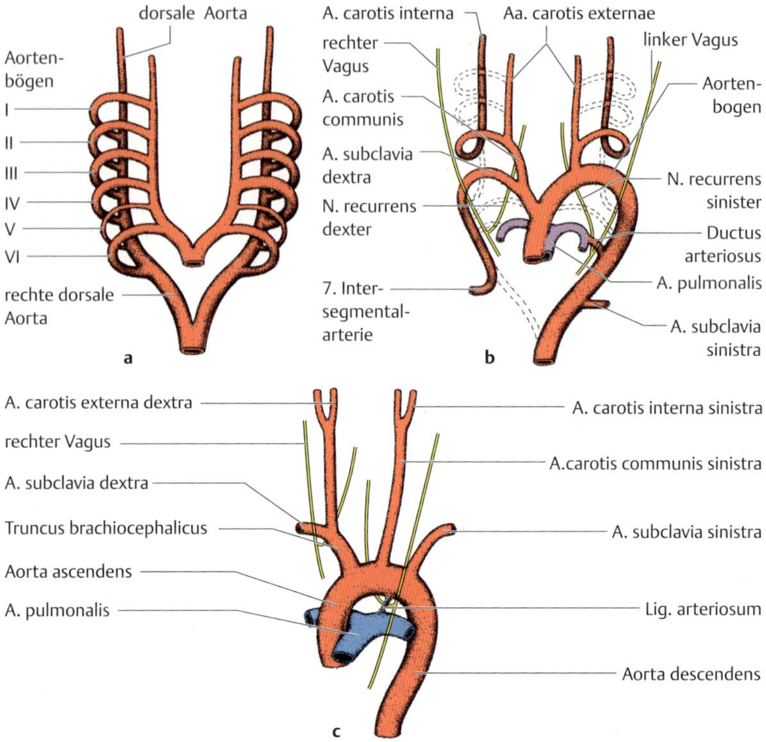

Abb. 14.32 Umbildung der Aortenbögen zu den definitiven Gefäßen. a Aortenbögen und dorsale Aorten vor der Umbildung. **b** Aortenbögen und dorsale Aorten nach der Umbildung. Die obliterierten Abschnitte sind gestrichelt eingezeichnet. Beachte den offenen Ductus arteriosus und die Lage der 7. Intersegmentalarterie auf der linken Seite. **c** Die großen Arterien beim Erwachsenen. Vergleiche den Abstand zwischen dem Abgang der linken A. carotis communis und der linken A. subclavia in **b**, **c**. Nach der Rückbildung des distalen Abschnitts des 6. Aortenbogens (die 5. Bögen werden nicht vollständig angelegt) schlingt sich der rechte N. laryngeus recurrens um die rechte A. subclavia. Auf der linken Seite verläuft die Nervenschlinge in ihrer ursprünglichen Position um das Lig. arteriosum herum.

um den 6. Aortenbogen herum, um wieder zum Larynx zurückzulaufen (daher die Bezeichnung „recurrens").

- Auf der rechten Seite bilden sich der distale Abschnitt des 6. Bogens und der 5. Bogen zurück, sodass der N. laryngeus recurrrens nach oben verlagert wird und sich nun um die rechte A. subclavia schlingt.
- Auf der linken Seite wird der Nerv durch den distalen Abschnitt des 6. Aortenbogens, der als **Ductus arteriosus** erhalten bleibt und sich später zum **Lig. arteriosum** umwandelt, in seiner Lage fixiert.

Dottersack- und Nabelarterien

Die **Dotterarterien** sind ursprünglich eine Anzahl von paarig angelegten Gefäßen zur Versorgung des Dottersacks (▶ Abb. 14.30). Sie verschmelzen allmählich und bilden die Arterien im dorsalen Mesenterium des Darms. Beim Erwachsenen sind es der **Truncus coeliacus** und die **Aa. mesenterica superior. Die Aa. mesentericae inferiores entstehen aus den Umbilikalarterien.** Diese drei Gefäße versorgen die Anhangsorgane des Vorder-, Mittel- und Enddarms.

Die **Nabelarterien** sind ursprünglich paarig angelegte, ventrale Äste der dorsalen Aorten. Sie verlaufen in Verbindung mit der Allantois zur Plazenta (▶ Abb. 14.30). Während der 4. Woche gewinnt dann jede Arterie sekundär Anschluss an einen dorsalen Ast der Aorta, die **A. iliaca communis**, und verliert ihre Verbindung mit der Ursprungsstelle. Nach der Geburt bleiben die proximalen Abschnitte der Nabelarterien als **A. iliaca interna** und **A. vesicalis superior** erhalten, während die distalen Abschnitte obliterieren und beiderseits das **Lig. umbilicale medianum** bilden.

Koronararterien

Die Koronararterien stammen aus zwei Quellen: aus proepikardialen Zellen, die von außerhalb auf die Herzoberfläche einwandern, und aus dem Epikard selbst. Das Myokard induziert im darüberliegenden Epikard eine Epithel-Mesenchym-Transformation (EMT), bei der mesenchymale Zellen entstehen, die an der Bildung des Endothels und der glatten Muskulatur der Koronararterien teilnehmen. In den proximalen Abschnitten der Koronararterien wird ein Teil der glatten Muskulatur von Neuralleistenzellen gebildet. Die Verbindung mit der Aorta entsteht durch aktives Einsprossen der Koronararterien. Die Zellen der Koronararterien dringen invasiv in die Aorta ein.

Klinischer Bezug

Fehlbildungen der Arterien

Unter normalen Bedingungen schließt sich der **Ductus arteriosus** funktionell kurz nach der Geburt durch die Kontraktion seiner Wandmuskulatur und bildet das **Lig. arteriosum**. Der anatomische Verschluss durch Intimaproliferation dauert dann noch 1–3 Monate. Ein **offener Ductus arteriosus**, eine der häufigsten Anomalien der großen Gefäße (8:10.000 Geburten) besonders bei Frühgeburten, kann sowohl isoliert als auch in Kombination mit anderen Herzanomalien auftreten (▶ Abb. 14.26, ▶ Abb. 14.27). Fehlbildungen mit einem großen Druckgefälle zwischen dem rechten und linken Herzen können mit einem erhöhten Blutstrom durch den Ductus einhergehen und so den normalen Verschluss verhindern.

Bei der **Aortenisthmusstenose (Coarctatio aortae)**, ▶ Abb. 14.33 ist die Lichtung der Aorta unterhalb des Ursprungs der linken A. subclavia deutlich verengt. Die Verengung kann über oder unter der Einmündung des Ductus arteriosus gelegen sein. Daher unterscheidet man bei der Aortenisthmusstenose die **präduktale** und die **postduktale** Form. Ursache der Aortenverengung ist primär eine Mediaveränderung in der Aorta mit anschließenden Intimaproliferationen. Bei der präduktalen Form persistiert der Ductus arteriosus, bei der postduktalen ist er gewöhnlich obliteriert. Bei der postduktalen Form wird ein Kollateralkreislauf zwischen dem proximalen und distalen Anteil der Aorta über erweiterte Interkostalarterien und die A. thoracica interna hergestellt. Nur so kann die untere Körperhälfte mit Blut versorgt werden. Die klassischen klinischen Hinweise auf diesen Zustand sind Bluthochdruck im rechten Arm in Verbindung mit niedrigem Blutdruck in den Beinen.

Abnormer Abgang der rechten A. subclavia: Bei dieser Fehlbildung (▶ Abb. 14.34) wird die A. subclavia dextra durch den distalen Anteil der rechten Aorta dorsalis und die 7. Intersegmentalarterie gebildet. Der rechte 4. Aortenbogen ist obliteriert. Mit dem Kürzerwerden der Aorta zwischen der linken A. carotis communis und der linken A. subclavia liegt die Abgangsstelle der abnormen rechten A. subclavia schließlich unterhalb von der linken A. subclavia. Da ihr Stamm sich aus der rechten Aorta dorsalis herleitet, muss sie, um den rechten Arm zu erreichen, die Medianlinie hinter dem Ösophagus kreuzen. Die Anomalie ist recht häufig und kann gelegentlich Schluckbeschwerden verursachen. Das Syndrom wird daher als **Dysphagia lusoria** bezeichnet. Der N. re-

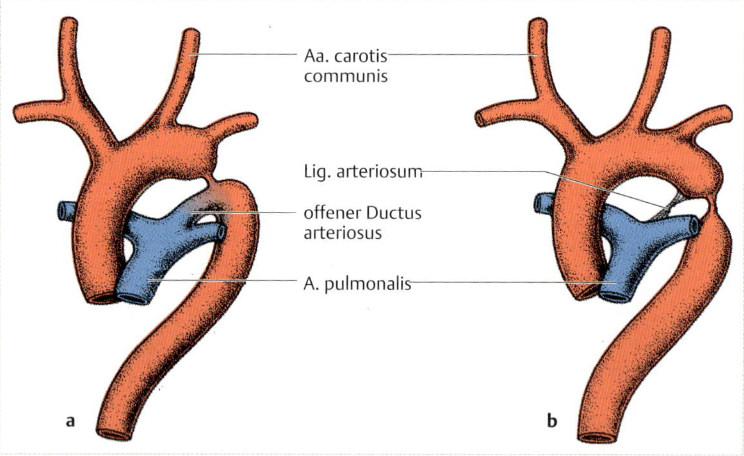

Abb. 14.33 Aortenisthmusstenose. a Präduktale Form. **b** Postduktale Form. Der kaudale Körperabschnitt wird über große, hypertrophierte Interkostalarterien und die Aa. thoracicae versorgt.

currens bildet bei diesen Verhältnissen nicht seine Schlinge um die A. subclavia, sondern zieht direkt vom N. vagus zur Kehlkopfmuskulatur.

Doppelter Aortenbogen: Normalerweise bildet sich die rechte dorsale Aorta zwischen der Abgangsstelle der 7. Intersegmentalarterie und ihrem Zusammenfluss mit der linken Aorta dorsalis zurück. Wenn dies unterbleibt, entsteht ein doppelter Aortenbogen (▶ Abb. 14.35). Dieser umfasst als **Gefäßring** die Trachea und den Ösophagus und komprimiert beide häufig. Dadurch kommt es zu Atem- und Schluckbeschwerden.

Rechter Aortenbogen: Bei dieser Anomalie sind der linke 4. Aortenbogen und die linke Aorta dorsalis vollkommen obliteriert und werden von den entsprechenden Gefäßen der rechten Seite ersetzt. Es kann zu Schluckbeschwerden kommen, wenn das Lig. arteriosum links liegt und hinter dem Ösophagus verläuft.

Unterbrochener Aortenbogen: Diese interessante Anomalie, die schwerwiegender ist als die vorher beschriebenen, wird durch Obliteration des 4. Aortenbogens auf der linken Seite hervorgerufen (▶ Abb. 14.36). Sie ist häufig mit einem abnormen Ursprung der rechten A. subclavia kombiniert. Der Ductus arteriosus bleibt weit offen und die Aorta descendens und die Aa. subclaviae erhalten Blut von geringem Sauerstoffgehalt aus der A. pulmonalis. Die Aorta versorgt nur die linke und rechte A. carotis communis.

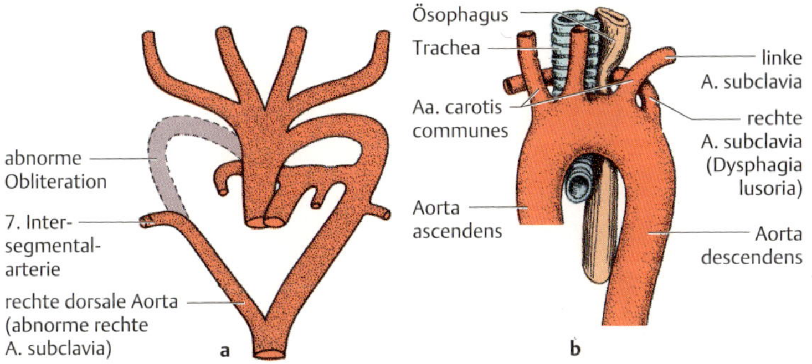

Abb. 14.34 Abnormer Abgang der rechten A. subclavia. a Der rechte 4. Aortenbogen obliteriert, der distale Abschnitt der rechten dorsalen Aorta bleibt bestehen. **b** Die abnorme rechte A. subclavia überkreuzt die Mittellinie hinter dem Ösophagus und kann diesen einengen (Dysphagia lusoria).

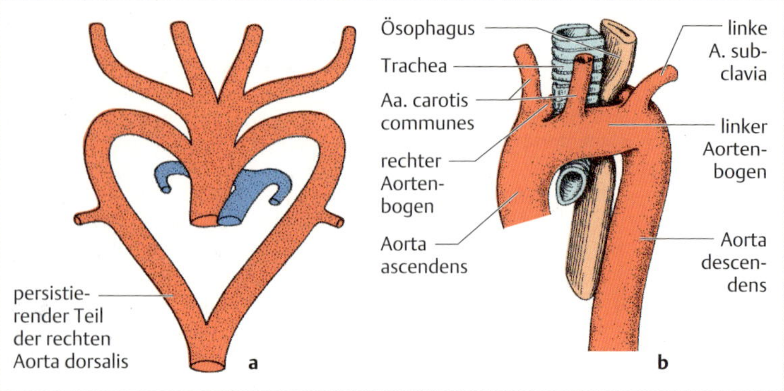

Abb. 14.35 Doppelter Aortenbogen. a Der distale Abschnitt der rechten dorsalen Aorta persistiert. **b** Der doppelte Aortenbogen bildet einen Gefäßring um die Trachea und den Ösophagus.

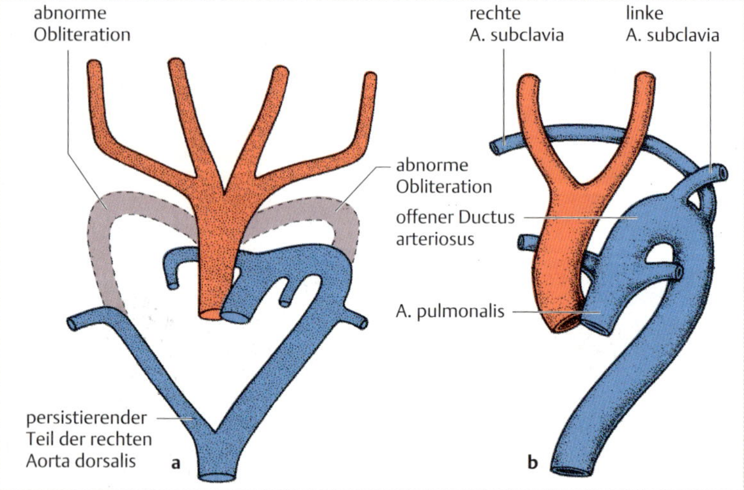

Abb. 14.36 Unterbrochener Aortenbogen. a Der 4. Aortenbogen auf der rechten und auf der linken Seite obliteriert, der distale Abschnitt der rechten dorsalen Aorta bleibt bestehen. **b** Eine Form des unterbrochenen Aortenbogens. Die Aorta versorgt den Kopf. Die A. pulmonalis versorgt über den Ductus arteriosus alle anderen Körperabschnitte.

14.9.2 Entwicklung der Venen

In der 5. Woche sind drei große Venenpaare vorhanden (▶ Abb. 14.30):

- **Dottervenen (Vv. vitellinae)**, die das Blut vom Dottersack zum Sinus venosus leiten
- **Nabelvenen (Vv. umbilicales)**, die in den Chorionzotten entspringen und sauerstoffreiches Blut dem Embryo zuführen
- **Kardinalvenen (Vv. cardinales)**, die dem Blutrückfluss aus dem eigentlichen Embryonalkörper dienen

Dottervenen

Bevor die Dottervenen in den Sinus venosus eintreten, bilden sie einen Venenring um das Duodenum und die Leberanlage und durchströmen das Mesenchym des Septum transversum (▶ Abb. 14.37). Die auswachsenden Leberzellbälkchen sprossen in die Strombahn der Venen ein, sodass ein weites Kapillarnetz aus **Lebersinusoiden** entsteht.

Mit der Rückbildung des linken Sinushorns fließt das Blut der linken Seite nach rechts und führt zur Ausweitung der rechten Nabelvene (rechter Leber-Herz-Kanal). Der rechte Leber-Herz-Kanal bildet schließlich den **posthepatischen Abschnitt der V. cava inferior**. Der proximale Abschnitt der linken Dottervene obliteriert (▶ Abb. 14.38). Aus den Anastomosen um das Duodenum entsteht ein einziges Gefäß, die **V. portae** (▶ Abb. 14.38b). Die **V. mesenterica superior**, die das Blut aus den primitiven Darmschlingen ableitet, stammt vom distalen Abschnitt der rechten Dottervene ab. Der distale Abschnitt der linken Dottervene bildet sich vollständig zurück (▶ Abb. 14.38).

Nabelvenen

Die Nabelvenen laufen zunächst auf beiden Seiten an der Leberanlage vorbei. Sie nehmen jedoch bald Verbindung zu den Lebersinusoiden auf (▶ Abb. 14.37). Der proximale Abschnitt beider Nabelvenen und die rechte Nabelvene bilden sich zurück,

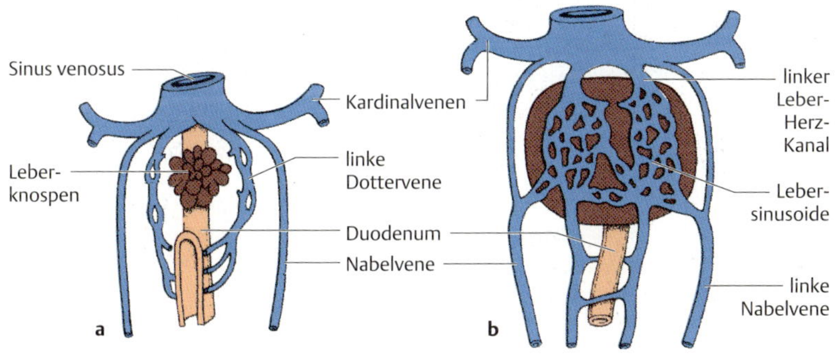

Abb. 14.37 Dotter- und Nabelvenen in der 4. und 5. Woche. a 4. Woche. **b** 5. Woche: Die Leberbälkchen wachsen in die Strombahn der Dottervenen ein, sodass Lebersinusoide entstehen. Um das Duodenum bildet sich ein Plexus. Der venöse Blutstrom beginnt sich von links nach rechts zu verlagern.

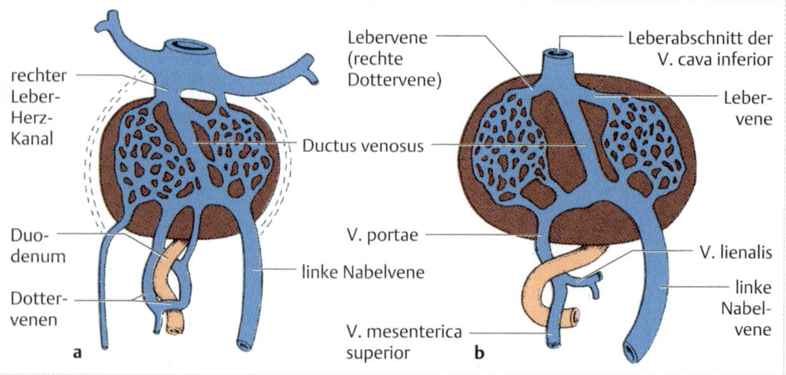

Abb. 14.38 Dotter- und Nabelvenen im 2. und 3. Monat. a 2. Monat. **b** 3. Monat: Das Blut der linken Nabelvene wird über den Ductus venosus nach rechts geleitet. Das Lebersegment der V. cava inferior entsteht aus dem rechten Leber-Herz-Kanal. Die V. lienalis vereinigt sich mit der V. mesenterica superior zur V. portae.

sodass nur noch die linke Nabelvene das Blut aus der Plazenta zur Leber befördert (► Abb. 14.37). Mit der Verstärkung des Plazentakreislaufs entsteht eine direkte Verbindung zwischen der linken Nabelvene und dem rechten Leber-Herz-Kanal (► Abb. 14.38). Das neue Gefäß umgeht als **Ductus venosus** das Netz der Lebersinusoide. Nach der Geburt obliterieren die Nabelvene und der Ductus venosus und bilden das **Lig. teres hepatis** und das **Lig. venosum** (Kap. 14.10.2).

14

Kardinalvenen

Das System der Kardinalvenen besteht aus den **vorderen Kardinalvenen** (Vv. cardinales anteriores) im kranialen Körperabschnitt des Embryos und aus den **hinteren Kardinalvenen** (Vv. cardinales posteriores), die das Blut aus dem übrigen Embryonalkörper einschließlich der Urnieren zurückleiten. Die vordere und hintere Kardinalvene einer Seite vereinigen sich miteinander kurz bevor sie in das Herz eintreten und bilden die kurze V. cardinalis communis (Ductus Cuvieri). Diese mündet in das rechte bzw. linke Sinushorn dicht neben den Nabelvenen ein. Bis zur 4. Woche sind die Kardinalvenen noch symmetrisch ausgebildet (► Abb. 14.39a).

Zwischen der 5. und 7. Woche bilden sich zusätzliche Venensysteme heraus (► Abb. 14.39):

- **Subkardinalvenen** entwickeln sich zur Drainage der Urnieren.
- **Suprakardinalvenen** nehmen das Blut aus den Interkostalvenen der Körperwand auf und übernehmen damit die Funktion der hinteren Kardinalvenen.
- **Sakrokardinalvenen** entstehen mit den unteren Extremitäten.

Bei der Entwicklung des Vena-cava-Systems treten in diesen Venensystemen charakteristische **Queranastomosen** auf, die das Blut von der linken auf die rechte Seite herüberführen:

- Die Anastomose zwischen den **vorderen Kardinalvenen** entwickelt sich zur **lin-**

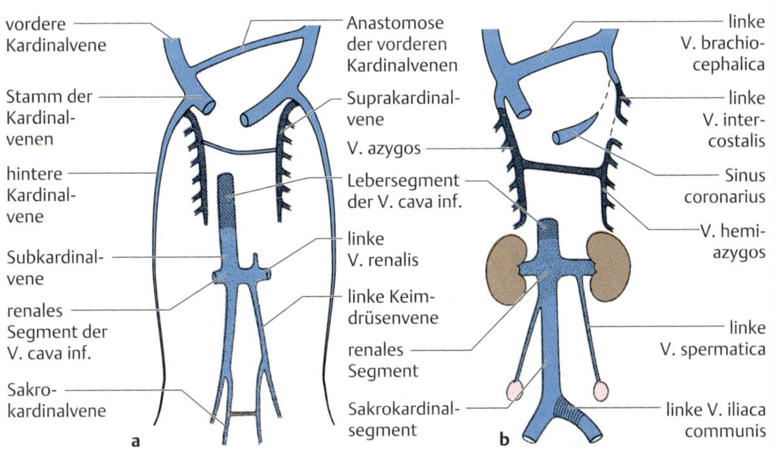

Abb. 14.39 Entwicklung der V. cava und V. azygos. a Mit 7 Wochen. Beachte die Anastomose zwischen den vorderen Kardinalvenen, den Suprakardinalvenen, den Subkardinalvenen und den Sakrokardinalvenen. **b** Venensystem bei der Geburt. Die V. cava inferior setzt sich aus drei Komponenten zusammen.

ken V. brachiocephalica (▶ Abb. 14.39). Sie führt das Blut aus dem Kopf und dem Arm der linken Seite auf die rechte Seite herüber. Der Endabschnitt der linken hinteren Kardinalvene mündet nun in die linke V. brachiocephalica und bleibt als kleines Gefäß in Form der linken oberen Interkostalvene erhalten (▶ Abb. 14.39b). Das Gefäß führt Blut aus dem 2. und 3. Interkostalraum. Die **V. cava superior** entsteht rechts aus dem Stamm der Kardinalvenen und aus dem proximalen Abschnitt der vorderen Kardinalvene. In der 4. Entwicklungswoche übernehmen die vorderen Kardinalvenen die primäre venöse Drainage des Kopfbereichs und entwickeln sich schließlich zu den **Vv. jugulares internae**. Die **Vv. jugulares externae** entstehen aus einem Venengeflecht im Gesichtsbereich und führen das Blut aus dem Gesicht und der seitlichen Kopfregion in die Vv. subclaviae ab.

- Die Anastomose zwischen den **Subkardinalvenen** wird zur **linken Nierenvene**. Anschließend bildet sich die linke Subkardinalvene zurück. Nur ihr distaler Abschnitt bleibt als **linke Gonadenvene** erhalten. Die rechte Subkardinalvene wird damit zum Hauptabfluss und entwickelt sich zum **renalen Segment der V. cava inferior** (▶ Abb. 14.39b).
- Die Anastomose zwischen den **Sakrokardinalvenen** wird zur **linken V. iliaca communis** (▶ Abb. 14.39b). Die rechte Sakrokardinalvene bildet damit den unteren Abschnitt der V. cava inferior (sakrokardinales Segment). Das renale Segment der V. cava inferior geht in den Leberabschnitt der V. cava über, der aus der rechten Dottervene stammt. Damit ist die Ausbildung der V. cava inferior abgeschlossen. Sie besteht nun aus einem

hepatischen, einem renalen und einem sakrokardinalen Segment.

Durch die Obliteration der unteren Kardinalvenen im Bereich des Herzens gewinnen die Suprakardinalvenen an Bedeutung. Die 4.–11. Interkostalvenen der rechten Seite entleeren sich in die rechte Suprakardinalvene, die nun zusammen mit einem Abschnitt der hinteren Kardinalvene zur **V. azygos** wird (▶ Abb. 14.39). Auf der linken Seite münden die Interkostalvenen in die linke Suprakardinalvene ein. Zwischen beiden Suprakardinalvenen entwickelt sich eine Queranastomose, sodass sich die linke Suprakardinalvene in die V. azygos entleert und damit zur **V. hemiazygos** wird (▶ Abb. 14.39b).

Klinischer Bezug

Fehlbildungen der Venen

Die Entwicklung der großen Hohlvenen ist sehr kompliziert. Es kommt daher häufig zu Abweichungen im Verlauf dieser Venen. Auch die Tatsache, dass das venöse System zunächst bilateralsymmetrisch angelegt ist und sich erst später nach rechts verlagert, trägt vermutlich dazu bei, dass Fehlbildungen der V. cava häufig bei Personen mit Lateralitätsstörungen auftreten.

Doppelte V. cava inferior: Bei dieser Anomalie (▶ Abb. 14.40a) hat die linke Sakrokardinalvene ihre Verbindung mit der linken Subkardinalvene nicht verloren. Die linke V. iliaca communis kann vorhanden sein oder fehlen. Die linke V. testicularis ist normal angelegt.

Fehlende V. cava inferior: Die rechte Subkardinalvene hat keinen Anschluss an die Leber gefunden und leitet ihr Blut direkt in die rechte V. supracardinalis (▶ Abb. 14.39, ▶ Abb. 14.40b). Der Blutstrom aus den kaudalen Körperregionen erreicht dann das Herz über die V. azygos und die V. cava superior. Die V. hepatica mündet anstelle der V. cava inferior in den rechten Vorhof. In der Regel ist diese Anomalie mit anderen Herzfehlbildungen verbunden.

Linke V. cava superior: Diese Anomalie (▶ Abb. 14.41a) wird durch Persistieren der linken vorderen Kardinalvene und Obliteration der V. cardinalis communis und des proximalen Anteils der vorderen Kardinalvene der rechten Seite verursacht. Das Blut wird über die V. brachiocephalica von der rechten zur linken Seite geleitet.

Doppelte V. cava superior: Es bleibt die linke vordere Kardinalvene erhalten, während die linke V. brachiocephalica fehlt (▶ Abb. 14.41b). Die persistierende linke vordere Kardinalvene heißt dann **V. cava superior sinistra** und leitet das Blut über den Sinus coronarius in den rechten Vorhof.

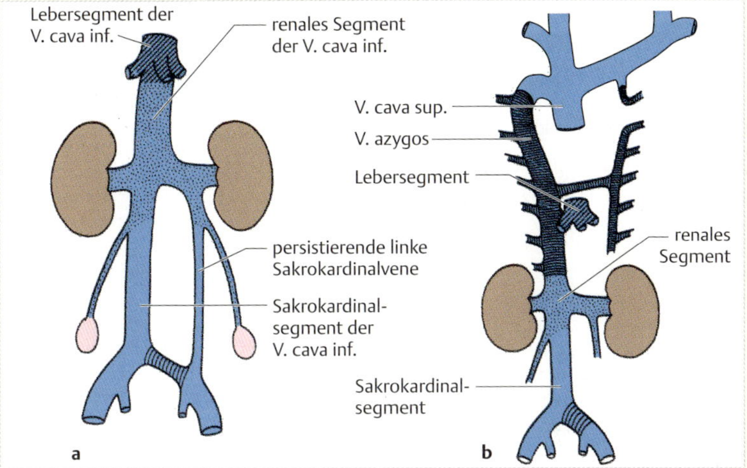

Abb. 14.40 Doppelte oder fehlende V. cava inferior. **a** Doppelte V. cava inferior im Lumbalbereich infolge einer persistierenden linken Sakrokardinalvene. **b** Fehlen der V. cava inferior. Der Blutabfluss aus der unteren Körperhälfte erfolgt über die V. azygos, die in die V. cava superior eintritt. Die V. hepatica mündet an der Stelle der V. cava inferior in das Herz ein.

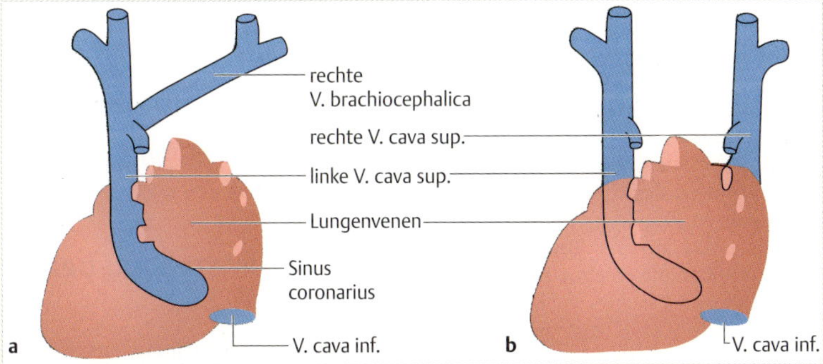

Abb. 14.41 Linke oder doppelte V. cava superior. **a** Eine linke V. cava superior tritt in den rechten Vorhof über den Sinus coronarius ein (Ansicht von hinten). **b** Doppelte V. cava superior. Die Anastomose (V. brachiocephalica) zwischen den beiden vorderen Kardinalvenen hat sich nicht entwickelt (Ansicht von dorsal).

14

14.10 Fetaler Kreislauf und Umstellung bei der Geburt

14.10.1 Fetaler Kreislauf

Vor der Geburt erreicht das sauerstoffbeladene Blut aus der Plazenta (80 %ige Sättigung) den Fetus über die Nabelvene. Im Bereich der Leber fließt der Hauptteil dieses Blutes durch den Ductus venosus direkt in die V. cava inferior und passiert damit im Kurzschluss die Leber. Ein kleiner Teil erreicht die Lebersinusoide und vermischt sich hier mit Blut aus dem Pfortaderkreislauf (▶ Abb. 14.42a). Ein **Sphinktermechanismus** im **Ductus venosus** in der Nähe der Einmündungsstelle der Nabelvene reguliert den Zufluss von Nabelschnurblut durch die Lebersinusoide. Man nimmt an, dass dieser Sphinkter sich schließt, wenn infolge einer Uteruskontraktion der venöse Rückfluss zu stark ist, und dass auf diese Weise das Herz vor einer plötzlichen Überlastung geschützt wird.

Nach kurzem Verlauf in der V. cava inferior tritt das Blut in den rechten Vorhof ein. Hier wird es durch die Klappe der V. cava inferior gegen das Foramen ovale geleitet, sodass der Hauptblutstrom direkt in den linken Vorhof gelangt. Ein kleiner Teil wird jedoch durch den unteren Rand des Septum secundum, die **Crista dividens**, daran gehindert und verbleibt im rechten Vorhof. Hier mischt er sich mit dem sauerstoffarmen Blut, das aus der Kopfregion und den Armen über die V. cava superior zurückfließt.

Vom linken Vorhof aus gelangt der Hauptblutstrom – nach einer geringfügen Beimischung von noch sauerstoffarmem Blut aus den Lungenanlagen – in den linken Ventrikel und die Aorta ascendens. Da die Koronararterien und Karotiden die ersten Äste der Aorta ascendens sind, werden die Herzmuskulatur und das Gehirn mit sauerstoffreichem Blut versorgt. Das sauerstoffarme Blut aus der V. cava superior fließt durch den rechten Ventrikel in den Truncus pulmonalis. Der Widerstand in den Lungenarterien ist während der Fetalzeit sehr hoch, sodass die Hauptmenge dieses Blutes durch den **Ductus arteriosus** direkt in die Aorta descendens gelangt, wo es sich mit dem Blut aus der proximalen Aorta vermischt. Von da fließt das Blut durch die beiden Nabelarterien zur Plazenta. In den Nabelarterien beträgt die Sauerstoffsättigung etwa 58 %.

Auf seinem Weg von der Plazenta zu den Organen des Fetus vermindert sich der hohe Sauerstoffgehalt des Blutes in der Nabelvene allmählich durch Vermischung mit sauerstoffarmem Blut. Theoretisch kann sich das in mehr oder weniger großem Ausmaß an folgenden Stellen ereignen (▶ Abb. 14.42a):

- in der Leber (I) durch Vermischung mit einer kleinen Blutmenge, die aus dem Pfortadersystem zurückfließt
- in der V. cava inferior (II), die sauerstoffarmes Blut aus den unteren Extremitäten, dem Becken und den Nieren führt
- im rechten Vorhof (III) durch Zufuhr von venösem Blut aus den oberen Extremitäten und dem Kopf
- im linken Vorhof (IV) durch Vermischung mit Blut, das aus den Lungen zurückfließt
- an der Eintrittsstelle des Ductus arteriosus in die Aorta descendens (V)

14.10.2 Umstellung bei der Geburt

Die plötzliche Umstellung des Kreislaufs bei der Geburt kommt durch die Unterbrechung des Blutzuflusses aus der Plazenta und den Beginn der Lungenatmung zustande. Durch die Kompression des Brustkorbs bei der Geburt wird die Amnionflüssigkeit im Bronchialbaum durch Luft er-

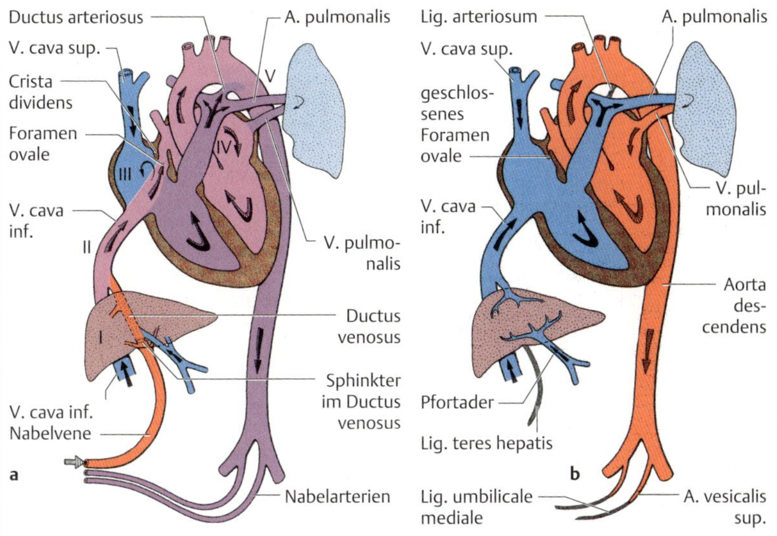

Abb. 14.42 Umstellung des Kreislaufs bei der Geburt. a Der Blutkreislauf des Menschen vor der Geburt. Die Pfeile zeigen die Richtung des Blutstromes an. Beachte, in welchen Gebieten sich sauerstoffreiches und sauerstoffarmes Blut mischt: in der Leber (I), in der V. cava inferior (II), im rechten Vorhof (III), im linken Vorhof (IV) und an der Einmündung des Ductus arteriosus in die absteigende Aorta (V). **b** Der Kreislauf des Menschen nach der Geburt. Beachte die Veränderungen, die durch das Einsetzen der Atmung und die Unterbrechung des Plazentakreislaufs hervorgerufen werden.

setzt, und die Atmung setzt plötzlich ein. Gleichzeitig schließt sich der Ductus arteriosus durch Muskelkontraktion seiner Wand. Dadurch steigt die Blutmenge, die durch die Lungengefäße fließt, schnell an. Dies wiederum führt zu einer Erhöhung des Druckes im linken Vorhof. Gleichzeitig mit diesen Veränderungen auf der linken Seite fällt der Druck im rechten Vorhof durch die Unterbrechung des Plazentakreislaufs ab. Das Septum primum wird an das Septum secundum angepresst und damit das Foramen ovale funktionell geschlossen.

Im Folgenden sind die Veränderungen bei der Umstellung des Kreislaufs noch einmal zusammengestellt (▶ Abb. 14.42b):

- **Verschluss der Nabelarterien** durch Kontraktion der glatten Muskulatur in der Wand der Gefäße. Er wird wahrscheinlich durch thermische und mechanische Reize und durch Veränderung der Sauerstoffspannung ausgelöst. Funktionell schließen sich die Arterien wenige Minuten nach der Geburt. Die tatsächliche Obliteration des Lumens durch fibröse Proliferation kann jedoch 2–3 Monate in Anspruch nehmen. Die distalen Anteile der Nabelarterien bilden dann auf beiden Seiten das **Lig. umbilicale**

medianum, die proximalen Anteile bleiben als **Aa. vesicales superiores** durchgängig.

- Der **Verschluss der Nabelvene und des Ductus venosus** tritt kurz nach dem Verschluss der Nabelarterien ein. Das bedeutet, dass noch Blut aus der Plazenta einige Zeit nach der Geburt zum Neugeborenen hin fließen kann. Nach der Obliteration bildet die Nabelvene das **Lig. teres hepatis** im unteren Rand des Lig. falciforme. Der Ductus venosus, der von der Nabelvene zur V. cava inferior führt, obliteriert ebenfalls und bildet das **Lig. venosum**.
- Der **Verschluss des Ductus arteriosus** durch Kontraktion seiner Wandmuskulatur tritt sofort nach der Geburt ein. Der Mediator ist **Bradykinin**, das bei der Belüftung der Lungen gebildet wird. Angiokardiografie und Herzkatheterisierung haben jedoch ergeben, dass während der ersten Tage nach der Geburt ein Links-rechts-Shunt nicht ungewöhnlich ist. Die vollständige anatomische Obliteration durch Intimaproliferation dauert etwa 1–3 Monate. Beim Erwachsenen bildet der obliterierte Ductus arteriosus das **Lig. arteriosum**.
- Der **Verschluss des Foramen ovale** kommt durch eine Druckerhöhung im linken Vorhof bei gleichzeitiger Druckverminderung auf der rechten Seite zustande. Mit dem ersten tiefen Atemzug wird das Septum primum gegen das Septum secundum gepresst. In den ersten Lebenstagen ist dieser Verschluss jedoch noch reversibel. Schreien des Säuglings verursacht noch einen Rechts-links-Shunt, der für die zyanotischen Perioden beim Neugeborenen verantwortlich ist. Durch das dauernde Aneinanderpressen verschmelzen die beiden Septen innerhalb etwa eines Jahres miteinander. In 20–25 % kommt es aber niemals zu einem vollkommenen anatomischen Verschluss (**Sondendurchgängigkeit des Foramen ovale**).

14.11 Lymphatisches System

Das **lymphatische System** entsteht wesentlich später als das Gefäßsystem. Es tritt nicht vor der 5. SSW auf. Die Abstammung der Lymphgefäße ist noch nicht geklärt. Entweder entstehen sie in situ aus dem Mesenchym, oder sie sprossen aus dem Endothel der Venen aus. Es entstehen fünf primäre Lymphgefäßstämme:

- zwei **jugulare Stämme** am Zusammenfluss der V. subclavia und der V. cardinalis anterior,
- zwei **iliakale Stämme** am Zusammenfluss der V. iliaca und der V. cardinalis posterior,
- ein **retroperitonealer Stamm** an der dorsalen Mesenterialwurzel; und dorsal vom retroperitonealen Stamm die **Cisterna chyli**.

Zahlreiche Lymphbahnen verbinden die primären Stämme miteinander und drainieren die Lymphknoten der Extremitäten, der Körperwand und des Kopf- und Halsbereichs. Zwei Hauptkanäle, der rechte und linke **Ductus thoracicus**, vereinigen sich mit den jugularen Stämmen und mit der Cisterna chyli. Anschließend entsteht zwischen beiden eine Anastomose. Der definitive Ductus thoracicus entwickelt sich aus dem distalen Abschnitt des rechten Ductus thoracicus, der Anastomose und dem kranialen Abschnitt des linken Ductus thoracicus. Der **rechte Lymphgang** im Mediastinum stammt vom kranialen Abschnitt des rechten Ductus thoracicus ab. Beide Gänge behalten ihre ursprüngliche Einmündung in das Venensystem bei. Sie münden im Venenwinkel zwischen V. jugularis interna und V. subclavia ein. Aufgrund der vielen Anastomosen ist die definitive Gestalt des Ductus thoracicus sehr variabel.

Die Spezifizierung des Lymphendothels wird durch den Transkriptionsfaktor **PROX1** gesteuert, der die Gene des Blutgefäßendothels unterdrückt und die Expression der Gene des Lymphendothels unterstützt. Ein Schlüsselgen in diesem Zusammenhang ist ***VEGFR3***, das den Rezeptor für ***VEGFC*** kodiert. Dieses Protein führt zum Aussprossen von *PROX1*-exprimierenden Endothelzellen aus vorhandenen Venen und zum Wachstum von Lymphgefäßen.

Alles klar?

1. Bei einer 35 Jahre alten Frau in der 12. SSW findet sich ein abnormer Befund bei der Ultraschalldarstellung des fetalen Herzens. Es stellt sich nicht der normale kreuzförmige Vierkammerblick ein. An dem Kreuz fehlt ein Stück direkt unter dem Querbalken. Welche Strukturen werden mit der Kreuzfigur dargestellt? Welcher Defekt liegt bei diesem Kind wahrscheinlich vor?
2. Ein Kind kommt mit schweren kraniofazialen Defekten und einer Transposition der großen Gefäße zur Welt. Welche Zellen spielen bei beiden Fehlbildungen eine Rolle? Auf die Schädigung welcher Struktur kann das Fehlbildungssyndrom zurückgeführt werden?
3. Welches Gewebe ist für die Unterteilung des Herzens in vier Kammern und für die Unterteilung der Ausflussbahn in A. pulmonalis und Aorta verantwortlich?
4. Ein Patient hat Schwierigkeiten beim Schlucken. Welche Veränderung im Herz-Kreislauf-System kann zu diesem Symptom führen? Welche kongenitale Fehlbildung könnte zugrunde liegen?

15 Respirationstrakt

15.1 Überblick

Der **Atemtrakt** entsteht in der ventralen Wand des Vorderdarms. Die epitheliale Auskleidung von Larynx, Trachea, Bronchien und Alveolen stammt vom Entoderm ab. Knorpel- und Muskelgewebe sind mesodermalen Ursprungs.

In der 4. Woche schnürt sich die Trachea vom Vorderdarm durch das **Septum oesophagotracheale** ab. Aus dem hinteren Abschnitt des Vorderdarms entsteht der Ösophagus, aus dem vorderen die Lungenanlage. An der Öffnung des Atemtrakts in den Vorderdarm entwickelt sich der Kehlkopf, dessen Komponenten sich vom 4. und 6. Schlundbogen herleiten (vgl. ► Abb. 18.7).

Aus der **Lungenanlage** gehen zwei **Lungenknospen** hervor. Der rechte Knospe teilt sich in drei Äste auf, die Anlagen der Hauptbronchien, aus der linken Lungenknospe entstehen zwei Hauptbronchien (► Abb. 15.5). Störungen bei der Ausbildung des Septum oesophagotracheale führen zur Ösophagusatresie und zu tracheoösophagealen Fisteln (► Abb. 15.3).

Beim Lungenwachstum unterscheidet man eine pseudoglanduläre Phase (5.–16. Woche), in der sich der Bronchialbaum wie eine Drüse aufzweigt und eine kanalikuläre Phase (16.–26. Woche), in der sich aus den kanälchenartigen Endverzweigungen Bronchiolen und Alveolen differenzieren, während sich Kanälchen weiter aufzweigen. Anschließend wandelt sich das kubische Epithel der Bronchiolen in ein flaches Epithel aus **Typ-I-Alveolarepithelzellen** um und verbindet sich eng mit den Blut- und Lymphkapillaren. Ab dem 7. Monat ist ein Gasaustausch zwischen Blut und Luft in den **primären Alveolen** möglich. Von den **Typ-II-Alveolarepithelzellen** wird **Surfactant** sezerniert, das auf dem Alveolarepithel eine Phospholipidschicht bildet.

Vor der Geburt enthalten die Lungen eine eiweißarme Flüssigkeit, wenig Schleim und Surfactant. Mit dem Einsetzen der Atmung wird die Flüssigkeit resorbiert. Das Surfactant reduziert die Oberflächenspannung an der Luft-Flüssigkeits-Grenze und verhindert dadurch das Kollabieren der Alveolen bei der Exspiration. Das Fehlen oder eine unzureichende Ausbildung der Surfactant-Schicht führt bei Frühgeborenen zum **RDS** (respiratory distress syndrome). Dabei kollabieren die primären Alveolen (**Syndrom der hyalinen Membranen**).

Das Wachstum der Lunge nach der Geburt erfolgt im Wesentlichen durch die Erhöhung der **Anzahl** der Broncheoli respiratorii und der Alveolen und nicht durch die Vergrößerung der Alveolen selbst. Neue Alveolen werden bis zum 10. Lebensjahr gebildet.

15.2 Bildung der Lungenknospen

Die **Lungenknospe** oder das **Lungendivertikel** erscheint beim etwa 4 Wochen alten Embryo als eine entodermale Aussackung, die von der ventralen Wand des Vorderdarms entspringt (▸ Abb. 15.1a). Zeitpunkt und Ort des Erscheinens der Lungenknospe hängen von einer Zunahme an **Retinsäure** (retinoic acid, **RA**) aus dem umgebenden Mesoderm ab. Die Zunahme von RA führt zur Hochregulierung der Expression des Gens für den Transkriptionsfaktor **TBX4**, der am Ort des Divertikels im Entoderm des Vorderdarms exprimiert wird. TBX4 induziert die Bildung des Divertikels und das weitere Wachstum und die Differenzierung der Lungen. Die epitheliale Auskleidung des Respirationstrakts mit Larynx, Trachea, Bronchien und Lunge ist somit **entodermalen Ursprungs**. Die Knorpelspangen und die glatte Muskulatur der Trachea und der Lungen stammen vom viszeralen Mesoderm ab, das den Vorderdarm umgibt.

Ursprünglich steht das Lungendivertikel über seine ganze Länge in offener Verbindung mit dem Vorderdarm (▸ Abb. 15.1b). Es wird jedoch bald von ihm durch das **Septum oesophagotracheale** abgeschnürt (▸ Abb. 15.2a). Der Vorderdarm zerfällt damit in einen ventralen Abschnitt, die Anlage des Respirationstrakts, und einen dorsalen Abschnitt, die Anlage des Ösophagus (▸ Abb. 15.2b, c). Die offene Verbindung zwischen der Anlage des Respirationstrakts und dem Vorderdarm bleibt nur im Bereich der späteren **Kehlkopföffnung** erhalten (▸ Abb. 15.4a).

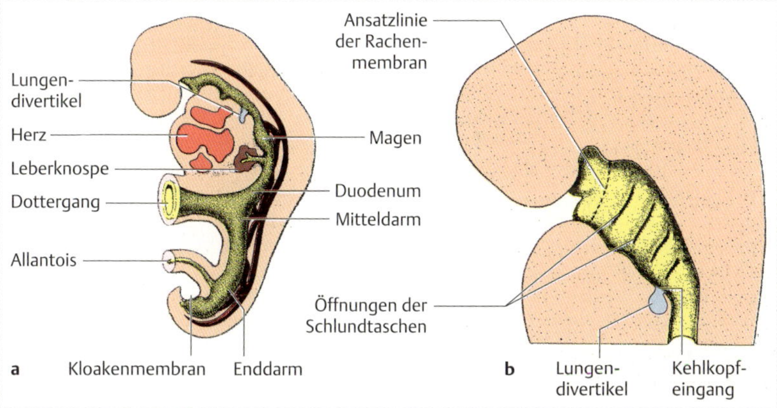

Abb. 15.1 Lage des Lungendivertikels. **a** Etwa 25 Tage alter Embryo. **b** Sagittalschnitt durch die Kopfregion eines etwa 5 Wochen alten Embryos, der die Abgänge der Schlundtaschen und der Lungenanlage zeigt.

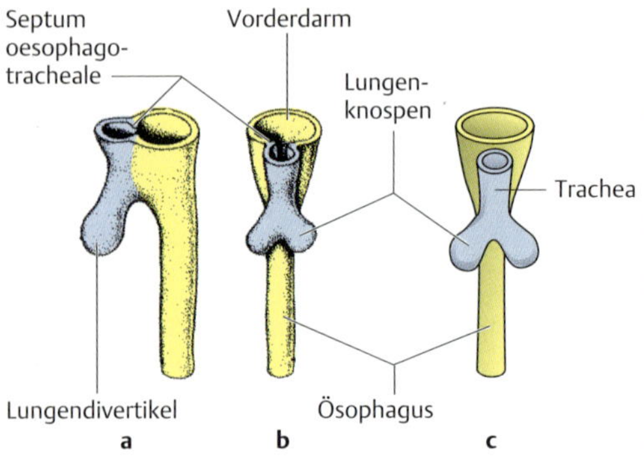

Abb. 15.2 Abschnürung des Lungendivertikels. a–c Aufeinanderfolgende Stadien in der Entwicklung der Lungendivertikel. Zwischen Ösophagus und Trachea entsteht das Septum oesophagotracheale, das den Vorderdarm in den Ösophagus auf der einen und die Trachea mit den Lungenknospen auf der anderen Seite unterteilt. **a** Am Ende der 3. Woche (Ansicht von lateral). **b, c** Während der 4. Woche (Ansicht von ventral).

Klinischer Bezug

Störungen bei der Unterteilung von Ösophagus und Trachea durch das Septum oesophagotracheale führt zu einer **Ösophagusatresie** mit oder ohne eine **tracheoösophageale Fistel**. Entweder weicht das Septum nach hinten ab, oder die Ösophagusanlage wird durch raumfordernde Prozesse zwischen dem Vorderdarm und der Wirbelsäule nach vorn gedrückt. Dieser Fehlbildungstyp besitzt eine Häufigkeit von 1:3 000 Geburten. In 90 % endet der obere Abschnitt des Ösophagus blind, während der untere Abschnitt über einen kleinen Gang mit der Trachea verbunden ist (▶ Abb. 15.3a). Die isolierte Ösophagusatresie (▶ Abb. 15.3b) und H-förmige tracheoösophageale Fisteln ohne Ösophagusatresie (▶ Abb. 15.3c) finden sich bei etwa 4 % dieser Fehlbildungen. Die übrigen Formen (▶ Abb. 15.3d, e) machen 1 % aus.

Die Fehlbildungen sind mit anderen Defekten kombiniert. In 33 % sind Herzfehlbildungen vorhanden. Insofern sind tracheoösophageale Fisteln ein Bestandteil der **VACTERL-Assoziation** (vertebral anomalies, anal atresia, cardiac defects, tracheoesophageal fistula, renal anomalies, and limb defects). Bei der VACTERL-Assoziation handelt es sich um eine Ansammlung von Defekten mit unbekannter Ursache, die jedoch überzufällig häufig zusammen auftreten (Kap. 10.2.2).

Eine Komplikation der tracheoösophagealen Fisteln ist das **Polyhydramnion**. Es tritt auf, wenn die Magen-Darm-Passage behindert ist und die Amnionflüssigkeit nicht im Magen und Dünndarm resorbiert werden kann. Mageninhalt und/oder Amnionflüssigkeit kann durch die Fistel in die Trachea gelangen und zu einer Pneumonitis oder Pneumonie führen.

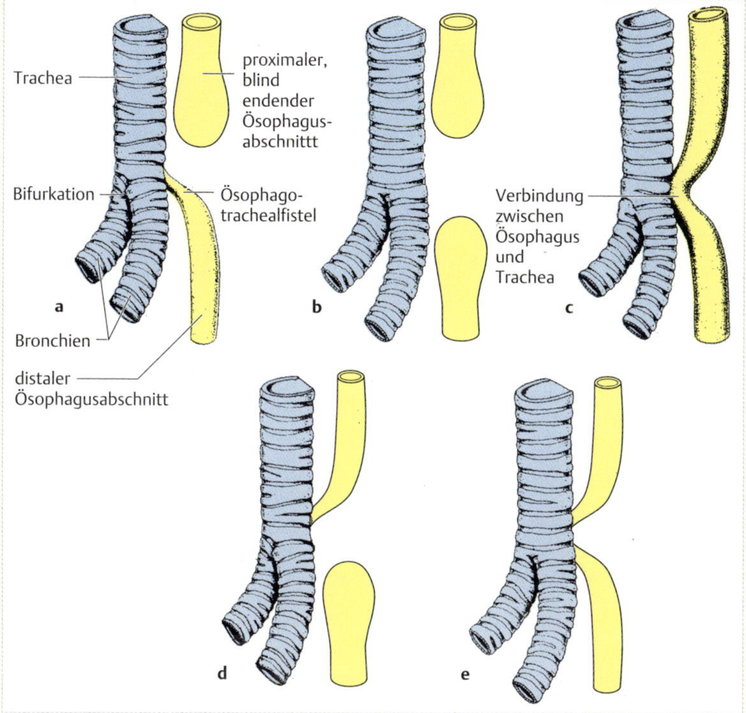

Abb. 15.3 Ösophagusatresie und Ösophagotrachealfistel. a In der häufigsten Form (90 %) endet der Ösophagus blind. Der untere Ösophagusabschnitt ist über eine Fistel mit der Trachea vebunden. **b** Isolierte Ösophagusatresie (4 %). **c** H-förmige Ösophagotrachealfistel (4 %). **d, e** Andere Formen (jeweils 1 %).

15.3 Larynx

Die epitheliale Auskleidung des Larynx stammt vom Entoderm ab. Das Knorpelskelett und die Muskeln gehen aus dem Mesenchym des **4.** und **6. Schlundbogens** hervor (▶ Abb. 18.7). Mit dem Größenwachstum nimmt die sagittale schlitzförmige Öffnung eine T-förmige Gestalt an (▶ Abb. 15.4a). Die charakteristische definitive Gestalt entsteht mit der Ausbildung des Kehlkopfskeletts aus **Schildknorpel**, **Ringknorpel** und **Arytenoidknorpeln** (▶ Abb. 15.4b).

Während der Ausbildung der Knorpel proliferiert das Epithel so stark, dass es zu einem vorübergehenden Verschluss des Lumens kommt. Bei der anschließenden Vakuolisierung und Rekanalisierung entstehen beiderseits die **Schleimhautta-**

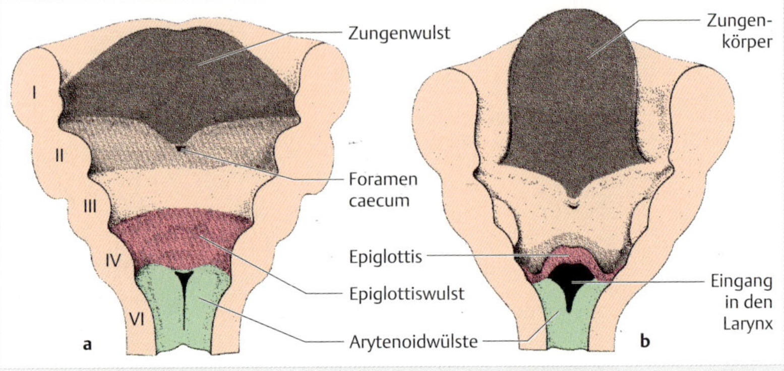

Abb. 15.4 Kehlkopfeingang und Entwicklung der Zunge. a Mit 6 Wochen: Der Eingang ist T-förmig. **b** Mit 12 Wochen: Die charakteristische definitive Gestalt entsteht mit der Ausbildung der Kehlkopfknorpel.

schen des Kehlkopfs, deren obere und untere Begrenzung sich zum **Taschenband** und zum **Stimmband** entwickeln.

Da die Muskulatur des Larynx aus dem Mesoderm des 4. und 6. Schlundbogens entsteht, werden alle Kehlkopfmuskeln von Ästen des X. Hirnnervs, des N. vagus, innerviert. Der **N. laryngeus superior** innerviert die Derivate des **4.**, der **N. laryngeus recurrens** die Derivate des **6. Schlundbogens** (zu den Kehlkopfknorpeln s. auch Kap. 18).

15

15.4 Trachea, Bronchien und Lungen

Während sich das Lungendivertikel vom Vorderdarm abschnürt, wächst es gleichzeitig nach kaudal und bildet in der Mitte die Trachea und nach lateral die **Lungenknospen** aus (▸ Abb. 15.2b, c). Die rechte Lungenknospe teilt sich in drei Äste, die Anlagen der Hauptbronchien. Auf der linken Seite entstehen entsprechend zwei Hauptbronchien (▸ Abb. 15.5a). Auf diese Weise kündigt sich bereits die Gliederung in drei Lappen auf der rechten Seite und in zwei auf der linken an (▸ Abb. 15.5b, c).

Die Lungenknospen wachsen nach lateral und nach kaudal in die Zölomhöhle vor (▸ Abb. 15.6). Sie schieben dabei die sie bedeckende viszerale Mesodermschicht vor sich her. Die Leibeshöhle wird in diesem Bereich als **Perikardioperitonealkanal** (**Zölomkanal**) bezeichnet (▸ Abb. 7.4a, ▸ Abb. 15.6). Die Perikardioperitonealkanäle stehen oben mit der Perikardhöhle und nach unten mit der Peritonealhöhle in offener Verbindung. Durch den Verschluss dieser Öffnungen werden die Perikardioperitonealkanäle zu den **Pleurahöhlen** (▸ Abb. 7.4b). Aus dem viszeralen Mesoderm entsteht die **viszerale Pleura** auf der Oberfläche der Lunge. Aus dem parietalen Mesoderm entsteht die **parietale Pleura** auf der Innenseite der Leibeswand (▸ Abb. 15.6a). Zwischen der parietalen und der viszeralen Pleura befindet sich die Pleurahöhle (▸ Abb. 15.6c).

Im weiteren Verlauf teilen sich die Hauptbronchien wiederholt dichotom, so-

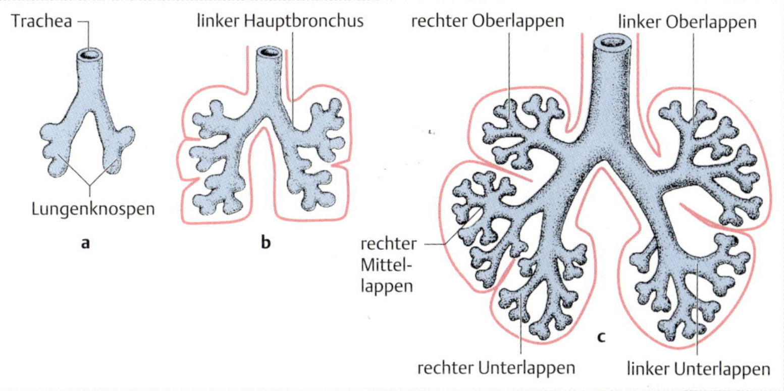

Abb. 15.5 Entwicklung von Trachea und Lungen. Auf der linken Seite sind zwei, auf der rechten Seite drei Hauptbronchien angelegt. **a** Mit 5 Wochen. **b** Mit 6 Wochen. **c** Mit 8 Wochen.

dass 10 **tertiäre Bronchien** (**Segmentbronchien**) in der rechten und 8 oder 9 in der linken Lunge entstehen, die den definitiven **bronchopulmonalen Segmenten** der erwachsenen Lunge entsprechen. Am Ende des 6. Monats sind annähernd 17 derartige Teilungsschritte abgelaufen. Bevor jedoch der Bronchialbaum seine endgültige Gestalt erreicht, laufen noch **sechs weitere Teilungsschnitte** ab. Sie finden erst nach der Geburt statt. Die Aufzweigung wird von einer Epithel-Mesenchym-Interaktion zwischen dem Entoderm der Lungenknospe und dem umgebenden viszeralen Mesoderm reguliert. Die die Aufzweigung induzierenden Signale aus dem Mesoderm gehören zur FGF-Familie (Fibroblastenwachstumsfaktoren). Während der weiteren Entwicklung werden die Lungen kaudalwärts verlagert. Bei der Geburt liegt die Bifurkation der Trachea in Höhe des 4. Brustwirbels.

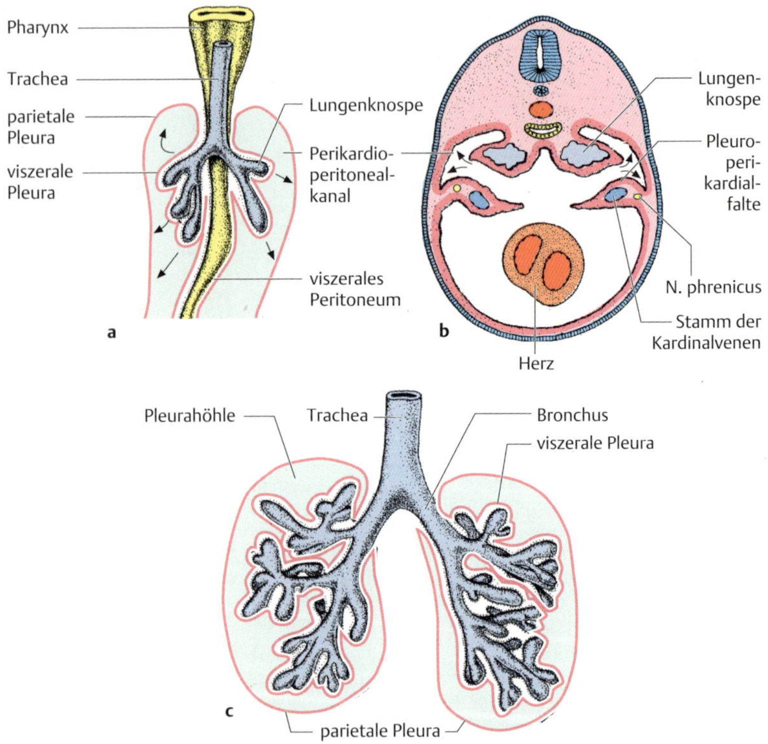

Abb. 15.6 Ausdehnung der Lungen und Entwicklung der Pleurahöhlen. a, b Ausdehnung der Lungenknospen in die Perikardioperitonealkanäle. In diesem Entwicklungsstadium verbinden die Kanäle (Zölomkanäle) die Peritoneal- und die Perikardhöhle. **a** Ansicht von ventral. **b** Querschnitt durch die Lungenknospen. Die vorwachsenden Pleuroperikardialfalten unterteilen den Brustabschnitt der Zölomhöhle in die Pleurahöhlen und die Perikardhöhle. **c** Nach der Abtrennung der Perikardioperitonealkanäle von der Perikardhöhle und der Leibeshöhle dehnen sich die Lungen in den Pleurahöhlen aus. Beachte das viszerale und das parietale Blatt der Pleura und die definitive Pleurahöhle. Die viszerale Pleura schiebt sich zwischen den Lungenlappen ein. Die Lungenlappen werden von den Einbuchtungen der viszeralen Pleura gegeneinander abgegrenzt.

15.4.1 Reifung der Lunge

Bis zum 7. Monat zweigt sich der Bronchialbaum in immer kleinere Gänge (Kanälchen) auf (kanalikuläre Phase) (▶ Abb. 15.7a). Die Kapillardichte nimmt ebenfalls zu. **Bronchioli terminales** teilen sich zu Bronchioli respiratorii auf, und jeder davon teilt sich wiederum in drei Ductus alveolares auf (▶ Abb. 15.7b). Diese Gänge münden in **Sacculi terminales (primitiven Alveolen)**, die von flachen Alveolarendothelzellen begrenzt werden und in engem Kontakt mit den benachbarten Kapillaren stehen (▶ Abb. 15.7b). Am Ende des 7. Monats gibt es ausreichend viele Sacculi alveolares und Kapillaren, um bei

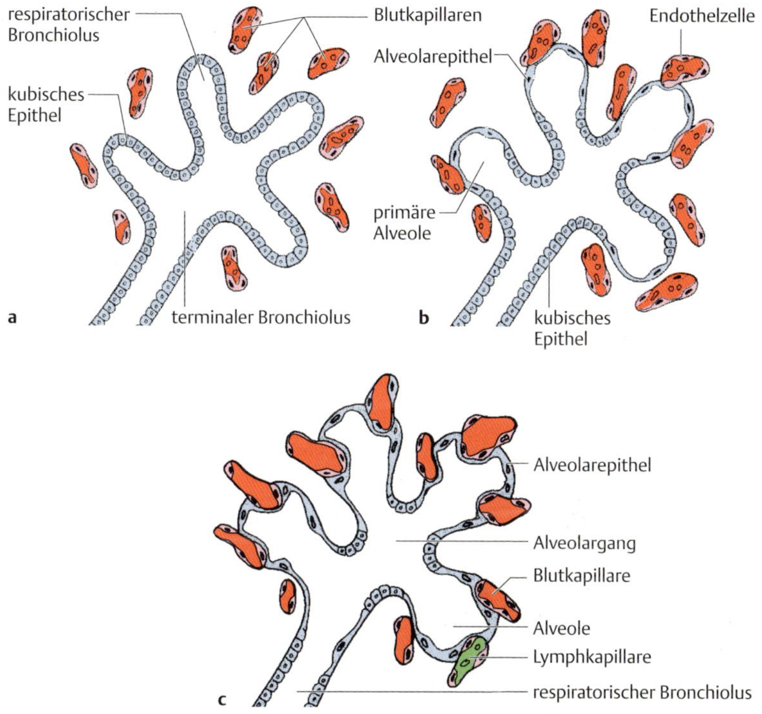

Abb. 15.7 Histologische und funktionelle Entwicklung der Lunge. a Die kanalikuläre Phase erstreckt sich von der 16.–26. Woche. Beachte das kubische Epithel in den respiratorischen Bronchioli. **b** Die Differenzierung der Alveolen beginnt am Ende des 6. und zu Beginn des 7. Monats. Ein Teil des kubischen Epithels wandelt sich zu dünnem Alveolarepithel um und nimmt Kontakt zum Endothel der Blut- und Lymphkapillaren auf. **c** Lungengewebe beim Neugeborenen. Beachte die dünn ausgezogenen (Typ-I-)Alveolarepithelzellen sowie die umgebenden Kapillaren, die sich in die Alveolen vorwölben.

einer Frühgeburt das Überleben zu ermöglichen (▸ Tab. 15.1)

Während der letzten zwei Fetalmonate bis einige Jahre nach der Geburt nimmt die Anzahl der Endverzweigungen ständig zu. Die Alveolarepithelzellen werden dünner, sodass die Kapillaren sich in die primären Alveolen vorbuchten (▸ Abb. 15.7c). Aus dem engen Kontakt zwischen Kapillaren und Alveolen entsteht die **Blut-Luft-Schranke**. Neben den dünn ausgezogenen (**Typ-I-**)**Alveolarepithelzellen** differenzieren sich in den Alveolen Zellen mit einem schaumigen Zytoplasma (**Typ II**), die eine oberflächenaktive Substanz (Phospholipide, **Surfactant**) produzieren.

Vor der Geburt enthalten die Lungen eine Flüssigkeit mit hoher Salzkonzentration, etwas Schleim aus den Bronchialdrüsen und Surfactant der Alveolarepithelzellen Typ II. Der Gehalt an Surfactant nimmt besonders in den letzten beiden Wochen vor der Geburt zu.

Während die Menge an Surfactant in der 34. SSW zunimmt, gelangt ein Teil dieses Phospholipids in die Amnionflüssigkeit und wirkt auf Makrophagen in der Amnionhöhle. Es gibt Hinweise darauf, dass diese Makrophagen nach „Aktivierung" durch die Chorionmembran in den Uterus wandern und dort Proteine des Immunsystems bilden, und zwar **Interleukin 1β (IL-1β)**. Stimulierung dieser Proteine führt zu einer verstärkten Produktion von Prostaglandinen, die für Uteruskontraktionen verantwortlich sind. Es könnten also Signale vom Fetus existieren, die die Wehen und den Geburtsvorgang auslösen.

Die fetalen **Atembewegungen** setzen vor der Geburt ein und führen zur Aspiration von Amnionflüssigkeit. Die pränatalen Atembewegungen stimulieren die Lungenentwicklung und konditionieren die Atemmuskulatur. Mit dem Einsetzen der Atmung nach der Geburt wird die Flüssigkeit in der Lunge rasch über die Blut- und Lymphkapillaren resorbiert. Ein Teil der Flüssigkeit wird während des Geburtsvorgangs durch die Trachea und die Bronchien herausgepresst.

Nach der Resorption der Flüssigkeit bleibt das Surfactant als dünne Phospholipidschicht auf dem Alveolarepithel zurück. Wenn sich die Alveolen mit dem ersten Atemzug mit Luft gefüllt haben, führt die lipophile Schicht an der Grenzschicht zwischen Luft und Alveolarepithel zu einer Verminderung der Oberflächenspannung und verhindert so bei der Exspiration den Rückfluss von seröser Flüssigkeit in die Al-

Tab. 15.1 Reifung der Lunge

Phase	Zeitraum	Vorgänge
Pseudoglanduläre Phase	5–16 Wochen	Aufzweigungen sind bis zu den terminalen Brochiolen fortgeschritten Bronchioli respiratorii oder Alveolen noch nicht vorhanden
Kanalikuläre Phase	16–26 Wochen	Jeder terminale Bronchiolus teilt sich in zwei oder mehr respiratorische Bronchiolen, die sich ihrerseits in 3–6 Alveolargänge verzweigen
Primäre Alveolen	26 Wochen bis Geburt	Ausbildung primitiver Alveolen mit engem Kontakt zu den Kapillaren
Alveoläre Differenzierung	8 Monate bis frühe Kindheit	Differenzierung reifer Alveolen mit voll ausgebildeter Blut-Luft-Schranke

veolen (s. u.). Ein Restvolumen an Luft bleibt als Schaumpolster in der Lunge zurück. Ohne das die Oberflächenspannung herabsetzende Surfactant würden die Alveolen während der Exspiration wieder zusammenfallen (Atelektase).

Durch die nach der Geburt einsetzende Atmung weiten sich die Lungen aus und füllen die Pleurahöhlen vollständig aus. Das Wachstum der Lungen nach der Geburt geht nur unwesentlich auf eine Vergrößerung der Alveolen zurück. Es ist in der Hauptsache durch eine Vermehrung der Zahl der respiratorischen Bronchioli und der Alveolen bedingt. Bei der Geburt sind nur etwa ein Sechstel der Alveolen ausgebildet. Die Hauptmenge der Alveolen entsteht während der ersten 10 Lebensjahre durch ständige Neubildung.

Klinischer Bezug

Die Funktion der Alveolarepithelzellen Typ II ist für die Lebensfähigkeit einer **Frühgeburt** von entscheidender Bedeutung. Wenn nur ungenügende Mengen von **Surfactant** gebildet werden, ist die Oberflächenspannung an der Serum-Luft-Oberfläche groß und die Alveolen kollabieren wieder während der Exspiration. Es entsteht eine **Ateminsuffizienz (respiratory distress syndrome, RDS)**, die die häufigste Todesursache bei Frühgeborenen ist: Die Alveolen sind weitgehend kollabiert und enthalten seröse Flüssigkeit, die sich nach der Fixierung im histologischen Präparat als „hyaline Membran" darstellt. Man sprach früher daher vom **Syndrom der hyalinen Membranen**. Es ist für etwa 20 % der Todesfälle in der Neugeborenenperiode verantwortlich. Die Behandlung von Frühgeborenen mit künstlichem Surfactant sowie die Behandlung von Müttern mit vorzeitigen Wehen mit Glukokortikoiden zur Stimulierung der Surfactantproduktion haben die Mortalität in Verbindung mit RDS gesenkt.

Obwohl viele Fehlbildungen der Lunge und des Bronchialbaums beschrieben wurden, z. B. blind endende Trachea mit fehlender Lunge oder Agenesie einer Lunge, sind die schweren Fehlbildungen doch selten. Häufiger sieht man ungewöhnliche Teilungen des Brochialbaumes, die manchmal mit überzähligen Lappen verbunden sind. Diese Variationen des Brochialbaums haben kaum funktionelle Auswirkungen, können aber zu unerwarteten Schwierigkeiten bei der Bronchoskopie führen.

Wichtiger sind **ektope Lungenlappen**, die von der Trachea oder dem Ösophagus abgehen. Man nimmt an, dass diese Lappen von zusätzlichen Lungenknospen des Vorderdarms gebildet werden, die sich unabhängig vom Hauptatmungssystem entwickeln.

Von großer klinischer Bedeutung sind die **angeborenen Lungenzysten**. Sie entstehen durch die Erweiterung von terminalen oder weiter zentral gelegenen Bronchien. Sie können multipel auftreten und der Lunge ein honigwabenartiges Aussehen im Röntgenbild verleihen oder auf eine oder wenige größere Zysten beschränkt sein. Da zystische Gebilde in der Lunge gewöhnlich schlecht belüftet werden, sind sie oft die Ursache für chronische Infektionen.

Alles klar?

1. Aus dem pränatalen Ultraschall ist ein Polyhydramnion bekannt. Bei der Geburt ist die Mundhöhle des Kindes mit Flüssigkeit gefüllt. An welche Fehlbildung muss man denken? Worauf ist sie embryologisch zurückzuführen? Warum muss man das Kind sorgfältig auf andere Fehlbildungen untersuchen?
2. Bei einer Frühgeburt im 6. Monat treten Schwierigkeiten mit der Atmung auf. Warum?

16 Verdauungssystem

16.1 Überblick

Der Magen-Darm-Kanal erstreckt sich von der Rachenmembran bis zur Kloakenmembran und gliedert sich in den **Vorder-**, **Mittel-** und **Enddarm** (▸ Abb. 6.16). Das Epithel des Magen-Darm-Trakts und das Parenchym der Verdauungsdrüsen stammen aus dem Entoderm; das Bindegewebe, die Muskelschichten und der Peritonealüberzug aus dem Mesoderm. Die verschiedenen Abschnitte des Darmkanals, wie Speiseröhre, Magen, Zwölffingerdarm etc., werden durch einen RA-Gradienten spezifiziert, der für jede Region die Expression spezifischer Transkriptionsfaktoren induziert (▸ Abb. 16.1a). Die Differenzierung des Darmkanals und seiner Anhangsorgane kommt durch die Interaktion zwischen dem epithelialen Entoderm und dem umgebenden Mesoderm zustande (epitheliomesenchymale Wechselwirkung). Sonic hedgehog (SHH), das vom Darmentoderm gebildet wird, induziert *HOX*-Gene im Mesoderm, die ihrerseits die kraniokaudale Organisation des Magen-Darm-Trakts regulieren.

Der **Vorderdarm** umfasst den Ösophagus, die Trachea und die Lungenknospen, den Magen und das proximale Duodenum mit Leber und Pankreas (▸ Abb. 16.11). Der **Magen** führt eine 90°-Drehung um seine longitudinale Achse und eine Kippbewegung um seine dorsoventrale Achse durch (▸ Abb. 5.5). Die **Leberzellbälkchen** sprossen an der vorderen Darmpforte in das Septum transversum ein (▸ Abb. 16.11) und werden gleichzeitig von den Sinusoiden der Dottervenen durchdrungen (▸ Abb. 14.38). Das Pankreas entsteht aus einer ventralen und einer dorsalen Anlage, die später zum definitiven Pankreas verschmelzen. Die ventrale **Pankreasknospe** entspringt aus dem Ductus choledochus und wandert mit ihm auf die Dorsalseite des Duodenums, um sich als Processus uncinatus von hinten her mit der dorsalen Pankreasknospe zu vereinigen (▸ Abb. 16.17). Eine Störung dieses Prozesses kann zum Pancreas anulare und damit zu einer Stenose des Duodenums führen (▸ Abb. 16.18).

Der **Mitteldarm** geht aus der Nabelschleife hervor (▸ Abb. 16.20). In der 6. Woche liegt der Mitteldarm außerhalb der Leibeshöhle in einer Auftreibung der Nabelschnur (physiologischer Nabelbruch; ▸ Abb. 16.21). In der 10. Woche kehren die Darmschlingen in die Leibeshöhle zurück und führen dabei eine Darmdrehung um 270° im Uhrzeigersinn aus (▸ Abb. 16.22). Häufige Fehlbildungen sind Dottergangzysten, persistierender physiologischer Nabelbruch, Fehler bei der Darmdrehung (Malrotation), Stenosen und partielle Duplikationen des Darmrohrs.

Aus dem **Enddarm** gehen das distale Drittel des Colon transversum, das Colon descendens, das Sigmoid und das Rektum hervor. Der distale Abschnitt des Analkanals entsteht durch eine Einstülpung des Ektoderms (Proktodeum) (▸ Abb. 16.31). Der Enddarm tritt in den hinteren Abschnitt der Kloake (späterer Anorektalkanal) und die Allantois in den vorderen Abschnitt (späterer Sinus urogenitalis) ein. Das Septum urorectale unterteilt die beiden Abschnitte (▸ Abb. 16.30). Die Öffnung beider Abschnitte nach außen erfolgt durch die Auflösung der Kloakenmembran.

Als Fehlbildungen können durch eine Verlagerung des Analkanals nach ventral Rektovaginal- und Rektourethralfisteln sowie Atresien entstehen (▶ Abb. 16.31).

Der Analkanal entsteht aus Entoderm (kranialer Abschnitt) und Ektoderm (kaudaler Abschnitt). Der kaudale Abschnitt wird durch eine Einstülpung des Ektoderms in der Umgebung des Proktodeums gebildet. Die Blutversorgung des Analkanals erinnert an seine Doppelherkunft. Der kraniale Abschnitt wird daher durch die **A. rectalis superior** aus der Schlagader des Enddarms, der A. mesenterica inferior, versorgt, während der kaudale Abschnitt durch die **A. rectalis inferior**, einen Zweig der A. pudenda interna, durchblutet wird.

16.2 Einteilung des Magen-Darm-Trakts

Durch die kraniokaudale Krümmung und die laterale Abfaltung des Embryonalkörpers wird der vom Entoderm begrenzte Raum in einen intraembryonalen Anteil, die Anlage des **Darmkanals**, und in zwei extraembryonale Anteile, den **Dottersack** und die **Allantois**, unterteilt (▶ Abb. 6.16).

Kranial und kaudal entstehen **Vorder-** und **Enddarm**, die beide noch blind enden. Der mittlere Abschnitt, der **Mitteldarm**, bleibt vorübergehend durch den **Dottergang** mit dem **Dottersack** verbunden (▶ Abb. 6.16d).

Die Beschreibung der weiteren Entwicklung geht von einer Unterteilung des Darmkanals und seiner Anhangsorgane in vier Abschnitte aus:

- Der **Schlunddarm** (Anlage des **Pharynx**) reicht als kranialer Anteil des Vorderdarms von der Rachenmembran bis zur Lungenknospe (▶ Abb. 6.16d). Da dieser Abschnitt bei der Entwicklung von Kopf und Hals eine besondere Rolle spielt, wird er in Kap. 18 besprochen.
- Der **kaudale Abschnitt des Vorderdarms** erstreckt sich von der Lungenknospe bis zur Leberknospe.
- Der **Mitteldarm** beginnt kaudal an der Leberknospe (der vorderen Darmpforte) und reicht bis zu dem Punkt, an dem beim Erwachsenen die Grenze zwischen den rechten beiden Dritteln und dem linken Drittel des Colon transversum liegt (beim Embryo die hintere Darmpforte).
- Der **Enddarm** erstreckt sich von der hinteren Darmpforte bis zur Kloakenmembran (▶ Abb. 6.16).

Die epitheliale Auskleidung des Magen-Darm-Kanals leitet sich vom Entoderm ab. Entsprechend sind die aus dem Darmrohr aussprossenden epithelialen Anteile der Verdauungsdrüsen entodermaler Herkunft. Die Muskel- und Bindegewebeschichten und der peritoneale Überzug stammen von der viszeralen Mesodermschicht ab. Der epitheliale Anteil der Organe wie die Drüsenzellen oder die Hepatozyten wird als Parenchym und die bindegewebige Komponente als Stroma bezeichnet.

16.3 Molekulare Regulation der Darmentwicklung

Die Differenzierung des Darmrohrs in Abschnitte findet während der Abfaltung des Embryos statt. Die Spezifizierung wird eingeleitet durch einen Konzentrationsgradienten von Retinsäure (RA), die sich vom Pharynx mit geringer bis fehlender Konzentration an RA bis hin zum Kolon mit hoher RA-Konzentration erstreckt.

Dieser Konzentrationsgradient von RA verursacht die differenzielle Expression von Transkriptionsfaktoren in verschiedenen Abschnitten des Gastrointestinaltrakts (▶ Abb. 16.1a): ***SOX2*** spezifiziert Ösophagus und Magen, ***PDX1*** das Duodenum, ***CDXC*** den Dünndarm und ***CDXA*** Dickdarm und Rektum. Die Spezifizierung wird durch die Interaktion zwischen dem Entoderm und dem viszeralen Mesoderm stabilisiert (▶ Abb. 16.1b–d). Die **Epithel-Mesenchym-Interaktion** beginnt mit der Expression von **Sonic hedgehog (SHH)** im gesamten Darmrohr, die zur Bildung von für die Magen-, Duodenum- oder Dünndarmregion spezifischen Faktoren im Mesoderm führt. An der Grenze zwischen Mittel- und

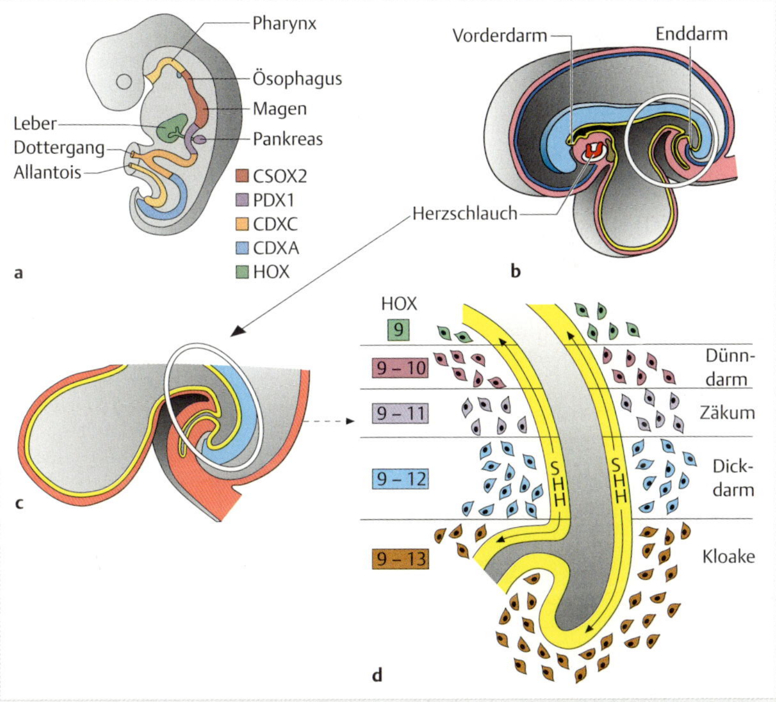

Abb. 16.1 Molekulare Regulation der Darmentwicklung. a Veranschaulichung der Gene, die für die regionale Spezifizierung des Darmrohrs in Speiseröhre, Magen, Zwölffingerdarm usw. verantwortlich sind. **b–d** Beispiele aus dem Mitteldarm- und Enddarmabschnitt zeigen, wie die Spezifizierung stabilisiert wird. Die Stabilisierung erfolgt durch epitheliomesenchymale Interaktion zwischen dem Entoderm des Darmrohrs und dem umgebenden viszeralen Blatt des Seitenplattenmesoderms (Splanchnopleura). Entodermzellen leiten die Stabilisierung durch Sekretion von SHH ein, dies führt zu einer ineinander verschachtelten Expression von Hoxgenen im Mesoderm. Diese Interaktionen führen zu einer genetischen Kaskade, die die Spezifizierung eines jeden Darmabschnittes reguliert, wie in den Diagrammen für den Dünndarm- und den Dickdarmabschnitt gezeigt wird.

Enddarm wird durch SHH lokal die vernetzte Expression von ***HOX*-Genen** im Mesoderm induziert (▶ Abb. 16.1d). Die Faktoren des Mesoderms induzieren dann die regionale Differenzierung des Entoderms zu Dünndarm, Blinddarm, Dickdarm und Kloake (▶ Abb. 16.1).

16.4 Mesenterien

Das Darmrohr und seine Anhangsorgane ist an der dorsalen und ventralen Leibeswand durch **Mesenterien** befestigt. Ein Mesenterium stellt eine Duplikatur des Peritonealüberzugs eines Organs dar, durch den dieses mit der Leibeswand verbunden ist. An Mesenterien befestigte Organe werden als **intraperitoneal** bezeichnet, während Organe, die an der hinteren Leibeswand liegen und nur an ihrer Vorderseite vom Peritoneum bedeckt sind (z. B. die Nieren), als **retroperitoneal** bezeichnet werden. **Peritoneale Bänder** sind Duplikaturen des Peritoneums (Mesenterien), die ein Organ mit dem anderen verbinden oder zur Leibeswand ziehen. Mesenterien und Bänder dienen als Zugangswege für Gefäße, Nerven und Lymphgefäße der entsprechenden Eingeweide (▶ Abb. 16.2, ▶ Abb. 16.3).

Ursprünglich stehen Vorder-, Mittel- und Enddarm über eine breite Ansatzfläche mit der hinteren Leibeswand in Verbindung (▶ Abb. 6.17, ▶ Abb. 16.3). In der 5. Woche verschmälert sich die Verbindungszone, sodass schließlich der kaudale Abschnitt des Vorderdarms, der Mitteldarm und der größte Teil des Enddarms über ein **dorsales Mesenterium** an der Leibeswand befestigt sind (▶ Abb. 16.2, ▶ Abb. 16.3b). Das dorsale Mesenterium erstreckt sich vom unteren Ende des Ösophagus bis in die Kloakenregion des Enddarms. Im Bereich des Magens heißt es

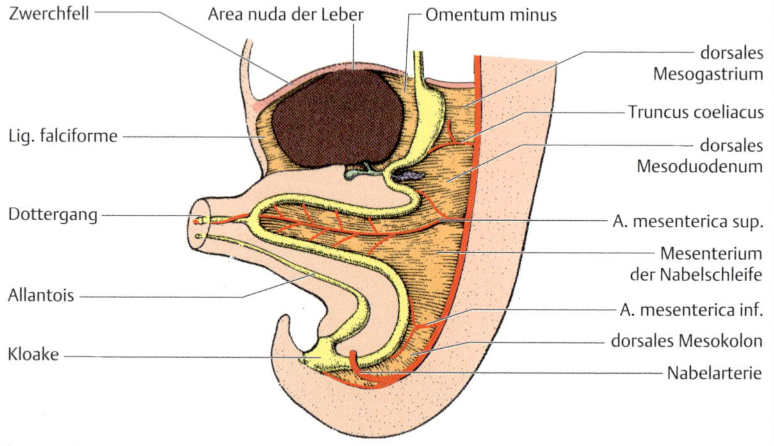

Abb. 16.2 Primitives dorsales und ventrales Mesenterium. Die Leber ist mit der ventralen Körperwand über das Lig. falciforme und mit dem Magen über das Omentum minus verbunden. Die A. mesenterica superior verläuft im eigentlichen Mesenterium und setzt ihren Weg als A. vitellina zum Dottersack fort.

16

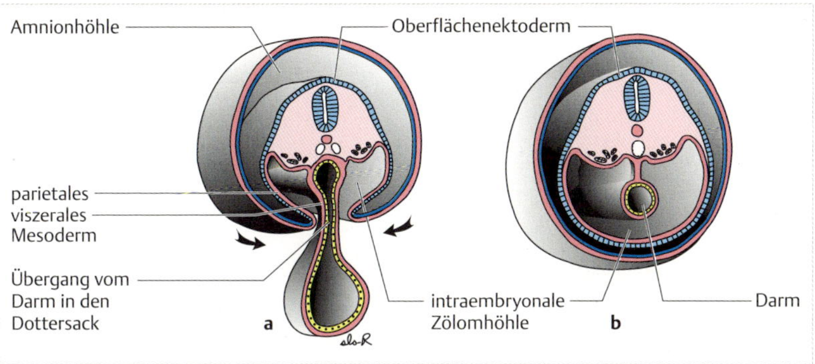

Abb. 16.3 Entstehung des dorsalen Mesenteriums. a Das Darmrohr schließt sich während der lateralen Abfaltung (Pfeile) durch Abschnürung vom Dottersack (▸ Abb. 6.17). Das intraembryonale Zölom verliert seine Verbindung mit dem extraembryonalen Zölom. **b** Am Ende der 4. Woche entsteht durch Aneinanderlagern der Mesodermschichten zwischen viszeralem und parietalem Mesoderm das dorsale Mesenterium.

dorsales Mesogastrium, das teilweise zum **Omentum majus** ausgezogen ist, im Bereich des Duodenums **dorsales Mesoduodenum** und im Bereich des Kolons **dorsales Mesokolon**. Das dorsale Mesenterium der Jejunum- und Ileumschlingen wird als **Mesenterium** im engeren Sinne bezeichnet.

Ein **ventrales Mesenterium** ist nur im Bereich des unteren Ösophagusabschnitts, des Magens und des oberen Duodenums vorhanden (▸ Abb. 16.2). Es entsteht im Bereich des **Septum transversum**. Das Einwachsen der Leber in das Septum transversum hinein unterteilt das ventrale Mesenterium in das **Omentum minus** (kleines Netz) auf der einen Seite, das sich vom unteren Ösophagus, dem Magen und dem oberen Abschnitt des Duodenums zur Leber erstreckt, und in das **Lig. falciforme** auf der anderen Seite, das sich von der Leber zur ventralen Leibeswand erstreckt (▸ Abb. 16.2). Am unteren Rand des Omentum minus verlaufen der Ductus choledochus, die A. hepatica und die V. portae.

16.5 Vorderdarm

16.5.1 Ösophagus

Etwa in der 4. Woche entsteht am unteren Ende des Pharynx in der ventralen Wand des Vorderdarms das **Lungendivertikel**. Durch die Ausbildung des **Septum oesophagotracheale** (▸ Abb. 15.2) wird der Vorderdarm in die ventral gelegene Anlage von **Trachea** und Lungen und in die hinten gelegene Anlage des **Ösophagus** unterteilt (Kap. 15).

Ursprünglich ist die Ösophagusanlage recht kurz (▸ Abb. 16.4a). Mit dem Deszensus des Herzens und der Lungen verlängert sie sich jedoch beträchtlich (▸ Abb. 16.4b). Der Muskelmantel entwickelt sich aus dem umgebenden Mesenchym und besteht in den oberen zwei Dritteln aus quer gestreifter, vom Vagus innervierter Muskulatur und im unteren Drittel aus glatter, vegetativ innervierter Muskulatur.

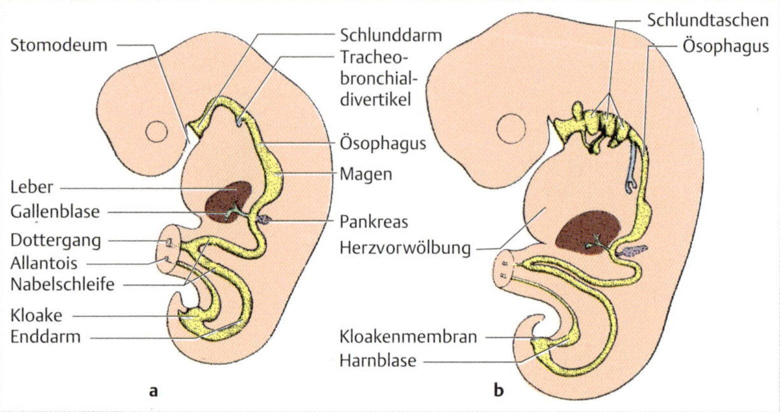

Abb. 16.4 Entwicklung des Gastrointestinaltrakts. **a** 4. Woche. **b** 5. Woche. Aus dem Entoderm gehen das Gastrointestinalsystem und die Lungen hervor.

Klinischer Bezug

Fehlbildungen des Ösophagus

Als Fehlbildungen sind die **Ösophagusatresie** und die **tracheoösophageale Fistel** zu nennen (▸ Abb. 15.3). Sie gehen auf eine Störung bei der Entwicklung der Lungenknospe und des **Septum oesophagotracheale** zurück.

Die Atresie des Ösophagus verhindert den normalen Abfluss der Amnionflüssigkeit in den Intestinaltrakt. Es kommt dadurch zu einer übermäßigen Flüssigkeitsansammlung in der Amnionhöhle (**Polyhydramnion**). Ein Neugeborenes mit einer Ösophagusatresie kann anfangs normal erscheinen. Beim ersten Trinkversuch staut sich jedoch der proximale Abschnitt des Ösophagus rasch, und die Milch dringt in die Trachea und die Lungen ein. Es kommt deshalb in den meisten Fällen zu einer **Aspirationspneumonie**. Wenn die Diagnose jedoch rechtzeitig gestellt wird, kann die Fehlbildung mit Erfolg operiert werden.

Neben der Atresie kann es durch die Einengung des Ösophaguslumens zu einer **Ösophagusstenose** kommen. Die Stenose ist in der Regel im unteren Drittel lokalisiert. Als Ursachen kommen unvollständige Rekanalisierung, Gefäßanomalien und Durchblutungsstörungen in Frage.

Bei einer unzureichenden Verlängerung des Ösophagus kann der Magen durch den Hiatus oesophageus durch das Zwerchfell nach oben gezogen werden. Es entsteht eine **kongenitale Hiatushernie**.

16

16.5.2 Magen

Die Magenanlage wird in der 5. Entwicklungswoche als spindelförmige Erweiterung des Vorderdarms sichtbar (▸ Abb. 16.5). In den folgenden Wochen verändern sich Form und Lage des Magens

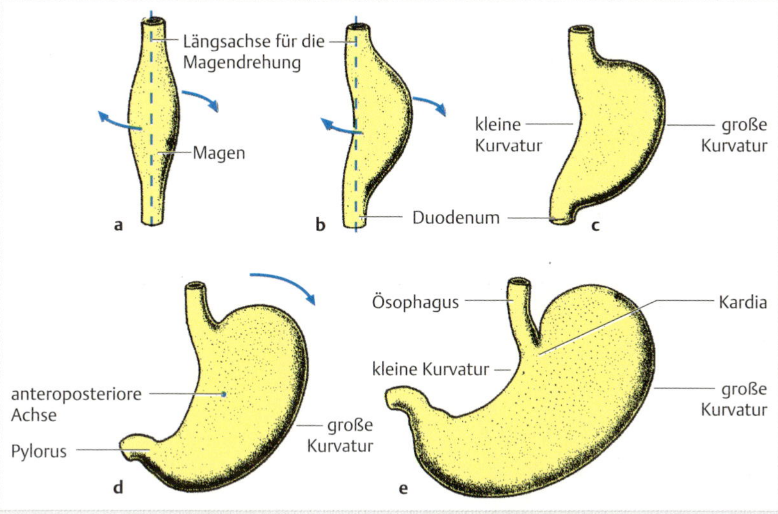

Abb. 16.5 Magendrehung. a–c Drehung des Magens um seine Längsachse von vorn gesehen. **d, e** Drehung des Magens um die anteroposteriore Achse. Beachte die Lageveränderung von Pylorus und Kardia.

infolge der unterschiedlichen Wachstumsraten seiner einzelnen Wandabschnitte und durch Lageveränderungen der Nachbarorgane beträchtlich. Die Lageveränderungen des Magens sind am einfachsten zu verstehen, wenn man sich vorstellt, dass er sich um eine longitudinale und um eine dorsoventrale Achse dreht.

Um seine longitudinale Achse führt der Magen eine 90°-Drehung im Uhrzeigersinn aus, sodass seine linke Seite nach vorn und seine rechte Seite nach hinten weist (▶ Abb. 16.5a–c). Daher innerviert der linke N. vagus, der ursprünglich auf der linken Seite des Magens verläuft, nun die Vorderwand. In gleicher Weise verschiebt sich der rechte N. vagus auf die Hinterwand. Im Verlauf dieser Drehung wächst der ursprünglich hinten gelegene Magenanteil schneller als der ursprünglich vorn gelegene, sodass es zur Ausbildung einer **großen und kleinen Kurvatur** kommt (▶ Abb. 16.5c).

Das kraniale und kaudale Ende des Magens liegen ursprünglich in der Mittellinie. Während des weiteren Wachstums wandert jedoch der kaudale Abschnitt (der **Pylorus**) nach rechts und oben, der kraniale Anteil (die **Kardia**) nach links und etwas nach unten (▶ Abb. 16.5d, e). Der Magen gelangt auf diese Weise in seine definitive Position, in der seine Längsachse von oben links nach unten rechts verläuft. Die große Kurvatur ist damit nach unten und die kleine Kurvatur nach oben und rechts gerichtet.

Da in diesem Entwicklungsstadium der Magen durch das **dorsale** und **ventrale Mesogastrium** an der hinteren und vorderen Körperwand befestigt ist (▶ Abb. 16.2, ▶ Abb. 16.6a), wird das dorsale Mesogastrium durch die Drehung um die Längsachse nach links gezogen und trägt so zur Bildung der **Bursa omentalis** bei, einer Tasche des Peritoneums hinter dem Magen (▸Abb. 16.6, ▸Abb. 16.7, ▸Abb. 16.8). Durch die **Magendrehung** wird das ventrale Mesogastrium gleichzeitig nach rechts verlagert.

Die Anlage der **Milz** wird in der 5. Entwicklungswoche als Proliferation des Mesenchyms zwischen den beiden Blättern des dorsalen Mesogastriums sichtbar (▸Abb. 16.7, ▸Abb. 16.8). Bei der Bildung der Bursa omentalis verschmilzt der Ab-

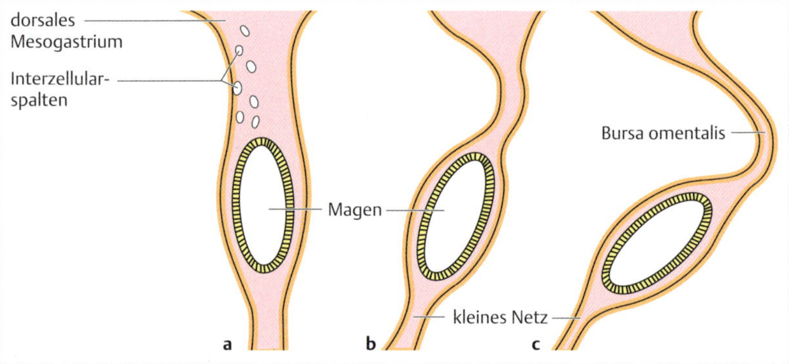

Abb. 16.6 Entwicklung der Bursa omentalis. a Beim 4 Wochen alten Embryo treten im dorsalen Mesogastrium Interzellularspalten auf. **b, c** Deren Verschmelzung bildet den Ausgangspunkt für die Entwicklung der Bursa omentalis. Diese ist eine Aussackung der rechten Zölomhöhle hinter dem Magen.

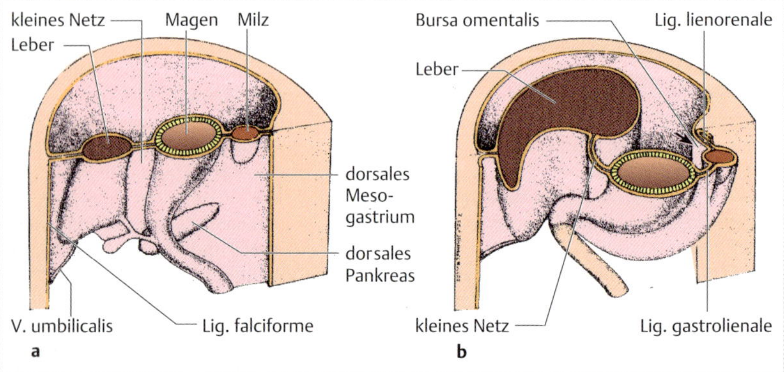

Abb. 16.7 Ventrales und dorsales Mesogastrium. a Am Ende der 5. Woche: Milz und dorsales Pankreas entwickeln sich im dorsalen Mesogastrium. **b** In der 11. Woche: Durch die Drehung des Magens nach rechts entsteht die Bursa omentalis.

16

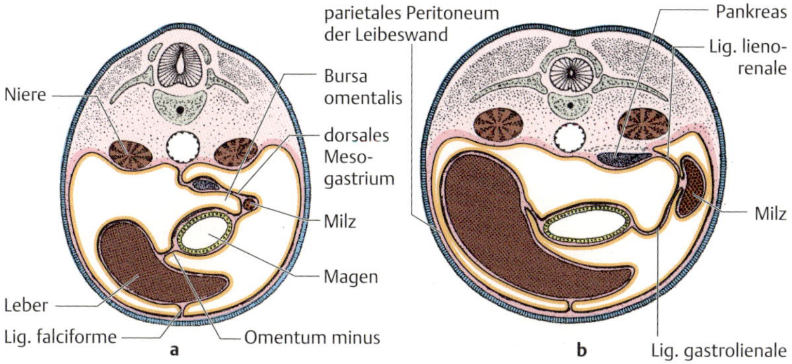

Abb. 16.8 Pankreas und Milz im dorsalen Mesogastrium. Die Milz und der Pankreasschwanz liegen zunächst zwischen den beiden Blättern des dorsalen Mesogastriums. Im Laufe der Entwicklung kommt das Pankreas retroperitoneal zu liegen.

schnitt des dorsalen Mesogastriums, der zwischen Milz und dorsalem Mesenterialansatz liegt, mit der hinteren Leibeswand. Die Milz behält zeitlebens ihre intraperitoneale Lage bei. Sie ist mit der dorsalen Leibeswand im Bereich der linken Niere durch das **Lig. lienorenale** und mit dem Magen durch das **Lig. gastrolienale** verbunden (▶ Abb. 16.7, ▶ Abb. 16.8).

Die Entwicklung der Bursa omentalis beeinflusst auch die Lage des **Pankreas**. Ursprünglich wächst es in das dorsale Mesoduodenum hinein. Mit dem Pankreasschwanz dringt es später jedoch auch in das dorsale Mesogastrium vor (▶ Abb. 16.7a). Da das linke Blatt des dorsalen Mesogastriums in diesem Bereich mit dem Peritoneum der dorsalen Leibeswand verschmilzt, liegt das Pankreas schließlich retroperitoneal (▶ Abb. 16.8b). (Bei Organen wie dem Pankreas, die ursprünglich intraperitoneal liegen und durch die Verschmelzung der Peritonealblätter in eine retroperitoneale Position verlagert werden, spricht man von einer **sekundär retroperitonealen Lage**.)

Infolge der Lageveränderungen des Magens bildet das dorsale Mesogastrium als linke Begrenzung der Bursa omentalis jetzt eine sich nach kaudal erstreckende Aussackung (▶ Abb. 16.9). Mit dem weiteren Wachstum des dorsalen Mesogastriums entsteht eine Duplikatur, die wie eine Schürze vor dem Colon transversum und über die Dünndarmschlingen nach unten hängt (▶ Abb. 16.10a). Diese aus zwei Blättern bestehende Schürze ist das **Omentum majus**. Später verschmelzen die Blätter und bilden eine einheitliche Platte, die von der großen Kurvatur des Magens herabhängt. Der obere Abschnitt des hinteren Blattes des großen Netzes verschmilzt mit dem Mesenterium des Colon transversum (▶ Abb. 16.10b).

Mit dem Einwachsen der Leberzellbälkchen in das Septum transversum entstehen aus dem ventralen Mesogastrium folgende Strukturen:

- **Peritonealüberzug** der Leber,
- **Lig. falciforme,** das sich von der Leber bis zur ventralen Leibeswand erstreckt,
- **Omentum minus**, das vom Magen und dem oberen Abschnitt des Duodenums zur Leber zieht (▶ Abb. 16.11).

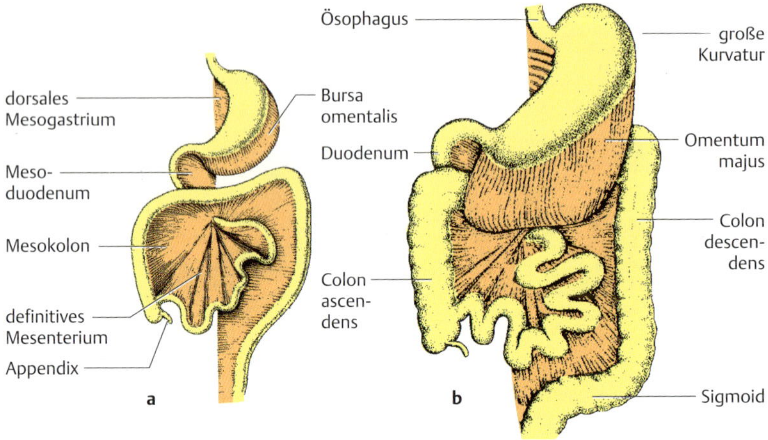

Abb. 16.9 Derivate des dorsalen Mesenteriums. a Ende des 3. Monats. Das dorsale Mesogastrium wölbt sich links vom Magen vor und bildet die Auskleidung der Bursa omentalis. **b** Das Omentum majus hängt vor dem Colon transversum von der großen Kurvatur des Magens herab.

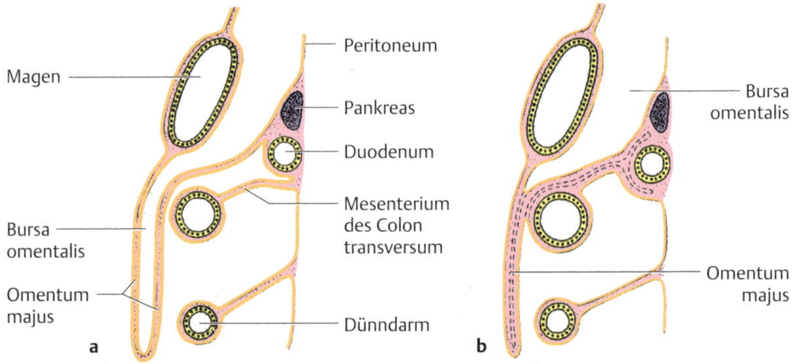

Abb. 16.10 Entwicklung des Omentum majus. a Im 4. Monat: Das Pankreas und das Duodenum liegen bereits retroperitoneal. **b** Entsprechender Schnitt beim Neugeborenen. Die beiden Blätter des Omentum majus sind miteinander und mit dem Mesocolon transversum verschmolzen. Das Mesocolon transversum bedeckt das bereits retroperitoneal gelegene Duodenum.

16

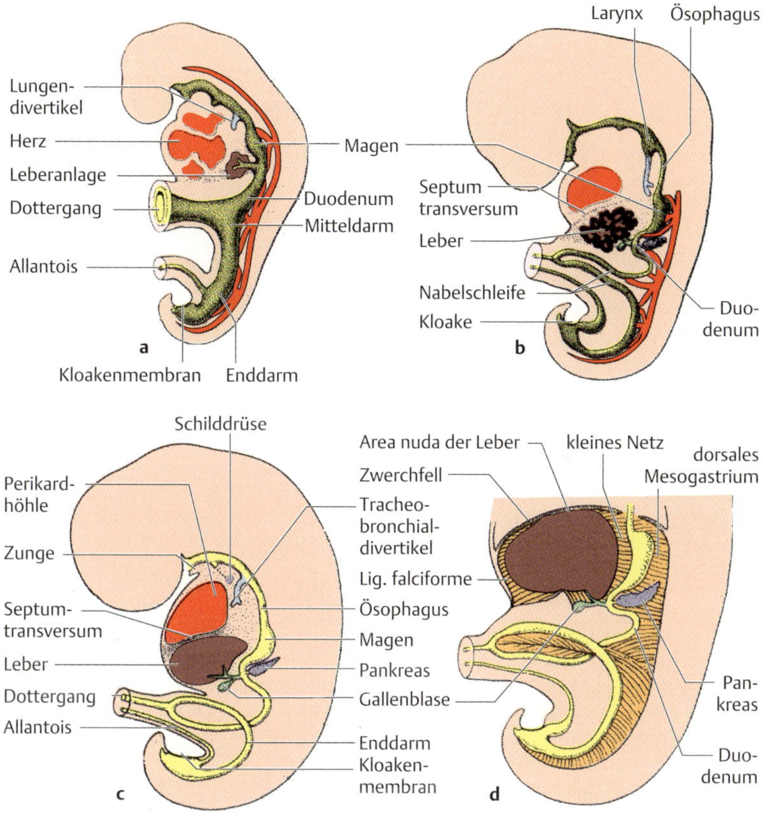

Abb. 16.11 Entwicklung der Leber und der Nabelschleife. **a** Anlage des Gastrointestinaltrakts bei einem 3-mm-Embryo (etwa 25 Tage alt). Beachte die Entwicklung des Leberdivertikels: Es wird vom Entoderm des unteren Vorderdarmabschnitts gebildet. **b** Beim 5-mm-Embryo (etwa 32 Tage alt) dringen die epithelialen Leberstränge in das Mesenchym des Septum transversum ein. **c** 9-mm-Embryo (etwa 36 Tage alt). Die Leber dehnt sich nach kaudal in den Bauchraum aus. Beachte die Verdichtung des Mesenchyms zwischen der Leber und der Perikardhöhle, die die Entwicklung des Zwerchfells einleitet. **d** Etwas älterer Embryo: Das Lig. falciforme entsteht zwischen Leber und ventraler Leibeswand, das Omentum minus zwischen Leber und Vorderdarm (Magen und Duodenum). Die Leber ist bis auf die Anheftungsstelle am Zwerchfell überall von Peritoneum bedeckt. Dieser Bezirk wird als Area nuda der Leber bezeichnet.

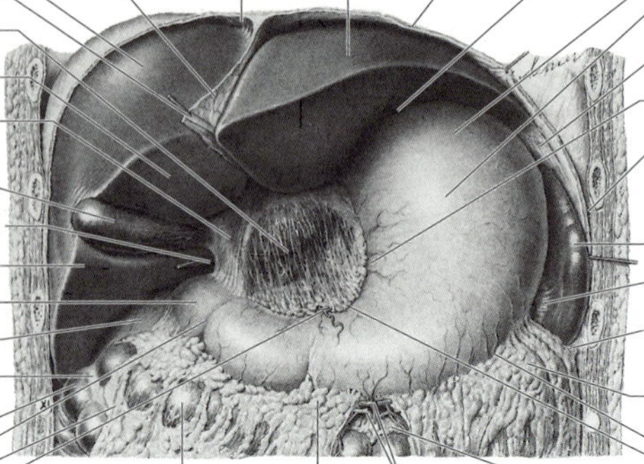

Abb. 16.12 Definitiver Oberbauchsitus. Das Omentum minus bildet das Lig. gastrohepaticum und das Lig. hepatoduodenale. An seinem freien Rand verlaufen A. hepatica, V. portae und Leber-Gallen-Gang vor dem Foramen epiploicum (Winslow), durch das sich die Bursa omentalis in die Leibeshöhle öffnet.

Im freien Rand des Lig. falciforme verläuft die Nabelvene (▶ Abb. 16.7a), die nach der Geburt obliteriert und das runde Leberband bildet (**Lig. teres hepatis**). Im freien Rand des Omentum minus, der das Duodenum und die Leber verbindet (**Lig. hepatoduodenale**) verlaufen Ductus choledochus, V. portae und A. hepatica. Der freie Rand bildet das Dach des **Foramen epiploicum**, durch das sich die Bursa omentalis in die Leibeshöhle öffnet (▶ Abb. 16.12).

Klinischer Bezug

16

Fehlbildungen des Magens

Pylorusstenose: Bei der Pylorusstenose besteht eine Hypertrophie der zirkulären und zu einem geringen Grad auch der longitudinalen Muskelfasern des Magens im Pylorusbereich. Sie ist eine der häufigsten Erkrankungen des Magens beim Säugling. Früher nahm man an, dass sich die Stenose nur während des Fetallebens entwickelt, obwohl sich die meisten Fälle 3–5 Tage nach der Geburt manifestieren. Neuere Daten weisen jedoch darauf hin, dass die postnatale Aufnahme bestimmter Substanzen (z. B. Behandlung mit Erythromycin in der Neonatalzeit) das Risiko einer Pylorusstenose deutlich erhöht. Dies weist darauf hin, dass der Defekt zumindest in einigen Fällen später entsteht. Bei der Pylorusstenose besteht eine extreme Verengung des Pyloruslumens. Die Nahrungspassage ist blockiert, und es kommt zum schweren Erbrechen im Strahl. Einige wenige Fälle sind beschrieben worden, in denen der Pylorus überhaupt nicht durchgängig war. Therapeutisch wird der Muskelring (Sphinkter) operativ bis auf die Schleimhaut gespalten.

Andere Fehlbildungen des Magens, wie Verdoppelungen oder ein Septum praepyloricum, sind selten.

16.5.3 Duodenum

Das Duodenum wird vom Endabschnitt des Vorderdarms und vom oberen Abschnitt des Mitteldarms gebildet. Die Grenze zwischen beiden liegt direkt distal vom Abgang der Leberknospe (▶ Abb. 16.11). Bei der Drehung des Magens bildet das Duodenum eine U-förmige Schlinge, dreht sich nach rechts und kommt schließlich retroperitoneal zu liegen. Die Drehung des Magens und des Duodenums sowie das rasche Wachstum des Pankreaskopfes bewirken, dass das Duodenum aus seiner ursprünglich medialen Lage auf die rechte Seite der Bauchhöhle wandert (▶ Abb. 16.7a, ▶ Abb. 16.13). Duodenum und Pankreaskopf werden gegen die dorsale Körperwand gedrückt, und die rechte Oberfläche des dorsalen Mesoduodenums verschmilzt mit dem parietalen Peritoneum. Beide Schichten lösen sich anschließend auf, sodass Duodenum und Pankreaskopf in **retroperitonealer Lage** fixiert werden. Das dorsale Mesoduodenum verschwindet vollständig bis auf den Pylorusbereich des Magens, in dem ein kleiner Teil des Duodenums die intraperitoneale Lage beibehält (**Bulbus duodeni**).

Während des 2. Monats kann das Lumen des Duodenums vorübergehend obliterieren. Es tritt jedoch unter normalen Bedingungen bald wieder auf (▶ Abb. 16.14). Das Duodenum wird von oben durch die Arterie des Vorderdarms, den **Truncus coeliacus**, und von unten durch die Arterie des

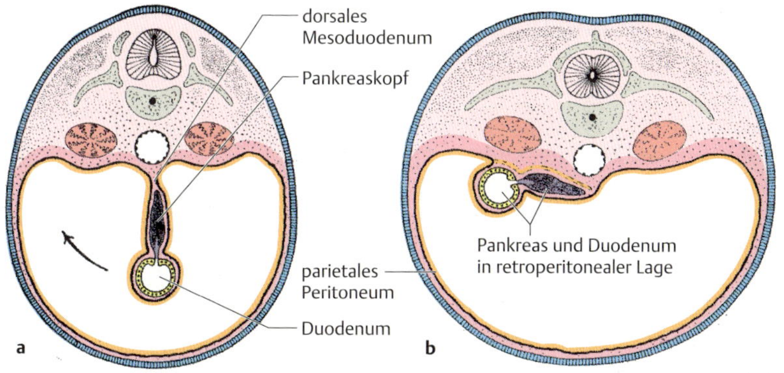

Abb. 16.13 Retroperitonealisierung des Pankreas. Querschnitte im Bereich des Duodenums in verschiedenen Entwicklungsstadien. Das Duodenum und der Pankreaskopf verlagern sich aus der Medianebene (**a**) nach rechts und kommen retroperitoneal zu liegen (**b**).

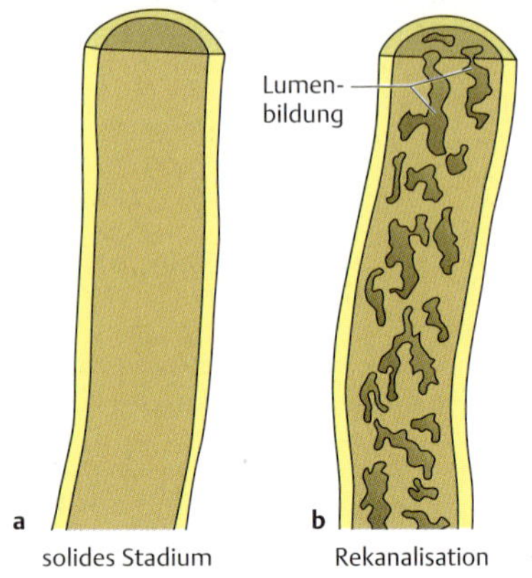

Abb. 16.14 Obliteration und Rekanalisation des Duodenums. Das obere Duodenum im soliden Stadium (**a**) und während der Rekanalisation (**b**).

Mitteldarms, die **A. mesenterica superior**, versorgt (▶ Abb. 16.11b).

16.5.4 Leber und Gallenblase

Die Leberanlage wird in der Mitte der 3. Woche als Ausbuchtung des Entoderms am distalen Ende des Vorderdarms sichtbar (▶ Abb. 16.11). Aus dem Epithel der **Leberbucht** oder des **Leberdivertikels** sprossen Leberzellbälkchen nach ventral in das lockere Mesoderm zwischen Perikardhöhle und Dottersackstiel aus. Das Mesoderm bildet hier eine breite, horizontale Platte, die als **Septum transversum** bezeichnet wird (▶ Abb. 16.11). Durch Abschnürung vom Darmrohr entsteht aus der Leberbucht der **Ductus hepaticus** und der anschließende **Ductus choledochus**. Aus dem unteren Zipfel der Leberbucht entwickelt sich die **Gallenblase** und der **Ductus cysticus**. Im Bereich des Septum transversum durchdringen sich die epithelialen Leberbälkchen mit den Sinusoiden aus den Dotter- und Nabelvenen, sodass typisches **Leberparenchym** entsteht. Die **bindegewebigen Anteile** der Leber sowie die **Zellen der Hämatopoese** und die **Kupffer-Sternzellen** werden dabei vom Mesoderm des Septum transversum geliefert.

Infolge ihres raschen Wachstums überschreitet die Leber bald die Grenzen des Septum transversum und wölbt sich in die Leibeshöhle vor. Zwischen der ventralen Leibeswand und der Leber wandelt sich das Septum transversum sekundär zu einer dünnen Membran um, die als **Lig. falciforme** bezeichnet wird (▶ Abb. 16.11d). Die ursprünglich im Mesoderm des Septums gelegene Nabelvene verläuft jetzt am freien, kaudalen Rand des Lig. falciforme. In gleicher Weise wird das Septum transversum zwischen Leber und Vorderdarm (Magen und Duodenum) zu einer Membran ausgezogen und bildet das **Omentum minus**. Am kaudalen freien Rand des Omentum minus verlaufen dann Gallengang, V. portae und A. hepatica.

Lig. falciforme und Omentum minus sind Teile des ventralen Mesogastriums, das sich zwischen der ventralen Leibeswand und der kleinen Kurvatur des Magens ausspannt (▶ Abb. 16.11d). Die Leber wächst als Drüse des Verdauungstrakts in das ventrale Mesogastrium hinein. Das quer gestellte Septum bereitet die später erfolgende Entwicklung des Zwerchfells vor.

Das Mesoderm an der Oberfläche der Leber entwickelt sich zum Peritonealüberzug mit Ausnahme der kranialen Leberoberfläche. In diesem Bereich bleibt die Leber mit dem Septum transversum verbunden. Dieser Abschnitt des Septums besteht aus dichtem mesodermalem Gewebe und bildet später einen Teil des Zwerchfells. Der Oberflächenbezirk der Leber, der mit dem späteren Zwerchfell verbunden bleibt, erhält keinen peritonealen Überzug und heißt **Area nuda der Leber** (▶ Abb. 16.11d).

In der 10. Entwicklungswoche macht das Gewicht der Leber etwa 10 % des gesamten Körpergewichts aus. Das mag zum Teil an der großen Anzahl von Sinusoiden aus den Dotter- und Nabelvenen liegen. Ein anderer wichtiger Faktor, der zu dem relativ hohen Lebergewicht in diesem Entwicklungsstadium beiträgt, ist die **Hämatopoese** in der Leber. Zwischen den Leberzellen und den Wänden der Blutgefäße sitzen große Nester proliferierender Zellen, die rote und weiße Blutkörperchen produzieren. Während der letzten 2 Monate des intrauterinen Lebens nimmt die Hämatopoese allmählich ab, und bei der Geburt bestehen nur noch kleine hämatopoetische Inseln. Das Lebergewicht macht dann nur noch 5 % des gesamten Körpergewichts aus. Etwa ab der 12. Woche produzieren die Leberzellen Galle. Die Galle gelangt über den Gallengang in den Gastrointestinaltrakt und verleiht dessen Inhalt eine dunkelgrüne Farbe.

Inzwischen haben sich die **Gallenblase** und der **Ductus cysticus** weiterentwickelt. Der Ductus cysticus hat sich mit dem Ductus hepaticus zum **Ductus choledochus** vereinigt. Infolge der Lageveränderungen des Duodenums verschiebt sich die Einmündung des Ductus choledochus von rechts (ursprünglich ventral) nach links (ursprünglich dorsal), sodass der Gang schließlich hinter dem Duodenum verläuft (▶ Abb. 16.16, ▶ Abb. 16.17).

Molekulare Regulation der Leberentwicklung

Das gesamte Entoderm des Vorderdarms hat das Potenzial zur Expression leberspezifischer Gene und zur Differenzierung in Lebergewebe. Diese Entwicklung wird jedoch durch Faktoren aus dem Ektoderm, dem nicht kardialen Mesoderm und besonders der Chorda blockiert (▶ Abb. 16.15). In der prospektiven Leberregion werden die inhibitorischen Faktoren durch den **Fibroblastenwachstumsfaktor FGF2** vom Herzmesoderm und von blutgefäßbildenden Endothelzellen in der Nachbarschaft des Darmrohrs am Aussprossungsort der Leberknospe neutralisiert. Das Herzmesoderm induziert so gemeinsam mit benachbarten Gefäßendothelzellen die Expression leberspezifischer Gene im Entoderm durch die Hemmung von Hemmfaktoren. Die Induktion der Leber ist damit ein Beipiel für einen Induktionsprozess, der nicht durch aktive Induktion, sondern durch Aufhebung eines hemmenden Signals zustande kommt.

Andere an der Induktion beteiligte Faktoren sind **BMPs** aus dem Septum transversum. Diese erhöhen wahrscheinlich die Kompetenz des prospektiven Leberentoderms, auf FGF2 zu reagieren. Nach der Induktion differenzieren sich die Entodermzellen im Leberfeld zu Hepatozyten und Gallengangepithelien. Die zelluläre Differenzierung wird zumindest teilweise durch den **hepatocyte nuclear transcription factor** (**HNF3 und HNF4**) reguliert.

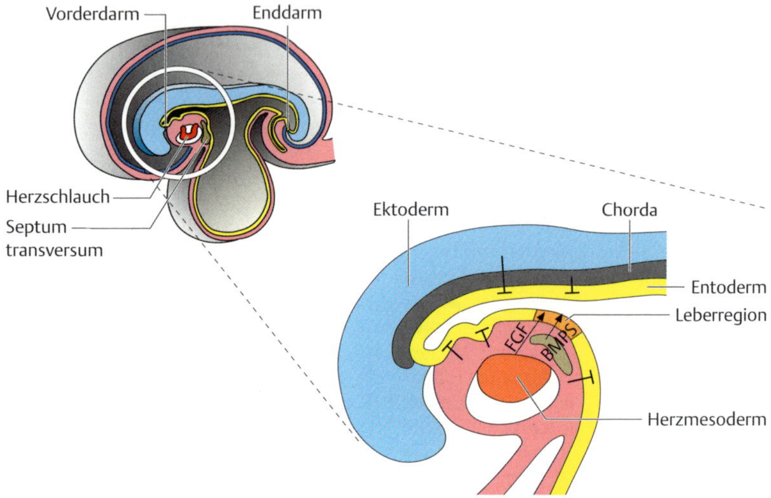

Abb. 16.15 Induktion der Leberentwicklung an der vorderen Darmpforte. Das gesamte Vorderdarmentoderm hat das Potenzial, Leber zu bilden. Die Differenzierung zu Leber wird jedoch durch Inhibitoren aus dem benachbarten Mesoderm, Ektoderm und der Chorda gehemmt. Die definitive Leberentwicklung wird durch die Sekretion von bone morphogenetic proteins (BMPs) im Septum transversum und von fibroblast growth factor 2 (FGF2) im Herzmesoderm induziert. FGF2 inhibiert die inhibitorische Aktivität der umgebenden Gewebe und spezifiziert so das Leberfeld, in dem die Leberentwicklung stattfindet.

Klinischer Bezug

Fehlbildungen von Leber und Gallenblase

16

Bei der Ausbildung der Leberlappen kommt es häufig zu Abweichungen, die jedoch klinisch nicht relevant sind. **Überzählige Lebergänge** und **Duplikationen der Gallenblase** (▶ Abb. 16.16) sind ebenfalls häufig, bewirken jedoch keine Symptome. Unter pathologischen Bedingungen können sie jedoch klinisch von Bedeutung sein. Die intra- und extrahepatischen Gallengänge durchlaufen in ihrer Entwicklung ein solides, d. h. lumenloses Stadium. Wenn nach der kompakten Phase der extrahepatischen Gänge die Rekanalisierung ausbleibt, entsteht eine **extrahepatische biliäre Atresie (EHBA)**. Sie kommt mit einer Häufigkeit von 1:15.000 Geburten vor. 15–20 % der Patienten mit einer extrahepatischen biliären Atresie haben offene proximale Gangabschnitte, sodass der Defekt korrigiert werden kann. Bei den übrigen 80 % ist die Fehlbildung nicht mit dem Leben vereinbar, wenn keine Lebertransplantation durchgeführt wird. Die isolierte **intrahepatische Atresie** und **Hypoplasie** der Gallengänge ist selten (1:100.000 Lebendgeburten) und entsteht möglicherweise aufgrund einer fetalen Infektion. Die intrahepatische Gallengangatresie und Hypoplasie muss nicht in jedem Falle einen fatalen Verlauf nehmen.

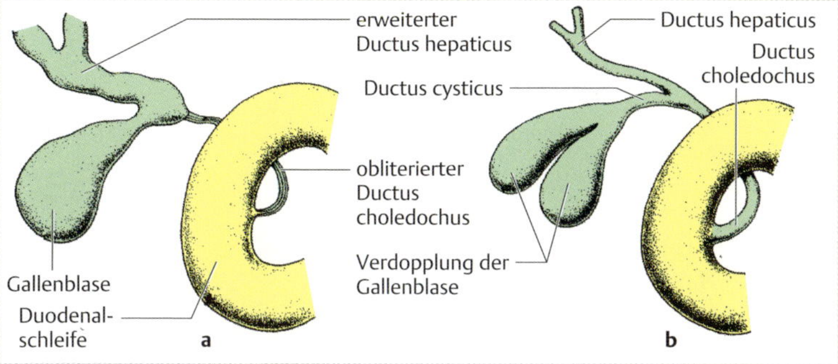

Abb. 16.16 Obliteration des Ductus choledochus und Verdoppelung der Gallenblase. **a** Obliteration des Ductus choledochus mit Erweiterung der Gallenblase und des Ductus hepaticus distal vom Verschluss. **b** Verdoppelung der Gallenblase.

16.5.5 Pankreas

Das Pankreas entsteht aus zwei entodermalen Knospen des Duodenums (▸ Abb. 16.17):

- Die **dorsale Pankreasknospe** liegt im dorsalen Mesenterium gegenüber und etwas oberhalb der Leberanlage.
- Die **ventrale Pankreasknospe** entsteht im ventralen Mesenterium unterhalb der Leberanlage in enger Beziehung zum Gallengang. Sie wandert dann auf die gleiche Weise wie die Einmündungsstelle des Ductus choledochus nach dorsal und kommt schließlich unmittelbar unter und hinter dem dorsalen Pankreas zu liegen (**Processus uncinatus**) (▸ Abb. 16.17d).

Später vereinigen sich sowohl das Parenchym als auch die Ausführungsgänge der dorsalen und ventralen Pankreasanlage (▸ Abb. 16.17d). Der gemeinsame **Ductus pancreaticus** (Wirsung-Gang) wird vom distalen Anteil des dorsalen Pankreasgangs und dem gesamten ventralen Pankreasgang gebildet. Dieser Gang wird zum Hauptausführungsgang des Pankreas, während der proximale Anteil des dorsalen Pankreasgangs entweder obliteriert oder als kleiner, zusätzlicher Ausführungsgang (**Ductus pancreaticus accessorius**, Santorini-Gang) erhalten bleibt. Der Ductus pancreaticus mündet auf der **Papilla duodeni major**, der Ductus pancreaticus accessorius auf der **Papilla duodeni minor**. In etwa 10 % bleibt die Vereinigung des ursprünglich doppelten Ausführungsgangsystems aus.

Die endokrinen Zellen des Pankreas, die **Inselzellen**, sondern sich schon frühzeitig aus der epithelialen Knospe des Pankreas

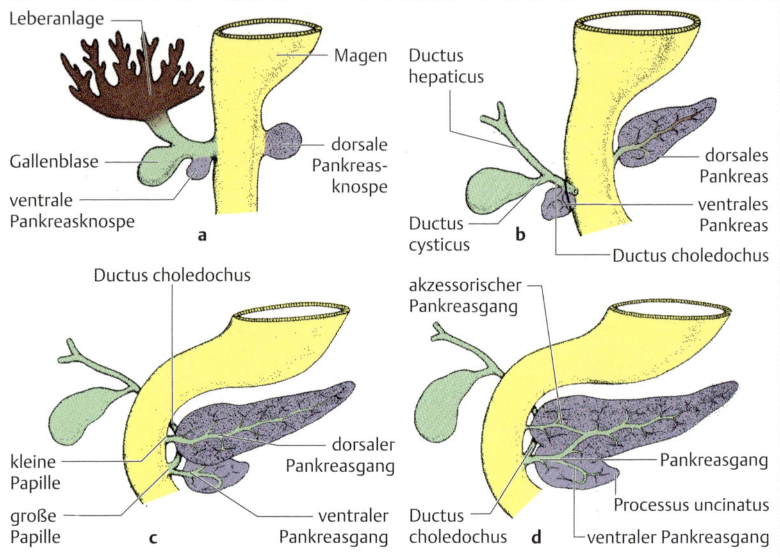

Abb. 16.17 Dorsales und ventrales Pankreas. a Mit 30 Tagen (etwa 5 mm). **b** Mit 35 Tagen (etwa 7 mm): Die ventrale Pankreasknospe liegt ursprünglich dicht neben dem Leberdivertikel. Sie wandert um das Duodenum herum nach dorsal auf die dorsale Pankreasanlage zu. **c** In der 6. Woche. Die ventrale Anlage liegt dicht neben der dorsalen. Der dorsale Pankreasgang mündet auf der Papilla minor in das Duodenum ein, der ventrale Pankreasgang auf der Papilla major. **d** Verschmelzung der Pankreasgänge: Der Hauptausführungsgang des Pankreas mündet nun zusammen mit dem Ductus choledochus an der Papilla major in das Duodenum ein. Der akzessorische Pankreasgang endet an der Papilla minor.

16

ab. Im 3. Monat des Fetallebens sind in allen Bereichen des Pankreas Inselanlagen vorhanden. Die **Insulinsekretion** setzt etwa im 5. Monat ein. Glukagon und Somatostatin sezernierende Zellen entstehen ebenfalls aus der epithelialen Komponente des Pankreas. Das Bindegewebe der Drüse stammt aus der viszeralen Mesodermschicht.

Molekulare Regulation der Pankreasentwicklung

Fibroblastenwachstumsfaktor FGF2 und **Aktivin** (ein Mitglied der TGF-β-Familie) werden von der Chorda und vom Endothel der dorsalen Aorta gebildet und hemmen die Expression von **SHH** im Entoderm der prospektiven Region für die dorsale Pankreasknospe. Die ventralen Pankreasknospen werden durch das viszerale Mesoderm induziert. Dadurch wird die Expression des ***pancreatic and duodenal homeobox 1 ge-***

ne (PDX) hochreguliert. Es sind noch nicht alle stromabwärts liegenden Effektoren für die Pankreasentwicklung bekannt. Wahrscheinlich wird das endokrine Pankreas durch die Homöobox-Gene ***PAX4*** und ***PAX6*** spezifiziert. Zellen, die beide Gene exprimieren, werden zu (**Insulin** bildenden) **β-Zellen**, (**Somatostatin** bildenden) **δ-Zellen** und (**pankreatisches Polypeptid** bildenden) **γ-Zellen**, während die, die nur PAX6 exprimieren, zu **Glukagon** bildenden **α-Zellen** werden.

Klinischer Bezug

Fehlbildungen des Pankreas

Pancreas anulare

In der normalen Entwicklung wandert die ventrale Pankreasanlage so weit um das Duodenum herum, dass sie schließlich unter der dorsalen Anlage zu liegen kommt. Diese Entwicklung kann gestört sein. Die rechte Knospe der ventralen Anlage wandert dann auf dem normalen Weg, während die linke Knospe sich in entgegengesetzter Richtung in Bewegung setzt. Auf diese Weise wird das Duodenum vollständig von Pankreasgewebe umgeben, und es entsteht ein **Pancreas anulare** (► Abb. 16.18). Diese Fehlbildung verursacht gewöhnlich keine Symptome. Sie kann jedoch manchmal das Duodenum einengen oder sogar zu einem vollständigen Verschluss führen.

Versprengtes Pankreasgewebe

Heterotopes Pankreasgewebe kann überall zwischen dem distalen Ende des Ösophagus und der Spitze der primären Darmschleife auftreten. Am häufigsten wird es in der Magenschleimhaut und im Meckel-Divertikel angetroffen. Hier kann es auch alle pathologischen Veränderungen aufweisen, die für das Pankreas selbst charakteristisch sind.

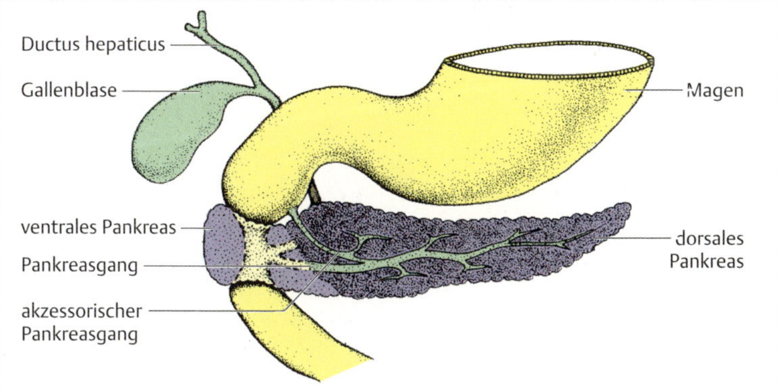

Abb. 16.18 Pancreas anulare. Das ventrale Pankreas bildet einen Ring um das Duodenum, der zu einer Stenose des Duodenums führen kann.

16.6 Mitteldarm

Beim 5 Wochen alten Embryo liegt der Mitteldarm zwischen der vorderen und hinteren Darmpforte und steht über den **Dottergang** in offener Verbindung mit dem Dottersack (▸ Abb. 6.16, ▸ Abb. 16.11). Beim Erwachsenen beginnt der Mitteldarm distal von der Einmündungsstelle des Gallengangs in das Duodenum und umfasst noch die proximalen zwei Drittel des Colon transversum. Der Mitteldarm wird von der **A. mesenterica superior** versorgt (▸ Abb. 16.19).

Die Entwicklung des Mitteldarms ist durch rasches Längenwachstum gekennzeichnet, das zur Bildung der **Nabelschleife** führt (▸ Abb. 16.19, ▸ Abb. 16.20). An ihrer Spitze bleibt die Schleife über den engen **Dottergang** mit dem Dottersack verbunden. Der kraniale Schenkel der Schleife wird zum distalen Anteil des Duodenums, zum Jejunum und zu einem Teil des Ileums. Der kaudale Schenkel wird zum unteren Abschnitt des Ileums, zum Zäkum mit der Appendix, zum Colon ascendens und zu den beiden proximalen Dritteln des Colon transversum.

▸ **Physiologischer Nabelbruch.** In der weiteren Entwicklung der Nabelschleife hält das rasche Längenwachstum besonders im kranialen Schenkel an, bei gleichzeitiger enormer Vergrößerung der Leber (Blutbildung). Die Leibeshöhle wird infolgedessen vorübergehend zu eng, um alle Darmschlingen zu beherbergen. In der 6. Entwicklungswoche treten die Darmschlingen deshalb in das extraembryonale Zölom der Nabelschnur über (**physiologischer Nabelbruch**) (▸ Abb. 16.21).

▸ **Darmdrehung.** Während ihres Längenwachstums führt die Nabelschleife eine Drehung um eine Achse aus, die von der **A. mesenterica superior** gebildet wird (▸

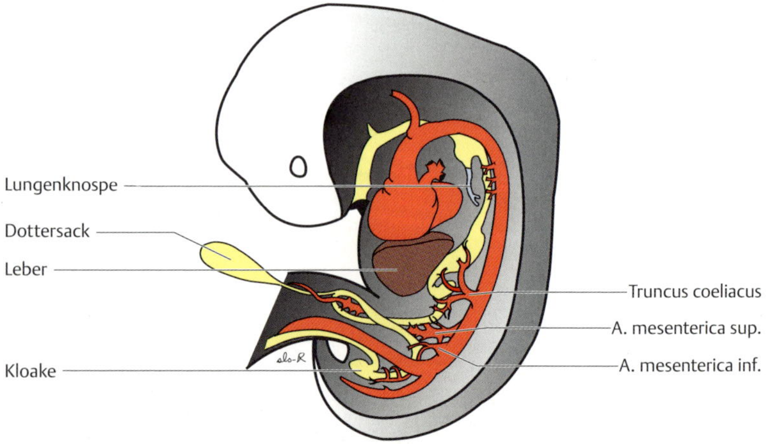

Abb. 16.19 Arterien des Darmtrakts. Embryo in der 6. Woche. Die A. mesenterica superior bildet die Achse für die Drehung und versorgt den Mitteldarm. Der Truncus coeliacus versorgt den Vorderdarm und die A. mesenterica inferior den Enddarm.

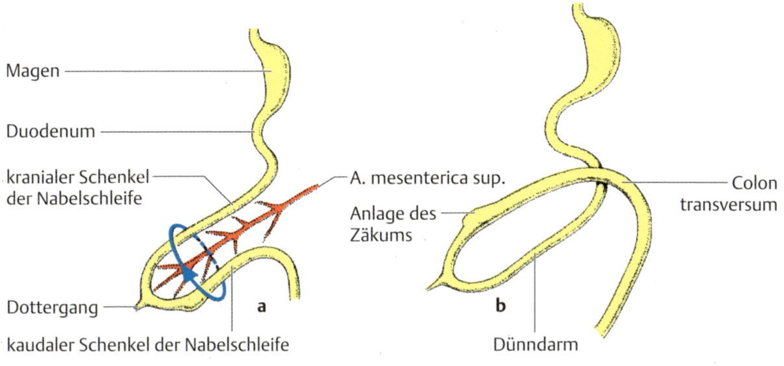

Abb. 16.20 Drehung der Nabelschleife. a Nabelschleife vor der Drehung (Ansicht von lateral). Die A. mesenterica superior bildet die Achse der Schleife. Der Pfeil deutet die Drehung gegen den Uhrzeigersinn an. **b** Nabelschleife nach der Drehung gegen den Uhrzeigersinn um 180°. Das Colon transversum kreuzt nun das Duodenum von ventral.

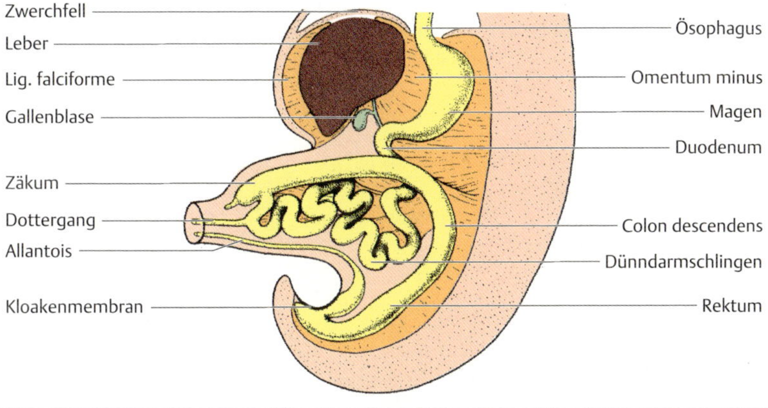

Abb. 16.21 Physiologischer Nabelbruch. Etwa 8 Wochen alter Embryo (SSL 35 mm). Die Schlingenbildung des Dünndarms und die Entwicklung des Zäkums vollziehen sich zur Zeit des physiologischen Nabelbruchs. Die ersten 90° der Darmdrehung finden außerhalb der Leibeshöhle statt, die restlichen 180° bei der Rückkehr der Darmschlingen in die Leibeshöhle (im 3. Monat).

16

Abb. 16.20). Von vorn gesehen erfolgt diese Drehung gegen den Uhrzeigersinn und beträgt im Ganzen etwa 270°. Etwa 90° der Darmdrehung laufen außerhalb und etwa 180° bei der Rückkehr der Darmschlingen in die Leibeshöhle ab. Der Dünndarm verlängert sich im Verlauf der Drehung noch weiter. Jejunum und Ileum bilden die Darmschlingen aus (▶ Abb. 16.21). Der Dickdarm wächst ebenfalls noch beträchtlich in die Länge, nimmt aber nicht an der Schlingenbildung teil (▶ Abb. 16.19).

▶ **Rückbildung des physiologischen Nabelbruchs.** In der 10. Woche ziehen sich die Darmschlingen aus dem physiologischen Nabelbruch wieder in die Leibeshöhle zurück. Die für diesen Vorgang verantwortlichen Faktoren sind nicht genau bekannt. Man nimmt an, dass die Rückbildung der Urnieren, die Verlangsamung des Leberwachstums und eine Vergrößerung der Leibeshöhle eine Rolle dabei spielen.

Der proximale Abschnitt des Jejunums tritt als Erster wieder in die Leibeshöhle ein und kommt auf der linken Seite zu liegen (▶ Abb. 16.22a). Die nachfolgenden Schlingen schließen sich der Reihe nach nach rechts an. Das **Zäkum**, das etwa in der 6. Woche als kleine konische Erweiterung im kaudalen Schenkel der Nabelschleife sichtbar wird, ist der letzte Abschnitt des Darms, der in die Bauchhöhle zurückkehrt. Es liegt vorübergehend im rechten oberen Quadranten direkt unter dem rechten Leberlappen (▶ Abb. 16.22a). Von hier aus steigt es in die rechte Fossa iliaca herab, sodass das **Colon ascendens** und die **Flexura hepatica** entstehen (▶ Abb. 16.22b). Am distalen Ende des Zäkums entwickelt sich als enges Divertikel die **Appendix vermiformis** (▶ Abb. 16.23).

Da sich die **Appendix** (Blinddarmfortsatz) während der Ausbildung des Kolonrahmens entwickelt, ist es verständlich, dass sie häufig hinter dem Zäkum oder Kolon zu liegen kommt. Man spricht von einer **retrozäkalen** oder **retrokolischen Lage** (▶ Abb. 16.24).

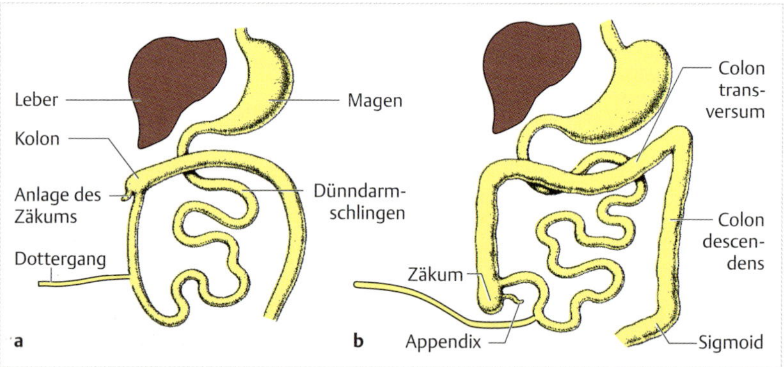

Abb. 16.22 Darmdrehung und Kolonrahmen. a Ansicht der um 270° gedrehten Darmschlingen. Beachte die Schlingenbildung im Bereich des Dünndarms und die Lage des Zäkums im rechten oberen Quadranten des Abdomens. **b** Die Darmschlingen nehmen ihre endgültige Lage ein. Zäkum und Appendix liegen im rechten unteren Quadranten des Abdomens.

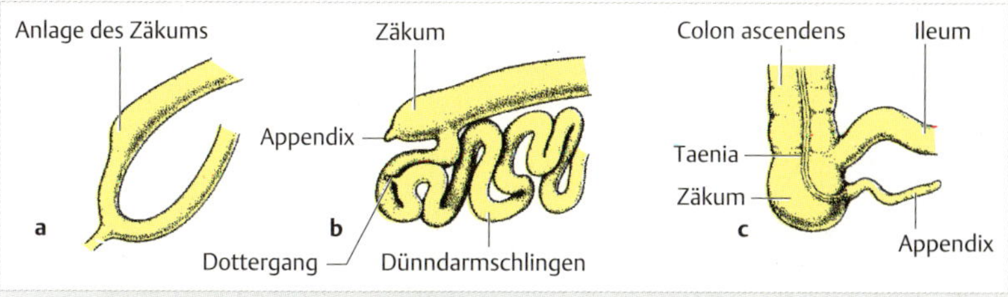

Abb. 16.23 Entwicklung von Zäkum und Appendix. **a** Mit 7 Wochen. **b** Mit 8 Wochen. **c** Beim Neugeborenen.

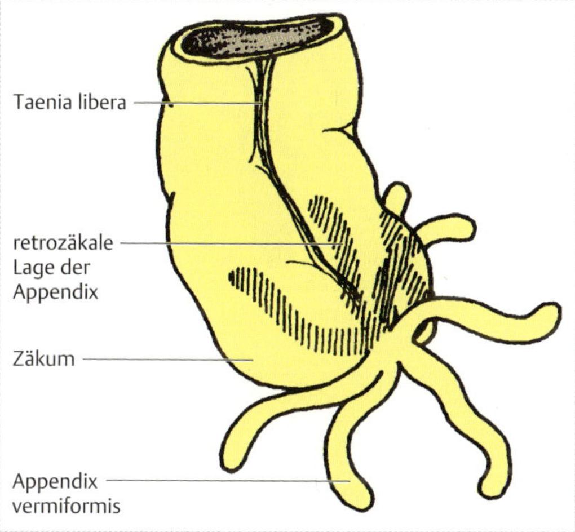

Abb. 16.24 Lagevarianten der Appendix. Bei etwa jedem zweiten Menschen liegt der Blinddarmfortsatz retrozäkal oder retrokolisch.

▸ **Mesenterium der Nabelschleife.** Das Mesenterium im Bereich der Nabelschleife (**Mesenterium im engeren Sinn**) macht infolge der Drehung und Schlingenbildung des Darms tiefgreifende Veränderungen durch. Wenn der untere Schenkel der Nabelschleife auf die rechte Seite der Bauchhöhle wandert, dreht sich das dorsale Mesenterium um die Abgangsstelle der **A. mesenterica superior** (▸ Abb. 16.19). Später, wenn das Colon ascendens und Colon descendens ihre endgültige Lage eingenommen haben, werden ihre Mesenterien gegen das Peritoneum der Bauchwand gedrückt (▸ Abb. 16.25). Nach Verschmelzung der beiden Blätter sind aufsteigender und absteigender Dickdarmschenkel dauernd in retroperitonealer Lage fixiert. Die Appendix und das untere Zäkumende behalten dagegen ihr freies Mesenterium (▸ Abb. 16.25b).

Die Entwicklung des Mesocolon transversum verläuft anders. Es verschmilzt ventral mit dem großen Netz, behält aber seine Beweglichkeit (▸ Abb. 16.10). Seine Befestigungslinie reicht schließlich von der

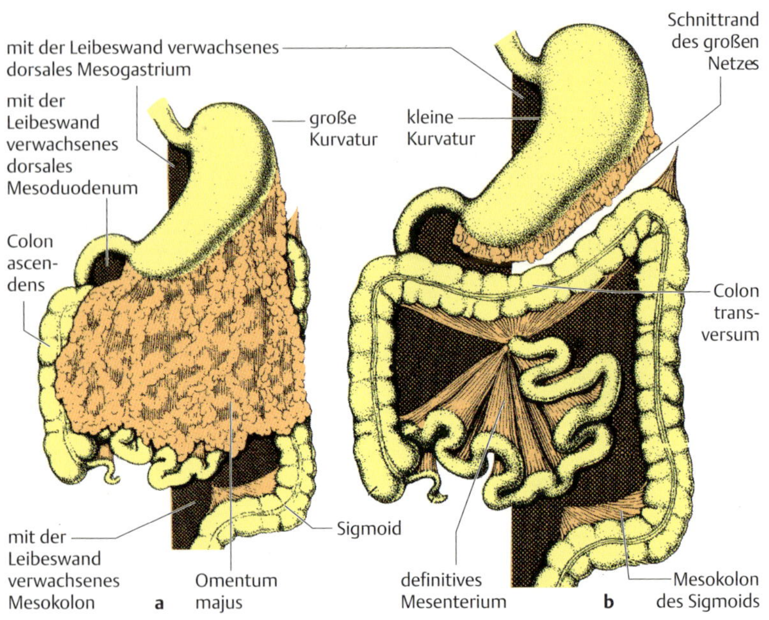

Abb. 16.25 Verwachsungszonen des dorsalen Mesenteriums. **a** Vor und **b** nach dem Entfernen des Omentum majus. Dunkel gerasterte Flächen: dorsales Mesenterium, das mit der hinteren Leibeswand verwachsen ist. Beachte die definitive Mesenterialwurzel.

Flexura hepatica des Colon ascendens zur Flexura splenica des Colon descendens (▸ Abb. 16.25b).

Das Mesenterium der Jejunum- und Ileumschlingen geht anfangs in das des Colon ascendens über (▸ Abb. 16.9a). Wenn das Mesenterium des Colon ascendens mit der hinteren Leibeswand verschmilzt, erhält das Mesenterium der Jejunum- und Ileumschlingen eine neue Ansatzlinie, die sich vom intraperitoneal gelegenen Abschnitt des Duodenums bis zum Übergang des Ileums in das Zäkum erstreckt (**Mesenterialwurzel**) (▸ Abb. 16.25b).

16

Klinischer Bezug

Fehlbildungen der Mesenterien

Caecum mobile: Normalerweise ist das Colon ascendens, mit Ausnahme seines untersten Abschnitts (etwa 2–3 cm), mit der hinteren Leibeswand verwachsen und vorn und seitlich von Peritoneum überzogen. Bleibt ein Teil des Mesokolons bestehen, so kommt es zur Ausbildung eines Caecum mobile. In seiner extremsten Form wächst das Mesenterium des Colon ascendens nicht mit der hinteren Körperwand zusammen, sodass die Mesenterialwurzel auf ein kleines Gebiet um die Ursprungsstelle der A. mesenterica superior eingeengt ist. Ein derartig ungewöhnlich langes Mesenterium ermöglicht abnorme Bewegungen des Darms und kann sogar zu einem **Volvulus** von Zäkum und Kolon führen. Entsprechend kann es zur retrokolischen Taschenbildung hinter dem Mesocolon ascendens kommen. Eine **retrokolische Hernie** kann dann durch die Einklemmung von Dünndarmschlingen hinter dem Mesokolon entstehen.

Defekte der Leibeswand

Omphalozele und **Gastroschisis:** Diese beiden Fehlbildungen beruhen auf einem Defekt oder unvollständiger Ausbildung der ventralen Leibeswand, sodass einige Darmschlingen noch bei der Geburt außerhalb des Körpers liegen. Beide Fehlbildungen sind in Kap. 7.3 ausführlich beschrieben worden (▶ Abb. 7.2b, ▶ Abb. 7.3).

Überreste des Dottergangs

Normalerweise bildet sich der Dottergang in der 6. Woche zurück. Mit einer Häufigkeit von 2–4 % bleibt ein kleiner Teil des Gangs erhalten und bildet eine Aussackung des Ileums, das **Meckel-Divertikel** (▶ Abb. 16.26a). Beim Erwachsenen liegt dieses Divertikel etwa 40–60 cm von der Ileozäkalklappe entfernt und verursacht im Allgemeinen keine Beschwerden. Wenn ein Meckel-Divertikel jedoch versprengtes Pankreasgewebe oder Magenschleimhaut enthält, kann es ulzerieren, Blutungen verursachen oder sogar perforieren.

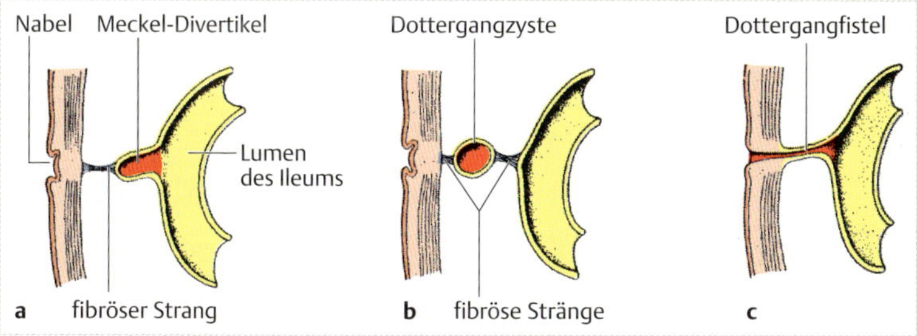

Abb. 16.26 Überbleibsel des Dottergangs. a Meckel-Divertikel in Verbindung mit einem fibrösen Strang. **b** Dottergangzyste, die mit dem Nabel und dem Ileum über fibröse Stränge verbunden ist. **c** Dottergangfistel, die das Ileum mit dem Nabel verbindet.

Der Dottergang kann über seine gesamte Länge offen bleiben und eine direkte Verbindung zwischen Nabel und Verdauungstrakt herstellen. Diese Anomalie heißt **Nabel- oder Dottergangfistel** (▶ Abb. 16.26c). Es kann dann im Bereich des Nabels zum Austritt von Fäzes kommen. Gelegentlich prolabiert das Ileum durch die Fistel. Bei einer anderen Form haben sich beide Enden des Dottergangs in fibröse Stränge umgewandelt, während der Mittelabschnitt eine große Zyste bildet, die als **Enterozystom** oder **Dottergangzyste** bezeichnet wird (▶ Abb. 16.26b). Da die fibrösen Stränge die Leibeshöhle durchqueren, können sie leicht eine Strangulation oder einen Volvulus des Darms verursachen.

Störungen bei der Darmdrehung (Malrotation)

Sie können zu einem **Volvulus** mit Unterbrechung der Blutversorgung des entsprechenden Darmabschnitts führen. Die Nabelschleife dreht sich normalerweise um 270° gegen den Uhrzeigersinn. Gelegentlich kommt es nur zu einer 90°-Drehung. Dann kehren Kolon und Zäkum nicht zuletzt, sondern als erste Darmabschnitte aus dem physiologischen Nabelbruch in die Bauchhöhle zurück (▶ Abb. 16.27a). Sie bleiben auf der linken Seite liegen. Die nachfolgenden Dünndarmschlingen lagern sich nach rechts an den Dickdarm an, sodass das ganze **Kolon auf der linken Seite** liegt.

Bei der **entgegengesetzten Darmdrehung** (▶ Abb. 16.27b). dreht sich die Nabelschleife zunächst um etwa 90° im Uhrzeigersinn, d. h. in entgegengesetzter Richtung (vgl. ▶ Abb. 16.20). Dadurch kommt das Colon transversum hinter dem Duodenum zu liegen. Es liegt damit auch hinter der A. mesenterica superior.

Verdoppelungen im Verdauungstrakt

Verdoppelungen von Darmschlingen können überall im Verdauungskanal vorkommen. Am häufigsten sind sie im Bereich des Ileums anzutreffen. Sie sind in ihrer Form und Größe sehr variabel und können als kleines Divertikel oder als große Zyste auftreten.

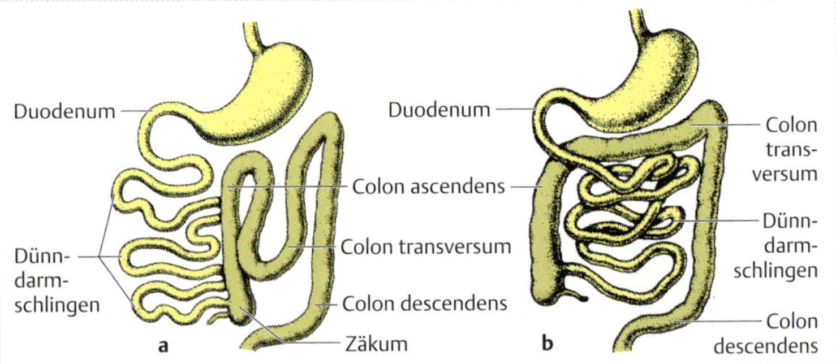

Abb. 16.27 Störungen bei der Darmdrehung (Malrotation). a Drehung um 90° statt 270°: Kolon und Zäkum kehren vor dem Jejunum in die Leibeshöhle zurück. Das Kolon kommt links, der Dünndarm rechts zu liegen; das Ileum mündet von rechts in das Zäkum ein. **b** Umgekehrte Darmdrehung: Die Nabelschleife hat sich um 90° im Uhrzeigersinn gedreht. Das Querkolon verläuft nun hinter dem Duodenum.

Die Symptome zeigen sich in der Regel in der frühen Kindheit, und 33 % sind mit anderen Defekten wie Darmatresie, Analatresie, Gastroschisis oder einer Omphalozele assoziiert. Die Genese ist unbekannt. Sie entstehen möglicherweise durch abnormale Proliferation von Darmschleimhaut.

Atresien und Stenosen

Darmatresie und **Darmstenose**: Sie können überall im Verlauf des Intestinaltrakts auftreten. Die häufigste Lokalisation ist das Duodenum, die seltenste das Kolon, während sich die Inzidenz im Jejunum und Ileum die Waage hält (1:1500 Geburten). Die Atresie im oberen Duodenum ist wahrscheinlich auf ein Ausbleiben der Rekanalisation zurückzuführen (▶ Abb. 16.14). Vom Duodenum abwärts ist die wahrscheinlichste Ursache für eine Stenose oder Atresie ein durch beeinträchtigte Blutversorgung verursachtes **„vaskuläres Ereignis"**, das die Gewebeuntergänge in den betroffenen Darmbereichen hervorruft, dieeinen Defekt zur Folge hatten. Es wurde diskutiert, dass solche „Durchblutungsunfälle" durch Malrotation, Volvulus, Gastroschisis, Omphalozele und weitere Faktoren hervorgerufen werden könnten. Neuere Hinweise deuten jedoch darauf hin, dass solche Defekte auch auf Differenzierungsstörungen des Darmrohrs zurückgeführt werden könnten. Fehlexpression von *HOX*-Genen und Genen für Rezeptoren und Faktoren der FGF-Familie verursachen

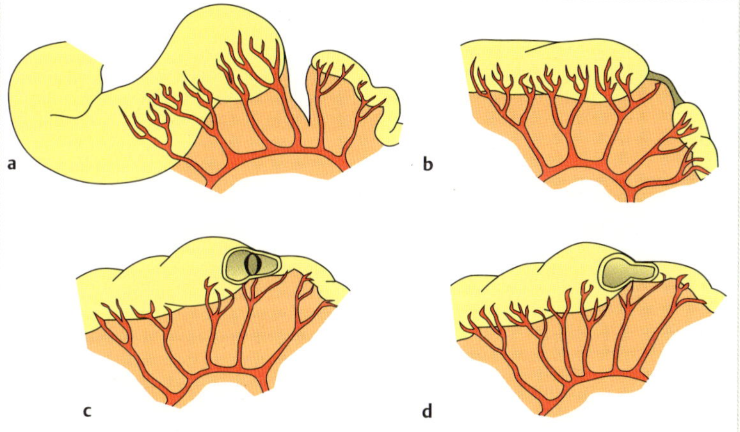

Abb. 16.28 Häufigste Darmatresien und Stenosen. Atresien machen 95 % des Krankengutes, Stenosen (**d**) nur 5 % aus. Mögliche Ursachen sind Probleme bei der Expression von *HOX* und *FGFs* sowie bestimmter FGF-Rezeptoren während der Differenzierungsphase des Darms oder akzidentelle Minderdurchblutung. Nur im oberen Duodenum kommt als Ursache eine Störung bei der Rekanalisation in Frage. **a** In 50 % fehlt ein Darmabschnitt. **b** In 20 % bleibt ein fibröser Strang zurück. **c** Bei weiteren 20 % kommt es zu einer Einengung und zur Ausbildung eines dünnen Septums, das den verengten Abschnitt vom ausgeweiteten trennt. **d** Die Stenose kommt in 5 % vor.

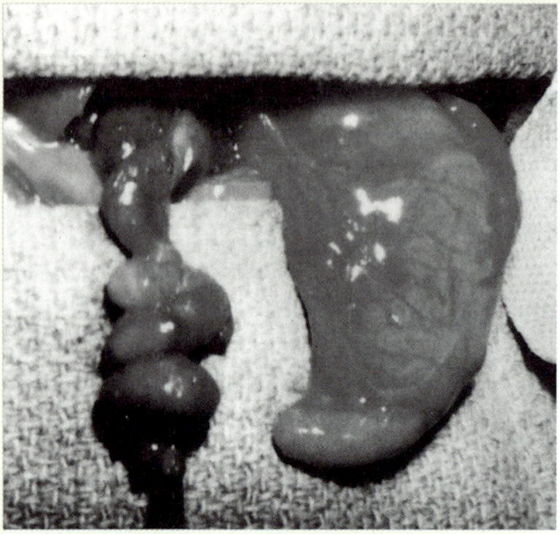

Abb. 16.29 Atresie des Jejunums (Apfelschalenatresie). Diese Form der Atresie kommt im Jejunum vor und macht 10 % aller Darmatresien aus. Der betroffene Darmabschnitt windet sich korkenzieherartig um einen Mesenterialrest.

Darmatresien. ▶ Abb. 16.28 zeigt die häufigsten Darmatresien und Stenosen und gibt Informationen zu ihren jeweiligen Häufigkeiten.

Die **Apfelschalenatresie** („apple peel atresia") ist eine typische Fehlbildung, die 10 % der Darmatresien ausmacht. Die Atresie ist im proximalen Jejunum lokalisiert. Der Darm ist verkürzt und distal von der Läsion korkenzieherartig um einen Mesenterialrest aufgewunden (▶ Abb. 16.29). Auswirkungen von Atresien auf Neugeborene hängen von der Größe und Lage des geschädigten Darmabschnitts ab. Einige Babys mit umfangreicher Darmbeteiligung zeigen ein geringes Geburtsgewicht und andere Abnormitäten.

16.7 Enddarm

16

Der Enddarm reicht beim Embryo von der hinteren Darmpforte bis zur Kloakenmembran. Aus ihm entstehen das distale Drittel des Colon transversum, das Colon descendens, das Sigmoid, das Rektum und der obere Abschnitt des Analkanals (Kap. 17).

Der terminale Abschnitt des Enddarms mündet in die von Entoderm ausgekleidete Kloake. In der **Kloakenmembran** liegen Entoderm und Ektoderm direkt einander an (▶ Abb. 16.30 *links*).

In der weiteren Entwicklung entsteht eine transversal verlaufende Leiste, das **Septum urorectale**, im Winkel zwischen der Allantois und dem Enddarm. Es unterteilt die Kloake in einen vorderen Abschnitt, den **Sinus urogenitalis**, und einen hinteren, den **Anorektalkanal** (▶ Abb. 16.30). Bei einem 7 Wochen alten Embryo erreicht das Septum urorectale die Kloakenmembran. An der Kontaktstelle entsteht das **Perineum**. Die Kloakenmembran wird dadurch in die hinten liegende **Analmembran** und die vorn liegende **Urogenitalmembran** geteilt (zur weiteren Entwicklung des Sinus urogenitalis siehe Kap. 17).

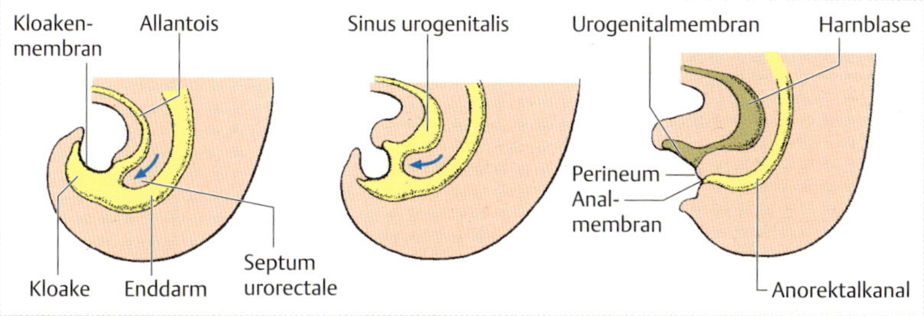

Abb. 16.30 Entwicklung der Kloake. Der Pfeil deutet den Weg des absteigenden Septum urorectale an. Zwischen Sinus urogenitalis und Anorektalkanal entsteht das Perineum.

Der obere Teil (zwei Drittel) des Analkanals entsteht aus dem Entoderms des Enddarms; das untere Drittel entwickelt sich aus dem Ektoderm in der Umgebung des **Proktodeums** (▸ Abb. 16.31a). Das Ektoderm im Bereich des Proktodeums auf der Oberfläche eines Teils der Kloake proliferiert und stülpt sich zur **Analgrube** ein (▸ Abb. 16.31d). Danach degeneriert die **Kloakenmembran** (diese wird jetzt als Analmembran bezeichnet), und so entsteht ein durchgehender Analkanal.

Der obere Abschnitt des Analkanals ist also entodermalen Ursprungs und wird von der Enddarmarterie, der **A. mesenterica inferior**, versorgt. Das untere Drittel des Analkanals stammt dagegen vom Ektoderm ab und wird von den unteren Rektalarterien (**Aa. rectalis media** und **inferior**), d. h. von Ästen der **A. pudenda**, versorgt. Die Grenze zwischen Entoderm und Ektoderm liegt später direkt unterhalb der **Columnae anales**. Hier geht das kubische Schleimhautepithel in geschichtetes Plattenepithel über.

Klinischer Bezug

Fehlbildungen des Enddarms

Rektourethrale und **rektovaginale Fisteln** treten mit einer Häufigkeit von 1:5 000 Neugeborenen auf. Sie gehen auf Anomalien bei der Entstehung der Kloake und/oder des Septum urorectale zurück. Ist beispielsweise die Kloake zu klein oder verlängert sich das Septum urorectale nicht weit genug kaudalwärts, dann verlagert sich die Öffnung des Enddarms nach anterior, was zu einer Öffnung des Enddarms in die Urethra oder die Vagina führt (▸ Abb. 16.31b, c).

Rektoanale Fisteln und **Atresien** variieren im Schweregrad und können ein schmales Rohr oder eine strangförmige Reststruktur bestehen lassen, die mit der Oberfläche des Perineums verbunden ist (▸ Abb. 16.31c). Diese Defekte sind vermutlich auf fehlerhafte Genexpression während der epitheliomesenchymalen Signalübermittlung zurückzuführen.

Ein **Anus imperforatus** tritt auf, wenn die Analmembran nicht aufgelöst wird, sondern erhalten bleibt (▸ Abb. 16.31d).

Megakolon. Ein angeborenes Megakolon kann durch die Atresie oder Agenesie

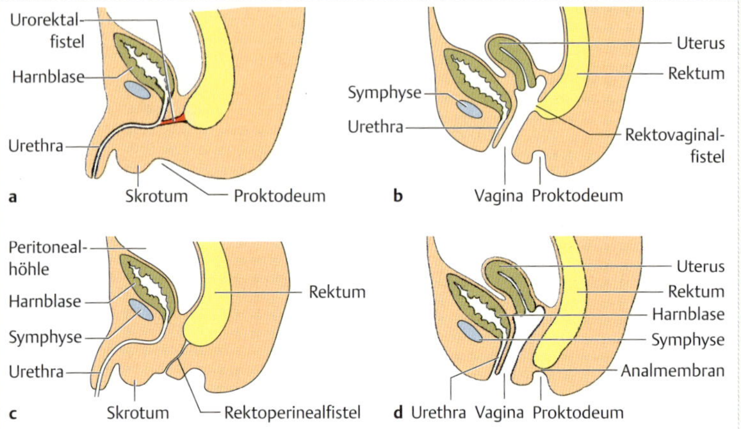

Abb. 16.31 Analatresie. Urorektalfisteln (**a**) und Rektovaginalfisteln (**b**) entstehen, wenn Enddarm und Urogenitalsinus nicht vollständig durch das Septum urogenitale getrennt werden. Diese Defekte können auch dadurch entstehen, dass die Kloake zu klein ist und dadurch die Öffnung des Rektums nach anterior verschiebt. **c** Rektoperinealfistel. Dieser Defekt entsteht wahrscheinlich durch ein „vaskuläres Ereignis". **d** Anus imperforatus. Die Analmembran bleibt als Septum zwischen dem oberen und unteren Abschnitt des Analkanals erhalten.

von distalem Kolon oder Anorektalkanal zustande kommen. Wahrscheinlicher ist jedoch das Fehlen der parasympathischen Ganglien in der Darmwand (**aganglionäres Megakolon**, **Morbus Hirschsprung**). Die vegetativen Ganglien stammen von der Neuralleiste ab und wandern in die Darmwand ein. Mutationen im *RET*-Gen, einem Tyrosinkinase-Rezeptor, der bei der Wanderung der Neuralleistenzellen eine Rolle spielt (Kap. 19), können eine Ursache für das angeborene Megakolon sein.

Zumeist ist auch das Rektum betroffen. In 80 % endet der Defekt im mittleren Sigmoid. Nur in 10–20 % sind auch Colon transversum und Colon ascendens betroffen und in 3 % das ganze Kolon.

Alles klar?

1. Die pränatale Ultraschalluntersuchung ergibt ein Polyhydramnion in der 36. Woche. Bei der Geburt hat das Kind Schwierigkeiten zu atmen. Der Mund enthält viel Flüssigkeit. Welche Fehlbildung könnte hier vorliegen?
2. Die pränatale Ultraschalluntersuchung in der 20. Woche zeigt eine Auftreibung in der Mittellinie, die Darmschlingen zu enthalten scheint und von einem Bruchsack umgeben ist. Welche Diagnose kann man stellen? Was ist die Prognose für dieses Kind?
3. Bei einem weiblichen Neugeborenen fehlt die Analöffnung. Die Vagina enthält Mekonium. Welche Fehlbildung liegt vor? Was ist die embryologische Ursache?

17 Urogenitalsystem

17.1 Überblick

Das Urogenitalsystem besteht aus zwei Komponenten:

- Die Harnorgane scheiden Abfallprodukte und überschüssiges Wasser über ein Kanälchensystem in den Nieren aus.
- Das Genitalsystem dient der Reifung und Ableitung der Keimzellen.

Embryologisch und anatomisch sind beide Systeme eng miteinander verflochten. Beide entwickeln sich aus einer gemeinsamen mesodermalen Leiste (**intermediäres Mesoderm**) an der hinteren Wand der Bauchhöhle. Die Ausführungsgänge beider Systeme münden ursprünglich gemeinsam in die Kloake.

Die **Harnorgane** entwickeln sich aus dem intermediären Mesoderm zwischen Somiten und intraembryonalem Zölom (▸ Abb. 17.1). Von kranial nach kaudal werden fortschreitend drei Nierensysteme angelegt (▸ Abb. 17.2):

- Vorniere (Pronephros)
- Urniere (Mesonephros)
- Nachniere (Metanephros) im Beckenbereich

Die Nierenkanälchen der Vorniere und der Urniere münden direkt in den **Urnierengang (Wolff-Gang)** ein, der nach kaudal herabwächst und in den vorderen Blasenabschnitt der Kloake einmündet.

Das **Vornierensystem** wird beim Menschen nur rudimentär angelegt und geht direkt in die Urniere über (▸ Abb. 17.2b). Im segmentalen intermediären Mesoderm bilden sich Nephrone mit Glomerulus aus. Die **Urniere** wölbt sich zusammen mit der Gonadenanlage als Urogenitalleiste in die Leibeshöhle vor (▸ Abb. 17.3). Die definitive Niere entsteht aus der **Ureterknospe** und dem **metanephrogenen Blastem** (▸ Abb. 17.4, **Nachniere**). Die Ureterknospe sprosst aus dem Wolff-Gang aus und wächst in das metanephrogene Blastem vor. Aus der Ureterknospe entstehen der Ureter, das Nierenbecken und im Nierenparenchym die Sammelrohre (▸ Abb. 17.5). Über den Endverzweigungen der Ureterknospe bildet das metanephrogene Blastem Blastemkappen, aus denen jeweils zwei Nierenbläschen hervorgehen, die sich zum **Nephron** mit Glomerulus entwickeln (▸ Abb. 17.6).

Die Kompetenz des metanephrogenen Blastems, auf die Induktion durch die Ureterknospe zu reagieren, wird durch die Expression von WT 1 im Blastem vermittelt. Während der Induktion werden im Mesenchym glial-derived neurotrophic factor (GDNF) und hepatocyte growth factor (HGF) sowie in der epithelialen Knospe die zugehörigen Tyrosinkinaserezeptoren RET und MET gebildet. PAX2 und WNT 4 spielen bei der Epithelialisierung des Mesenchyms für die Differenzierung der Nephrone eine Rolle. Störungen in der Differenzierung führen zur **Nierenaplasie** oder zur Ausbildung der **kongenitalen Zystenniere.**

Die Nachniere verlagert sich aus dem Becken- in den Lumbalbereich (**Aszensus der Niere,** ▸ Abb. 17.10). Durch einseitiges oder beidseitiges Ausbleiben des Aszensus entsteht eine **Beckenniere.** Eine **Hufeisenniere** entsteht durch Verschmelzung des metanephrogenen Blastems beider Seiten (▸ Abb. 17.11).

Harnblase und Urethra entstehen aus dem vorderen Abschnitt der Kloake. Durch Einbeziehung der unteren Abschnitte der Wolff-Gänge in die Blasenwand erhalten die Ureteren eine eigene Einmündung in die Blase (▸ Abb. 17.13). Nach Ablösung der Ureteren wandern die Wolff-Gänge weiter nach kaudal. Sie münden als Samenleiter im Bereich der Prostata in die Urethra ein oder steigen zum Beckenboden herab, ehe sie sich zurückbilden. Bei einer **Verdoppelung der Ureterknospe** wird nur die untere Knospe in die Blase einbezogen, während die obere als überzähliger Ureter mit dem Wolff-Gang nach kaudal verlagert wird (▸ Abb. 17.9).

Die Entwicklung des **Genitalsystems** wird auf drei Ebenen reguliert: auf der Ebene der Gonade, der Genitalgänge und der äußeren Geschlechtsorgane. Auf jeder Ebene wird ein **indifferentes Stadium** durchlaufen, das sich in die männliche oder in die weibliche Richtung weiterentwickeln kann.

Das *SRY*-Gen auf dem Y-Chromosom ist der hodendeterminierende Faktor und induziert die männliche Entwicklung. Stromabwärts vom *SRY* liegende Gene wie *SOX9* und *steroidogenetic factor (SF1)* stimulieren die Differenzierung der Sertoli- und der Leydig-Zellen. Die Expression von *SRY* bewirkt dreierlei: die Entwicklung von Marksträngen (Hodensträngen), die Bildung der Tunica albuginea und die Hemmung der Bildung von Rindensträngen (Ovarsträngen).

WNT4 ist das Mastergen für die Entwicklung eines Ovars. Es stimuliert *DAX1*, das die Expression von *SOX1* hemmt. Dann bewirkt *WNT4* zusammen mit anderen stromabwärts kodierten Genprodukten die Bildung von Ovarien mit typischen Rindensträngen, der Rückbildung der Markstränge (Hodenstränge) und dem Ausbleiben der Entwicklung einer Tunica albuginea (▸ Abb. 17.18). Wenn die Urkeimzellen die Gonade nicht erreichen, bleibt die Gonadenanlage indifferent oder bildet sich zurück.

Die indifferenten Genitalgänge und die äußeren Genitalien entwickeln sich unter dem Einfluss von Hormonen. **Testosteron**, das von den Leydig-Zellen der Hoden gebildet wird, stimuliert die Entwicklung der Urnierengänge (Ductus deferens und Epididymis). Das Anti-Müller-Hormon **AMH** (auch Mullerian inhibiting substance, MIS, genannt), das von den Sertoli-Zellen des Hodens gebildet wird, bewirkt die Rückbildung der Müller-Gänge (das weibliche Gangsystem). **Dihydrotestosteron** stimuliert die Entwicklung von Penis, Skrotum und Prostata (▸ Abb. 17.24). **Östrogene** beeinflussen die Entwicklung der Müller-Gänge, aus denen sich Eileiter, Uterus, Zervix und der obere Abschnitt der Vagina entwickeln. Sie stimulieren die Entwicklung der Klitoris, der großen und der kleinen Labien sowie des unteren Abschnitts der Vagina (▸ Abb. 17.24). Störungen bei der Bildung der testikulären Hormone oder ihrer Rezeptoren führt zu einer Überwiegung der weiblichen Merkmale unter dem Einfluss von mütterlichen oder plazentalen Östrogenen.

17.2 Harnorgane

17.2.1 Entwicklung der exkretorischen Einheit

Zu Beginn der 4. Woche verliert das intermediäre Mesoderm in der Halsregion seine Verbindung mit den Somiten und bildet segmental angeordnete Gewebeblöcke, die als Nephrotome bezeichnet werden (► Abb. 17.1, ► Abb. 17.2). Die Nephrotome in der Halsregion bilden nur rudimentäre, nichtfunktionierende Ausscheidungskanälchen.

In der Brust-, Lumbal- und Sakralregion verliert das intermediäre Mesoderm seine Verbindung mit der Zölomhöhle und die segmentale Gliederung. Innerhalb eines Segments entstehen 2–3 oder sogar noch mehr Ausscheidungskanälchen (► Abb. 17.2). Das unsegmentierte intermediäre Mesoderm bildet den **nephrogenen Strang**, aus dem die Ausscheidungskanälchen der Niere hervorgehen. Die nephrogenen Stränge wölben sich beiderseits als **Urogenitalleisten** von dorsal in die Leibeshöhle vor (► Abb. 17.3).

17.2.2 Nierensysteme

Beim Menschen entstehen von kranial nach kaudal fortschreitend drei sich etwas überlappende Nierensysteme: **Vorniere (Pronephros)**, **Urniere (Mesonephros)** und **Nachniere (Metanephros)**. Die Vorniere wird nur rudimentär angelegt und hat keine Funktion. Die Urniere scheidet für eine kurze Zeit in der frühen Fetalperiode Harn aus. Aus der Nachniere entsteht die definitive Niere.

Vorniere

Beim menschlichen Embryo besteht die **Vorniere (Pronephros)** aus 7–10 soliden Strängen oder Kanälchen im Zervikalbereich (► Abb. 17.2b). Die ersten rudimentären Nephrotome bilden sich bereits zurück, bevor die letzten entstanden sind, und am Ende der 5. Woche sind die Reste des Vornierensystems bereits ganz verschwunden.

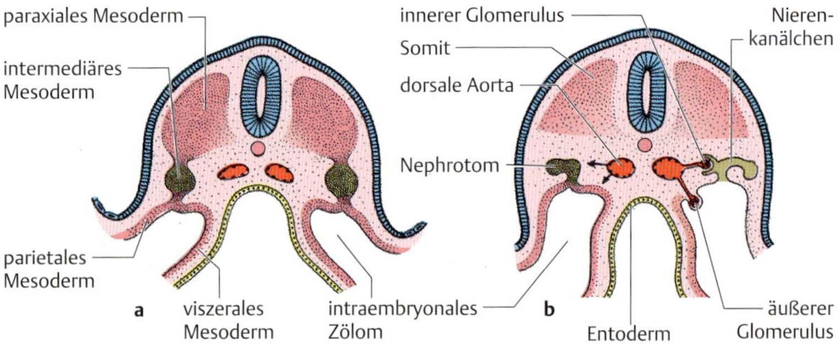

Abb. 17.1 Intermediäres Mesoderm und Nephrotome. Querschnitte durch die Zervikalregion von Embryonen verschiedener Entwicklungsstadien. **a** Im Alter von 21 Tagen. **b** Im Alter von 25 Tagen. Beachte die Bildung eines äußeren und eines inneren Glomerulus sowie die offene Verbindung zwischen der Zölomhöhle und dem Nierenkanälchen.

Urniere

Die **Urniere** (**Mesonephros**) entwickelt sich im intermediären Mesoderm der thorakalen und lumbalen Segmente (bis L3).Während sich das Vornierensystem zu Beginn der 4. Woche zurückbildet, treten bereits die ersten exkretorischen Kanälchen der Urniere auf. Sie wachsen rasch und krümmen sich S-förmig. An ihrem medialen Ende entsteht ein Glomerulus (▶ Abb. 17.3a). Das Epithel des Kanälchens überzieht als dünne Schicht den Kapillarknäuel, der sich in das blinde Ende hineinwölbt, und bildet auf diese Weise das innere und das äußere Blatt der Bowman-Kapsel. Am entgegengesetzten Ende mündet das Kanälchen in den **Urnierengang** (**Wolff-Gang**) ein (▶ Abb. 17.2, ▶ Abb. 17.3).

Bis zur Mitte des 2. Monats hat sich die Urniere auf beiden Seiten zu einem länglichen Organ entwickelt (▶ Abb. 17.3). Sie ragt in die Zölomhöhle vor und ist mit der hinteren Leibeswand über einen breiten Mesenterialstiel verbunden. Da die Keimdrüse sich direkt medial neben der Urniere

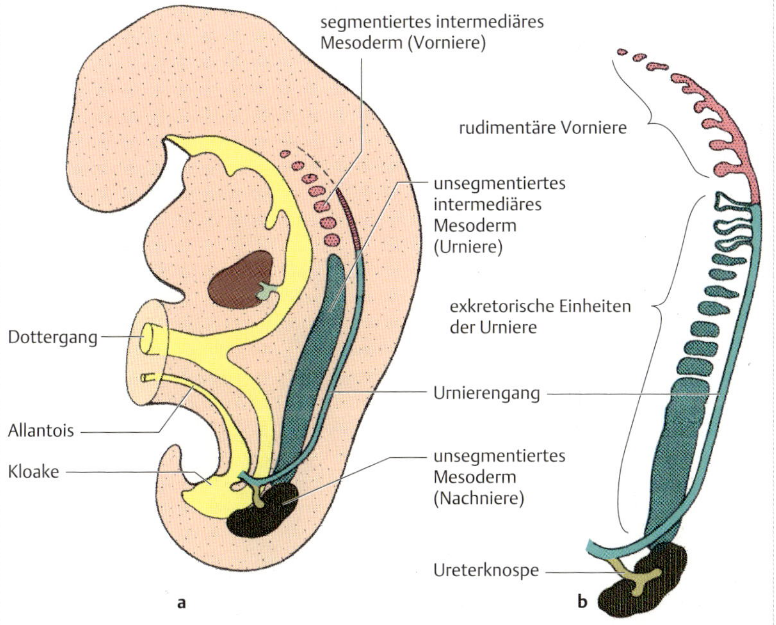

Abb. 17.2 Vorniere, Urniere und Nachniere. a Lage des intermediären Mesoderms für die Vorniere, Urniere und Nachniere. Im Zervikal- und oberen Thorakalbereich ist das intermediäre Mesoderm segmentiert. Im unteren Thorax- sowie im Lumbal- und Sakralbereich bildet es den kompakten, unsegmentierten nephrogenen Strang. Beachte den longitudinalen Sammelgang, der ursprünglich von der Vorniere gebildet und später von der Urniere übernommen wird. **b** Ausscheidungskanälchen der Vorniere und der Urniere bei einem 5 Wochen alten Embryo.

entwickelt, wird die von beiden Anlagen gebildete Vorwölbung als **Urogenitalleiste** bezeichnet (▶ Abb. 17.3). Während im kaudalen Abschnitt der Urniere noch neue Kanälchen entstehen, zeigen die kranialen Tubuli und Glomeruli bereits viele degenerative Veränderungen. Am Ende des 2. Monats ist der größte Teil der Urnierenkanälchen und -glomeruli verschwunden. Der Urnierengang und einige der kaudalen Kanälchen bleiben in der männlichen Entwicklung erhalten und nehmen an der Entwicklung des Genitalsystems teil. Sie bilden sich bei weiblichen Feten zurück (Kap. 17.3).

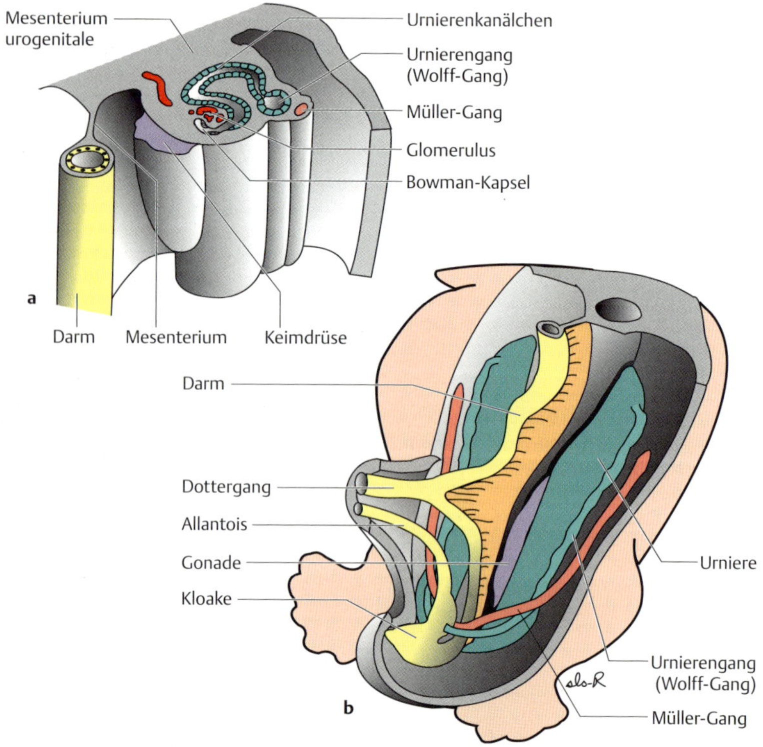

Abb. 17.3 Urniere und Keimdrüse in der 5. Woche. a Querschnitt durch die untere Thoraxregion eines 5 Wochen alten Embryos, der die Bildung eines Ausscheidungskanälchens der Urniere zeigt. Beachte die Entwicklung der Bowman-Kapsel und der Keimdrüsenleiste. Urniere und Gonade sind an der hinteren Leibeswand durch ein breites Mesenterium urogenitale befestigt. **b** Beziehung zwischen Keimdrüse und Urniere. Beachte die Größe der Urniere im Verhältnis zur Keimdrüse. Der longitudinale Urnierengang (Wolff-Gang) verläuft auf der Lateralseite der Urniere.

17

Nachniere oder definitive Niere

Während sich die Urniere zurückbildet, entsteht in der 5. Woche als drittes Ausscheidungsorgan die **Nachniere** (**Metanephros**) als definitive Niere. Ihre Nephrone entwickeln sich aus intermediärem Mesoderm, das sich nach kaudal an den nephrogenen Strang anschließt und als **metanephrogenes Blastem** bezeichnet wird (▶ Abb. 17.4). Die Ausscheidungskanälchen entwickeln sich auf die gleiche Weise wie in der Urniere. Die harnableitenden Kanälchen entstehen dagegen aus der **Ureterknospe**, die aus dem Urnierengang aussprosst.

17.2.3 Derivate der Ureterknospe

Die Ureterknospe bildet sich in der 4. Woche in der dorsomedialen Wand des Urnierengangs kurz vor seiner Einmündung in die Kloake (▶ Abb. 17.2, ▶ Abb. 17.4). Die Knospe wächst in dorsokranialer Richtung vor und dringt so in das **metanephrogene Blastem** ein, das dann wie eine Kappe die Knospenspitze bedeckt (▶ Abb. 17.4). Der Endabschnitt der Knospe erweitert sich zur Anlage des **Nierenbeckens**, das sich in 2–3 größere Abschnitte, die Anlagen der **großen Nierenkelche**, aufzweigt (▶ Abb. 17.5a, b).

Jede Aufzweigung bildet beim weiteren Eindringen in das metanephrogene Gewebe zwei neue Knospen. Die Knospen teilen sich weiter auf, bis 12 oder mehr Kanälchengenerationen entstanden sind (▶ Abb. 17.5). Während in der Peripherie die Aufzweigung der Ureterknospe bis zum Ende des 5. Monats weitergeht, erweitern sich die im Anschluss an die Verzweigung des Nierenbeckens gebildeten Kanälchen und nehmen die der folgenden 3–4 Kanälchengenerationen in sich auf. Auf diese Weise entstehen die **Nierenkelche** als Endverzweigung des Nierenbeckens. Die zurückbleibenden Kanälchen konvergieren und bilden so in ihrer Gesamtheit die **Nierenpapillen**, die in die Nierenkelche hineinragen. Auf einer Papille treten jeweils 10–25 Papillengänge aus, die sich im Nierenmark und in den Markstrahlen in insgesamt etwa 1–3 Millionen **Sammelrohre**

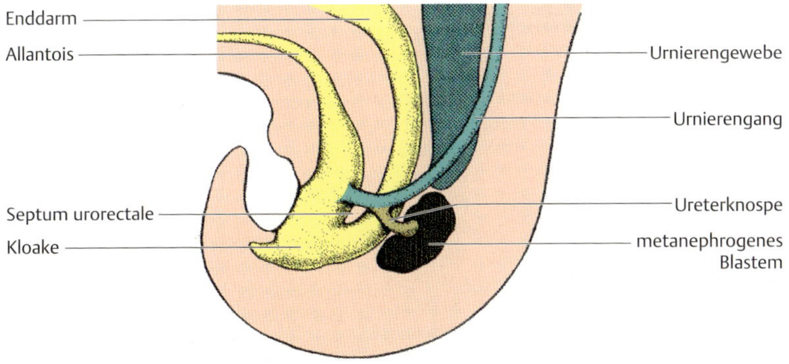

Abb. 17.4 Ureterknospe und metanephrogenes Blastem. Die Ureterknospe dringt in das metanephrogene Blastem ein.

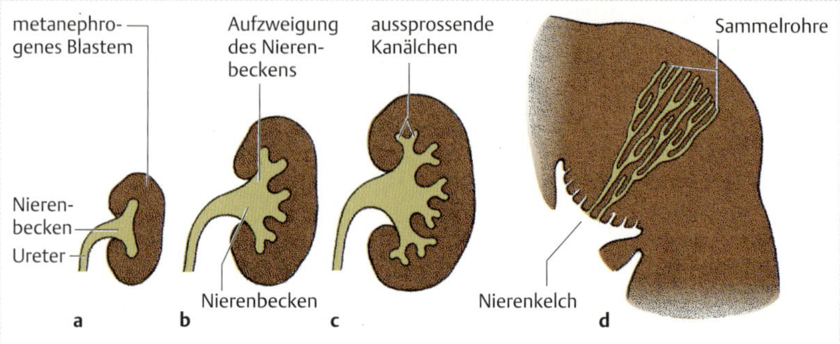

Abb. 17.5 Entwicklung der Nachniere. a Im Alter von 6 Wochen. **b** Am Ende der 6. Woche. **c** Mit 7 Wochen. **d** Beim Neugeborenen. Die Sammelrohre bilden vor der Einmündung in einen Nierenkelch eine Pyramidenstruktur.

aufzweigen, die ihrerseits über die Verbindungsstücke an die Nephrone angeschlossen sind (▸ Abb. 17.5d).

Aus der Ureterknospe entstehen also:

- Ureter
- Nierenbecken und seine Aufzweigungen
- Nierenkelche
- Papillengänge (Ductus papillares)
- Sammelrohre
- Verbindungsstücke

17.2.4 Entwicklung der Nephrone

Jede neu gebildete Gangknospe wird von einer **metanephrogenen Blastemkappe** bedeckt (▸ Abb. 17.6a). Unter dem induktiven Einfluss der Gangknospe sondern sich am Rand der Blastemkappe Zellen ab und bilden beiderseits der weiter wachsenden Gangknospe die **Nierenbläschen**, aus denen ein **Nierenkanälchen** aussprosst (▸ Abb. 17.6b, c). Zusammen mit einem Knäuel aus Kapillarschlingen, dem **Glomerulus**, entsteht aus dem Nierenbläschen die exkretorische Einheit der Niere, das **Nephron**. Aus dem proximalen Ende des Kanälchens entwickelt sich die **Bowman-Kapsel** des Nierenglomerulus (▸ Abb. 17.6c, d). Das distale Ende mündet in eines der Sammelrohre ein. Damit ist die Verbindung zwischen dem Nephron und dem System der ableitenden Harnwege hergestellt. Unter weiterem Längenwachstum differenziert sich das Nierenkanälchen in (▸ Abb. 17.6e, f):

- einen **proximalen Tubulus contortus**,
- die **Henle-Schleife** und
- den **distalen Tubulus contortus**.

Die definitive Niere entsteht somit aus zwei Anlagen:

- dem **metanephrogenen Mesoderm**, aus dem die Nephrone hervorgehen, und
- der **Ureterknospe**, aus der die Sammelrohre und die ableitenden Harnwege entstehen.

Nephrone werden bis zur Geburt kontinuierlich gebildet. Zum Zeitpunkt der Geburt enthält jede Niere etwa 1 Million Nephrone. Die Urinproduktion beginnt kurz nach Beginn der 10. Woche, wenn sich die glomerulären Kapillaren entwickeln.

Bei der Geburt sind die Nieren noch gelappt. Die Gliederung in Lappen verschwindet mit dem weiteren Wachstum

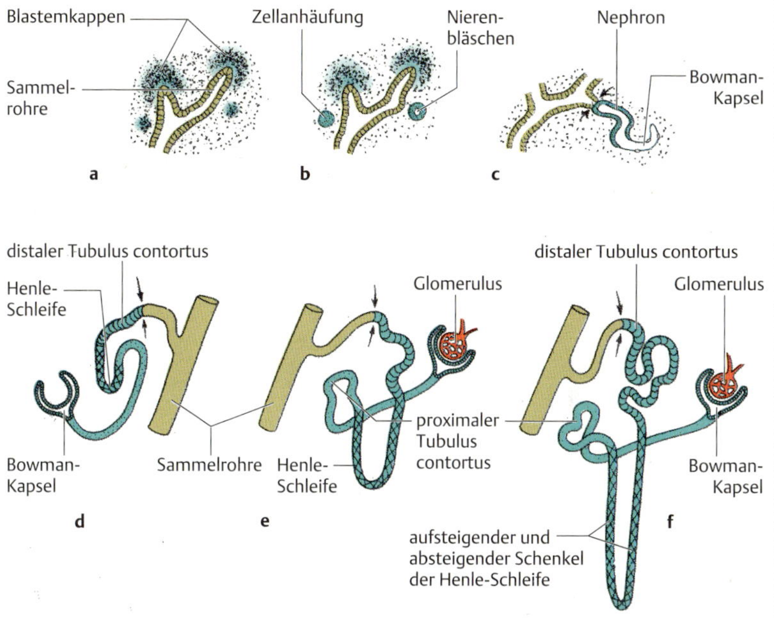

Abb. 17.6 Entwicklung einer exkretorischen Einheit in der Nachniere. Die Pfeile bezeichnen die Stelle, an der sich die exkretorischen Einheiten (blau) mit dem System der Sammelrohre (gelb) verbinden und damit den Harnabfluss aus dem Glomerulus in die Sammelrohre ermöglichen.

der Nephrone. Die Anzahl der Nephrone nimmt dabei nicht zu.

17.2.5 Molekulare Regulation der Nierenentwicklung

Die Differenzierung der Niere ist ein klassisches Beispiel für die Epithel-Mesenchym-Interaktion. Das Epithel der aus dem Urnierengang aussprossenden Ureterknospe interagiert mit dem Mesenchym des metanephrogenen Blastems (▶ Abb. 17.7). Die Kompetenz des Mesenchyms, auf die Induktion der Ureterknospe zu reagieren, ist von der Expression von ***WT1*** abhängig. WT1 reguliert die Bildung von **glial-derived neurotrophic factor** (**GDNF**) und **hepatocyte growth factor** (**HGF, „scatter factor“**) im Mesenchym. Die beiden parakrinen Proteine stimulieren das Wachstum und die Aufzweigung der Ureterknospe (▶ Abb. 17.7a).

Die **Tyrosinkinase-Rezeptoren RET** für GDNF und **MET** für HGF werden im Epithel der Ureterknospe gebildet. Dadurch entsteht eine spezifische Ligand-Rezeptor-Beziehung zwischen beiden Geweben. Zusätzlich stimulieren die epithelialen Gangknospen das Mesenchym über den **Fibroblastenwachstumsfaktor FGF2** und dem

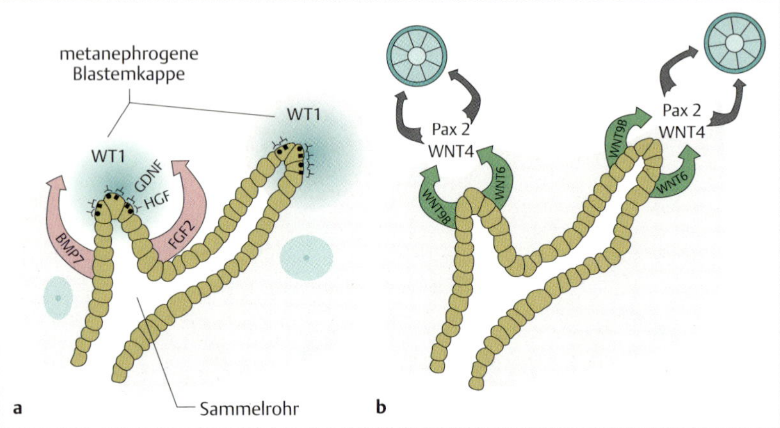

Abb. 17.7 An der Differenzierung des Nierengewebes beteiligte Faktoren. a Die Expression von ***WT 1*** im Mesenchym befähigt das Gewebe, auf die Induktion der Ureterknospe zu reagieren. GDNF und HGF aus dem Mesenchym reagieren mit ihren Rezeptoren RET und MET im Epithel der Ureterknospe und stimulieren so das Wachstum der Knospe und unterhalten die Interaktion zwischen den Geweben. Die Wachstumsfaktoren FGF2 und BMP7 stimulieren die Proliferation im Mesenchym und unterhalten die WT 1-Expression. **b** WNT 9B und WNT 6 aus den Verzweigungen der Ureterknospe bewirken die Hochregulierung von *PAX2* und *WNT 4* im umgebenden Mesenchym. Diese Gene bewirken ihrerseits die Epithelialisierung des Mesenchyms *(PAX2)* und deren Röhrenbildung *(WNT 4)*. Auch die extrazelluläre Matrix verändert sich: Laminin und Typ-IV-Kollagen bilden eine Basallamina (rot) der Epithelzellen.

bone morphogenetic protein 7 (BMP7) (▸ Abb. 17.7a). Beide Faktoren hemmen die Apoptose und stimulieren die Proliferation im metanephrogenen Mesenchym und unterhalten die Expression von WT 1. Bei der Bildung der Nierenkanälchen wandelt sich das Mesenchym zu Epithel um. Dieser Mesenchym-Epithel-Übergang wird ebenfalls durch die Ureterknospe gesteuert, und zwar durch Expression von ***WNT 9B*** und ***WNT 6***, die ***PAX2*** und ***WNT 4*** im metanephrogenen Mesenchym hochregulieren. *PAX2* unterstützt die Bildung von Verdichtungen des Mesenchyms in Vorbereitung der Tubulusbildung, während *WNT 4* das kondensierte Mesenchym zur Epithelbildung und Tubulusbildung anregt (▸ Abb. 17.7b).

Als Folge dieser Interaktionen kommt es auch zu Veränderungen der extrazellulären Matrix: **Fibronektin**, **Kollagen I** und **Kollagen III** werden ersetzt durch **Laminin** und **Kollagen IV**, die charakteristisch für die Basalmembran eines Epithels sind (▸ Abb. 17.7b). Bei der Kondensation des Mesenchyms und der Umwandlung zu Epithel werden die Zelladhäsionsmoleküle **Syndecan** und **E-Cadherin** gebildet.

17

Klinischer Bezug

Tumoren und Fehlbildungen der Niere

Der **Wilms-Tumor** ist ein maligner Tumor der Niere, der bei Kindern im Alter von etwa 5 Jahren auftritt, aber auch schon beim Fetus entstehen kann. Der Wilms-Tumor wird durch Mutationen im *WT1*-Gen auf 11p13 hervorgerufen und kann mit anderen Fehlbildungen und Syndromen assoziiert sein. Dazu gehört das **WAGR-Syndrom**, das charakterisiert ist durch Aniridie, Gonadoblastome (Tumoren der Gonaden) und geistige Behinderung. Die Defektkonstellation ist auf eine Mikrodeletion im Chromosom 11 zurückzuführen, die die nur 700 kb voneinander entfernten Gene *PAX6* (Aniridia) und *WT1* umfasst. Das **Denys-Drash-Syndrom** umfasst Nierenversagen, schwere Genitalfehlbildungen (uneindeutige Geschlechtszugehörigkeit: „Pseudohermaphroditismus") und Wilms-Tumor.

Nierendysplasie und Nierenagenesie sind schwerwiegende Fehlbildungen, die eine Dialyse direkt nach der Geburt und eine Nierentransplantation innerhalb des 1. Lebensjahres erfordern. Bei der **multizystische Nierendysplasie** besteht die Niere aus vielen von undifferenzierten Zellen umgebenen Gängen. Es differenzieren sich keine Nephrone und die Ureterknospe zweigt sich nicht regelrecht auf, sodass auch keine Sammelrohre vorhanden sind. Wenn das rudimentäre Nierengewebe sich zurückbildet, entsteht das Bild einer **Nierenagenesie**. Die Nierenagenesie kann auch entstehen, wenn die Interaktion zwischen metanephrogenem Mesoderm und Ureterknospe ausbleibt. Normalerweise werden die Aufzweigung und das Wachstum der Ureterknospe durch **GDNF** aus dem metanephrogenen Mesoderm stimuliert. Daher können Mutationen, die die GDNF-Expression beeinflussen, eine Nierenagenesie verursachen. Beispiele sind:

- das Gen *SALL1*, das für das **Townes-Brock-Syndrom** verantwortlich ist,
- *PAX2*, das das **Nieren-Kolobom-Syndrom** hervorruft und
- *EYA1*, das zum **branchi(o)otorenalen Syndrom** führt.

Die bilaterale Nierenagenesie kommt mit einer Häufigkeit von 1:10.000 Geburten vor und tritt als Nierenversagen in Erscheinung. Das Neugeborene fällt durch die **Potter-Sequenz** auf, die mit Anurie, Oligohydramnion (zu wenig Fruchtwasser) und hypoplastischen Lungen als Folge des Oligohydramnions einhergeht. In 85 % wird die Nierenagenesie von Fehlbildungen der Vagina und des Uterus oder des Vas deferens und der Samenblasen begleitet. Häufig assoziierte Fehlbildungen anderer Organsysteme sind Herzfehlbildungen, Tracheal- und Duodenalatresien, Lippen- und Gaumenspalten und Hirnfehlbildungen. Wegen des Oligohydramnions ist die Uterushöhle komprimiert; dies hat die charakteristische Erscheinung des Fetus mit abgeflachtem Gesicht (Potter facies) und Klumpfüßen zur Folge.

Bei der **kongenitalen polyzystischen Niere** (▶ Abb. 17.8) bildet sich eine Viel-

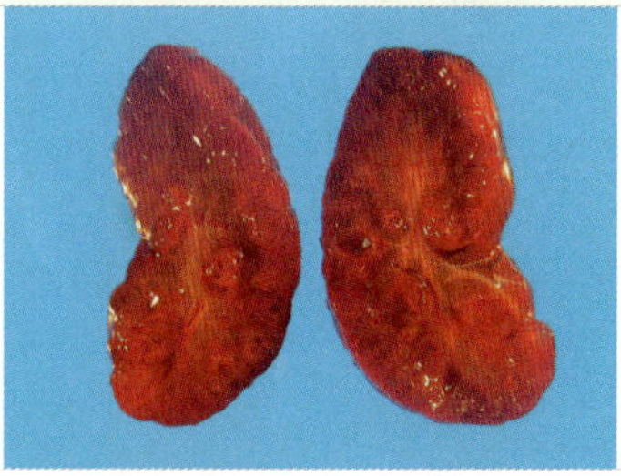

Abb. 17.8 Polyzystische Nierenerkrankung. Oberflächenansicht einer fetalen Niere mit den charakteristischen multiplen Zysten.

zahl von Zysten. Die Krankheit kann autosomal rezessiv oder autosomal dominant vererbt sein oder auch andere Ursachen haben:

- Die **autosomal rezessiv vererbte polyzystische Niere** (ARPKD) kommt mit einer Häufigkeit von 1:5 000 vor und ist ein progressives Leiden, bei dem sich die Zysten aus den Sammelrohren bilden. Die Niere vergrößert sich ständig, und es kommt beim Säugling oder in der späteren Kindheit zu Nierenversagen.
- Bei der **autosomal dominant vererbten polyzystischen Niere** (ADPKD) entstehen die Zysten in allen Abschnitten des Nephrons. Nierenversagen tritt jedoch erst im Erwachsenenalter auf. Die autosomal dominante Form ist häufiger (bei 1:500 bis 1:1000 Geburten) und weniger progressiv als die rezessive Form.

Beide Formen der Krankheit stehen in Zusammenhang mit Mutationen in Genen, die funktionell wichtige Zilienproteine kodieren. Diese Abweichungen gehören zu einer wachsenden Gruppe von Erkrankungen, den sog. **Ziliopathien**, an, die von Mutationen in Zilienproteinen ausgelöst werden. Diese Defekte umfassen:

- das **Bardet-Biedal-Syndrom**, zu dessen Merkmalen Nierenzysten, Adipositas, geistige Behinderung und Fehlbildungen der Gliedmaßen gehören,
- das **Meckel-Gruber-Syndrom** mit Nierenzysten, Hydrozephalus, Mikrophthalmie, Gaumenspalte, Fehlen des Tractus olfactorius und Polydaktylie.

Da Zilien auf den meisten Zelltypen und in den meisten Geweben vorhanden sind,

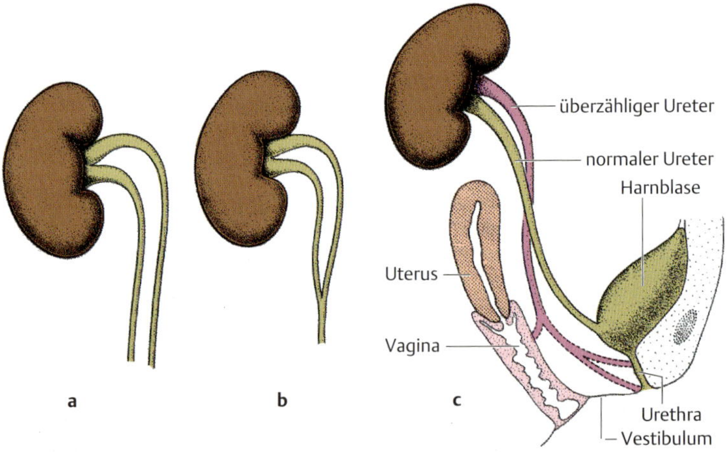

Abb. 17.9 Vollständige und partielle Verdoppelung des Ureters. Die Ureterknospe kann sich unmittelbar nach ihrem Ursprung aus dem Urnierengang verzweigen (**a**) oder erst weiter kranial (**b**). Ein durch Bildung zweier Ureterknospen am Urnierengang entstandener überzähliger Ureter kann in die Vagina, die Urethra oder das Vestibulum einmünden.

17

können viele Organsysteme durch Veränderungen der Zilienstruktur und -funktion verändert sein.

Doppelter Ureter: Die frühzeitige Aufspaltung der Ureterknospe kann zu partieller oder kompletter Ureterverdoppelung führen (▶ Abb. 17.9). Das metanephrogene Blastem kann dann ebenfalls in zwei Anlagen geteilt sein, jede mit ihrem eigenen Nierenbecken und Ureter. Häufiger durchdringen sich jedoch die Ureterverzweigungen wieder gegenseitig, sodass die beiden Teile einige gemeinsame Parenchymlappen besitzen. Im abgebildeten Fall (▶ Abb. 17.9) haben sich auf einer Seite zwei Ureterknospen am Urnierengang gebildet. Die überzählige Knospe entspringt kranial von der Normalposition. Nach der Einbeziehung des Urnierengangs in den Blasenboden bis zum Abgang der ersten normal gelegenen Knospe kann der Abgang der zweiten Ureterknospe mit dem übrigen Urnierengang weiter nach kaudal wandern. Der überzählige Ureter kann dadurch in die Urethra, die Vagina oder den Samenleiter einmünden.

17.2.6 Aszensus der Niere

Die Nachniere liegt ursprünglich im Bereich des Beckens und verlagert sich später weiter nach kranial. Dieser sog. **Aszensus der Nieren** soll durch eine Verminderung der Körperkrümmung und durch das Wachstum des Körpers in der Lumbal- und Sakralregion zustande kommen (▶ Abb. 17.10). Im Bereich des Beckens wird die Nachniere direkt aus der Beckenaorta versorgt. Während der Verlagerung nach kranial übernehmen entsprechend höher gelegene Äste die Versorgung. Normalerweise obliterieren die kaudalen Gefäße.

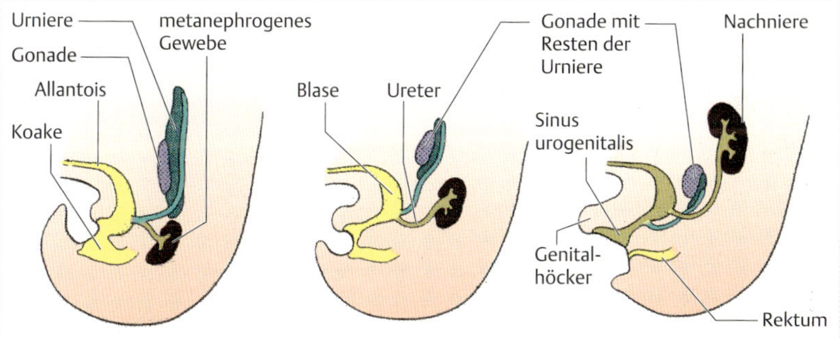

Abb. 17.10 Aszensus der Niere. Beachte die Lageveränderung der Nachniere im Verhältnis zur Urniere. Die Urniere degeneriert fast vollständig. Nur wenige Überreste bleiben mit der Keimdrüse eng verbunden. Sowohl beim männlichen als auch beim weiblichen Embryo steigt die Keimdrüse aus ihrer ursprünglichen Lage nach kaudal ab.

17

Klinischer Bezug

Lageanomalien der Niere

Während des Aszensus treten die Nieren durch die arterielle Gabel, die durch die Nabelarterien gebildet wird. Gelegentlich bleibt dieser Vorgang bei einer Niere aus. Sie bleibt dann im Becken dicht neben der A. iliaca communis liegen und wird als **Beckenniere** bezeichnet (▸ Abb. 17.11a). Manchmal werden beide Nieren beim Durchtritt durch die Arteriengabel so nahe aneinander gedrückt, dass sie am unteren Pol miteinander verwachsen. Auf diese Weise entsteht die **Hufeisenniere** (▸ Abb. 17.11b, c). Die Hufeisenniere liegt gewöhnlich im Bereich der unteren Lumbalwirbel, da ihr Aszensus durch den Abgang der A. mesenterica inferior verhindert wird (▸ Abb. 17.11b). Die Ureteren gehen von der vorderen Oberfläche der Hufeisenniere ab und überkreuzen beim Abstieg den Isthmus auf der Ventralseite. Die Hufeisenniere ist relativ häufig (etwa 1:600).

Überzählige Nierenarterien kommen ebenfalls häufig vor. Es sind persistierende embryonale Gefäße, die während des Aszensus der Nieren gebildet werden. Die überzähligen Arterien entspringen in der Regel aus der Aorta und treten in den oberen oder unteren Nierenpol ein.

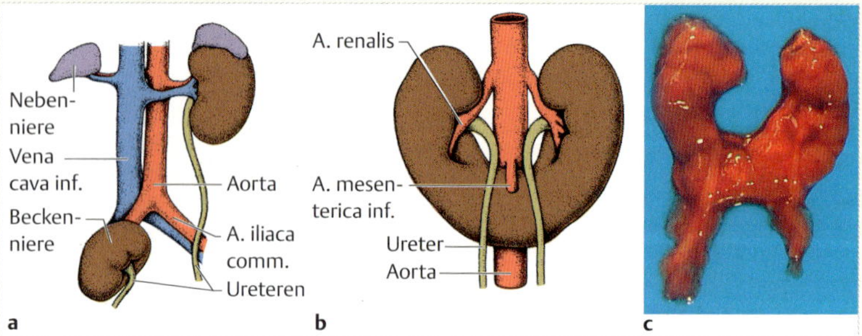

Abb. 17.11 Beckenniere und Hufeisenniere. **a** Einseitige Beckenniere. Die Lage der Nebenniere ist auf der betroffenen Seite nicht beeinflusst. **b, c** Zeichnung und anatomisches Präparat einer Hufeisenniere von ventral. Beachte den Abgang der A. mesenterica inferior.

17

17.2.7 Funktion der Niere

Die Nachniere nimmt am Ende des 1. Trimenons ihre Funktion auf. Der Urin wird in die Amnionhöhle ausgeschieden und vermischt sich mit der Amnionflüssigkeit. Die Amnionflüssigkeit wird vom Fetus geschluckt und im Magen-Darm-Trakt resorbiert. Harnpflichtige Substanzen gelangen über den Blutkreislauf in die Plazenta und treten dort in das Blut der Mutter über. Die Plazenta erfüllt damit die eigentliche Nierenfunktion.

17.2.8 Harnblase und Urethra

In der 4.–7. Entwicklungswoche unterteilt das **Septum urorectale** die **Kloake** in einen hinteren Abschnitt, den **Anorektalkanal**, und einen vorderen Abschnitt, den **Sinus urogenitalis** (▶ Abb. 17.12). Die Kloakenmembran wird dadurch in eine vordere **Urogenitalmembran** und eine hintere **Analmembran** unterteilt (▶ Abb. 17.12c).

Der primitive Sinus urogenitalis gliedert sich in drei Abschnitte:

- Der obere und größte Abschnitt ist die Anlage der **Harnblase** (▶ Abb. 17.12d). Ursprünglich steht die Blase mit der Allantois in Verbindung. Nach der Rückbildung der Allantois und der Obliteration ihres Lumens bleibt als dicker fibröser Strang der Urachus zwischen dem Blasenscheitel und dem Nabel erhalten. Beim Erwachsenen heißt das Band **Lig. umbilicale medianum** (▶ Abb. 17.12e).
- Aus dem **Beckenanteil des Sinus urogenitalis** gehen beim Mann die **Pars prostatica** und sdie **Pars membranacea der**

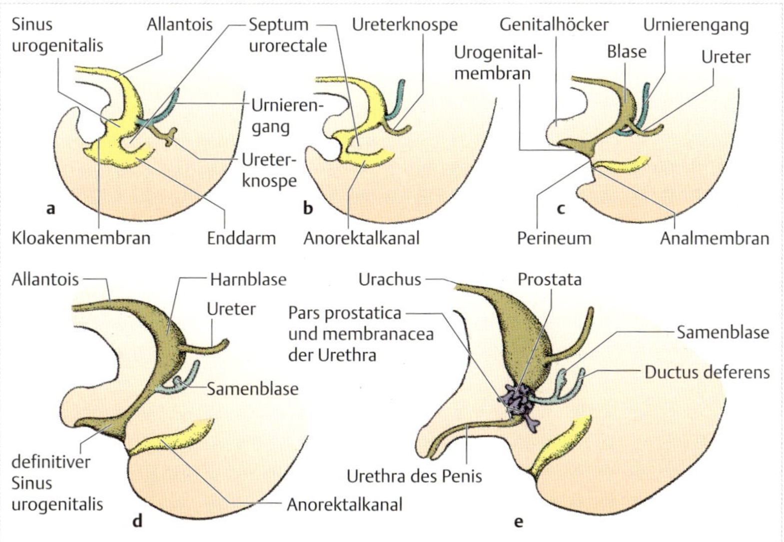

Abb. 17.12 Unterteilung der Kloake in Sinus urogenitalis und Anorektalkanal.
a–c Verschiedene Stadien der Unterteilung. Der Urnierengang wird so weit in die Wand des Sinus urogenitalis einbezogen, dass die Ureteren schließlich getrennt einmünden. **a** Am Ende der 5. Woche. **b** Mit 7 Wochen. **c** Mit 8 Wochen.
d, e Entwicklung des Sinus urogenitalis zur Harnblase, zum Beckenabschnitt des Sinus urogenitalis und zum definitiven Sinus urogenitalis. Beim männlichen Embryo verschließt sich der definitive Sinus urogenitalis zur Urethra des Penis (**e**). Die Prostata entsteht aus Knospen, die von der Urethra ausgehen, während sich die Samenblasen aus Knospen des Ductus deferens entwickeln.

17

Urethra und bei der Frau die Urethra als solche hervor (► Abb. 17.12e).

- Der **äußere Abschnitt** des Sinus urogenitalis (**Pars phallica**) ist durch die Urogenitalmembran nach außen abgeschlossen (► Abb. 17.12d). Die Pars phallica wird auch als definitiver Sinus urogenitalis bezeichnet, da sie bei der Frau als Vestibulum vaginae erhalten bleibt. Beim Mann verschließt sie sich zur Urethra des Penis (► Abb. 17.12e; Kap. 17.3.4).

Bei der Unterteilung der Kloake werden die kaudalen Abschnitte der Urnierengänge in die Wand der Harnblase einbezogen (► Abb. 17.13). Infolgedessen münden die ursprünglich vom Urnierengang abgehenden Ureteren nun direkt in die Blase (► Abb. 17.13b). Durch den Aszensus der Nieren verlagern sich die Einmündungen der Ureteren weiter nach kranial. Die Urnierengänge nähern sich einander und münden in die Urethra prostatica ein. Aus ihnen entstehen in der männlichen Entwicklung die **Ductus ejaculatorii** (► Abb. 17.13c, d). Da sowohl die Urnierengänge als auch die Ureteren mesodermale Gebilde sind, ist die Blasenschleimhaut, die durch Einbeziehung dieser Gänge entsteht, d. h. das **Trigonum vesicae**, ebenfalls mesodermalen Ursprungs. Die übrige Blase stammt vom Sinus urogenitalis ab und ist daher entodermalen Ursprungs. Mit der Zeit wird die mesodermale Auskleidung des Trigonum durch entodermales Epithel ersetzt, sodass schließlich die Wand der gesamten Harnblase von Epithel entodermalen Ursprungs ausgekleidet wird.

Das Epithel der männlichen und der weiblichen Urethra ist entodermalen Ursprungs. Das umgebende Bindegewebe und die glatte Muskulatur stammen vom viszeralen Mesoderm ab. Am Ende des 3. Monats beginnt das Epithel des kranialen Urethraabschnitts zu proliferieren und eine Anzahl von Aussprossungen zu bilden, die in das umgebende Mesenchym eindringen. Beim Mann entstehen aus diesen Knospen die **Prostata** (► Abb. 17.12e), bei der Frau die **Urethral**- und **Paraurethraldrüsen**.

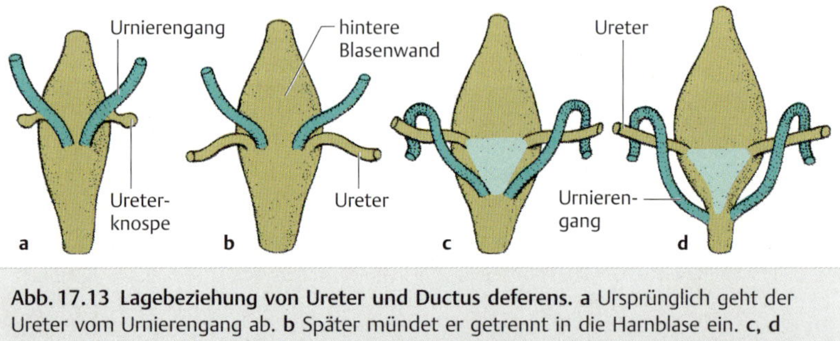

Abb. 17.13 Lagebeziehung von Ureter und Ductus deferens. a Ursprünglich geht der Ureter vom Urnierengang ab. **b** Später mündet er getrennt in die Harnblase ein. **c, d** Beachte die Entwicklung des Trigonum vesicae. Das Trigonum der Blase entsteht durch Einbeziehung der Urnierengänge in die Blasenwand.

Klinischer Bezug

Fehlbildungen der Blase

Urachuszysten und -fisteln
Wenn das Lumen des intraembryonalen, von der Blase bis zum Nabel reichenden Allantoisabschnitts über seine gesamte Länge erhalten bleibt, kann Harn aus dem Nabel fließen. Diese Fehlbildung ist unter dem Namen **Urachusfistel** bekannt (► Abb. 17.14a). Bleibt die Allantois nur in einem begrenzten Abschnitt erhalten, so führt die Sekretion der epithelialen Auskleidung zu einer zystischen Erweiterung, der **Urachuszyste** (► Abb. 17.14b). Solche Zysten sind nicht bösartig, können sich aber im späteren Leben vergrößern und mit Flüssigkeit füllen. Wenn das Lumen im kaudalen Abschnitt erhalten bleibt, entsteht eine Aussackung, die in der Regel mit der Blase in Verbindung steht (**Urachussinus**, ► Abb. 17.14c).

Ekstrophie der Blase (► Abb. 17.15a)
Bei der Ekstrophie der Blase handelt es sich um einen Defekt in der ventralen Leibeswand, bei dem die Blasenschleimhaut nach außen freiliegt (► Abb. 17.33). Sie ist in der Regel mit einer Epispadie verbunden (Kap. 17.3.4), sodass der Harntrakt von der Dorsalseite des Penis über die Blase bis zum Nabel freiliegt. Eine Blasenekstrophie entsteht vermutlich durch einen fehlenden Verschluss der Körperwandfalten in der Mittellinie der Beckenregion (Kap. 7.3). Die Fehlbildung ist selten (2:100.000 Geburten).

Ekstrophie der Kloake
Der Defekt in der ventralen Leibeswand ist noch stärker ausgeprägt (► Abb. 17.15b). Das Vorwachsen und der Verschluss der seitlichen Körperfalten sind in stärkerem Ausmaß betroffen als bei der Blasenekstrophie (Kap. 7.3). Zusätzlich zum defekten

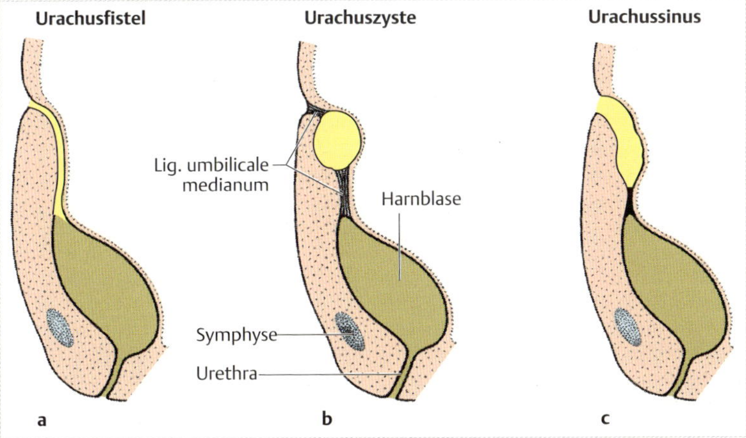

Abb. 17.14 Urachusfistel, Urachuszyste, Urachussinus. Diese Fehlbildungen entstehen, wenn die Allantois (Urachus) zwischen Blase und Nabel erhalten bleibt. Der Urachussinus kann abgeschlossen sein oder eine Verbindung zur Blase besitzen.

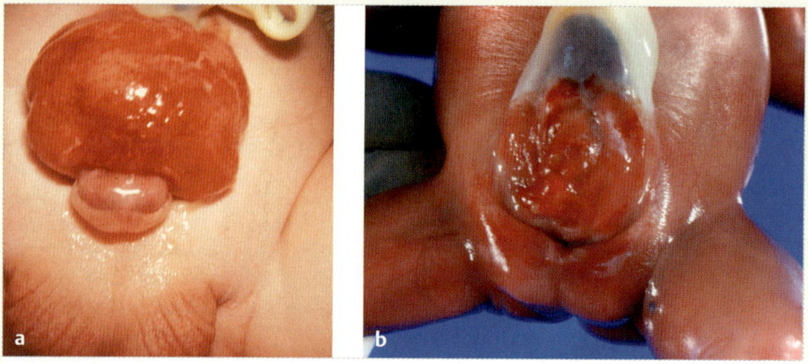

Abb. 17.15 Ekstrophie der Blase oder der Kloake. **a** Ekstrophie der Blase. **b** Ekstrophie der Kloake beim Neugeborenen.

Verschluss ist die normale Entwicklung des Septum urogenitale verändert, sodass Fehlbildungen des Analkanals und ein Anus imperforatus auftreten können (Kap. 16.6). Weiterhin sind die Genitalhöcker aufgrund der fehlenden Verschmelzung der Körperwandfalten weit voneinander entfernt, sodass Defekte der äußeren Genitalien resultieren (▸ Abb. 17.15b). Die Fehlbildung ist selten (1:30.000), die Genese unklar.

17.3 Genitalsystem

Die Sexualdifferenzierung ist ein komplexer Vorgang, bei dem viele Gene, darunter auch autosomale, beteiligt sind. Den Schlüssel für den Sexualdimorphismus stellt das Y-Chromosom dar, auf dessen kurzem Arm (Yp11) das ***SRY*-Gen** (**sex determining region of Y**) lokalisiert ist. *SRY* kodiert einen Transkriptionsfaktor, der durch die Aktivierung einer Kaskade von weiteren Genen die Differenzierung der Gonaden einleitet. Der SRY-Faktor ist der **testis determining factor** (**TDF**). Seine Aktivierung leitet die männliche und sein Fehlen die weibliche Entwicklung ein.

17

17.3.1 Gonaden

Das genetische Geschlecht des Embryos ist bereits zum Zeitpunkt der Befruchtung determiniert. Die Gonaden entwickeln jedoch erst in der 7. Woche die für das männliche oder weibliche Geschlecht charakteristischen morphologischen Merkmale.

Die Gonaden werden als **Genitalleisten** angelegt (▸ Abb. 17.3, ▸ Abb. 17.16). Sie entstehen durch Proliferation des Zölomepithels und Verdichtung des darunterliegenden Mesenchyms. Die **Keimzellen** wandern jedoch erst in der 6. Entwicklungswoche in die Gonadenanlagen ein.

Die **Urkeimzellen** entstehen im Epiblast, durchwandern den Primitivstreifen und befinden sich in der 3. Woche im Entoderm des Dottersacks nahe der Allantois (▸ Abb. 17.17a). Während der 4. Woche wandern sie mit amöboiden Bewegungen in das dorsale Mesenterium des Enddarms ein, erreichen mit Beginn der 5. Woche die primitiven Gonaden und wandern in der 6. Woche in die Genitalleisten ein (▸

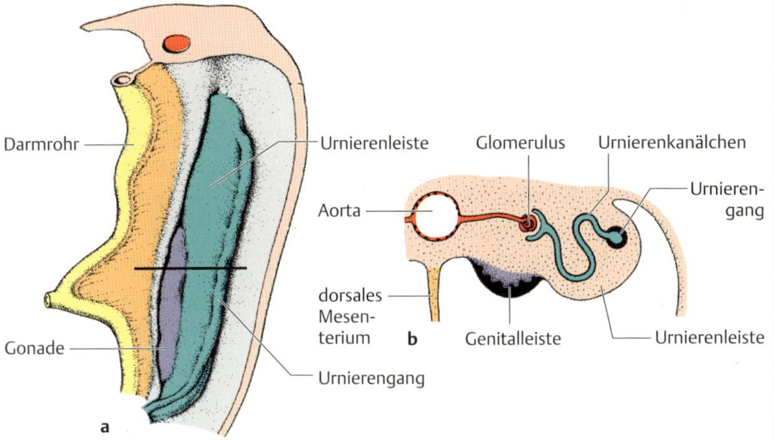

Abb. 17.16 Lagebeziehung von Urniere und Genitalleiste. a Die Keimdrüse liegt der Urniere ventral an. Der longitudinale Urnierengang (Wolff-Gang) verläuft auf der Lateralseite der Urniere. **b** Querschnitt durch Urniere und Genitalleiste wie in **a** eingezeichnet.

Abb. 17.17b). Wenn die Wanderung der Urkeimzellen gestört ist und sie die Genitalleisten nicht erreichen, werden die Gonaden nicht gebildet. Dies lässt darauf schließen, dass die Urkeimzellen einen induktiven Einfluss auf die Gonadenentwicklung haben.

Kurz vor und während der Einwanderung der Urkeimzellen proliferiert das Zölomepithel. Die Epithelzellen dringen in das Mesenchym ein und bilden die **primären Keimstränge** (▸ Abb. 17.17c). Bei männlichen und weiblichen Embryonen sind die primären Keimstränge mit dem Zölomepithel verbunden. In diesem Entwicklungsstadium ist es nicht möglich, morphologisch zwischen männlichen und weiblichen Gonaden zu unterscheiden. Deshalb spricht man von **indifferenten Gonadenanlagen**.

Hoden

Bei einem genetisch männlichen Embryo tragen die Urkeimzellen und die somatischen Zellen ein X- und ein Y-Chromosom. Unter dem Einfluss des Y-Chromosoms, das *SRY* als hodendeterminierenden Faktor trägt, proliferieren die primären Keimstränge weiter und dringen tief ins Mark der Gonadenanlage ein, um **Hoden- oder Markstränge** zu bilden (▸ Abb. 17.18, ▸ Abb. 17.19a). Gegen den Hilus der Gonadenanlage schließt sich an die primären Keimstränge ein Netz von noch dünneren Zellsträngen an, aus denen sich später die Kanälchen des **Rete testis** entwickeln (▸ Abb. 17.19). In der weiteren Entwicklung verlieren die Hodenstränge die Verbindung mit dem Oberflächenepithel und werden von diesem durch eine Schicht aus fibrösem Bindegewebe, der **Tunica albugi-**

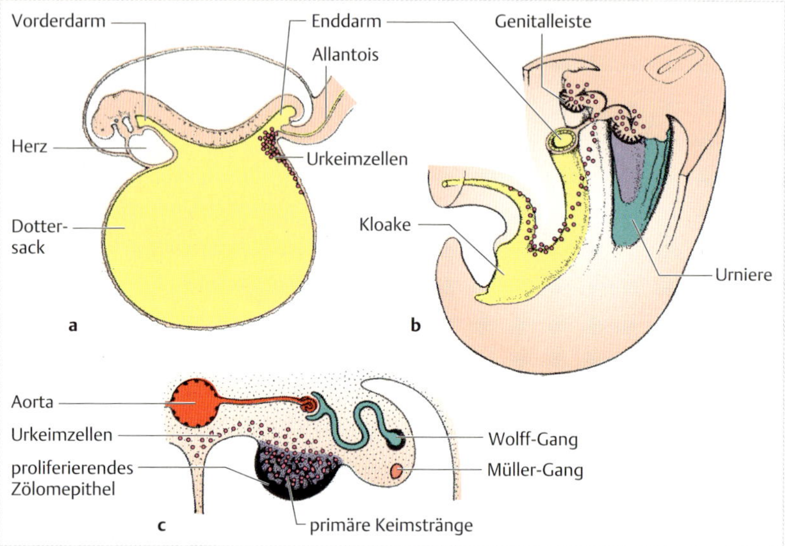

Abb. 17.17 Wanderung der Urkeimzellen. **a** Embryo in der 3. Woche. Die Urkeimzellen liegen in der Wand des Dottersacks im Bereich des Allantoisabgangs. **b** Wanderung der Urkeimzellen über die Wand des Enddarms und das dorsale Mesenterium in die Genitalleiste. **c** Querschnitt durch die indifferente Gonadenanlage eines 6 Wochen alten Embryos im Stadium der primären Keimstränge. Ein Teil der Urkeimzellen hat bereits die primären Keimstränge besiedelt.

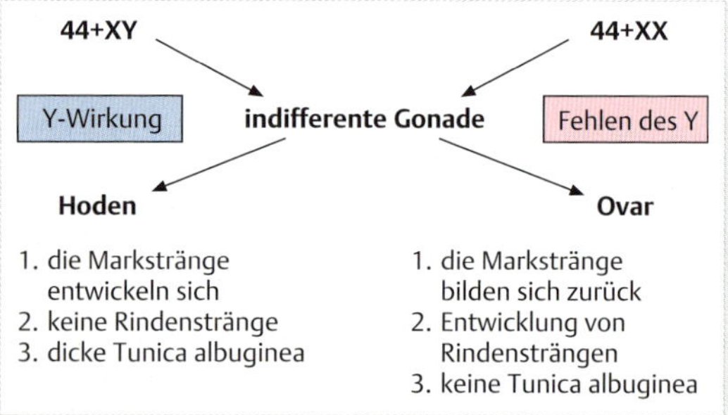

Abb. 17.18 Geschlechtsdetermination der Gonade. Ausschlaggebend für die Differenzierung der Gonade ist das Vorhandensein oder die Abwesenheit des Y-Chromosoms.

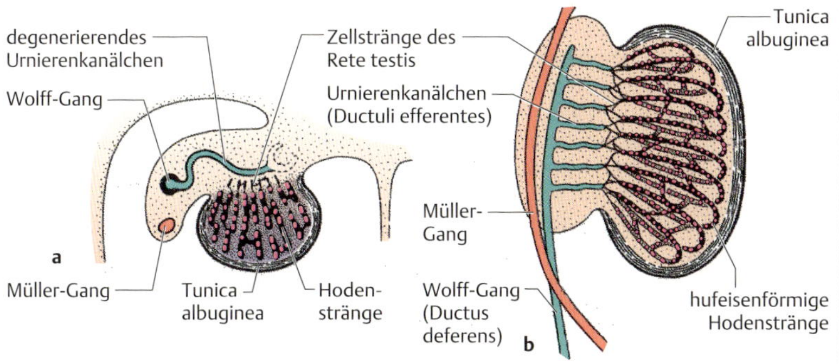

Abb. 17.19 Entwicklung des Hodens. a Querschnitt durch den Hoden in der 8. Entwicklungswoche. Beachte die Tunica albuginea, die Hodenstränge und das Rete testis sowie die Spermatogonien. Der Glomerulus und die Bowman-Kapsel des Urnierenkanälchens bilden sich zurück. **b** Hoden und Genitalwege im 4. Entwicklungsmonat: Die hufeisenförmigen Hodenstränge gehen in die Stränge des Rete testis über. Beachte die Ductuli efferentes (Urnierenkanälchen), die in den Wolff-Gang einmünden.

nea, getrennt, die für einen Hoden charakteristisch ist (▶ Abb. 17.19).

Im 4. Monat nehmen die Hodenstränge eine hufeisenförmige Gestalt an. Ihre Enden stehen mit dem Rete testis in Verbindung (▶ Abb. 17.19b). Die Hodenstränge bestehen jetzt aus Spermatogonien und **Stützzellen** oder **Sertoli-Zellen**, die vom Oberflächenepithel der Anlagen abstammen (▶ Abb. 2.21b).

Die **Zwischenzellen (Leydig-Zellen)** entwickeln sich im Mesenchym der Gonadenleiste. Sie liegen zwischen den Hodensträngen und differenzieren sich direkt im Anschluss an das Auftreten der Hodenstränge. In der 8. SSW beginnen die Leydig-Zellen mit der Synthese von **Testosteron**. Der Hoden induziert nun über das Testosteron die geschlechtsspezifische Differenzierung der Genitalgänge und der äußeren Genitalien.

Die Hodenstränge bleiben bis zur Pubertät kompakt. Dann bekommen sie ein Lumen und werden zu Samenkanälchen (**Tubuli seminiferi**). Die Samenkanälchen münden in die Kanälchen des Rete testis ein, die sich ihrerseits mit den **Ductuli efferentes** verbinden. Diese differenzieren sich aus den nicht zurückgebildeten Ausscheidungskanälchen der Urniere. Sie stellen die Verbindung zwischen Rete testis und Urnierengang (Wolff-Gang) dar, der zum **Ductus deferens** wird (▶ Abb. 17.19b).

Ovar

In weiblichen Embryonen mit einem XX-Geschlechtschromosomen-Komplement ohne Y-Chromosom werden die primären Keimstränge durch eindringendes Mesenchym zu unregelmäßigen Zellhaufen aufgelöst (▶ Abb. 17.20a). Sie werden in den Markbereich der Ovaranlage verlagert und später durch gefäßreiches Bindegewebe ersetzt, das dann die **Medulla ovarii** bildet (▶ Abb. 17.18).

Anders als in der männlichen Entwicklung proliferiert das Oberflächenepithel der weiblichen Gonade weiter. In der 7. Woche entsteht eine zweite Generation von Strängen, die **Rindenstränge**, die ebenfalls in das Mesenchym eindringen, jedoch mehr an der Oberfläche bleiben (▶ Abb. 17.20a). Im 3. Monat teilen sich die Rindenstränge in einzelne Zellgruppen. Die Zellen proliferieren weiterhin und umgeben jede Oogonie mit einer Lage von Epithelzellen, den **Follikelzellen**. Oogonien und Follikelzellen bilden zusammen einen **Primordialfollikel** (▶ Abb. 17.20b; vgl. ▶ Abb. 2.18).

Das Geschlecht eines Embryos wird zum Zeitpunkt der Befruchtung determiniert und hängt davon ab, ob die Spermatozyte ein X- oder ein Y-Chromosom trägt:

- In XX-Embryonen bilden sich die Markstränge der Gonade zurück. Es entwickelt sich eine zweite Generation von Rindensträngen (▶ Abb. 17.20).
- In XY-Embryonen werden aus den Marksträngen die Hodenstränge. Es entwickeln sich keine sekundären Rindenstränge (▶ Abb. 17.18).

17.3.2 Genitalgänge

Indifferentes Stadium

Anfangs sind beim männlichen und weiblichen Embryo zwei Genitalgänge auf jeder Seite vorhanden, der **Urnierengang** oder **Wolff-Gang**, der von der Urniere kommt und in die Kloake führt, und der **Müller-Gang** („paramesonephric duct", Nebenurnierengang), der parallel zum Urnierengang verläuft und ebenfalls in die Kloake einmündet (▶ Abb. 17.21).

Der Müller-Gang entsteht aus einer longitudinalen Einstülpung des Zölomepithels im Bereich der anterolateralen Oberfläche der Urogenitalleiste. An seinem kranialen Ende besitzt der Gang eine trichterförmige Öffnung in die Zölomhöhle. Weiter kaudal verläuft er anfangs lateral vom Urnierengang, überkreuzt diesen dann ventral, um in kaudomedialer Richtung weiterzuwach-

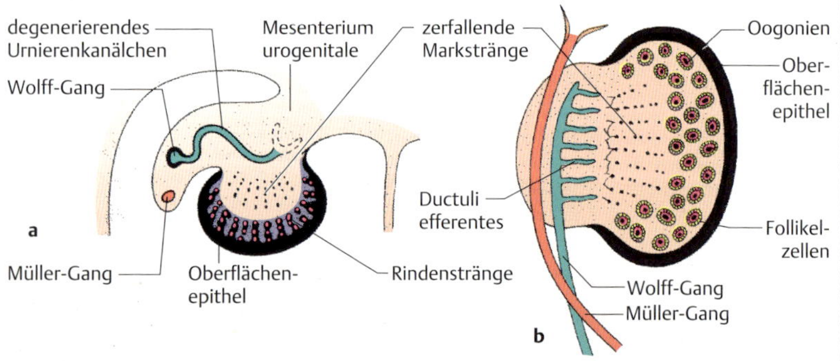

Abb. 17.20 Entwicklung des Ovars. a Querschnitt durch das Ovar in der 7. Entwicklungswoche mit zerfallenden primären Keimsträngen (Marksträngen) und neu entstehenden Rindensträngen. **b** Ovar und Genitalgänge im 5. Entwicklungsmonat: Die Markstränge degenerieren. Die Urnierenkanälchen (Ductuli efferentes) gewinnen keinen Anschluss an das Rete. In der Rindenzone des Ovars liegen Oogonien, die von Follikelzellen umgeben sind.

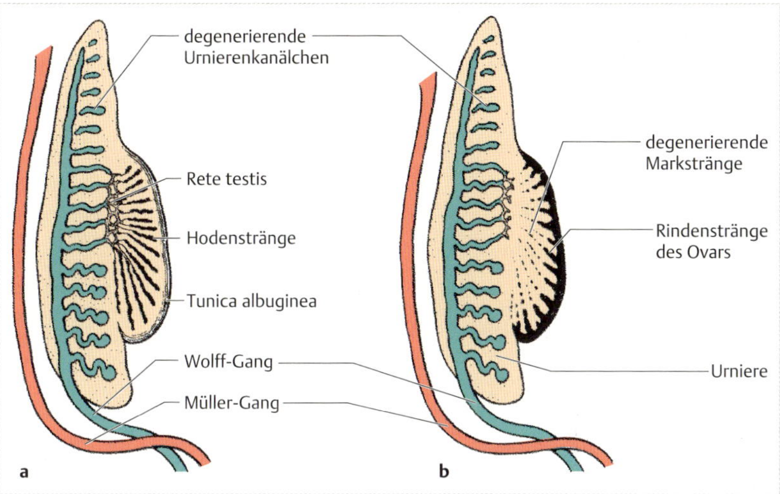

Abb. 17.21 Genitalgänge in der 6. Entwicklungswoche. Wolff- und Müller-Gang sind bei beiden Gechlechtern vorhanden. Beachte die Beziehung der Urnierenkanälchen zur Keimdrüse.

sen (► Abb. 17.21). In der Mittellinie trifft er auf den Müller-Gang der anderen Seite. Die beiden Gänge sind anfangs durch ein Septum voneinander getrennt, vereinigen sich jedoch später, um den **Uterovaginalkanal** zu bilden (► Abb. 17.26a). Die gemeinsame untere Spitze der beiden Gänge wächst in kaudaler Richtung weiter, bis sie auf die Hinterwand des Sinus urogenitalis trifft. Auf der Innenfläche des Sinus erzeugen die Müller-Gänge eine kleine Vorwölbung, den Müller-Hügel (► Abb. 17.26a). Beiderseits des Müller-Hügels münden die Wolff-Gänge getrennt in den Sinus urogenitalis ein.

Molekulare Regulation der Genitalentwicklung

SRY ist das Mastergen für die Hodenentwicklung und kodiert für einen Transkriptionsfaktor. SRY kooperiert mit dem autosomalen Transkriptionsfaktor **SOX9**, der auch für sich eine Hodendifferenzierung induzieren kann. (Zum möglichen Zusammenspiel beider Faktoren siehe ► Abb. 17.22.) SOX9 bindet an die Promotorregion des ***AMH***-Gens (Anti-Müller-Hormon, auch müllerian inhibiting substance, MIS, genannt) und reguliert so die Bildung von AMH. SRY und/oder SOX9 induzieren in der Hodenanlage **FGF9**, das als chemotaktischer Faktor Urnierenkanälchen in die Gonadenanlage einwachsen lässt. Ohne das Eindringen von Urnierenkanälchen bricht die Hodenentwicklung ab.

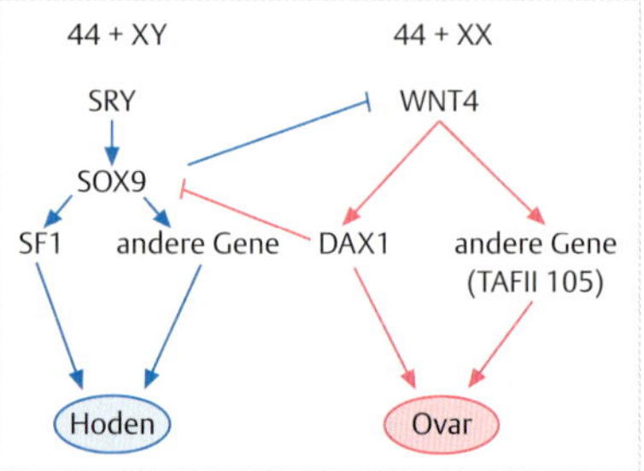

Abb. 17.22 Gene, die bei der Differenzierung von Hoden oder Ovarien eine Rolle spielen. In der männlichen und in der weiblichen Entwicklung werden *SOX9* und *WNT 4* in den Gonadenleisten exprimiert. Wenn ein Y-Chromosom vorhanden ist, erhöht SRY die Expression von *SOX9*, das seinerseits den steroidogenetischen Faktor 1 *(SF1)* aktiviert, zusätzlich zu anderen Genen, die ebenfalls für die Hodenentwicklung verantwortlich sind. Gleichzeitig hemmt *SOX9* die Expression von *WNT 4*. In der weiblichen Entwicklung verstärkt *WNT 4* die Expression von *DAX1*, das seinerseits *SOX9* inhibiert. Unter dem Einfluss von *WNT 4* induzieren andere von *WNT 4* abhängige Gene, wie *TAFII105*, die Differenzierung eines Ovars.

Als Nächstes induziert SRY direkt oder indirekt über SOX9 die Bildung von **SF1** (steroidogenetic factor 1), der die Differenzierung der Sertoli- und Leydig-Zellen induziert. In Zusammenarbeit mit SOX9 stimuliert SF1 die Bildung von AMH, das zur Regression der Müller-Gänge führt. In den Leydig-Zellen stimuliert SF1 die Enzyme für die Testosteronsynthese. **Testosteron** wird in die Zellen der Zielgewebe aufgenommen. Hier kann es durch das Enzym 5α-Reduktase zu **Dihydrotestosteron** umgewandelt werden. Testosteron und Dihydrotestosteron binden mit hoher Affinität an den intrazellulären **Androgenrezeptor**. Der **Hormon-Rezeptor-Komplex** bindet an die DNA und reguliert die Transkription gewebespezifischer Gene und ihrer Proteinprodukte (▸ Abb. 17.23). Der Testosteron-Rezeptor-Komplex ist für die **Virilisierung** der Urnierengänge verantwortlich, die sich zu Vas deferens, Samenblasen, Ductuli efferentes und Nebenhoden entwickeln. Der Dihydrotestosteron-Rezeptor-Komplex induziert die Differenzierung des äußeren Genitale in männliche Richtung (▸ Abb. 17.24).

WNT 4 ist das das Ovar determinierende Gen und reguliert ***DAX1*** hoch, das zu der Familie der nukleären Hormonrezeptoren

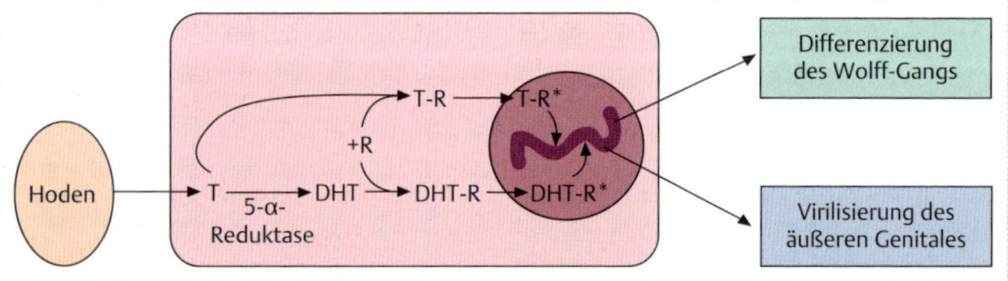

Abb. 17.23 Wirkung der Androgene auf zellulärer Ebene. Das in den Hoden gebildete Testosteron (T) bindet im Zytoplasma der Zielzelle selbst an das zytoplasmatische Androgen-Rezeptor-Protein (R) oder wird zuvor durch die 5α-Reduktase in Dihydrotestosteron (DHT) umgewandelt. Der Hormon-Rezeptor-Komplex wird im Zellkern aktiviert (R*) und bindet an die DNA. Die Differenzierung des Wolff-Gangs zum Nebenhoden wird überwiegend vom Dihydrotestosteron (DHT), die der äußeren Genitalien vorwiegend vom Testosteron selbst induziert.

17

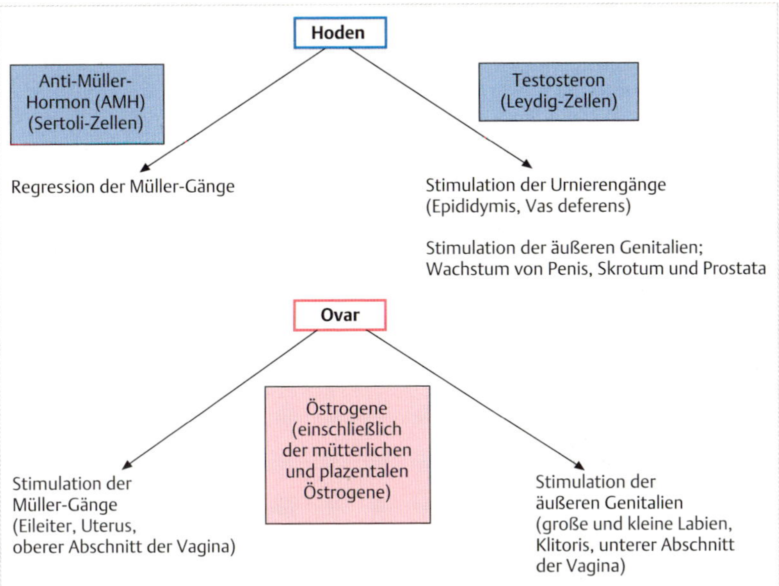

Abb. 17.24 Einfluss der Gonaden auf die weitere Geschlechtsdifferenzierung.

gehört. DAX1 inhibiert ***SOX9.*** WNT 4 wirkt zusätzlich auf die Expression weiterer, für die Differenzierung des Ovars verantwortlicher Gene, die noch nicht identifiziert sind. Ein Zielgen ist möglicherweise TAFII105, dessen Proteinprodukt ein Teil der TATA-bindenden Domäne der RNA-Polymerase in den Follikelepithelzellen des Ovars ist. Weibliche Mäuse, die diese Untereinheit nicht synthetisieren können, bilden keine Ovarien.

Östrogene sind ebenfalls an der Genitalentwicklung beteiligt. Unter ihrem Einfluss werden die Müller-Gänge stimuliert und bilden die Eileiter, den Uterus, die Zervix und den oberen Teil der Vagina. Im Bereich der externen Genitalien wandeln Östrogene die indifferenten Anlagen in die Labia majora, die Labia minora, die Klitoris und den unteren Teil der Vagina um (▸ Abb. 17.24).

Männliche Genitalwege

Mit der Rückbildung der Urniere verschwinden die Ausscheidungskanälchen oberhalb der Keimdrüse vollständig. Die Kanälchen im Bereich der Hoden (**Epigenitalis,** ▸ Abb. 17.25) verbinden sich mit dem Rete testis und werden schließlich zu den **Ductuli efferentes** des Hodens (▸ Abb. 17.25b). Die Ausscheidungskanälchen der Urniere im Bereich des kaudalen Keimdrüsenpols heißen **Paragenitalis** (▸ Abb. 17.25a). Überreste dieser Kanälchen werden insgesamt als **Paradidymis** bezeichnet.

Der Urnierengang (Wolff-Gang) bleibt erhalten und wird zum Hauptausführungsgang der Keimdrüse (mit Ausnahme des kranialen Abschnitts, der zur **Appendix epididymidis** wird). Unmittelbar unterhalb der Einmündung der Ductuli efferentes verlängert und windet er sich stark und wird damit zum **Nebenhodengang**. Vom Schwanz des **Nebenhodens** bis zur Ausstülpung des Samenbläschens erhält der Wolff-Gang eine dicke Muskelwand und heißt dann **Ductus deferens**. Unter dem Einfluss des von Sertoli-Zellen gebildeten AMH bildet sich der Müller-Gang beim männlichen Embryo vollständig zurück, abgesehen von einem kleinen kranialen Abschnitt, der als **Appendix testis** erhalten bleibt (▶ Abb. 17.25).

Weibliche Genitalwege

Beim weiblichen Geschlecht entwickelt sich der Müller-Gang zum Hauptausführungsgang für die Keimdrüse. Anfangs lassen sich drei Abschnitte unterscheiden:

- ein kranialer, vertikal verlaufender Abschnitt, der sich in die Zölomhöhle öffnet,
- ein horizontal verlaufender Abschnitt, der den Wolff-Gang überkreuzt, und
- ein kaudaler, vertikaler Abschnitt, der sich mit dem Gang der gegenüberliegenden Seite vereinigt.

Mit der Kaudalverlagerung des Ovars entwickeln sich die beiden ersten Abschnitte zum **Eileiter** (Tuba uterina, ▶ Abb. 17.26b).

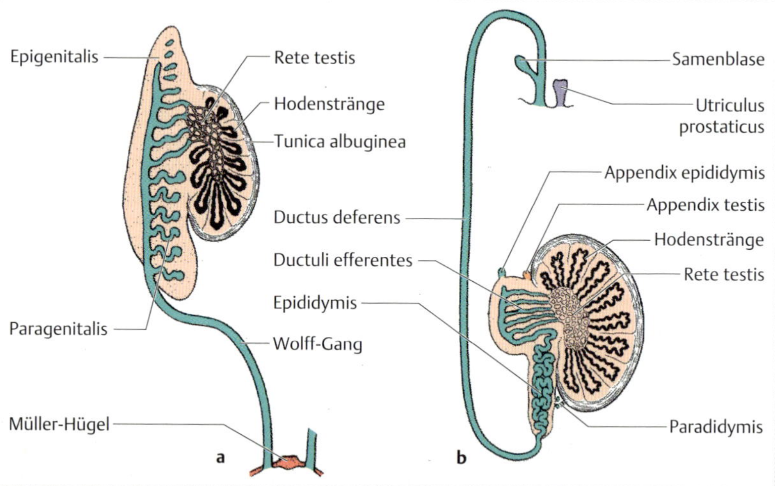

Abb. 17.25 Genitalwege beim männlichen Embryo. **a** Kraniale und kaudale Segmente (Paragenitalis) des mesonephrischen Systems bilden sich zurück. **b** Genitalgang nach dem Deszensus des Hodens. Beachte die hufeisenförmigen Hodenstränge, das Rete testis und die Ductuli efferentes, die in den Ductus deferens einmünden. Die Paradidymis sind Überreste der paragenitalen Urnierenkanälchen. Die Appendix testis ist ein Rest des rückgebildeten Müller-Gangs. Die Einmündung der Müller-Gänge in die Urethra bleibt beim Mann als Utriculus prostaticus erhalten.

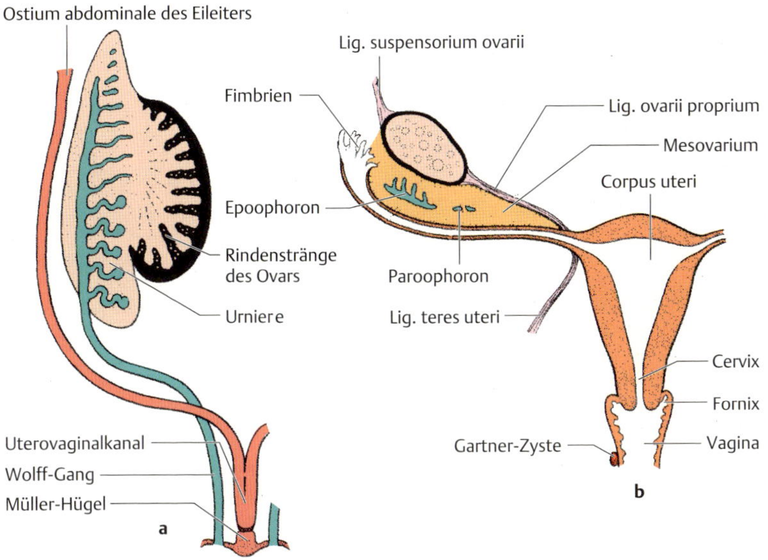

Abb. 17.26 Genitalwege beim weiblichen Embryo. a Ende des 2. Entwicklungsmonats. Beachte den Müller-Hügel und die Bildung des Uterovaginalkanals. **b** Die Genitalwege im Anschluss an den Deszensus des Ovars. Vom Urnierensystem sind nur das Epoophoron, das Paroophoron und die Gartner-Zyste zurückgeblieben. Beachte das Lig. suspensorium ovarii, das Lig. ovarii proprium und das Lig. teres uteri des Uterus.

Die Öffnung in die Zölomhöhle wird damit zum Ostium abdominale des Eileiters. Der kaudale fusionierte Abschnitt wird zum Uterovaginalkanal.

Der Verlauf des Müller-Gangs ist in seinem zweiten Abschnitt von großer Bedeutung für die Lage der Beckenorgane. Mit seinem mediokaudalen Verlauf verändern auch die Urogenitalleisten ihre Position und verlagern sich mehr in eine Transversalebene (▶ Abb. 17.27a, b). Wo die Müller-Gänge sich in der Mittellinie treffen, entsteht eine breite, transversal verlaufende Falte (▶ Abb. 17.27c). Die Falte erstreckt sich von einer Beckenwand zur anderen und schließt den Uterovaginalkanal ein. Sie heißt **Lig. latum uteri**. An der oberen Kante verläuft der Eileiter, und auf der Rückseite liegt das Ovar. Der Uterus und das Lig. latum unterteilen das kleine Becken in die **Excavatio rectouterina** und in die **Excavatio vesicouterina**. Aus den miteinander verschmolzenen Abschnitten der Müller-Gänge gehen das **Corpus** und die **Zervix** des Uterus hervor. Aus der umgebenden Mesenchymschicht entsteht das **Myometrium** und der Peritonealüberzug des Uterus, das **Perimetrium**.

17

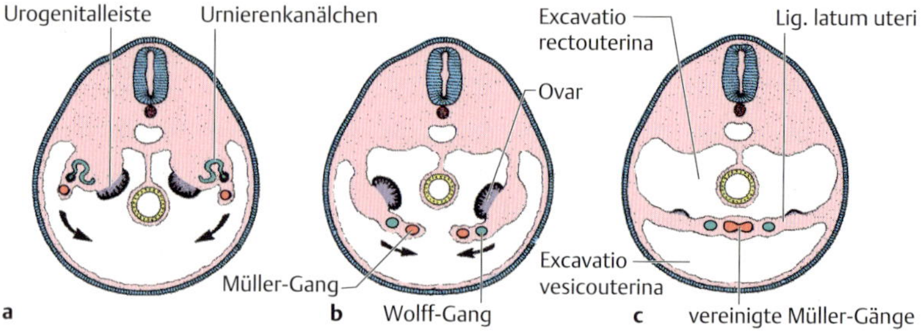

Abb. 17.27 Vereinigung beider Urogenitalleisten. Nach kaudal aufeinander folgende Querschnitte durch die Urogenitalleiste. Die Müller-Gänge nähern sich einander und verschmelzen in der Mittellinie. Durch die Verschmelzung der Gänge entsteht eine quer gestellte Falte im Beckenraum, das Lig. latum uteri. Die Ovarien liegen an der Rückseite der Querfalte.

17.3.3 Vagina

Kurz nachdem die kompakten Spitzen der Müller-Gänge den Sinus urogenitalis erreicht haben (▸ Abb. 17.28a, d), wachsen zwei kompakte Ausstülpungen aus dem Beckenabschnitt des Sinus aus (▸ Abb. 17.28b, e). Die Ausstülpungen, die **Sinovaginalhöcker**, proliferieren und bilden die kompakte **Vaginalplatte**. Die Proliferation hält am kranialen Ende der Platte an, sodass sich der Abstand zwischen Uterus und Sinus urogenitalis vergrößert. Im 5. Monat ist die Anlage der Vagina vollständig kanalisiert. Die flügelartigen Erweiterungen der Vagina am unteren Ende des Uterus, die **Scheidengewölbe**, stammen von den Müller-Gängen ab (▸ Abb. 17.28f). Die Vagina leitet sich damit aus zwei unterschiedlichen embryonalen Strukturen ab: Der obere Abschnitt entsteht aus den Müller-Gängen, der untere aus dem Sinus urogenitalis.

Das Lumen der Vagina wird gegenüber dem Sinus urogenitalis durch eine dünne Gewebeplatte, das **Hymen**, abgetrennt (▸ Abb. 17.28c, f). Es besteht aus Sinusepithel und einer dünnen Schicht von Vaginalzellen. Perinatal bildet sich in der Regel eine kleine Öffnung im Hymen.

Reste der kranialen und kaudalen Ausscheidungskanälchen der Urniere können in der weiblichen Entwicklung erhalten bleiben. Sie liegen als **Epoophoron** bzw. **Paroophoron** im Mesovarium (▸ Abb. 17.26b). Der Wolff-Gang bildet sich vollständig zurück, mit Ausnahme des kleinen kranialen Anteils im Epoophoron. In einigen Fällen kann auch ein kleiner kaudaler Abschnitt erhalten bleiben, aus dem sich später eine Zyste bilden kann, die dann als **Gartner-Zyste** in der Scheidenwand liegt (▸ Abb. 17.26b).

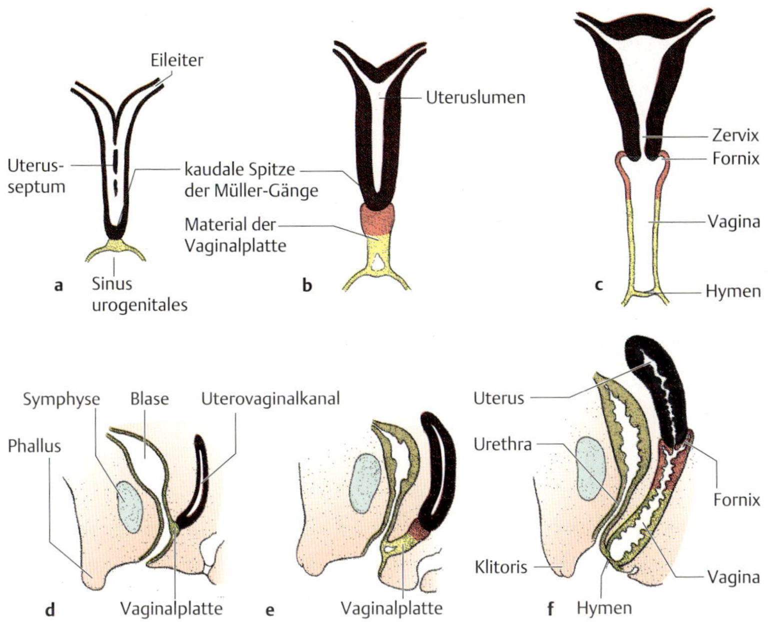

Abb. 17.28 Entwicklung von Uterus und Vagina. a, d Mit 9 Wochen: Das Uterusseptum bildet sich zurück. **b, e** Am Ende des 3. Monats: Das Material der Vaginalplatte schaltet sich zwischen den Uterus und den Sinus urogenitalis ein. **c, f** Beim Neugeborenen: Vagina und Scheidengewölbe sind durch Aushöhlung der Vaginalplatte entstanden.

Klinischer Bezug

Fehlbildungen von Uterus und Vagina

Verdoppelung des Uterus: Normalerweise entsteht der Uterus durch Verschmelzung der kaudalen Abschnitte der Müller-Gänge. Fehlende Verschmelzung an bestimmten Stellen oder entlang des gesamten Verlaufs der Gänge sind die Ursachen für alle Arten von Doppelfehlbildungen des Uterus. Im extremsten Fall ist der Uterus verdoppelt (**Uterus duplex** oder **didelphys**, ► Abb. 17.29a). In der mildesten Form ist der Fundus uteri in der Mitte leicht eingezogen (**Uterus arcuatus**, ► Abb. 17.29b). Eine der häufigeren Anomalien ist der **Uterus bicornis**, also ein Uterus mit zwei Hörnern, die in eine gemeinsame Vagina münden (► Abb. 17.29c). Bei vielen Säugetieren unterhalb der Primaten ist dieser Zustand normal.

Eine andere Gruppe von Fehlbildungen entsteht durch völlige oder teilweise Atresie eines oder beider Müller-Gänge. Ist nur eine Seite betroffen, so liegt der rudimentäre Teil als Anhängsel an der gut entwickelten Hälfte. Da sein Lumen meist keine Verbindung mit der Vagina besitzt, gibt es häufig Komplikationen (**Uterus bicornis unicollis** mit einem rudimentären Horn, ▶ Abb. 17.29d). Sind beide Seiten partiell betroffen, kann eine **Atresie der Zervix** entstehen (▶ Abb. 17.29e). Wenn die beiden Knospen, aus denen die Vaginalplatte hervorgeht, nicht verschmelzen oder gar nicht gebildet werden, kommt es zur Ausbildung einer **doppelten Vagina** oder zur **Atresie der Vagina** (▶ Abb. 17.29a, f). Bei der Atresie ist die Zervix in der Regel von einer kleinen Vaginaltasche umgeben, die von den Müller-Gängen abstammt.

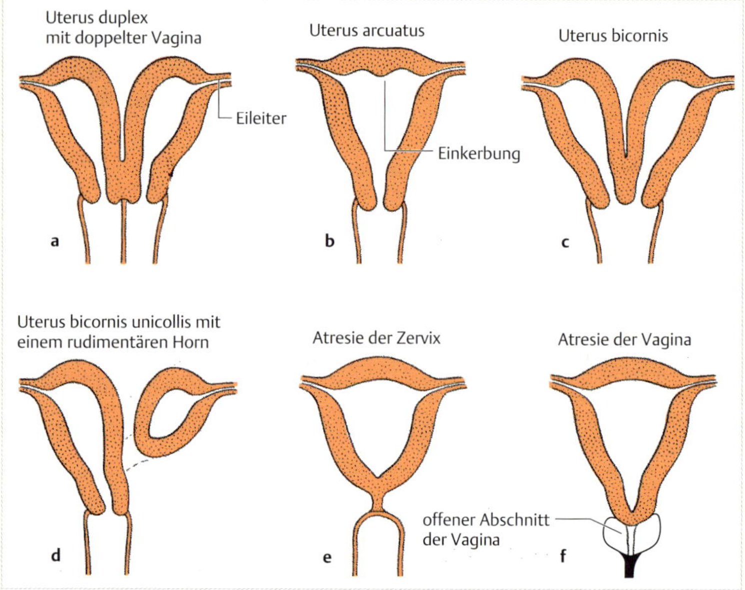

Abb. 17.29 Wichtigste Anomalien von Uterus und Vagina. Die dargestellten Anomalien werden durch die Persistenz des Septum uterovaginale oder die Obliteration des Uterovaginalkanals hervorgerufen.

17.3.4 Äußere Genitalien

Indifferentes Stadium

Die Entwicklung der äußeren Genitalien geht von den **Kloakenfalten** aus (▶ Abb. 17.30a). Die Kloakenfalten entstehen in der 3. Woche durch Verdichtung des im Bereich des Primitivstreifens unter dem Oberflächenepithel liegenden Mesenchyms, das auf beiden Seiten der Kloakenmembran in die Region einwandert. Vor der Kloakenmembran vereinigen sich die beiden Falten und bilden den **Genitalhöcker (Phallus)**. In der 6. Woche wird die Kloakenmembran in die Urogenital- und Analmembran unterteilt. Entsprechend unterteilen sich die Kloakenfalten in einen vorderen Abschnitt, die **Urethralfalten**, und in einen hinteren Abschnitt, die **Analfalten** (▶ Abb. 17.30b).

Inzwischen werden zwei weitere Erhebungen, die **Genitalwülste**, beiderseits von den Urethralfalten sichtbar (▶ Abb. 17.30).

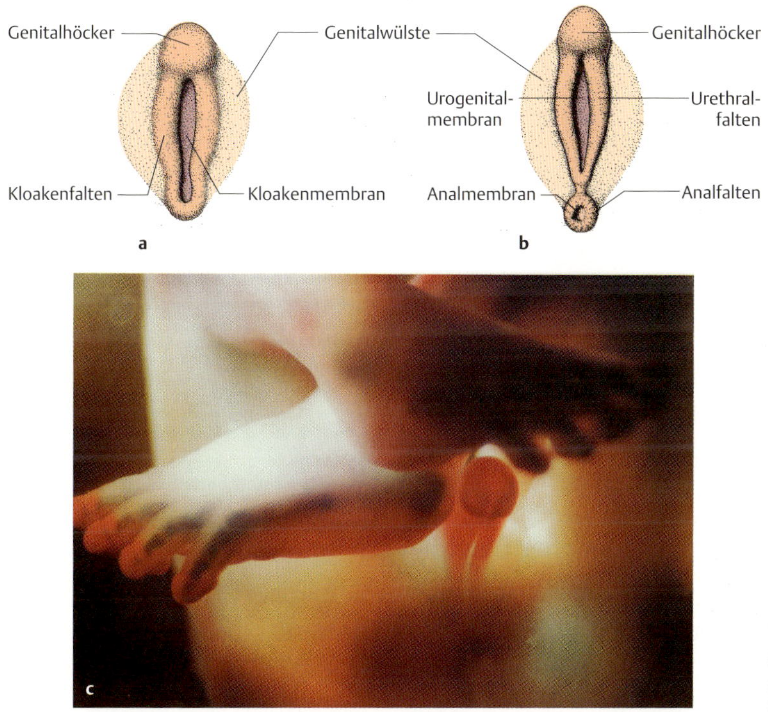

Abb. 17.30 Indifferentes Stadium der äußeren Genitalien. **a** Etwa mit 4 Wochen. **b** Etwa mit 6 Wochen. **c** In-utero-Aufnahme eines 56 Tage alten Embryos. Der Genitalhöcker vergrößert sich, während die Urethralfalten noch keine Anzeichen für eine Verschmelzung zeigen. Die Genitalwülste sind noch wenig ausgebildet.

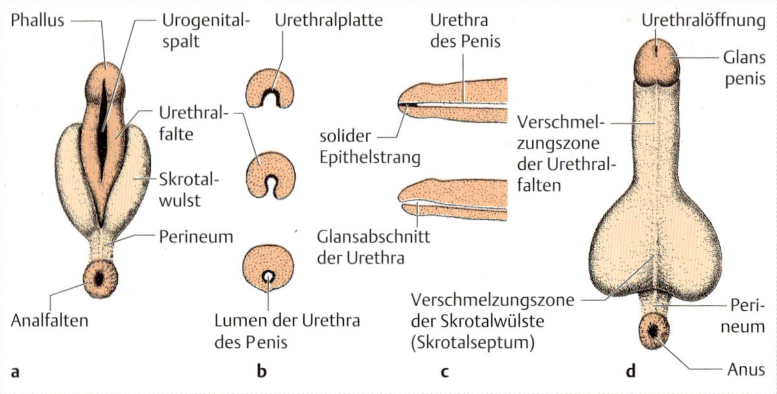

Abb. 17.31 Entwicklung des äußeren Genitale beim männlichen Fetus. a 10 Wochen alter Fetus. Zwischen den Urethralfalten liegt die tiefe Urethralplatte. **b** Querschnitt durch den Phallus bei der Bildung der Urethra des Penis. Die Urethralspalte wird von den Urethralfalten überbrückt. **c** Entwicklung des Glansabschnitts der Urethra. **d** Verhältnisse beim Neugeborenen.

Beim männlichen Geschlecht werden diese Erhebungen später zu den **Skrotalwülsten** (▶ Abb. 17.31a) und beim weiblichen zu den **Labia majora** (▶ Abb. 17.34b). Am Ende der 6. Woche sehen jedoch die äußeren Genitalien bei beiden Geschlechtern noch gleich aus, sodass eine Bestimmung des äußeren Geschlechts nicht möglich ist (▶ Abb. 17.30c).

Äußeres männliches Genitale

17

Das männliche äußere Genitale entwickelt sich unter dem Einfluss der in den fetalen Hoden produzierten Androgene. Dabei steht die Verlängerung des Genitalhöckers zum **Penis** im Vordergrund (▶ Abb. 17.31, ▶ Abb. 17.32a). Während seines Längenwachstums zieht der Genitalhöcker die Urethralfalten ganz nach vorn, sodass sie die seitlichen Wände der tiefen **Urethralgrube** bilden. Diese Spalte entsteht mit dem Verschwinden der Urogenitalmembran und setzt sich auf der Unterseite des wachsenden Genitalhöckers fort, erreicht aber nicht den distalen Abschnitt der Glans. Die epitheliale Auskleidung der Spalte stammt vom Entoderm ab und bildet die Urethralplatte (▶ Abb. 17.31b).

Am Ende des 3. Monats schließen sich die beiden Urethralfalten über der Urethralplatte und bilden so die **Urethra des Penis** (▶ Abb. 17.31b, ▶ Abb. 17.32a). Diese reicht nicht bis zur Spitze des Phallus. Der distale Abschnitt der Urethra des Penis wird im 4. Monat dadurch gebildet, dass Ektodermzellen von der Spitze des Penis nach innen wandern und einen kurzen Epithelstrang bilden, der auf das Urethrallumen zuwächst. Dieser Strang wird später kanalisiert und bildet dann das definitive **Ostium urethrae** an der Spitze der Glans (▶ Abb. 17.31c, d).

Die Genitalwülste liegen zunächst in der Leistenregion. Sie heißen beim männlichen Geschlecht Skrotalwülste. Im Laufe der

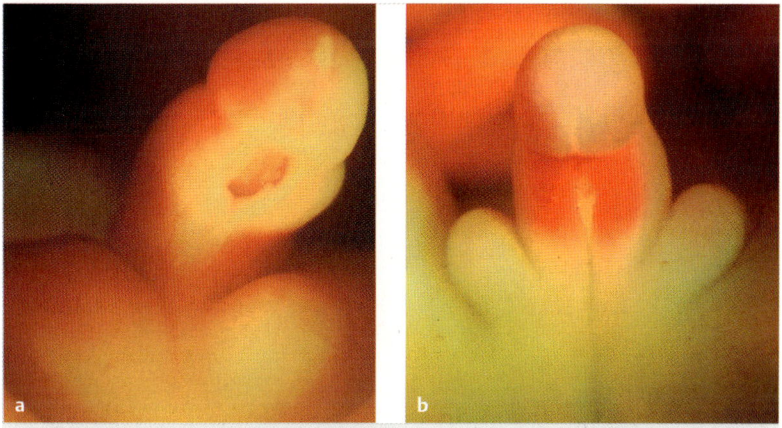

Abb. 17.32 Äußere Genitalien. a In-utero-Aufnahme der äußeren Genitalien bei einem männlichen Fetus in der 12. Woche. Die Urethralfalten verschmelzen und die Skrotalwülste vergrößern sich, um in der Mittellinie zu fusionieren. **b** Äußere Genitalien eines weiblichen Fetus in der 11. Woche. Die Urethralfalten, aus denen die kleinen Schamlippen entstehen, sind nicht fusioniert und die Genitalwülste, aus denen die großen Schamlippen werden, weisen einen großen Abstand voneinander auf.

Entwicklung wandern sie nach kaudal, wobei jeder Wulst eine Skrotumhälfte bildet, die von der anderen durch das **Skrotalseptum** getrennt ist (▶ Abb. 17.31d, ▶ Abb. 17.32a).

Klinischer Bezug

Fehlbildungen des männlichen Genitale

Hypospadie: Wenn die Verschmelzung der Urethralfalten unvollständig ist, können abnorme Öffnungen der Urethra entlang der Unterseite des Penis auftreten. Die Häufigkeit beträgt 3:1000 Geburten. Am häufigsten finden sich diese Öffnungen in der Nähe des Glans penis, längs des Penisschafts oder in der Nähe der Peniswurzel (▶ Abb. 17.33a). In seltenen Fällen kann die Harnröhrenöffnung sogar an der Raphe scroti liegen. Wenn die Verschmelzung der Urethralfalten vollständig ausbleibt, bildet die Urethra über die gesamte Länge des Penis einen sagittalen Schlitz. Die Skrotalwülste können dann den Labia majora sehr ähneln.

Epispadie: Bei dieser seltenen Fehlbildung (1:30.000) mündet die Harnröhre auf der Oberseite des Penis (▶ Abb. 17.33d). In der Regel ist die Epispadie mit einer Ekstrophie der Blase und Störungen beim Verschluss der ventralen Körperwand (▶ Abb. 17.15) kombiniert.

Ein **Mikropenis** entsteht, wenn die Wachstumsstimulation der äußeren Genitalien durch Androgene insuffizient ist. Die Ursache ist in der Regel ein primärer Hypo-

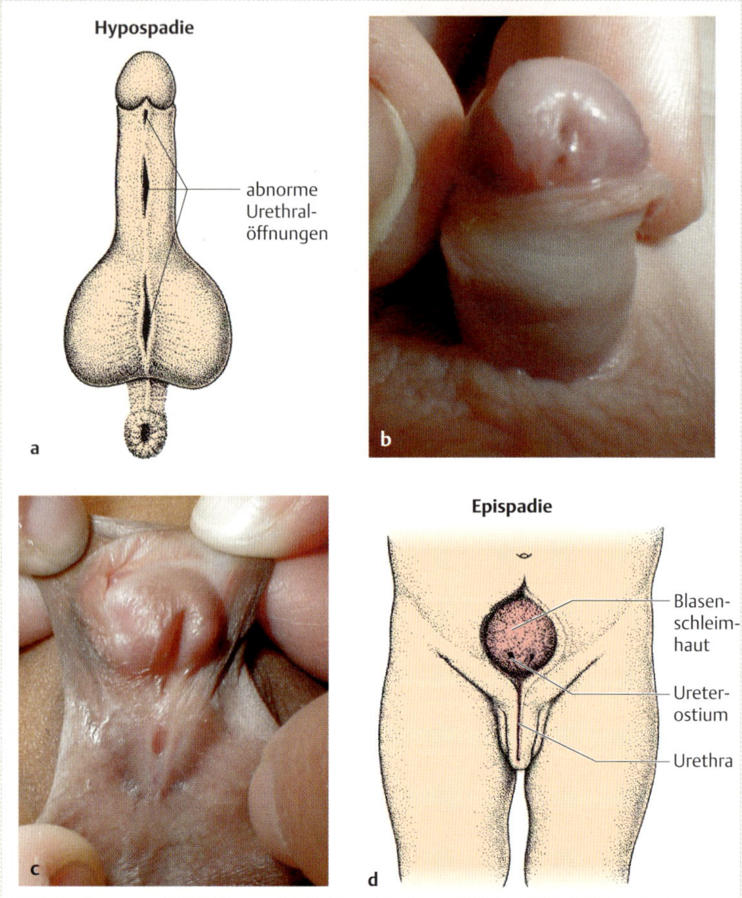

Abb. 17.33 Hypospadie und Epispadie. a Verschiedene Möglichkeiten der abnormen Urethralöffnungen bei Hypospadie. **b** Patient mit glandulären Hypospadien. Die Urethra öffnet sich auf der Ventralseite der Glans penis. **c** Patient mit Hypospadie im Bereich der Glans penis und des Penisschafts. **d** Epispadie mit Ekstrophie der Blase. Die Blasenschleimhaut liegt an der Oberfläche frei, sodass man die Ureterostien beobachten kann. Die Spaltbildung setzt sich über den gesamten Penisrücken fort.

gonadismus oder eine Unterfunktion von Hypothalamus oder Hypophyse. Ein Mikropenis besteht, wenn die Penislänge 2,5 Standardabweichungen unter dem Mittelwert liegt, gemessen an der dorsalen Oberfläche von der Symphyse bis zur Penisspitze.

Ein **Penis bifidus** oder ein doppelter Penis kann durch eine Spaltung des Genitalhöckers entstehen.

Äußeres weibliches Genitale

Die Faktoren, die die Entwicklung des äußeren weiblichen Genitale bestimmen, sind wenig bekannt. Östrogene spielen eine Rolle (▶ Abb. 17.24). Der Genitalhöcker verlängert sich nur wenig und wird zur **Klitoris** (▶ Abb. 17.32b). Die Urethralfalten verschmelzen nicht wie beim männlichen Geschlecht, sondern entwickeln sich zu den **Labia minora**. Die Genitalwülste vergrößern sich erheblich und bilden die **Labia majora**. Die Urogenitalspalte bleibt offen und wird zum **Vestibulum** (▶ Abb. 17.32c, ▶ Abb. 17.34b).

Obwohl sich der Genitalhöcker beim weiblichen Geschlecht nicht wesentlich vergrößert, ist er in den frühen Entwicklungsstadien sogar etwas größer als in der männlichen Entwicklung (▶ Abb. 17.32a, b). Im Ultraschall kann es daher bei der Geschlechtsbestimmung im 3. und 4. Schwangerschaftsmonat zu Fehlbestimmungen kommen, wenn die Größe des Genitalhöckers zum Kriterium genommen wird.

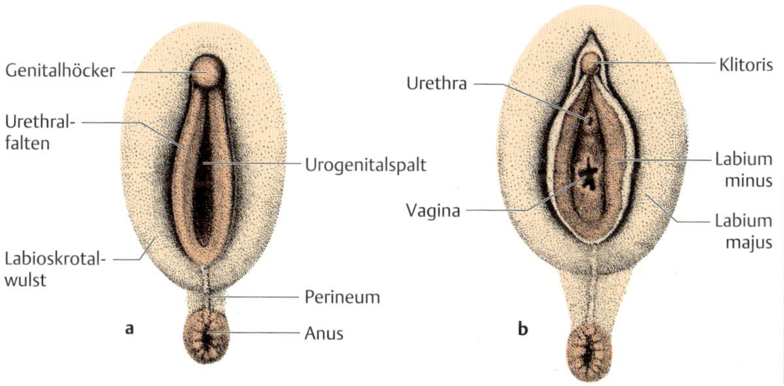

Abb. 17.34 Entwicklung des äußeren Genitale beim weiblichen Fetus. **a** Beim 5 Monate alten Fetus. **b** Beim Neugeborenen.

Klinischer Bezug

Störungen der Geschlechtsentwicklung

Da die männliche und weibliche Entwicklung mit einem indifferenten Stadium beginnt, ist es nicht überraschend, dass abnorme Sexualdifferenzierung und Geschlechtsdetermination vorkommen. **Uneindeutige Genitalien** (▸ Abb. 17.35) können sich als vergrößerte Klitoris oder als verkleinerter Penis darstellen. So kann ein Kind bis auf eine Vergrößerung der Klitoris (Klitorishypertrophie) mit typisch weiblichem Aussehen geboren werden, oder aber als mit typisch männlichen Merkmalen bis auf eine Verkleinerung des Penis mit einer Öffnung auf dessen Unterfläche (Hypospadie).

In manchen Fällen entwickeln sich Individuen, die Charakteristika beider Geschlechter aufweisen und als **Hermaphroditen** bezeichnet werden können. Echte Hermaphroditen besitzen jedoch sowohl Hoden- als auch Ovargewebe, und solche Individuen sind bisher beim Menschen nicht beschrieben worden. Stattdessen weisen diese Patienten **Ovotestes** auf, die über testikuläres und ovarielles Gewebe verfügen. Die Personen können eine typisch weibliche oder typisch männliche Ausprägung der Genitalien aufweisen oder aber Zwischenformen. In 70 % ist der Karyotyp 46,XX. In der Regel ist ein Uterus vorhanden. Die äußeren Genitalien sind intermediär und mehr weiblich ausgeprägt. Die meisten Hermaphroditen werden als Mädchen aufgezogen.

Manchmal stimmt das genotypische (chromosomale) nicht mit dem phänotypischen Geschlecht (äußeren Aussehen) überein. Der häufigste Grund für ein uneindeutiges Geschlecht ist die **angeborene Nebennierenhyperplasie (congenital adrenal hyperplasia, CAH)**. Biochemische Abweichungen in den Nebennieren führen dabei zu einer verminderten Steroidhormonproduktion und einem Anstieg von adrenokortikotropem Hormon (ACTH). ACTH führt zur Hyperplasie der Nebenniere und zu einer überschießenden Androgenproduktion. In den meisten Fällen liegt ein 21-Hydroxylase-Defekt vor.

Weibliche Personen mit diesen Voraussetzungen haben eine Reihe von Geschlechtsmerkmalen, die von partieller Maskulinisierung mit vergrößerter Klitoris bis zur Virilisierung mit männlichem Aus-

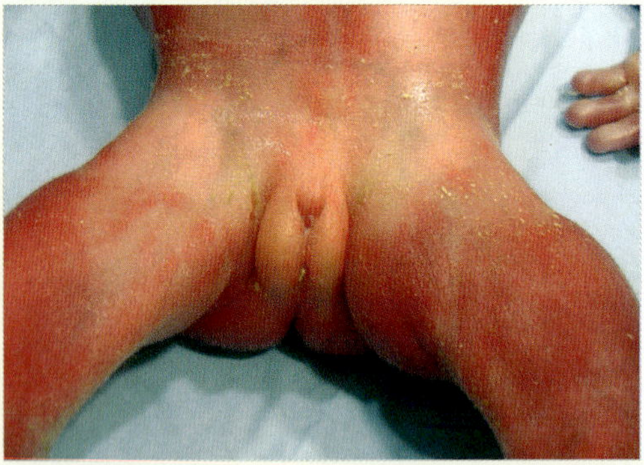

Abb. 17.35 Männliches Kind (46,XY) mit uneindeutigen Genitalien. Beachte die teilweise Fusion der Skrotalschwellungen und einen kleinen Penis mit Hypospadie.

17

sehen reichen. Bei einer selteneren Form der CAH liegt ein Mangel an 17α-Hydroxylase vor, wodurch Mädchen bei der Geburt einen weiblichen Phänotyp der Gonaden und Genitalien aufweisen, aber in der Pubertät keine sekundären Geschlechtsmerkmale ausbilden können, da weder die Nebenniere noch die Ovarien Geschlechtshormone bilden können. Infolgedessen entwickeln sich keine Brüste und keine Schambehaarung. Bei Jungen mit 17α-Hydroxylase-Defizienz ist die männliche Entwicklung gehemmt.

Eine andere Ursache für sexuelle Ambiguität ist die **Androgenresistenz (Androgen Insensitivity Syndrome, AIS)**. Individuen mit AIS sind männlich (besitzen ein Y-Chromosom und Hoden), aber ihnen fehlen entweder die Androgenrezeptoren, oder ihre Gewebe reagieren nicht auf Rezeptor-Dihydrotestosteron-Komplexe. Deshalb haben Androgene keinen Einfluss auf die Differenzierung der männlichen Genitalien. Da diese Patienten Hoden aufweisen und AMH vorhanden ist, wird das paramesonephrische System unterdrückt, sodass Eileiter und Uterus fehlen.

- Bei Patienten mit ***vollständiger*** **Androgenresistenz (Complete Androgen Insensitivity Syndrome, CAIS)** ist eine meist kurze, minderentwickelte Vagina vorhanden. Häufig sind die Hoden in der Leistengegend oder im Schamlippenbereich zu finden. Es findet keine Spermatogenese statt. Weiterhin besteht ein erhöhtes Risiko für testikuläre Tumoren und 33 % dieser Individuen entwickeln vor dem 50. Lebensjahr Malignome.
- Andere Patienten leiden an Formen wie ***milder*** **Androgenresistenz (Mild Androgen Insensitivity, MAIS)** oder ***partieller*** **Androgenresistenz (Partial Androgen Insensitivity, PAIS).** Bei der milden Form gibt es unterschiedliche Ausprägungen der männlichen Differenzierung, bei der partiellen Form können jedoch uneindeutige Genitalien vorhanden sein, etwa Klitoromegalie und verkleinerten Penis mit Hypospadie. In diesen Fällen haben die Hoden keinen Deszensus durchlaufen.

Die **5α-Reduktase-Defizienz (5-ARD)** ist ein weiterer Zustand, der uneindeutige Genitalien im männlichen Geschlecht verursachen kann. Er wird durch einen Mangel des Reduktase-Enzyms verursacht, durch das Testosteron zu Dihydrotestosteron umgewandelt wird. Ohne Dihydrotestosteron entwickeln sich die äußeren Geschlechtsorgane nicht normal und können männlich erscheinen, dabei jedoch unvollständig entwickelt sein mit Hypospadie, oder sie sind als weibliche Genitalien mit Klitoromegalie ausgebildet.

Auch andere Erkrankungen können mit abweichender sexueller Differenzierung einhergehen. Das **Klinefelter-Syndrom** mit einem 47,XXY-Karyotyp (oder Varianten dieses Typs, z. B. XXXY) ist die häufigste Störung der Sexualdifferenzierung und kommt mit einer Häufigkeit von 1:1000 vor. Die Patienten weisen eine verminderte Fertilität, kleine Hoden und erniedrigte Testosteronspiegel auf. Bei einem Drittel der Betroffenen tritt eine Gynäkomastie (Brustentwicklung ähnlich wie im weiblichen Geschlecht) auf. Häufigste Ursache scheint Non-Disjunction der beiden X-Chromosomen zu sein.

Bei der **Gonadendysgenesie** fehlen die Oozyten. Die Ovarien sind als „Streifengonaden“ ausgebildet, die Patienten sind phänotypisch weiblich. Unterschiedliche Kombinationen von Geschlechtschromosomen einschließlich des XY-Komplements können vorhanden sein:

- **Weibliche XY-Gonadendysgenesie (Swyer-Syndrom)** ist das Ergebnis von Punktmutationen oder Deletionen des *SRY*-Gens. Die Betroffenen scheinen normal weiblich entwickelt zu sein, mens-

17

truieren aber nicht und entwickeln in der Pubertät keine sekundären Geschlechtsmerkmale.

- Patienten mit dem **Turner-Syndrom** zeigen ebenfalls eine Gonadendysgenesie. Sie haben einen 45,X-Karyotyp, sind von kleiner Statur und haben einen hochgewölbten Gaumen, Nackenfalten (Pterygium colli), einen quadratischen Thorax (Tonnenthorax), Herz- und Nierenfehlbildungen sowie invertierte Brustwarzen (▶ Abb. 2.12).

17.3.5 Descensus testis

Gegen Ende des 2. Monats sind der Hoden und die Reste der Urniere über ein **Mesenterium urogenitale** mit der hinteren Leibeswand verbunden (▶ Abb. 17.3a). Die ursprünglich breite Verbindung wird mit der Rückbildung der Urniere immer schmaler und wird schließlich in der Hauptsache zum Mesenterium des Hodens. Der kraniale Abschnitt der peritonealen Umschlagfalte erstreckt sich ursprünglich vom oberen Pol der Keimdrüse und der Urniere bis zum Zwerchfell, bildet sich aber dann mit der Urniere zurück. Der kaudale Abschnitt der Umschlagfalte, verstärkt durch die Reste der Urniere, nimmt einen bandartigen Charakter an und heißt dann **kaudales Keimdrüsenband** (▶ Abb. 17.36a). In der Inguinalregion setzt sich das kaudale Keimdrüsenband in einem Bindegewebsstrang fort, der im Bereich des späteren Inguinalkanals verläuft, und der seinerseits wieder mit der Mesenchymverdichtung in den Skrotalwülsten in Verbindung steht. Der gesamte Bindegewebsstrang, der vom kaudalen Keimdrüsenpol bis in den Skrotalwulst hineinreicht, wird als **Gubernaculum testis** bezeichnet (▶ Abb. 17.36). (Das Gubernaculum wird auch in der weiblichen Entwicklung angelegt, bleibt hier jedoch rudimentär.)

Es ist noch nicht vollständig geklärt, welche Faktoren den Descensus testis regulieren. Inzwischen sind die Vorgänge insoweit geklärt, als eine Verdickung des Gubernaculum testis durch vermehrte Bildung von Proteoglykanen eine Weitung des Leistenkanals herbeiführt, die zusammen mit der intraabdominalen Druckerhöhung den Durchtritt des Hodens durch den Leistenkanal und seine Verlagerung in das Skrotum ermöglicht (▶ Abb. 17.36). Normalerweise haben die Hoden die Leistenregion in der 12. Woche erreicht, wandern etwa in der 28. Woche durch den Leistenkanal und erreichen das Skrotum in der 33. Woche. Der Deszensus wird durch Hormone beeinflusst, zu denen auch die Androgene und das AMH gehören. Während des Deszensus bleibt die Blutversorgung der Hoden aus der Aorta erhalten. Die Gefäße steigen von ihrer ursprünglichen lumbalen Lage bis zum im Skrotum gelegenen Hoden ab.

Unabhängig vom Deszensus des Hodens bildet das Peritoneum der Leibeshöhle beiderseits von der Mittellinie Aussackungen, die sich in die ventrale Leibeswand einsenken. Sie folgen in ihrem Verlauf dem Gubernaculum testis durch den Inguinalkanal bis in die Skrotalwülste hinein (▶ Abb. 17.36b). Die in die Skrotalwülste hineinreichende Aussackung der Zölomhöhle heißt **Processus vaginalis**. Der Processus vaginalis wird von den Muskel- und Faszienschichten der Leibeswand bis in die Skrotalwülste hinein begleitet. Die Faserzüge des Gubernaculum testis verlaufen immer außerhalb des Processus vaginalis.

Der Hoden bleibt bis zum 7. Entwicklungsmonat retroperitonal in der Abdominalhöhle in der Nähe des Inguinalkanals liegen. Erst dann setzt er seinen Deszensus durch den Leistenring und über die Scham-

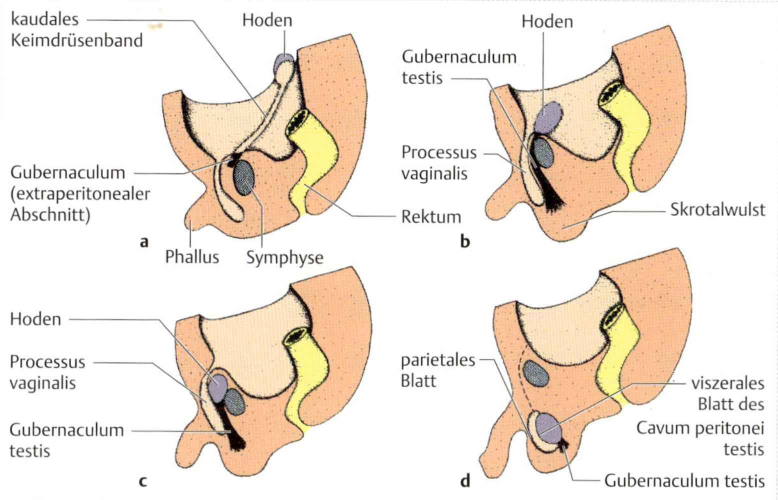

Abb. 17.36 Descensus testis. **a** Während des 2. Monats. **b** In der Mitte des 3. Monats. **c** Im 7. Monat. **d** Kurz nach der Geburt. Die Zölomhöhle bildet eine Aussackung, die bis in den Skrotalwulst reicht und dort den Processus vaginalis bildet, aus dem die Tunica vaginalis testis hervorgeht.

beinkante in den Skrotalwulst fort (▶ Abb. 17.36c). Wenn der Hoden bis zur Geburt im Skrotum angekommen ist, bedecken ihn die beiden Blätter des Processus vaginalis (▶ Abb. 17.36d). Das Peritoneum des Processus vaginalis, das den Hoden direkt bedeckt, heißt **viszerales Blatt der Tunica vaginalis**. Der Rest des Peritonealsacks bildet das **parietale Blatt der Tunica vaginalis**. Der schmale Kanal, der den Processus vaginalis mit der Leibeshöhle verbindet, obliteriert vor der Geburt oder kurze Zeit später.

Neben den vom Processus vaginalis abstammenden Peritonealblättern wird der Hoden von den Schichten der ventralen Leibeswand umhüllt, durch die er hindurchtritt. Die **Fascia transversalis** bildet die **Fascia spermatica interna**. Aus dem **M. obliquus internus abdominis** entsteht die **Fascia cremasterica** und der **M. cremaster**. Aus dem **M. obliquus externus** entsteht die **Fascia spermatica externa** (▶ Abb. 17.37a). Der M. transversus abdominis nimmt am Aufbau des Funiculus spermaticus nicht Teil, da er bogenförmig oberhalb der Leistenregion verläuft und nicht den Leistenkanal bedeckt.

Klinischer Bezug

Hernien und Kryptorchismus

Die Verbindung zwischen der Leibeshöhle und dem Processus vaginalis innerhalb des Skrotalsacks obliteriert normalerweise im Verlauf des 1. Lebensjahres (▶ Abb. 17.36d). Wenn der Durchtrittskanal offen bleibt, können Darmschlingen in das Skrotum hinabsteigen und eine **kongenitale Leistenhernie** verursachen (▶ Abb. 17.37b). Manchmal obliteriert der Durchtrittskanal nicht vollständig, sodass kleine Zysten entlang seines Verlaufs bestehen bleiben. Diese Zysten können später Flüssigkeit sezernieren und so zu einer **Hydrozele** im Skrotum oder im Samenstrang führen (**Hydrocele testis** oder **funicularis**, ▶ Abb. 17.37c).

Bei fast 97 % der männlichen Neugeborenen ist der Deszensus der Hoden bei der Geburt abgeschlossen. Bei den restlichen Kindern deszendieren die Hoden innerhalb der ersten drei Monate nach der Geburt. Bei weniger als 1 % der Kinder bleibt der Deszensus eines oder beider Hoden aus. Dieser Zustand heißt **Kryptorchismus** und scheint durch eine Störung im Hormonhaushalt zu entstehen. Ein nicht deszendierter Hoden kann keine reifen Spermatozoen erzeugen, wahrscheinlich wegen der höheren Temperatur in der Bauchhöhle. Kryptorchismus ist in 3–5 % mit renalen Fehlbildungen kombiniert.

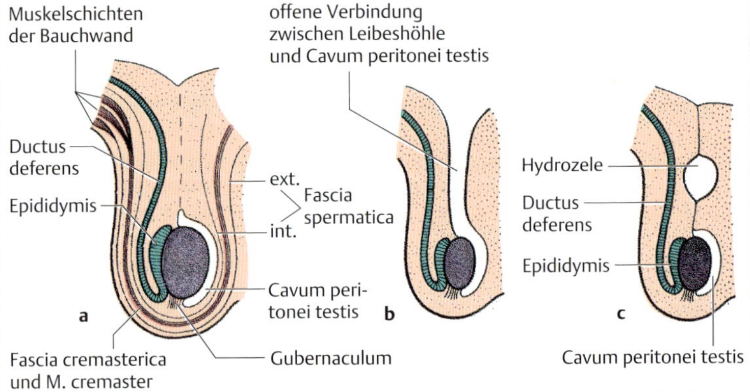

Abb. 17.37 Angeborene Leistenhernie und Hydrozele. a Definitive Lage von Hoden, Nebenhoden und Ductus deferens. Die einzelnen Schichten der Leibeswand umgeben den Hoden auch im Skrotum. **b** Processus vaginalis in offener Verbindung mit der Leibeshöhle. Bei diesen Verhältnissen steigen häufig Darmschlingen in das Skrotum herab und verursachen eine kongenitale Inguinalhernie. **c** Hydrozele.

17.3.6 Deszensus des Ovars

Beim weiblichen Geschlecht ist der Deszensus der Keimdrüse weit weniger ausgeprägt als beim männlichen. Das Ovar liegt im Endzustand knapp unterhalb des oberen Randes des kleinen Beckens. Aus dem kranialen Keimdrüsenband entsteht das **Lig. suspensorium ovarii**, das die Gefäße des Ovars enthält. Aus dem kaudalen Keimdrüsenband entsteht das **Lig. ovarii proprium**, das bis zum Uterustubenwinkel zieht, sich im **Lig. teres uteri** in den Leistenkanal fortsetzt und in die große Schamlippe ausstrahlt (▶ Abb. 17.26).

Alles klar?

1. Während der Entwicklung entstehen 3 Nierensysteme. Wie heißen sie? Welche Abschnitte sind, wenn überhaupt, beim Neugeborenen noch vorhanden?
2. Bei einem männlichen Neugeborenen lassen sich im Skrotum keine Hoden tasten. Später stellt sich heraus, dass beide Hoden in der Leibeshöhle liegen. Wie heißt diese Anomalie? Wie lässt sie sich embryologisch erklären?
3. Man spricht von einer Homologie zwischen dem männlichen und dem weiblichen Genitale. Worin bestehen die Homologien? Wie lassen sie sich embryologisch erklären?
4. Eine junge Frau kommt zur Untersuchung, nachdem sie mehrere Jahre vergeblich versucht hat, schwanger zu werden. Bei der Untersuchung wird ein Uterus bicornis entdeckt. Wie kommt eine solche Fehlbildung zustande?

18 Kopf und Hals

18.1 Überblick

Die **Schlundbögen (Kiemenbögen)** geben der Kopf- und Halsregion in der 4. Woche ihr typisches Aussehen (▸ Abb. 18.2). Zwischen den Bögen senken sich von außen die ektodermalen Schlundfurchen und von innen die entodermalen Schlundtaschen ein. Jeder Bogen enthält eine Arterie (▸ Abb. 18.3), einen Hirnnerven (▸ Abb. 18.6), eine Knorpelspange und die dazugehörigen Muskeln (▸ Abb. 18.7; ▸ Tab. 18.1). Aus den **Schlundtaschen** entstehen:

- **Tuba auditiva** und **Mittelohr** (Tasche 1)
- **Tonsilla palatina** (Tasche 2)
- **Thymus** und untere **Glandulae parathyroideae** (Tasche 3)
- **obere Glandulae parathyroideae** und **Ultimobranchialkörper** (Tasche 4 und 5; ▸ Abb. 18.8)

Aus der ersten **Schlundfurche** entsteht der äußere **Gehörgang.**

Die Ausgestaltung der Schlundbögen wird über die Genexpression im Schlundtaschenentoderm, eine Epithel-Mesenchym-Interaktion und durch HOX-Gene und das Homöobox-Gen ***OTX2*** bestimmt, die in den in die Schlundbögen einwandernden Neuralleistenzellen bereits aktiviert sind. Die Neuralleistenzellen stammen aus dem hinteren Abschnitt des Mittelhirnbläschens und aus den Rhombomeren des Rhombenzephalons. Die homöotischen Gene reagieren auf die Signale aus dem Entoderm und bestimmen die spezifische Ausgestaltung der Skelettelemente.

Die **Schilddrüse** entsteht aus dem Epithel am Boden der Zunge und deszendiert von dort in ihre definitive Position vor den Trachealknorpeln.

Die Gestalt der Gesichtsregion wird zunächst von den paarigen **Oberkiefer-** und **Unterkieferwülsten** und dem unpaaren **Stirnwulst** bestimmt. Später entstehen am unteren Rand des Stirnwulstes der mediale und der laterale Nasenwulst. Sie fassen die Riechplakoden ein. Aus den Gesichtswülsten entwickeln sich durch Fusion und spezifisches Wachstum Unterkiefer, Oberlippe, Gaumen und Nase (▸ Tab. 18.3). Die Oberlippe bildet sich durch Fusion der beiden Oberkieferwülste mit den medialen Nasenwülsten (▸ Abb. 18.17, ▸ Abb. 18.18). Das **Zwischenkiefersegment** entsteht durch Verschmelzung der beiden medialen Nasenwülste in der Mittellinie. Das Zwischenkiefersegment enthält:

- das **Philtrum**,
- eine **Oberkieferkomponente**, in der vier Schneidezähne sitzen, und
- eine **Gaumenkomponente**, aus der der dreieckige primäre Gaumen hervorgeht.

Die Nase entwickelt sich aus (▸ Abb. 18.18):

- dem **Stirnwulst**, der die **Nasenwurzel** bildet,
- den **medialen Nasenwülsten**, die zum **Nasenrücken** und zur **Nasenspitze** beitragen und
- den **lateralen Nasenwülsten**, aus denen die **Nasenflügel** entstehen.

Der **harte (sekundäre)** und der **weiche Gaumen** entstehen durch die Verschmelzung der **Gaumenplatten**, die von den **Oberkieferwülsten** gebildet werden. Spaltbildungen lassen sich durch Störungen bei der Fusion der mesenchymalen Gewebe erklären und können durch erbliche Faktoren und Medikamente (Diphenylhydantoin) hervorgerufen werden.

Die typische Gesichtsform des Erwachsenen wird durch die Entwicklung der **paranasalen Sinus**, der **Nasenmuschel** und der **Zähne** bestimmt. Die Zähne entstehen durch Epithel-Mesenchym-Interaktionen zwischen dem Epithel der Mundhöhle und dem von der Neuralleiste abstammenden Mesenchym. Der Schmelz wird von **Ameloblasten** produziert (▶ Abb. 18.27). Er liegt auf einer dicken Schicht von **Dentin**, das von den **Odontoblasten** gebildet wird, die ebenfalls von der Neuralleiste abstammen. Der **Zement** wird von den **Zementoblasten** poduziert, die sich aus dem Mesenchym in der Zahnwurzel entwickeln. Die ersten Zähne (**Milchzähne**) brechen 6–24 Monate nach der Geburt durch, während die **definitiven Zähne**, die die Milchzähne ersetzen, während des 3. Entwicklungsmonats angelegt werden (▶ Abb. 18.28).

Das Mesenchym für die Bildung der Kopfregion stammt vom paraxialen Mesoderm, vom Seitenplattenmesoderm, aus der Neuralleiste und aus den ektodermalen Plakoden:

- Das **paraxiale Mesoderm** (**Somiten** und **Somitomeren**) bildet einen großen Teil des membranösen und des knorpeligen Anteils des Neurokraniums (Schädels; ▶ Abb. 11.3, ▶ Abb. 11.5), alle willkürlichen Muskeln der Gesichtsregion (Kap. 12.7), die Dermis und das Bindegewebe in der dorsalen Region des Kopfes sowie die Meningen kaudal vom Prosenzephalon.
- Aus dem **Seitenplattenmesoderm** entstehen die Knorpel des Kehlkopfes (Ary- und Ringknorpel) sowie das Bindegewebe dieser Region.
- Die **Neuralleistenzellen** stammen aus dem Neuroektoderm der Vorderhirn-, Mittelhirn- und Nachhirnregion. Sie wandern nach ventral in die Schlundbögen und nach rostral in den Bereich des Vorderhirns, der Augenbecher und in die Gesichtsregion ein (▶ Abb. 18.1). An die-

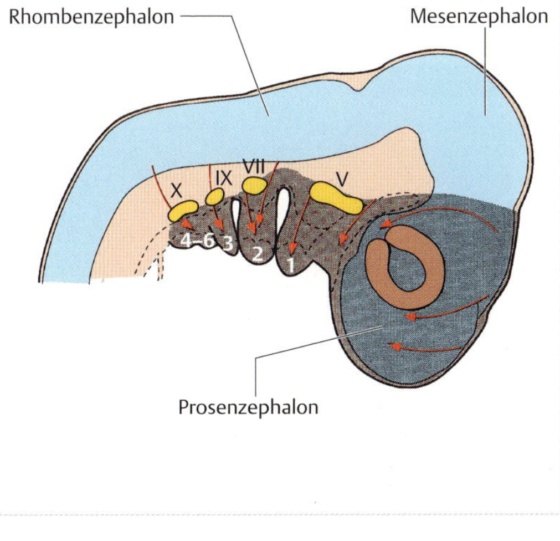

Abb. 18.1 Einwanderung von Neuralleistenzellen in die Gesichtsregion. Die Neuralleistenzellen wandern aus der Neuralleiste des Vorderhirns, des Mittelhirns und des Endhirns in ihre Zielgebiete im Bereich der Schlundbögen und des Gesichts ein (schattierte Bezirke). Die ektodermalen Verdickungen der Plakoden des V., VII., IX. und X. Gehirnnervs sind ebenfalls angezeichnet (gelb). Zellen aus den Plakoden steuern Material zu den sensiblen Ganglien der Hirnnerven bei.

18

sen Stellen bilden sie das gesamte Viszerokranium (Gesichtsschädel) und Teile des membranösen und knorpligen Neurokraniums (Schädel). Außerdem bilden sie alle anderen Gewebe dieser Region einschließlich Knorpel, Knochen, Dentin, Sehnen, Dermis, Pia und Arachnoidea, der sensorischen Neuronen und des Bindegewebes der Drüsen.
- Die Zellen der **ektodermalen Plakoden** bilden zusammen mit der Neuralleiste die Neuronen der sensorischen Ganglien des V., VII., X. und XII. Hirnnervs.

Die Entwicklung von Kopf und Hals wird ganz entscheidend von den **Branchialbögen** oder **Schlundbögen** bestimmt. Die Bögen treten in der 4. und 5. Entwicklungswoche auf und bestimmen das charakteristische äußere Aussehen des Embryos (▶ Abb. 18.2, vgl. ▶ Abb. 11.4). Ursprünglich bestehen die Bögen aus Blöcken mesenchymalen Gewebes, die durch tiefe Furchen, die **Schlund**- oder **Branchialfurchen**, voneinander getrennt sind (▶ Abb. 18.2c, ▶ Abb. 18.5).

Gleichzeitig mit der Entwicklung der Bögen und Furchen entsteht eine Reihe von Aussackungen, die **Schlundtaschen**, in der Wand des Schlunddarms, dem kranialen Abschnitt des Vorderdarms (▶ Abb. 18.3, ▶ Abb. 18.5). Die Taschen dringen in das Mesenchym ein. Es entsteht jedoch keine offene Verbindung zwischen den Schlundtaschen und den außen gelegenen Furchen (▶ Abb. 18.5). Obwohl die Entwicklung der Schlundbögen, -furchen und -taschen der Bildung von Kiemen bei Fischen und Amphibien ähnelt, werden beim Menschen zu keinem Zeitpunkt Kiemen (Branchia) gebildet. Daher spricht man in der menschlichen Entwicklung nicht von Kiemenbögen, sondern von Schlundbögen.

Die Schlundbögen spielen nicht nur eine Rolle bei der Ausbildung des Halses, sondern auch bei der Ausbildung des Gesichts. Am Ende der 4. Woche liegt im Zentrum der Gesichtsregion das beiderseits vom 1. Schlundbogen umrahmte **Stomodeum** (embryonale „Mundbucht“, ▶ Abb. 18.4). Beim 42 Tage alten alten Embryo lassen sich fünf mesenchymale Wülste erkennen (▶ Abb. 18.4a):
- die **Unterkieferwülste** (1. Schlundbogen) kaudal vom Stomodeum;

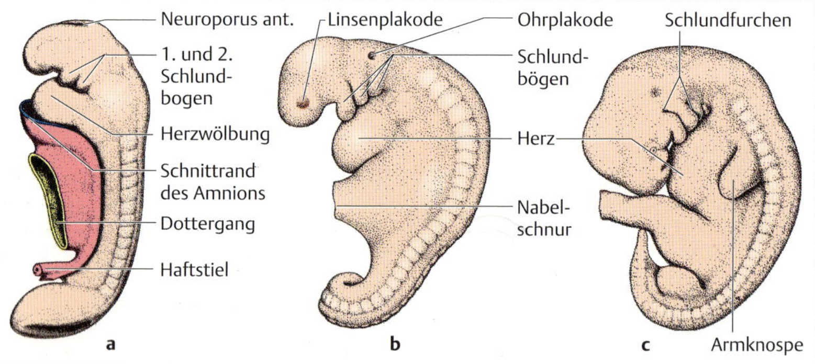

Abb. 18.2 Entwicklung der Schlundbögen beim menschlichen Embryo. a Etwa 25 Tage. **b** 28 Tage. **c** 5 Wochen.

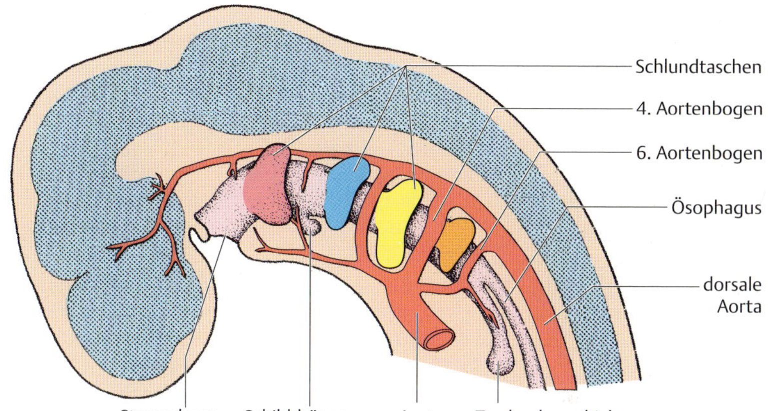

Abb. 18.3 Vorderdarm und Schlundtaschen. Nach ventral wachsen die Anlage der Schilddrüse und das Tracheobronchialdivertikel aus. Zwischen den Schlundtaschen verlaufen die Aortenbögen.

- die **Oberkieferwülste** als dorsaler Teil des 1. Schlundbogens (lateral vom Stomodeum);
- der **Stirnwulst**, eine rundliche Vorwölbung oberhalb des Stomodeums.

Die Entwicklung des Gesichts wird später durch die Ausbildung der **Nasenwülste** vervollständigt. Bei der weiteren Differenzierung der Schlundbögen, -taschen und -furchen sowie der Gesichtsfortsätze spielt die Epithel-Mesenchym-Interaktion eine wesentliche Rolle.

18.2 Schlundbögen

Jeder Schlundbogen besteht aus einem Kern aus mesenchymalem Gewebe, der außen durch Oberflächenektoderm und innen durch entodermales Epithel bedeckt ist (▸ Abb. 18.5). Zusätzlich zum Mesenchym, das von paraxialen Mesoderm und Seitenplattenentoderm abstammt, wandern in jeden Bogen eine beträchtliche Anzahl von Neuralleistenzellen ein und steuern Material für die **Skelettelemente des Gesichts** bei. Aus dem ursprünglichen Mesoderm der Bögen entsteht die Muskulatur von Gesicht und Hals. Jeder Schlundbogen ist so durch die aus ihm hervorgegangenen Muskeln charakterisiert (▸ Abb. 12.1). Die **Schlundbogenmuskulatur** eines jeden Bogens besitzt ihren eigenen **Schlundbogennerv**. Wo auch immer die Muskelzellen hinwandern, sie ziehen den entsprechenden Abschnitt des zugehörigen Hirnnervs nach (▸ Abb. 18.5, ▸ Abb. 18.6). Zusätzlich besitzt jeder Bogen eine **Schlundbogenarterie** (▸ Abb. 18.3, ▸ Abb. 18.6).

Ein Teil der Knorpelanlagen löst sich wieder auf, während andere als Knochen oder Knorpel für das ganze Leben erhalten bleiben (▸ Abb. 18.7, vgl. ▸ Abb. 11.4). Die Derivate der Schlundbögen und ihre Ner-

18

Tab. 18.1 Derivate der Schlundbögen mit Innervation

Schlundbogen	Nerv	Muskel	Skelettelement
1 Mandibularbogen und Derivate	V. N. trigeminus, R. mandibularis	Kaumuskulatur (Mm. temporalis, masseter, pterygoideus medialis und lateralis), M. mylohyoideus, vorderer Bauch des M. digastricus, Mm. tensor veli palatini und tensor tympani	Quadratum, Incus, Meckel-Knorpel, Malleus, Lig. anterius mallеoli, Lig. sphenomandibulare, ein Teil der Mandibula
2 Hyoidbogen	VII. N. facialis	Gesichtsmuskulatur (Mm. buccinator, auricularis, frontalis, orbicularis oris und oculi, Platysma)	Stapes, Processus styloideus, Lig. stylohyoideum, kleines Horn und oberer Teil des Zungenbeins
3	IX. N. glossopharyngeus	M. stylopharyngeus	großes Horn und unterer Teil des Zungenbeins
4–6	X. N. vagus N. laryngeus sup. (Nerv des 4. Schlundbogens) N. laryngeus inf. (Nerv des 6. Schlundbogens)	M. cricothyroideus M. levator veli palatini M. constrictor pharyngis innere Kehlkopfmuskeln	Kehlkopfskelett (Cartilago thyroidea, cricoidea, arytenoidea, corniculata und cuneiformis)

venversorgung sind in ▶ Tab. 18.1 zusammengestellt.

18.2.1 1. Schlundbogen

Aus dem Material des **1. Schlundbogens** gehen der **Oberkiefer-** und der **Unterkieferwulst** hervor (▶ Abb. 18.4, vgl. ▶ Abb. 11.4). Da die zugehörige Knorpelspange, der **Meckel-Knorpel**, in der Anlage des Unterkiefers liegt, wird der 1. Schlundbogen als Mandibularbogen bezeichnet. Der Meckel-Knorpel bildet sich zurück bis auf zwei kleine Abschnitte an seinem dorsalen Ende, aus denen sich **Malleus** und **Incus** entwickeln (▶ Abb. 18.7).

Aus dem Mesenchym des Oberkieferwulstes entstehen durch desmale Ossifikation **Zwischenkiefer**, **Oberkiefer**, **Jochbein** und ein Teil des **Schläfenbeins** (▶ Abb. 11.4b). Die **Mandibula** entsteht durch desmale Ossifikation aus mesenchymalem Gewebe in der Umgebung des Meckel-Knorpels. Außerdem trägt der 1. Schlundbogen zur Entstehung von Knochen im Mittelohr bei (Kap. 20).

Die Muskulatur des Mandibularbogens besteht aus der **Kaumuskulatur** (M. temporalis, M. masseter und Mm. pterygoidei), dem **vorderen Bauch des M. digastricus**, dem **M. mylohyoideus**, sowie dem **M. tensor tympani** und **M. tensor veli palatini**. Die Muskeln des 1. Schlundbogens werden

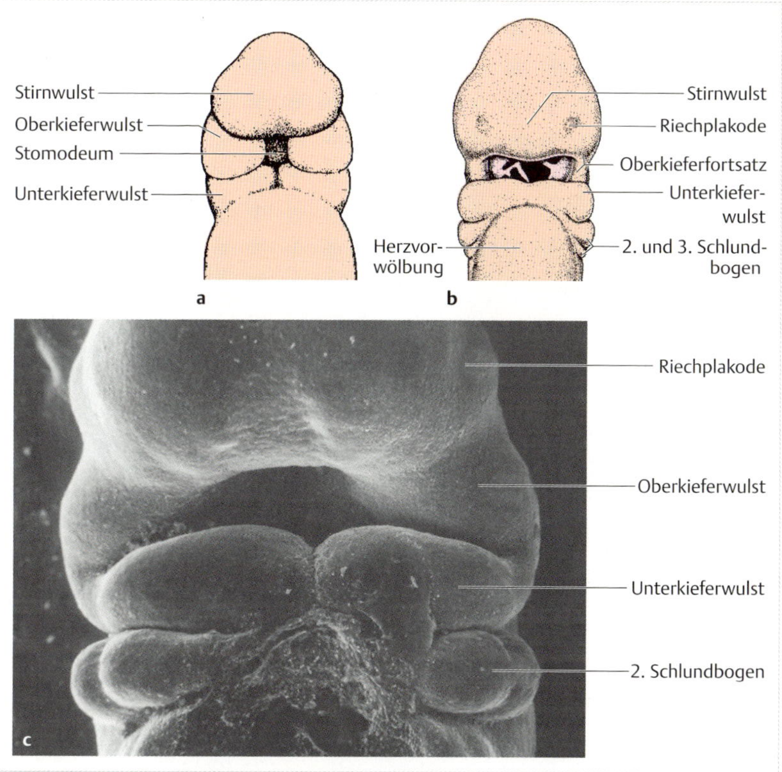

Abb. 18.4 Gesichtswülste. Frontalansicht (etwa 24 Tage). **a** Das in der Tiefe vorübergehend durch die Rachenmembran (Oropharyngealmembran) verschlossene Stomodeum ist von fünf mesenchymalen Wülsten umgeben. **b** Etwas älterer Embryo (28 Tage), bei dem die Rachenmembran eingerissen ist. Beachte die Lage des Unterkiefer- und des Oberkieferwulstes. Auf dem Stirnwulst entwickeln sich die Riechplakoden. **c** REM-Aufnahme eines menschlichen Embryos im gleichen Stadium wie **b**.

von den motorischen Fasern des **N. trigeminus** im **R. mandibularis** versorgt (▸ Abb. 18.6). Die sensible Versorgung des gesamten Gesichts durch die Äste des N. trigeminus (**N. ophthalmicus**, **N. maxillaris** und **N. mandibularis**) weist darauf hin, dass sich das Mesenchym aus dem 1. Bogen in der Dermis des gesamten Gesichts ausgebreitet hat.

Die Muskelanlagen der einzelnen Bögen können sich vom knöchernen oder knorpeligen Skelett ihres Bogens lösen und in benachbarte Gebiete auswandern. Die Herkunft dieser Muskeln kann jedoch immer

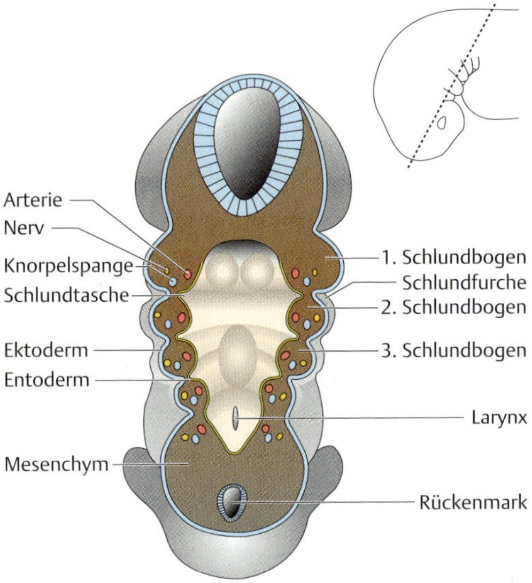

Abb. 18.5 Schnitt durch die Schlundbogenregion. Jeder Bogen besteht aus einem mesenchymalen Kern aus Mesoderm und Neuralleistenzellen und ist nach innen durch Entoderm und nach außen durch Ektoderm abgegrenzt. Außerdem enthält jeder Bogen eine Arterie (zugehöriger Aortenbogen) und einen Hirnnerven. Jeder Bogen liefert bei der Entwicklung von Kopf und Hals spezifische Skelett- und Muskelkomponenten. Zwischen den Schlundbögen liegen auf der Außenseite die Schlundtaschen und auf der Innenseite die Schlundfurchen.

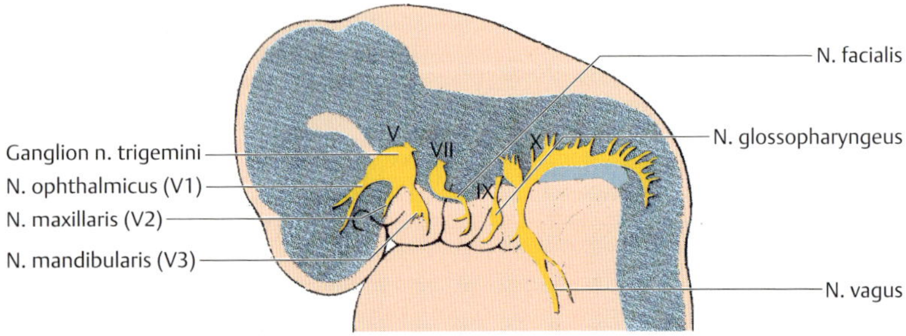

Abb. 18.6 Mit den Schlundbögen assoziierte Hirnnerven. Jedem Schlundbogen lässt sich ein Hirnnerv zuordnen. Der N. trigeminus versorgt den 1. Schlundbogen und besitzt drei Äste; der Nerv des 2. Bogens ist der N. facialis, der des 3. Bogens der N. glossopharyngeus. Die Derivate des 4. Bogens werden von einem oberen Schlundast des N. vagus versorgt, die des 6. Bogens durch den N. recurrens des Vagus.

aufgrund ihrer Nervenversorgung, die vom Ursprungsbogen her erfolgt, angegeben werden.

18.2.2 2. Schlundbogen

Der Knorpel des **2. Schlundbogens**, des **Hyoidbogens**, heißt **Reichert-Knorpel** (▸ Abb. 18.7a). Aus ihm entstehen der **Stapes**, der **Processus styloideus** des Schläfenbeins, das **Lig. stylohyoideum** sowie aus seinem ventralen Anteil das **kleine Horn** und der kraniale Abschnitt des **Zungenbeins** (▸ Abb. 18.7b). Die Muskeln des Hyoidbogens (**M. stapedius**, **M. stylohyoideus**, der **hintere Bauch des M. digastricus** und die **mimische Gesichtsmuskulatur**) werden vom **N. facialis**, dem Nerv des 2. Schlundbogens, versorgt.

18.2.3 3. Schlundbogen

Der Knorpel des 3. Bogens bildet den **kaudalen Teil** und das **große Horn** (Cornu majus) des **Zungenbeins** (▸ Abb. 18.7b). An Muskulatur stammt aus diesem Bogen der **M. stylopharyngeus**. Er wird vom Nerv des 3. Schlundbogens, dem **N. glossopharyngeus**, innerviert.

18.2.4 4. und 6. Schlundbogen

Die knorpeligen Anteile dieser Bögen verschmelzen zum Schild-, Ring- und Aryknorpel des **Kehlkopfes** (▸ Abb. 18.7b). Die Muskeln des 4. Bogens (**M. cricothyroideus**, **M. levator veli palatini** und die **Konstriktoren des Pharynx**) werden vom **R. laryngeus superior** des **N. vagus**, dem Nerv des 4. Schlundbogens, innerviert. Die inneren Kehlkopfmuskeln werden dagegen vom

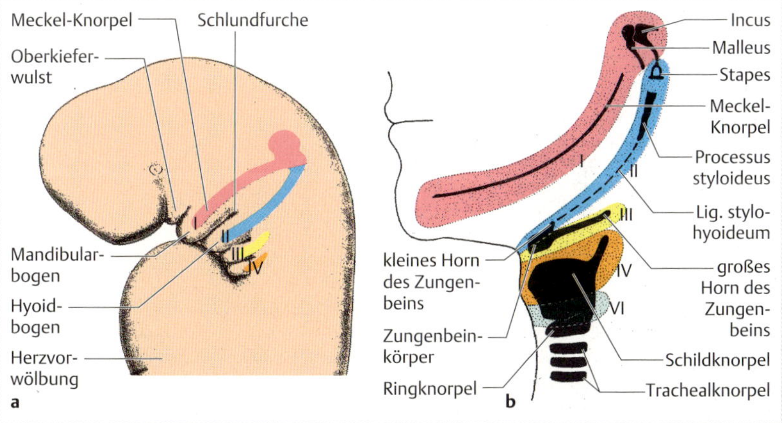

Abb. 18.7 Aus den Schlundbögen abgeleitete Skelettelemente. **a** Seitenansicht der Kopf- und Halsregion eines 4 Wochen alten Embryos. Die Schlundbogenknorpel, die an der Skelettbildung von Gesicht und Hals teilnehmen, sind farblich gekennzeichnet. **b** Die definitiven Gebilde, die aus den knorpeligen Anteilen der einzelnen Schlundbögen entstehen.

N. laryngeus recurrens versorgt, der ebenfalls vom Vagus abzweigt und der Nerv des 6. Bogens ist.

18.3 Schlundtaschen

Der menschliche Embryo hat auf jeder Seite vier Schlundtaschen (▶ Abb. 18.8), die fünfte ist rudimentär (▶ Abb. 18.5a, ▶ Abb. 18.8). Da die epitheliale **entodermale Auskleidung** der Taschen zur Entstehung einer Reihe wichtiger Organe führt, wird die Entwicklung jeder Tasche im Folgenden für sich besprochen. Die Derivate der Schlundtaschen sind in ▶ Tab. 18.2 aufgelistet.

18.3.1 1. Schlundtasche

Die 1. Schlundtasche bildet ein gestieltes Divertikel (**Recessus tubotympanicus**), das mit dem Epithel der 1. Schlundfurche, dem späteren **äußeren Gehörgang**, in Verbindung tritt (▶ Abb. 18.8). Der distale Abschnitt der Ausbuchtung erweitert sich sackförmig zur Anlage der **Paukenhöhle**, während der proximale Teil eng bleibt und die **Tuba auditiva** (Eustachii) bildet. Die entodermale Auskleidung der Paukenhöhle

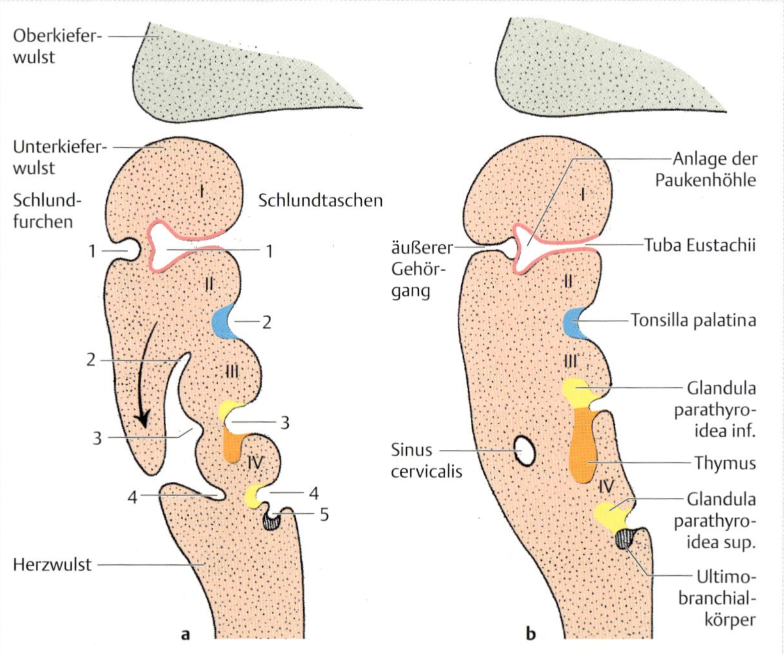

Abb. 18.8 Entwicklung der Schlundfurchen und -taschen. a Der 2. Schlundbogen überwächst den 3. und 4., sodass die 2., 3. und 4. Schlundfurche zugedeckt werden. **b** Die Überreste der 2., 3. und 4. Schlundfurche bilden den Sinus cervicalis. Die weitere Differenzierung des Schlundtaschenentoderms ist angedeutet.

Tab. 18.2 Derivate der Schlundtaschen

Schlundtasche	Derivate
1	Cavitas tympani (Mittelohr), Tuba auditiva (Eustachii)
2	Tonsilla palatina (Gaumenmandel), Fossa tonsillaris
3	unteres Epithelkörperchen, Thymus
4	oberes Epithelkörperchen, Ultimobranchialkörper (parafollikuläre [C-]Zellen der Schilddrüse)

beteiligt sich später an der Bildung des **Trommelfells** (Kap. 20).

18.3.2 2. Schlundtasche

Das Epithel der 2. Schlundtasche proliferiert und bildet Knospen, die in das umgebende Mesenchym eindringen. Zusammen mit dem sekundär einwandernden mesodermalen Gewebe entsteht aus den Epithelknospen die Anlage der **Gaumenmandel** (► Abb. 18.8). Zwischen dem 3. und 5. Monat wird die Mandel allmählich von lymphatischem Gewebe infiltriert. Der Rest der Schlundtasche bildet beim Erwachsenen die **Fossa tonsillaris**.

18.3.3 3. Schlundtasche

Die 3. und 4. Schlundtasche zeichnen sich durch eine dorsale und ventrale Ausstülpung an ihrem Endabschnitt aus. In der 5. Entwicklungswoche wandelt sich das Epithel der dorsalen Ausstülpung der 3. Tasche zur **unteren Nebenschilddrüse** (Epithelkörperchen) um, während sich aus der ventralen Region die **Thymusanlage** entwickelt (► Abb. 18.8). Beide Drüsenanlagen verlieren ihre Verbindung mit der Pharynxwand. Der Thymus wandert dann in kaudaler und medialer Richtung und nimmt dabei die untere Nebenschilddrüse mit (► Abb. 18.9). Während der Hauptanteil des Thymus rasch in seine endgültige Lage im Thorax wandert, um sich dort mit der Thymusanlage der Gegenseite zu vereinigen, wird der Schwanzteil immer länger und zerfällt schließlich in kleine Fragmente. Diese bilden sich normalerweise zurück, können aber manchmal in der Schilddrüse eingebettet oder als isolierte Thymusnester persistieren.

Wachstum und Entwicklung des Thymus setzen sich nach der Geburt bis zur Pubertät fort. Beim Kleinkind nimmt der Thymus beträchtlichen Raum im Thorax ein und liegt hinter dem Sternum und vor dem Perikard und den großen Gefäßen. Beim Erwachsenen lässt er sich nur noch schlecht erkennen, da er atrophiert und durch Fettgewebe ersetzt wird.

Das Nebenschilddrüsengewebe der 3. Schlundtasche findet schließlich seinen endgültigen Platz auf der dorsalen Fläche der Schilddrüse und wird zu den unteren Epithelkörperchen (**Glandula parathyroidea inferior**, ► Abb. 18.9).

18.3.4 4. Schlundtasche

Das Epithel der dorsalen Region dieser Tasche bildet die **oberen Epithelkörperchen**. Wenn das Epithelkörperchen seine Verbindung mit der Pharynxwand verloren hat, heftet es sich an die nach kaudal wandernde Schilddrüse an und kommt schließlich auf der dorsalen Oberfläche der Drüse als **Glandula parathyroidea superior** zu liegen (► Abb. 18.9).

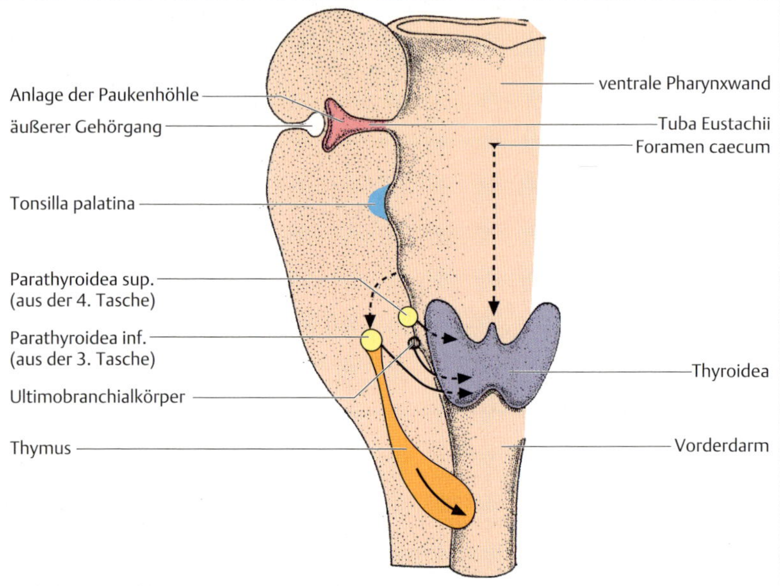

Abb. 18.9 Wanderung von Thymus, Nebenschilddrüse und Ultimobranchialkörper. Ansicht von vorn. Die Schilddrüsenanlage entsteht ventral in der Wand des Schlunddarms in Höhe des Foramen caecum und steigt dann bis zum 1. Trachealknorpel herab.

Die ventrale Region der 4. Schlundtasche bildet den **Ultimobranchialkörper**, der später in die Schilddrüse einbezogen wird. Aus dem Zellmaterial des Ultimobranchialkörpers entstehen die **parafollikulären Zellen (C-Zellen)** der Schilddrüse. Sie sezernieren das Hormon **Calcitonin**, das den Calciumspiegel im Blut reguliert.

18.4 Schlundfurchen

18

Beim 5 Wochen alten Embryo sind vier Schlundfurchen vorhanden (▸ Abb. 18.5), von denen nur die erste zu den definitiven Organanlagen des Embryos beiträgt. Der dorsale Abschnitt der Furche wächst durch das angrenzende Mesoderm auf die 1. Schlundtasche zu und bildet den **äußeren Gehörgang** (Meatus acusticus externus) (▸ Abb. 18.8, ▸ Abb. 18.9). Das Epithel in der Tiefe des primitiven Gehörgangs ist an der Bildung des **Trommelfells** beteiligt (Kap. 209).

Die lebhafte Proliferation des Mesoderms im 2. Schlundbogen führt dazu, dass dieser sich nach kaudal ausdehnt und den 3. und 4. Bogen überlappt. Schließlich verschmilzt der 2. Bogen mit dem Herzwulst im unteren Halsabschnitt (▸ Abb. 18.8). Infolge dieses Überlappens werden die 2., 3. und 4. Schlundfurche allmählich zugedeckt und verlieren die Verbindung mit der Oberfläche. Die Furchen bilden vorübergehend eine von Ektoderm ausgekleidete Höhle, den **Sinus cervicalis**, der aber im

Laufe der weiteren Entwicklung wieder völlig verschwindet (▶ Abb. 18.8b).

18.5 Molekulare Regulation der Gesichtsentwicklung

Die Gesichtsregion entsteht aus Zellmaterial, das aus der Kopfneuralleiste stammt. Die Kopfneuralleiste liegt im Bereich der Hirnbläschen am Übergang des Neuralepithels der Neuralfalten in das Oberflächenektoderm. Während der Auswanderung durchlaufen die Neuralleistenzellen eine epitheliomesenchymale Transformation (EMT). Bei der Determination der Neuralleistenregion im Kopfbereich spielt **BMP** und bei der anschließenden Auswanderung **WNT 1** eine Rolle. Die Neuralleistenzellen für die Schlundbögen und damit die spätere Gesichtsregion stammen aus dem Rhombenzephalonabschnitt des Neuralrohrs. Das Rhombenzephalon ist in acht Segmente gegliedert, die als **Rhombomere** bezeichnet werden (R1–R8). Neuralleistenzellen aus jeweils zwei Rhombomeren besiedeln einen Schlundbogen (▶ Abb. 18.10). Dadurch entstehen drei Zellströme:

- Der erste besteht aus Zellen, die aus R1 und R2 zusammen mit Zellen aus dem späteren Mesenzephalon in den 1. Bogen einwandern.
- Der 2. Bogen wird von Neuralleistenzellen aus R4 besiedelt.
- Die Schlundbögen 3–6 erhalten ihr Zellmaterial aus R6 und R7.

Die Abgrenzung der drei Ströme wird dadurch verstärkt, dass aus R3 und R5 nur wenige Zellen auswandern und diese sich den Zellströmen in die Schlundbögen nicht anschließen. Die Wanderungswege der Neuralleistenzellen markieren zugleich die Bahnen für die aus den Kopfganglien zum Gehirn zurückwachsenden Axone. Die **Kopfganglien** (Ganglion trigeminale, geniculatum, vestibulocochleare, petrosum und nodosum) entstehen aus Zellen, die aus der Neuralleiste und aus spezifischen Plakoden in der Schlundbogenregion stammen (Kap. 19). Axone aus dem Trigeminusganglion projizieren zurück zum Rhombomer R2, Axone aus dem Ganglion geniculatum und vestibulocochleare zum Rhombomer R4 und Axone aus dem Ganglion petrosum und nodosum zu den Rhombomeren R6 und R7. Die Rhombomere R3 und R4 erhalten keine Axone aus den Kopfganglien.

Die **Skelettelemente** der Schlundbögen entstehen aus den eingewanderten Neuralleistenzellen. Früher hat man angenommen, dass das Muster der Schlundbögen durch die Neuralleistenzellen bestimmt wird. Heute weiß man, dass die Musterbildung von den **entodermalen Schlundtaschen** bestimmt wird. Die Schlundtaschen entwickeln sich vor der Auswanderung der Neuralleistenzellen. Sie findet auch statt, wenn die Neuralleistenzellen an der Auswanderung gehindert werden. Die Schlundtaschen entstehen durch eine Wanderungsbewegung des Entoderms nach lateral, die von **FGFs** stimuliert wird.

Die Bildung der Schlundtaschen geht mit einem charakteristischen Genexpressionsmuster einher (▶ Abb. 18.11, ▶ Abb. 18.12): Im Entoderm der Schlundtaschen wird **BMP7** im hinteren Abschnitt und zusätzlich **SHH** im hinteren Abschnitt der 2. und 3. Tasche, **FGF8** im vorderen Abschnitt und **PAX1** dorsal exprimiert. Das Expressionsmuster im Entoderm reguliert die Differenzierung des Schlundbogenmesenchyms in spezifische Skelettelemente und geht mit einer Epithel-Mesenchym-Interaktion einher. Die Antwort des Mesenchyms auf entodermale Signale hängt von der Expression von ***HOX*-Genen** und anderen Genen in den in die Schlundbögen eingewanderten Neuralleistenzellen ab. Die

18

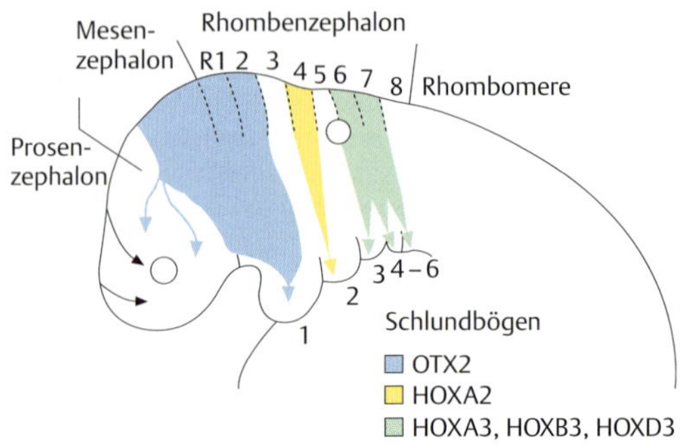

Abb. 18.10 Wanderwege der Neuralleistenzellen aus der Kopfneuralleiste in die Schlundbogen- und Gesichtsregion. Die Neuralleistenzellen stammen aus den Rhombomeren des Rhombenzephalons. Die Expression der *HOX*-Gene in den Rhombomeren (im Mesenzephalon und in den Rhombomeren 1 und 2 wird der ebenfalls eine Homöodomäne tragende Transkriptionsfaktor *OTX2* exprimiert; vgl. auch ▶ Abb. 19.26). Die Neuralleistenzellen werden durch die *HOX*-Gene der Rhombomere determiniert und bestimmen dann die Entwicklung der Schlundbögen in ihrem Zielgebiet. Die Neuralleistenzellen bilden drei Ströme, zu denen die Rhombomere 3 und 5 nur wenig oder gar nichts beitragen. Die drei Ströme markieren zugleich die Bahnen für die Axone der Hirnnerven, die aus den Ganglien in das Rhombenzephalon zurückprojizieren (vgl. ▶ Abb. 19.33).

Determination der Neuralleistenzellen erfolgt bereits in den Rhombomeren, aus denen sie stammen (▶ Abb. 18.10). Die **Determination der Rhombomere** wird durch ein überlappendes Muster der *HOX*-Genexpression im Rhombenzephalon induziert und mit den Neuralleistenzellen in das Zielgebiet transportiert (▶ Abb. 18.11b; Kap. 19).

- Der 1. Bogen ist HOX-negativ, exprimiert jedoch **OTX2**, einen für das Mesenzephalon charakteristischen Transkriptionsfaktor.
- Im 2. Bogen wird *HOXA2* exprimiert.
- Die Bögen 3 und 6 exprimieren Mitglieder der dritten paralogen *HOX*-Gengruppe, *HOXA3*, *HOXB3* und *HOXD3*.

Das charakteristische Expressionsmuster von Transkriptionsfaktoren ermöglicht es dem Mesenchym in jedem Bogen, auf Signale aus dem Schlundtaschenentoderm unterschiedlich zu reagieren. Auf diese Weise werden die Entwicklung von **Ober- und Unterkiefer** im 1. und die des **Zungenbeins** im 2. Bogen bereits determiniert.

Die Knochen des **Mittelgesichts** und in der **Stirnregion** stammen von Neuralleistenzellen ab, die in den Stirnwulst einwandern (▶ Abb. 18.10). In dieser Region bestimmen Signale aus dem Oberflächenektoderm und dem darunterliegenden Neuralepithel die Differenzierung des Mesenchyms. Auch hier scheinen SSH und FGF8 eine wesentliche Rolle bei der Musterbildung zu spielen.

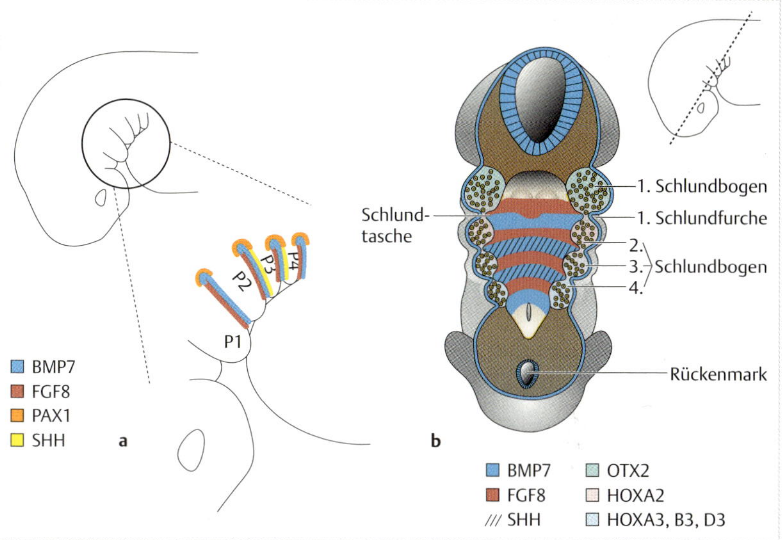

Abb. 18.11 Genexpression im Entoderm und Mesenchym der Schlundbögen. Das Entoderm ist für die Entstehung der Skelettelemente der Bögen verantwortlich. Die schlundbogenspezifische Reaktion des Mesenchyms wird von der zuvor erfolgten Determination des Mesenchyms bestimmt. Die Genexpression im Entoderm der Schlundtaschen weist ein spezifisches Muster auf: FGF8 wird in der vorderen und BMP7 in der hinteren Region der Taschen exprimiert. SHH ist in der hinteren Region der Schlundtaschen 2 und 3 und PAX1 in der am weitesten dorsal gelegenen Region aller Taschen lokalisiert (**a**, **b**). Das Genexpressionsmuster im Mesenchym wird von den Neuralleistenzellen bestimmt, die aus den Rhombomeren eingewandert sind und die eine ihrer Herkunft entsprechende Determination mitbringen (**b**) (vgl. ► Abb. 18.10, ► Abb. 19.26).

Klinischer Bezug

Fehlbildungen in der Schlundbogenregion

Ektopisches Gewebe des Thymus und der Epithelkörperchen

Da die aus den Schlundtaschen abstammenden Drüsen während ihrer Entwicklung beträchtliche Wanderbewegungen durchführen, ist es nicht ungewöhnlich, wenn entlang ihres Weges akzessorische Drüsen oder Gewebereste zurückbleiben. Dies gilt besonders für das Thymusgewebe, das am Hals angetroffen werden kann. Die Lage der unteren Epithelkörperchen variiert stärker als die der oberen. Die unteren Epithelkörperchen können daher manchmal auch an der Aufzweigung der A. carotis communis liegen.

Branchiogene Fisteln

In der 6. Entwicklungswoche wächst der 2. Schlundbogen über den 3. und 4. Bogen hinweg und verschmilzt mit dem Herzwulst im unteren Halsbereich. Auf diese Weise werden die 2., 3. und 4. Schlundfurche durch den 2. Schlundbogen überdeckt. Wenn diese Entwicklung gestört wird, können Überreste der Furchen mit der Körperoberfläche über einen engen Kanal in Verbindung bleiben (▶ Abb. 18.12a). Es kommt zur Bildung einer **branchiogenen Fistel**. Diese Fistel liegt im lateralen Halsbereich direkt vor dem **M. sternocleidomastoideus** und steht in den meisten Fällen mit einer tiefer gelegenen **lateralen Halszyste** in Verbindung (▶ Abb. 18.12b). Die Zysten sind Überbleibsel des Sinus cervicalis und liegen zumeist dicht unterhalb des Kieferwinkels (▶ Abb. 18.12d). Sie können jedoch überall am vorderen Rand des M. sternocleidomastoideus auftreten. Häufig wird eine laterale Halszyste bei der Geburt nicht entdeckt, sondern fällt erst auf, wenn sie sich im Laufe des Lebens vergrößert.

Eine seltene Anomalie ist die **innere branchiogene Fistel**. Der Sinus cervicalis steht dabei mit dem Pharynx über einen kleinen Gang in Verbindung, der in den meisten Fällen im Bereich der Tonsillen mündet (▶ Abb. 18.12c). In diesem Fall muss die Membran zwischen der 2. Schlundfurche und Schlundtasche irgendwann im Laufe der Entwicklung eingerissen sein.

Neuralleistenzellen und kraniofaziale Fehlbildungen

Die **Neuralleistenzellen** (▶ Abb. 18.1) sind für die Entwicklung der Kraniofazialregion von großer Bedeutung. Entsprechend führt eine Störung der Neuralleisten zu schweren kraniofazialen Fehlbildungen. Da die Neuralleistenzellen auch bei der **Septumbildung in der Ausflussbahn des Herzens** beteiligt sind sowie an der Kontrolle des sekundären Herzfeldes und an dessen zellulärem Beitrag zur Herzausflussbahn, leiden Kinder mit kraniofazialen Defekten häufig auch an Herzfehlbildungen wie persistierendem Truncus arteriosus oder Transposition der großen Gefäße. Unglücklicherweise scheinen die Neuralleistenzellen eine besonders empfindliche Zellpopulation zu sein. Sie werden leicht von Substanzen wie Alkohol und Retininsäure abgetötet. Beispiele für kraniofaziale Defekte mit Beteiligung der Neuralleiste sind:

- **Treacher-Collins-Syndrom (Dysostosis mandibulofacialis):** Bei diesem Syndrom treten die folgenden Fehlbildungen auf: fehlgebildete Ohrmuscheln, Anomalien in Mittel- und Innenohr, Hypoplasie des Jochbeins und des Unterkiefers sowie eine verlängerte Lidspalte und defekte Unterlider (▶ Abb. 18.13a). Für die meisten Fälle sind Mutationen im *TCOF1*-Gen verantwortlich. Das Genprodukt ist ein kleines Protein im Nukleolus mit der Bezeichnung **treacle**, das an der Differenzierung der Neuralleiste beteiligt zu sein scheint. Das Syndrom wird autosomal dominant vererbt. 60 % der Fälle entstehen durch Neumutationen. Phänokopien des Syndroms lassen sich bei Labortieren durch Retinsäure erzeugen. Dies weist darauf hin, dass in einigen Fällen auch beim Menschen Teratogene in Frage kommen.
- **Robin-Sequenz**: Sie kann eigenständig oder in Assoziation mit anderen Syndromen oder Fehlbildungen auftreten. Wie beim Treacher-Collins-Syndrom sind bei der Robin-Sequenz die Derivate des 1. Schlundbogens betroffen mit einer besonders schweren Schädigung des Unterkiefers. Bei den Kindern ist in der Regel die Trias Mikrognathie, Gaumenspalte, Glossoptosis (nach hinten verlagerte Zunge) vorhanden (▶ Abb. 18.13a). Die Fehlbildung kann

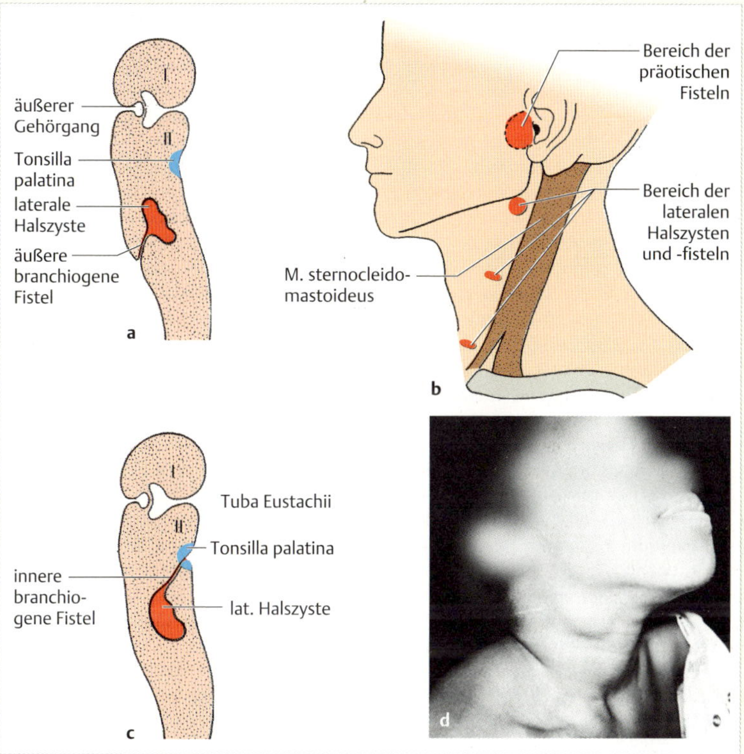

Abb. 18.12 Laterale Halszyste. **a** Laterale Halszyste, die über eine Fistel mit der Körperoberfläche in Verbindung steht. **b** Lage der lateralen Halszysten und Fisteln vor dem M. sternocleidomastoideus. Der Bezirk, in dem präotische Fisteln vorkommen, ist ebenfalls eingezeichnet. **c** Laterale Halszyste, die im Bereich der Gaumentonsillen in den Pharynx mündet. **d** Patient mit lateraler (branchiogener) Halszyste. Die lateralen Halszysten liegen seitlich vor dem M. sternocleidomastoideus, häufig im Bereich des Kieferwinkels. Im Gegensatz dazu liegen die Thyroglossuszysten in der Mittellinie, häufig unter dem Zungenbein (vgl. ► Abb. 18.16).

durch genetische und/oder Umweltfaktoren hervorgerufen werden. Sie kann ebenso durch eine mechanische Deformation entstehen, z. B. wenn das Kinn beim Vorliegen eines Oligohydramnion gegen die Brust gedrückt wird. Der primäre Defekt ist ein vermindertes Wachstum des Unterkiefers und infolgedessen eine Verlagerung der Zunge nach hinten, die damit nicht unter das Niveau der Gaumenspalten absinken kann und deren Fusion behindert. Der Defekt tritt bei 1:8 500 Geburten auf.

- Das **22q11.2-Deletionssyndrom** manifestiert sich auf unterschiedliche Weise; dazu gehören **DiGeorge-Syndrom** (▸ Abb. 18.13b), **DiGeorge-Anomalie**, velokardiofaziales Syndrom (VCFS) (▸ Abb. 18.13c), **Shprintzen-Syndrom**, **konotrunkale-Anomalie-Gesichts-Syndrom** (CTAF) sowie angeborene Thymusaplasie und -hypoplasie. Diese Defekte werden durch eine Deletion im langen Arm von Chromosom 22 verursacht und treten bei etwa 1:4 000 Geburten auf. Das Syndrom umfasst eine Vielfalt von Fehlbildungen und Schweregraden, die Neugeborenen weisen jedoch meist angeborene Herzdefekte auf sowie leichte Auffälligkeiten des Gesichts, Lernstörungen, Infektanfälligkeit infolge einer Thymushypoplasie oder -aplasie, die die T-Zell-vermittelte Immunantwort beeinträchtigt. Viele der betroffenen Neugeborenen leiden an Krampfanfällen aufgrund von Hypokalzämie verursacht durch einen Defekt der Epithelkörperchen. Die Defekte werden durch Entwicklungsstörungen der Neuralleistenzellen verursacht, die an der Entstehung aller betroffenen Strukturen beteiligt sind. Sogar Thymus und Nebenschilddrüsen (Epithelkörperchen) stehen in Beziehung zur Neuralleiste, weil die Zellen der Neuralleiste das Mesenchym bilden, in das das Entoderm der Schlundtaschen vordringt. Entodermale Zellen der Schlundtaschen bilden den Thymus und die Nebenschilddrüsen (▸ Abb. 18.8), und das Mesenchym der Neuralleistenzellen bildet das zugehörige Bindegewebe. Ohne dieses Mesenchym kann die zur Drüsendifferenzierung notwendige epitheliomesenchymale Interaktion nicht stattfinden.
- **Okuloaurikulovertebrales Spektrum (Goldenhar-Syndrom):** Das Syndrom umfasst eine Reihe von kraniofazialen Fehlbildungen, die in der Regel Oberkiefer, Schläfenbein und Jochbein betreffen. Die Jochbeine sind verkleinert und abgeflacht. Ebenso werden häufig Defekte der Ohren (Anotie, Mikrotie), der Augen (Tumoren und Dermoide des AuGapfels) und der Wirbelsäule (fusionierte Wirbel, Hemivertebrae und Spina bifida) beobachtet (▸ Abb. 18.13d). In 65 % besteht eine Asymmetrie. Die Häufigkeit beträgt 1:5 600. Andere Fehlbildungen sind in 50 % vorhanden und betreffen Herzfehler wie die Fallot-Tetralogie und den Ventrikelseptumdefekt. Die Ursachen für die hemifaziale Mikrosomie sind unbekannt.

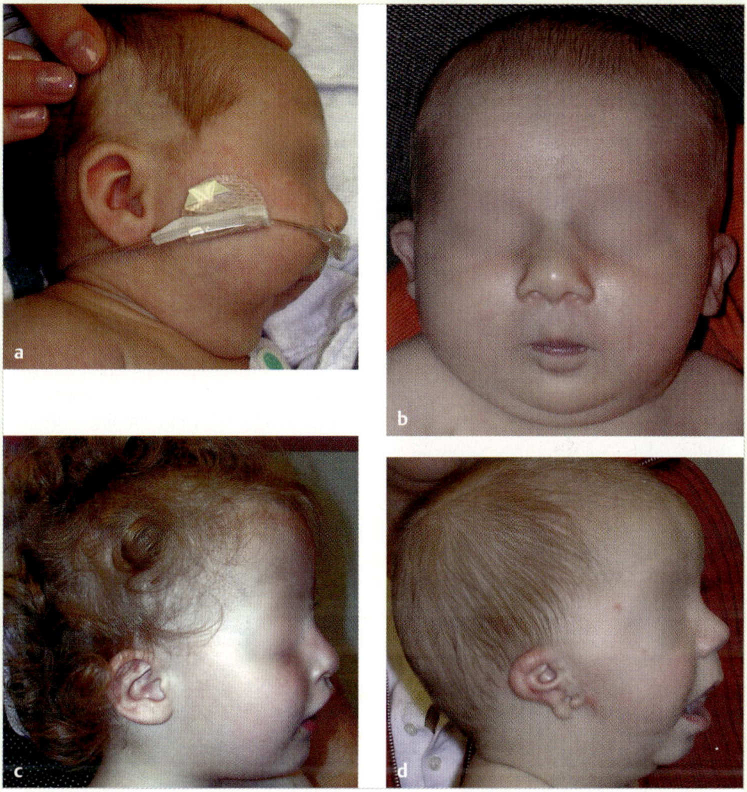

Abb. 18.13 Patienten mit kraniofazialen Defekten als vermutliches Ergebnis der Schädigung von Neuralleistenzellen. a Kind mit Robin-Sequenz. Beachte den sehr kleinen Unterkiefer (Mikrognathie), der die Zunge davon abhält, aus dem Zwischenraum der Gaumenplatten nach unten zu „fallen“, was zu Gaumenspalten führt. **b, c** Beispiele für das 22q11.2-Deletionssyndrom: **b** Kind mit DiGeorge-Syndrom: Beachte den kleinen Mund, das fast glatte Philtrum, die Mikrognathie, die vorstehende Nasenwurzel und nach hinten rotierte Ohrmuscheln. **c** Velokardiofaziales Syndrom: Das Kind zeigt eine leichte Dysmorphologie des Gesichts, einschließlich Hypoplasie der Wangenknochen, Mikrognathie, vorspringender Oberlippe und großer Ohren. **d** Kind mit hemifazialer Mikrosomie (Okuloaurikulovertebralis-Spektrum, Goldenhar-Syndrom). Beachte die abnorme Ohrmuschel mit Hautanhängseln und das kleine Kinn.

18.6 Zunge

Die Anlage der Zunge tritt bei etwa 4 Wochen alten Embryonen in Form von zwei **lateralen Zungenwülsten** und einem **medialen Höckerchen**, dem **Tuberculum impar**, auf (▸ Abb. 18.14a). Die drei Wülste gehen aus dem 1. Schlundbogen hervor. Ein zweiter medialer Wulst, die **Copula** oder der **Hypobranchialhöcker**, wird durch Mesoderm des 2., 3. und teilweise des 4. Schlundbogens gebildet. Daran schließt sich ein dritter medialer, vom hinteren Teil des 4. Schlundbogens abstammender Wulst als Anlage der Epiglottis an. Unmittelbar dahinter beginnt, flankiert von den **Arytenoidwülsten**, die **Tracheobronchialrinne** (Larynxabgang) (▸ Abb. 18.14a).

Die lateralen Zungenwülste vergrößern sich, verschmelzen miteinander und bilden so die vorderen zwei Drittel der Zunge (▸ Abb. 18.14b). Die Schleimhaut für diesen Abschnitt stammt aus dem 1. Schlundbogen und wird daher vom **N. mandibularis** über den N. lingualis versorgt. Zwischen den vorderen zwei Dritteln der Zunge und dem hinteren Drittel liegt eine V-förmige Rinne, der **Sulcus terminalis**.

Der hintere Abschnitt, die Zungenwurzel, entwickelt sich aus dem 2., 3. und einem Teil des 4. Schlundbogens. Da beim Erwachsenen die sensible Innervation dieses Zungenabschnitts vom **N. glossopharyngeus** her erfolgt, hat sich wahrscheinlich Gewebe aus dem 3. Bogen über das Material aus dem 2. Bogen geschoben. Der hinterste Abschnitt der Zunge und die Epiglottis werden vom **N. laryngeus superior** innerviert. Dies weist darauf hin, dass sie aus dem 4. Schlundbogen entstanden sind.

Einige der Zungenmuskeln entwickeln sich wahrscheinlich in situ, während andere vom Mesoderm aus den okzipitalen Somiten abstammen. Daher wird die Zungenmuskulatur vom **N. hypoglossus** innerviert.

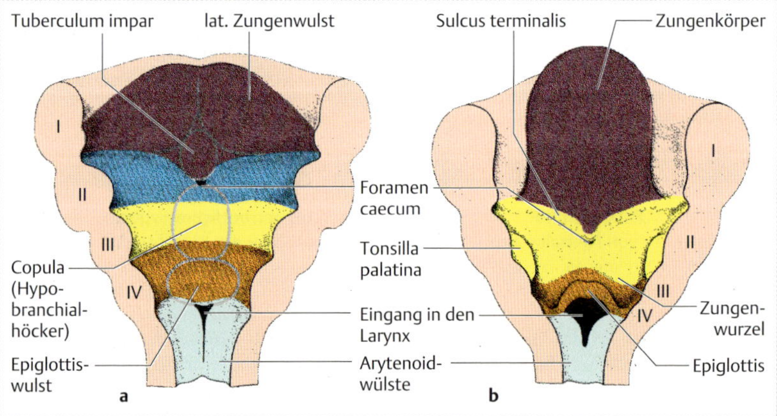

Abb. 18.14 Entwicklung der Zunge. Ansicht der ventralen Abschnitte der Schlundbögen von oben. Die Schnittflächen der Schlundbögen sind mit den Zahlen I–IV bezeichnet. **a** Im Alter von 6 Wochen (etwa 6 mm). **b** Im 5. Monat. Beachte das Foramen caecum als Ursprungsort der Schilddrüsenanlage sowie den Sulcus terminalis, der die Grenze zwischen dem 1. und 2. Schlundbogen darstellt.

Die sensible Innervation spiegelt die Entstehung aus den Schlundbögen wider. Die vorderen zwei Drittel werden vom N. trigeminus, dem Nerv des 1. Schlundbogens, und das hintere Drittel von N. glossopharyngeus und N. vagus, den Nerven des 3. und 4. Bogens, innerviert. Die **sensorische Innervation (Geschmacksknospen)** der vorderen zwei Drittel erfolgt über Fasern, die den N. facialis im Mittelohr verlassen und mit der **Chorda tympani** in den N. lingualis einstrahlen, um mit ihm die Zunge zu erreichen.

Klinischer Bezug

Zungenbändchen

Ankyloglossie entsteht dadurch, dass sich die Zunge nicht hinreichend vom Mundboden ablöst. Normalerweise kommt es zwischen dem Mundboden und der Zungenanlage zu ausgedehnten physiologischen Nekrosen, sodass als untere Befestigung der Zunge nur das Zungenbändchen (Frenulum) zurückbleibt. Bei der häufigsten Form der Ankyloglossie erstreckt sich das Frenulum noch bis zur Zungenspitze.

18.7 Schilddrüse

Die Anlage der Schilddrüse erscheint als Epithelknospe am Boden des Schlunddarms zwischen dem Tuberculum impar und der Copula. Die Abgangsstelle ist später noch als **Foramen caecum** sichtbar (▶ Abb. 18.14, ▶ Abb. 18.15a). Die Schilddrüsenanlage wandert vor dem Schlunddarm als zweizipfeliges Divertikel nach kaudal (▶ Abb. 18.15). Während dieser Wanderung bleibt die Drüsenanlage mit dem Boden des Schlunddarms über einen engen Kanal, den **Ductus thyroglossus**, verbunden. Dieser Gang verliert später sein Lumen und bildet sich schließlich ganz zurück.

In der weiteren Entwicklung wandert die Schilddrüsenanlage am Zungenbein und an den Kehlkopfknorpeln vorbei weiter nach unten. In der 7. Woche erreicht sie ihre endgültige Lage vor der Trachea (▶ Abb. 18.15b). Sie besteht dann aus einem kleinen medialen Isthmus und zwei seitlichen Lappen. Die Schilddrüse nimmt etwa am Ende des 3. Monats ihre Funktion auf. Zu diesem Zeitpunkt werden die ersten kolloidgefüllten Follikel sichtbar.

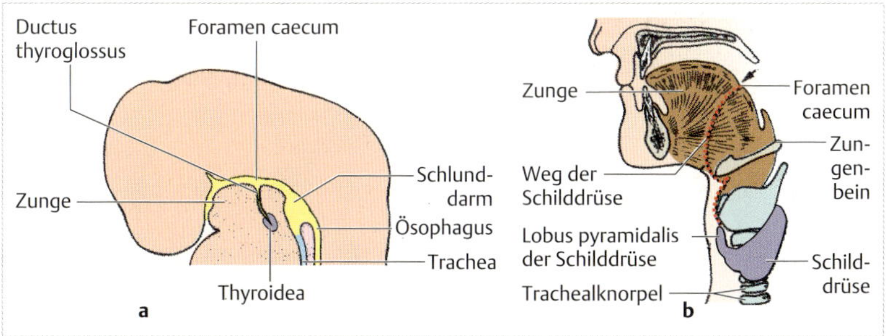

Abb. 18.15 Entwicklung und Wanderung der Schilddrüse. a Die Schilddrüsenanlage entsteht als epitheliales Divertikel des Schlunddarms in der Mittellinie direkt kaudal vom Tuberculum impar. Sie wandert dann im lockeren Mesenchym des Vorderdarms nach kaudal, bleibt jedoch vorübergehend über den Ductus thyroglossus mit dem Vorderdarm verbunden. **b** Definitive Lage der Schilddrüse. Der Abstiegsweg ist gestrichelt eingezeichnet.

18

Die **Follikelzellen der Schilddrüse** bilden **Thyroxin** und **Trijodthyronin** sowie das **Koloid**, das als Speichermedium dient. Die **parafollikulären Zellen** oder **C-Zellen** stammen vom **Ultimobranchialkörper** ab (▶ Abb. 18.8b) und produzieren das Hormon Calcitonin.

Klinischer Bezug

Fehlbildungen der Schilddrüse

Thyroglossuszysten und -fisteln: Eine **Thyroglossuszyste** kann überall auf dem Wege der Schilddrüsenanlage von ihrem Ursprungsort bis in ihre definitive Position auftreten. Sie liegt immer im Bereich der Mittellinie des Halses. Wie der Name sagt, handelt es sich um ein zystisches Überbleibsel des **Ductus thyroglossus**, der beim Embryo die Schilddrüse mit dem Schlundboden verbindet. Etwa 50 % der Zysten liegen in der Nähe des Zungenbeines oder sogar auf seiner Rückseite (▶ Abb. 18.16). Sie werden aber auch am Zungengrund oder in der Nähe des Schildknorpels angetroffen. Manchmal öffnet sich eine Thyroglossuszyste über einen Fistelkanal nach außen. Eine derartige **Thyroglossusfistel** entsteht gewöhnlich sekundär, wenn eine Zyste platzt. Sie kann schon bei der Geburt vorhanden sein.

Versprengtes Schilddrüsengewebe kann ebenfalls überall auf dem Weg der Schilddrüsenanlage angetroffen werden. Am häufigsten findet es sich am Zungengrund, direkt hinter dem Foramen caecum, und kann die gleichen Krankheitsbilder verursachen wie die Schilddrüse selbst.

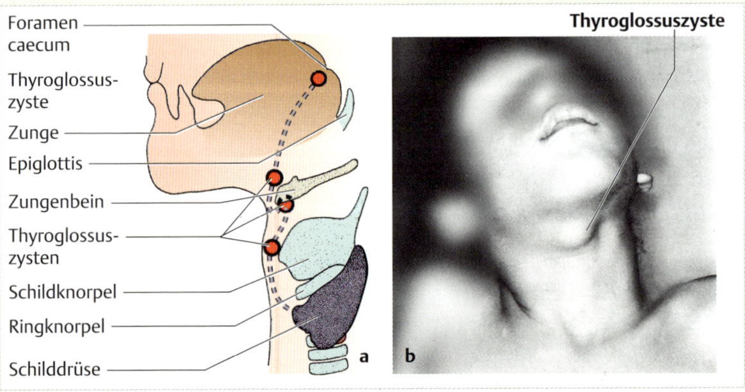

Abb. 18.16 Thyroglossuszyste. a Thyroglossuszysten sind Überreste des Ductus thyroglossus. Die Zysten werden am häufigsten im Bereich des Zungenbeins angetroffen und sitzen immer in der Mittellinie. Sie können überall in der Linie des Abstiegs der Schilddrüsenanlage lokalisiert sein. Der Weg der Schilddrüse bei ihrem Abstieg vom Foramen caecum bis in ihre definitive Lage vor der Trachea ist gestrichelt eingezeichnet. **b** Patientin mit Thyroglossuszyste.

18.8 Gesicht

Am Ende der 4. Woche treten **Gesichtswülste** auf, die im Wesentlichen aus Neuralleistenmesenchym bestehen oder vom 1. Schlundbogen abstammen. Kaudal vom Stomodeum kann man die **Unterkieferwülste** erkennen, seitlich die **Oberkieferwülste** und kranial eine leichte runde Erhebung, den **Stirnwulst** (▶ Abb. 18.2b, ▶ Abb. 18.4). Auf beiden Seiten des Stirnwulstes liegt über dem Stomodeum eine Verdickung des Oberflächenektoderms, die **Riechplakode,** die vom darunterliegenden Prosenzephalon induziert wird.

In der 5. Woche senkt sich die Riechplakode zur **Riechgrube** ein. Sie ist von zwei Leisten, dem **lateralen** und **medialen Nasenwulst**, umgeben (▶ Abb. 18.17).

Während der folgenden 2 Wochen vergrößern sich die Oberkieferwülste. Sie wachsen gleichzeitig nach medial und drücken dabei die medialen Nasenwülste gegen die Mittellinie. Anschließend geht der Spalt zwischen dem medialen Nasenwulst und dem Oberkieferwulst verloren. Beide Wülste fusionieren (▶ Abb. 18.18). Die Oberlippe entsteht so aus den beiden medialen Nasenwülsten und den beiden Oberkieferwülsten. Die lateralen Nasenwülste nehmen nicht an der Bildung der Oberlippe teil. Die Unterlippe und der Unterkiefer gehen aus den Unterkieferwülsten hervor, die in der Mittellinie verschmelzen.

Oberkieferwulst und lateraler Nasenwulst sind ursprünglich durch eine tiefe Furche, die **Tränen-Nasen-Furche**, voneinander getrennt (▶ Abb. 18.17, ▶ Abb. 18.18). Das Ektoderm am Boden der Furche bildet einen soliden epithelialen Strang, der sich vom darüberliegenden Ektoderm ablöst. Durch sekundäre Kanalisation entsteht daraus der **Tränen-Nasen-Gang**.

Das obere Ende des Tränen-Nasen-Gangs erweitert sich zum **Tränensack**. Nach dem sich der Tränen-Nasen-Gang abgesenkt hat, verschmelzen der Oberkieferwulst und der laterale Nasenwulst miteinander. Der Tränen-Nasen-Gang läuft nun aus dem medialen Augenwinkel zur Nasenhöhle und mündet in den unteren Nasengang ein. Die Oberkieferwülste vergrößern sich und bilden die **Wangen-** und den **Oberkieferknochen** (Maxilla).

Die **Nase** entsteht aus vier Gesichtswülsten (▶ Abb. 18.18): Der Stirnwulst bildet die Nasenbrücke; die miteinander verschmelzenden Nasenwülste bilden Nasenrücken und Nasenspitze; die lateralen Nasenwülste bilden die Nasenflügel (▶ Abb. 18.2).

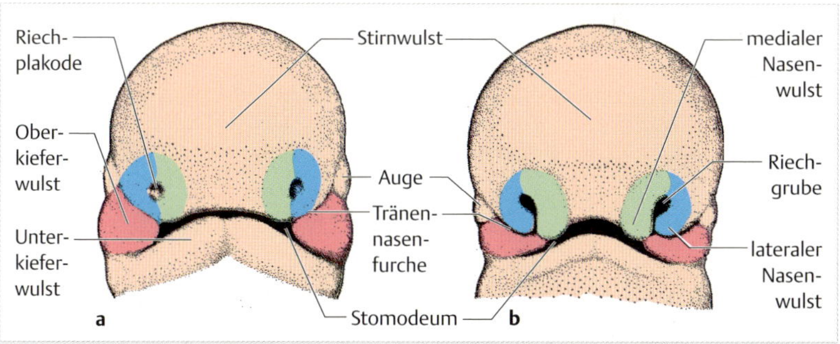

Abb. 18.17 Anlage des Gesichts. Frontalansicht. **a** 5 Wochen alter Embryo. **b** 6 Wochen alter Embryo. Die Nasenwülste grenzen sich allmählich durch tiefe Furchen vom Oberkieferwulst ab.

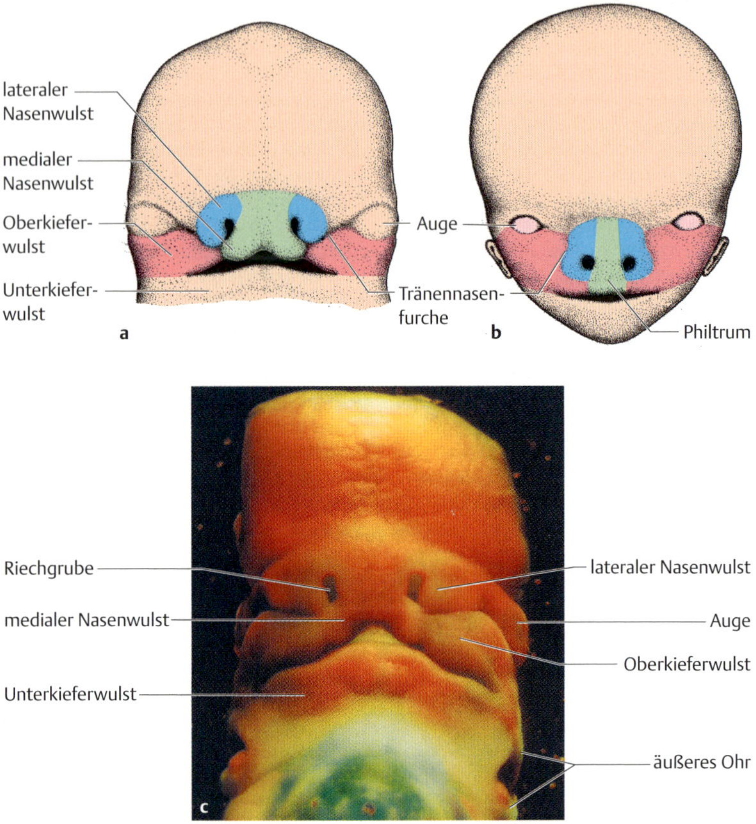

Abb. 18.18 Verschmelzung der Gesichtswülste. Frontalansicht. **a** 7 Wochen alter Embryo: Die Oberkieferwülste sind mit den medialen Nasenwülsten verschmolzen. **b** 10 Wochen alter Embryo. **c** In-utero-Aufnahme eines menschlichen Embryos in einem vergleichbaren Stadium wie **a**.

18

Tab. 18.3 Derivate der Gesichtswülste

Gesichtswulst	Derivate
Stirnwulst	Stirn, Nasenwurzel, medialer und lateraler Nasenwulst
Oberkieferwulst	Wangen, laterale Anteile der Oberlippe
medialer Nasenwulst	Philtrum, Nasenspitze und Nasenrücken
lateraler Nasenwulst	Nasenflügel
Unterkieferwulst	Unterlippe

18.9 Zwischenkiefersegment

Die beiden medialen Nasenwülste vereinigen sich nicht nur an der Oberfläche, sondern auch in der Tiefe. Aus den miteinander verschmolzenen Wülsten entsteht das **Zwischenkiefersegment**. Dieses umfasst drei Anteile:

- einen Lippenanteil, der das **Philtrum** der Oberlippe bildet
- einen **Oberkieferanteil**, in dem die vier Schneidezähne sitzen
- einen **Gaumenanteil**, der den dreieckigen **primären Gaumen** bildet

Kranial geht das Zwischenkiefersegment in den rostralen Anteil des **Nasenseptums** über, das aus dem Stirnwulst entsteht.

18.10 Sekundärer Gaumen

Der primäre Gaumen ist ein Teil des Zwischenkiefersegments (▶ Abb. 18.19). Der Hauptanteil des definitiven knöchernen Gaumens wird jedoch von zwei simsähnlichen Fortsätzen der Oberkieferwülste, den **Gaumenplatten**, gebildet. Sie treten in der 6. Entwicklungswoche auf und sind beiderseits schräg nach abwärts gerichtet (▶ Abb. 18.20). In der 7. Woche verlagert sich die Zunge nach unten. Die Gaumen-

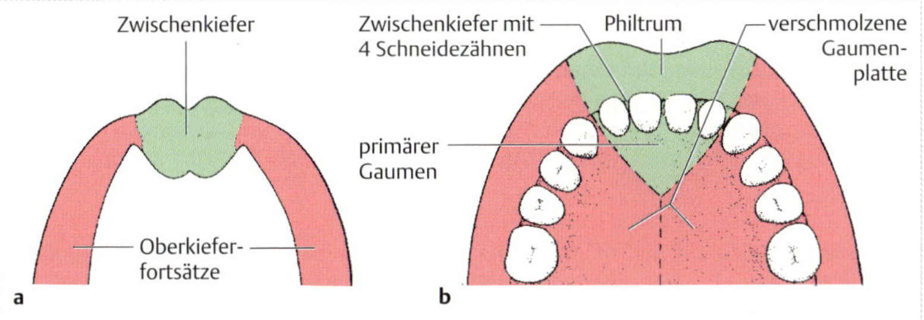

Abb. 18.19 Bildung des primären Gaumens. a Das Zwischenkiefersegment geht aus den beiden medialen Nasenwülsten hervor. **b** Aus dem Zwischenkiefersegment entstehen das Philtrum der Oberlippe, ein Teil des Oberkiefers mit vier Schneidezähnen sowie der dreieckige primäre Gaumen.

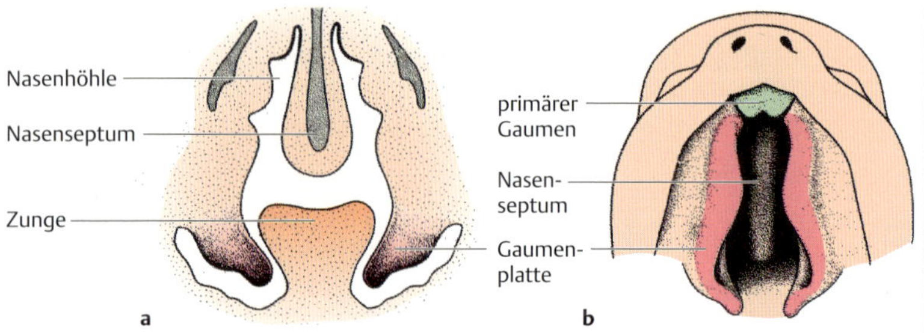

Abb. 18.20 Entwicklung des sekundären Gaumens: 6½ Wochen alter Embryo. a Frontalschnitt durch den Kopf. Die Gaumenplatten nehmen beiderseits von der Zunge eine vertikale Lage ein. **b** Ansicht der Gaumenplatten von ventral nach Entfernung des Unterkiefers und der Zunge. Beachte die Spalten zwischen dem dreieckigen primären Gaumen und den noch vertikal stehenden Gaumenplatten.

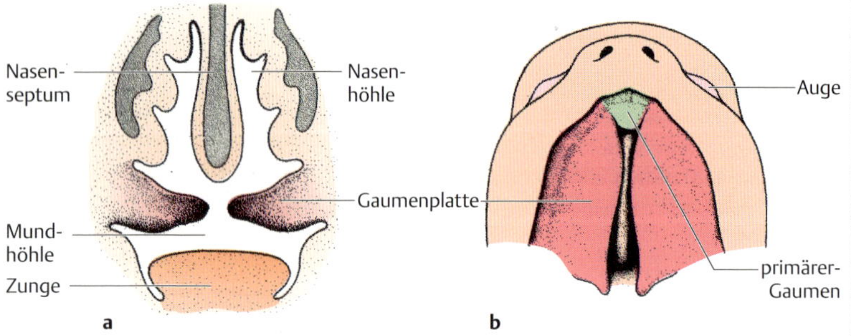

Abb. 18.21 Entwicklung des sekundären Gaumens: 7½ Wochen alter Embryo. a Frontalschnitt durch den Kopf. Die Zunge hat sich nach unten verlagert und die Gaumenplatten nehmen eine horizontale Lage ein. **b** Ansicht der Gaumenplatten von ventral nach Entfernung des Unterkiefers und der Zunge. Die Gaumenplatten liegen horizontal.

18

platten richten sich auf und nehmen eine horizontale Lage ein. Sie vereinigen sich miteinander in der Mittellinie und bilden so den **sekundären Gaumen** (▸ Abb. 18.21, ▸ Abb. 18.22).

Vorn verschmelzen die Gaumenplatten mit dem dreieckigen primären Gaumen. Das **Foramen incisivum** liegt etwa an der Stelle, an der primärer und sekundärer Gaumen zusammenstoßen (▸ Abb. 18.21b). Während die Gaumenplatten miteinander verschmelzen, wächst das Nasenseptum nach unten und vereinigt sich von kranial mit dem neu geformten Gaumen (▸ Abb. 18.22).

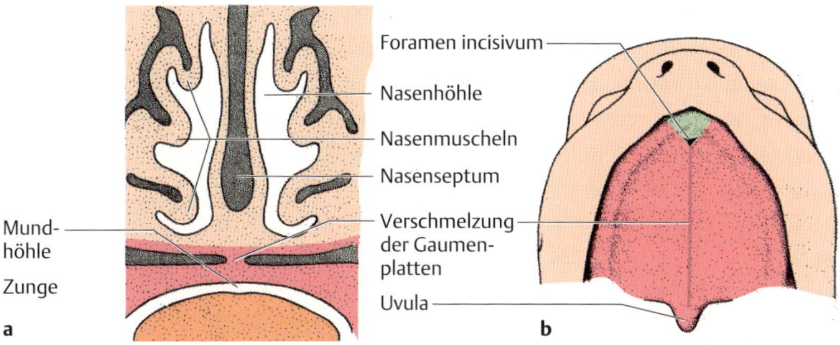

Abb. 18.22 Entwicklung des sekundären Gaumens: 10 Wochen alter Embryo. a Frontalschnitt durch den Kopf. Die beiden Gaumenplatten sind miteinander und mit dem Nasenseptum verwachsen. **b** Ventralansicht des Gaumens. Das Foramen incisivum markiert in der Mittellinie die Stelle, an der primärer und sekundärer Gaumen aneinanderstoßen.

Klinischer Bezug

Gesichtsfehlbildungen

Lippenspalte und **Gaumenspalte**: Lippen- und Gaumenspalten sind häufige Gesichtsfehlbildungen, die die Gesichtszüge und die Sprachbildung beeinträchtigen. Man kann das **Foramen incisivum** als Grenzlinie zwischen den **vorderen** und **hinteren Spaltbildungen** betrachten. Spalten, die vor dem Foramen incisivum liegen, beruhen auf einer ungenügenden Verschmelzung von Oberkieferwulst und medialem Nasenwulst auf einer oder auf beiden Seiten. Es sind: die **seitliche Lippenspalte**, die **Oberkieferspalte** und die **Spalte zwischen primärem und sekundärem Gaumen** (▶ Abb. 18.23b, d, ▶ Abb. 18.24a, b). Spalten, die hinter dem Foramen incisivum liegen, entstehen, wenn die Gaumenplatten sich nicht vereinigen, weil die Gaumenplatten zu klein sind, sich nicht richtig aufrichten oder weil die Zunge sich bei Vorliegen einer Mikrognathie nicht nach unten verlagert. Dabei handelt es sich um die **hintere Gaumenspalte** und die **gespaltene Uvula** (▶ Abb. 18.23e, ▶ Abb. 18.24c). Die dritte Kategorie betrifft Spalten, die sowohl vor als auch hinter dem Foramen incisivum liegen (▶ Abb. 18.23f). Da sich die Gaumenplatten etwa eine Woche nach der Ausbildung der Oberlippe aneinanderlegen und der Verschlussmechanismus der Lippe (Verschmelzung zu dem einheitlichen Zwischenkiefersegment) ein ganz anderer ist als beim sekundären Gaumen (Nahtbildung), müssen vordere und hintere Spalten als voneinander unabhängige Fehlbildungen angesehen werden.

Die vorderen Spalten können in ihrer Ausprägung sehr verschieden sein. Es gibt kaum sichtbare Defekte im Lippenwulst, aber auch Spalten, die bis in die Nase hineinreichen (▶ Abb. 18.24a). In schweren Fällen reicht die Spalte sehr tief und bezieht auch den Oberkiefer ein. Der Oberkiefer ist dabei zwischen lateralem Schneidezahn und Eckzahn gespalten. Häufig reicht eine solche Spalte bis zum Foramen

18

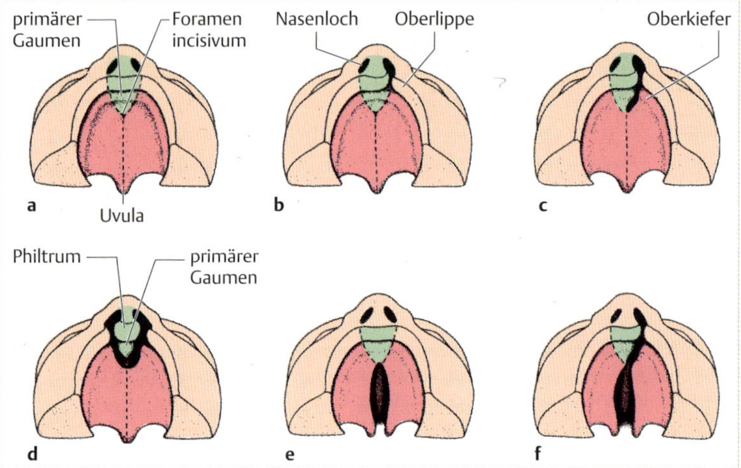

Abb. 18.23 Lippen-, Kiefer- und Gaumenspalten. Ventralansicht von Gaumen, Gingiva, Lippe und Nase. **a** Normale Verhältnisse. **b** Einseitige, bis in die Nase reichende Lippenspalte. **c** Einseitige, bis zum Foramen incisivum reichende Spaltbildung der Lippe und des Oberkiefers. **d** Beidseitige Lippen-Oberkiefer-Spalte. **e** Isolierte Gaumenspalte. **f** Gaumenspalte in Kombination mit einer einseitigen Lippen-Oberkiefer-Spalte.

incisivum (▶ Abb. 18.23c, f). Die hinteren Spalten können ebenfalls verschieden stark ausgeprägt sein. Sie können den gesamten sekundären Gaumen betreffen (▶ Abb. 18.23e, ▶ Abb. 18.24c) oder auch nur die Uvula.

Schräge Gesichtsspalte: Sie entsteht, wenn der Oberkieferwulst mit dem ihm entsprechenden lateralen Nasenwulst nicht zusammenwächst. Dabei liegt der Ductus nasolacrimalis gewöhnlich an der Oberfläche.

Mediane Oberlippenspalte. Die mediane Oberlippenspalte ist eine seltene Fehlbildung und entsteht durch eine unvollständige Vereinigung der beiden medialen Nasenwülste (▶ Abb. 18.24d, ▶ Abb. 18.25a) Kinder mit medianen Spalten sind häufig geistig behindert. Sie können Hirnfehlbildungen mit unterschiedlich ausgeprägtem Verlust medialer Strukturen besitzen (**Holoprosenzephalie**, ▶ Abb. 18.25b, c; vgl. ▶ Abb. 19.29). Die beiden Seitenventrikel können miteinander verschmolzen sein. Die Defekte gehen auf sehr frühe Entwicklungsstörungen bei der Anlage des Vorderhirns zurück (Tag 19–21).

In den meisten Fällen hat die Lippen- und Gaumenspalte multifaktorielle Ursachen. Die Defekte werden üblicherweise unterteilt in:

- Lippenspalte mit oder ohne Gaumenspalte
- Gaumenspalte

Vermutlich handelt es sich um Fehlbildungen unterschiedlicher Ursache und Pathogenese. Lippenspalten mit oder ohne Gau-

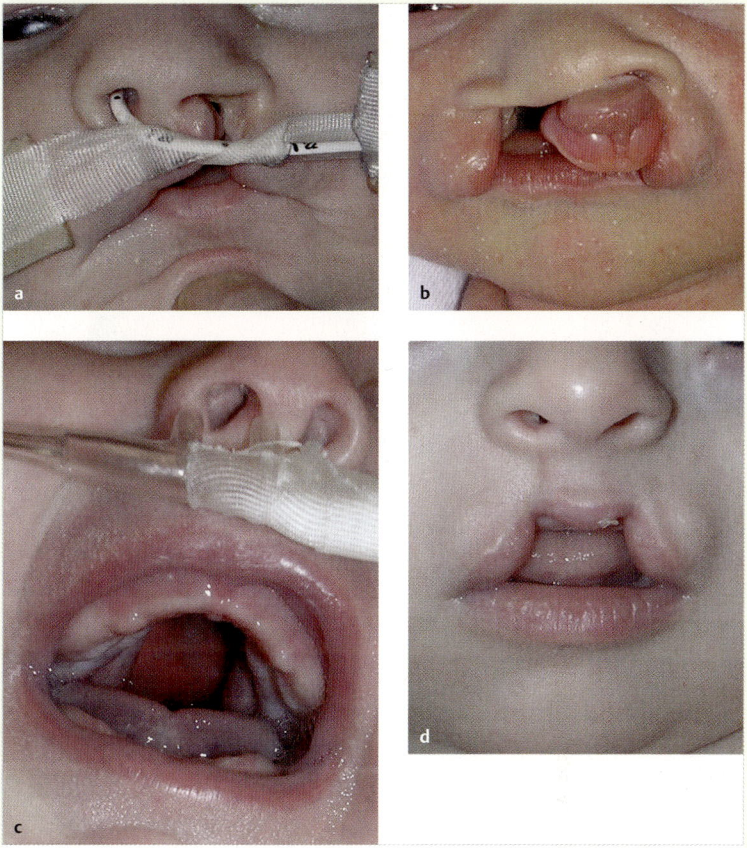

Abb. 18.24 Gesichtsfehlbildungen. **a** Seitliche Lippenspalte (vgl. ▶ Abb. 18.23c). **b** Beidseitige Lippenspalte (vgl. ▶ Abb. 18.23d). **c** Gaumenspalte (▶ Abb. 18.23e). **d** Mittlere Lippenspalte.

menspalte (ca. 1:700 Geburten) treten häufiger bei Jungen (65 %) auf als bei Mädchen und ihre Inzidenz variiert in Abhängigkeit der untersuchten Bevölkerungsgruppe. Asiaten und eingeborene Amerikaner weisen die höchsten Prozentsätze auf (3,5:1000), während die niedrigste Inzidenz unter Afroamerikanern zu finden ist (1:1000).

Bei selbst nicht betroffenen Eltern und einem Kind mit Lippenspalte ist die Wahrscheinlichkeit für das nächste Kind für das Auftreten desselben Defekts 4 %. Wenn zwei Geschwister betroffen sind, steigt das

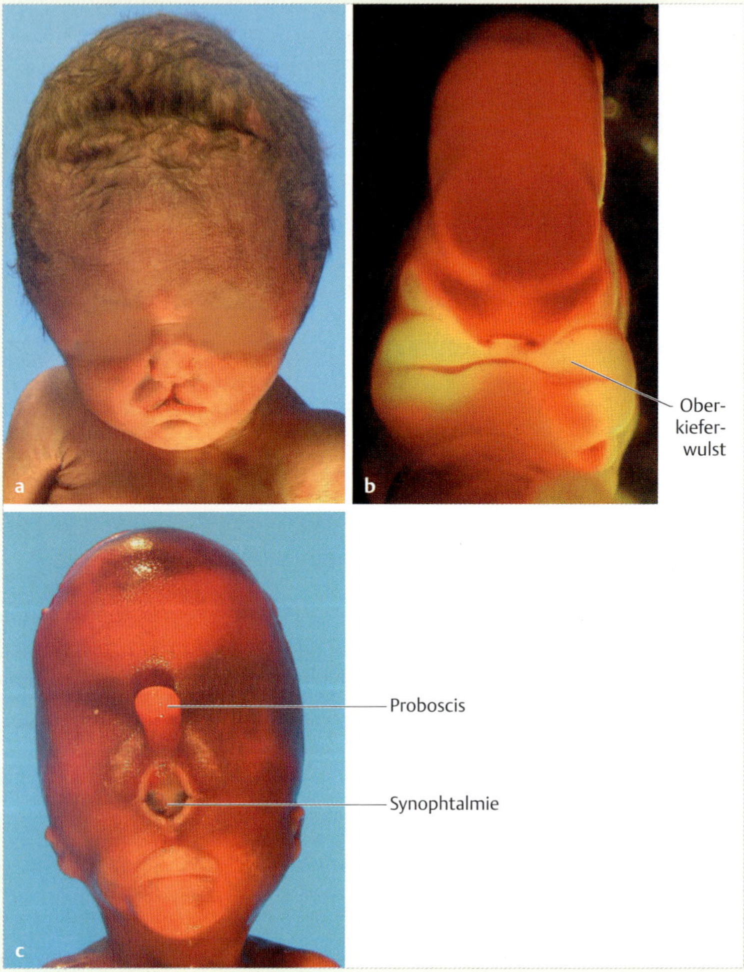

Risiko für das nächste Kind auf 9 % an. Wenn ein Elternteil selbst betroffen ist und bereits ein Kind mit dem gleichen Defekt geboren wurde, steigt die Wahrscheinlichkeit für das nächste Kind auf 17 % an.

Die **Inzidenz der Gaumenspalte** ist niedriger als die der Lippenspalte (1:1500 Geburten). Sie kommt häufiger bei Mädchen (55 %) als bei Jungen vor. Bei weiblichen Embryonen findet die Fusion der

◄

Abb. 18.25 Mittelliniendefekte des Gesichts und Gehirns. a Gesicht eines Neugeborenen mit einer medianen Lippenspalte. Es besteht ein Gewebedefekt zwischen den medialen Nasenwülsten. **b** Gesichtsregion in der 6. Woche mit einem extensiven Mangel an Gewebe in der Mittellinie. Die Bildung der medialen Nasenwülste ist ausgeblieben. Durch Fusion der lateralen Nasenwülste ist eine unpaare Nasenöffnung in der Medianlinie entstanden. Der Mangel an Gewebe in der mittleren Gesichtsregion wirkt sich auch auf das Gehirn aus. Die Kopfregion ist verschmälert und die Augen sind nach vorn und etwas nach unten auf die Nasenöffnungen zu gerichtet. **c** Gesicht eines Neugeborenen mit Holoprosenzephalie. Aufgrund des ausgeprägten Mangels an Mittelliniengewebe ist es zur Fusion beider Augen (Synophthalmie) und zur Bildung einer Art Rüssel (Proboscis) mit einer einzelnen Nasenöffnung gekommen. Durch Fusion beider Oberkieferwülste ist eine Oberlippe entstanden. Der Kopf ist schmal. Eine Störung in der Mittellinie der Gehirnanlage hat zur Verschmelzung der Seitenventrikel des Großhirns zu einem unpaaren Hirnventrikel geführt. Mutationen im *SHH*-Gen, das die Mittellinie des Neuralrohrs im Stadium der Neuralplatte festlegt, können diese Art von Fehlbildungen ebenso verursachen wie Störungen der Cholesterinbiosynthese und die mütterli-

Gaumenplatten etwa eine Woche später statt als bei männlichen, dies könnte der Grund für das häufigere Auftreten bei Mädchen sein.

Die Ursachen für Lippenspalten mit oder ohne Gaumenspalte sind nicht klar umrissen. Einige Fälle treten als Teil von Syndromen mit genetischem Hintergrund auf. Andere Fälle sind nicht syndromisch, jedoch mit denselben Genen assoziiert, die Syndrome hervorrufen, z. B. *IRF6* (Van-der-Woude-Syndrom) und *MSX1*. Wiederum andere Fälle werden durch Exposition mit teratogenen Verbindungen, wie Antikonvulsiva, insbesondere Valproinsäure, ausgelöst. Rauchen während der Schwangerschaft erhöht das Risiko, ein Kind mit orofazialen Fehlbildungen zu gebären.

18.11 Nasenhöhlen

In der 6. Woche vertiefen sich die Riechgruben beträchtlich, teils bedingt durch das Wachstum der benachbarten Nasenwülste, aber auch dadurch, dass sie selbst in das darunterliegende Mesenchym eindringen (► Abb. 18.26a). Zunächst trennt die **Membrana bucconasalis** noch die Riechgruben von der primitiven Mundhöhle. Diese Membran reißt ein, sodass sich die primitiven Nasenhöhlen durch die neu gebildeten **primitiven Choanen** in die Mundhöhle öffnen (► Abb. 18.26c). Die Choanen liegen beiderseits der Mittellinie und unmittelbar hinter dem primären Gaumen. Später, wenn der sekundäre Gaumen und die definitiven Nasenhöhlen gebildet werden (► Abb. 18.26d), liegen die **definitiven Choanen** am Übergang der Nasenhöhle in den Pharynx.

Die **Nasennebenhöhlen** entstehen als Aussackungen der lateralen Nasenwand. Sie wachsen in den Oberkiefer sowie in das Sieb-, Stirn- und Keilbein vor und erreichen ihre definitive Ausdehnung erst während der Pubertät. Die Entwicklung der Nasennebenhöhlen ist ein bestimmender Faktor für die Ausbildung der Gesichtszüge.

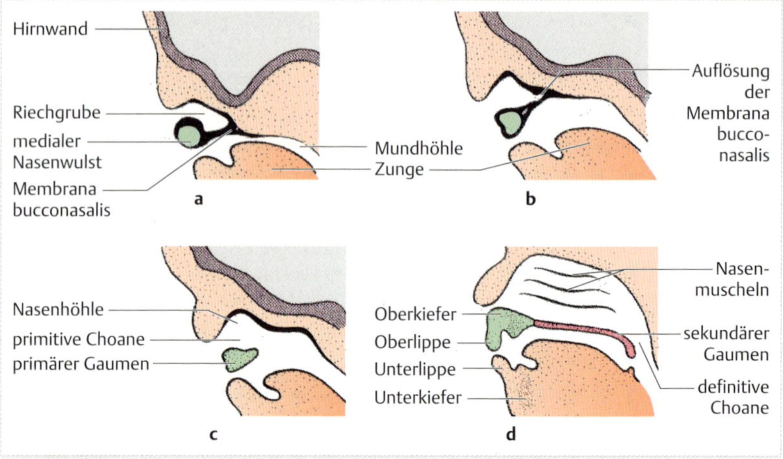

Abb. 18.26 Entwicklung der Nasenhöhle. a Schnitt durch die Riechgrube und den unteren Rand des medialen Nasenwulstes bei einem 6 Wochen alten Embryo. Zwischen der primitiven Nasenhöhle und der Mundhöhle liegt die Membrana bucconasalis. **b** Entsprechender Schnitt wie **a**. Durchbruch der Membrana bucconasalis. **c** In der 7. Woche steht die primitive Nasenhöhle mit der Mundhöhle in offener Verbindung. **d** Sagittalschnitt durch das Gesicht eines 9 Wochen alten Embryos mit dem Zwischenkiefersegment. Es setzt sich aus einem Lippenabschnitt, einem Abschnitt des Oberkiefers und aus dem primären Gaumen zusammen.

18.12 Zähne

Für die Gesichtszüge sind nicht nur die Nasennebenhöhlen, sondern auch das Wachstum von Ober- und Unterkiefer von Bedeutung, in denen die Zähne sitzen. Die Zähne stammen vom ektodermalen Epithel ab, das die Mundhöhle im Bereich des Stomodeums auskleidet. In der 6. Entwicklungswoche proliferiert das Stratum basale und bildet über dem Ober- und Unterkiefer eine bandförmige Struktur, die **Zahnleiste**. Aus dieser Leiste sprossen dann in jedem Kiefer zehn **Zahnknospen** als ektodermale Komponenten der Zahnanlagen aus (► Abb. 18.27a). Bald stülpen sich die Knospen von unten ein. Es entsteht das **Kappenstadium** der Zahnentwicklung (► Abb. 18.27b). Eine Kappe besteht aus einer äußeren Schicht, dem **äußeren Schmelzepithel**, einer inneren Schicht, dem **inneren Schmelzepithel**, und einem zentralen Kern aus lockerem **ektodermalem retikulärem Gewebe** mit sternförmigen Zellen (Schmelzpulpa). Das in der Einsenkung liegende und vom inneren Schmelzepithel begrenzte Mesenchym stammt aus der Neuralleiste und verdichtet sich zur **Zahnpapille**.

Mit dem weiteren Wachstum der Zahnkappe und der Vertiefung der Einsenkung nimmt die Zahnanlage die Form einer Glocke an (**Glockenstadium**, ► Abb. 18.27c). Die Mesenchymzellen der Papille, die dem inneren Schmelzepithel anliegen, wandeln sich in **Odontoblasten** um. Diese Zellen er-

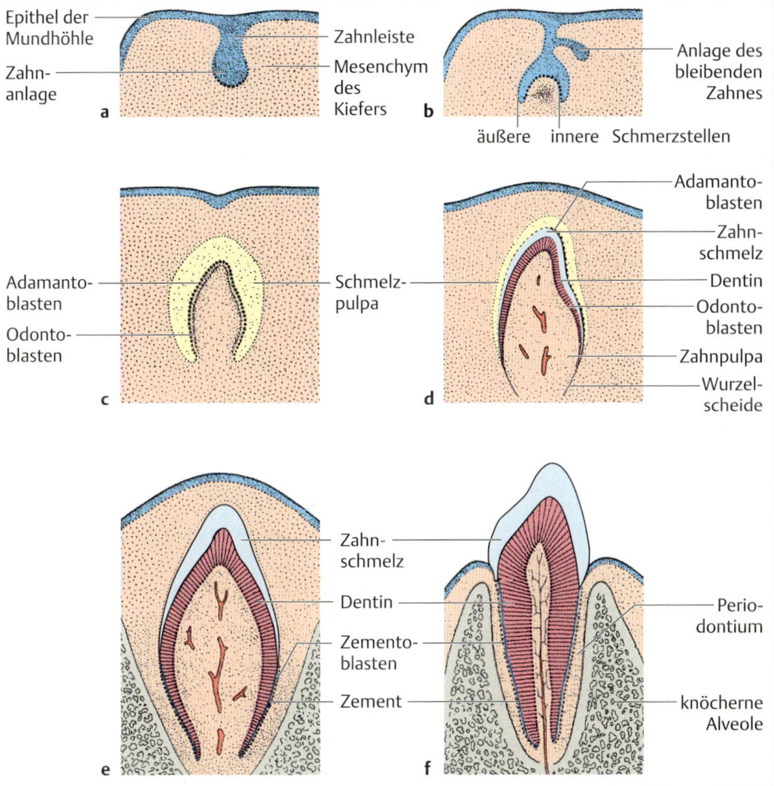

Abb. 18.27 Zahnentwicklung. **a** In der 8. Woche. **b** In der 10. Woche. **c** Im 3. Monat. **d** Im 6. Monat. **e** Kurz vor der Geburt. **f** Nach dem Zahndurchbruch.

zeugen das Prädentin, das unmittelbar unter den inneren Schmelzzellen abgelagert wird. Mit der Zeit verkalkt das Prädentin und wird zum definitiven Dentin. Die Dentinschicht wird dicker, und die Odontoblasten ziehen sich in die Zahnpapille zurück, lassen jedoch im Dentin noch einen dünnen Zytoplasmafortsatz (Tomes-Fasern) liegen (▸ Abb. 18.27d). Die Odontoblastenschicht bleibt, solange der Zahn lebt, erhalten und scheidet dauernd Prädentin ab, das dann zu Dentin umgewandelt wird. Die übrigen Zellen der Zahnpapille bilden die **Zahnpulpa**.

Währenddessen haben sich die inneren Schmelzzellen in **Adamantoblasten** (Schmelzbildner) verwandelt. Diese Zellen erzeugen lange Schmelzprismen, die über dem Dentin abgelagert werden (▸ Abb. 18.27d). Der Schmelz wird zuerst an der Zahnspitze abgelagert und breitet sich von dort allmählich gegen den Zahnhals aus, bis ein vollständiger Schmelzüberzug entstanden ist. Wenn der Schmelz sich durch Apposition neuer Schichten verdickt, ziehen sich die Adamantoblasten in die Schmelzpulpa zurück, bis sie schließlich das äußere Schmelzepithel erreichen. Hier findet ihre Rückbildung statt, wobei vorübergehend eine dünne Membran, das **Schmelzoberhäutchen**, auf der Schmelzoberfläche zurückbleibt. Nach dem Zahndurchbruch löst sich diese Membran Stück für Stück ab.

Die Zahnwurzel entsteht kurz vor dem Durchbruch der Krone. Die inneren und äußeren Schmelzzellen, die im Bereich des Zahnhalses aneinanderliegen, dringen tiefer in das darunterliegende Mesenchym ein und bilden die **epitheliale Wurzelscheide** (▶ Abb. 18.27d). Die der Epithelscheide benachbarten Zellen der Zahnpapille wandeln sich in Odontoblasten um und lagern eine Dentinschicht ab, die sich an die Zahnkrone anschließt (▶ Abb. 18.27e, f). Immer mehr Dentin wird auf die Innenseite der bereits bestehenden Schicht abgelagert, sodass sich der Pulparaum verengt und schließlich ein Kanal entsteht, der die Blutgefäße und Nerven des Zahnes enthält.

Die an der Außenseite des Zahnes gelegenen, an das Wurzeldentin angrenzenden Mesenchymzellen differenzieren sich zu **Zementoblasten** (▶ Abb. 18.27e, f). Die Zellen produzieren eine Hartsubstanz, den Zement, der als eine dünne Schicht über dem Wurzeldentin abgelagert wird. Über dieser Zementschicht bildet das Mesenchym den bindegewebigen Halteapparat, das **Periodontium**. Die Fasern dieses Bandapparats sind mit einem Ende im Zement und mit dem anderen in der knöchernen Wand der Alveole befestigt. Dieser Aufhängeapparat hält somit den Zahn fest in seiner Lage und wirkt gleichzeitig als Stoßdämpfer.

Mit dem weiteren Längenwachstum der Wurzel wird die Krone allmählich durch die darüberliegenden Gewebeschichten in die Mundhöhle vorgeschoben (▶ Abb. 18.27f). Der Durchbruch der **Milchzähne** findet 6–24 Monate nach der Geburt statt.

Die Anlagen für die **bleibenden Zähne** liegen an der der Zunge zugewandten Seite der Milchzähne und entstehen während des 3. Entwicklungsmonats (▶ Abb. 18.28). Die Anlagen, die sich in ähnlicher Weise

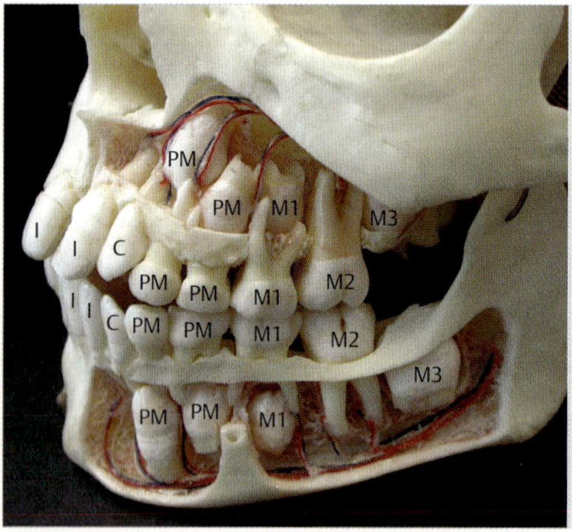

Abb. 18.28 Ersatz des Milchgebisses durch die bleibenden Zähne bei einem kindlichen Schädel. I: Inzisivus (Schneidezahn); C: Caninus (Eckzahn); PM: Prämolar; M1, M2, M3: 1., 2. und 3. Molar.

18

wie die der Milchzähne entwickeln, ruhen bis etwa zum 6. postnatalen Lebensjahr. Dann beginnen sie zu wachsen, während gleichzeitig die Wurzeln der entsprechenden Milchzähne von unten her durch Osteoklasten abgebaut werden.

18.12.1 Molekulare Regulation der Zahnentwicklung

Zähne gibt es nur bei den Vertebraten. Sie treten in der Evolution zusammen mit der Neuralleiste auf. Die Zahnentwicklung geht mit einer klassischen Epithel-Mesenchym-Interaktion zwischen dem Epithel der Mundhöhle und dem darunterliegenden Mesenchym aus der Neuralleiste einher. Das spezifische Muster der Zahnreihe mit Schneidezähnen, Eckzahn und Backenzähnen wird durch die überlappende Expression von ***HOX***-Genen im Mesenchym erzeugt. Die Differenzierung des individuellen Zahnes wird bis zum Knospenstadium vom Epithel und anschließend vom Mesenchym bestimmt. An der Entwicklung sind parakrine Wachstumsfaktoren wie **WNTs**, **BMPs**, **FGFs**, **SHH** sowie die Transkriptionsfaktoren **MSX1 und MSX2** beteiligt.

Bei der Entwicklung der Zähne scheinen die Faktoren ähnlich wie im Primitivknoten während der Gastrulation in einem Organisationszentrum konzentriert zu sein. Das Organisationszentrum wird als „Schmelzknoten“ bezeichnet und liegt als umschriebener Bezirk auf der Spitze der epithelialen Zahnknospe. Im Kappenstadium vergrößert es sich zu einer Gruppe aus dicht gepackten Zellen, die allerdings dann durch Apoptose zugrunde gehen und am Ende des Kappenstadiums verschwinden (▶ Abb. 18.27). Im Schmelzknoten werden FGF4, SHH, BMP2 und BMP4 exprimiert. FGF4 reguliert wahrscheinlich das Wachstum im Glockenstadium in ähnlicher Weise wie es das Auswachsen der Extremitätenknospe über die Randleiste steuert. BMP4 reguliert die Apoptose in den Zellen des Schmelzknotens.

Klinischer Bezug

Zahnanomalien

Gelegentlich sind die zwei unteren mittleren Schneidezähne bei der Geburt schon durchgebrochen (**„natal teeth“**). Sie sind dann zumeist abnorm geformt und haben wenig Schmelz sowie keine Wurzeln.

Zahnanomalien können die Zahl, die Form und die Größe der Zähne betreffen. Sie können Farbablagerungen von Substanzen wie z. B. Tetrazykline enthalten, oder einen defekten Schmelz aufweisen. Schmelzdefekte werden häufig durch ein **Vitamin-D-Defizit (Rachitis)** verursacht. Die Zahnentwicklung kann von vielen genetischen und Umweltfaktoren beinflusst werden.

Alles klar?

1. Welche Rollen spielen die Neuralleistenzellen in der kraniofazialen Entwicklung?
2. Ihnen wird ein Kind mit einem sehr kleinen Unterkiefer vorgestellt. Anstelle der Ohren sind beiderseits nur kleine Höckerchen vorhanden. Das Kind hat eine Anamnese mit häufigen Lungenentzündungen und ist für sein Alter zu klein. Welche Diagnose ließe sich stellen? Was könnte die Ursache für die Anomalien sein?
3. Ein Kind kommt mit einer medialen Lippenspalte zur Welt. Muss man an andere Fehlbildungen denken?
4. Ein Kind wird wegen eines Tumors vorgestellt, der in der Mittellinie unter dem Bogen des Zungenbeins liegt. Was kann sich hinter dem Tumor verbergen? Wie lässt sich der Befund embryologisch erklären?

19 Zentralnervensystem

19.1 Überblick

Das **Zentralnervensystem** stammt vom Ektoderm ab. Die Neuralplatte bildet sich in der 3. Woche. Sie faltet sich auf und schließt sich zum **Neuralrohr**. Die kraniale Öffnung des Neuralrohrs (Neuroporus anterior) verschließt sich um den 25. Tag, die kaudale Öffnung (Neuroporus posterior) um den 28. Tag der Entwicklung. Aus dem kranialen Abschnitt des Neuralrohrs entsteht das Gehirn, aus dem kaudalen das Rückenmark.

Störungen beim Neuralrohrschluss führen im Lumbosakralbereich zur Spina bifida (▸ Abb. 19.11, ▸ Abb. 19.12), im Bereich der Hirnbläschen zum Anenzephalus (▸ Abb. 19.27).

Das **Rückenmark** entsteht aus dem Neuralrohr. In der Seitenwand des Neuralrohrs entwickelt sich unten die **Grundplatte** mit den motorischen Kernarealen und oben die **Flügelplatte** mit den sensiblen Kernarealen. Die **Deckplatte** schließt das Neuralrohr nach oben und die **Bodenplatte** nach unten ab (▸ Abb. 19.4). **Spinalnerven** bilden sich aus jedem „Segment“ des Rückenmarks. (Dieses ist nicht primär segmentiert.) Die Perikaryen der Motoneuronen dieser Nerven liegen in der Grundplatte (innerhalb des Rückenmarks), während die Perikaryen der sensiblen Zellen in den Spinalganglien (außerhalb des Rückenmarks) liegen und aus Zellen der Neuralleiste entstehen. Im Bereich des Rückenmarks ist SHH für die Ventralisation verantwortlich und induziert die Bodenplatte und die Grundplatten. BMP4 und BMP7 aus dem angrenzenden Oberflächenektoderm führen zur Expression von *PAX3* und *PAX7* und zur Induktion der Deck- und Flügelplatten.

Das **Gehirn** wird in den Hirnstamm und die höheren Zentren unterteilt. Der **Hirnstamm** ist die Fortsetzung des Rückenmarks und ähnelt diesem hinsichtlich seiner Struktur mit Grundplatte und Flügelplatte; in den **höheren Zentren**, dem Kleinhirn und den Großhirnhemisphären sind die Flügelplatten stärker ausgebildet. Nach dem Neuralrohrschluss besteht das Gehirn aus drei primären Bläschen: **Rhombenzephalon (Rautenhirn)**, **Mesenzephalon (Mittelhirn)** und **Prosenzephalon (Vorderhirn)**. Später unterteilen sich die primären Hirnbläschen in fünf Abschnitte.

Das **Rhombenzephalon** (Rautenhirn) unterteilt sich in das **Myelenzephalon** (Markhirn) (▸ Abb. 19.14) und das **Metenzephalon** (Nachhirn) (▸ Abb. 19.15). Im Rautenhirn ist das Neuralrohr aufgeklappt, sodass sich am Boden des 4. Ventrikels eine Grundplatte mit motorischen Kernarealen und eine Flügelplatte mit sensiblen und sensorischen Kernarealen, beide getrennt durch einen Sulcus limitans, unterscheiden lassen. Das Dach des 4. Ventrikels besteht aus der dünn ausgezogenen Deckplatte. In den motorischen und sensiblen Kernarealen des Rautenhirns entspringen die Pharyngealbogennerven. Aus dem Metenzephalon geht dorsal das **Kleinhirn (Zerebellum)** als Koordinationszentrum für Haltung und Bewegung hervor (▸ Abb. 19.16). Ventral bildet sich die **Brücke (Pons)** als Übergangszone von Leitungsbahnen zwischen Rückenmark, Großhirnhemisphären und Kleinhirn (▸ Abb. 19.15).

Das **Mesenzephalon (Mittelhirn)** bewahrt weitgehend den Grundaufbau des Neuralrohrs. Der Zentralkanal wird zum Aquaeductus cerebri. Die Grundplatte enthält die motorischen Kerne für die Augenmuskeln. Aus der Flügelplatte entsteht die Vierhügelplatte mit den vorderen Hügeln als Schaltstation für optische und den hinteren Hügeln als Schaltstation für Gehör- und Gleichgewichtsreize (▶ Abb. 19.19).

Das **Prosenzephalon** unterteilt sich ebenfalls in das **Dienzephalon (Zwischenhirn)** im hinteren Abschnitt und das Telenzephalon (Endhirn) im vorderen Abschnitt. Das Dienzephalon umfasst eine dünne Deckplatte und eine dicke Flügelplatte, in der **Thalamus** und **Hypothalamus** entstehen (▶ Abb. 19.20, ▶ Abb. 19.21).

Die **Hypophyse** entwickelt sich unter dem Hypothalamus (▶ Abb. 19.22). Der Hypophysenvorderlappen (Adenohypophyse) entsteht aus der Rathke-Tasche, einer Aussackung der ektodermalen Mundbucht (Stomodeum). Der Hypophysenhinterlappen (Neurohypophyse) entsteht aus einer Ausstülpung am Boden des Dienzephalons (Infundibulum). Die Neurohypophyse enthält Neuroglia, in der Nervenfasern aus dem Hypothalamus enden.

Das **Telenzephalon (Endhirn)** entsteht durch Ausstülpung der Großhirnbläschen aus dem Prosenzephalon und schließt die Lamina terminalis ein (▶ Abb. 19.20). Diese ist der Ausgangspunkt für die Kommissuren zwischen den beiden Hemisphären (▶ Abb. 19.23, ▶ Abb. 19.25). Die Großhirnbläschen breiten sich nach hinten über den Hirnstamm aus. An ihrem Boden entstehen die Basalganglien. Sie verschmelzen sekundär mit den Kernen in der Wand des Dienzephalons (▶ Abb. 19.23b).

Aus den Hirnbläschen geht das **Ventrikelsystem** hervor. Der Liquor wird vom Plexus choroideus der Seitenventrikel, des 3. Ventrikels und des 4. Ventrikels gebildet. Der Liquor tritt im 4. Ventrikel durch die Foramina von Luschka und Magendie in den Subarachnoidalraum aus.

Ein Verschluss des Aquaeductus cerebri führt zum **Hydrocephalus internus** (Erweiterung der Hirnventrikel), die Verlegung des Abflusses über das Foramen magnum dagegen zum **Hydrocephalus externus** (Erweiterung des Subarachnoidalraums).

Die Rhombomere des Rautenhirns werden in der kraniokaudalen Richtung durch ein spezifisches Muster der ***HOX*-Genexpression** determiniert. Die Gliederung der kranial hinzukommenden Vorderhirn- und Mittelhirnregion wird von anderen, ebenfalls eine Homöobox enthaltenden Genen wie ***LIM1*** und ***OTX2*** bestimmt. Hier entstehen zwei weitere Organisationszentren, die **vordere Neuralfalte** und der **Isthmus rhombencephali**, die beide **FGF8** bilden. FGF8 induziert im Vorderhirn ***FOXG1***, das die Entwicklung des Telenzephalons reguliert. Im Isthmus werden ***engrailed*-Gene** induziert, die die Differenzierung des Kleinhirns und der Deckplatte des Mesenzephalons regulieren. Wie im übrigen Neuralrohr werden die Vorderhirn- und Mittelhirnregion von **SHH** aus der Prächordalplatte und der Chorda ventralisiert, während **BMP4** und **BMP7** aus dem Oberflächenektoderm die dorsalisierenden Gene induzieren und ihre Expression unterhalten.

Es gibt 12 **Hirnnerven**, von denen die meisten aus dem Nachhirn stammen. Die Motorneuronen für jedes dieser Nervenpaare befinden sich innerhalb des Gehirns, während die sensiblen Neuronen ihren Ursprung außerhalb des Gehirns in den ektodermalen Plakoden und der Neuralleiste haben (▶ Tab. 18.2, ▶ Tab. 18.3). In dieser Hinsicht ähnelt der Aufbau der Hirnnerven dem der Spinalnerven.

Das **autonome Nervensystem (ANS)** besteht aus einem **sympathischen** und einem **parasympathischen** Anteil. Dabei handelt es sich um ein jeweils aus zwei aufeinanderfolgenden Neuronen aufgebautes System mit prä- und postganglionären Fasern. Die präganglionären Neuronen des sympathischen Systems liegen im Seitenhorn des Rückenmarks auf der Höhe zwischen Th 1 und L 2–L 3; die zugehörigen postganglionären Neuronen liegen im Sympathikus-Grenzstrang und in den kollateralen (präaortischen) Ganglien entlang der Aorta. Die parasympathischen präganglionären Neuronen haben ihre Zellkörper oder Perikaryen im Hirnstamm (sie sind mit den Hirnnerven III, VII, IX und X assoziiert) und im Sakralbereich des Rückenmarks (S 2–S 4); die postganglionären Perikaryen befinden sich in Ganglien, die meist in der Nähe des von ihnen innervierten Organs liegen. Alle Ganglien des autonomen Nervensystems werden von der Neuralleiste gebildet.

Das zentrale Nervensystem (ZNS) wird beim menschlichen Embryo zu Beginn der 3. Entwicklungswoche als längliche, pantoffelförmige Platte aus verdicktem Ektoderm angelegt. Die **Neuralplatte** entsteht vor dem **Primitivknoten** über der Chorda. Der vordere Abschnitt ist besonders breit. Die Aufrichtung der **Neuralwülste** zu den **Neuralfalten** und die Ausbildung der **Neuralrinne** beginnt im mittleren Abschnitt (▸ Abb. 6.2).

Die Neuralfalten richten sich noch weiter auf und verschmelzen miteinander, sodass das **Neuralrohr** entsteht (▸ Abb. 6.3, ▸ Abb. 6.4). Die Verschmelzung erfolgt zuerst in Höhe des 5. Somiten und schreitet von dort in kranialer und kaudaler Richtung fort (▸ Abb. 6.4). Am kranialen und kaudalen Ende des Embryos erfolgt die Verschmelzung etwas später, sodass über den **Neuroporus anterior** bzw. **posterior** vorübergehend eine offene Verbindung zwischen dem Lumen des Neuralrohrs und der umgebenden Amnionhöhle besteht (▸ Abb. 6.4c). Der Verschluss des Neuroporus anterior findet im 18- bis 20-Somiten-Stadium (25. Tag) statt, der des Neuroporus posterior etwa 3 Tage später.

Das kraniale Ende des Neuralrohrs weist schon frühzeitig drei deutliche Erweiterungen auf, die **primären Hirnbläschen**. Von vorn nach hinten werden diese Bläschen folgendermaßen benannt (▸ Abb. 19.1a):

- **Prosenzephalon** oder **Vorderhirn**
- **Mesenzephalon** oder **Mittelhirn**
- **Rhombenzephalon** oder **Rautenhirn**

Gleichzeitig mit der Anlage dieser Bläschen faltet sich das Neuralrohr nach ventral ein, sodass zwei Krümmungen entstehen (▸ Abb. 19.1a):

- die **Nackenbeuge** an der Grenze zwischen Rautenhirn und Rückenmark und
- die **Scheitelbeuge** im Bereich des Mittelhirns.

In der 5. Woche entstehen vor den Augenbläschen die Anlagen für die Großhirnhemisphären. Die Großhirnbläschen fassen die Vorderwand des ehemaligen Prosenzephalonbläschens als Lamina terminalis zwischen sich und bilden zusammen die Anlage des **Telenzephalons** oder **Endhirns**. Der Rest des Prosenzephalons wird damit zum **Dienzephalon** oder **Zwischenhirn** (▸ Abb. 19.1b).

Im Bereich des Rhombenzephalons knickt sich die Neuralanlage nach ventral ein. Es entsteht die **Brückenbeuge**. Das Dach des Rhombenzephalons zieht sich dünn aus (▸ Abb. 19.1b). Der vordere Abschnitt des Rhombenzephalons wird als **Metenzephalon** (**Nachhirn**) bezeichnet, der hintere als **Myelenzephalon** (**Markhirn**).

Die embryonalen Hirnbläschen bleiben als **Hirnventrikel** erhalten. Sie sind mit Ze-

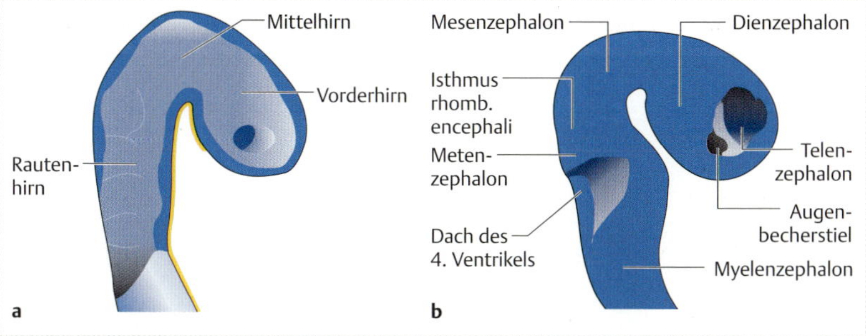

Abb. 19.1 Embryonale Hirnbläschen und Entwicklung der fünf Hirnabschnitte. Zeichnungen von Sagittalschnitten durch das Gehirn eines Embryos. **a** 27 Tage alter Embryo. Es sind drei Hirnbläschen zu erkennen: das Vorderhirn, das Mittelhirn und das Rautenhirn. **b** 32 Tage alter Embryo: Die drei Hirnbläschen haben sich in Telenzephalon, Dienzephalon, Mesenzephalon, Metenzephalon und Myelenzephalon unterteilt.

rebrospinalflüssigkeit (Liquor cerebrospinalis) gefüllt und stehen mit dem **Zentralkanal des Rückenmarks** in direkter Verbindung:

- Die Großhirnhemisphären enthalten je einen **Seitenventrikel**. Die Seitenventrikel stehen über das **Foramen interventriculare** (**Monroi**) mit dem 3. Ventrikel in Verbindung.
- Der **3. Ventrikel** ist die Höhle des Dienzephalons. Sie wird nach vorn durch die Lamina terminalis begrenzt. Im Bereich der späteren Sehnervenkreuzung besteht ursprünglich eine offene Verbindung zum Augenbläschen. Das Lumen des Mesenzephalons verengt sich zu einem Kanal, dem **Aquaeductus cerebri (Sylvii)**. Die Zerebrospinalflüssigkeit fließt aus dem 3. Ventrikel durch den Aquaeductus cerebri in die Höhle des Rhombenzephalonbläschens.
- Diese bleibt als **4. Ventrikel** erhalten und geht kaudal in den Zentralkanal des Rückenmarks über.

19.2 Rückenmark

19.2.1 Neuralepithel, Mantelschicht und Marginalzone

Die Wand des Neuralrohrs wird vom noch undifferenzierten **Neuralepithel** gebildet. Die **Neuralepithelzellen** erstrecken sich über die gesamte Breite der Neuralrohrwand und bilden ein dickes, mehrreihiges Epithel (▶ Abb. 19.2). Im Stadium der Neuralrinne und kurz nach dem Neuralrohrschluss teilen sich die Neuralepithelzellen rasch, und es kommt zu einer starken Zellvermehrung.

Nach dem Neuralrohrschluss entsteht aus den Neuralepithelzellen ein neuer Zelltyp mit einem großen, runden Kern und blassem Kernplasma sowie einem dunkel gefärbten Nukleolus. Bei diesen Zellen handelt es sich um primitive Nervenzellen, d. h. um **Neuroblasten** (▶ Abb. 19.3). Ihre Anzahl nimmt ständig zu. Sie bilden dann eine Schicht, die sich an das Neuralepithel anlagert und als **Mantelschicht** bezeichnet

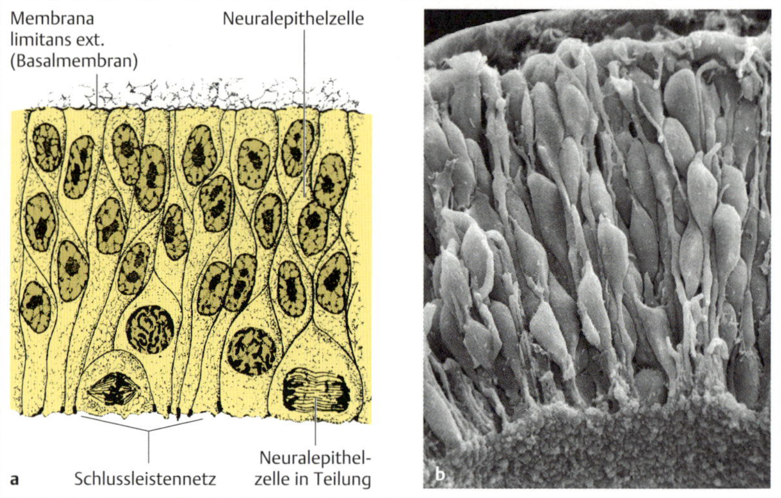

Abb. 19.2 Neuralepithel kurz nach Neuralrohrschluss. a Die Neuralepithelzellen bilden ein mehrreihiges Epithel. Beachte die Mitosen an der zum Lumen gerichteten Oberfläche. **b** REM-Aufnahme eines Schnittes durch das Neuralrohr eines Hühnerembryos im entsprechenden Stadium.

wird (▶ Abb. 19.4). Die Mantelschicht entwickelt sich zur **grauen Substanz des Rückenmarks.** In der im Querschnitt schmetterlingsförmigen grauen Substanz liegen die Zellkörper der Nervenzellen mit dem Zellkern.

Die äußerste Schicht des Rückenmarks enthält die Nervenfasern, die von den Neuroblasten in der Mantelschicht ausgehen, und heißt **Marginalzone** (Randschleier). Die Myelinhülle der Nervenfasern lässt diese Schicht schließlich weiß erscheinen, sodass sie als **weiße Substanz des Rückenmarks** bezeichnet wird (▶ Abb. 19.4b).

19.2.2 Grund- und Flügelplatte, Deck- und Bodenplatte

Da fortwährend neue Neuroblasten in die Mantelschicht eintreten, entsteht auf jeder Seite des Neuralrohrs eine ventrale und eine dorsale Verdickung. Die ventralen Verdickungen enthalten als **Grundplatten** die Zellen des motorischen Vorderhorns und entwickeln sich zum motorischen Areal des Rückenmarks, während aus den dorsalen Verdickungen, den **Flügelplatten**, die sensiblen Areale entstehen (▶ Abb. 19.4a, b).

An der inneren Oberfläche des Neuralrohrs erscheint beiderseits eine longitudinale Rinne, der **Sulcus limitans.** Er stellt die Grenze zwischen den vorderen motori-

19

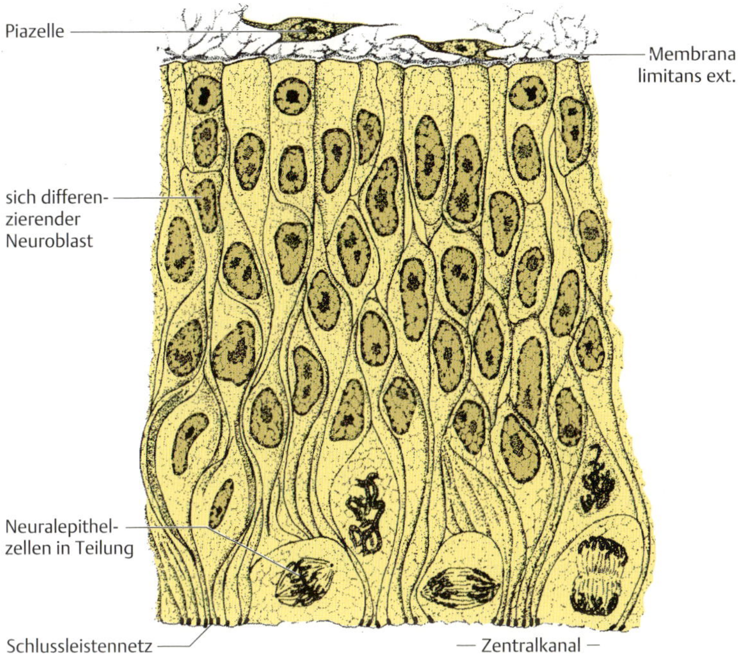

Abb. 19.3 Differenzierung von Neuroblasten. Querschnitt durch die Neuralrohrwand in einem gegenüber ▸ Abb. 19.2 etwas fortgeschritteneren Stadium. Das Epithel besteht in der Hauptsache aus Neuralepithelzellen. Nur in der Peripherie direkt unterhalb von der Membrana limitans externa differenzieren sich Neuroblasten. Sie entstehen in zunehmender Zahl aus den Neuroepithelzellen und bilden die Mantelzone.

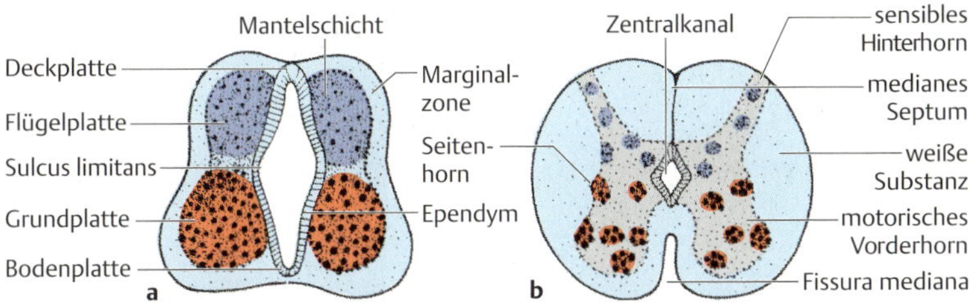

Abb. 19.4 Entwicklung des Rückenmarks in zwei aufeinanderfolgenden Stadien. Beachte die Ausbildung des motorischen Vorderhorns, des sensiblen Hinterhorns und des Seitenhorns.

19

schen und den hinteren sensiblen Arealen dar (▸ Abb. 19.4a). Die dorsal und ventral in der Mittellinie gelegenen dünnen Wandabschnitte des Neuralrohrs heißen **Deckplatte** und **Bodenplatte**. Sie enthalten keine Neuroblasten und dienen in erster Linie als Durchgangsgebiet für Nervenfasern, die von einer Seite des Rückenmarks zur anderen kreuzen.

Zwischen **motorischem Vorderhorn** und **sensiblem Hinterhorn** entsteht das sehr viel kleinere **Seitenhorn** (▸ Abb. 19.4b). Es enthält in seinem dorsalen Anteil viszerosensible und in seinem ventralen Anteil viszeromotorische Kernareale.

19.2.3 Histologische Differenzierung

Nervenzellen

Die **Neuroblasten** als Vorläufer von Nervenzellen entstehen ausschließlich durch Teilung aus den Neuralepithelzellen. Ursprünglich besitzen Neuroblasten einen zentralen Fortsatz, der zum Lumen hin zieht (**vorläufiger Dendrit**). Wenn sie jedoch in die Mantelzone einwandern, verschwindet dieser Fortsatz, und die Neuroblasten runden sich vorübergehend zu **apolaren Neuroblasten** ab (▸ Abb. 19.5a).

Als nächster Differenzierungsschritt entwickeln sich zwei neue Zytoplasmafortsätze an den entgegengesetzten Zellpolen – es entstehen **bipolare Neuroblasten** (▸ Abb. 19.5b). Der eine Zellfortsatz verlängert sich rasch und wird zum **Axon** (auch Neurit oder Nervenfaser genannt), während der andere am gegenüberliegenden Pol eine Reihe von Zytoplasmaverzweigungen entwickelt, die als **Dendriten** bezeichnet werden (▸ Abb. 19.5c). Die Zelle ist damit zum **multipolaren Neuroblasten** geworden und entwickelt sich zur **Nervenzelle** oder zum **Neuron** weiter. Mit der Differenzierung verlieren die Zellen ihre Teilungsfähigkeit.

Die Neuroblasten in der Bodenplatte differenzieren sich zu **motorischen Vorderhornzellen**. Ihre Axone durchbrechen die Marginalzone und bilden die **ventrale motorische Wurzel des Spinalnervs**. Sie leiten die motorischen Erregungen vom Rückenmark zur quer gestreiften Muskulatur (▸ Abb. 19.6). Die Nervenfasern in der **dorsalen sensiblen Wurzel des Spinalnervs** gehen von den **pseudounipolaren Ganglienzellen im Spinalganglion** aus (▸ Abb. 19.6a). Sie enden an Neuronen in der Flügelplatte, die sich zum sensiblen Hinterhorn des Rückenmarks entwickelt.

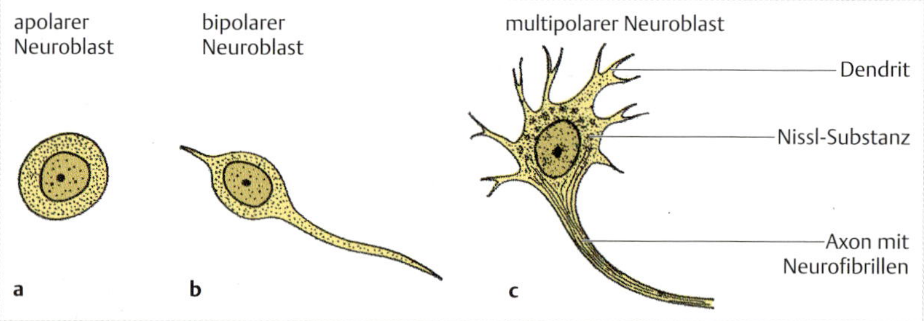

Abb. 19.5 Differenzierungsstadien von Neuroblasten. Als Neuron wird die strukturelle und funktionelle Einheit einer Nervenzelle mit allen ihren Fortsätzen bezeichnet.

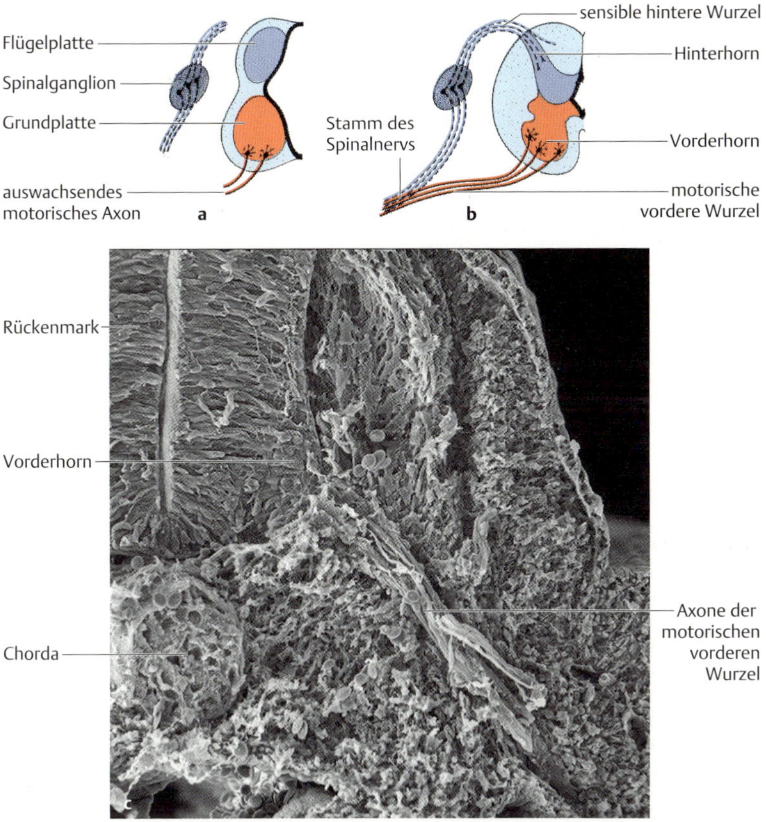

Abb. 19.6 Ausbildung des Spinalnervs. a Die motorischen Axone wachsen aus der Grundplatte aus, die Fasern der Nervenzellen in den sensiblen Ganglien ziehen nach zentral und nach peripher. **b** Die Nervenfasern der ventralen motorischen und der dorsalen sensiblen Wurzel vereinigen sich zum Stamm des Spinalnervs. **c** REM-Aufnahme eines Querschnitts durch das Rückenmark eines Hühnerembryos. Vorderhorn und motorische ventrale Wurzel beginnen sich zu differenzieren.

Gliazellen

Der größte Teil der primitiven Stützzellen im Neuralrohr, die als **Glioblasten** bezeichnet werden, entsteht aus Neuralepithelzellen, nachdem die Bildung von Neuroblasten beendet ist. Aus der Neuralepithelschicht wandern die Glioblasten in die Mantelschicht. Man nimmt an, dass einige bis in die Marginalzone weiterwandern. In

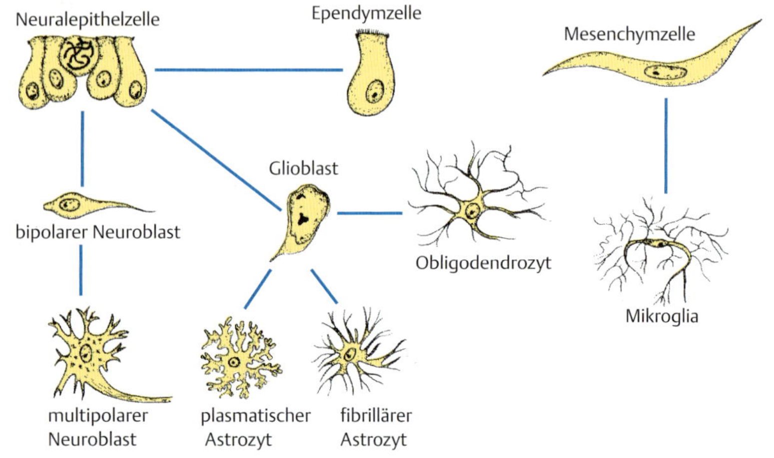

Abb. 19.7 Differenzierung von Neuroblasten und Gliazellen aus dem Neuralepithel. Neuroblasten, fibrilläre und protoplasmatische Astrozyten sowie Ependymzellen stammen von den Neuralepithelzellen ab. Die Mikroglia entwickelt sich aus Mesenchymzellen von Blutgefäßen bei der Vaskularisierung des ZNS.

der Mantelschicht differenzieren sie sich zu **protoplasmatischen** und **fibrillären Astrozyten** (▶ Abb. 19.7).

Eine weitere Form der Stützzelle, die wahrscheinlich von den Glioblasten abstammt, ist die **Oligodendrogliazelle** (der **Oligodendrozyt**). Dieser Zelltyp findet sich hauptsächlich in der Marginalzone und bildet die Markscheiden- oder Myelinschichten um die aufsteigenden und absteigenden Axone in der Marginalzone.

In der 2. Hälfte der Schwangerschaft tritt eine dritte Form der Stützzelle im ZNS auf, die **Mikrogliazelle**. Sie hat die Eigenschaften eines Phagozyten und stammt vom vaskulären Mesenchym ab, wenn Blutgefäße ins ZNS einwachsen (▶ Abb. 19.7).

Wenn die Neuralepithelzellen aufgehört haben, Neuro- und Glioblasten zu bilden, entwickeln sie sich schließlich zu **Ependymzellen**, die den Zentralkanal auskleiden.

Neuralleistenzellen

Bei der Einsenkung der Neuralplatte tritt in den Neuralwülsten eine charakteristische Gruppe von Zellen auf. Sie stammen aus dem Ektoderm und werden als **Neuralleistenzellen** bezeichnet. Vorübergehend bilden sie eine Zwischenzone zwischen Neuralrohr und Oberflächenektoderm (▶ Abb. 6.3b, d). Wenn sich das Neuralrohr geschlossen hat, wandern die Neuralleistenzellen als Einzelzellen mit amöboiden Bewegungen nach lateral aus und verteilen sich im gesamten Körper (▶ Abb. 6.3c, d). Auf beiden Seiten des Neuralrohrs bilden sie die segmental angeordneten **Spinalganglien** der Spinalnerven.

Die Neuroblasten in den Spinalganglien bilden ein Axon aus, das sich sogleich nach seinem Abgang aus dem Zellkörper in zwei Nervenfasern aufgabelt (**pseudounipolare Ganglienzelle,** ▶ Abb. 19.6a):

- Eine der beiden Nervenfasern wächst *nach zentral* vor und dringt in den dorsalen Abschnitt des Neuralrohrs ein. Dort endet sie entweder an einer Zelle in der Flügelplatte oder steigt in der Marginalschicht zu einem höheren Gehirnzentrum auf. Diese Fasern heißen in ihrer Gesamtheit **hintere sensible Wurzel des Spinalnervs** (▸ Abb. 19.6b).
- Die andere Nervenfaser der Spinalganglienzelle wächst *nach peripher (distal)* aus und vereinigt sich mit den Fasern der motorischen Vorderwurzel. Diese Fasern werden zum **sensiblen Anteil des Spinalnervs**. Sie enden in der Peripherie an den sensiblen Rezeptororganen.

Aus direkt unter der Ektodermschicht wandernden Neuralleistenzellen entwickeln sich die Pigmentzellen (Melanozyten) des Körpers. Außerdem stammen aus der Neuralleiste die Schwann-Zellen, die Sympathikoblasten und die übrigen Zellen des peripheren vegetativen Nervensystems. Im Kopfbereich entsteht aus dem Neuralleistenmaterial Kopfmesenchym, aus dem unter anderem die Anlage des Chondrokraniums, die Schlundbogenknorpel und die Odontoblasten hervorgehen (Kap. 6.2.3).

Spinalnerven

Motorische Nervenfasern erscheinen in der 4. Woche. Sie gehen von den Nervenzellen in der Grundplatte, d. h. im Vorderhorn des Rückenmarks, aus. Die Axone bilden Faserbündel, die als **ventrale Wurzel** das Rückenmark verlassen (▸ Abb. 19.6). Die **dorsale Wurzel** besteht aus Fasern, die im **Spinalganglion** entstehen und nach zentral zum Hinterhorn des Rückenmarks ziehen. Die nach distal ziehenden Axone vereinigen sich mit den Fasern der ventralen Wurzel und bilden so den Stamm des Spinalnervs (▸ Abb. 19.6). Dieser teilt sich sogleich in einen dorsalen und einen ventralen Ast:

- Die **dorsalen Äste** innervieren dorsale Rückenmuskulatur, Wirbelgelenke und Rückenhaut.
- Die **ventralen Äste** innervieren Extremitäten und ventrale Leibeswand. Sie bilden die Plexus cervicalis, brachialis und lumbosacralis.

Markscheidenbildung

Die Markscheiden der peripheren Nerven werden von den **Schwann-Zellen** gebildet. Dabei myelinisiert jeweils eine Schwann-Zelle nur ein einzelnes Axon. Die Schwann-Zellen stammen aus der Neuralleiste und wandern über das Spinalganglion entlang der Nervenfasern in die Peripherie (▸ Abb. 19.8b). Sie umhüllen schließlich alle Axone, sodass diese nicht mehr mit anderen Zellen in Berührung kommen können. Vom 4. Monat an entwickeln sich die Schwann-Zellen der schnell leitenden Nervenfasern zu **Markscheiden**. Die Zellmembran der Schwann-Zelle wickelt sich spiralig mehrmals um das Axon. Dadurch wird das Axon von einer Vielzahl von Membranschichten umgeben. Da die Membranen aus **Myelin** bestehen, entsteht auf diese Weise eine isolierende Myelinschicht um das Axon, die als Markscheide bezeichnet wird (▸ Abb. 19.8c).

Im Rückenmark ist die Myelinscheide der Nervenfasern völlig anderer Herkunft. Sie wird dort von den **Oligodendrozyten** gebildet (▸ Abb. 19.8b, c). Anders als die Schwann-Zelle myelinisiert ein Oligodendrozyt bis zu 50 Axone. Die Markscheidenbildung der Nervenfasern im Rückenmark beginnt etwa im 4. Monat des intrauterinen Lebens. Einige motorische Fasern, die von höheren Hirnzentren zum Rückenmark absteigen, erhalten jedoch erst im Laufe des 1. Lebensjahres eine Markscheide. Wahrscheinlich werden die Bahnen im Nervensystem etwa in dem Entwicklungs-

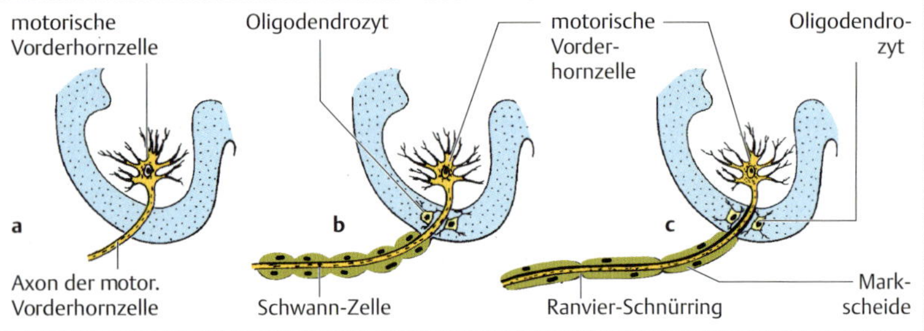

Abb. 19.8 Myelinisierung einer motorischen Vorderhornzelle. **a** Motorische Vorderhornzelle (ohne Myelin). **b, c** Im Rückenmark ist das Axon von Oligodendroglia umgeben. Außerhalb des Neuralrohrs lagern sich Schwann-Zellen an das Axon an.

stadium mit einer Markscheide versehen, in dem sie ihre Funktion aufnehmen.

19.2.4 Lageveränderung des Rückenmarks

Im 3. Entwicklungsmonat, wenn die Scheitel-Steiß-Länge etwa 30 mm beträgt, erstreckt sich das Rückenmark über die gesamte Länge des Embryos. Die Spinalnerven treten durch die Foramina intervertebralia in der Höhe ihres Ursprungssegments aus (▶ Abb. 19.9a). Mit zunehmendem Alter wächst die Wirbelsäule jedoch schneller in die Länge als das Neuralrohr, das untere Ende des Rückenmarks verlagert sich somit immer weiter nach oben. Bei der Geburt liegt es in Höhe des 3. Lendenwirbels (L3; ▶ Abb. 19.9c). Infolge dieses unterschiedlichen Wachstums verlaufen die Spinalnerven schräg abwärts von ihrem Ursprungssegment im Rückenmark zu dem entsprechenden Segment der Wirbelsäule. Der Durasack bleibt mit der Wirbelsäule verbunden und ist am Ende des Neuralkanals am Steißbein befestigt.

Beim Erwachsenen endet das Rückenmark auf der Höhe von L2–L3, Durasack und Subarachnoidalraum hingegen bei S2. Vom Ende des Rückenmarks aus zieht ein fadenförmiger Ausläufer der Pia mater nach kaudal, durchbricht die Dura, die in Höhe von S2 eine Deckschicht bildet, und inseriert am ersten Steißbeinwirbel. Diese Struktur wird als **Filum terminale** bezeichnet. Sie markiert den Rückzug (Aszensus) des Rückenmarks und stabilisiert dieses. (Der von Dura bedeckte Teil ausgehend von S2 wird als **Lig. coccygeale** bezeichnet.) Die Gesamtheit der Nervenfasern unterhalb des unteren Endes des Rückenmarks heißt **Cauda equina**. Bei der **Lumbalpunktion** wird die Nadel zur Gewinnung von Liquor im unteren Lumbalbereich (L4–L5) eingeführt, sodass eine Verletzung des Rückenmarks ausgeschlossen ist.

19.2.5 Molekulare Mechanismen bei der Differenzierung des Rückenmarks

Die Differenzierung der Flügelplatte (sensibel) und der Grundplatte (motorisch) im Rückenmark hängt von Konzentrationsgradienten der Wachstumsfaktoren aus der

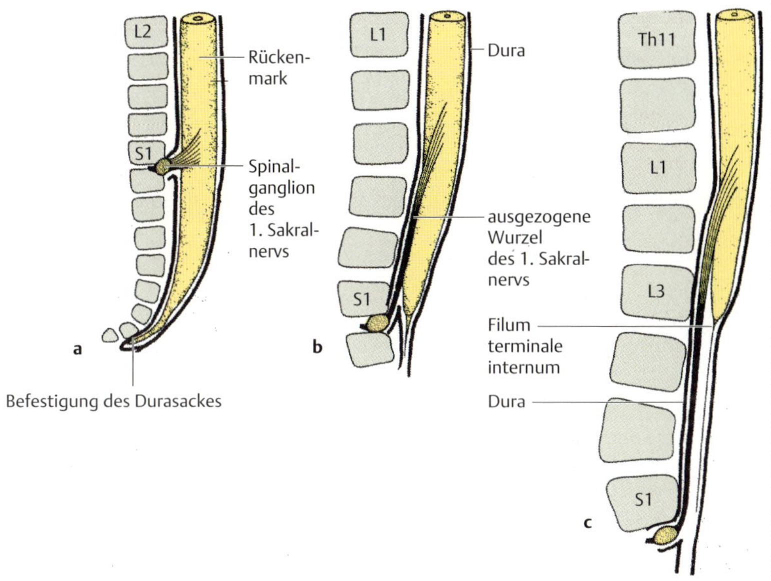

Abb. 19.9 Aszensus des Rückenmarks. a Etwa im 3. Monat. **b** Am Ende des 5. Monats. **c** Beim Neugeborenen.

TGF-β-Familie im dorsalen Abschnitt des Neuralrohrs und von **SHH** aus der Chorda und der Bodenplatte ab (▶ Abb. 19.10a). Zunächst wird im Ektoderm über dem Neuralrohr **BMP4** und **BMP7** gebildet, die ein zweites Signalzentrum in der Deckplatte induzieren. BMP4 aus der Deckplatte induziert in der Deckplatte und dem angrenzenden Neuralepithel die Bildung weiterer Wachstumsfaktoren aus der TGF-β-Familie wie BMP5, BMP7, Aktivin und Dorsalin. Es entstehen Konzentrationsgradienten dieser Wachstumsfaktoren mit hohen Konzentrationen im Bereich der Deckplatte und entsprechend niedrigeren Wirkspiegeln in den weiter ventral gelegenen Zellarealen.

Entsprechende Gradienten bilden sich von ventral mit dem Signalmolekül **SHH** aus. SHH wird zunächst in der Chorda gebildet und induziert dann ein zweites Signalzentrum in der Bodenplatte (▶ Abb. 19.10a). Die Konzentration von SHH fällt innerhalb des Neuralepithels von ventral nach dorsal ab.

Die beiden einander überlappenden Konzentrationsgradienten von TGF-β-Wachstumsfaktoren und SHH aktivieren Transkriptionsfaktoren, die die Differenzierung von sensiblen und motorischen Neuronen regulieren. Eine hohe Konzentration von TGF-β-Faktoren und eine sehr niedrige Konzentration von SHH im dorsalen Abschnitt des Neuralrohrs aktiviert *PAX3* und *PAX7*, die die Differenzierung sensibler Neuronen induzieren (▶ Abb. 19.10b). Hohe Konzentrationen von SHH und sehr niedrige Konzentrationen von TGF-β-Fak-

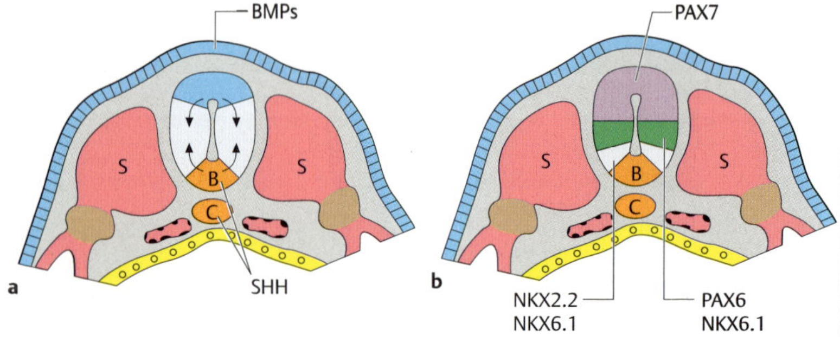

Abb. 19.10 Molekulare Mechanismen der Differenzierung des Rückenmarks. a Durch BMP4 und BMP7 aus dem Oberflächenektoderm entsteht ein Signalzentrum in der darunterliegenden Deckplatte des Neuralrohrs. BMP4 in der Deckplatte reguliert eine Kaskade von TGF-β-Faktoren hoch, u. a. BMP5 und BMP7, Aktivin und Dorsalin. Auf gleiche Weise entsteht durch SHH aus der Chorda ein Signalzentrum in der Bodenplatte. Die ventralen und dorsalen Faktoren bilden überlappende Gradienten im Neuralrohr aus. **b** Die Gradienten aus TGF-β-Faktoren und SHH aktivieren Transkriptionsfaktoren, die die neuronale Differenzierung in Gang setzen. Hohe Konzentrationen der TGF-β-Faktoren im dorsalen Abschnitt des Neuralrohrs aktivieren *PAX3* und *PAX7*, die die Differenzierung von sensiblen Neuronen induzieren. Hohe Konzentrationen von SHH und sehr niedrige Konzentrationen der TGF-β-Faktoren in der Nähe der Bodenplatte aktivieren *NKX2.2* und *NKX6.1* und damit die Bildung von ventralen bodenplattennahen (V3-)Neuronen. Etwas höhere Konzentrationen der TGF-β-Faktoren und geringere Konzentration von SHH aktivieren *NKX6.1* und *PAX6* und damit die Differenzierung ventraler motorischer Neuronen. S, Somit; B, Bodenplatte; C, Chorda.

toren aktivieren im ventralen Abschnitt *NKX2.2* und *NKX6.1* und damit die Differenzierung ventraler Neuronen. In der direkt nach dorsal anschließenden Region, in der etwas geringere Konzentrationen von SHH und höhere Konzentrationen von TGF-β-Faktoren vorliegen, wird die Expression von *NKX6.1* und *PAX6* und damit die Differenzierung von motorischen Neuronen im Vorderhorn der Rückenmarksanlage induziert. Durch entsprechende Konzentrationsgradienten werden auch die übrigen Neuronen im Rückenmark induziert.

19

Klinischer Bezug

Neuralrohrdefekte

Die meisten Fehlbildungen des Rückenmarks kommen durch Störungen des Neuralrohrverschlusses in der 3. und 4. Entwicklungswoche zustande. Die Fehlbildungen werden insgesamt als **Neuralrohrdefekte** (neural tube defects, NTDs) bezeichnet. Siehe hierzu auch Kap. 6.2.3 und ▶ Abb. 6.7. Sie schließen Fehlbildungen von Meningen, Wirbel, Muskeln und Haut ein. Die Prävalenz von Neuralrohrdefekten bei der Geburt, einschließlich Spina bifida und Anenzephalie, variiert zwischen Bevölkerungsgruppen. Sie kann in manchen Gebieten bis maximal 1:200 Geburten betragen, so z. B. in Nordchina. In den USA ist die Prävalenz nach Anreicherung des Mehls mit Folsäure seit 1998 um 25 % auf 1:1500 Geburten gesunken.

Spina bifida („gespaltenes Rückgrat"): Damit werden die verschiedensten Fehlbildungen bezeichnet. Die Spaltbildung im Wirbelbogen kann mit und ohne Beeinträchtigung des Nervengewebes einhergehen.

Spina bifida occulta: In der einfachsten Form der Spina bifida ist die Verschmelzung der dorsalen Anteile der Wirbelbögen ausgeblieben. Rückenmark und Nerven sind in der Regel nicht betroffen. Diese Fehlbildung findet sich am häufigsten in der Sakralregion (S 1–S 2) und kommt bei etwa 10 % ansonsten normaler Menschen vor. Sie wird von der Haut bedeckt und ist von außen nicht zu erkennen. Über dem betroffenen Bereich kann gelegentlich ein kleines Haarbüschel sitzen (▶ Abb. 19.11a). Die Fehlbildung bleibt bei der Geburt meist unentdeckt und verursacht keine Behinderungen.

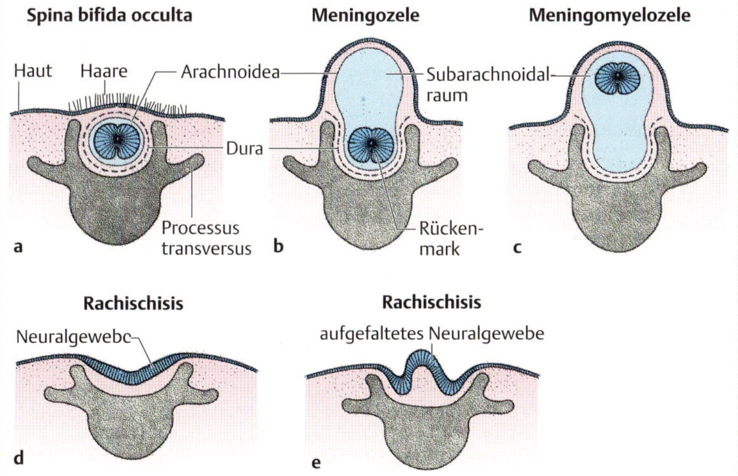

Abb. 19.11 Formen der Spina bifida. Einzelheiten siehe Text.

Der Defekt fällt oft erst zufällig bei Röntgenaufnahmen des Rückens auf.

Andere Ausprägungen der Spina bifida umfassen die **Meningozele** und die **Meningomyelozele**: Bei diesen schweren Neuralrohrdefekten wölben sich Nervengewebe und/oder Meningen des Rückenmarks durch einen Defekt der Wirbelbögen und die Haut empor und bilden einen zystenartigen Sack. Die meisten befinden sich in der Lumbosakralregion und führen zu neurologischen Defiziten, sind aber üblicherweise nicht mit geistiger Behinderung assoziiert. In manchen Fällen stülpen sich nur flüssigkeitsgefüllte Meningen durch den Defekt (Meningozele, ▶ Abb. 19.11b). In anderen Fällen sind auch Rückenmark und dessen Nerven enthalten (Meningomyelozele, ▶ Abb. 19.11c).

Eine weitere Form der Spina bifida entsteht dadurch, dass das Neuralrohr selbst sich nicht geschlossen hat, sondern als flache Masse imponiert und das Nervengewebe dann offen zutage liegt (Spina bifida mit **Myeloschisis** oder **Rachischisis**, ▶ Abb. 19.11d, e, ▶ Abb. 19.12). Das Nervengewebe kann dabei tumoröse Wucherungen aufweisen.

Ein **Hydrozephalus** („Wasserkopf“), die einen Eingriff notwendig macht, tritt bei 80–90 % der Neugeborenen mit schweren Neuralrohrdefekten auf und ist häufig mit der **Arnold-Chiari-Fehlbildung** (Vorwölbung von Teilen des Kleinhirns in das Foramen magnum) verknüpft, das den Abfluss der Zerebrospinalflüssigkeit verhindert und dadurch den Hydrozephalus verursacht. Die Vorwölbung des Kleinhirns entsteht, weil das Rückenmark aufgrund der Fehlentwicklung mit der Wirbelsäule verbunden ist. Wenn die Wirbelsäule in die Länge wächst, wird das angewachsene Zerebellum ins Forman magnum hineingezogen, wobei der Liquorstrom abgeschnitten wird. Ein Hydrozephalus kann durch Einlegen eines ventrikuloperitonealen Shunts („Kurzschlusses“) behandelt werden, der die Drainage des Liquors in die Bauchhöhle ermöglicht.

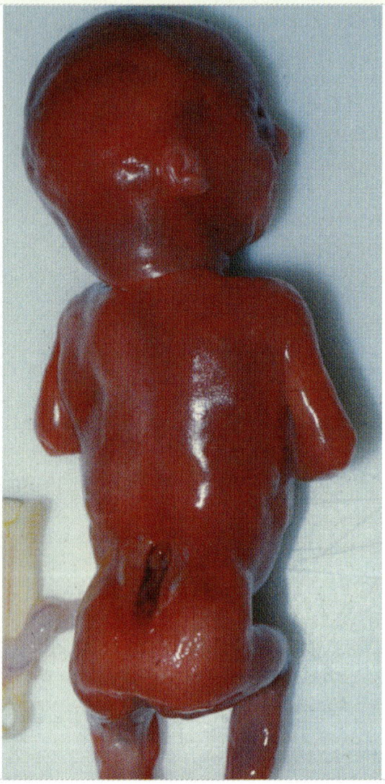

Abb. 19.12 Patient mit schwerer Spina bifida. Der Neuralrohrdefekt umfasst mehrere Wirbel in der Lumbosakralregion. Vgl. auch ▶ Abb. 6.7.

Die Spina bifida kann vor der Geburt durch Ultraschall und durch die Bestimmung des α-Fetoproteins (AFP) im mütterlichen Blut oder in der Amnionflüssigkeit diagnostiziert werden. Da die Wirbel in der 12. SSW dargestellt werden können, lassen sich ab diesem Zeitpunkt Wirbelbogendefekte erkennen. Experimentell lässt sich der Defekt mittels In-utero-Chirurgie ab der 22. SSW schließen.

Neuralrohrdefekte entstehen durch Hyperthermie, Valproinsäure, Hypervitaminose A und eine große Zahl anderer Teratogene. Die Genese von Neuralrohrdefekten ist multifaktoriell. Die Wahrscheinlichkeit für das Auftreten eines Defekts nimmt signifikant zu, wenn bereits ein Kind mit der Fehlbildung geboren wurde. Es gibt Hinweise, dass eine Prophylaxe mit **Folsäure** (täglich 400 µg über die gesamte Schwangerschaftsdauer, beginnend mindestens 1 Monat vor der Konzeption) das Auftreten von Neuralrohrdefekten um 50–70 % reduziert.

Da etwa 50 % aller Schwangerschaften ungeplant eintreten, wird allen Frauen im gebärfähigen Alter die Einnahme von Multivitaminpräparaten mit 400 µg Folsäure täglich empfohlen. Frauen, die bereits ein Kind mit NTD hatten oder einen NTD-Fall in ihrer Familie haben, sollen 400 µg Folsäure täglich und später 4 000 µg (4 mg) pro Tag mindestens einen Monat einnehmen, bevor sie eine Schwangerschaft planen, und die Einnahme durchgehend in den ersten drei Schwangerschaftsmonaten fortsetzen.

19.3 Gehirn

Das Gehirn wird üblicherweise in den **Hirnstamm** (aus Myelenzephalon, Pons des Metenzephalons und Mesenzephalon) und die **höheren Hirnzentren** (Zerebellum und Hirnhemisphären) unterteilt. Der Hirnstamm ist eine direkte Fortsetzung des Rückenmarks und besitzt eine ähnliche Grundorganisation. Deshalb befinden sich auf jeder Seite der Mittellinie abgrenzbare Grund- und Flügelplatten (▶ Abb. 19.14, ▶ Abb. 19.19), die die motorischen und sensiblen Bereiche repräsentieren. Da-

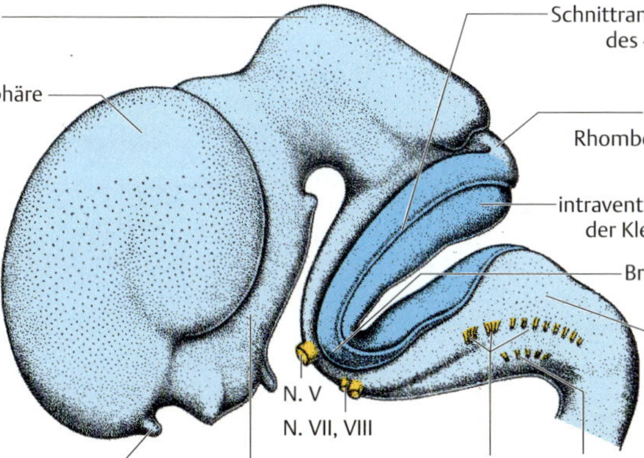

Abb. 19.13 Hirnbläschen bei einem 8 Wochen alten Embryo. Seitenansicht (Scheitel-Steiß-Länge etwa 27 mm). Die Deckplatte des Rhombenzephalons wurde entfernt, sodass der intraventrikuläre Anteil der Kleinhirnplatte sichtbar ist. Beachte den Abgang der Hirnnerven.

gegen spiegeln die höheren Zentren fast keines dieser Grundmuster wider, sondern zeigen eine Betonung der Flügelplatten und einen Rückgang der Grundplatten.

19.3.1 Rhombenzephalon

Das Rhombenzephalon (Rautenhirn) setzt sich aus dem **Myelenzephalon** (verlängertem Mark) im unteren und dem **Metenzephalon** (Nachhirn) im oberen Abschnitt der Rautengrube zusammen (▶ Abb. 19.1b, ▶ Abb. 19.13). Das Metenzephalon erstreckt sich von der Brückenbeuge bis zum Isthmus rhombencephali.

Myelenzephalon

Das Myelenzephalon wird auch als **Medulla oblongata (verlängertes Mark)** bezeichnet und unterscheidet sich vom Rückenmark nur dadurch, dass seine Seitenwände nach lateral aufgeklappt sind (▶ Abb. 19.14b, c). Flügel- und Grundplatten sind deutlich durch den Sulcus limitans getrennt. Wie im Rückenmark enthält die **Grundplatte** die motorischen Kerne, die sich in drei Gruppen gliedern (▶ Abb. 19.14c, ▶ Tab. 19.1):

- mediale somatomotorische Kerngruppe
- intermediäre branchialmotorische Kerngruppe
- laterale viszeromotorische Kerngruppe

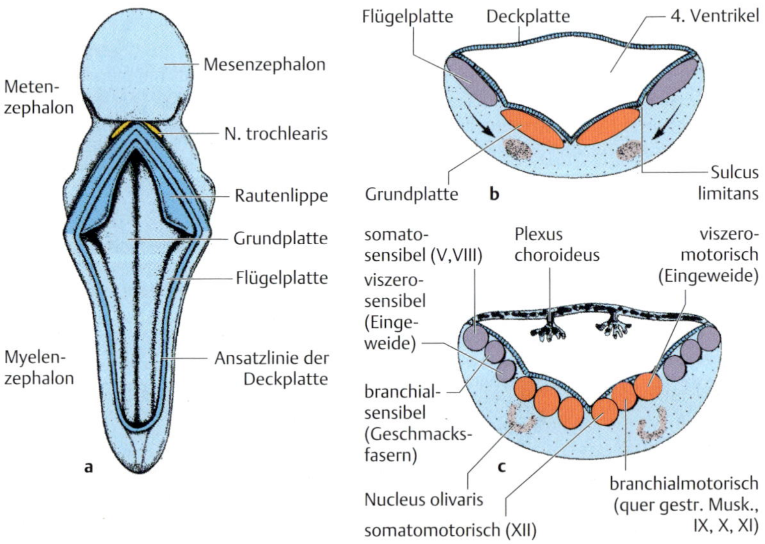

Abb. 19.14 4. Ventrikel und Querschnitte durch das Myelenzephalon. a Blick von dorsal auf den Boden des 4. Ventrikels nach Entfernung der Deckplatte bei einem 6 Wochen alten Embryo. Im Myelenzephalon sind die Grundplatte und die Flügelplatte und im Metenzephalon die Rautenlippe sichtbar. **b, c** Lage und weitere Differenzierung der Grund- und Flügelplatten des Myelenzephalons in verschiedenen Entwicklungsstadien. Beachte die Ausbildung der Kerngruppen in den Grund- und Flügelplatten. Die *Pfeile* zeigen den Weg der Zellen aus der Flügelplatte in den Nucleus olivaris.

Tab. 19.1 Organisation der Neuronen aus Flügelplatte und Grundplatte im Hirnstamm

Typ	Art der Innervation	Innervierte Struktur	Hirnnerven	Ursprungsort
allgemein somatomotorisch	somatische Skelettmuskulatur	äußere Augenmuskulatur, Zunge	III, IV[a] VI, XII	Metenzephalon Myelenzephalon
speziell branchialmotorisch [b]	quer gestreifte Muskeln des Pharynx (▶ Tab. 18.1)	Muskulatur der Schlundbögen	V, VII IX, X	Metenzephalon Myelenzephalon
allgemein viszeromotorisch (Parasympathikus)	parasympathische Innervation des Auges	M. sphincter pupillae	III	Mesenzephalon
	glatte Muskulatur	Atemwege, Eingeweide, Herz, Speicheldrüsen	IX, X	Myelenzephalon
allgemein viszerosensibel (Parasympathikus)	Eingeweide	interozeptiv aus dem GI-Trakt	X	Myelenzephalon
Branchialsensibel	Geschmack	Geschmacksknospen von Zunge, Gaumen und Epiglottis	VII, IX	Metenzephalon, Myelenzephalon
	Gehör und Gleichgewicht	Kochlea und Bogengänge	VIII	Metenzephalon
allgemein somatosensibel	allgemeine Sensibilität von Kopf und Hals	Berührung, Temperatur, Schmerz im Kopf-Hals-Bereich; Schleimhaut in Mundhöhle und Pharynx	V, VII, IX	Metenzephalon, Myelenzephalon

In der englischen Systematik bezeichnet „special“ die im Schlundbogenbereich hinzugekommenen und „general“ die sowohl im Rückenmark und Rautenhirn vorhandenen Kerngebiete.

[a] entstammt dem Metenzephalon, verschiebt sich aber zum Mesenzephalon

[b] branchial bedeutet „den Kiemen zugehörend“. Da die Schlundbögen (Pharyngealbögen) zwar Kiemen ähneln, aber dennoch keine richtigen Kiemen sind, ist pharyngeal („zum Schlund gehörend“) beim Menschen der passendere Ausdruck

Die **somatomotorische Kerngruppe** enthält motorische Neuronen, die das Vorderhorn des Rückenmarks in die Gehirnanlage fortsetzen. Da sich die somatomotorischen Kerne nach rostral bis ins Mesenzephalon erstrecken, spricht man von einer **somatomotorischen Säule**. Im Myelenzephalon enthält die somatomotorische Säule die Neuronen des **N. hypoglossus (XII)**, die die Zungenmuskulatur versorgen. Im Meten-

19

zephalon und im Mesenzephalon wird die Säule von Neuronen gebildet, die den **N. abducens** (**VI**, ▸Abb. 19.15), den **N. trochlearis** (**IV**) und den **N. oculomotorius** (**III**, ▸Abb. 19.19) bilden. Die drei Nerven versorgen die äußere Augenmuskulatur.

Die **branchialmotorischen Kerne** erstrecken sich bis ins Metenzephalon und bilden so die branchialmotorische Säule. Ihre motorischen Neuronen versorgen die **quer gestreifte Muskulatur der Schlundbögen**. Im Myelenzephalon besteht die Säule aus den Kerngebieten des **N. accessorius** (**XI**), des **N. vagus** (**X**) und des **N. glossopharyngeus** (**IX**).

Die **viszeromotorische Kerngruppe** enthält motorische Neuronen, die die **unwillkürliche Muskulatur** des Respirationstrakts, des Darmrohrs und des Herzens versorgen.

Die **Flügelplatte** enthält sensible/sensorische Schaltkerne, die ebenfalls in drei Gruppen gegliedert sind (▸Abb. 19.14c, ▸Tab. 19.1):

- Die **somatisch-afferente** (allgemein sensorische) Gruppe erhält Informationen über Sinneseindrücke des Schmerzes, der Temperatur und der Berührung aus dem Pharynx über den **N. glossopharyngeus (IX).**
- Die mittlere oder **speziell afferente** Gruppe enthält Impulse aus den Geschmacksknospen von Zunge, Gaumen, Rachen und der Epiglottis sowie über den **N. vestibulocochlearis (VIII)** für Hören und Gleichgewicht.
- Die mediale **viszerosensible Gruppe** enthält Schaltkerne für die Eingeweidesensibilität aus dem Magen-Darm-Trakt und dem Herzen.

Die **Deckplatte** des Myelenzephalons besteht aus einer einschichtigen Zelllage von Ependymzellen, auf der die gefäßreiche Schicht der **Pia mater** liegt (▸Abb. 19.1b, ▸Abb. 19.14b). Beide zusammen werden als **Tela choroidea** bezeichnet. Das gefäßreiche Mesenchym der Pia mater stülpt sich in den darunterliegenden 4. Ventrikel ein (▸Abb. 19.14c). Die zottenartigen Einstülpungen bilden den **Plexus choroideus**, der die Zerebrospinalflüssigkeit (Liquor cerebrospinalis) bildet.

Metenzephalon

Das Metenzephalon (Nachhirn) besitzt wie das Myelenzephalon eine Grund- und eine Flügelplatte (▸Abb. 19.15). Im Metenzephalon entstehen zusätzlich zwei weitere Gehirnabschnitte: Dorsal entwickelt sich das **Kleinhirn** (**Zerebellum**). Ventral entsteht die **Brücke** (**Pons**), die als Verbindungsweg für Nervenfasern zwischen dem Rückenmark und den Rindenbezirken des Groß- und Kleinhirns dient.

Jede **Grundplatte** im Metenzephalon enthält drei Gruppen von motorischen Neuronen (▸Abb. 19.15):

- eine **mediale somatomotorische Gruppe**, die den Kern des **N. abducens** enthält,
- eine **branchialmotorische Gruppe**, die die motorischen Kerne des **N. trigeminus** und **N. facialis** umfasst, von denen aus die Muskulatur des 1. und 2. Schlundbogens innerviert wird, und
- eine **parasympathische viszeromotorische Gruppe**, die den **Nucleus salivatorius superior** enthält. Von diesem Kern ausgehende Fasern verlaufen im N. facialis und versorgen die Glandula submandibularis und sublingualis sowie die Tränendrüsen und die Drüsen der Nasenschleimhaut.

Im Metenzephalon breitet sich die Marginalschicht der Grundplatten stark aus, da sie als Brücke für die Nervenfasern dient, die die zerebralen und zerebellaren Rindenbezirke mit dem Rückenmark verbinden. Dieser Teil des Metenzephalons wird daher als **Pons** (**Brücke**) bezeichnet. Außer

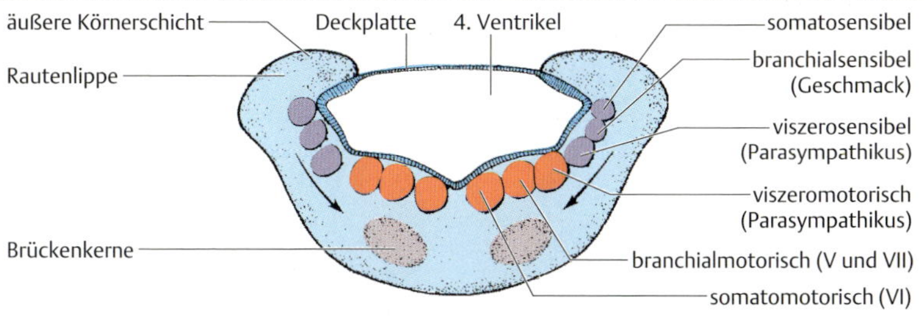

Abb. 19.15 Kaudaler Abschnitt des Metenzephalons (Querschnitt). Beachte die Entwicklung der einzelnen motorischen und sensiblen Kernareale in den Grund- und Flügelplatten. Ein Teil der Rautenlippe wölbt sich in den 4. Ventrikel vor, während der andere die Deckplatte noch überragt.

den genannten Nervenfasern enthält der Pons die Brückenkerne (Nuclei pontis), die aus den Flügelplatten des Metenzephalons und Myelenzephalons stammen (Pfeile in ▶ Abb. 19.15).

Die **Flügelplatte** des Metenzephalons enthält drei sensible Kerngruppen (▶ Tab. 19.1, ▶ Abb. 19.15):

- eine **laterale somatosensible** Gruppe, die die Nervenzellen des pontinen Abschnitts des **N. trigeminus** und einen kleinen Anteil des **vestibulokochlearen Komplexes** enthält,
- eine **branchialsensible Gruppe** aus dem kranialen Kern des Tractus solitarius und
- eine **parasympathische viszerosensible Gruppe**, die durch den kranialen Abschnitt des dorsalen sensiblen Vaguskerns repräsentiert ist.

Kleinhirn

Die dorsolateralen Kanten der Flügelplatten krümmen sich nach medial und bilden die **Rautenlippen** (▶ Abb. 19.14a). Die Rautenlippen ragen in den 4. Ventrikel hinein und erheben sich nach oben noch über das Niveau der Deckplatte hinaus (extraventrikulärer Abschnitt). Aus ihnen entsteht das Kleinhirn (▶ Abb. 19.16). Im kaudalen Abschnitt des Metenzephalons liegen die Rautenlippen weit auseinander und laufen dann direkt unterhalb vom Mesenzephalon in der Mittellinie zusammen (▶ Abb. 19.16a). Die Brückenbeuge senkt sich noch weiter ein, sodass die Rautenlippen in zephalokaudaler Richtung zur **Kleinhirnplatte** zusammengedrückt werden. Bei einem 12 Wochen alten Embryo kann man an dieser Platte einen kleinen mittleren Abschnitt, die **Vermis**, und zwei laterale Bezirke, die **Hemisphären**, unterscheiden. Ein transversal verlaufender Spalt trennt dann bald den **Nodulus** von der Vermis und lateral den **Flocculus** von den Hemisphären ab (▶ Abb. 19.16b). Dieser **Flocculus-Nodulus-Lappen** ist phylogenetisch der älteste Abschnitt des Kleinhirns und behält seine Verbindung zum Vestibularisgebiet bei. Später treten noch viele weitere Querfurchen auf und geben dem Kleinhirn sein für den Erwachsenen charakteristisches Aussehen.

Anfänglich setzt sich die **Kleinhirnplatte** aus dem Neuralepithel sowie aus einer Mantel- und einer Marginalschicht zusammen (▶ Abb. 19.17a). In der weiteren Entwicklung wandern Neuroblasten aus dem

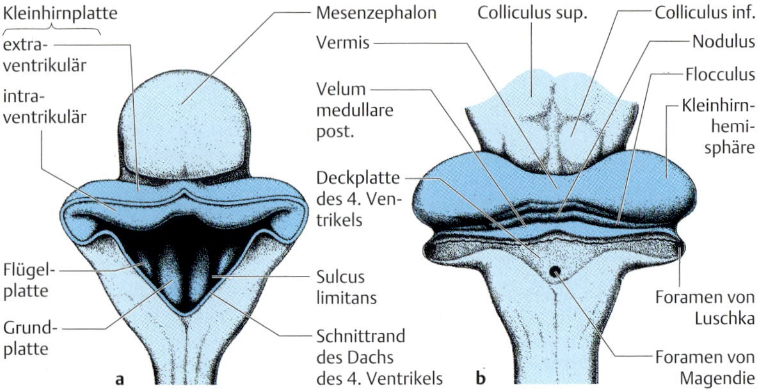

Abb. 19.16 Mesenzephalon und Rhombenzephalon von dorsal. a Beim 8 Wochen alten Embryo. Das Dach des 4. Ventrikels wurde entfernt, sodass der Boden des Ventrikels sichtbar ist. **b** Beim 4 Monate alten Embryo. Beachte die Fissura choroidea sowie die laterale und die mediale Öffnung im Dach des 4. Ventrikels.

Neuralepithel durch die Marginalschicht an die Oberfläche des Kleinhirns und bilden die **äußere Körnerschicht**. Auf der Innenseite differenzieren sich die **Purkinje-Zellen** (▸ Abb. 19.17b). Die äußere Körnerschicht bildet eine Proliferationszone an der Oberfläche des Kleinhirns. Anders als bei den Neuroblasten im Neuralepithel der übrigen Hirnabschnitte bleibt bei den Zellen dieser Schicht die Fähigkeit zur Zellteilung erhalten.

Im 6. Schwangerschaftsmonat wandern Zellen aus der äußeren Körnerschicht nach einwärts und umgeben die Purkinje-Zellen (▸ Abb. 19.18a). Auf diese Weise entstehen aus der äußeren Körnerschicht nacheinander die **Körnerzellen**, die **Korbzellen** und die **Sternzellen**. Die Kleinhirnrinde erreicht erst nach der Geburt ihre definitive Ausformung (▸ Abb. 19.18b).

Die vor und hinter dem Kleinhirn gelegenen Abschnitte der Deckplatte des 4. Ventrikels differenzieren sich zum vorderen und hinteren Velum medullare (▸ Abb. 19.17d).

19.3.2 Mesenzephalon

Das Mesenzephalon (Mittelhirn) stellt morphologisch gesehen das primitivste der Hirnbläschen dar (▸ Abb. 19.19). Jede **Grundplatte** enthält zwei Gruppen von motorischen Kernen:

- eine mediale **somatomotorische Gruppe** in Gestalt der **Okulomotorius-** und **Trochleariskerne**, von denen aus die Augenmuskulatur versorgt wird, und
- eine kleine **parasympathische viszeromotorische Kerngruppe**, verkörpert durch den **Nucleus Edinger-Westphal**, von dem aus der **M. sphincter pupillae** innerviert wird (▸ Abb. 19.19b).

Die Marginalschicht jeder Grundplatte vergrößert sich und bildet einen Hirnschenkel oder ein **Crus cerebri**. Die Crura dienen als

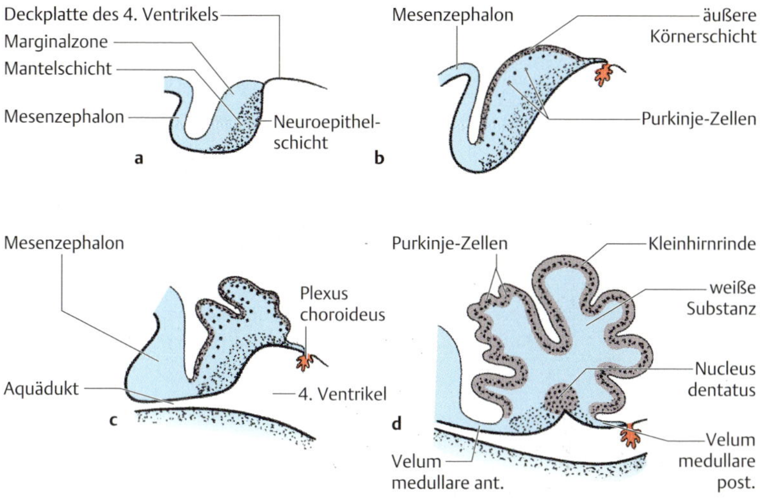

Abb. 19.17 Entwicklung des Kleinhirns. Sagittalschnitte durch das Dach des Metenzephalons. **a** Im Alter von 8 Wochen (etwa 30 mm). **b** 12 Wochen (70 mm). **c** 13 Wochen. **d** 15 Wochen. An der Oberfläche der Kleinhirnplatte entwickelt sich die äußere Körnerschicht (**b**, **c**). Später wandern die Zellen der äußeren Körnerschicht nach einwärts und bilden zusammen mit den Purkinje-Zellen die definitive Kleinhirnrinde. Der Nucleus dentatus ist einer der tiefen Kleinhirnkerne. Beachte das Velum anterior und posterior.

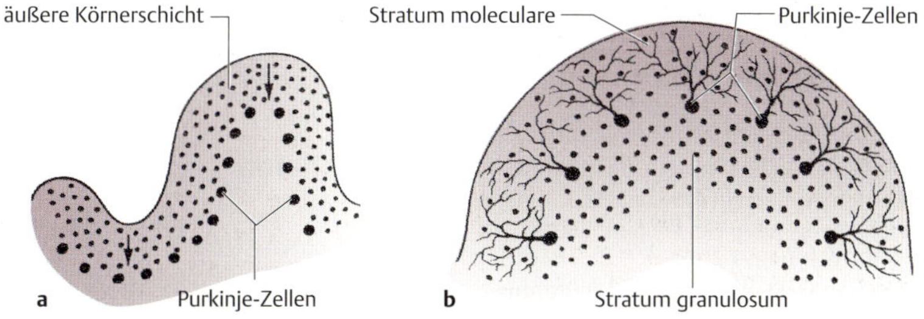

Abb. 19.18 Entwicklung der Kleinhirnrinde. **a** Die äußere Körnerschicht an der Oberfläche des Kleinhirns stellt eine Proliferationszone dar, aus der die Körnerzellen, die Korbzellen und die Sternzellen hervorgehen. Die *Pfeile* deuten die Wanderungsrichtung dieser Zellen an. **b** Nach der Geburt bilden die Zellen das Stratum moleculare an der Oberfläche und das Stratum granulosum unterhalb der Ganglienzellschicht mit den Purkinje-Zellen.

19

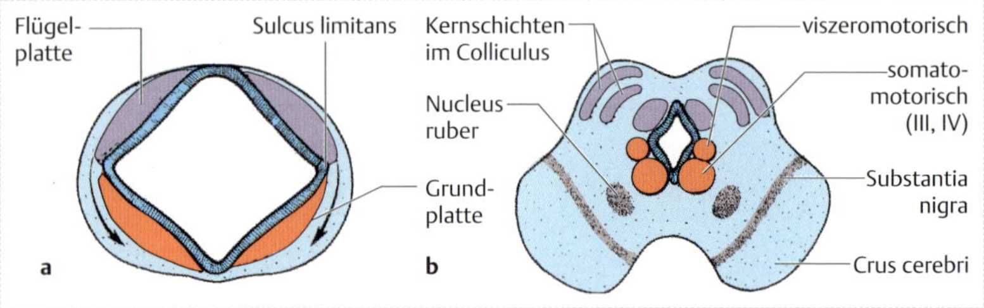

Abb. 19.19 Differenzierung des Mesenzephalons. Lage und Differenzierung der Grund- und Flügelplatten im Mesenzephalon in verschiedenen Entwicklungsstadien (Querschnitt). Die *Pfeile* in **a** zeigen die Wanderungsrichtung der Zellen aus der Flügelplatte an, die den Nucleus ruber und die Substantia nigra bilden. Beachte die verschiedenen motorischen Kerne in der Grundplatte.

Durchgangsweg für die Nervenfasern, die aus der Hirnrinde in die unteren Zentren in der Brücke und im Rückenmark absteigen. Beim Erwachsenen bilden diese Fasern die kortikospinalen, kortikobulbären und kortikopontinen Bahnen.

Die **Flügelplatten** des Mesenzephalons bilden zuerst zwei longitudinale Erhebungen, die durch eine seichte Eindellung voneinander getrennt sind (▸ Abb. 19.19). Durch eine quer verlaufende Furche entstehen dann die **Vierhügelplatte** (**Colliculi**, ▸ Abb. 19.19b):

- Die Kerne in den **vorderen Hügeln** dienen als synaptische Relaisstationen für visuelle Impulse, die im Mittelhirn in motorische Impulse für automatische Kopf- und Augenbewegungen umgesetzt werden, mit denen die Augen z. B. einem sich bewegenden Gegenstand nachgeführt werden.
- Entsprechend werden in den **hinteren Hügeln** Informationen aus dem Hör- und Gleichgewichtsorgan (N. VIII) in motorische Stell- und Lageimpulse umgewandelt.

Die Vierhügelplatte entsteht durch mehrere Proliferationsschübe im darunterliegenden Neuralepithel. Die Neuroblasten wandern in die Marginalzone ein und ordnen sich dort in mehreren Schichten an (▸ Abb. 19.19b).

19.3.3 Prosenzephalon

Das Prosenzephalon (Vorderhirn) besteht aus **Dienzephalon** (Zwischenhirn) und **Telenzephalon** (Endhirn). Aus dem Dienzephalon entstehen der Augenbecher mit dem Augenbecherstiel, die Hypophyse, der Thalamus und Hypothalamus und die Epiphyse. Das Telenzephalon bildet die beiden Großhirnhemisphären.

Dienzephalon

▸ **Deckplatte und Epiphyse.** Das Zwischenhirn entwickelt sich aus dem mittleren Abschnitt des Prosenzephalons und besteht aus einer Deckplatte und zwei Flügelplatten (▸ Abb. 19.1b, ▸ Abb. 19.13), während Boden- und Grundplatten fehlen. Interessanterweise wird im Boden des Dienzephalons SHH exprimiert, ein ventraler Marker der Medianlinie. Dies lässt vermuten, dass doch eine Bodenplatte existiert.

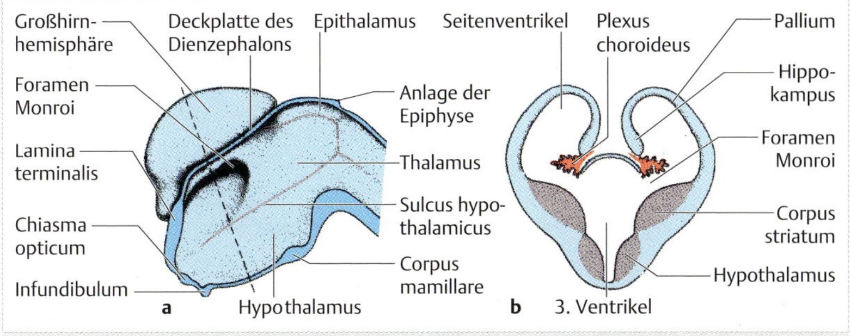

Abb. 19.20 Prosenzephalon beim 7 Wochen alten Embryo. a Medialansicht der rechten Hälfte des Prosenzephalons. **b** Querschnitt in Höhe der gestrichelten Linie in **a**. Das Corpus striatum wölbt sich in den Seitenventrikel und das Foramen Monroi vor.

Die Deckplatte des Dienzephalons besteht aus Ependymzellen, die von gefäßreichem Mesenchym bedeckt sind. Diese beiden Schichten zusammen bilden später den **Plexus choroideus des 3. Ventrikels**. Der kaudalste Teil der Deckplatte beteiligt sich nicht an der Bildung des Plexus choroideus, sondern wird zur **Epiphyse** (**Corpus pineale**). Die Anlage besteht zuerst aus einer Epithelverdickung in der Medianlinie und beginnt dann in der 7. Woche sich auszustülpen (▶ Abb. 19.20, ▶ Abb. 19.21). Schließlich entwickelt sie sich zu einem soliden Organ auf dem Dach des Mesenzephalons (▶ Abb. 19.25).

Über die funktionelle Bedeutung der Epiphyse sind viele Theorien aufgestellt worden. In ihrer Umgebung liegen vegetative Zentren, über die die von der Tag- und Nachtlänge abhängigen Rhythmen gesteuert werden. Es handelt sich ursprünglich um ein sensibles Organ für Lichtreize. Beim Menschen wird häufig Kalk in der Epiphyse abgelagert; deshalb kann sie als Orientierungspunkt bei einer Röntgenaufnahme des Schädels benutzt werden.

▶ Flügelplatte, Thalamus und Hypothalamus. Die Flügelplatten bilden die Seitenwände des Zwischenhirns. Eine Rinne, der **Sulcus hypothalamicus**, unterteilt die Flügelplatte in einen dorsalen und einen ventralen Bereich, den **Thalamus** und den **Hypothalamus** (▶ Abb. 19.20, ▶ Abb. 19.21).

Infolge seines lebhaften Wachstums wölbt sich der Thalamus allmählich in die Lichtung des Dienzephalons vor. Der Thalamus dehnt sich häufig so stark aus, dass die Anlagen der rechten und linken Seite miteinander in der Mitte verschmelzen und auf diese Weise die **Adhaesio interthalamica** bilden. Im Thalamus werden alle sensiblen und sensorischen Impulse (mit Ausnahme der Riechbahn) umgeschaltet, bevor sie die Großhirnrinde erreichen. Schmerz und unbestimmte Berührungsreize können im Thalamus selbst wahrgenommen werden.

Der Hypothalamus im unteren Abschnitt der Flügelplatte zerfällt ebenfalls in eine Reihe von einzelnen Kernen. Diese Kerngebiete dienen als Steuerungszentren für vegetative Funktionen wie Schlaf, Verdauung, Körpertemperatur und emotionales Verhalten. Die **Corpora mamillaria** fallen unter diesen Kernarealen besonders ins Auge, da sie sich auf der ventralen Oberfläche des Hypothala-

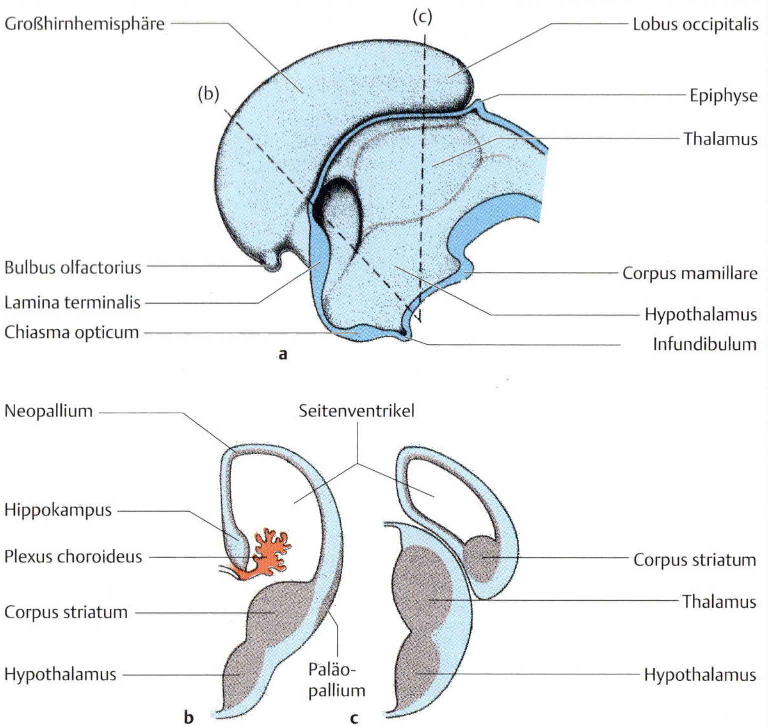

Abb. 19.21 Telenzephalon und Dienzephalon beim 8 Wochen alten Embryo. **a** Medialansicht der rechten Hälfte von Telenzephalon und Dienzephalon. **b, c** Querschnitte in Höhe der in **a** eingezeichneten gestrichelten Linien.

mus beiderseits der Mittellinie vorwölben (▶ Abb. 19.20a, ▶ Abb. 19.21a).

▶ **Hypophyse.** Die Hypophyse entwickelt sich aus zwei völlig verschiedenen Anteilen (▶ Abb. 19.22a):

- aus einer ektodermalen Ausstülpung des **Stomodeums** (der primitiven Mundbucht), die unmittelbar vor der Rachenmembran liegt und auch als **Rathke-Tasche** bezeichnet wird,
- aus einer nach unten gerichteten Erweiterung des Zwischenhirns, dem **Infundibulum.**

Bei 3 Wochen alten Embryonen tritt die Rathke-Tasche als Ausstülpung des Stomodeums auf und wächst nach dorsal auf das Infundibulum zu. Am Ende des 2. Monats verliert sie ihre Verbindung mit der Mundhöhle und steht dann mit dem Infundibulum in enger Berührung.

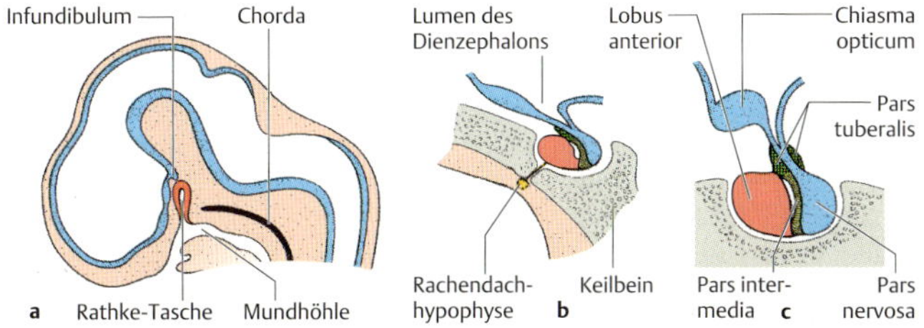

Abb. 19.22 Entwicklung der Hypophyse. a Sagittalschnitt durch den Kopfteil eines 6 Wochen alten Embryos, der die Rathke-Tasche als dorsale Aussackung der Mundhöhle und das Infundibulum als Verdickung am Boden des Dienzephalons zeigt. **b, c** Sagittalschnitte durch die Anlage der Hypophyse in der 11. bzw. 16. Entwicklungswoche. Beachte die Entwicklung der Pars tuberalis, die den Stiel der Pars nervosa umgibt.

In der weiteren Entwicklung vermehren sich die Zellen in der Vorderwand der Rathke-Tasche lebhaft und bilden den **Hypophysenvorderlappen** (HVL, ▸ Abb. 19.22b). Später wächst ein kleiner Fortsatz dieses Lappens, die **Pars tuberalis**, an dem Infundibulumstiel hoch und umschließt ihn (▸ Abb. 19.22c). Die Hinterwand der Rathke-Tasche entwickelt sich zur Pars intermedia, die beim Menschen wenig Bedeutung zu haben scheint.

Aus dem Infundibulum entstehen der Hypophysenstiel und der **Hypophysenhinterlappen** (HHL, **Neurohypophyse**, ▸ Abb. 19.22c). Der Hinterlappen besteht aus Gliazellen, die sich zu Pituizyten, den speziellen Gliazellen des Hypophysenhinterlappens, differenzieren. Außerdem enthält er die Axone der Nervenzellen aus den hypothalamischen Kernen.

Klinischer Bezug

Rachendachhypophyse

Gelegentlich kann ein kleiner Rest der Rathke-Tasche im Dach des Pharynx zurückbleiben. Er wird als Rachendachhypophyse bezeichnet.

Kraniopharyngeom

Aus den Resten der Rathke-Tasche kann sich ein Tumor entwickeln. Die Tumoren können in der Sella turcica oder im Bereich des Hypophysenstiels liegen, normalerweise sind sie jedoch oberhalb der Sella lokalisiert. Sie können einen Hydrozephalus und typische hypophysäre Störungen hervorrufen (Diabetes insipidus, Kleinwuchs usw.).

Telenzephalon

Das Telenzephalon (Endhirn) besteht aus zwei lateralen Ausstülpungen des vordersten Hirnbläschens, den **Großhirnhemisphären**, und einem medialen Anteil, der **Lamina terminalis** (▸ Abb. 19.1, ▸ Abb. 19.20, ▸ Abb. 19.21). Die Höhlen des Endhirns sind die Seitenventrikel. Sie kommunizieren mit dem Lumen des Dienzephalons durch die **Foramina interventricularia Monroi** (▸ Abb. 19.20).

▸ **Großhirnhemisphären.** Die Großhirnhemisphären entstehen zu Beginn der 5. Entwicklungswoche als bilaterale Aussackungen der lateralen Wand des Prosenzephalons (▸ Abb. 19.20a). Um die Mitte des 2. Monats beginnt die Mantelschicht im basalen Abschnitt der Hemisphären (also der Abschnitt, der ursprünglich die nach vorn gerichtete Fortsetzung des Thalamus bildete) sich zu vergrößern. Infolgedessen wölbt sich dieses Gebiet in das Lumen des Seitenventrikels und in den unteren Abschnitt des Foramen Monroi vor (▸ Abb. 19.20b, ▸ Abb. 19.21). Am Boden der Seitenventrikel entstehen so zum Großhirn gehörige motorische Kerne, die als **Basalganglien** (späteres **Corpus striatum**) bezeichnet werden. Als Teil des extrapyramidalen Systems dienen sie der Regulation unbewusster Mitbewegungen.

Die übrige Hemisphärenwand stellt die Anlage der Großhirnrinde dar und wird als **Pallium** bezeichnet (▸ Abb. 19.21b). Im Bereich, in dem die Hemisphärenwand das Dach des Zwischenhirns berührt, entwickeln sich keine Neuroblasten. An dieser Stelle bleibt die Hemisphärenwand dünn (▸ Abb. 19.21b). Sie besteht aus einer Lage von Ependymzellen, die von Gefäßmesenchym überzogen ist und bildet den **Plexus choroideus**. Seine Lage an der medialen Oberfläche der Hemisphäre kommt durch das unterschiedliche Wachstum der einzelnen Hemisphärenabschnitte zustande. Der Plexus ist entlang der **Fissura choroidea** befestigt und ragt von dort aus in den Seitenventrikel vor (▸ Abb. 19.21, ▸ Abb. 19.23).

Direkt oberhalb der Fissura choroidea verdickt sich die Wand des Palliums und bildet den **Hippokampus**, einen Rindenbezirk des Archipalliums (▸ Abb. 19.20b, ▸ Abb. 19.21b). Der Hippokampus gehört zu dem eng mit dem Riechhirn verbundenen limbischen System. Er wölbt sich in den Seitenventrikel vor. Mit der Ausbildung des Corpus callosum (▸ Abb. 19.25) und der Ausweitung des Telenzephalons wird die Hippokampusformation in den Temporallappen verlagert.

Die Hemisphären dehnen sich immer weiter aus und bedecken schließlich die seitlichen Abschnitte vom Dienzephalon und Mesenzephalon sowie den kranialen Anteil des Metenzephalons (▸ Abb. 19.23, ▸ Abb. 19.24, ▸ Abb. 19.25). Durch die Wachstumsbewegung der Großhirnhemisphären werden auch die Basalganglien am Boden der Seitenventrikel ausgedehnt. Im Zuge der Entwicklung der Hirnrinde verbinden immer mehr afferente und efferente Axone die Rinde mit dem Gehirnstamm und dem Rückenmark. Die Fasern nehmen jeweils den kürzesten Weg und durchbrechen dabei die Grenze zwischen der medialen Wand des Seitenventrikels und dem Dienzephalon (▸ Abb. 19.23b). In ihrer Gesamtheit werden sie als **Capsula interna** bezeichnet. Diese Fasern (weiße Substanz) unterteilen die Basalganglien am Boden des Telenzephalons in den **Nucleus caudatus** und das **Putamen**. Das auf diese Weise abgetrennte Putamen bildet nun zusammen mit dem aus der Wand des Dienzephalons stammenden **Globus pallidus** den **Nucleus lentiformis** (▸ Abb. 19.23). Der Kopf des Nucleus caudatus bleibt jedoch weiterhin durch Kernbrücken mit der Oberkante des Putamens verbunden. Beide Kerne bilden eine funktionelle Einheit und werden als **Corpus striatum** bezeichnet, da die hindurchtretenden Fasern ihnen ein gestreiftes Aussehen geben.

Die aus der Hirnrinde absteigenden Fasern gelangen durch die Capsula interna direkt in die Hirnschenkel am Boden des Mesenzephalons (▸ Abb. 19.23b) und von dort in den Bereich der Brücke. Die mediale Wand der Seitenventrikel verschmilzt mit der Wand des Dienzephalons. Dadurch kommt der Nucleus caudatus neben den Thalamus zu liegen (▸ Abb. 19.21c, ▸ Abb. 19.23b).

Die Großhirnhemisphären dehnen sich nach vorn, hinten und unten weiter aus und bilden dort die Stirn- oder Frontal-, Schläfen- oder Temporal- und Hinterhaupt- oder Okzipitallappen. Der Bereich über dem Corpus striatum bleibt dabei im

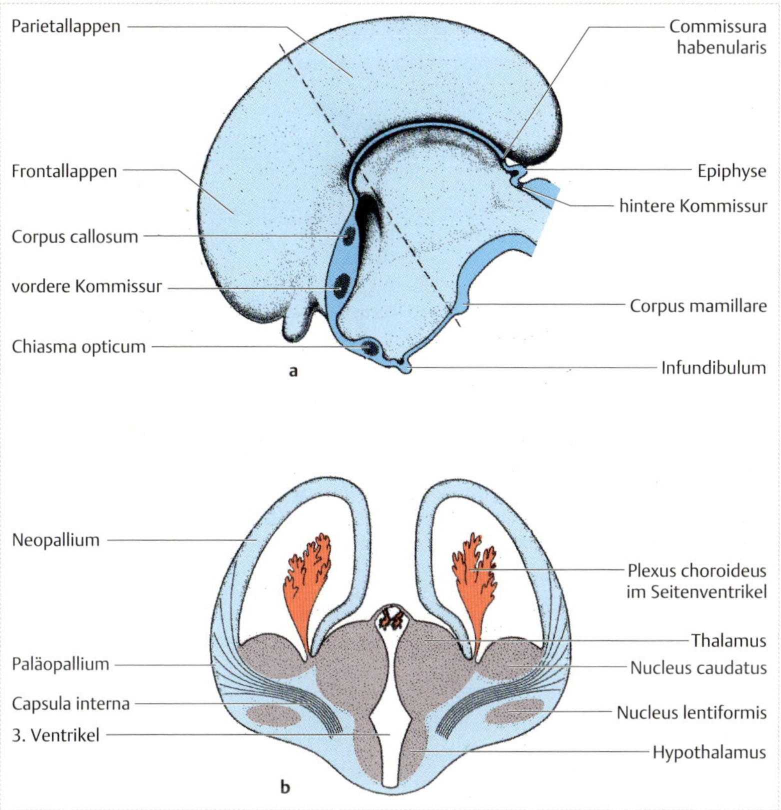

Abb. 19.23 Telenzephalon und Dienzephalon beim 10 Wochen alten Embryo. a Medialansicht der rechten Hälfte. **b** Querschnitt durch die Hemisphäre und das Dienzephalon in Höhe der in **a** eingezeichneten gestrichelten Linie.

Wachstum zurück, sodass das Areal zwischen Frontal- und Temporallappen schließlich eine Einsenkung bildet, die als **Insel** bezeichnet wird (▸ Abb. 19.24a). Das Gebiet wird später von den benachbarten Lappen überwachsen und ist bei der Geburt fast völlig von ihnen bedeckt. Gegen Ende des Fetallebens vergrößert sich die Oberfläche der Großhirnhemisphären so rasch, dass eine große Zahl von Windungen (**Gyri**) auftreten, die durch Furchen (**Sulci**) voneinander getrennt sind (▸ Abb. 19.24b).

▸ **Entwicklung der Großhirnrinde.** Die Großhirnrinde entwickelt sich aus dem **Pallium** (▸ Abb. 19.20), das sich in zwei Regionen einteilen lässt (▸ Abb. 19.23b):

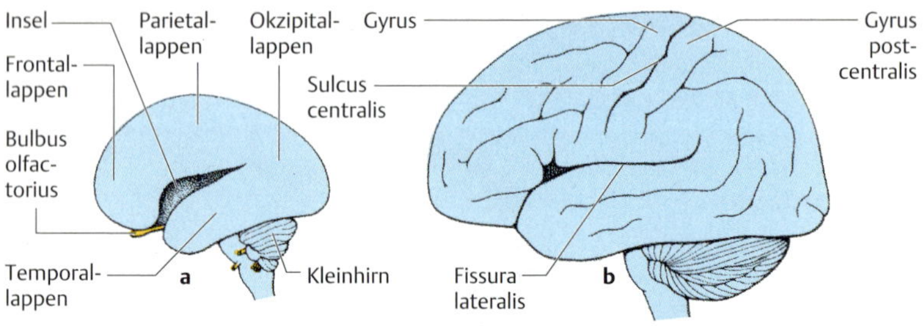

Abb. 19.24 Gyri und Sulci auf der Oberfläche der Großhirnhemisphäre. a Im 7. Monat. **b** Im 9. Monat.

- **Paläopallium** oder **Archipallium**, ein Gebiet, das direkt lateral an das Corpus striatum anschließt,
- **Neopallium**, das sich zwischen Hippokampus und Paläopallium entwickelt.

Im Neopallium wandern Wellen von Neuroblasten an die Oberfläche unter die Pia mater und differenzieren sich dort zu reifen Neuronen. Jede neu ankommende Welle von Neuroblasten wandert durch die zuvor gebildete Zellschicht hindurch, bis die neuen Zellen selbst an der subpialen Oberfläche liegen. Deshalb sind die sich zuerst differenzierenden Neuronen in tiefen Schichten der Rinde lokalisiert, während diejenigen, die sich zuletzt entwickeln, an der Oberfläche liegen.

Bei der Geburt weist die Hirnrinde eine Schichtengliederung auf. Der motorische Kortex enthält sehr viele **Pyramidenzellen,** während die sensiblen/sensorischen Gebiete durch **Körnerzellen** charakterisiert sind.

Die Entwicklung des Riechsystems beruht auf einer Epithel-Mesenchym-Interaktion des aus der Neuralleiste stammenden Kopfmesoderms mit dem Oberflächenektoderm auf der einen Seite und dem Neuralepithel der Endhirnbläschen auf der anderen Seite. Im Ektoderm des Stirnwulstes wird so die **Riechplakode** (▶ Abb. 18.4) und am Boden des Telenzephalonbläschens der **Bulbus olfactorius** induziert (▶ Abb. 18.26). Die Zellen der Riechplakoden differenzieren sich zu den primären sensorischen Neuronen des Riechepithels, deren Axone zum Bulbus olfactorius hin auswachsen und mit sekundären Neuronen im Bulbus olfactorius Kontakte bilden. Die Kontakte sind in der 7. Woche voll ausgebildet. Mit dem fortschreitenden Wachstum werden die Axone der Riechsinneszellen im Riechepithel zu den Filae olfactoriae, die durch die Siebbeinplatte zum Bulbus olfactorius ziehen. Die Nervenzellen im Bulbus olfactorius setzen die Riechbahn zentral fort.

▶ **Kommissuren.** Beim Erwachsenen sind die rechte und die linke Hemisphäre durch Faserstränge miteinander verbunden, die die Mittellinie überkreuzen und als **Kommissuren** bezeichnet werden. Die wichtigsten dieser Querverbindungen benutzen als Weg die **Lamina terminalis**, die als zentraler Teil des Telenzephalons von der Deckplatte des Dienzephalons bis zum Chiasma opticum reicht (▶ Abb. 19.20a, ▶ Abb. 19.23a, ▶ Abb. 19.25):

- Als erste der Querverbindungen tritt die **Commissura anterior** auf. Sie wird im

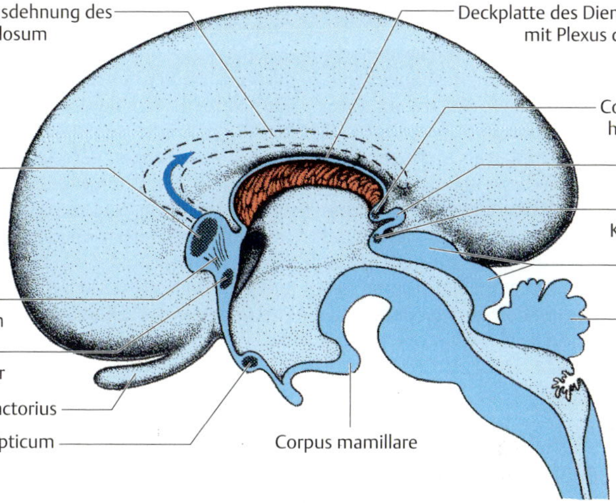

Abb. 19.25 Rechte Hirnhälfte beim 4 Monate alten Embryo mit Kommissuren. Medialansicht. Die *gestrichelte Linie* deutet die spätere Ausdehnung des Corpus callosum an. Die Commissura hippocampi ist nicht eingezeichnet.

3. Entwicklungsmonat sichtbar und besteht aus Fasern, die den Bulbus olfactorius und die benachbarten Gehirnareale einer Hemisphäre mit den entsprechenden Bezirken der Gegenseite verbinden (▸ Abb. 19.23, ▸ Abb. 19.25).

- Als zweite Kommissur entsteht die **Commissura fornicis** oder **hippocampi**. Der Fornix ist ein längs verlaufendes Fasersystem in der Seitenwand des Telenzephalons unter dem späteren Balken, direkt über der Fissura choroidea. Die Fasern gehen vom Hippokampus aus und verlaufen bogenförmig über die Deckplatte des Dienzephalons. Sie ziehen vor dem Foramen interventriculare vorbei nach unten und enden im Corpus mamillare am Boden des Dienzephalons. Unterhalb des Balkens vereinigen sich die Schenkel des Fornix zur Fornixkommissur, in der die Fasern auf die andere Seite hinüberkreuzen.
- Die wichtigste Kommissur ist der **Balken** oder das **Corpus callosum**. Es tritt in der 10. Entwicklungswoche auf und verbindet die nichtolfaktorischen Gebiete der rechten und linken Großhirnrinde miteinander. Anfänglich bildet es ein kleines Bündel in der Lamina terminalis. Mit der fortgesetzten Vergrößerung des Neopalliums dehnt es sich sehr bald zuerst nach vorn und dann nach hinten aus und überbrückt die dünne Decke des Dienzephalons (▸ Abb. 19.25).

Mit der Vergrößerung des Corpus callosum nach vorne wird ein Teil der Lamina terminalis ganz dünn ausgezogen, sodass das **Septum pellucidum** entsteht. Häufig findet sich im Septum pellucidum eine kleine

Höhle, die aber zu den Hirnbläschen in keiner Beziehung steht.

Außer den genannten Kommissuren, die sich innerhalb der Lamina terminalis entwickeln, treten noch drei weitere auf. Zwei von ihnen, die **Commissura posterior** und **Commissura habenularum**, befinden sich unmittelbar hinter bzw. vor dem Epiphysenstiel. Die dritte, das **Chiasma opticum**, tritt in der rostralen Wand des Dienzephalons auf und enthält Fasern aus den medialen Hälften der Netzhaut, die die Mittellinie auf ihrem Weg zum Corpus geniculatum laterale und zum Colliculus anterior der Vierhügelplatte kreuzen (▶ Abb. 19.25).

19.3.4 Molekulare Regulation der Gehirnentwicklung

Die anteroposteriore (kraniokaudale) Musterbildung des ZNS beginnt bereits sehr früh während der Gastrulation und der Neuralinduktion (Kap. 5, Kap. 6). Nach der Ausbildung der Neuralplatte sind **Homöobox**-Gene für die weitere Unterteilung der Gehirnanlage in die Vorderhirn-, Mittelhirn und Rautenhirnregion verantwortlich. Sie werden in Chorda, Prächordalplatte und Neuralplatte exprimiert.

Das **Rautenhirn** gliedert sich in acht Segmente, die **Rhombomeren**, in denen unterschiedliche Muster von ***HOX***-Genen aus der Klasse der *Antennapedia*-Homöobox-Gene exprimiert werden (Kap. 6). Es entsteht ein Muster mit überlappenden (vernetzten) Genexpressionen, in denen am 3'-Ende eines Genclusters gelegene Gene im vorderen Bereich exprimiert werden. Dabei haben die paralogen Gene der *HOX*-Cluster die gleichen Expressionsdomänen (▶ Abb. 19.26). Die Gene am 3'-Ende der *HOX*-Cluster werden zeitlich früher aktiviert als die am 5'-Ende. Dadurch entsteht ein vom jeweiligen Entwicklungszeitpunkt abhängiges Expressionsmuster.

Die *HOX*-Gene vermitteln damit einen von der Lage entlang der anteroposterio-

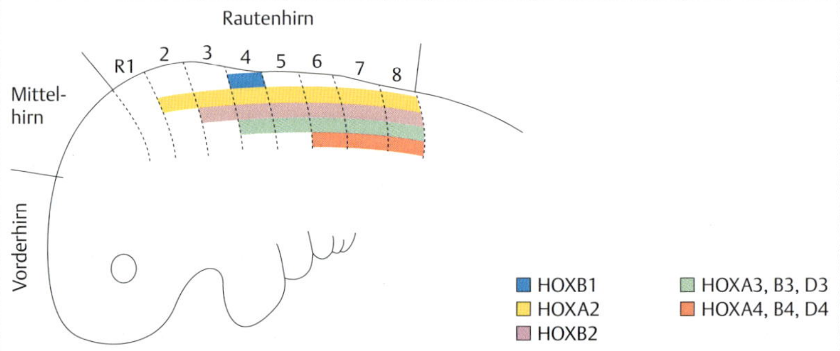

Abb. 19.26 Expression der *HOX*-Gene im Rautenhirn. Die *HOX*-Gene werden überlappend exprimiert und bilden ein spezifisches Muster, das die Grenzen der Rhombomere (R1-R8) widerspiegelt. Die Expression der am 3'-Ende eines Clusters gelegenen Gene beginnt in den am weitesten kranial gelegenen Rhombomeren. Paraloge Gene der *HOX*-Cluster A, B und D haben in den hinteren Rhombomeren identische Expressionsdomänen. Die *HOX*-Gene vermitteln einen Positionswert entlang der kraniokaudalen Achse des Rautenhirns. Sie determinieren die Identität der Rhombomere und spezifizieren die aus den Rhombomeren hervorgehenden Zellareale.

ren Achse des Rautenhirns abhängigen Positionswert und determinieren so die Identität der Rhombomere, die ihrerseits für die Spezifität der daraus entstehenden Derivate verantwortlich sind. Wie die Regulation im Einzelnen abläuft ist nicht klar. Auf jeden Fall spielen Retinoide (**Retinsäure**) eine kritische Rolle bei der Expression der *HOX*-Gene. Retinsäure im Überschuss verlagert das Muster der *HOX*-Genexpression nach kranial und führt dazu, dass kranial gelegene Rhombomere sich wie weiter kaudal gelegene differenzieren. Ein Retinsäuremangel führt zu einem verkleinerten Rhombenzephalon. Die *HOX*-Gene reagieren unterschiedlich auf Retinsäure. Die am 3'-Ende eines Clusters sind empfindlicher als die am 5'-Ende.

Die Spezifikation der **Vorderhirn-** und **Mittelhirnregion** wird ebenfalls von Genen reguliert, die eine Homöodomäne besitzen. Sie gehören jedoch nicht zur *Antennapedia*-Gruppe, deren am weitesten kranial gelegene Expressionsgrenze bis zum Rhombomer 3 reicht. Die Determination dieser neuen Hirnregionen, die in der Evolution den „neuen Kopf" bilden, wird damit auch von neuen Genen übernommen. Im Stadium der Neuralplatte sind ***LIM1***, das in der Prächordalplatte exprimiert wird, und ***OTX2*** in der Neuralplatte selbst für die Abgrenzung der Vorderhirn- und Mittelhirnregion von Bedeutung. Dabei unterstützt *LIM1* die Expression von *OTX2*. (Beide Gene werden auch in den Frühstadien der Gastrulation exprimiert und spielen bei der Spezifikation der gesamten Kopfregion des Epiblasts eine Rolle.) Mit der Ausbildung der Gehirnbläschen und der Schlundbögen werden weitere Homöobox-Gene, u. a. *OTX1*, *EMX1* und *EMX2*, exprimiert. Durch das spezifische, überlappende (vernetzte) Expressionsmuster wird der Mittel- und Vorderhirnabschnitt determiniert. Nach der Abgrenzung treten zwei weitere **Organisationszentren** auf:

- die **vordere Neuralfalte** (**anterior neural ridge, ANR**) an der kranialen Grenze zwischen Neuralplatte und Oberflächenektoderm (▶ Abb. 19.27)
- ein Zentrum im **Isthmus rhombencephali** (▶ Abb. 19.28) zwischen dem Rauten- und Mittelhirn

In beiden Zentren ist **FGF8** das entscheidende Signalmolekül, mit dem die Gene für die weitere Differenzierung induziert werden. Im 4-Somiten-Stadium induziert FGF8 aus der vorderen Neuralfalte die Expression des Transkriptionsfaktors ***FOXG1*** (▶ Abb. 19.27). ***FOXG1*** ist für die regionale Spezifikation des Vorderhirnbläschens verantwortlich und determiniert die Entwicklung der Großhirnhemisphären, die Region der Basalganglien und die Region der Augenanlage.

Im Isthmus, an der Grenze zwischen Mittel- und Rautenhirn, wird *FGF8* ringförmig exprimiert (▶ Abb. 19.28). FGF8 induziert die Expression von ***engrailed 1*** und ***engrailed 2 (EN1, EN2)***, zweier Homöobox-Gene. Sie bilden Gradienten, die sich nach kranial und kaudal vom Isthmus her ausbreiten. *EN1* reguliert die Entwicklung im dorsalen Abschnitt des Mittelhirns (dem Tektum) und im vorderen Teil des Rhombenzephalons (dem Kleinhirn), während *EN2* nur an der Kleinhirnentwicklung beteiligt ist. FGF8 induziert darüber hinaus ***WNT 1*** in einer ringförmigen Region kranial vom FGF8-Expressionszentrum (▶ Abb. 19.28). WNT 1 interagiert mit EN1 und EN2 bei der Spezifikation der gesamten Region einschließlich des Kleinhirns. *WNT 1* ist möglicherweise bereits bei der frühen Determination des Mittelhirns beteiligt, da es bereits im Stadium der Neuralplatte hier exprimiert wird. FGF8 wird in diesem frühen Stadium im Mesoderm an der Mittelhirn-Rautenhirn-Grenze gebildet und ist dort möglicherweise für die Expression von *WNT 1* und die allererste Musterbildung in der Region verantwort-

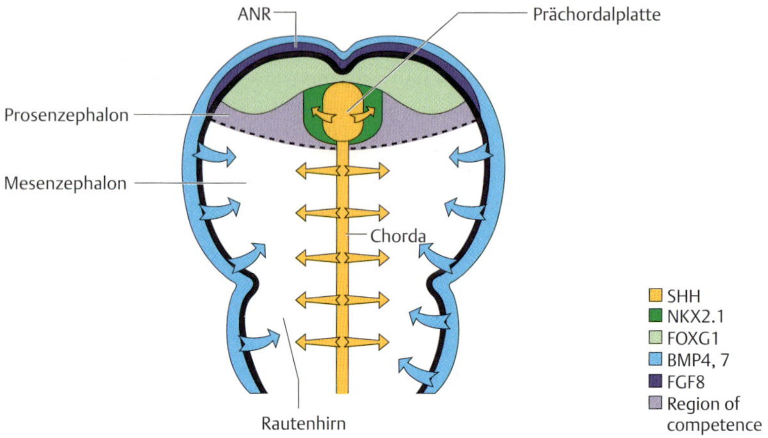

Abb. 19.27 Organisationszentrum in der vorderen Neuralfalte (anterior neural ridge, ANR). Dorsalansicht der kranialen Neuralplatte im Vorsomitenstadium. Die ANR liegt an ihrem vorderen Ende am Übergang zum Oberflächenektoderm (vgl. ► Abb. 6.2a) und sezerniert FGF8, das die Expression von *FOXG1* im Neuralektoderm induziert. FOXG1 reguliert die Entwicklung des Telenzephalons und die regionale Spezifizierung im Prosenzephalon. Sonic hedgehog (SHH) wird von der Prächordalplatte und der Chorda gebildet. Es ventralisiert die Gehirnanlage und induziert die Expression von *NKX2.1*, das die Entwicklung des Hypothalamus reguliert. BMP4 und BMP7 werden von benachbartem Oberflächenektoderm gebildet und bestimmen die dorsale Musterbildung der Gehirnanlage.

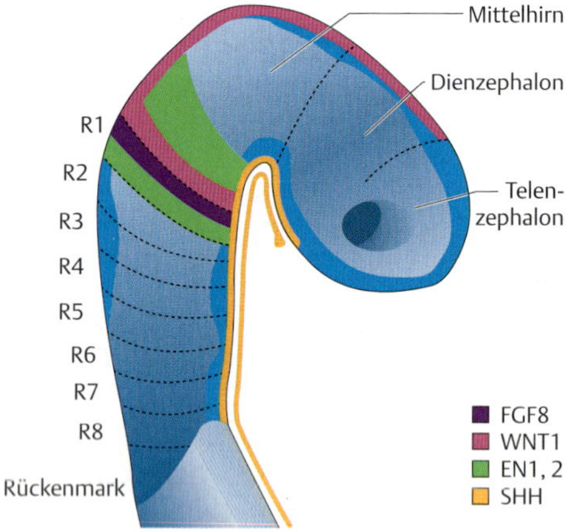

Abb. 19.28 Organisationszentrum am Isthmus rhombencephali an der Grenze zwischen Mittelhirn und Rautenhirn. In dem ringförmigen Bereich wird FGF8 gebildet, das die Expression von *engrailed-1* und *engrailed-2* (*EN1* und *EN2*) induziert, deren Produkte ihrerseits Gradienten bilden, die sich nach kranial und kaudal ausbreiten. *EN1* reguliert die Entwicklung des Tektums des Mittelhirns. Beide Gene nehmen wie das ebenfalls von FGF8 induzierte *WNT 1* an der Entwicklung des Kleinhirns teil.

lich. Die Einschnürung des Isthmus liegt etwas kaudal von der definitiven Grenze zwischen Mittel- und Rautenhirn an der kaudalen Grenze der *OTX2*-Expression.

Die Musterbildung entlang der dorsoventralen Achse des Vorder- und Mittelhirns verläuft wie im übrigen Neuralrohr. Ventral wird die Differenzierung von SHH kontrolliert, das aus der Prächordalplatte stammt und die Expression des Homöobox-Gens ***NKX2.1*** induziert, das die Entwicklung des Hypothalamus reguliert. Für die Signalfunktion von SHH ist die Spaltung des Proteins notwendig. Das wirksame Spaltprodukt liegt am C-Terminus. Nach der Spaltung verbindet sich das ursprüngliche C-terminale Ende des SHH-Proteins kovalent mit Cholesterin. Das Spaltprodukt besitzt alle Signaleigenschaften von SHH. Die Verbindung mit Cholesterin erleichtert die Diffusion.

Die Musterbildung im dorsalen Abschnitt des Neuralrohrs wird durch BMP4 und BMP7 aus dem Oberflächenektoderm über dem Neuralrohr kontrolliert. Die Expression beginnt bereits vor der Neuralabfaltung im Ektoderm lateral von der Neuralplatte. Die BMPs induzieren die Expression von ***MSX1*** und reprimieren die Expression von ***FOXG1*** (► Abb. 19.27). Nach dem Verschluss des Neuralrohrs werden BMP2 und BMP4 in der Deckplatte gebildet und induzieren die Expression des Transkriptionsfaktors ***LHX2*** in der späteren Kortexregion. Dadurch werden Genkaskaden in Gang gesetzt, die die gesamte Region spezifizieren.

Die Expression der Gene für die kraniokaudale Musterbildung überlappen sich mit den Genen für die dorsoventrale Musterbildung und interagieren an den Expressionsgrenzen. Dabei spielt die Kompetenz der Gehinregionen, auf einige spezifische Signale zu reagieren und nicht auf andere, ebenfalls eine Rolle. So reagiert z. B. nur der kraniale Abschnitt der Neuralplatte auf SHH mit der Expression von *NKX2.1*. In entsprechender Weise bildet nur die vordere Neuralplatte FOXG1 als Antwort auf FGF8. Auf das gleiche FGF8-Signal reagiert der Mittelhirnabschnitt mit der Expression von *EN2*. Die Kompetenz des Gewebes, auf einen Faktor zu reagieren, ist also ein wichtiger Aspekt bei der regionalen Spezifizierung des Gehirns.

Klinischer Bezug

Kraniale Defekte

Die **Holoprosenzephalie (HPE)** umfasst ein Spektrum von Fehlbildungen, bei denen das Fehlen der Mittellinienstruktur zu Fehlbildungen des Gehirns und der Gesichtsregion führt:

- In ausgeprägten Fällen sind die Seitenventrikel zu einem unpaaren Telenzephalonbläschen verschmolzen. Die Augenanlagen fusionieren in der Mittellinie, und es besteht nur eine unpaare Nasenhöhle sowie andere Mittellinien-Gesichtsfehlbildungen (► Abb. 19.29, vgl. ► Abb. 18.25c).
- In weniger ausgeprägten Fällen ist das Prosenzephalon in zwei Großhirnhemisphären unterteilt bei unvollständiger Entwicklung der medial gelegenen Strukturen: In der Regel sind Bulbus olfactorius, Riechbahn und Corpus callosum hypoplastisch oder gar nicht ausgebildet.
- Bei einer sehr schwachen Ausprägung kann das Vorliegen eines singulären zentralen Schneidezahns einziger Hinweis auf eine Form der HPE sein.

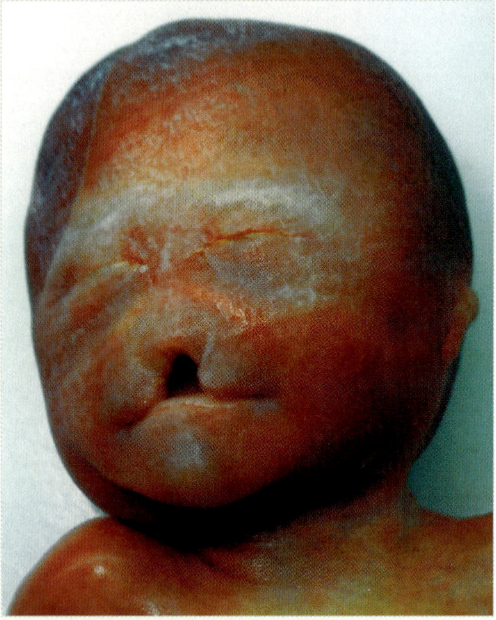

Abb. 19.29 Kind mit Holoprosenzephalie (HPE). Beachte, dass der Gewebeverlust in der Mittellinie eine mittlere Lippenspalte hervorgerufen hat bei fehlendem Nasengewebe und eng stehenden Augen (Hypotelorismus). Im Gehirn führt der Gewebsverlust zur Verschmelzung der Seitenventrikel zu einer einzigen Kammer. Mutationen im Gen ***sonic hedgehog (SHH)***, das die Mittellinie des Neuralrohrs im Stadium der Neuralplatte festlegt, sind eine Ursache für diese Art von Fehlbildungen.

Ursachen: HPE kommt bei 1:15.000 Geburten vor und wird mit einer erhöhten Inzidenz von 1:250 bei mit einer Fehlgeburt endenden Schwangerschaften beobachtet. Einige Formen der Holoprosenzephalie werden durch Mutationen im ***SHH***-Gen hervorgerufen, das in frühen Stadien die Ventralisation der Gehirnanlage bestimmt. Eine andere Ursache ist die Störung des **Cholesterinbiosyntheseweges**, die zum **Smith-Lemli-Opitz-Syndrom** führt. Bei diesen Kindern treten kraniofaziale und Extremitätenfehlbildungen und in 5 % der Fälle Holoprosenzephalie auf. Das Smith-Lemli-Opitz-Syndrom entsteht durch Störungen der **7-Dehydrocholesterin-Reduktase**, die 7-Dehydrocholesterin in Cholesterin umwandelt. Die Fehlbildungen der Extremitäten und des Gehirns gehen wahrscheinlich auf eine Störung der SHH-Signalbildung zurück, die von Cholesterin abhängig ist. Andere genetische Ursachen sind Mutationen der Transkriptionsfaktoren **sine occulis homeobox 3 (SIX3), TG interacting factor (TGIF)** und des **Zinkfingerproteins ZIC 2.**

Die **Schizenzephalie** ist eine seltene Fehlbildung, in der große Spalten in den Großhirnhemisphären auftreten, zum Teil mit Verlust von Hirnsubstanz. In einigen Fällen scheinen Mutationen im Homöobox-Gen *EMX2* die Ursache zu sein.

Meningozele, Meningoenzephalozele, Meningohydroenzephalozele: Allen diesen Fehlbildungen liegt eine Störung der Ossifikation der Schädelknochen zugrunde. Am häufigsten ist die Pars squamosa des Hinterhauptbeins betroffen. Diese kann teilweise oder ganz fehlen. Wenn die Öffnung in der Schädelkapsel klein ist, wölben sich

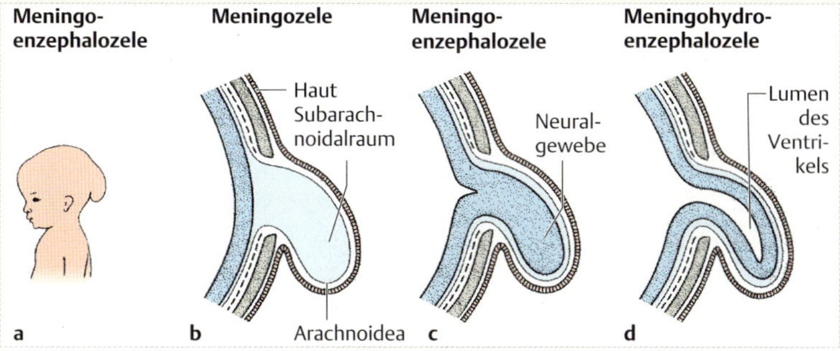

Abb. 19.30 Meningozelen/Meningo(hydro)enzephalozelen. **a** Profil eines Kindes mit einem Schädeldefekt in der Okzipitalregion mit einer Vorwölbung der Meningen, die Neuralgewebe enthalten kann. **b** Bei der Meningozele enthält die Vorwölbung nur Gewebe der Hirnhäute. **c** Bei der Meningoenzephalozele tritt zusätzliches kompaktes Nervengewebe aus. **d** Bei der Meningohydroenzephalozele enthält das Gehirngewebe zusätzlich eine Aussackung des Ventrikels. Die Fehlbildungen sind durch Störungen beim Verschluss des Neuralrohrs entstanden. Die Defekte können auch im Frontonasalbereich auftreten. Zur Prävention dient die Einnahme von Folsäure durch die Mutter (400 µg/Tag) vor und während der Schwangerschaft.

nur die Meningen vor (**Meningozele**). Wenn der Defekt jedoch größer ist, kann auch ein Teil des Gehirns oder sogar ein Teil des Ventrikels durch die Öffnung in den Meningealsack austreten (▶ Abb. 19.30, ▶ Abb. 11.6b). Die Fehlbildung wird dann als **Meningoenzephalozele** oder entsprechend als **Meningohydroenzephalozele** bezeichnet. Diese Defekte treten mit einer Häufigkeit von 1:12.000 Geburten auf.

Exenzephalie: Bei der Exenzephalie schließt sich der zerebrale Abschnitt des Neuralrohrs nicht. Bei der Geburt findet man anstelle des Gehirns eine degenerierende Gewebemasse, die an der Oberfläche bloßliegt. Die Fehlbildung wird auch als **Anenzephalus** bezeichnet, obwohl der Hirnstamm intakt bleibt (▶ Abb. 11.6a). Der Defekt setzt sich manchmal kaudal in ein nichtgeschlossenes Rückenmark im Zervikalbereich fort (**Kraniorachischisis**; ▶ Abb. 19.31). Da beim Fetus die Reflexmechanismen für den Schluckakt fehlen, tritt in den beiden letzten Monaten der Schwangerschaft ein **Polyhydramnion** auf. Auf dem Röntgenbild kann die Fehlbildung leicht diagnostiziert werden, da das Schädeldach fehlt. Anenzephalie ist eine relativ häufige Fehlbildung (1:5 000 Geburten). Sie tritt bei weiblichen Feten häufiger auf als bei männlichen. Wie die Spina bifida lassen sich viele dieser Fälle durch die Einnahme von Folsäure (400 µg tgl.) vor und während der Schwangerschaft verhindern.

Hydrozephalus: Beim Hydrozephalus ist abnorm viel Liquor cerebrospinalis innerhalb des Ventrikelsystems oder, wie beim Hydrocephalus externus, zwischen Gehirn und Dura mater vorhanden. Man nimmt an, dass der Hydrozephalus des Neugeborenen in der Mehrzahl der Fälle auf einem **Verschluss des Aquaeductus cerebri** beruht. Dadurch wird die Zerebrospinalflüssigkeit daran gehindert, aus den Seitenventrikeln und dem 3. Ventrikel in den 4. Ventrikel und von dort aus in den

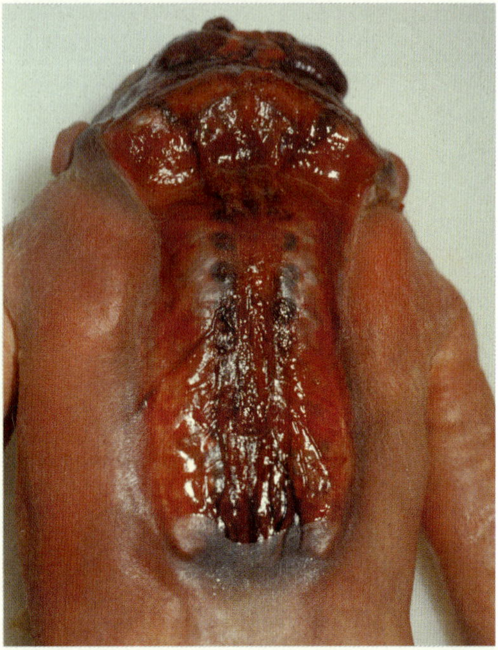

Abb. 19.31 Fetus mit Anenzephalie und Kraniorachischisis. Das Neuralrohr hat sich kranial und im Bereich des späteren zervikalen und thorakalen Rückenmarks nicht geschlossen. Die Folge ist eine massive Nekrose von Nervengewebe.

Subarachnoidalraum abzufließen. Diese Fehlbildung geht oft mit einer Erweiterung der Schädelnähte einher. Die Knochen selbst werden dabei immer dünner. In extremen Fällen kann sich der Schädel auf das Dreifache vergrößern (▸ Abb. 19.32).

Mikrozephalie: Man spricht von Mikrozephalie, wenn das Schädeldach kleiner als normal ist (▸ Abb. 11.12). Da die Schädelgröße vom Wachstum des Gehirns abhängt, liegt eine Entwicklungsstörung des Gehirns zugrunde. Die Entwicklungsstörung kann durch die genetische Veranlagung (autosomal rezessiv) oder durch eine pränatale Schädigung durch Infektionen, Medikamente oder andere Teratogene entstehen. Mit einer geistigen Behinderung ist in mehr als der Hälfte der Fälle zu rechnen.

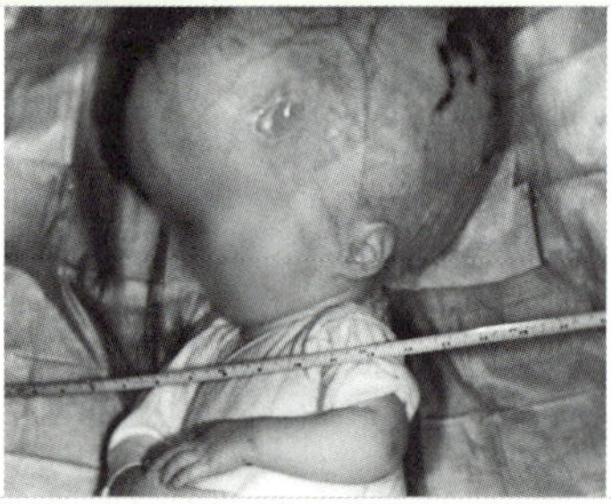

Abb. 19.32 Hochgradiger Hydrozephalus. Die Schädelnähte sind nicht geschlossen. Durch den erhöhten Druck des Liquors vergrößert sich der Kopf. Die Schädelknochen sind dünn ausgezogen. Durch die Druckschädigung geht die Hirnrinde zugrunde.

19

Fetale Toxoplasmoseinfektionen können zu Verkalkungen des Gehirns, geistiger Behinderung, Hydrozephalus oder Mikrozephalie führen. Ähnlich kann die Exposition gegenüber Strahlung in den frühen Entwicklungsstadien Mikrozephalie erzeugen. Hyperthermie (Fieber) aufgrund einer mütterlichen Infektion oder bei extensiven Saunabesuchen oder heißen Bädern in der Frühschwangerschaft können zu Spina bifida und Anenzephalie führen.

Die oben aufgeführten Fehlbildungen sind mit ernsthaften funktionellen Defekten verbunden oder sogar mit dem Leben nicht vereinbar. Es gibt jedoch eine große Zahl von Defekten des ZNS, die ohne oder nur mit minimalen Einschränkungen verbunden sind. So kann z. B. das **Corpus callosum** (der Balken) ganz oder teilweise fehlen, ohne dass funktionelle Ausfälle sichtbar sind. Ebenso führt das vollständige oder teilweise Fehlen des Kleinhirns nur zu geringen Einschränkungen bei der Bewegungskoordination. Auf der anderen Seite kann eine schwere **geistige Behinderung** ohne sichtbare morphologische Fehlbildung des Gehirns auftreten. Eine geistige Behinderung kann durch genetische Ursachen (z. B. Down-Syndrom) oder durch Teratogene einschließlich pränataler Infektionen (Röteln, Zytomegalievirus und Toxoplasmose) entstehen. Die häufigste Ursache für eine geistige Behinderung ist jedoch der **mütterliche Alkoholabusus.**

19.4 Hirnnerven

In der 4. Woche sind die Kerne für alle 12 Hirnnerven vorhanden. Mit Ausnahme des N. olfactorius (I) und des N. opticus (II) entspringen alle aus dem Hirnstamm. Im Rhombenzephalon (Rautenhirn) gliedert sich das Neuralrohr in acht Rhombomere. Aus jedem zweiten Rhombomer entspringt ein Hirnnerv (▸ Abb. 19.13, ▸ Abb. 19.33):

- aus r2 der N. trigeminus (V)
- aus r4 der N. facialis (VII)
- aus r6 der N. glossopharyngeus (IX)
- aus r7 und r8 der N. vagus (X)

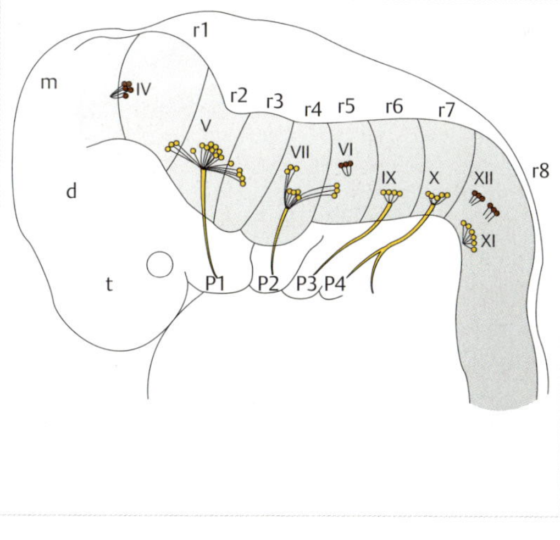

Abb. 19.33 Segmentale Zuordnung der Hirnnerven zu Rhombomeren und Schlundbögen. Etwa am 25. Tag der Entwicklung lassen sich im Rautenhirn acht Rhombomere (r1–r8) erkennen, aus denen die motorischen Wurzeln der Hirnnerven entspringen, die zu den Schlundbögen (P1–P4) ziehen. Die branchiomotorischen Neuronen sind gelb und die somatomotorischen (Augenmuskel, Hypoglossus) braun markiert. *t* Telenzephalon, *d* Dienzephalon, *m* Mesenzephalon.

Das Segmentmuster im Neuralrohr scheint mit dem Segmentmuster der mesodermalen Somitomere in Zusammenhang zu stehen. Der N. oculomotorius (III) entspringt aus dem Mesenzephalon, ebenso der N. trochlearis (IV), dessen Austrittsstelle auf die Dorsalseite kaudal von der Vierhügelplatte verlagert wird (▶ Abb. 19.19b). Der Ursprungskern des N. abducens (VI) verlagert sich ins Rhombenzephalon. Seine Nervenfasern treten unterhalb der Brücke aus (▶ Abb. 19.15).

Die motorischen Nervenzellen der Hirnnerven liegen im Hirnstamm, während die Zellkörper der sensiblen/sensorischen Afferenzen in den Ganglien der Hirnnerven außerhalb des Neuralrohrs liegen. Der Grundaufbau der Hirnnerven entspricht daher dem der Spinalnerven, obwohl nicht alle Hirnnerven gleichzeitig motorische und sensible Fasern enthalten (▶ Tab. 19.2).

Die Ganglien der Hirnnerven stammen von den **ektodermalen Plakoden** und von der **Neuralleiste** ab. Neben Riech- und Ohrplakode entstehen vier **epipharyngeale Plakoden** als ektodermale Verdickungen über den Schlundbögen (▶ Abb. 18.1, ▶ Tab. 19.3). Die epipharyngealen Plakoden steuern Nervenzellen zu den Ganglien der Schlundbogennerven bei (V, VII, IX und X). Die parasympathischen viszeroefferenten Ganglien stammen von der Neuralleiste ab. Ihre Nervenfasern verlaufen mit den Hirnnerven III, VII, IX und X.

Tab. 19.2 Ursprung, Qualität und Innervationsgebiete der Hirnnerven

Hirnnerv	Gehirnabschnitt	Qualität	Innervationsgebiet
N. olfactorius (I)	Telenzephalon	SA, sensorisch	Riechepithel
N. opticus (II)	Dienzephalon	SA, sensorisch	Retina
N. oculomotorius (III)	Mesenzephalon	SE, somatomotorisch und parasympathisch viszeroefferent	äußere Augenmuskeln mit Levator palpebrae ohne M. rectus lat. und obliquus sup.
		GVE, parasympathisch viszeroefferent (Ganglion ciliare)	innere Augenmuskeln (Sphincter pupillae and Ziliarmuskeln)
N. trochlearis (IV)	Metenzephalon	GSE, somatomotorisch	M. obliquus sup.
N. trigeminus (V)	Metenzephalon	GSA (Trigeminusganglion)	sensible Innervation des Gesichts, der Zähne und der vorderen zwei Drittel der Zunge; Propriozeption der Haut, Muskulatur und Gelenke
		SVE, branchialmotorisch	Kaumuskulatur, M. mylohyoideus, vorderer Bauch des

Tab. 19.2 Fortsetzung

Hirnnerv	Gehirnabschnitt	Qualität	Innervationsgebiet
			M. digastricus, M. tensor veli palatini
N. abducens (VI)	Metenzephalon	SE, somatomotorisch	M. rectus lateralis
N. facialis (VII)	Metenzephalon	SA (Ganglion geniculatum), sensorisch (Geschmack)	vordere zwei Drittel der Zunge
		GSA (Ganglion geniculatum), somatosensibel	Haut im äußeren Gehörgang, vordere zwei Drittel der Zunge
		SVE, branchialmotorisch	Gesichtsmuskulatur, M. stapedius, M. stylohyoideus, hinterer Bauch des M. digastricus
		GVE, parasympathisch viszeroefferent	Gl. parotidea, Gl. sublingualis, Gl. lacrimalis
N. vestibulocochlearis (VIII)	Metenzephalon	SA, sensorisch (Ganglion vestibulare und spirale)	Canales semicirculares, Sacculus, Utriculus, Corti-Organ
N. glossopharyngeus (IX)	Myelenzephalon	SA, branchialsensibel, branchialmotorisch, sensorisch (Geschmack), unteres Ganglion, parasympathisch viszeroefferent	hinteres Zungendrittel
		GVA, viszerosensibel, (oberes Ganglion)	Gl. parotidea, Glomus und Sinus caroticus, Mittelohr
		GSA, somatosensibel (unteres Ganglion)	äußeres Ohr
		SVE, branchialmotorisch	Pharynx, M. stylopharyngeus
		GVE, parasympathisch viszeroefferent (Ganglion oticum)	Gl. parotidea

Tab. 19.2 Fortsetzung

Hirnnerv	Gehirnabschnitt	Qualität	Innervationsgebiet
N. vagus (X)	Myelenzephalon	SA, sensorisch (Geschmack) (unteres Ganglion)	Gaumen und Epiglottis
		GVA, viszeroafferent (oberes Ganglion)	Pharynx, Larynx, Trachea, Herz, Ösophagus, Magen, Dünndarm
		GSA, somatoafferent (oberes Ganglion)	Zungengrund, äußerer Gehörgang
		SVE, branchialmotorisch	Pharynxkonstriktoren, innere Larynxmuskulatur, obere zwei Drittel des Ösophagus
		GVE (Ganglien der Viszeralorgane)	Trachea, Bronchien, Verdauungstrakt, Herz
N. accessorius (XI)	Myelenzephalon	SVE, branchialmotorisch	M. sternocleidomastoideus, M. trapezius
		SE, somatomotorisch	weicher Gaumen und Pharynx (gemeinsam mit X)
N. hypoglossus (XII)	Myelenzephalon	SE, somatomotorisch	Zungenmuskulatur (ausgenommen M. palatoglossus)

In der englischen Systematik bezeichnet „special“ die im Schlundbogenbereich hinzugekommenen und „general“ die Kerngebiete in Rückenmark und Rautenhirn. GSA, general somatic afferent; GVA, general visceral afferent; GVE, general visceral efferent; SA, special afferent; SE, somatic efferent; SVE, special visceral efferent (innerviert quer gestreifte Muskeln, die sich aus den Schlundbögen ableiten)

Tab. 19.3 Abstammung der Ganglien der Hirnnerven aus der Neuralleiste und den Plakoden

Nerv	Ganglion	Herkunft
N. oculomotorius (III)	Ganglion ciliare (viszeroefferent)	Neuralleiste am Übergang vom Vorder- zum Mittelhirn
N. trigeminus (V)	Ganglion trigemini (branchialsensibel)	Neuralleiste am Übergang vom Vorder- zum Mittelhirn sowie die Trigeminusplakode
N. facialis (VII)	Ganglion superior (?)	Neuralleiste des Rautenhirns und 1. epipharyngeale Plakode
	Ganglion inferior (geniculatum) (Chorda tympani, senso-	epipharyngeale Plakode

19

Tab. 19.3 Fortsetzung

Nerv	Ganglion	Herkunft
	risch, Geschmack)	
	Ganglion sphenopalatinum (viszeroefferent)	Neuralleiste des Rautenhirns
	Ganglion submandibulare (viszeroefferent)	Neuralleiste des Rautenhirns
N. vestibulocochlearis (VIII)	Ganglion vestibulocochleare (sensorisch)	Ohrplakode
N. glossopharyngeus (IX)	Ganglion superior (branchialsensibel)	Neuralleiste des Rautenhirns
	Ganglion inferior (petrosum) (sensorisch, Geschmack)	2. epipharyngeale Plakode
	Ganglion oticum (viszeroefferent)	Neuralleiste des Rautenhirns
N. vagus (X)	Ganglion superior (branchialsensibel)	Neuralleiste des Rautenhirns
	Ganglion inferior (nodosum) (viszeroafferent)	Neuralleiste des Rautenhirns und 3. und 4. epipharyngeale Plakode
	parasympathische Ganglien (viszeroefferent)	Neuralleiste des Rautenhirns

19.5 Autonomes Nervensystem

Funktionell lassen sich beim autonomen Nervensystem zwei Komponenten unterscheiden:

- ein **sympathischer** Anteil in der Thorakolumbalregion
- ein **parasympathischer** Anteil im Kopf- und Sakralbereich

19.5.1 Sympathisches Nervensystem (Sympathikus)

In der 5. Entwicklungswoche wandern Zellen aus der Neuralleiste der Thorakalregion als Sympathikoblasten beiderseits des Rückenmarks in einen Bezirk unmittelbar hinter der dorsalen Aorta ein (▸ Abb. 19.34). Hier bilden sie auf beiden Seiten eine Kette von segmental angeordneten sympathischen Ganglien, die durch longitudinal verlaufende Nervenfasern miteinander verbunden sind. Diese Kette wird als **Grenzstrang** bezeichnet. Aus ihrer Lage im Thorax wandern die Sympathikoblasten in die Zervikal- und Lumbosakralregion, sodass der Grenzstrang seine definitive Länge erhält. Ursprünglich sind die Ganglien segmental angeordnet. Diese Anordnung verwischt sich später, besonders im Zervikalbereich, durch die Verschmelzung von Ganglien.

Einige der Sympathikoblasten wandern auf die Vorderfläche der Aorta und bilden dort die **präaortalen Ganglien**, wie z. B. das **Ganglion coeliacum** und **mesenteri-**

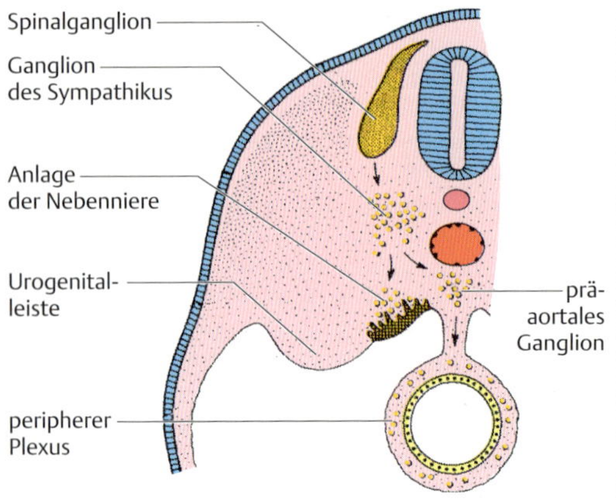

Abb. 19.34 Entwicklung der sympathischen Ganglien. Ein Teil der Sympathikoblasten wandert auf das proliferierende Zölomepithel zu und entwickelt sich zum Nebennierenmark.

cum, die an den Abgangsstellen der großen Aortenäste liegen. Andere Sympathikoblasten wandern zum Herzen, zu den Lungen und in den Verdauungsstrakt, wo sie die **sympathischen Nervenplexus** der einzelnen Organe bilden (► Abb. 19.34).

Im Anschluss an die Bildung des Grenzstrangs wachsen Nervenfasern aus der **viszeromotorischen Säule (Seitenhorn)** der Thorakolumbalsegmente des Rückenmarks (Th 1–L 2–L 3) in die Ganglien des Grenzstrangs ein und bilden Synapsen an den dort liegenden Neuroblasten (► Abb. 19.35). Ein Teil der Nervenfasern zieht zu höheren oder tieferen **Ganglien des Grenzstrangs** oder zu den **präaortalen Ganglien**. Sie heißen **präganglionäre Fasern**, besitzen eine Myelinscheide und stimulieren die sympathischen Ganglienzellen. In ihrem Verlauf von den Spinalnerven zu den sympathischen Ganglien bilden sie die Rr. communicantes albi. Da sich die viszeromotorische Säule nur von den Rückenmarksegmenten Th 1–L 2 erstreckt, finden sich Rr. communicantes albi nur in diesem Bereich.

Die Axone der sympathischen Ganglienzellen werden **postganglionäre Fasern** genannt und haben keine Myelinscheide. Sie verlaufen entweder zu anderen Ganglien des Grenzstrangs oder zum Herzen, zu den Lungen und zum Verdauungstrakt (gestrichelte Linien in ► Abb. 19.35). Andere Fasern, die sog. **Rr. communicantes grisei**, verlaufen vom Grenzstrang zu den Spinalnerven und von dort zu den peripheren Blutgefäßen, Haaren und Schweißdrüsen.

►

Abb. 19.35 Prä- und postganglionäre Nervenfasern des Sympathikus und die Ganglien des Grenzstrangs. a Die präganglionären Fasern entspringen in der viszeromotorischen Säule des Rückenmarks und verlaufen mit den Spinalnerven in die Ganglien des Grenzstrangs. Dort werden sie auf die postganglionären Fasern verschaltet. **b** Lage der sympathischen Ganglien des Grenzstrangs in Beziehung zur Wirbelsäule. Die prävertebralen (präaortalen) Ganglien liegen auf der Ventralseite der Aorta in der Nähe der großen Gefäßabgänge. Sie sind Teil eines vegetativen Nervengeflechts in dieser Region.

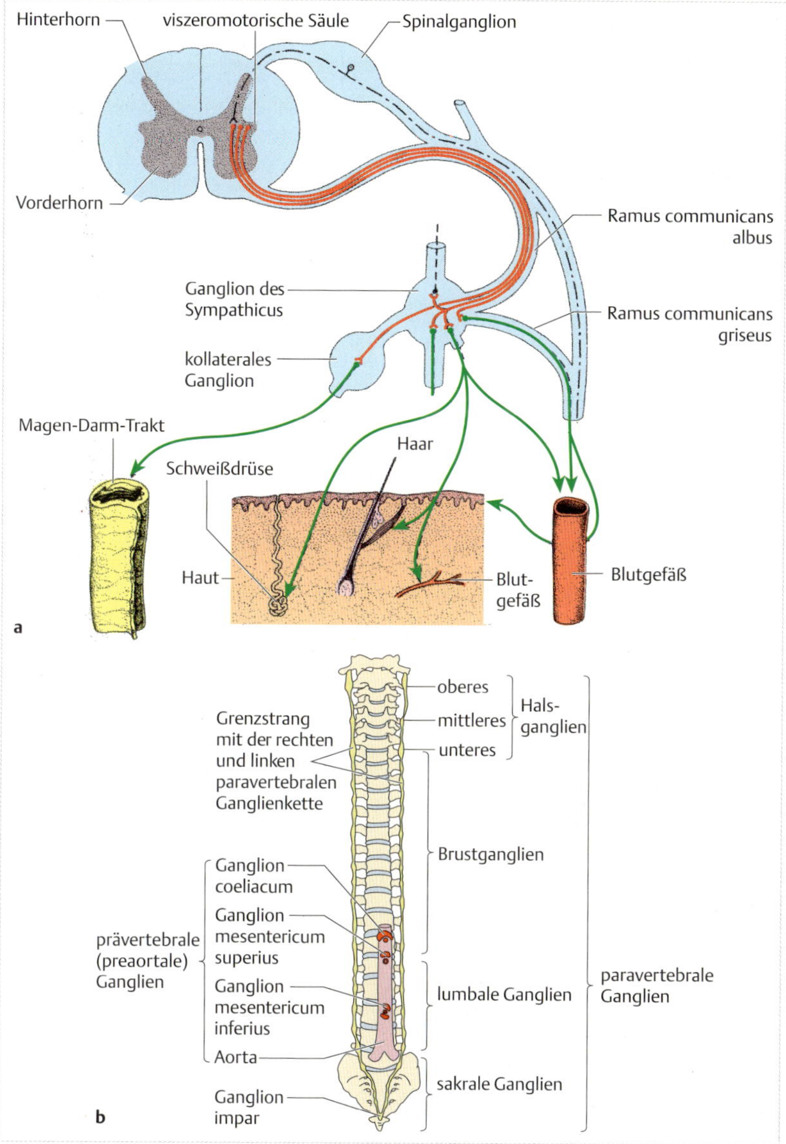
Hinterhorn
viszeromotorische Säule
Spinalganglion
Vorderhorn
Ramus communicans albus
Ganglion des Sympathicus
Ramus communicans griseus
kollaterales Ganglion
Magen-Darm-Trakt
Haar
Schweißdrüse
Haut
Blut-gefäß
Blutgefäß
a
oberes
mittleres
unteres
Hals-ganglien
Grenzstrang mit der rechten und linken paravertebralen Ganglienkette
Brustganglien
Ganglion coeliacum
Ganglion mesentericum superius
prävertebrale (preaortale) Ganglien
Ganglion mesentericum inferius
lumbale Ganglien
paravertebrale Ganglien
Aorta
sakrale Ganglien
Ganglion impar
b

Die Rr. communicantes grisei finden sich entlang des gesamten Rückenmarks.

Nebenniere

Die Nebenniere entwickelt sich aus zwei Komponenten:

- einem mesodermalen Anteil, der zur **Nebennierenrinde** wird, und
- einem ektodermalen Anteil, der das **Nebennierenmark** bildet.

Die Nebennierenrinde produziert Steroidhormone, die chemisch eng mit den Steroidhormonen der benachbarten Gonadenanlage verwandt sind. Das Nebennierenmark ist ein Teil des Sympathikus, dessen Zellen aus der Neuralleiste stammen (▶ Abb. 19.34). Es gehört zu den sympathischen Paraganglien, die Adrenalin als Hormon direkt in das Blut ausschütten.

In der 5. Entwicklungswoche proliferieren die Zölomepithelzellen zwischen Mesenterialwurzel und der Gonadenanlage und dringen in das Mesenchym ein. Hier differenzieren sie sich zu großen Zellen der **fetalen Nebennierenrinde** (▶ Abb. 19.34, ▶ Abb. 19.36a). Kurz danach dringt ein zweiter Schub von Zellen aus dem Zölomepithel in das Mesenchym ein und umwächst die erste Zellmasse. Diese Zellen sind kleiner als die des ersten Schubes und bilden später die **definitive Nebennierenrinde** (▶ Abb. 19.36). Nach der Geburt bildet sich die fetale Rinde schnell zurück, mit Ausnahme ihrer äußersten Schicht, die sich in die Zona reticularis umwandelt. Der definitive Aufbau der Nebennierenrinde des Erwachsenen ist erst kurz vor der Pubertät abgeschlossen.

Während sich die fetale Rinde entwickelt, wandern aus der Neuralleiste stammende Sympathikoblasten von der medialen Seite her ein. Sie bilden Stränge und traubenförmige Zellnester, aus denen das Nebennierenmark entsteht. Die Sympathikoblasten im Nebennierenmark bilden keine Nervenfortsätze, färben sich aber mit Chromsalzen braun, weshalb sie **chromaffine Zellen** genannt werden (▶ Abb. 19.36a). Diese Färbeeigenschaft wird wahrscheinlich durch das Adrenalin und Noradrenalin in den Zellen hervorgerufen. Während der Embryonalzeit ist

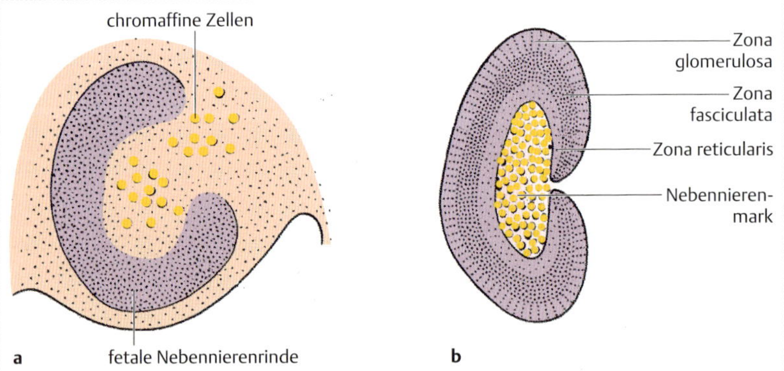

Abb. 19.36 Entwicklung der Nebennierenrinde. **a** Chromaffine Zellen (Sympathikoblasten) dringen in die fetale Rinde der Nebenniere ein. **b** In einem späteren Entwicklungsstadium umgibt die definitive Nebennierenrinde den Markanteil vollständig.

paraganglionäres Gewebe vor der Aorta im gesamten Bauchraum vorhanden. Bei Erwachsenen ist es auf das Nebennierenmark beschränkt.

19.5.2 Parasympathisches Nervensystem (Parasympathikus)

Die **parasympathischen Ganglien** im Kopfbereich, nämlich das Ganglion ciliare, pterygopalatinum, oticum und submandibulare, stammen aus der Neuralleiste. Die **präganglionären Fasern** entspringen in Neuronen der viszeromotorischen Kerne des Hirnstamms und schließen sich den Nervenfasern des **III., V., VII. und IX. Hirnnervs** an.

Die **postganglionären Fasern** der parasympathischen Ganglien im Kopfbereich versorgen den M. constrictor pupillae, die Tränendrüse, die Drüsen im Nasen- und Rachenbereich sowie die Speicheldrüsen. Der N. vagus führt präganglionäre parasympathische Fasern, die als Antagonisten des Sympathikus die Eingeweide versorgen. Die entsprechenden postganglionären Fasern entspringen von Ganglien, die im Bereich der Organe selbst liegen, und von Zellen aus der Neuralleiste gebildet werden. Der Beckenanteil des Darmkanals sowie die Urogenitalorgane werden entsprechend vom parasympathischen Plexus versorgt, der aus den sakralen Rückenmarksegmenten S 2–S 4 entspringt.

Klinischer Bezug

Megakolon (Morbus Hirschsprung)

Ein **kongenitales Megakolon** entsteht, wenn die Neuralleistenzellen nicht in die Darmwand einwandern und keine parasympathischen Ganglien gebildet werden können. Es kann das gesamte Kolon oder nur Teile des Kolons und des Rektums betroffen sein. Die erbliche Form des Morbus Hirschsprung kommt durch Mutationen im ***RET*-Gen** zustande, das einen **Tyrosinkinaserezeptor** kodiert. RET liegt auf dem Chromosom 10q11 und ist für die Neuralleistenwanderung von Bedeutung. Der zugehörige Ligand ist **glial-derived neurotrophic factor (GDNF)** und wird vom Mesenchym gebildet, durch das die Neuralleistenzellen wandern.

Da die reguläre Neuralleistenwanderung von der Rezeptor-Ligand-Interaktion abhängt, führen Mutationen im Rezeptor zu einer Hemmung der Wanderung in den entsprechenden Regionen, sodass sich dort keine vegetativen Ganglien bilden können. In fast allen Fällen ist das Rektum und in 80 % Rektum und Sigmoid betroffen. Colon transversum und Colon ascendens sind nur in 10–20 % beteiligt. Die Erweiterung des Kolons liegt oberhalb des aganglionären Segments. Dort ist das Darmlumen wegen der tonischen Kontraktion der nichtinnervierten glatten Muskulatur verengt.

Alles klar?

1. Welche Gemeinsamkeiten bestehen zwischen den Hirnnerven und den Spinalnerven? Wo bestehen Unterschiede?
2. Welche Faseranteile bilden zusammen einen Spinalnerv? Worin besteht der Unterschied zwischen einer Hinterwurzel, einer Vorderwurzel, einem dorsalen Primärast (Ramus dorsalis) und einem ventralen Primärast (Ramus ventralis)? Welche Fasertypen (sensible oder motorische) sind in diesen Strukturen enthalten?
3. In welcher Höhe wird eine Lumbalpunktion durchgeführt? Welche durch die Embryonalentwicklung bedingten anatomischen Gegebenheiten machen eine Lumbalpunktion möglich?
4. Welcher Entwicklungsprozess ist bei Neuralrohrdefekten gestört? Gibt es Möglichkeiten der pränatalen Diagnose? Ist eine Prophylaxe bekannt?
5. Im pränatalen Ultraschall lässt sich bei einem Kind ein vergrößerter Kopfumfang und eine Vergrößerung beider Seitenventrikel feststellen. Wie lautet die Diagnose? Was ist die Ursache der Fehlentwicklung?
6. Wie heißen die beiden Anteile des autonomen Nervensystems (ANS)? Wo liegen ihre jeweiligen präganglionären Neuronen? Aus welche Zellen entstehen ihre postganglionären Neuronen während der Embryonalentwicklung?

20 Ohr

20.1 Überblick

Das Ohr des Erwachsenen, das als eine anatomische Einheit zugleich Gehör- und Gleichgewichtsorgan enthält, entwickelt sich im Embryo aus drei verschiedenen Anteilen:

- Dem **äußeren Ohr**, das als Schallaufnahmeorgan dient und sich aus der 1. Schlundfurche und aus sechs sie umgebenden Ohrmuschelhöckern entwickelt,
- dem **Mittelohr**, das als Schallleitungsorgan das äußere Ohr mit dem Innenohr verbindet und aus der 1. Schlundtasche entsteht, und
- dem **Innenohr**, das die Schallwellen in Nervenimpulse verwandelt und Gleichgewichtsveränderungen registriert und vom ektodermalen Ohrbläschen abstammt.

Das **Innenohr** (das häutige Labyrinth) geht aus der ektodermalen Ohrplakode hervor, die sich in der 4. Entwicklungswoche zum Ohrbläschen einstülpt (▸ Abb. 20.1). Das Ohrbläschen gliedert sich in einen dorsalen Ultriculusabschnitt, aus dem der Utriculus, die Bogengänge und der Ductus endolymphaticus hervorgehen, sowie in einen ventralen Sacculusabschnitt, aus dem Sacculus und Corti-Organ (die Schnecke) hervorgehen (▸ Abb. 20.3).

Das **Mittelohr** stammt von der 1. Schlundtasche ab (▸ Abb. 20.7). Die Verbindung zwischen Paukenhöhle und Epipharynx bleibt als Tuba auditiva erhalten. Die Gehörknöchelchen leiten sich vom 1. Schlundbogen (Malleus und Incus) und vom 2. Schlundbogen (Stapes) ab (▸ Abb. 20.9).

Der **äußere Gehörgang** entsteht aus der 1. Schlundfurche (▸ Abb. 20.7). Im Trommelfell grenzen das Ektoderm der 1. Schlundfurche und das Entoderm der 1. Schlundtasche aneinander. Die Ohrmuschel geht aus sechs Ohrmuschelhöckern (Aurikularhöckern) hervor, die die 1. Schlundfurche umgeben (▸ Abb. 20.10).

20.2 Innenohr

20.2.1 Ohrbläschen

Die erste Anlage des Ohres lässt sich bei Embryonen von etwa 22 Tagen als Verdickung des Oberflächenektoderms beiderseits des Rautenhirns erkennen (▸ Abb. 20.1). Diese Verdickungen, die **Ohrplakoden**, stülpen sich ein und bilden die **Ohrbläschen** (▸ Abb. 20.2). In der weiteren Entwicklung teilt sich jedes Bläschen in eine ventrale Komponente, aus der **Sacculus** und **Schneckengang** mit dem Corti-Organ hervorgehen, und eine dorsale Komponente, die den **Utriculus**, die **Bogengänge** und den **Ductus endolymphaticus** bildet (▸ Abb. 20.3, ▸ Abb. 20.4, ▸ Abb. 20.5, ▸ Abb. 20.6). Die so entstandenen epithelialen Gebilde heißen in ihrer Gesamtheit das **häutige Labyrinth**.

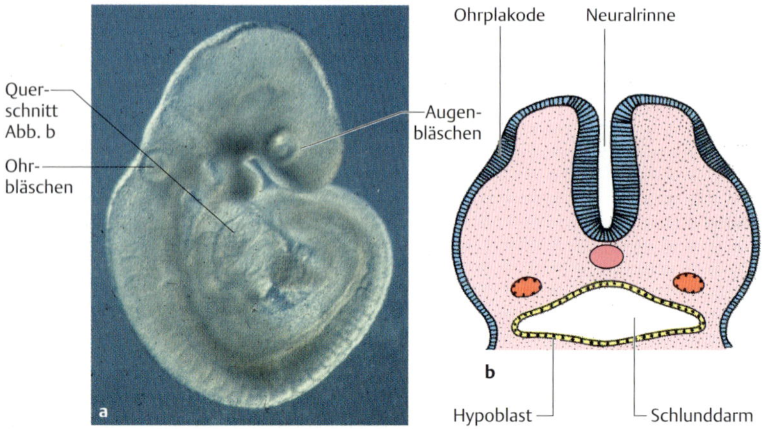

Abb. 20.1 Ohrplakoden. **a** Embryo am Ende der 4. Woche. Die in **b** dargestellten Ohrplakoden stülpen sich zu den Ohrbläschen ein. **b** Querschnitt im Bereich des Rhombenzephalons. Die Ohrplakode erscheint bereits am 22. Tag.

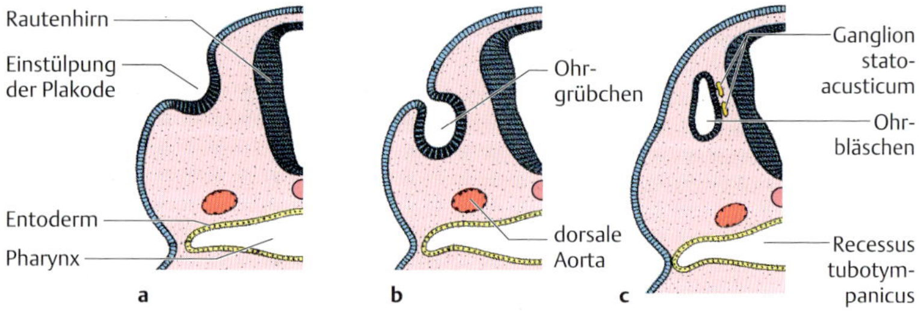

Abb. 20.2 Entwicklung der Ohrbläschen. Querschnitte im Bereich des Rhombenzephalons. **a** 24 Tage. **b** 27 Tage. **c** 4½ Wochen. Beachte das Auftreten des Ganglion statoacusticum.

20.2.2 Sacculus, Kochlea und Corti-Organ

In der 6. Entwicklungswoche bildet der Sacculusanteil des Ohrbläschens eine schlauchförmige Ausstülpung an seinem unteren Pol, den **Ductus cochlearis** (▸ Abb. 20.3c–e). Dieser dringt in das umgebende Bindegewebe spiralförmig vor, bis er am Ende des 8. Monats zweieinhalb Drehungen vollzogen hat (▸ Abb. 20.3d, e). Seine Verbindung mit dem Rest des Sacculus ist dann auf einen engen Kanal, den **Ductus reuniens**, beschränkt (▸ Abb. 20.3e).

Das den Ductus cochlearis umgebende Mesenchym differenziert sich bald zu einer

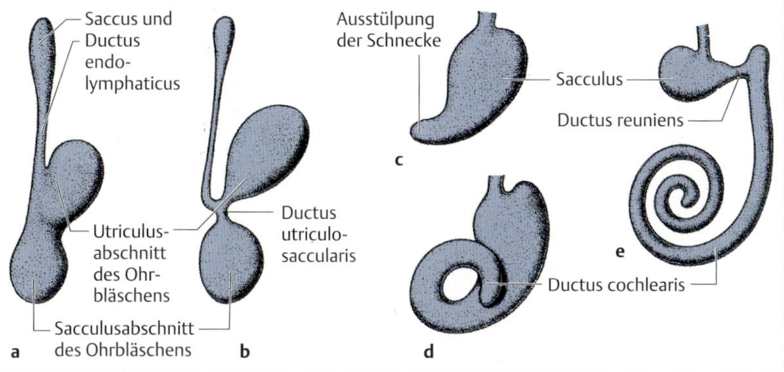

Abb. 20.3 Entwicklung des Innenohrs. a, b Am Ohrbläschen lassen sich ein dorsaler Utriculusabschnitt mit dem Ductus endolymphaticus und ein ventraler Sacculus-Abschnitt unterscheiden. **c–e** Entwicklung des Ductus cochlearis in der 6., 7. und 8. Woche. Beachte die Ausbildung des Ductus reuniens und des Ductus utriculosaccularis.

dünnen fibrösen Lamina propria an der Außenseite des Gangs sowie zu einer dicken Knorpelkapsel (▶ Abb. 20.4a). In der Knorpelkapsel treten in der 10. Entwicklungswoche Hohlräume auf, aus denen sich zwei perilymphatische Räume, die **Scala vestibuli** und die **Scala tympani**, entwickeln (▶ Abb. 20.4b, c). Der Ductus cochlearis wird dann von der Scala vestibuli durch die **Vestibularmembran** oder Reissner-Membran und von der Scala tympani durch die **Basilarmembran** getrennt (▶ Abb. 20.4c). Die Seitenwand des Ductus cochlearis bleibt durch das Lig. spirale cochleae am umgebenden Knorpel befestigt, während sein medialer spitzwinkliger Abschnitt einem langen knorpeligen Fortsatz aufliegt, der als **Modiolus** bezeichnet wird und die zukünftige Achse der knöchernen Schnecke darstellt (▶ Abb. 20.4b).

Die Epithelzellen des Ductus cochlearis sind anfänglich gleichartig. In der weiteren Entwicklung bilden sie zwei Leisten (▶ Abb. 20.4a). Die größere ist nahe dem Zentrum der Kochlea gelegen und heißt **innere Leiste** (der spätere **Limbus spiralis**), die andere wird als **äußere Leiste** bezeichnet (▶ Abb. 20.4b). Die Letztere bildet eine Reihe von inneren und drei oder vier Reihen von äußeren **Haarzellen**, den Sinneszellen des Gehörorgans (▶ Abb. 20.5). Sie werden von der **Membrana tectoria** bedeckt, einer ursprünglich fibrillären gallertigen Substanz, die vom Limbus spiralis getragen wird und mit ihrer Spitze auf den Haarzellen aufliegt (▶ Abb. 20.5). Die Sinneszellen und die darauf ruhende Membrana tectoria heißen zusammen **Corti-Organ** und stellen das eigentliche Hörorgan dar. Die Impulse, die dieses Organ aufnimmt, werden zum Ganglion spirale und über die **Hörfasern des VIII. Hirnnervs** ins ZNS weitergeleitet (▶ Abb. 20.4, ▶ Abb. 20.5).

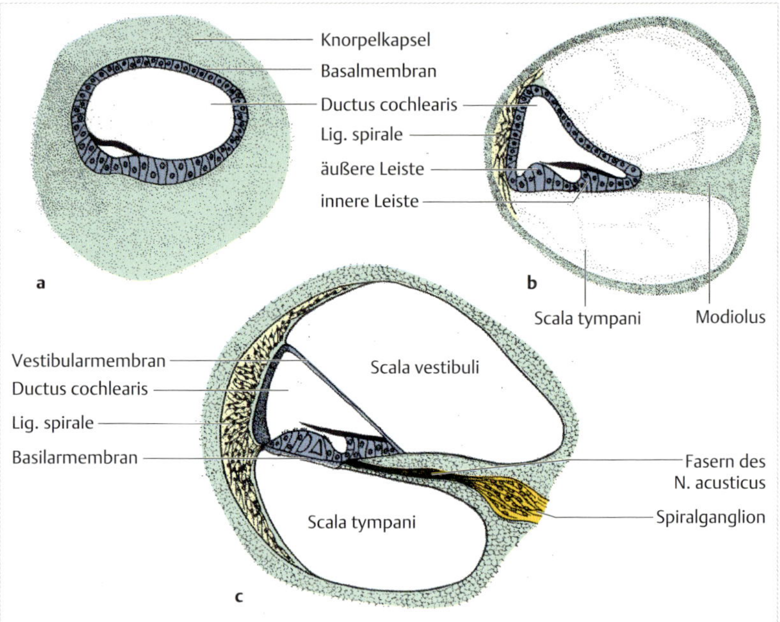

Abb. 20.4 Entwicklung der Scala tympani und Scala vestibuli. **a** Der Ductus cochlearis wird von einer fibrösen Lamina propria und einer Knorpelkapsel umgeben. **b** In der 10. Woche treten weite perilymphatische Räume in der Knorpelkapsel auf. **c** Der Ductus cochlearis wird von der Scala tympani und der Scala vestibuli durch die Basilar- und Vestibularmembran getrennt. An seiner Lateralseite ist er über das Lig. spirale mit der knöchernen Schnecke verbunden. Beachte die Fasern des N. acusticus und das Spiralganglion.

20.2.3 Utriculus und Bogengänge

In der 6. Entwicklungswoche treten die **Bogengänge** als abgeflachte Ausstülpungen des Utriculusanteils des Ohrbläschens auf (▶ Abb. 20.6a, b). Die zentralen Wandabschnitte dieser Aussackungen legen sich aneinander (▶ Abb. 20.6c, d) und verschwinden, sodass die drei Bogengänge entstehen (▶ Abb. 20.6e, f). An jedem dieser Kanäle weitet sich das eine Ende aus und bildet das **Crus ampullare**, während das andere Ende, das sich nicht weitet, zum **Crus nonampullare** wird (▶ Abb. 20.6f). Von den Letzteren verschmelzen zwei, sodass nur fünf Crura, drei mit einer Ampulle und zwei ohne Ampulle, in den Utriculus einmünden.

Die Zellen im Crus ampullare der Bogengänge bilden eine Leiste, die **Crista ampullaris**, die die Sinneszellen zur Aufrechterhaltung des Gleichgewichts enthält. Entsprechende sensorische Areale entstehen

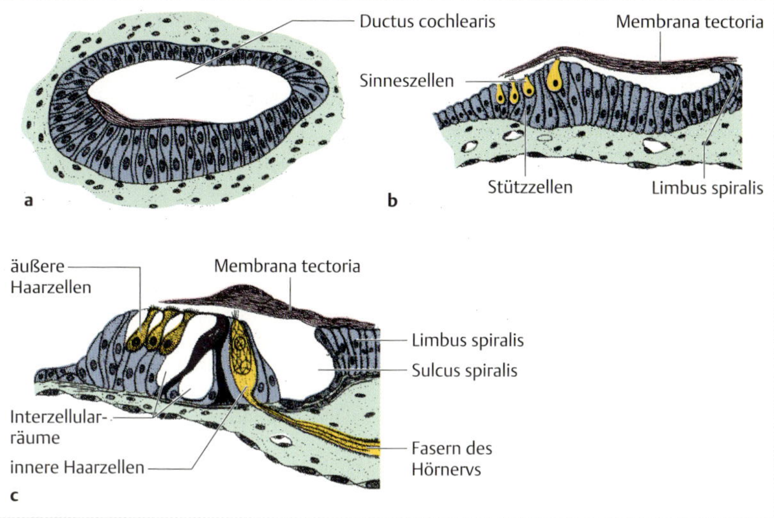

Abb. 20.5 Entwicklung des Corti-Organs. **a** Im Alter von 10 Wochen. **b** Etwa im 5. Monat. **c** Beim reifen Neugeborenen. Beachte das Auftreten von Spalträumen zwischen den Sinneszellen.

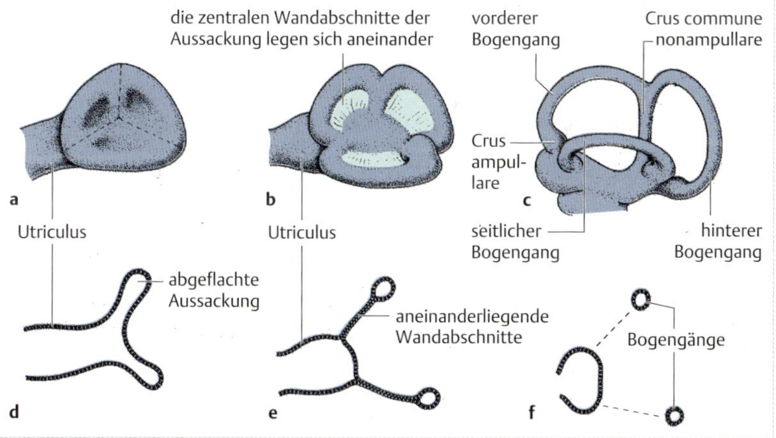

Abb. 20.6 Entwicklung der Bogengänge. Entwicklung der Bogengänge und des distalen Utriculus-Abschnitts. **a** In der 5. Woche. **c** In der 6. Woche. **e** In der 8. Woche. **b, d, f** zeigen schematisch die Aneinanderlagerung, Verschmelzung und Auflösung der zentralen Wandabschnitte der Aussackungen. Beachte die Entwicklung der Ampullen in den Bogengängen.

in den Wänden des Utriculus und Sacculus. Sie werden als **Maculae staticae** bezeichnet. Reize, die in den Sinneszellen der Cristae und Maculae durch Lageveränderungen des Körpers entstehen, werden durch die **Vestibularisfasern des VIII. Hirnnervs** zum Gehirn geleitet.

Während der Bildung des Ohrbläschens sondern sich Zellen aus der Plakode aus und bilden das **Ganglion statoacusticum** (▸ Abb. 20.2c). Die Neuronen des Ganglions senden ein peripheres Axon zu den Sinneszellen im häutigen Labyrinth aus und ein zentrales Axon zum Rhombenzephalon. Im Ganglion statoacusticum lässt sich eine topografische Gliederung erkennen:

- Der kochleare Anteil (**Ganglion spirale**) ist dem Corti-Organ (Gehör) zugeordnet.
- Der vestibulare Anteil (**Ganglion vestibulare**) versorgt den Sacculus, Utriculus und die Bogengänge (Gleichgewicht).

20.3 Mittelohr

20.3.1 Paukenhöhle und Tuba auditiva

Die **Paukenhöhle** leitet sich vom Entoderm ab. Sie entsteht aus der 1. Schlundtasche, die eine Ausstülpung des Schlunddarms darstellt (▸ Abb. 20.2, ▸ Abb. 20.7). Die 1. Schlundtasche wächst rasch in lateraler Richtung und kommt mit dem Boden der ersten ektodermalen Schlundfurche in Kontakt. Der distale Teil der Tasche, der **Recessus tubotympanicus**, erweitert sich und wird zur primitiven Paukenhöhle, während der proximale Teil eng bleibt und die **Eustachi-Röhre** oder **Tuba auditiva** bildet (▸ Abb. 20.7b, ▸ Abb. 20.8). Die Tube verbindet als Gang Paukenhöhle und Epipharynx miteinander.

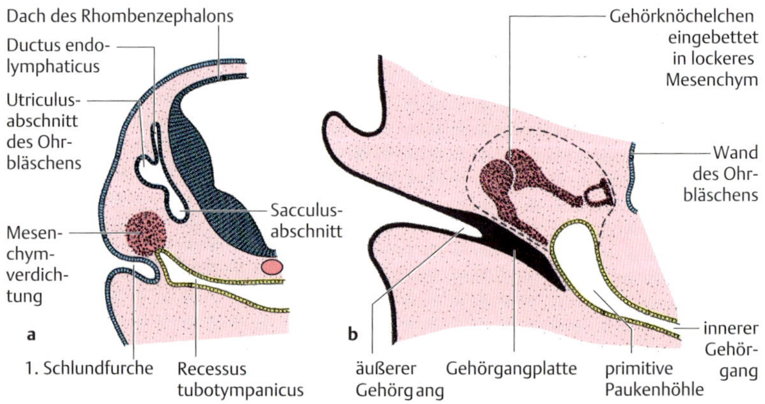

Abb. 20.7 Entwickung des Mittelohrs. a Querschnitte im Bereich des Rhombenzephalons bei einem 7 Wochen alten Embryo. Die Gehörknöchelchen entstehen aus einer Mesenchymverdichtung zwischen Ohrbläschen und primitiver Paukenhöhle. **b** Das Mittelohr mit den in lockeres Bindegewebe eingebetteten knorpeligen Vorläufern der Gehörknöchelchen. Die dünne gelbe Linie zeigt die spätere Ausdehnung der primitiven Paukenhöhle. Die Gehörgangplatte liegt zwischen dem primitiven äußeren Gehörgang und der späteren Paukenhöhle.

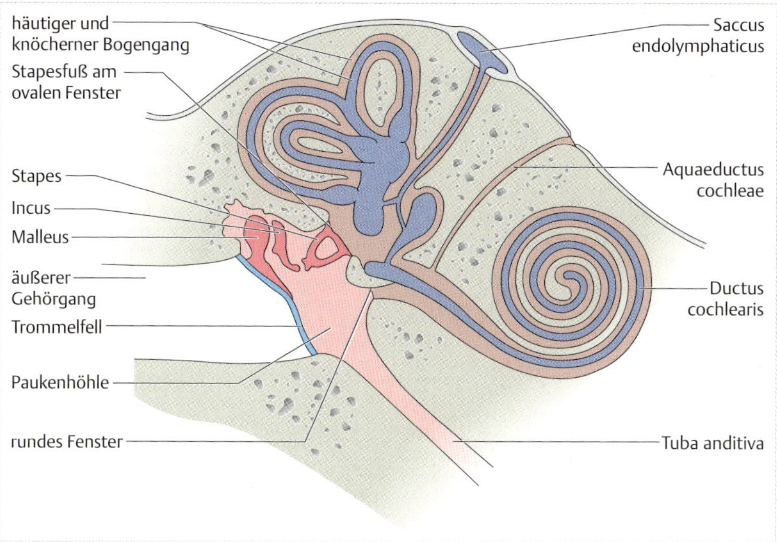

Abb. 20.8 Querschnitt durch das Ohr mit äußerem Gehörgang, Mittelohr und Innenohr.

20.3.2 Gehörknöchelchen

Der **Malleus** und **Incus** stammen vom Knorpel des 1. Schlundbogens und der **Stapes** vom Knorpel des 2. Schlundbogens ab (▶ Abb. 20.9a). Die Gehörknöchelchen treten schon in der ersten Hälfte des fetalen Lebens auf, bleiben jedoch bis zum 8. Monat in Mesenchym eingebettet (▶ Abb. 20.7b), das sich dann auflöst (▶ Abb. 20.9b). Die entodermale epitheliale Auskleidung der primitiven Paukenhöhle breitet sich nun allmählich entlang der Wand des neu entstandenen Raumes aus und überzieht die Gehörknöchelchen. Wenn alles Mesenchym verschwunden ist, bildet das Epithel nicht nur den Schleimhautüberzug der Gehörknöchelchen, sondern verbindet sie auch wie ein Mesenterium mit der Wand der Paukenhöhle (▶ Abb. 20.9b). Die Stützbänder der Gehörknöchelchen entwickeln sich später in diesen „Mesenterien".

Da der Malleus aus dem ersten Schlundbogen stammt, wird sein Muskel, der **M. tensor tympani**, vom **N. mandibularis** innerviert. Entsprechend wird der **M. stapedius**, der am Stapes befestigt ist, vom Nerv des 2. Schlundbogens, dem **N. facialis**, versorgt.

Gegen Ende der Schwangerschaft dehnt sich die Paukenhöhle nach dorsal aus. Es entsteht das **Antrum mastoideum**. Die Wand des Antrums wird von entodermalem Epithel ausgekleidet. Nach der Geburt entwickelt sich der Warzenfortsatz (**Processus mastoideus**). In den ersten Lebensjahren wird der Warzenfortsatz **pneumatisiert**. Es entstehen die Warzenfortsatzzellen (Cellulae mastoideae). Sie sind ebenfalls mit Epithel entodermaler Herkunft ausgekleidet und stehen direkt oder indirekt mit dem Antrum und der Paukenhöhle in offener Verbindung. Das Übergreifen einer Mittelohrentzündung auf das An-

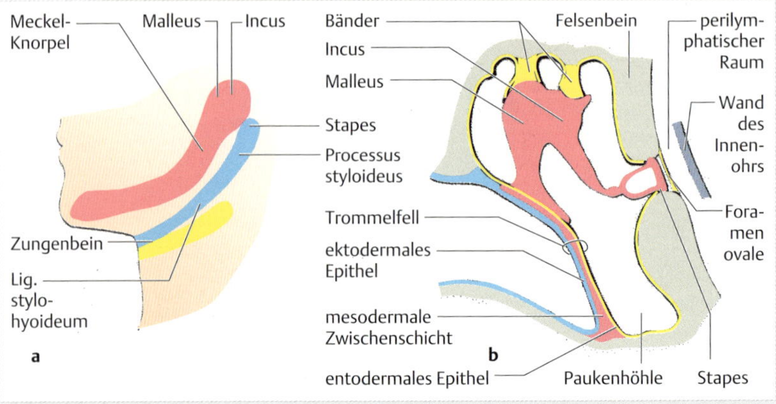

Abb. 20.9 Mittelohr und Trommelfell. a Die Entwicklung der knorpeligen Komponenten der ersten drei Schlundbögen in schematischer Darstellung. Malleus und Incus liegen in der Fortsetzung des 1. Schlundbogens und der Stapes in der Fortsetzung des 2. Schlundbogens. **b** Der Griff des Hammers berührt das Trommelfell. Der Steigbügel legt sich an die Membran im ovalen Fenster an. Die Paukenhöhle ist mit entodermalem Epithel ausgekleidet.

trum und die Warzenfortsatzzellen ist eine häufige Komplikation.

20.4 Äußeres Ohr

20.4.1 Äußerer Gehörgang

Der **äußere Gehörgang** entwickelt sich aus dem dorsalen Anteil der 1. Schlundfurche, die als trichterförmige Röhre nach innen wächst, bis sie die entodermale Auskleidung der Paukenhöhle erreicht (▸ Abb. 20.7a). Zu Anfang des 3. Monats beginnen die Epithelzellen am Boden des Gehörgangs zu proliferieren und bilden eine dichte epitheliale Platte, die als Gehörgangplatte bezeichnet wird (▸ Abb. 20.7b). Im 7. Monat löst sich diese Platte auf, und die Epithelauskleidung am Boden des erweiterten Gehörgangs beteiligt sich an der Bildung des endgültigen Trommelfells. Gelegentlich persistiert die Gehörgangplatte bis zur Geburt und ruft eine angeborene Taubheit hervor.

20.4.2 Trommelfell

Das Trommelfell besteht aus

- der ektodermalen epithelialen Auskleidung am Grund des Gehörgangs,
- der entodermalen Epithelauskleidung der erweiterten Paukenhöhle und
- einer Zwischenschicht aus lockerem Bindegewebe (▸ Abb. 20.9b).

Der Hauptteil des Trommelfells ist fest mit dem Griff des Malleus verbunden (▸ Abb. 20.9b). Der verbleibende Teil des Trommelfells stellt die Trennwand zwischen dem äußeren Gehörgang und dem ursprünglichen Recessus tubotympanicus dar.

20.4.3 Ohrmuschel

Die **Ohrmuschel** entwickelt sich aus einer Anzahl von Mesenchymverdichtungen, die an den dorsalen Spitzen des 1. und 2. Schlundbogens auftreten und die

1. Schlundfurche umgeben (▶ Abb. 20.10a). Die **Ohrmuschelhöcker (Aurikularhöcker)**, drei an jeder Seite des äußeren Gehörgangs, treten während der 6. Entwicklungswoche auf und werden allmählich in die definitive Ohrmuschel umgewandelt. Da die Verschmelzung der Ohrmuschelhöcker sehr kompliziert ist, sind Anomalien bei der Entwicklung der Ohrmuschel nicht selten. Ursprünglich liegen die Anlagen der Ohrmuscheln in der unteren Halsregion. Mit der Entwicklung des Unterkiefers werden sie nach kranial verlagert und kommen schließlich auf der Lateralseite des Kopfes in Höhe der Augen zu liegen.

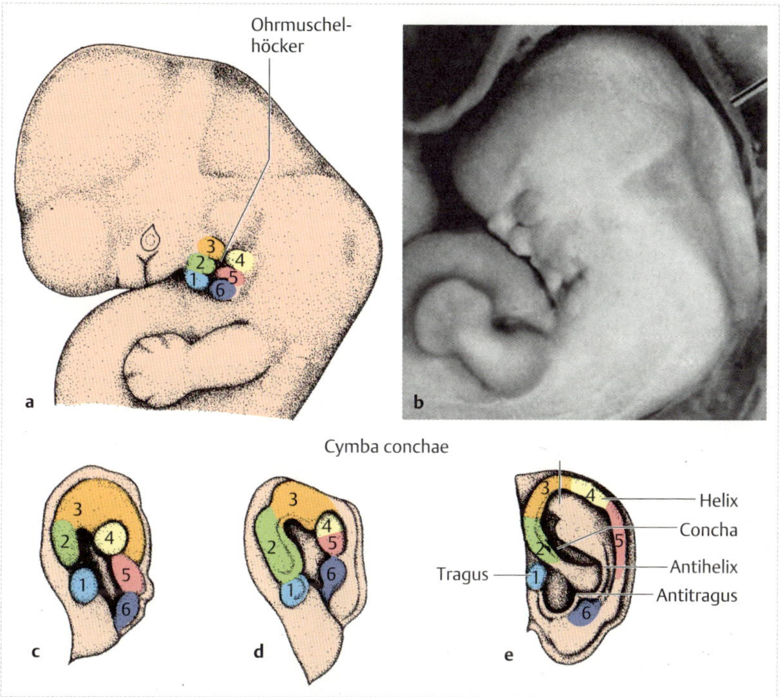

Abb. 20.10 Entwicklung der Ohrmuschel. **a** Lage der sechs Ohrmuschelhöcker und ihre Beziehung zur 1. Schlundfurche. **b** Menschlicher Embryo im Alter von 6 Wochen, an dem sich die Entwicklung des äußeren Ohres ähnlich wie in **a** beobachten lässt. Beachte, dass die Höcker 1, 2 und 3 jeweils Teile des mandibulären Anteils des 1. Schlundbogens sind und dass das Ohr horizontal in der seitlichen Halsregion liegt. In diesem Stadium ist der Unterkiefer (noch) klein. Im Verlauf des Wachstums der Mandibula mit Ausdehnung nach vorn und nach hinten wandern die Ohren von unmittelbar hinter dem Unterkiefer in ihre charakteristische Lage an der Seite des Kopfes. **c–e** Verschmelzung der Höcker und ihre weitere Entwicklung zur Ohrmuschel des Erwachsenen (Cymba = „kahnförmiger“ oberer Abschnitt der Ohrmuschelgrube).

Klinischer Bezug

Gehörlosigkeit und Fehlbildungen des äußeren Ohres

Angeborene Gehörlosigkeit kann durch abnorme Entwicklung des häutigen und knöchernen Labyrinths hervorgerufen werden, aber auch durch Fehlbildungen der Gehörknöchelchen und des Trommelfells. In den schwersten Fällen können die Pauken-

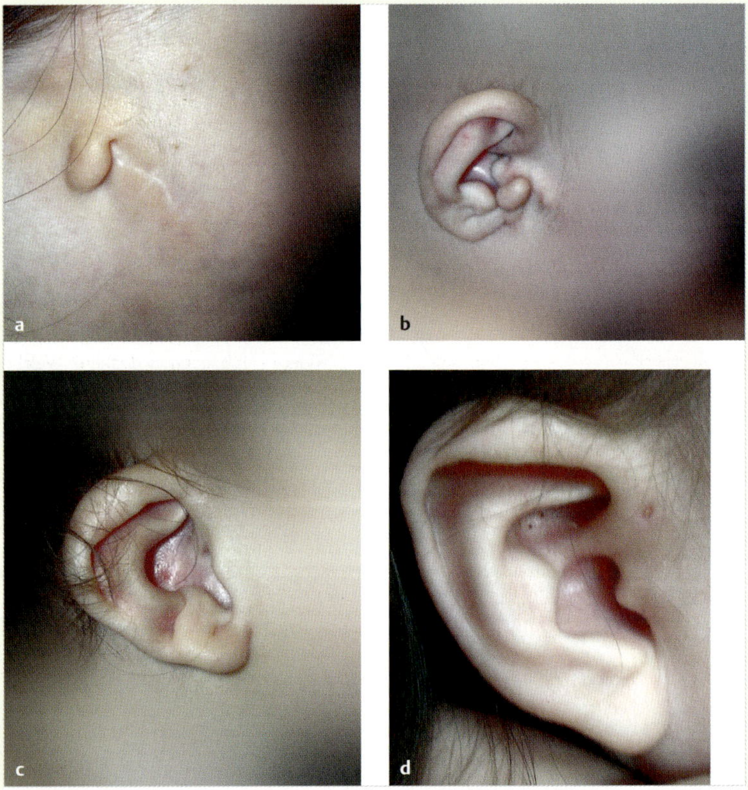

Abb. 20.11 Fehlbildungen der Ohrmuschel. **a** Fast vollständiges Fehlen des äußeren Ohres. **b** Ein verkleinertes Ohr (Mikrotie) mit leicht abnormalem Aussehen. **c** Abnorm gestaltetes Ohr mit präaurikulären Anhängseln (Hautlappen). Beachte ebenfalls die leichte Einsenkung und den Höcker im Verlauf der Mandibula. Dabei handelt es sich um Spuren der Ohrentwicklung, die den Weg des Ohres zu seiner normalen Position durch das Wachstum des Unterkiefers. **d** Präaurikuläre Grube.

höhle und der äußere Gehörgang völlig fehlen.

Die meisten Formen angeborener Gehörlosigkeit haben erbliche Ursachen. Es hat sich jedoch gezeigt, dass Umweltfaktoren ebenfalls die normale Entwicklung des Innen- und Mittelohrs stören können. Infektionen mit Röteln und Zytomegalovirus während der Schwangerschaft können Hörstörungen verursachen. Eine weitere Ursache ist das Teratogen Isotretinoin, das zu einer Reihe von Ohrdefekten führt.

Abnorme Ohrmuscheln kommen häufig vor und haben an sich keine klinische Bedeutung (▸ Abb. 20.11). Sie sind jedoch manchmal eine Begleiterscheinung ernsterer innerer Fehlbildungen, z. B. der Nieren. **Als charakteristisches Symptom kommen sie bei fast allen chromosomal bedingten Syndromen vor.**

Präaurikuläre Anhänge und Grübchen sind Hautanhänge und Grübchen (▸ Abb. 20.11c, d), die vor der Ohrmuschel lokalisiert sind. Die Grübchen gehen wahrscheinlich auf Anomalien bei der Entwicklung der Ohrmuschelhöcker und die Hautanhänge auf zusätzliche Höcker zurück. Wie andere Anomalien der Ohrmuschel sind sie häufig mit anderen Fehlbildungen assoziiert.

Alles klar?

1. Die Ohrplakode spielt eine wichtige Rolle bei der Entwicklung des Innenohrs. Was ist eine Plakode, und wo entsteht die Ohrplakode? Welche Strukturen steuert sie zum Innenohr bei?
2. Welchen embryologischen Ursprung haben Paukenhöhle (Mittelohr), Ohrtrompete und Trommelfell?
3. Bei einem Neugeborenen findet sich eine bilaterale Mikrotie. Muss man an andere Fehlbildungen denken? Welche Zellpopulation könnte bei der Entstehung des Defekts beteiligt sein?

21 Auge

21.1 Überblick

In der 4. Woche entwickeln sich die **Augenbläschen** als Ausstülpungen des ersten Gehirnbläschens (Prosenzephalon). Sie induzieren im darüber gelegenen Oberflächenektoderm die **Linsenplakode** (▸ Abb. 21.1). Das Augenbläschen stülpt sich zum Augenbecher, die Linsenplakode zum Linsenbläschen ein.

Aus der äußeren Schicht des Augenbechers entsteht das **Pigmentepithel**, aus der inneren Schicht die **Retina**. Die Einstülpung des Augenbechers setzt sich medial unten als Augenbecherspalte in den Augenbecherstiel fort (▸ Abb. 21.2). Durch die Augenbecherspalte tritt die **A. hyaloidea** in den Augenbecher ein. Sie versorgt während der Embryonalzeit den Glaskörper und die Linse, später jedoch als A. centralis retinae nur noch die Retina.

Die **Sinneszellen der Retina** (Stäbchen und Zäpfchen) sind dem Pigmentepithel zugewandt, während die Nervenfasern auf der Innenseite des Augenbechers konvergieren und durch den Augenbecherstiel zum Gehirn ziehen. Der Augenbecherstiel wird zum **N. opticus** (▸ Abb. 21.3).

Die **Hornhaut** entsteht a) aus einer Ektodermschicht (unverhorntes Plattenepithel), b) aus mesenchymalem Stroma, das sich in die Sklera des Augapfels fortsetzt und c) aus der mesothelialen Auskleidung der vorderen Augenkammer, die sich als Spaltraum im Mesenchym bildet (▸ Abb. 21.7).

Die **Augenlider** entstehen in der 7. Woche als zwei Hautfalten (▸ Abb. 21.3). Sie verkleben in der 10. Woche miteinander und bleiben bis zum 7. Monat verschlossen.

Das Mastergen für die Augenentwicklung ist *PAX6*. Es wird im unpaaren Augenfeld im Stadium der Neuralplatte exprimiert. Das Augenfeld wird durch SHH in zwei Augenanlagen unterteilt. SHH reguliert *PAX2* im Augenbecherstiel hoch. *PAX6* wird dort herunterreguliert, sodass die *PAX6*-Genexpression auf Augenbecher und Linse beschränkt wird. Die Differenzierung von Linse und Augenbecher wird durch Epithel-Mesenchym-Interaktionen zwischen Linsenplakode, Augenbläschen und umgebendem Mesenchym reguliert (▸ Abb. 21.9, ▸ Abb. 21.10).

Häufige Augenfehlbildungen sind die **Linsentrübung** (angeborene Katarakt), eine **persistierende Membrana iridopupillaris** (Mesenchymreste vor der Linse) sowie die **Persistenz der Augenbecherspalte** (Kolobom).

21.2 Augenbecher und Linsenbläschen

Als erste Anlage der Augen treten beim 22 Tage alten Embryo zwei flache Furchen auf jeder Seite des noch nicht geschlossenen Vorderhirns auf (▸ Abb. 21.1a). Mit dem Neuralrohrschluss werden diese Furchen zu Ausbuchtungen des Vorderhirns, die als Augenbläschen dem Oberflächenektoderm anliegen (▸ Abb. 21.1b). Während der nun folgenden Periode des innigen Kontakts zwischen den beiden Zellschichten induziert das Augenbläschen die Entwicklung der Linsenplakode. Kurz da-

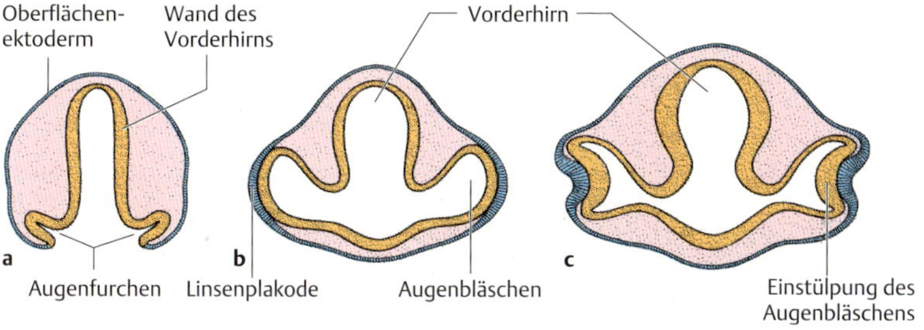

Abb. 21.1 Entwicklung von Augenbläschen und Linsenplakode. a–c Querschnitte durch das Vorderhirn. **a** 22 Tage alter Embryo (etwa 14 Somiten): Die Augenfurchen sind zu sehen, das Neuralrohr ist noch offen. Im Horizontalschnitt erscheint die Öffnung auf der Ventralseite. **b** 4 Wochen alter Embryo: Die Augenbläschen berühren das Oberflächenektoderm. Beachte die leichte Verdickung des Ektoderms (Linsenplakode). **c** 5-mm-Embryo: Augenbläschen und Linsenplakode stülpen sich ein.

rauf beginnt das Augenbläschen sich einzustülpen und bildet den doppelwandigen Augenbecher (► Abb. 21.1c, ► Abb. 21.3a). Die innere und äußere Wand des Augenbechers sind anfangs durch ein Lumen, den Sehventrikel, voneinander getrennt. Im Laufe der weiteren Entwicklung verschwindet dieses Lumen, und die beiden Schichten liegen direkt aufeinander (► Abb. 21.2). Die Invagination beschränkt sich nicht auf den zentralen Anteil des Augenbechers, sondern bezieht auch den Augenbecherstiel mit ein (► Abb. 21.3a). Dadurch entsteht die Augenbecherspalte, die ein Stück weit an der Unterseite des Augenbecherstiels verläuft und dann flach endet. Sie ermöglicht der A. hyaloidea, die während der Embryonalzeit Linse und Glaskörper versorgt, den Zutritt zum Augenbecher (► Abb. 21.3b, c). In der 7. Woche verschmelzen die Ränder der Augenbecherspalte, und die Öffnung des Augenbechers rundet sich zur Pupille ab.

Die Linsenplakode ist eine Verdickung des Oberflächenektoderms über dem Augenbläschen (► Abb. 21.1b). Während sich das Augenbläschen zum Augenbecher entwickelt, stülpt sich die Linsenplakode zum Linsengrübchen ein, das sich schließlich in der 5. Woche als Linsenbläschen vom Ektoderm abschnürt (► Abb. 21.1c, ► Abb. 21.3c). Das Linsenbläschen kommt in der Austrittsöffnung des Augenbechers zu liegen (► Abb. 21.4). Das Oberflächenektoderm über der Linsenanlage entwickelt sich zur durchsichtigen Hornhaut weiter.

21.3 Retina, Iris und Ziliarkörper

Die Entwicklung der **äußeren Schicht** des Augenbechers ist durch das Auftreten kleiner Pigmentgranula in der 7. Woche gekennzeichnet (► Abb. 6.23). Die äußere Schicht des Augenbechers wird zum **Pigmentepithel der Retina** (► Abb. 21.4).

Die Entwicklung der **inneren Schicht** des Augenbechers ist komplizierter. Der Spaltraum zwischen innerem und äußerem Blatt des Augenbechers ist ursprünglich als Sehventrikel ein Teil des Ventrikelsystems des Gehirns (► Abb. 21.1,

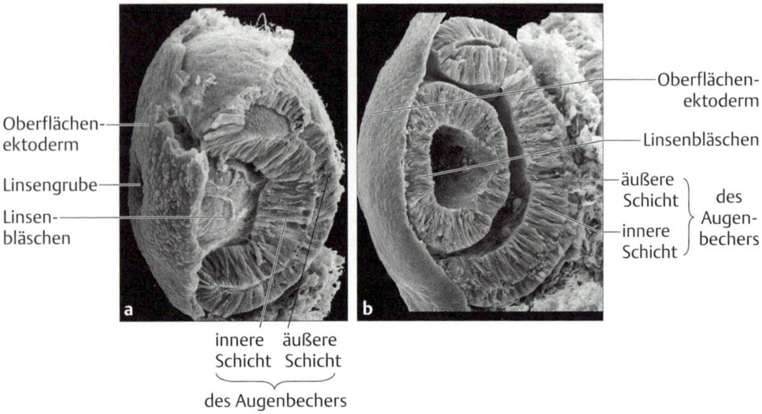

Abb. 21.2 REM-Aufnahmen von Linsenbläschen und Augenbecher. **a** Am Ende der 5. Woche schnürt sich das Linsenbläschen vom Ektoderm ab. **b** Am Anfang der 6. Woche liegt das Linsenbläschen im Augenbecher, dessen innere Schicht (Retina) an Dicke gegenüber der äußeren (Pigmentepithel) zunimmt.

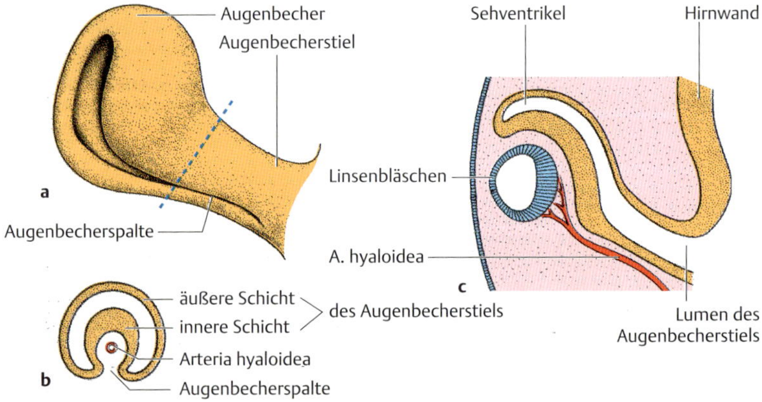

Abb. 21.3 Augenbecherspalte. **a** Ventrolateralansicht des Augenbechers und des Augenbecherstieles bei einem 6 Wochen alten Embryo. Die Augenbecherspalte verläuft ein Stück weit auf der Unterseite des Augenbecherstieles und endet dann flach. **b** Querschnitt durch den Augenbecherstiel im Bereich der gestrichelten Linie in **a** mit der A. hyaloidea in der Augenbecherspalte. **c** Längsschnitt durch das Linsenbläschen, den Augenbecher und den Augenbecherstiel in der Ebene der Augenbecherspalte.

▸ Abb. 21.3). Die Neuroepithelzellen in der inneren Schicht des Augenbechers bilden wie im ZNS eine Mantelschicht und eine Marginalzone aus:

- Die **Mantelschicht** ist dem ursprünglichen Ventrikellumen zugewandt und enthält die Zellkörper und Zellkerne der Neuroblasten;
- die **Marginalzone** ist dem Inneren des Augenbechers zugewandt und enthält die Axone der Nervenzellen, die durch den Augenbecherstiel zum Gehirn ziehen (▸ Abb. 21.4).

In der Mantelschicht entwickeln sich die Sinneszellen, die Neuronen und die Stützzellen der **Retina**. Die Lichtrezeptoren entwickeln sich aus einem Zellfortsatz der Sinneszellen, der wie bei anderen Sinneszellen einem Zilium homolog ist. Sie sind dem Pigmentepithel der Retina zugewandt (▸ Abb. 21.5). Die Zellkerne der Sinneszellen liegen in der äußeren Körnerschicht der Retina. Auf die Sinneszellen folgt eine Schicht mit kurzen bipolaren Nervenzellen, deren Zellkerne die innere Körnerschicht bilden. Die bipolaren Nervenzellen leiten die in den Sinneszellen entstehenden Impulse an die großen Nervenzellen in der Ganglienzellschicht der Retina weiter. Die Axone dieser Ganglienzellen konvergieren an der Oberfläche der Retina zum Augenbecherstiel und ziehen als N. opticus zum Gehirn.

Das vordere Fünftel der inneren Schicht des Augenbechers, die **Pars caeca retinae**, verändert sich kaum und bleibt eine einzellige Schicht. Sie teilt sich später in die **Pars iridica retinae**, die die Innenschicht der Iris bildet, und die **Pars ciliaris retinae**, die an der Bildung des **Ziliarkörpers** beteiligt ist (▸ Abb. 21.6).

Inzwischen füllt sich die Region zwischen dem Augenbecher und dem darüberliegenden Oberflächenepithel mit lockerem Mesenchym, in dem sich die **inneren Augenmuskeln (M. sphincter** und **M. dilatator pupillae)** entwickeln (▸ Abb. 21.6). Die Muskelzellen stammen von den ektodermalen Epithelzellen des Augenbechers ab. Beim Erwachsenen besteht die Iris aus der inneren und äußeren Schicht des Augenbechers und aus einer gefäßreichen Bindegewebsschicht, welche die Pupillenmuskeln enthält (▸ Abb. 21.6).

Die **Pars ciliaris retinae** ist an ihrer tiefen Faltenbildung leicht zu erkennen (▸ Abb. 21.6b, ▸ Abb. 21.7). Außen wird sie

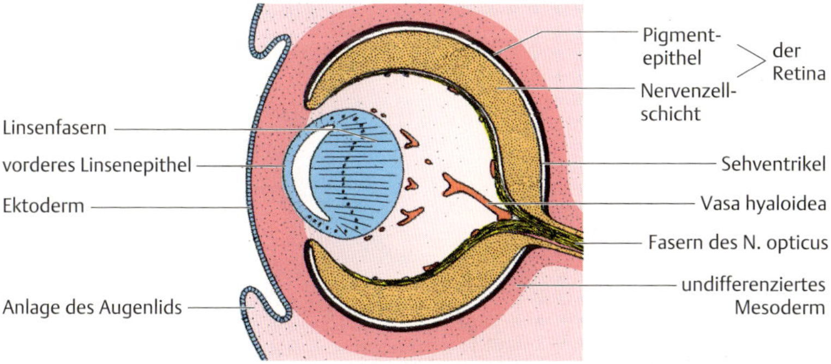

Abb. 21.4 Augenanlage eines 7 Wochen alten Embryos. Die Augenanlage ist vollständig in Mesenchym eingebettet. Die Nervenfasern der Retina laufen auf den N. opticus zu.

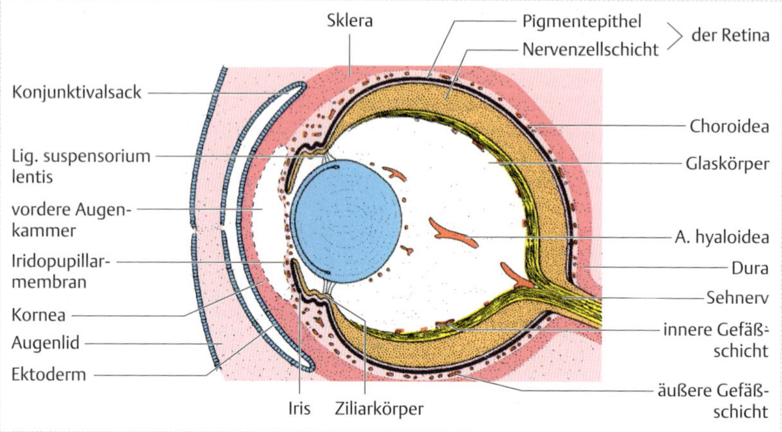

Abb. 21.5 Schichten der Pars optica retinae bei einem etwa 25 Wochen alten Fetus. Die definitiven Schichten der Retina sind bereits angelegt. Die Pfeile deuten die Richtung des späteren Lichteinfalls an.

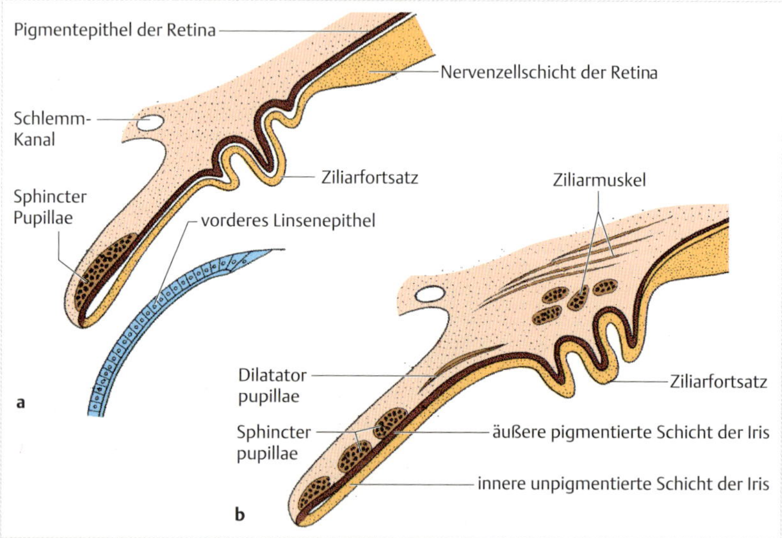

Abb. 21.6 Entwicklung von Iris und Ziliarkörper. Der Rand des Augenbechers ist von Mesenchym umgeben, in dem sich Sphincter und Dilatator pupillae entwickeln.

von einer Mesenchymschicht bedeckt, in der sich die **Ziliarmuskeln** bilden. Innen ist sie mit der Linse durch lockeres Mesenchym verbunden, aus dem die Aufhängefasern der Linse (**Zonula ciliaris**) entstehen. Die Kontraktion des Ziliarmuskels verändert die Spannung der Aufhängefasern und damit den Grad der Linsenkrümmung.

21.4 Linse

Kurz nach der Bildung des Linsenbläschens (▶ Abb. 21.2c) verlängern sich die Zellen an der Hinterwand und wandeln sich in **Linsenfasern** um, die allmählich das Lumen des Bläschens ausfüllen (▶ Abb. 21.3, ▶ Abb. 21.4). Zu diesem Zeitpunkt ist das Wachstum der Linse jedoch noch nicht abgeschlossen, sondern neue (sekundäre) Linsenfasern werden noch fortwährend an den Linsenkern angelagert. Diese neuen Fasern stammen von den Zellen der Äquatorialzone ab.

21.5 Choroidea, Sklera und Kornea

Am Ende der 5. Woche ist die Augenanlage überall von lockerem Mesenchym umgeben (▶ Abb. 21.3). Dieses Gewebe wandelt sich bald um in eine innere Schicht, die der Pia mater des Gehirns vergleichbar ist, und eine äußere Schicht, die der Dura mater entspricht. Während die innere Schicht sich zur gefäßreichen, pigmentierten **Choroidea** entwickelt, wird aus der äußeren Schicht die Sklera, die sich in die Dura mater des N. opticus fortsetzt (▶ Abb. 21.7).

Die Entwicklung der mesenchymalen Schichten, die über dem vorderen Augenabschnitt liegen, verläuft etwas anders. Hier entsteht als Spaltraum die **vordere Augenkammer**. Sie unterteilt das Mesenchym in eine innere dünne Schicht, die unmittelbar vor der Linse und der Iris liegt und **Membrana iridopupillaris** heißt, und in eine äußere Schicht, die zur **Substantia propria** der **Hornhaut** (**Kornea**) wird und

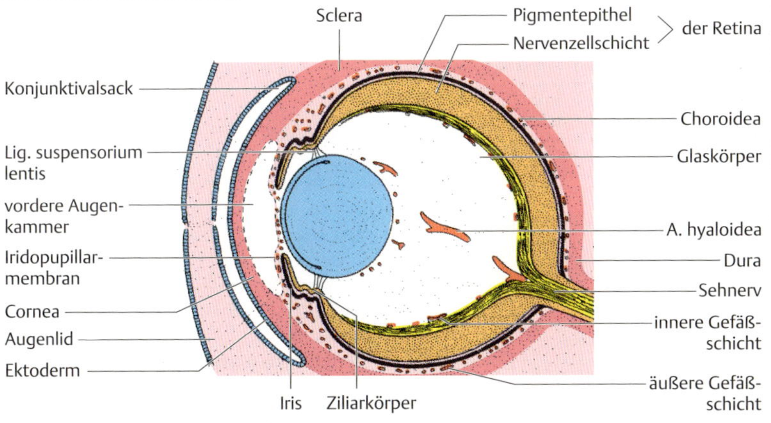

Abb. 21.7 Auge eines 15 Wochen alten Embryos. Beachte die vordere Augenkammer, die Iridopupillarmembran, die äußere und innere Gefäßschicht, die Choroidea und die Sklera, die im Bereich des N. opticus in die Dura mater übergeht.

in die Sklera des AuGapfels übergeht. Die vordere Augenkammer selbst wird von abgeflachten Mesenchymzellen ausgekleidet, die den hinteren Überzug der Hornhaut und den vorderen der Iridopupillarmembran bilden (▶ Abb. 21.7). Von außen nach innen besteht die Kornea somit aus:

- einer epithelialen Schicht aus dem Oberflächenektoderm,
- einer Schicht dichten Bindegewebes (Substantia propria oder Stroma der Hornhaut), die in die Sklera übergeht und transparent ist, und
- einer Epithelschicht, die an die vordere Augenkammer angrenzt.

Die Membrana iridopupillaris vor der Linse verschwindet normalerweise vollständig. Die **hintere Augenkammer** ist der Raum zwischen der Iris (vorn) und der Linse und dem Ziliarkörper (hinten). Die vordere und die hintere Augenkammer sind durch die Pupille miteinander verbunden und sind mit **Kammerwasser**, einer wässrigen, klaren Flüssigkeit, gefüllt, die durch den Ziliarfortsatz des Ziliarkörpers produziert wird. Das Kammerwasser zirkuliert von der hinteren zur vorderen Augenkammer und versorgt die avaskuläre Kornea und die Linse mit Nährstoffen. Aus der vorderen Augenkammer wird es durch einen venösen Sinus in der Sklera im Winkel zwischen Iris und Kornea, den **Schlemm-Kanal**, in den Blutstrom aufgenommen. Durch Blockade des Schlemm-Kanals kann der Flüssigkeitsabfluss verhindert sein; dies ist eine der Ursachen für die Entstehung eines **Glaukoms**.

21.6 Glaskörper

Das Mesenchym umgibt die Augenanlage nicht nur von außen, sondern dringt auch durch die Augenbecherspalte in den Augenbecher ein. Hier beteiligt es sich an der Bildung der **Vasa hyaloidea**, die während des intrauterinen Lebens die Linse versorgen und die Gefäßschicht an der inneren Oberfläche der Retina bilden (▶ Abb. 21.7). Außerdem entsteht ein zartes Netz von Fasern zwischen der Linse und der Retina. Die interstitiellen Räume dieses Netzwerks füllen sich später mit einer transparenten gallertigen Substanz und bilden so den Glaskörper. Die Vasa hyaloidea bilden sich in der Fetalzeit zurück. Entlang ihres Verlaufs bleibt ein Kanal im Glaskörper zurück.

21.7 N. opticus

Anfänglich ist der Augenbecher mit dem Gehirn durch den Augenbecherstiel verbunden, der auf seiner ventralen Seite eine Furche, die **Augenbecherspalte**, besitzt (▶ Abb. 21.2, ▶ Abb. 21.8a). In dieser Furche liegen die Vasa hyaloidea. Die Nervenfasern, die von der Retina zum Gehirn ziehen, verlaufen zwischen den Zellen des inneren Blattes des Augenbecherstiels (▶ Abb. 21.8a). In der 7. Woche schließt sich die Augenbecherspalte, sodass ein schmaler Kanal im Augenbecherstiel entsteht (▶ Abb. 21.8b). Infolge der stetig wachsenden Zahl von Nervenfasern verdickt sich die Innenschicht des Augenbecherstiels und die innere und äußere Wand verschmelzen miteinander (▶ Abb. 21.8c). Die Zellen der Innenschicht liefern ein Netz von Neurogliazellen, die den Sehnervenfasern Halt geben.

Der Augenbecherstiel verwandelt sich auf diese Weise in den **Sehnerv (N. opticus)**. In seinem Zentrum enthält er die A. hyaloidea, die nach Rückbildung ihres peripheren, durch den Glaskörper ziehenden Abschnitts zur **A. centralis retinae** wird. Der N. opticus wird von einer Fortsetzung der Choroidea und Sklera des Auges umhüllt, die den Hirnhäuten (Pia, Arachnoidea und Dura) entspricht.

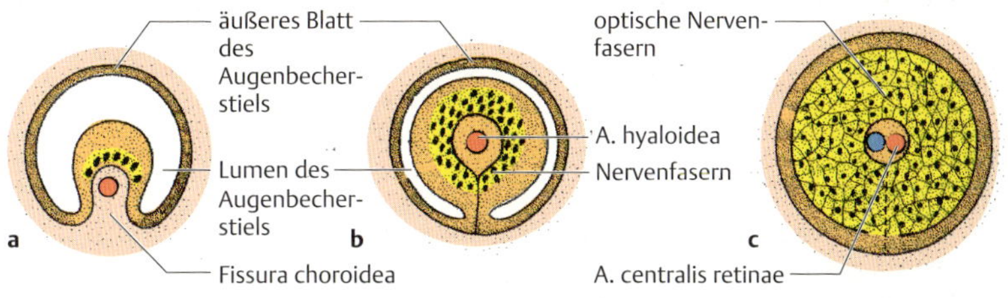

Abb. 21.8 Umwandlung des Augenbecherstiels zum N. opticus. a In der 6. Woche (9 mm). **b** In der 7. Woche (15 mm). **c** In der 9. Woche. Die Zentralarterie der Retina verläuft innerhalb des N. opticus.

21.8 Augenlider

Das Auge des Embryos erscheint zunächst weit geöffnet, da noch keine Lider angelegt sind. Die Augenlider entstehen in der 7. Woche als zwei Hautfalten, die von oben nach unten über das Auge vorwachsen (▶ Abb. 21.3). In der 10. Woche verkleben sie miteinander, sodass das Auge vollständig geschlossen ist (▶ Abb. 21.7). Die Verklebung der Augenlider löst sich erst wieder im 7. Monat.

21.9 Molekulare Regulation der Augenentwicklung

PAX6 ist das Schlüsselgen für die Augenentwicklung. Es gehört zur ***PAX***-Familie („*pa*ired bo*x*“) von Transkriptionsfaktoren und enthält zwei Motive für die Bindung an die DNA, eine PAX-Domäne und eine zweite für *PAX*-Gene charakteristische Homöodomäne. *PAX6* wird zunächst vor der Neuralabfaltung als Streifen in der vorderen Begrenzung der Neuralplatte (anterior neural ridge, ANR) exprimiert (▶ Abb. 21.9a; vgl. ▶ Abb. 19.27 und ▶ Abb. 6.2a). Aus dem in diesem Stadium noch unpaaren **Augenfeld** entstehen später zwei getrennte **Augenanlagen** (▶ Abb. 21.9a).

Das Signal für die Unterteilung des Augenfeldes ist ***sonic hedgehog (SHH)***, das in der Prächordalplatte exprimiert wird. SHH reguliert im Zentrum des Augenfeldes die Expression von ***PAX2*** hoch und die von *PAX6* herunter (▶ Abb. 21.9b). Dieses Muster bleibt in den späteren Stadien erhalten, sodass *PAX2* im Augenbecherstiel und *PAX6* im **Augenbecher** und im Oberflächenektoderm der Linsenplakode, lokalisiert ist. *PAX6* ist offenbar für die Entwicklung des Augenbechers nicht entscheidend. Dieser Prozess wird vielmehr über die Interaktion zwischen dem Augenbläschen und dem umgebenden Mesenchym und der darüberliegenden Linsenplakode reguliert (▶ Abb. 21.10). Dabei bestimmt FGF aus dem Oberflächenektoderm die Differenzierung des inneren Blattes des Augenbechers zur **Retina** und TGF-β aus dem umgebenden Mesenchym die Differenzierung des äußeren Blattes zum **Pigmentepithel**. Als übergeordnete Transkriptionsfaktoren induzieren FGF *CHX10* im inneren und TGF-β *MITF* im äußeren Blatt (▶ Abb. 21.10). Durch diese Interaktion bekommt das Ektoderm der Linsenplakode für die Einstülpung des Augenbläschens eine wesentliche Bedeutung.

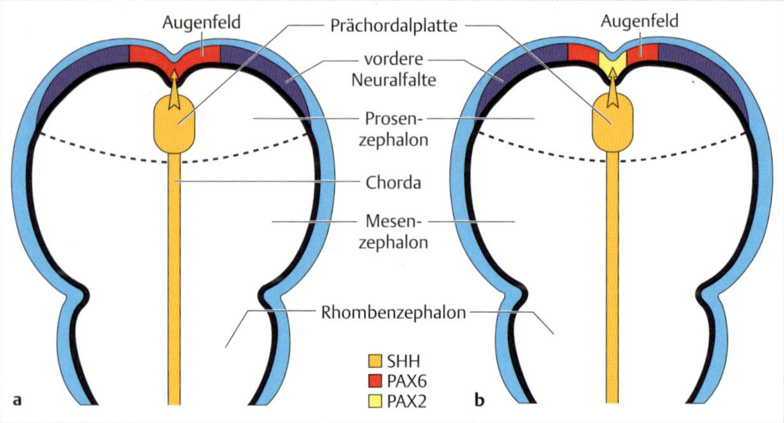

Abb. 21.9 Induktion des Augenfeldes in der 3. Woche. Kraniale Neuralplatte im Vorsomitenstadium. *PAX6* ist das Mastergen für die Augenentwicklung. Der Transkriptionsfaktor wird zunächst in einem Streifen in der vorderen Neuralfalte exprimiert (**a**, vgl. ► Abb. 19.27). *SHH* aus der Prächordalplatte inhibiert *PAX6* in der Mittellinie und reguliert *PAX2* an der gleichen Stelle hoch (**b**). *PAX2* ist dann für die Entwicklung des Augenbecherstiels verantwortlich, während *PAX6* weiterhin die Differenzierung der Augenanlage reguliert.

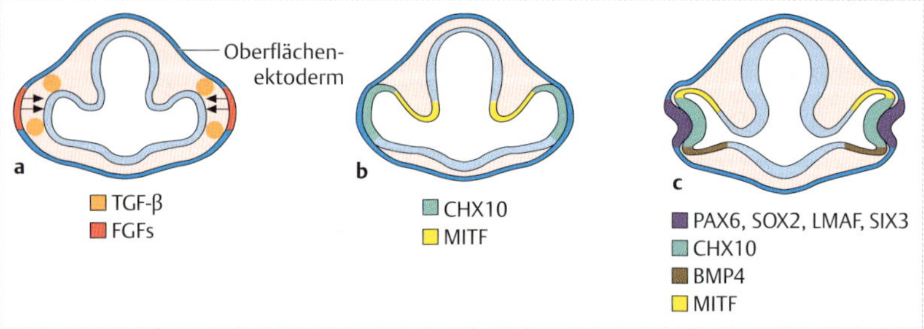

Abb. 21.10 Molekulare Grundlagen der Musterbildung in der Augenanlage. a Nach der Determination des Augenfeldes durch *PAX6* induzieren FGFs aus dem Oberflächenektoderm in der prospektiven Linsenregion über dem Augenbläschen das innere Blatt des Augenbechers und Wachstumsfaktoren aus der TFG-β-Familie aus dem Mesenchym das äußere Blatt. **b** *CHX10* und *MITF* sind an der Determination der Retina und des Pigmentepithels beteiligt. **c** *PAX6* determiniert nicht nur das Augenfeld, sondern auch die Differenzierung der Linse. Es reguliert *SOX2* und die Homöoboxgene *SIX3* und *PROX1* im Linsenbläschen hoch, während BMP4 aus dem äußeren Blatt des Augenbechers den Transkriptionsfaktor LMAF anschaltet. Die kombinierte Expression von *PAX6*, *SOX2*, *LMAF* und *PROX1* führt zur Bildung der Linsenkristalline. *SIX3* hat dabei einen hemmenden Einfluss.

Die Differenzierung der **Linse** hängt von *PAX6* ab, obwohl *PAX6* nicht für die Induktion der Linsenplakode durch das Augenbläschen verantwortlich ist. *PAX6* reguliert vielmehr die Differenzierung der Linse (▶ Abb. 21.10c). In der Linsenplakode wird der Transkriptionsfaktor *SOX2* hochreguliert. Das Augenbläschen bildet BMP4, das ebenfalls die Expression von *SOX2* stimuliert und unterhält, zusammen mit der Expression von *LMAF*, einem weiteren Transkriptionsfaktor (▶ Abb. 21.10). Weiterhin wird die Expression zweier Homöobox-Gene, *SIX3* und *PROX1*, durch *PAX6* reguliert. Die kombinierte Expression von *PAX6*, *SOX2* und *LMAF* schaltet die Gene für die **Linsenkristalline** ein, einschließlich von *PROX1*. *SIX3* fungiert ebenfalls als Regulator der Kristallinbildung, indem es die Gene für die Linsenkristalline inhibiert. Schließlich stimuliert *PAX6* über den Transkriptionsfaktor FOX3 die Zellproliferation in der Linse.

Klinischer Bezug

Fehlbildungen des Auges

Normalerweise schließt sich die Augenbecherspalte in der 7. Entwicklungswoche (▶ Abb. 21.8). Ist diese Entwicklung gestört, bleibt eine Spalte bestehen. Eine derartige Spalte ist gewöhnlich nur in der Iris lokalisiert und heißt dort **Iriskolobom** (▶ Abb. 21.11a). Sie kann sich jedoch auch bis in den Ziliarkörper, die Netzhaut, die Choroidea und den N. opticus fortsetzen. Eine solche Anomalie tritt häufig zusammen mit anderen Augenfehlbildungen auf. Vom Kolobom zu unterscheiden sind Spaltbildungen der Augenlider. Beim Kolobom kommen Mutationen im *PAX2*-Gen vor. Sie sind mit anderen Fehlbildungen verbunden. Hierzu gehören renale Defekte als Teil des **Nieren-Kolobom-Syndroms** (Kap. 17).

Gewöhnlich bildet sich die Iridopupillarmembran während des intrauterinen Lebens völlig zurück. Manchmal jedoch, wenn die Resorption nicht vollständig ist, liegt vor der Pupille ein bindegewebiges Netz (▶ Abb. 21.11b). Zumeist behindert die **Persistenz der Membrana iridopupillaris** die Sicht nur wenig.

Die **Persistenz der A. hyaloidea** kann als Strang oder Zyste erfolgen. Normalerweise bildet sich die Arterie zurück und bleibt nur im hinteren Abschnitt als A. centralis retinae erhalten.

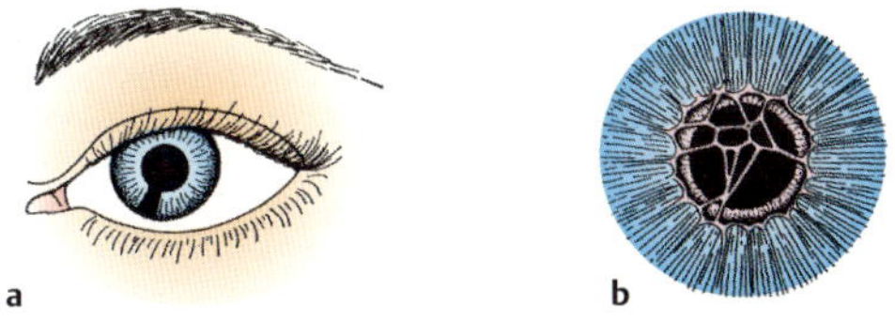

Abb. 21.11 Iriskolobom und Iridopupillarmembran. a Beim Iriskolobom hat sich die Augenbecherspalte nicht geschlossen. **b** Teilweise persistierende Iridopupillarmembran: Vor der Linse bleibt Gefäßbindegewebe liegen, das sich normalerweise vollständig zurückbildet.

Bei der **angeborenen Katarakt** ist die Linse bereits während des intrauterinen Lebens trübe geworden. Diese Anomalie ist gewöhnlich genetisch bedingt, kann aber auch durch Umweltfaktoren hervorgerufen werden. 1941 beobachtete Gregg, dass Kinder von Müttern, die während der 4.–7. SSW an Röteln erkrankt sind, oft angeborene Fehlbildungen aufweisen, am häufigsten Katarakt. Erkrankt die Mutter nach der 7. SSW, bleibt die Linsentrübung aus, das Kind kann jedoch infolge unvollständiger Differenzierung der Kochlea gehörlos auf die Welt kommen. Durch Einführung der MMR-Impfung gegen Masern, Mumps und Röteln ist das angeborene Röteln-Syndrom in den USA nahezu ausgelöscht.

Bei der **Mikrophthalmie** ist die Gesamtgröße des Auges vermindert. Der AuGapfel kann auf zwei Drittel seiner Größe reduziert sein. Sie ist häufig mit anderen Augenanomalien verbunden. Sie kann nach einer intrauterinen Infektion durch Toxoplasmose oder mit dem Zytomegalievirus entstehen.

Manchmal fehlt das Auge vollständig und es ist unmöglich, irgendeine Spur des AuGapfels zu entdecken, es sei denn mit histologischen Methoden. Diese **Anophthalmie** ist gewöhnlich mit anderen schweren kraniozerebralen Fehlbildungen verbunden.

Das kongenitale Fehlen der Linse (**Aphakie**) oder der Iris (**Aniridie**, ▶ Abb. 21.12) sind seltene Fehlbildungen, die durch Störungen bei der Induktion und Morphogenese der entsprechenden Anlagen zustande kommen. Mutationen im *PAX6*-Gen können zur Anophthalmie und Mikrophthalmie beitragen.

Die **Zyklopie** (ein unpaares Auge) und die **Synophthalmie** (Fusion der Augenanlagen) umfassen ein weites Spektrum von Fehlbildungen, in denen die Augen partiell oder vollständig fusioniert sind (▶ Abb. 21.13, vgl. ▶ Abb. 19.29). Sie gehören zu den Mittelliniendefekten, die bereits am 19.–21. Tag der Schwangerschaft oder in den folgenden Stadien während der Gesichtsentwicklung entstehen. Der Mittelliniendefekt führt zu einer Unterentwicklung des Vorderhirns und des Stirnwulstes. Die Fehlbildungen sind immer mit kranialen Defekten wie der **Holoprosenzephalie** verbunden, bei der die Großhirnhemisphären teilweise oder vollständig zu einem unpaaren Endhirnbläschen verschmolzen sind. Mit Holoprosenzephalie assoziierte Faktoren sind Alkoholabusus, mütterlicher Diabetes, Mutationen im *SHH*-Gen und Störungen im Cholesterinstoffwechsel, die bei der SHH-Signalbildung eine Rolle spielen (Kap. 19.3).

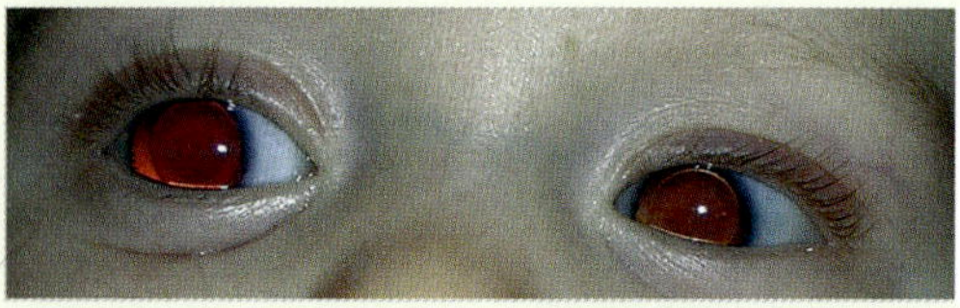

Abb. 21.12 Patient mit Aniridia. Das angeborene Fehlen der Iris kann durch Mutationen im Gen *PAX6* verursacht werden.

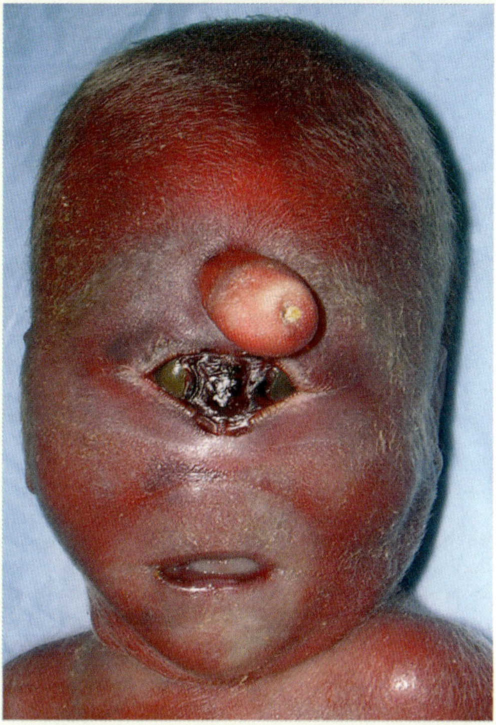

Abb. 21.13 Synophthalmie. Die Augen sind fusioniert, weil der Verlust von Mittellienstrukturen eine Trennung der Augenfelder verhindert hat. Solche Babys weisen weitere kraniale Defekte auf wie z. B. Holoprosenzephalie (▶ Abb. 19.29).

Alles klar?

1. Bei einem Neugeborenen liegt eine einseitige Aphakie (Fehlen der Linse) vor. Was ist die embryologische Ursache des Defekts?
2. Bei einer Schwangerschaftsuntersuchung in der 10. Woche ergibt sich aus der Anamnese, dass zwischen der 4. und 8. SSW möglicherweise eine Infektion mit Röteln erfolgt ist. Welche Fehlbildungen können durch Röteln hervorgerufen werden?
3. Bei einer ärztlichen Untersuchung eines Neugeborenen finden sich im unteren Abschnitt der Iris beiderseits Spalten. Worin besteht die embryologische Grundlage dieses Defekts? Welche anderen Organstrukturen können mit betroffen sein?

22 Haut und Anhangsorgane

22.1 Überblick

Die epitheliale Komponente der Haut, die **Epidermis**, entsteht aus dem Ektoderm. Die bindegewebige Komponente, das **Korium** und die **Subkutis** leiten sich von den Dermatomen der Somiten und aus dem parietalen Mesoderm der Leibeswand ab. Die **Melanozyten** stammen aus der Neuralleiste und wandern in die Epidermis und das Korium ein (▶ Abb. 22.1).

Die **Anhangsorgane**, die Haare, die Finger- und Fußnägel, die Talg-, Schweiß- und Milchdrüsen sowie die Zähne entwickeln sich aus epithelialen Knospen, die in das Mesoderm vorwachsen.

Die epidermalen **Haarknospen** dringen in das Mesenchym ein, stülpen sich unten ein und nehmen die mesodermale Haarpapille mit Blutgefäßen und Nerven auf. Im Bereich der Haarpapille verhornen die Epithelzellen und schieben sich als Haarschaft durch den Stiel der Knospe nach oben, der damit zur epithelialen Wurzelscheide wird. Jedem Haar ist eine holokrine Talgdrüse zugeordnet, die ihr Sekret in die Wurzelscheide entleert (▶ Abb. 22.3). Die **Lanugobehaarung** entsteht vom 8. Monat an und wird vor der Geburt wieder abgestoßen.

Die **Milchdrüse** entsteht aus der epithelialen Milchleiste, die sich bis auf die epitheliale Milchdrüsenknospe zurückbildet (▶ Abb. 22.5). Aus der Knospe sprossen die Milchgänge aus. Die Brustwarze entsteht durch Eversion des Grübchens, in das die Milchgänge münden. Der Fettkörper entwickelt sich in der Pubertät. Entlang der Milchleiste können sich zusätzliche Brustwarzen (Polythelie) oder zusätzliche Brustdrüsen (Polymastie) bilden. Bei Ausbleiben der Eversion entsteht eine angeborene Hohlwarze.

22.2 Haut

Die **Haut** (**Kutis**) entwickelt sich aus zwei Komponenten:

- Die oberflächliche Schicht, die **Epidermis**, entsteht aus dem Oberflächenektoderm.
- Die tiefe Schicht, die **Dermis**, entsteht aus dem darunterliegenden Mesoderm.

22.2.1 Epidermis

Ursprünglich ist die Oberfläche des Embryos von einer einschichtigen Ektodermschicht bedeckt (▶ Abb. 22.1a). Am Anfang des 2. Monats bildet das Epithel an seiner Oberfläche eine zweite Schicht aus abgeflachten Zellen, das **Periderm** oder **Epitrichium** (▶ Abb. 22.1b). Die basalen Zellen proliferieren weiter, und es entsteht eine dritte, mittlere Zelllage, die sog. Intermediärzone (▶ Abb. 22.1c). Schließlich zeichnet sich am Ende des 4. Monats innerhalb der Epidermis die definitive Gliederung ab. Dann lassen sich vier Schichten unterscheiden (▶ Abb. 22.1d):

- In der untersten Schicht, dem **Stratum basale**, entstehen durch die Teilung von Stammzellen kontinuierlich neue Zellen. Die Schicht bildet später Leisten und Furchen, die sich an der Oberfläche der Haut als Fingerabdruck widerspiegeln.

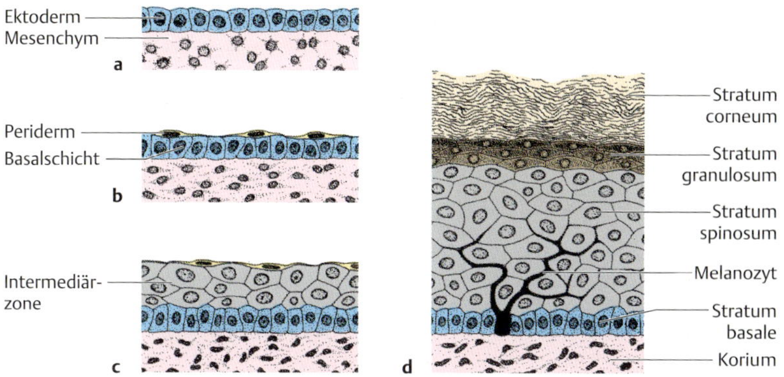

Abb. 22.1 Entwicklung der Haut. a In der 5. Woche. **b** In der 7. Woche. **c** Im 4. Monat. **d** Bei der Geburt.

- Im **Stratum spinosum** nehmen die Zellen eine polyedrische Gestalt an und bilden intrazelluläre Tonofibrillen aus.
- Im **Stratum granulosum** synthetisieren die Zellen Keratohyalingranula.
- Im **Stratum corneum** sterben die Zellen ab und bilden durch Vernetzen des Keratins eine mehrschichtige, ständig abschilfernde Hornschicht.

Die flachen Zellen der Peridermschicht werden gewöhnlich während des 2. Teils des intrauterinen Lebens abgestoßen. Sie lassen sich in der Amnionflüssigkeit nachweisen.

Innerhalb der ersten drei Entwicklungsmonate wandern Zellen aus der Neuralleiste in die Epidermis ein. Sie synthetisieren Melaninpigment, das über feine zytoplasmatische Fortsätze auch in andere Zellen der Epidermis übertragen werden kann. Als **Melanozyten** sind sie für die Pigmentierung der Haut nach der Geburt verantwortlich (▶ Abb. 22.1d).

Klinischer Bezug

Störungen der Pigmentierung

Störungen der Pigmentierung sind weit verbreitet. Sie entstehen durch Störungen der Neuralleistenwanderung im Embryo, Störungen der zellulären Differenzierung oder durch sekundären Zelluntergang von Melanozyten. Beispiele für Störungen in der Embyonalentwicklung der Melanozyten sind **Piebaldismus** (Areale mit fehlender Pigmentierung der Haare) und das **Waardenburg-Syndrom (WS)**, das sich durch unpigmentierte Flecken der Haut und der Haare auszeichnet. Beim Waardenburg-Syndrom gibt es verschiedene Ausprägungen, die jedoch einige gemeinsame Charakteristika aufweisen wie weiße Flecken in der Behaarung (in der Regel eine

Stirnlocke), Heterochromatie der Iris (unterschiedliche Augenfarben), unpigmentierte Bezirke in der Haut und Gehörlosigkeit. Die Defekte entstehen durch Störungen in der Migration oder Proliferation der Neuralleistenzellen (das Fehlen der aus der Neuralleiste abstammenden Melanozyten in der Stria vascularis der Kochlea sind für die Taubheit als eine Komponente des Syndroms verantwortlich). Einige WS-Formen kommen durch Mutationen im *PAX3*-Gen zustande einschließlich Mutationen in den Genen *WS 1* und *WS 3*.

Zu den Differenzierungsstörungen der Melanozyten gehören auch die verschiedenen Formen des **Albinismus**, der durch eine allgemein verminderte oder reduzierte Pigmentierung der Haut, der Haare und der Augen charakterisiert ist. Es gibt verschiedene Formen des **okulokutanen Albinismus** (OCA). Sie gehen auf Störungen der Melaninsynthese oder der Entwicklung der Melanosomen zurück.

Ein **Vitiligo** kommt durch sekundären Verlust von Melanozyten durch Autoimmunprozesse zustande. Durch den Untergang der Melanozyten entstehen unpigmentierte Flecken in der Haut, in der Behaarung und in der Mundschleimhaut. Vitiligo ist häufig mit anderen Autoimmunerkrankungen, insbesondere der Schilddrüse, vergesellschaftet.

Fingerabdruck

Die Hautleisten bilden an den Fingerspitzen, in der Handfläche und an der Fußsohle charakteristische Muster, die genetisch determiniert sind. Sie spielen in der Genetik und bei der Identifizierung einzelner Personen eine Rolle **(Dermatoglyphen)**. Bei Kindern mit Chromosomenaberrationen kann das Muster der Hautleisten zur Diagnose mitverwandt werden.

22.2.2 Dermis

Die **Dermis** (Korium, Lederhaut) entsteht aus Mesenchym aus drei Quellen:

- Das Seitenplattenmesoderm stellt die Zellen für die Extremitäten und die ventrolaterale Körperwand bereit.
- Das paraxiale Mesoderm bildet die Dermiszellen des Rückens.
- Die Zellen der Neuralleiste bilden die Dermis im Bereich von Gesicht und Hals.

Während des 3. und 4. Monats bildet dieses Gewebe viele kollagene und elastische Fasern. Gleichzeitig entwickeln sich in der oberen Schicht der Dermis Papillen, die in die Epidermis hineinragen (Stratum papillare). Die Papillen enthalten gewöhnlich eine kleine Kapillare und ein sensibles Nervenendorgan. An die Dermis schließt sich die Subkutis mit dem Unterhautfettgewebe an.

Bei der Geburt ist die Haut von einer weißlichen, schmierigen Masse, der **Vernix caseosa**, bedeckt. Es handelt sich dabei um Sekrete der Hautdrüsen, vermischt mit zugrunde gegangenen Epidermiszellen und Haaren. Dadurch wird die Haut gegen die mazerierende Wirkung der Amnionflüssigkeit geschützt.

Klinischer Bezug

Ichthyosis

Die Haut des Neugeborenen kann verschieden stark verhornt sein. Manchmal jedoch zeigen die oberflächlichen Schichten eine exzessive Verhornung, die der Haut ein schuppenartiges Aussehen verleiht. Man spricht dann von **Ichthyosis** und von einem **Harlekinfetus** (► Abb. 22.2).

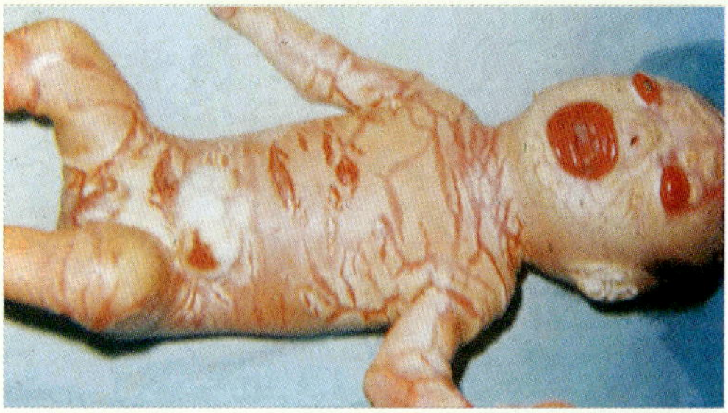

Abb. 22.2 Angeborene Ichthyosis (Harlekinfetus). Die Hornschicht der Haut ist exzessiv verdickt, sodass Risse und Spalten zwischen den Hornplatten entstehen.

22.3 Haare

Die Haare entwickeln sich zunächst als solide epidermale Knospen, die durch Proliferation aus dem Stratum germinativum hervorgehen und dabei in die darunter liegende Dermis einwachsen (► Abb. 22.3a). An ihren Endabschnitten stülpen sich die Haarknospen ein. Die Einbuchtungen füllen sich mit Mesoderm, in dem sich Gefäße und Nervenendigungen entwickeln (**Haarpapille,** ► Abb. 22.3b, c).

Die Basis eines Haares liegt in einer Einstülpung der Epidermis, dem Haarfollikel oder Haarbalg. Die Zellen im Inneren des Haarfollikels verhornen. Sie werden von den in der Haarwurzel neu entstehenden und ebenfalls verhornenden Zellen nach oben geschoben. Auf diese Weise entsteht der **Haarschaft**. Die äußeren Zellen der Haarfollikel bilden die mehrschichtige **epitheliale Wurzelscheide** (► Abb. 22.3c). Aus der Wand der epithelialen Wurzelscheide sprosst die Anlage der **Talgdrüse** aus. Die zentral gelegenen Talgdrüsenzellen gehen zugrunde und setzen **Talg**, eine fettähnliche Substanz, frei, das in den Haarbalg hinein sezerniert wird.

Die gesamte Haaranlage ist von der **bindegewebigen Wurzelscheide** umgeben, die vom Mesenchym gebildet wird. In der bindegewebigen Wurzelscheide setzt ein kleiner glatter Muskel an, der **M. arrector pili**, der ebenfalls aus dem Mesenchym entsteht.

Am Ende des 3. Monats treten die ersten Haare im Bereich der Augenbrauen und der Oberlippe an die Oberfläche. Diese erste Behaarung besteht aus Wollhaaren (**Lanugo**). Sie wird vom 8. Monat an bis zur Geburt abgestoßen und durch eine zweite Generation von Haaren ersetzt, die aus neuen Haarfollikeln entstehen. Im Bereich des Kopfes, der Lider und der Augenbrauen sind diese Haare als festere Terminalhaare ausgebildet, während sie am übrigen Kör-

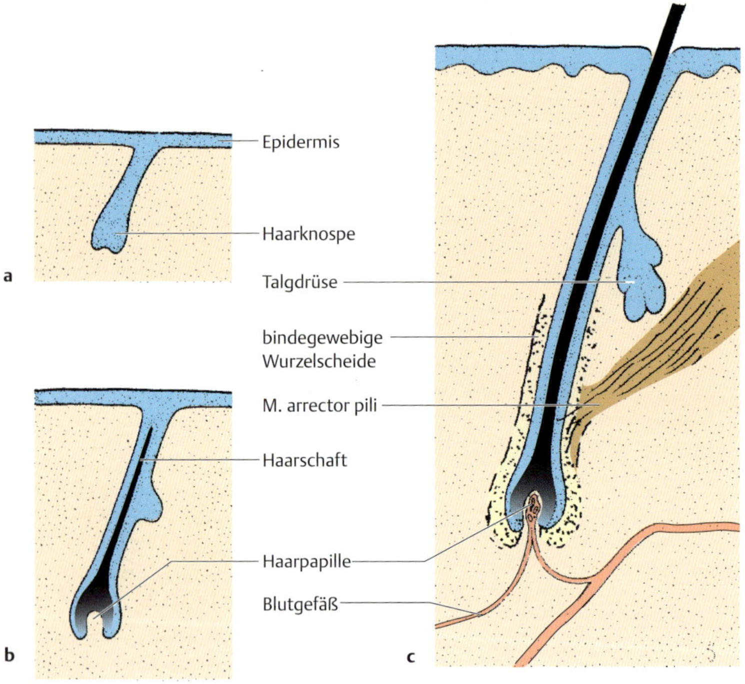

Abb. 22.3 Entwicklung von Haaren und Talgdrüsen. a Im 4. Monat. **b** Im 6. Monat. **c** Beim Neugeborenen.

per der Lanugobehaarung entsprechen. In der Pubertät treten in der Schamgegend und der Achselhöhle sowie am übrigen Körper weitere Terminalhaare auf. Sie führen zur Ausbildung eines männlichen oder eines weiblichen Behaarungstyps.

Klinischer Bezug

Anomalien der Behaarung

Eine ungewöhnlich starke Behaarung wird als **Hypertrichose** bezeichnet und entsteht durch die vermehrte Bildung von Haarfollikeln. Sie kann sich auf bestimmte Körpergebiete beschränken (dorsaler Medianbereich) oder sich über den ganzen Körper erstrecken (▶ Abb. 22.4).

Das kongenitale Fehlen der Behaarung, die **Atrichie**, ist gewöhnlich mit Anomalien der übrigen ektodermalen Anhangsgebilde, wie der Zähne und Nägel, verbunden.

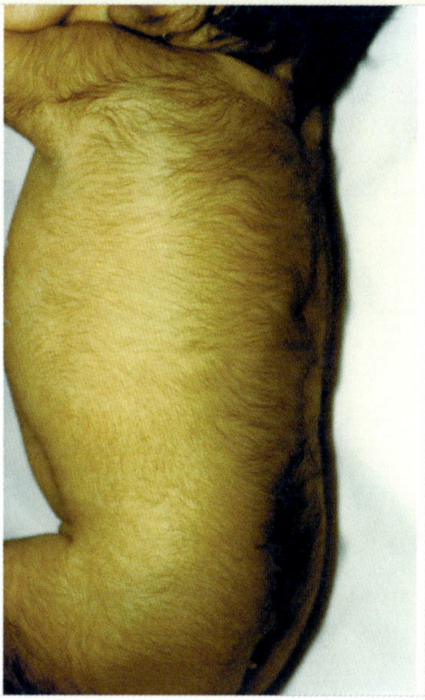

Abb. 22.4 Kind mit Hypertrichose.

22.4 Schweißdrüsen

Man unterscheidet zwei Typen von Schweißdrüsen, ekkrine und apokrine:

- **Ekkrine Schweißdrüsen** entwickeln sich in der Haut in den meisten Körperbereichen am Anfang als Knospen aus dem Stratum germinativum der Epidermis. Diese Knospen wachsen in die Dermis ein. Ihre blinden Enden knäueln sich auf und bilden die sekretorischen Abschnitte der Drüsen. Myofibroblasten, die ebenfalls aus den epidermalen Knospen stammen, umgeben das Drüsenepithel. Diese Drüsen arbeiten nach dem merokrinen Mechanismus (Exozytose) und dienen der Temperaturregulation.
- **Apokrine Schweißdrüsen** entwickeln sich nur in der behaarten Haut, einschließlich Gesicht, Achseln und Schambereich. Sie entwickeln sich erst in der Pubertät und entstehen aus den gleichen epidermalen Knospen wie die Haare. Deshalb entleeren sich die apokrinen Schweißdrüsen über die Haarfollikel und nicht über die Haut. Der Schweiß aus diesen Drüsen enthält Lipide, Proteine und Pheromone. Sein Geruch wird durch Bakterien verursacht, die diese Produkte zersetzen. Derartige Drüsen werden als apokrin klassifiziert, weil ein Teil der Zelle bei der Sekretion mit abgegeben wird.

22.5 Brustdrüse

Brustdrüsen sind abgewandelte Schweißdrüsen und erscheinen zuerst als beidseitige Leisten verdickter Epidermis, als sog. **Milchlinien** oder **Milchleisten**. Bei einem 7 Wochen alten Embryo erstreckt sich diese Leiste auf beiden Seiten des Körpers von der Abgangsstelle der oberen bis in die Gegend der unteren Extremität (▶ Abb. 22.5c). Der größte Teil beider Milchleisten verschwindet kurz nach ihrer Bildung. Ein kleiner Teil in der Brustregion bleibt bestehen und dringt in das darunterliegende Mesenchym ein (▶ Abb. 22.5a). Hier bilden sich 16–24 Aussprossungen, von denen jede wiederum kleine solide Knospen erzeugt. Am Ende des intrauterinen Lebens werden die epithelialen Zellstränge kanalisiert und bilden die **Milchgänge (Ductus lactiferi)**. Die Milchgänge münden zuerst in eine kleine epitheliale Grube (▶ Abb. 22.5b). Kurz nach der Geburt wird diese Grube durch Proliferation des darunterliegenden Mesenchyms in die **Brustwarze** umgewandelt (Eversion). Bei der Geburt besitzen die Ductus lactiferi keine Alveolen und deshalb auch keinen Sekretionsapparat. In der Pubertät stimulieren die ansteigenden Konzentrationen von Östrogen und Progesteron die Verzweigung dieser Gänge zur Bildung von Alveolen und sekretorischen Zellen.

Klinischer Bezug

Anomalien der Brustdrüse

Normalerweise bleibt nur ein kleiner Teil der Milchleiste in der mittleren Thoraxregion bestehen. Gelegentlich aber persistieren noch weitere Abschnitte und führen zur Entstehung akzessorischer Brustwarzen. Eine solche Anomalie heißt **Polythelie**. Akzessorische Brustwarzen können an jeder Stelle der ursprünglichen Milchleiste entstehen, finden sich aber am häufigsten in der Axillarregion (▶ Abb. 22.5c).

Manchmal kann sich ein abnorm lokalisiertes Überbleibsel der Milchleiste zu einer vollständigen Brustdrüse entwickeln. Eine solche Fehlbildung wird **Polymastie** genannt.

Gelegentlich münden die Milchgänge in die ursprüngliche epitheliale Grube, bei der jedoch die Eversion zur Warze ausgeblieben ist. Ein solcher Zustand ist zumeist angeboren und wird als **Hohlwarze** bezeichnet. (Er kann aber auch durch Retraktion der Warze infolge eines schnell wachsenden Drüsentumors verursacht werden.)

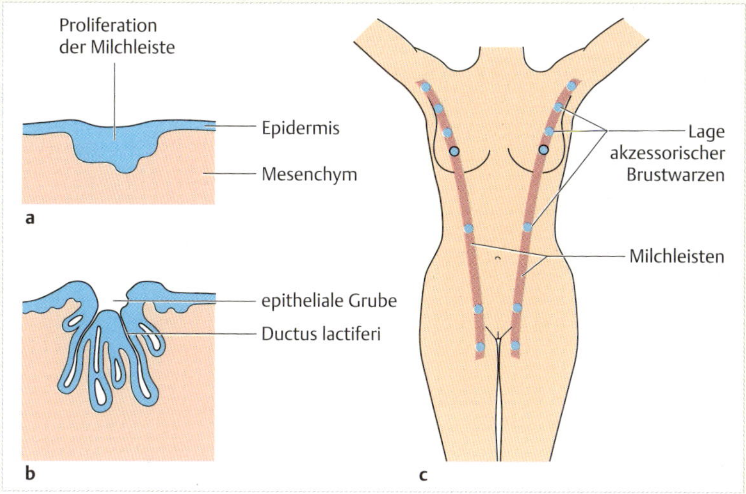

Abb. 22.5 Milchleiste und Milchdrüsen. a, b Schnitte durch die Anlage der Milchdrüse im 3. bzw. im 8. Monat. **c** Die Lage von akzessorischen Brustwarzen. Der Verlauf der Milchleiste ist rot eingezeichnet.

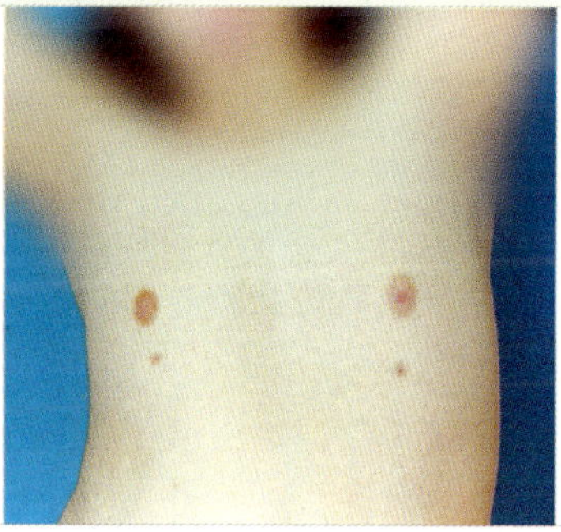

Abb. 22.6 Kind mit Polythelie (überzähligen Brustwarzen).

Alles klar?

1. Bei einer jungen Frau finden sich bei der klinischen Untersuchung beiderseits überzählige Brustwarzen in der Achselhöhle und auf dem Abdomen. Welches ist die embryologische Grundlage der überzähligen Brustwarzen? Warum sind sie in der Achselhöhle und in der Leistenregion lokalisiert?

Anhang

Antworten zu den Fragen

Kapitel 1

1. Während des Induktionsvorgangs veranlasst eine Zellgruppe oder ein Gewebe (Induktor) eine andere oder ein anderes (den Responder) dazu, ihr/sein Entwicklungsschicksal zu verändern. Die reagierenden Zellen müssen die Kompetenz besitzen, auf den Einfluss zu reagieren; dies wird durch einen Kompetenzfaktor erreicht. Die meisten Induktionsvorgänge in der Embryonalentwicklung beinhalten epitheliomesenchymale Interaktionen, z. B. bei der Nierenentwicklung, der Entwicklung des Gastrointestinaltrakts, der Gliedmaßen und vieler anderer Organe.
2. Die Fibroblastenwachstumsfaktoren (FGFs) gehören zur großen Familie der parakrinen Wachstumsfaktoren, deren Funktion an vielen Stellen der Signalkette gestört sein kann. So können z. B. kleinste Veränderungen in der hochspezifischen Liganden- oder Rezeptorstruktur zur Störung der Signalbildung führen. Mutationen im FGF-Rezeptor führen zu Schädeldefekten (Kap. 11.2). Die Signalkette kann auch durch Veränderungen der sich an den Rezeptor anschließenden Signalkaskade entstehen. Weitere Angriffspunkte sind Transkriptionsfaktoren oder ihre Bindungsstellen an der DNA, durch die Qualität oder Quantität von Proteinen der Transduktionskette verändert werden kann. Defekte in der Transduktionskette können auf der anderen Seite durch die in dem Gesamtsystem vorhandene Redundanz umgangen werden. Das einfachste Beispiel ist die Substitution eines FGF-Signalproteins durch andere Mitglieder der FGF-Familie.

Kapitel 2

1. Die häufigste Ursache für numerische Chromosomenanomalie ist Non-Disjunction während der Meiose oder der Mitose: Die Chromosomen trennen sich nicht regelrecht während der Zellteilung. Der Mechanismus ist unbekannt. Bei der Non-Disjunction in der 1. oder 2. Reifeteilung entsteht ein Gamet mit einem fehlenden und ein Gamet mit einem doppelten Chromosom. Bei einer Befruchtung mit einem Gameten, dem ein Chromosom fehlt, entsteht eine Monosomie. Besitzt ein Gamet ein Chromosom doppelt, entsteht eine Trisomie. Die Trisomie 21 ist die häufigste numerische Chromosomenanomalie. Das Krankheitsbild ist charakterisiert durch geistige Behinderung, typische Gesichtszüge und Herzfehlbildungen. Es geht in der Regel auf eine Non-Disjunction in der Oogenese zurück und kommt bei Kindern von Müttern, die älter als 35 Jahre sind, gehäuft vor. Daraus geht hervor, dass die Inzidenz einer Non-Disjunction in der Meiose mit dem Alter der Mutter ansteigt. Andere Trisomien mit einem charakteristischen Fehlbildungssyndrom betreffen die Chromosomen 8, 9, 13 und 18. Autosomale Monosomien sind mit dem Leben nicht vereinbar. Die Monosomie des X-Chromosoms führt zum Turner-Syndrom. Das Turner-Syndrom geht in 80 % auf Non-Disjunction während der väterlichen Meiose zurück. Es ist charakterisiert durch Unfruchtbarkeit, Kleinwuchs und typische Nackenfalten (Pterygium colli). Chromosomenanomalien können pränatal durch das Karyotypisieren embryonaler Zellen diagnostiziert werden, die durch Amniozentese

oder Chorionbiopsie gewonnen werden (vgl. Kap. 10.3 zur Pränataldiagnostik).

2. Chromosomenbrüche können zu partiellen Monosomien oder Trisomien oder zu Translokationen führen. Die Translokation eines Bruchstücks von Chromosom 21 auf das Chromosom 14 ist z. B. für 4 % der Fälle mit Down-Syndrom verantwortlich. Chromosomenanomalien können auch durch Mutationen einzelner Gene entstehen. Die Inzidenz von Chromosomenanomalien steigt mit dem mütterlichen und dem väterlichen Alter an (Eltern über 35 Jahren).
3. Ein Mosaizismus liegt vor, wenn ein Individuum aus zwei oder mehr Zellinien mit unterschiedlicher genetischer Ausstattung besteht. Mosaizismus kann durch somatische Mutation oder mitotische Non-Disjunction während der Furchung entstehen. Ein derartiger Mosaizismus liegt in Einzelfällen beim Down-Syndrom vor.

Kapitel 3

1. Die Rolle des Corpus luteum besteht in der Hormonproduktion zur Vorbereitung der Gebärmutter auf die Schwangerschaft und für die Aufrechterhaltung dieser Schwangerschaft bis die Plazenta voll funktionsfähig ist (ungefähr zu Beginn des 4. Monats). Zuerst ist das hauptsächlich gebildete Hormon das Progesteron, das den Uterus zum Eintritt in die Progestationsphase (Sekretionsphase) veranlasst. Später werden sowohl Progesteron als auch Östrogen zur Aufrechterhaltung der Schwangerschaft gebildet. Das Corpus luteum entsteht aus der Theca interna (diese leitet sich von den Stromazellen des Ovars ab) und aus Granulosazellen, die nach dem Eisprung im Ovar zurückbleiben.
2. Die Phasen der Befruchtung sind:
   1. Durchdringen der Corona radiata,
   2. Durchdringen der Zona pellucida und
   3. Verschmelzen der Zellmembranen von Eizelle und Samenzelle. Sobald die Verschmelzung erfolgt, laufen in der Oozyte die Kortikal- und Zona-pellucida-Reaktionen zur Verhinderung der Polyspermie ab. Kortikalgranula im peripheren Zytoplasma entlassen durch Exozytose lysosomale Granula, wodurch die Zellmembran und die Zona pellucida verändert werden, sodass keine weiteren Spermien in die Eizelle eindringen können.
3. An Unfruchtbarkeit leiden etwa 20 % der verheirateten Paare. Bei Frauen ist die häufigste Ursache der Unfruchtbarkeit eine Verlegung der Eileiter nach rezidivierenden entzündlichen Prozessen. Beim Mann ist die primäre Ursache eine Oligospermie (erniedrigte Spermienzahl). Die In-vitro-Fertilisation (IVF) ist hier die Therapie der Wahl, obwohl die Erfolgsrate gering ist (etwa 20 %).
4. Unterleibsentzündungen wie die Gonorrhö sind die wesentlichste Ursache für den Verschluss der Eileiter. Auch nach einer Heilung kann der narbige Verschluss der Eileiter die Passage der Spermien zur Oozyte und die Passage der Oozyte in das Uteruslumen stören. Bei der IVF werden Eizellen der Frau in der Kulturschale befruchtet und dann in den Uterus zur Implantation übertragen.

Kapitel 4

1. Die 2. Woche ist die „Woche der Zahl zwei“: Denn der Trophoblast differenziert sich in zwei Schichten, Synzytiotrophoblast und Zytotrophoblast. Der Embryoblast bildet zwei Schichten, den Epiblast und den Hypoblast; das extraembryonale Mesoderm spaltet sich in

zwei Schichten auf, das viszerale und das parietale extraembryonale Mesoderm; schließlich bilden sich zwei Höhlen, die Amnionhöhle und der Dottersack.
2. Es ist noch eine offene Frage, warum der Konzeptus nicht vom mütterlichen Immunsystem abgestoßen wird. Es ist möglich, dass der Synzytiotrophoblast keine Transplantationsantigene besitzt oder dass die Trophoblastzellen gegen „Killerzellen" resistent sind. Es gibt Beispiele für einen schädigenden Einfluss des mütterlichen Immunsystems auf die Schwangerschaft. Ein Beispiel sind Autoimmunerkrankungen. Patienten mit systemischem Lupus erythematosus (SLE) haben Schwierigkeiten bei der Reproduktion und eine Anamnese mit häufigen Spontanaborten. Für die Vermutung, dass mütterliche Antikörper Fehlbildungen erzeugen können, gibt es jedoch keine überzeugenden Daten.
3. Bei einer Schwangerschaft kann es vorkommen, dass im Uterus nur Trophoblastgewebe heranwächst und dass vom Embryoblast abstammende Zellen gar nicht oder nur in ganz geringer Anzahl vorhanden sind. Man spricht von einer *Blasenmole*. Das Trophoblastgewebe sezerniert hCG (humanes Choriongonadotropin) und unterscheidet sich dadurch nicht von den Frühstadien einer normalen Schwangerschaft. Die meisten Molen werden frühzeitig abortiert. Wenn jedoch Reste eines Embryos vorhanden sind, können sie sich bis in das 2. Trimenon weiterentwickeln. Wenn Reste von Trophoblastgewebe nach einem Spontanabort oder nach einer Ausschabung zurückbleiben, können sie weiter proliferieren und sich zu einem Tumor entwickeln, der als *invasive Blasenmole* oder *Chorionkarzinom* bezeichnet wird. Da die frühen Stadien der Trophoblastentwicklung durch väterliche Gene kontrolliert werden, nimmt man an, dass Blasenmolen durch die Befruchtung einer kernlosen Eizelle entstehen.
4. Die wahrscheinlichste Diagnose ist eine Extrauteringravidität im Eileiter, die im Ultraschall nachgewiesen werden kann. Die Einnistung im Eileiter geht auf eine Störung im Transport der Zygote in das Uteruslumen zurück und kann ihrerseits durch Narbenbildung im Eileiter bedingt sein. Wie beim Down-Syndrom ist die Extrauteringravidität vom mütterlichen Alter abhängig und nimmt bei Frauen über 35 zu.

Kapitel 5

1. Der Genuss großer Alkoholmengen kann die Embryonalentwicklung in jedem Stadium der Schwangerschaft schädigen. Im vorliegenden Fall erfolgte die Exposition in der 3. SSW im Stadium der Gastrulation (bei der Berechnung geht man davon aus, dass die Befruchtung am 14. Tag des Menstruationszyklus erfolgt). Das Gastrulationsstadium ist besonders empfindlich gegenüber Alkohol, sodass man an ein fetales Alkoholsyndrom denken muss (geistige Behinderung, typische Gesichtszüge; vgl. Kap. Medikamente und Drogen). Das fetale Alkoholsyndrom kommt gehäuft bei Alkoholikerinnen vor. Untere für eine Schwangerschaft unschädliche Blutalkoholwerte lassen sich nicht festlegen. Da Alkohol Fehlbildungen verursacht und die häufigste Ursache für eine geistige Behinderung ist, ist zu empfehlen, dass Frauen, die eine Schwangerschaft planen oder bereits schwanger sind, Alkohol vollständig meiden.
2. Es handelt sich wahrscheinlich um ein sakrokokzygeales Teratom. Diese Tumoren entstehen aus Resten des Primitivstreifens und kommen in der Regel in

der Sakralregion vor. Die Bezeichnung Teratom weist darauf hin, dass in dem Tumor unterschiedliche Gewebe vorhanden sind. Da der Primitivstreifen Zellmaterial für alle drei Keimblätter enthält, kann das Teratom ektodermales, mesodermales oder entodermales Gewebe enthalten. Sakrokokzygeale Teratome kommen bei Mädchen dreimal häufiger vor als bei Knaben.

3. Bei dem Kind ist eine schwere Form der kaudalen Dysgenesie vorhanden, die als *Sirenomelie* bezeichnet wird („seejungfernartig"). Die Fehlbildung kommt in unterschiedlichen Ausprägungen vor und geht wahrscheinlich auf eine Störung bei der Gastrulation der kaudalen Segmente zurück. Ursprünglich sprach man von *kaudaler Regression*. Es ist jedoch offensichtlich, dass die Strukturen sich nicht zurückbilden; sie werden einfach nicht angelegt. Man spricht auch von *kaudaler* oder *sakraler Agenesie*, da das Syndrom durch unterschiedlich ausgeprägte Beugung, Inversion, laterale Rotation und gelegentlich Fusion der unteren Extremitäten charakterisiert ist. Hinzu kommen defekte Lumbal- und Sakralwirbel, Nierenagenesie, Anus imperforatus sowie eine Agenesie der inneren Genitalorgane mit Ausnahme der Hoden und Ovarien. Die Ätiologie des Syndroms ist unbekannt. Das Syndrom tritt sporadisch auf und wird häufig bei Kindern von diabetischen Müttern beobachtet.
4. Bei dem Patienten liegt eine Störung der Entwicklung der Asymmetrie speziell bei der Verlagerung der Herzanlage nach links vor (left sided laterality sequence). Nach weiteren Defekten muss gezielt gesucht werden. Die Links-rechts-Asymmetrie wird bereits bei der Primitivstreifenbildung (der Gastrulation) determiniert und wird durch Gene wie *Nodal* und *PITX2* reguliert, deren Expression asymmetrisch eingeschränkt wird. Eine partielle Störung der Links-rechts-Asymmetrie ist häufiger mit weiteren Fehlbildungen verbunden als ein kompletter Situs inversus.

Kapitel 6

1. Die im Epiblast verbliebenen Zellen bilden das Ektoderm. Der zentrale Bereich dieses Keimblatts nahe der embryonalen Achse differenziert sich zur Neuralplatte; in der 3. und 4. Entwicklungswoche erheben sich die Ränder dieser Platte und bilden die Neuralwülste. Die Wülste werden zu Falten, die aufeinanderzuwachsen und sich in der dorsalen Mittellinie zu einem Rohr (Neuralrohr) verschließen. Der Neuralrohrverschluss beginnt in der künftigen Halsregion und setzt sich reißverschlussartig nach kranial und kaudal fort. Der Prozess ist am Ende der 4. Entwicklungswoche (28. Tag) abgeschlossen. Der gesamte Vorgang von der Bildung der Wülste bis zur Erhebung und Fusion der Falten zum Neuralrohr mit vollständigem Neuralrohrschluss wird als *Neurulation* bezeichnet. Neuralrohrdefekte treten auf, wenn der Verschluss des Neuralrohrs in einem oder mehreren Bereichen nicht stattfindet. Bleibt er in der kranialen Region aus, wird das Ergebnis als *Anenzephalie* bezeichnet. Bleibt der Verschluss im kaudalen Bereich aus, resultiert daraus eine *Spina bifida*. 70 % dieser Defekte können durch Einnahme von 400 µg Folsäure täglich verhindert werden, beginnend mindestens 3 Monate vor der Empfängnis bis zum Ende der Schwangerschaft. Da 50 % der Schwangerschaften nicht geplant sind, wird allen Frauen im gebärfähigen Alter die tägliche Einnahme eines Multivitaminpräparats empfohlen, in dem 400 µg Folsäure enthalten sind.

2. Zellen der Neuralleise sind ektodermaler Herkunft und entstehen an den Rändern (Leisten) der Neuralfalten. Im Kopfbereich wandern sie aus den Neuralfalten aus, bevor diese sich schließen. In Höhe des Rückenmarks wandern sie erst nach dem Neuralrohrschluss aus. BMPs sind die Schlüsselsignale zur Aufrechterhaltung der Begrenzungen der Neuralfalten durch Hochregulierung von PAX3. PAX3 und andere Transkriptionsfaktoren initiieren dann eine Genkaskade zur Spezifizierung der Neuralleiste. Zwei wichtige Bestandteile dieser Kaskade sind der Transkriptionsfaktor FOXD3, der die Neuralleistenzellen spezifiziert, und SLUG, das ihre Wanderung ermöglicht. Zellen der Neuralleiste entwickeln sich zu vielen Strukturen einschließlich Knochenzellen, Bindegewebszellen, Dermis der Gesichtsregion, Ganglien der Hirnnerven, sympathische und parasympathische Ganglien, Melanozyten und Zellen der Herzausflussbahn (Konotrunkusseptum).
3. Die Somiten entstehen aus dem paraxialen Anteil des Mesoderms. Ihre Entstehung nimmt ihren Ausgang von Somitomeren aus lockeren, zu Gruppen angeordneten Mesenchymzellen, die nach und nach entlang der Körperlängsachse entstehen. Dann erfolgt eine Epithelialisierung der Zellen: Die epithelialen Somiten besitzen ein mehrreihiges hochprismatisches Epithel und einen mesenchymalen Kern (Somitozöl). Später deepithelisiert die ventrale Somitenhälfte, wodurch das Sklerotom entsteht. Dorsal bleibt das Dermoyotom als Epithel erhalten und bildet (medial) das epaxiale und (lateral) das hypaxiale Myotom und Zellen der Dermis sowie weitere Vorläuferzellen, teilweise in Abhängigkeit von der Körperredion. Im Zuge der Dermisbildung und der Auswanderung prämyogener Zellen auf Höhe der Gliedmaßenanlagen verlieren die Somiten ihre epitheliale Organisation. Die Sklerotomzellen wandern aus, um Wirbelkörper und Rippen zu bilden, die Myotome bilden Skelettmuskulatur, und die Vorläuferzellen der Dermis besiedeln den subektodermalen Bereich in der Rückenregion.
4. Blutgefäße entstehen de novo durch Vaskulogenese, d. h. Umbildung von Mesenchymzellen oder Blutinseln zu endothelialen Röhren. Blutgefäße können weiterhin durch Angiogenese, d. h. Aussprossung aus vorhandenen Gefässen, entstehen. Vascular endothelial growth factor (VEGF) stimuliert beide Arten der Blutgefäßentstehung. In manchen Fällen können durch überschießende Proliferation von Kapillaren *Hämangiome* entstehen. Ob VEGF an deren Entstehung beteiligt ist, ist nicht klar.
5. Das Darmrohr wird in drei Abschnitte unterteilt: Vorder-, Mittel- und Enddarm. Der Mitteldarm bleibt mit dem Dottersack über den Dottergang (Ductus vitellinus) verbunden und schließt sich erst im späteren Verlauf der Entwicklung vollständig. Die kraniale Öffnung ist zum Pharynx hin durch die Oropharyngealmembran verschlossen; letztere wird in der 4. Entwicklungswoche resorbiert. Die äußere Öffnung wird zum Enddarm hin durch die Kloakenmembran verschlossen, die in der 7. Woche abgebaut wird.
6. Die 4.–8. Entwicklungswoche ist eine kritische Periode, weil in dieser Zeit Blasteme für die Organbildung angelegt werden und Organanlagen sich entwickeln. Zu Beginn der 3. Woche werden durch die Gastrulation alle drei für die Organogenese wichtigen Keimblätter gebildet. Am Ende der 3. Woche beginnt die Differenzierung des ZNS. Innerhalb der folgenden 5 Wochen werden alle großen Organsysteme angelegt. Die Zellen proliferieren stark. Kritische

Zellsignale treten auf. Diese Phänomene reagieren besonders empfindlich auf äußere Faktoren wie Umweltfaktoren, Pharmaka und Medikamentenmissbrauch. Die Exposition kann zu Anomalien führen, die als Geburtsfehler oder kongenitale Fehlbildungen bezeichnet werden.

Kapitel 7

1. Der Defekt entsteht dadurch, dass die linke Pleuroperitonealmembran den Perikardioperitonealkanal nicht verschließt. Dieser Kanal ist auf der linken Seite größer als auf der rechten Seite, verschließt sich später und ist deshalb möglicherweise für Entwicklungsstörungen anfälliger. Die Prognose ist vom Grad der Lungenhypoplasie abhängig, der wiederum durch die Kompression durch die abdominellen Eingeweide bedingt wird. Eine Behandlung ist nur durch chirurgische Korrektur des Defekts möglich. Dementsprechend wurden Versuche einer Korrektur *in utero* unternommen.
2. Die Fehlbildung Gastroschisis kommt durch eine Schwäche beim Verschluss der ventralen Leibeswand zustande. Wenn das zarte Amnion über dem außerhalb der Leibshöhle liegenden Darmkonvolut einreißt, kann die Exposition gegenüber der Amnionflüssigkeit zu Nekrosen der Darmwand führen. Eine Darmschlinge kann sich verdrehen (Volvulus), Die Blutversorgung wird unterbrochen. Es entsteht ein Infarkt. Die Gastroschisis ist nicht mit genetisch bedingten Fehlbildungen vergesellschaftet, nur 15 % aller Betroffenen zeigen weitere Fehlbildungen. Daher ist die Prognose gut, wenn nicht größere Darmschädigungen vorliegen.
3. In der 4. Woche liegt das Septum transversum, das die zentrale Sehne des Zwerchfells bildet, auf der Höhe der Zervikalsegmente C 3–C 5. Mit dem Wachstum des Embryos und der ventralen Krümmung der Kopffalte verschiebt sich die Position des Septum transversum (Diaphragma) nach kaudal in die Brusthöhle. Die Muskulatur des Diaphragmas entsteht jedoch aus den ursprünglichen Zervikalsegmenten. Weil Muskeln immer den Nerven von ihrem Ursprung mitnehmen, egal wohin sie wandern, wird das Zwerchfell vom N. phrenicus aus C 3, C 4 und C 5 innerviert („C 3, C 4, and C 5 keep the diaphragm alive!").

Kapitel 8

1. Die Schwangerschaftsdauer beträgt 40 SSW vom 1. Tag der letzten Regel an gerechnet. Ausgehend von diesem Tag errechnet sich der Geburtstermin durch Hinzurechnen von 40 Wochen (10 Lunarmonaten mit 28 Tagen oder 280 Tagen) oder überschlagsmäßig von 9 Kalendermonaten mit 30/31 Tagen. Die Tragzeit ab dem Zeitpunkt der Ovulation oder Befruchtung umfasst 266 Tage. Die Berechnung kann auf einem Gravidarium mit zwei gegeneinander verschieblichen Scheiben abgelesen werden. Auf der ersten Scheibe ist das Kalenderjahr aufgetragen und auf der zweiten sind die 40 SSW mit den charakteristischen Daten einer Schwangerschaft. Bei unsicheren Angaben zum Beginn der Gravidität ist über die bei den Schwangerschaftsuntersuchungen mit Ultraschall gemessenen Wachstumsparametern eine Altersbestimmung exakt möglich.
2. Eine „intrauterine growth restriction" (IUGR, betrifft Kinder, deren Gewicht unterhalb der 10. Perzentile liegt) kann durch Stoffwechselerkrankungen des Fetus, Fehlbildungen unterschiedlicher

Art oder eine Mangelversorgung durch die Plazenta zustande kommen. Eine häufige Ursache sind niedrige IGF-I-Spiegel (insulin-like growth factor I) oder Mutationen im IGF-I-Gen.

Kapitel 9

1. Eine Vermehrung der Amnionflüssigkeit wird als *Hydramnion (Polyhydramnion)* bezeichnet. In den meisten Fällen (35 %) ist die Ursache unbekannt. In 25 % liegt ein mütterlicher Diabetes oder eine Fehlbildung vor, die das Schlucken behindert, z. B. eine Ösophagusatresie oder eine Anenzephalie.
2. Nein, sie hat nicht Recht. Die Plazenta stellt keine undurchdringliche Schranke dar. Viele Verbindungen, insbesondere lipophile Substanzen wie Toluol und Alkohol, können die Plazenta frei passieren. Darüber hinaus ist die Plazentaschranke in den frühen Schwangerschaftsstadien nicht voll ausgebildet, sodass der Embryo besonders exponiert ist. In den ersten Wochen besteht eine erhöhte Empfindlichkeit gegenüber Verbindungen wie Toluol, das die Toluolembryopathie hervorruft.

Kapitel 10

1. Neuralrohrdefekte wie Spina bifida und Anenzephalie führen zu erhöhten Spiegeln von α-Fetoprotein (AFP). Dies gilt auch für Bauchwanddefekte wie Gastroschisis und Omphalozele. Der AFP-Spiegel ist im mütterlichen Blut ebenfalls erhöht und kann daher bei der Vorsorgeuntersuchung bestimmt werden. Ein positiver Befund kann sich durch die Amniozentese bestätigen. Für die Absicherung der Diagnose wird der Ultraschall benutzt.
2. Da das Down-Syndrom in der Regel durch eine Trisomie 21 verursacht wird (Kap. 10.2), können Zellen für die Chromosomenanalyse durch Amniozentese oder Chorionbiopsie gewonnen werden. Die Chorionbiopsie hat den Vorteil, dass genügend Zellen für eine direkte Analyse gewonnen werden, während die durch die Amnionzentese gewonnen Zellen erst etwa für 2 Wochen kultiviert werden müssen, um genügend Zellmaterial zu erhalten. Die Amniozentese wird in der Regel nicht vor der 14. SSW durchgeführt. Das Risiko eines Fruchtabgangs nach Chorionbiopsie beträgt 1 % und ist damit etwa doppelt so hoch wie nach der Amniozentese.
3. Die pränatale Untersuchung des Fetus ist für die Begleitung der Schwangerschaft, die Geburt und die postnatale Pflege von Bedeutung. Größe, Alter und Lage des Fetus sind für die Bestimmung des Geburtszeitpunkts und den Ablauf der Geburt wichtig. Die Frage, ob Fehlbildungen vorliegen oder nicht, ist wesentlich für die Planung der postnatalen Pflege. Welche Tests bei der pränatalen Untersuchung durchgeführt werden müssen, hängt von der mütterlichen Anamnese sowie eventuell vorhandenen Risikofaktoren ab, wie z. B. Exposition gegenüber Teratogenen, Chromosomenanomalien bei den Eltern, höherem Alter der Mutter oder Fehlbildungen bei früheren Schwangerschaften.
4. Faktoren, die die Wirkung eines Teratogens beeinflussen, sind 1. der Genotyp der Mutter und des Konzeptus, 2. Dosis und Dauer der Exposition und 3. das Stadium der Embryogenese, in dem die Exposition erfolgt. Die meisten auffallenden Fehlbildungen entstehen in der Embryonalperiode (teratogene Periode, 3.–8. SSW). Der Embryo kann jedoch auch vor diesem Entwicklungsabschnitt geschädigt werden, d. h. in der Präimplantationsperiode, oder in der Fetalperiode nach der 8. SSW. So bleibt z. B. das Gehirn auch während der Fetalperi-

ode gegenüber schädigenden Einflüssen empfindlich. Eine teratogene Schädigung kann daher in keinem Stadium der Schwangerschaft vollständig ausgeschlossen werden.

5. Die Frau hat recht mit ihrer Annahme, dass Medikamente teratogen sein können. Von einer exzessiven Hyperthermie, wie in diesem Fall, ist bekannt, dass sie im angegebenen Schwangerschaftsstadium Neuralrohrdefekte (Spina bifida und Anenzephalie) hervorrufen kann. Man muss daher das schädigende Potenzial eines wenig teratogenen, fiebersenkenden Medikaments wie Aspirin (in niedriger Dosierung) gegenüber dem der Hyperthermie abwägen. Dabei ist von Bedeutung, dass Fehlbildungen mit einer Hyperthermie in der Sauna in Zusammenhang gebracht worden sind. Über den Zusammenhang zwischen bewegungsinduzierter Hyperthermie und Fehlbildungen liegen keine Beobachtungen vor. Da jedoch extreme körperliche Aktivität (wie ein Marathonlauf) die Körpertemperatur beträchtlich anhebt, sollte sie während der Schwangerschaft vermieden werden.
6. Da über 50 % aller Schwangerschaften nicht geplant sind, sollten alle Frauen im gebärfähigen Alter täglich 400 µg Folsäure einnehmen, um kindlichen Neuralrohrdefekten vorzubeugen. Bei der Familienplanung sollte eine Frau, die nicht regelmäßig Folsäure einnimmt, 3 Monate vor der Konzeption mit der Einnahme beginnen und diese über die gesamte Schwangerschaft fortsetzen. Folsäure ist auch in hohen Dosen nicht toxisch und kann die Inzidenz von Neuralrohrdefekten um bis zu 70 % reduzieren und dem Auftreten von trunkokonalen Herzfehlbildungen und Gesichtsmalformationen vorbeugen.
7. Die Frau macht sich zu Recht Sorgen, da bei Kindern von Müttern mit insulinpflichtigem Diabetes eine erhöhte Inzidenz von Fehlbildungen unterschiedlichster Ausprägung vorliegt. Eine exakte Stoffwechseleinstellung mit mehrfachen Insulininjektionen vor der Konzeption senkt die Inzidenz von Fehlbildungen beträchtlich und ist der beste Garant für eine normale Schwangerschaft. Das gleiche gilt für Frauen mit Phenylketonurie (PKU). Bei diesen Patientinnen kann durch konsequente Behandlung ihrer Erkrankung vor der Konzeption das Risiko einer kongenitalen Fehlbildung bei den Kindern so gut wie ausgeschlossen werden. Die beiden Beispiele machen deutlich, wie wichtig eine Planung der Schwangerschaft und die Vermeidung einer Exposition gegenüber Teratogenen ist, besonders während der ersten 8 Wochen der Entwicklung, in denen die meisten Fehlbildungen entstehen.

Kapitel 11

1. Schädelnähte sind bindegewebige Zonen zwischen den Deckknochen des Schädels. Größere bindegewebige Abschnitte zwischen den Deckknochen heißen Fontanellen. Vorn liegt die große Fontanelle. Die Nähte und Fontanellen erlauben die Anpassung des Kopfes während der Passage durch den Geburtskanal und das Wachstum des Gehirns. Das Schädelwachstum setzt sich postnatal mit der Vergrößerung des Gehirns fort und ist während der ersten beiden Lebensjahre am stärksten. Vorzeitiger Schluss einer oder mehrerer Schädelnähte (Kraniosynostose) führt je nach betroffener Schädelnaht zu verschiedenen Kopfdeformationen. Kraniosynostosen sind oft mit anderen Skelettfehlbildungen vergesellschaftet. Es gibt Hinweise, dass genetische Faktoren

für die Ätiologie von Bedeutung sind (▶ Tab. 11.1).
2. Die Entwicklung der Wirbel ist ein komplexer Prozess, bei dem der kaudale Abschnitt eines Sklerotoms mit dem kranialen Abschnitt des folgenden verschmilzt. Es ist nicht verwunderlich, dass dabei Fehler auftreten, die zu Fusionen, und einer Vermehrung oder einer Reduktion in der Anzahl der Wirbel führen (Klippel-Feil-Syndrom). Es kommt vor, dass sich nur ein halber Wirbel ausbildet (Hemivertebra). Dies führt zu Asymmetrie und einer lateralen Verkrümmung der Wirbelsäule (Skoliose). Die Musterbildung der Wirbelsäule wird von *HOX*-(Homöobox-) Genen reguliert. Mutationen können dazu führen, dass eine Wirbelhälfte sich nicht regelrecht entwickelt. Eine Skoliose kann jedoch auch durch eine Schwäche der Rückenmuskulatur bedingt sein.

Kapitel 12

1. Muskelzellen entstehen aus der ventrolateralen (VLL) und dorsomedialen Lippe (DML; Rand) der Somiten. Zellen beider Regionen tragen zur Bildung der Dermomyotome bei. Zusätzlich wandern VLL-Zellen über die laterale Somitengrenze in die parietale Schicht des Seitenplattenmesoderms. Gemeinsam mit dem Seitenplattenmesoderm konstituieren diese Zellen die abaxiale Mesodermdomäne, wohingegen paraxiales Mesoderm, das das Neuralrohr umgibt, die primaxiale Domäne bildet. Zu den Muskeln letzterer Domäne zählen die Rückenmuskeln, einzelne Muskeln des Halses und des Schultergürtels sowie die Zwischenrippenmuskeln. Die abaxiale Domäne bildet die übrigen Muskeln des Achsenskeletts und der Gliedmaßen aus.
2. Der M. pectoralis minor fehlt vollständig, der M. pectoralis major teilweise oder vollständig. Der als *„Poland anomaly"* bekannte Defekt ist die wahrscheinlichste Diagnose. Diese ist häufig mit einer Verkürzung der Mittelfinger (Brachydaktylie) oder der Fusion der Finger (Syndaktylie) assoziiert. Das Fehlen des M. pectoralis major führt nur zu einer geringen oder zu keiner Funktionseinschränkung, da eine Kompensation durch andere Muskeln erfolgt. Die entstellende Wirkung kann jedoch beträchtlich sein, insbesondere beim weiblichen Geschlecht.
3. Die Gestalt und Anordnung der Muskeln ist abhängig vom Bindegewebe, das von den Fibroblasten gebildet wird. Im Kopf sind die Neuralleistenzellen für das komplizierte Muster der mimischen Muskulatur entscheidend. In der Hals- und Okzipitalregion ist es das Bindegewebe aus den Somiten. In der Körperwand und den Extremitäten wird die Anordnung durch das paraxiale Mesoderm bestimmt.
4. Die Innervation der quer gestreiften Muskulatur erfolgt über die ventrale Wurzel des Spinalnervs des entsprechenden Somitensegments. Diese Beziehung wird aufrechterhalten unabhängig davon, wohin die Myoblasten wandern. Die Myoblasten für das Zwerchfell entstehen z. B. aus den Halssegmenten III, IV und V, wandern durch die Thoraxregion und ziehen dabei ihre Nerven mit sich.

Kapitel 13

1. Defekte der langen Knochen und Fingerstrahlen sind häufig mit anderen Fehlbildungen vergesellschaftet und sollten eine sorgfältige Untersuchung *aller* Organsysteme veranlassen. Bei einer Assoziation von Defekten, die auf

eine gemeinsame Ursache zurückgehen, spricht man von *Syndromen*. Extremitätenfehlbildungen, besonders die des Radius und der Fingerstrahlen, sind häufige Komponenten von Syndromen. Die Erkennung von Syndromen ist für die Bestimmung des Wiederholungsrisikos von Bedeutung und damit ein wichtiger Punkt bei der Beratung von Eltern in Hinblick auf Folgeschwangerschaften.

Kapitel 14

1. Bei der Ultraschalluntersuchung des Herzens wird ein Vierkammerbild eingestellt. Die Kammern sind oben durch das Vorhofseptum, unten durch das Ventrikelseptum und von lateral durch die Endokardkissen im Atrioventrikularkanal gegeneinander abgegrenzt. Zusammen bilden diese Strukturen ein Kreuz, das normalerweise im Ultraschall dargestellt werden kann. Im vorliegenden Fall hat der Fetus jedoch wahrscheinlich einen Ventrikelseptumdefekt (VSD), d. h. einen Defekt im membranösen Teil des Septums. Dies ist einer der häufigsten Herzfehler. Der Verlauf der großen Gefäße muß in diesem Fall ebenfalls sorgfältig untersucht werden, da das Konus-Trunkus-Septum, das Aorta und A. pulmonalis voneinander trennt, normalerweise mit dem membranösen Teil des Septum interventriculare verschmilzt.
2. Da die Neuralleistenzellen sowohl zur Entwicklung des Gesichts als auch zur Bildung des Trunkusabschnitts des Konus-Trunkus-Septums beitragen, liegt wahrscheinlich eine Schädigung der Neuralleiste vor. Die Neuralleistenzellen sind entweder nicht in die entsprechenden Regionen eingewandert, haben sich nicht vermehrt oder sind zugrundegegangen. Retinsäure (Vitamin A) ist ein starkes Teratogen, das besonders die Neuralleistenzellen angreift. Da Retinoide bei der Behandlung von Akne wirksam sind und da Akne bei jungen Frauen im geburtsfähigen Alter häufig auftritt, sollte die Verschreibung dieses Medikaments bei Patientinnen mit größter Vorsicht erfolgen.
3. Die Endokardkissen sind für die Unterteilung im Atrioventrikularkanal von entscheidender Bedeutung. Ein anteriores (oberes), ein posteriores (unteres) und zwei laterale Endokardkissen unterteilen den Atrioventrikularkanal und bilden die Mitral- und Trikuspidalsegel im linken und rechten Foramen atrioventriculare. Das obere und untere Kissen ist für die vollständige Unterteilung der Vorhöfe (beide Kissen verschmelzen mit dem Septum primum) und für die Unterteilung der Ventrikel notwendig. (Beide Kissen nehmen an der Bildung des membranösen Teils des Septum interventriculare teil.) Endokardkissen im Konus und Trunkus bilden das Konus-Trunkus-Septum, das bei der Unterteilung von Aorta und A. pulmonalis spiralig herabwächst und bei der Bildung des Septum interventriculare mit dem unteren Endokardkissen verschmilzt. Fehlentwicklungen der Endokardkissen führen daher zu einer Reihe von Herzfehlern wie Vorhof- und Kammerseptumdefekt, Transposition der großen Gefäße und anderen Anomalien in der Ausflussbahn.
4. Die Entwicklung des Gefäßsystems von Kopf und Hals beginnt mit der Ausbildung der Aortenbögen, die den Schlunddarm umgeben. Bei der Abwandlung des ursprünglichen Musters verändern sich die Aortenbögen und bilden sich teilweise zurück. Zwei Fehlentwicklungen führen zu Schluckbeschwerden:
   - Beim doppelten Aortenbogen persistiert ein Teil der rechten dorsalen Aorta (die sich normalerweise zu-

rückbildet) zwischen der 7. Intersegmentalarterie und der Einmündung in die linke dorsale Aorta, so daß die großen Arterien ringförmig den Ösophagus umgeben.
- Der rechte Aortenbogen ist eine Fehlbildung, bei der die Aorta ascendens und der definitive Aortenbogen auf der rechten Seite entstehen. Wenn das Lig. arteriosum bei einem rechten Aortenbogen auf der linken Seite erhalten bleibt, verläuft es hinter dem Ösophagus und kann zu einer Einengung führen.

Kapitel 15

1. Bei dem Kind liegt wahrscheinlich eine Form der Tracheoösophagusatresie vor, mit oder ohne Ausbildung einer tracheoösophagealen Fistel. Der Fetus kann nicht schlucken, sodass ein Hydramnion entsteht. Die Fehlbildung wird durch eine Störung bei der Unterteilung von Trachea und Ösophagus durch das Septum oesophagotracheale hervorgerufen. Die Fehlbildung ist häufig mit anderen Fehlbildungen assoziiert. Hierzu gehört die *VACTERL-Assoziation* (Wirbelanomalien, Analatresie, Herzfehler, renale Fehlbildungen und Extremitätenfehlbildungen).
2. Kinder, die vor dem 7. Schwangerschaftsmonat geboren werden, bilden nicht genügend Surfactant, der die Oberflächenspannung in den Alveolen herabsetzt, sodass sie keine normale Lungenfunktion aufrecht erhalten können. Die Alveolen kollabieren, es entsteht ein respiratorisches Distress-Syndrom (RDS). Die Gabe von Steroiden in der Schwangerschaft sowie der Einsatz künstlicher Surfactants haben die Prognose dieser Kinder verbessert.

Kapitel 16

1. Bei dem Kind liegt sehr wahrscheinlich ein Typ der Ösophagusatresie mit oder ohne Tracheoösophagealfistel vor. In 90 % endet der proximale Abschnitt des Ösophagus als eine blinde Tasche. Der distale Abschnitt ist über eine Fistel mit der Trachea verbunden. Ein Polyhydramnion entsteht, weil der Fetus die Amnionflüssigkeit nicht schlucken kann. Nach der Geburt kann Aspiration von Flüssigkeit zur Pneumonie führen. Der Defekt kommt durch eine Störung bei der Abschnürung des Lungendivertikels vom Vorderdarm mit Bildung des Septum oesophagotracheale zustande.
2. Die wahrscheinlichste Diagnose ist eine Omphalozele. Diese entsteht, wenn der physiologische Nabelbruch sich in der 10.–12. SSW nicht zurückbildet. Da der physiologische Nabelbruch in der Nabelschnur liegt, wird er vom Amnion bedeckt. Dies ist nicht der Fall bei der Gastroschisis, bei der die Darmschlingen durch einen Defekt in der Leibeswand austreten und nicht vom Amnion bedeckt werden. Die Prognose ist schlecht: 25 % der Kinder mit einer Omphalozele sterben vor der Geburt, bei 40–88 % liegen zusätzlich andere Fehlbildungen vor. Bei etwa 50 % sind Chromosomenanomalien vorhanden. Wenn keine zusätzlichen Fehlbildungen vorhanden sind, ist eine chirurgische Behandlung möglich. Bei einem erfahrenen Operateur beträgt die Erfolgsrate 100 %.
3. Bei dem Kind liegt ein Anus imperforatus mit einer rektovaginalen Fistel vor, eine Fehlbildung, die zur großen Gruppe der Anorektalatresien gehört. Es scheint sich um eine hohe Form der Anorektalatresie zu handeln, da die Fistel das Rektum mit der Vagina verbindet, sodass Mekonium (fetaler Darminhalt) in der Vagina angetroffen wird.

Die Unterteilung der Kloake in den Sinus urogenitalis und das Rektum erfolgt durch das Herabwachsen des Septum urorectale bis zur Kloakenmembran. Dadurch entsteht das Perineum. Eine Ventralverlagerung des Septums führt zu einer abnormen Unterteilung der Kloake und ist für diesen Defekt verantwortlich.

Kapitel 17

1. Die drei Nierensysteme sind die Vorniere, die Urniere und die Nachniere. Sie sind Derivate des indermediären Mesoderms und entwickeln sich von kranial nach kaudal fortschreitend.
   - Die *Vorniere* entsteht in den zervikalen Segmenten am Ende der 3. Woche, bleibt rudimentär und bildet sich bald zurück.
   - Die *Urniere* tritt zu Beginn der 4. Woche auf, streckt sich von den Brustsegmenten bis in die obere Lumbalregion. Nur ihr oberer Abschnitt ist segmentiert und enthält exkretorische Kanälchen, die in den Urnierengang (Wolff-Gang) münden. Obwohl sich die Urniere ebenfalls zurückbildet, ist sie für einen kurzen Zeitraum doch ein funktionsfähiges Ausscheidungsorgan. Ihre wesentliche Bedeutung besteht jedoch darin, dass ihre Kanälchen und der Ausführungsgang sich zum männlichen Geschlechtsgang entwickeln. Die Sammelkanälchen in der Nähe des Hodens werden zu den Ductuli efferentes, während der Urnierengang den Nebenhoden, den Ductus deferens und die Ductus ejaculatori bildet. In der weiblichen Entwicklung bilden sich die Kanälchen und der Ausführungsgang wieder zurück. Die Erhaltung des Gangsystems ist von der Testosteronproduktion abhängig.
   - Die *Nachniere* liegt in der Beckenregion und besteht aus unpigmentiertem Mesoderm (dem metanephrogenen Blastem), aus dem sich die definitive Niere entwickelt. Von den beiden Urnierengängen wächst eine Ureterknospe aus und induziert durch direkten Kontakt mit dem metanephrogenen Blastem die Differenzierung der Nierenkanälchen. Aus der Ureterknospe entstehen die Sammelkanälchen und die Ureteren. Aus dem metanephrogenen Blastem entstehen die Nephrone (die exkretorischen Einheiten). Jede besteht aus einem Glomerulus und einem Nierenkanälchen.
2. Sowohl die Ovarien als auch die Testes entwickeln sich in der Leibeshöhle aus dem intermediären Mesoderm medial von der Urogenitalleiste. Beide deszendieren aus ihrer ursprünglichen Lage mit einem ähnlichen Mechanismus, der Uterus verhindert jedoch die Wanderung des Ovars aus der Leibeshöhle heraus. Im männlichen Geschlecht verbindet eine Mesenchymverdichtung, das Gubernaculum, den unteren Pol des Hodens zunächst mit der Inguinalregion und dann mit den Skrotalwülsten. (Das Gubernaculum bildet sich auch im weiblichen Geschlecht, verbindet sich dort jedoch mit dem Uterus.) Das Wachstum und die Retraktion des Gubernaculums, zusammen mit einer intraabdominellen Druckzunahme, rufen den Deszensus testis hervor. Störungen bei diesem Vorgang führen zu nichtdeszendierten Hoden, einem Krankheitsbild, das als *Kryptorchismus* bezeichnet wird. Etwa 2–3 % reifer männlicher Säuglinge haben nichtdeszendierte Hoden. In 25 % sind beide Hoden in der Leibeshöhle geblieben. Oft deszendieren die Hoden jedoch während des 1. Lebensjahres. Wenn der Deszensus ausbleibt, kann eine Testosteronbehandlung oder eine chirurgische Behandlung

angezeigt sein. (Man nimmt an, dass Testosteron beim Deszensus eine Rolle spielt.) Die Fertilität ist bei beidseitigem Kryptorchismus beeinträchtigt.

3. Die männlichen und weiblichen äußeren Genitalien durchlaufen ein indifferentes Stadium, in dem man das Geschlecht nicht differenzieren kann. Unter dem Einfluss des Testosterons wird das Genitale männlich. Die Strukturen des männlichen und weiblichen Genitales sind einander homolog:
   - Klitoris und Penis entstehen aus dem Genitalhöcker.
   - Die großen Labien und das Skrotum entwickeln sich aus den Genitalwülsten, die in der männlichen Entwicklung miteinander verschmelzen.
   - Die kleinen Schamlippen und die Urethra des Penis entstehen aus den Urethralfalten, die im männlichen Geschlecht ebenfalls miteinander verschmelzen.
4. In den Frühstadien ist der Genitalhöcker beim weiblichen Geschlecht größer als beim männlichen. Dies hat zu Fehlinterpretationen des Geschlechts bei der Ultraschalluntersuchung geführt.
5. Der Uterus entsteht durch die Fusion der unteren Abschnitte der Müller-Gänge (paramesonephric ducts). Es sind viele Fehlbildungen bekannt, darunter die häufigste Anomalie mit zwei Uterushörnern (Uterus bicornis). Dadurch entstehende Komplikationen sind Schwierigkeiten bei der Konzeption, eine erhöhte spontane Abortrate und eine abnorme Lage der Plazenta. Wenn die eine Hälfte des Uterus bicornis nur rudimentär angelegt ist und blind endet, kann dies Menstruationsbeschwerden und Unterleibsschmerzen verursachen.

Kapitel 18

1. Neuralleistenzellen sind für die kraniofaziale Entwicklung wichtig, da sie an der Bildung von vielen Strukturen in dieser Region beteiligt sind. So entstehen alle Knochen des Gesichts und der Schädeldecke aus Neuralleistenmaterial. Eine Ausnahme bildet ein kleiner Bereich in der Okzipitalregion sowie das Bindegewebe, das die Leitstruktur für die Gesichtsmuskeln bildet. Neuralleistenzellen sind an der Bildung der Kopfganglien, der Meningen, der Dermis, der Odontoblasten und des Stromas der von den Schlundtaschen abstammenden Drüsen beteiligt. Neuralleistenzellen aus der Rautenhirnregion wandern nach ventral und nehmen an der Unterteilung von Konus und Trunkus des Herzens in Aorta und A. pulmonalis teil. Viele kraniofaziale Fehlbildungen sind durch Schädigungen der Neuralleistenzellen bedingt und können mit Herzfehlern assoziiert sein. Unglücklicherweise scheinen Neuralleistenzellen gegenüber einer Reihe von Verbindungen, unter anderem Alkohol und Retinoiden, empfindlich zu sein. Dies beruht wahrscheinlich auf dem Fehlen der Enzyme Katalase und Superoxiddismutase, die toxische freie Radikale unschädlich machen. Viele kraniofaziale Fehlbildungen sind durch Schädigungen der Neuralleistenzellen bedingt und können mit Herzfehlern assoziiert sein.
2. Bei dem Kind liegt möglicherweise eine *DiGeorge-Sequenz* vor, die durch derartige kraniofaziale Defekte und das teilweise oder vollständige Fehlen von Thymusgewebe charakterisiert ist. Das Fehlen des Thymusgewebes beeinträchtigt das Immunsystem, sodass viele Infektionen entstehen. Eine Schädigung der Neuralleistenzellen ist die wahrscheinlichste Ursache für die Sequenz, da diese Zellen zur Entwicklung aller

beteiligten Strukturen, auch des Thymusstromas, beitragen. Von Teratogenen wie dem Alkohol wurde in Experimenten nachgewiesen, dass sie diese Defekte hervorrufen können.

3. Kinder mit medialen Lippenspalten sind oft geistig behindert. Mediale Spalten sind also mit dem Fehlen anderer medialer Strukturen verbunden, einschließlich medialer Gehirnstrukturen. In extremen Fällen fehlt die gesamte mediale Schädelregion. Die Seitenventrikel der Hirnhemisphären sind zu einem einheitlichen Ventrikel fusioniert. Man spricht von *Holoprosenzephalie*. Mediale Spalten werden induziert, wenn sich die kranialen Neuralfalten auszubilden beginnen (etwa zwischen den Tagen 19–21). Sie gehen auf den Untergang von medialem Gewebe in der Region der Prächordalplatte zurück.
4. Bei dem Kind liegt wahrscheinlich eine Thyroglossuszyste vor, die auf einer unvollständigen Regression des Ductus thyroglossus beruht. Diese Zysten können überall auf den Weg der Schilddrüsenanlage entstehen, auf dem sie aus der Region des Foramen caecum der Zunge bis in ihre definitive Lage im Halsbereich deszendiert. Eine Zyste muss aus ektopischem Drüsengewebe hervorgegangen sein, das ebenfalls entlang des Wanderweges liegen geblieben ist.

Kapitel 19

1. Hirn- und Spinalnerven sind einander homolog. Die Hirnnerven zeigen eine größere Variation in ihrem Aufbau. Bei beiden liegen die motorischen Neuronen in der Grundplatte des Neuralrohrs. Die sensiblen Nervenzellen stammen aus der Neuralleiste und liegen außerhalb des Neuralrohrs in den sensiblen Ganglien. Die Nervenfasern der sensiblen Neuronen bilden Synapsen an Nervenzellen in der Flügelplatte des Rückenmarks und des Gehirnstamms. Drei Hirnnerven (I, II, VIII) sind vollständig sensorisch; vier Hirnnerven (IV, VI, XI und XII) sind vollständig motorisch; drei Hirnnerven (VII, IX und X) enthalten motorische, sensible und parasympathische Fasern; einer (III) enthält nur motorische und parasympathische Fasern. Alle Spinalnerven besitzen motorische und sensible Fasern.
2. Die Bestandteile, die zur Bildung eines Spinalnerven zusammenkommen sind die dorsalen und die ventralen Wurzeln, die jeweils die sensiblen (afferenten) und die motorischen (efferenten) Fasern enthalten. Die Zellkörper der Motoneuronen liegen im Vorderhorn des Rückenmarks, während die der sensiblen Fasern außerhalb des Rückenmarks in den Spinalganglien liegen und ein Derivat der Neuralleiste sind. Deshalb enthalten Spinalnerven sowohl motorische als auch sensible Fasern. Ein jeder Spinalnerv ist relativ kurz und teilt sich beinahe sofort am Foramen intervertebrale in einen dorsalen Primärast (für die autochthone Rückenmuskulatur) und in einen ventralen Primärast (für Extremitäten-, Brust- und Bauchmuskulatur) auf. Jeder dieser Äste ist gemischt zusammengesetzt und enthält sowohl motorische als auch sensible Fasern.
3. Eine Lumbalpunktion wird zwischen den Wirbeln L4 und L5 durchgeführt, da das Rückenmark auf Höhe von L2–L3 endet. In dieser Höhe kann daher Liquor gewonnen werden, ohne dass das Rückenmark beschädigt wird. Das Rückenmark erstreckt sich ursprünglich über die gesamte Länge der Wirbelsäule. Vom 3. Monat an bleibt es jedoch gegenüber der Dura und der Wirbelsäule im Wachstum zurück.

4. Die embryologische Erklärung für die meisten Neuralrohrdefekte ist eine Hemmung des Neuralrohrverschlusses am kranialen und kaudalen Neuroporus. Dadurch bedingt treten weitere Defekte im umgebenden Gewebe auf, die zu Anenzephalie und verschiedenen Formen von Enzephalozelen und zu Spina bifida führen. Fehlbildungen in diesen Regionen sind von schweren neurologischen Ausfällen begleitet. Neuralrohrdefekte kommen mit einer Häufigkeit von etwa 1:1500 Geburten vor. Sie können pränatal durch Ultraschall und den Nachweis eines erhöhten α-Fetoprotein-(AFP-)Spiegels im mütterlichen Serum oder in der Amnionflüssigkeit diagnostiziert werden. Neuere Untersuchungen haben ergeben, dass eine bereits 3 Monate vor der Konzeption einsetzende, anhaltende Folsäuresubstitution bis zu 70 % dieser Defekte verhindern kann.
5. Es liegt ein Hydrozephalus vor. Der Liquor kann nicht durch das Foramen intraventriculare Monroi und durch den Aquaeductus cerebri aus dem Seitenventrikel in den 4. Ventrikel und dann in den Subarachnoidalraum fließen, in dem der Liquor resorbiert wird. In den meisten Fällen liegt ein Verschluss des Aquaeductus cerebri im Mesenzephalon vor, der genetische Ursachen (X-gebunden) oder infektiöse Ursachen (Toxoplasmose, Zytomegalie) haben kann.
6. Das autonome Nervensystem umfasst Sympathikus und Parasympathikus. Die Neuronen des Sympathikusanteils liegen im Seitenhorn des Rückenmarks zwischen Th 1 und L 2. Der parasympathische Anteil entspringt kraniosakral mit Ursprungsneuronen im Gehirn und im Rückenmark (S 2–S 4). Der kraniale Anteil wird über die Hirnnerven III, VII, IX und X in die Peripherie geführt. Das zweite Neuron entstammt bei beiden Systemen der Neuralleiste.

Kapitel 20

1. Eine Plakode ist ein Bereich des Ektoderms, in dem sich das kubische Epithel verdickt und die Zellen hochprismatisch werden. Die Ohrplakoden entstehen zu beiden Seiten des Rautenhirns und stülpen sich nach innen ein, um die Ohrbläschen zu bilden. Die Ohrplakoden entwickeln sich wie alle anderen Plakoden zu Sinnesorganen. So bilden sich aus den Ohrbläschen röhrenförmige Ausstülpungen, die sich zu Sacculus, Utriculus, Bogengängen, Ductus endolymphaticus und Ductus cochlearis entwickeln. Diese Strukturen bilden zusammen das häutige Labyrinth des Innenohrs.
2. Paukenhöhle (Mittelohr) und Tuba auditiva (Eustachii) sind Derivate der 1. Schlundtasche und werden von Entoderm ausgekleidet. Die Tasche weitet sich nach lateral aus und umschließt die Gehörknöchelchen. So entsteht die Paukenhöhle, während der mediale Anteil sich zur Tuba auditiva verlängert und eine offene Verbindung zum Pharynx aufrechterhält. Das Trommelfell entsteht aus Gewebe, das die 1. Schlundtasche von der 1. Schlundfurche trennt. Es wird von innen durch Entoderm und von außen durch Ektoderm überkleidet, mit einer dünnen Schicht Mesenchym dazwischen.
3. Die Mikrotie umfasst Störungen in der Entwicklung der Ohrmuschel, deren Ausprägung das Spektrum von zu kleinen, aber regelrecht ausgebildeten Ohren bis zum vollständigen Fehlen der Ohren (Anotie) umfasst. In 20–40 % der Fälle von Mikrotie oder Anotie sind andere Fehlbildungen vorhanden, wie z. B. das okuloaurikulovertebrale Spektrum (die hemifaziale Mikrosomie), bei dem die kraniofazialen Defekte asymmetrisch sein können. Da die Ohrmuschel sich aus den Ohrmuschelhö-

ckern auf dem 1. und 2. Schlundbogen entwickelt, die zum größten Teil von Neuralleistenzellen gebildet werden, spielen diese Zellen bei den meisten Ohrfehlbildungen eine Rolle.

Kapitel 21

1. Die Augenlinse entwickelt sich aus einer Verdickung des Ektoderms (der Linsenplakode) über dem Augenbecher. Die Induktion der Linse beginnt sehr früh. Bei der Induktion spielt der Kontakt zum Augenbecher eine Rolle, ebenso wie bei der späteren Erhaltung und Differenzierung der Linse. Wenn das Augenbläschen, aus dem der Augenbecher entsteht, keinen Kontakt zum Ektoderm aufnimmt, oder wenn die für die Linsenentwicklung essenziellen molekularen und zellulären Signale gestört werden, entsteht keine Linse.
2. Von Röteln ist bekannt, dass sie Katarakte, Mikrotie, angeborene Gehörlosigkeit und Herzfehler hervorrufen können. Eine Infektion während der 4.–8. SSW bedeutet für den Fetus ein erhöhtes Risiko für eine oder mehrere dieser Fehlbildungen.
3. Wenn das Augenbläschen das Oberflächenmesoderm erreicht, stülpt es sich zum Augenbecher ein und bildet eine Spalte an seiner ventromedialen Oberfläche, die sich bis in den Augenbecherstiel erstreckt. Durch die Augenbecherspalte tritt die A. hyaloidea hindurch und verläuft bis zur inneren Augenkammer. Normalerweise degeneriert der distale Abschnitt der A. hyaloidea. Die Augenbecherspalte schließt sich durch Verschmelzen ihrer Ränder. Wenn die Verschmelzung unterbleibt, entsteht ein Kolobom. Diese Defekte (Spalten) können überall im Verlauf der Augenbecherspalte entstehen. Wenn sie distal auftreten, kommt es zur Ausbildung eines Iriskoloboms. Wenn sie weiter proximal liegen, entsteht je nach Ausdehnung der Spalte ein Kolobom der Retina, der Choroidea oder des Sehnervs. Mutationen des *PAX2*-Gens können ein Kolobom des N. opticus hervorrufen und auch für andere Formen verantwortlich sein. Derartige Mutationen sind auch mit Nierendefekten und dem Nieren-Kolobom-Syndrom in Verbindung gebracht worden.

Kapitel 22

1. Die Milchdrüsen entwickeln sich aus ektodermalen Knospen, die in das Mesenchym einwachsen. Die Knospen entstehen normalerweise im Brustbereich entlang einer ektodermalen Verdickung, der Milchleiste. Sie erstreckt sich von der Achselhöhle bis in die Leistenbeuge. Entlang dieser Linie können zusätzliche Brustwarzen (Polythelie) oder zusätzliche Brüste (Polymastie) entstehen. Die zusätzlichen Organe liegen immer im Bereich der Milchleiste, in der Regel in der Achselregion. Sie kommen auch im männlichen Geschlecht vor.

Glossar

A

▸ **Abaxiale Domäne.** Mesodermaler Bereich, der aus dem parietalen Blatt der Seitenplatten und Somitenzellen aus Dermomyotom, Myotom und Sklerotom besteht, die die laterale somitische Grenze überquert haben.

▸ **Adenohypophyse.** Hypophysenvorderlappen. Dieser stammt von der Rathke-Tasche ab.

▸ **Akrosomreaktion.** Freisetzung von Enzymen aus dem Akrosom an der Spitze des Spermienkopfes zur leichteren Durchdringung der Zona pellucida. Proteine der Zona pellucida induzieren diesen Vorgang bei der Bindung der Samenzelle an die Zona.

▸ **Allantois.** Als Chorioallantois ist sie der Ausgangspunkt für das Atmungs- und Ausscheidungsorgan im Vogelei. Beim menschlichen Embryo ist sie eine rudimentäre Aussackung des Sinus urogenitalis, die in die Nabelschnur hineinzieht. Der distale Anteil heißt Urachus und wird zum Lig. umbilicale medianum. Bei fehlender Rückbildung können Urachusfisteln und Zysten zwischen Nabel und Blasenscheitel entstehen.

▸ **Alternatives Splicing.** Entstehung von unterschiedlichen Genprodukten aus einem Gen durch Varianten beim Spleißen, d. h. bei der Entfernung von Introns aus Transkriptionsprodukten.

▸ **Alveolarepithelzellen.** Auskleidung der Alveolen in der Lunge. Typ I dient dem Gasaustausch, Typ II der Bildung von Surfactant.

▸ **Amelie.** Vollständiges Fehlen einer Gliedmaße.

▸ **Amniochorion.** Membran, die durch Ausdehnung der Amnionhöhle die Chorionhöhle verdrängt und so zum Kontakt zwischen Amnion und Chorion und zur Fusion beider führt. Sie dient als hydrostatischer Keil beim Einsetzen der Wehentätigkeit.

▸ **Amnionschnüre.** Teile des Amnions, die sich losreißen und um Finger, Zehen und Gliedmaßen wickeln können. Sie können dort Abschnürungen (Schnürfurchen) und Amputationen verursachen oder vom Feten geschluckt werden und dann Gesichtsfehlbildungen verursachen. Ihre Entstehung ist unbekannt.

▸ **Angiogenese.** Bildung von Blutgefäßen durch Aussprossung aus bereits existierenden Blutgefäßen.

▸ **Anteriores viszerales Entoderm (AVE).** Ansammlung entodermaler Zellen am kranialen Ende der zweischichtigen Keimscheibe, die für die Induktion des Kopfbereichs verantwortlich sind. Dabei spielen die Transkriptionsfaktoren OTX2, LIM1 und HESX1 eine Rolle.

▸ **Amnion.** Vom Epiblast abstammende Auskleidung der Amnionhöhle, die den Embryo und Fetus umgibt. Die Amnionflüssigkeit bildet während der Wehen einen hydrostatischen Keil bei Ausweitung der Zervix. Bei der Amniozentese wird Amnionflüssigkeit gewonnen.

▸ **Amniozentese.** Gewinnung von Amnionflüssigkeit bei der pränatalen Untersuchung zur Bestimmung von α-Fetoprotein (AFP) und Gewinnung von Zellen für die Chromosomenanalyse.

▸ **Anenzephalus.** Defekt beim Schluss des Neuralrohrs im Kopfbereich mit Degeneration des Nervengewebes für die Bildung des Gehirns. Die Fehlbildung ist letal. Die Inzidenz kann um 70 % durch die tägliche präventive Einnahme von 400 µg Folsäure 2–3 Monate vor der Konzeption und während der Schwangerschaft reduziert werden.

▸ **Anti-Müller-Hormon (AMH).** Von den Sertoli-Zellen produzierter Faktor zur Rückbildung der Müller-Gänge (Ductus paramesonephridici) in der männlichen Entwicklung.

▸ **Anulus fibrosus.** Äußere feste Bandstruktur der Zwischenwirbelscheibe.

▸ **Aortenbogen.** Schlundbogen-(Kiemenbogen-)arterie zwischen ventraler Aortenwurzel und dorsaler Aorta. Ursprünglich verlaufen fünf Aortenbögen im Zentrum der Schlundbögen, aus denen durch Umgestaltung die großen Arterien des Kopfes, des Halses, der definitive Aortenbogen und die Lungenarterien entstehen.

▸ **Apoptose.** Programmierter Zelltod z. B. zwischen Finger- und Zehenstrahlen.

▸ **Aquaeductus cerebri (Sylvii).** Kanal im Mesenzephalon, der den 3. mit dem 4. Hirnventrikel verbindet. Seine Verlegung behindert den Liquorstrom und kann zum Hydrozephalus führen.

▸ **Atresie.** Kongenitale Störung der Lumenbildung z. B. bei der Darmatresie.

▸ **Autonomes Nervensystem (ANS).** Sympathisches und parasympathisches Nervensystem zur Kontrolle der vegetativen Funktionen und Innervation der glatten Muskulatur und Drüsen.

B

▸ **Blasenekstrophie.** Defekt der ventralen Rumpfwand durch fehlenden Verschluss der seitlichen Körperfalten in der Beckenregion, die das Vorwölben der Harnblase durch den Defekt hindurch zur Folge hat.

▸ **Blasenmole.** Der Trophoblast bildet Plazentagewebe ohne Embryo. Molen exprimieren nur väterliche Gene und entstehen wahrscheinlich durch Befruchtung einer kernlosen Oozyte mit nachfolgender Verdopplung der väterlichen Chromosomen zur Wiederherstellung des diploiden Chromosomensatzes. Molen sezernieren hohe Konzentrationen von hCG (humanem Choriogonadotropin); sie können maligne entarten und invasiv werden.

▸ **Blastem.** Undifferenziertes Bildungsgewebe eines Organs oder Organteils

▸ **Blastozyste.** Stadium während der Embryogenese zum Zeitpunkt der Implantation, bei dem die außen gelegenen Trophoblastzellen eine flüssigkeitsgefüllte Kugel bildet, in deren Innerem sich an einem Pol eine kleine Zellgruppe befindet, die innere Zellmasse (= Embryoblast).

▸ **Bone morphogenetic proteins (BMPs).** Wachstumsfaktoren aus der TGF-β-Familie (transforming growth factor β). Sie regulieren morphogenetische Prozesse, u. a. die Dorsalisierung des Neuralrohrs und die Knochenbildung.

▸ **Bowman-Kapsel.** Becherförmige Einstülpung des Nephrons am distalen Ende des proximalen Tubulus contortus, die den Gefäßknäuel des Glomerulus umgibt.

▸ **Brachyzephalie.** Eine Form der Kraniosynostose, bei der die Kranznähte sich vorzeitig schließen. Daraus resultiert eine kurze, verbreiterte Kopfform.

▸ **Brachydaktylie.** Verkürzte Fingerglieder.

▸ **Bursa omentalis.** Rezessus (Verschiebespalt) in der Bauchhöhle, der sich hinter dem Magen insbesondere durch die Darmdrehung ausbildet. Dieser Raum steht mit der übrigen Peritonealhöhle durch das Foramen epiploicum (omentale; Winslowi) in Verbindung.

C

▸ **Chondrokranium.** Teil des Neurokraniums, der die Schädelbasis bildet und aus Knorpelmodellen besteht, aus denen durch endochondrale Ossifikation die definitiven Knochen hervorgehen.

▸ **Chorda (notochord).** Zentraler Achsenstab des Embryos, der von ventral an der Bodenplatte dem Neuralrohr anliegt und kranial an der Hypophyse endet. Die Chorda spielt eine Rolle bei der Induktion der Neuralplatte, der ventralen (motorischen) Bezirke von Gehirn und Rückenmark und bei der Bildung der Wirbel aus den Sklerotomen der Somiten. Das wichtigste Signalmolekül ist dabei Sonic hedgehog (SHH).

▸ **Crista terminalis.** Gewebeleiste im rechten Vorhof zwischen dem ursprünglichen trabekulierten Teil des rechten Vorhofs und dem glattwandigen Teil, der aus dem Sinus venosus entsteht.

▸ **Chorion.** Mehrschichtige Struktur aus der somatischen Schicht des extraembryonalen Mesoderms, dem Zytotrophoblast und dem Synzytiotrophoblast. Es bildet den fetalen Anteil der Plazenta einschließlich der Zotten und der Auskleidung der von mütterlichem Blut gefüllten Lakunen.

▸ **Chorion frondosum.** Zottenbesetztes Chorion. Embryonaler Pol der Chorionblase, an dem sich die Plazenta bildet.

▸ **Chorion laeve.** Zottenfreies Chorion. Abembryonaler Teil der Chorionblase, an dem die Zotten sich zurückbilden, sodass eine glatte Oberfläche entsteht.

▸ **Chorionhöhle.** Raum zwischen dem extraembryonalen Mesoderm, das dem Zytotrophoblast anliegt (somatisches oder parietales Blatt des extraembryonalen Mesoderms), und dem extraembryonalen Mesoderm auf dem Dottersack (splanchnisches oder viszerales Blatt des extraembryonalen Mesoderms). Die Chorionhöhle wird durch Ausbreitung der Amnionhöhle und anschließende Fusion von Amnion und Chorion verdrängt.

▸ **Compaction.** Verdichtung der Blastomeren im Morulastadium durch die Bildung von tight junctions, mit denen der Flüssigkeitstransport in die Blastozystenhöhle vorbereitet wird.

D

▸ **Deformation.** Durch mechanische Kräfte gestörte Entwicklung, z. B. die Entwicklung eines Klumpfußes durch die Einengung in der Amnionhöhle.

▸ **Dermatom.** Dorsaler Abschnitt eines Somiten, aus dem die bindegewebigen Schichten der Haut hervorgehen. Die segmental angeordneten Dermatome werden von den Spinalnerven aus dem Ursprungssegment versorgt. Die Innervation bleibt trotz der Verschiebung der Dermatome über die Körperoberfläche erhalten. Daher wird der Innervationsbezirk in der Haut, der einem Spinalnerven entspricht, ebenfalls als Dermatom bezeichnet.

▶ **Desmale Ossifikation.** Knochenbildung direkt aus Mesenchym. Sie ist für die Deckknochen des Hirnschädels charakteristisch.

▶ **Diaphyse.** Schaft der langen Röhrenknochen zwischen den Epiphysen.

▶ **Dienzephalon.** Aus dem kaudalen Abschnitt des Prosenzephalonbläschens (Vorderhirn) entstandener Gehirnabschnitt, aus dem Thalamus, Hypothalamus, Hypophysenhinterlappen und die Sehnerven entstehen.

▶ **Dihydrotestosteron.** Durch das Enzym Aromatase aus Testosteron entstandenes Steroidhormon, das für die Differenzierung der Urnierengänge und der äußeren Genitalien verantwortlich ist.

▶ **Diploid.** Normale Chromosomenausstattung in Körperzellen (somatischen Zellen). In diesen Zellen liegen die Chromosomen als 23 homologe Paare vor, um so die diploide Anzahl von 46 Chromosomen zu bilden.

▶ **Disruption.** Beschreibt die Entstehung von Fehlbildungen durch destruktive Prozesse, die in einer Organanlage auftreten, nachdem sie sich normal gebildet hat, z. B. durch Gefäßverschlüsse, die eine Darmatresie erzeugen, oder Amnionstränge, die zur Amputation einer Extremität oder von Fingern und Zehen führen.

▶ **Dorsaler Ast des Spinalnerven.** Innervation der aus dem Epimer entstandenen dorsalen Rückenmuskulatur und des entsprechenden Hautbezirks.

▶ **Dorsales Mesenterium.** Dorsale Aufhängung des Darmrohrs in der Leibeshöhle.

▶ **Dorsalwurzel der Spinalnerven.** Sensible afferente Fasern, die vom Spinalganglion zum Rückenmark ziehen.

▶ **Dottergang.** Verbindung zwischen Dottersack und Nabelschleife des Mitteldarms. Der Gang zieht durch die Nabelschnur. Nicht zurückgebildete Reste bilden ein Meckel-Divertikel zwischen Dünndarm und Nabel.

▶ **Dottersack.** Füllt als primärer Dottersack die Blastozystenhöhle unter der zweischichtigen Keimscheibe aus und stammt vom Hypoblast ab. Mit der Bildung von extraembryonalem Mesoderm verkleinert er sich zum definitiven Dottersack, in dem Blutzellen und Urkeimzellen entstehen, und bleibt bis in die späteren Entwicklungsstadien über den Dottergang mit dem Mitteldarm verbunden.

▶ **Ductuli efferentes.** Kanälchen, die das Rete testis im Hoden mit dem Urnierengang verbinden und so die Passage von Spermien aus den Samenkanälchen des Hodens in den Nebenhoden gewährleisten. Sie stammen von den Nierenkanälchen der Urniere ab.

▶ **Ductus thyroglossus.** Gangreste längs des Wanderungsweges der Schilddrüsenanlage in der Mittellinie zwischen dem Foramen caecum der Zunge und der Spitze des Lobus pyramidalis der Schilddrüse.

▶ **Dysmorphologie.** Lehre von den Ursachen, der Prognose, der Behandlung und der Prävention von Fehlbildungen. Sie wird in der Regel von einem klinischen Genetiker in einer genetischen Abteilung vertreten.

E

► **Ectopia cordis.** Defekt der ventralen Rumpfwand durch fehlenden Verschluss der seitlichen Körperwandfalten im Brustbereich. Dadurch liegt das Herz außerhalb der Brusthöhle.

► **Eineiige Zwillinge.** Zwillinge, die aus einer einzigen Eizelle entstehen. Die Aufspaltung in zwei Embryonalanlagen kann zwischen dem Zweizellstadium und dem Stadium der Keimscheibe eintreten, findet jedoch in der Regel bei der Bildung des Embryoblasten statt.

► **Ektoderm.** Das äußere der drei Keimblätter, aus dem die Haut, das ZNS und die Haare hervorgehen.

► **Ektopisch.** Etwas, das nicht seine normale Lage einnimmt, z. B. die Implantationsstelle eines Embryos.

► **Ektrodaktylie.** Fehlende Digiti.

► **Embryoblast (innere Zellmasse).** Ein Zellhaufen an einem Pol der Blastozyste, aus dem der gesamte Embryo entsteht.

► **Embryogenese.** Abschnitt der intrauterinen Entwicklung, in dem die Körpergrundgestalt gebildet wird (Frühentwicklung; erste drei Wochen) und daran anschließende Phase der Organentstehung (Organogenese; 3.–8. Woche nach der Befruchtung).

► **Enddarm.** Hinterer Abschnitt des Darmtrakts, der sich vom noch nicht abgeschnürten Dottersack (Mitteldarm) nach kaudal erstreckt. Er bildet den distalen Anteil des Colon transversum, das Colon descendens und sigmoideum, das Rektum und den entodermalen Abschnitt des Analkanals.

► **En(do)chondrale Ossifikation.** Knochenbildung, bei der erst ein knorpeliges Modell angelegt wird, das dann verknöchert. Die Knochen der Extremitäten und die Schädelbasis verknöchern endochondral (enchondral).

► **Endokardkissen.** Von Endokard bedeckte Höcker aus lockerem Bindegewebe, aus denen sich die Klappen des Herzens und die Unterteilung des Herzens entwickeln.

► **Enhancer.** Regulatorisches Element der DNA, das die Aktivität von Promotoren, ihre Effizienz und damit die Transkriptionsrate reguliert.

► **Entoderm.** Das innere der drei Keimblätter, aus dem das Darmrohr und seine Derivate entstehen.

► **Epiblast.** Die obere (dorsale Zellschicht) der zweischichtigen Keimscheibe in der 2. Entwicklungswoche. Aus dem Epiblast gehen die ventralen Schichten des Entoderms und Mesoderms sowie das extraembryonale Mesoderm und die primitiven Keimzellen hervor. Im Prinzip stammen also alle Gewebe des Embryos aus dem Epiblast.

► **Epibranchiale Plakoden.** Vier verdickte Regionen im Ektoderm dorsal von den Schlundbögen, aus denen die sensiblen Ganglien der Hirnnerven V, VII, IX und X hervorgehen.

► **Epidydimis.** Nebenhoden, entstanden aus dem stark gewundenen distalen Abschnitt des Urnierengangs für die Reifung und Speicherung der Spermien.

► **Epiphyse.** Endabschnitte der langen Röhrenknochen.

► **Epiphysenfuge.** Knorpelige Platte zwischen der Diaphyse und Epiphyse der langen Röhrenknochen, in denen das Längenwachstum der Knochen durch endochondrale Ossifikation bis zum Abschluss des Wachstums abläuft. Mit dem Schluss (Verschwinden) der Epiphysenfugen ist das Längenwachstum abgeschlossen.

▶ **Epithel-Mesenchym-Interaktion.** Induktionsprozesse zwischen der epithelialen und der mesenchymalen Komponente einer Organanlage. Beispiele sind die Randleiste und die darunterliegende Proliferationszone im Mesoderm, das entodermale Darmepithel und das darunterliegende Wandmesenchym, die Ureterknospe und das metanephrogene Blastem. Zwischen beiden Gewebekomponenten besteht ein Signalaustausch in beide Richtungen.

▶ **Excavatio rectouterina (Douglas-Raum).** Absenkung der Leibshöhle zwischen Vagina und Rektum. Es ist der häufigste Ort für eine intraperitoneale ektopische Schwangerschaft (der häufigste Ort insgesamt ist die Ampulle des Eileiters).

▶ **Exon.** Genabschnitte, die in Proteine transkribiert und translatiert werden.

F

▶ **Fibroblastenwachstumsfaktor (FGF).** Signalproteinfamilie mit mehr als 15 Mitgliedern. Sie sind bei vielen Entwicklungsprozessen beteiligt wie der Bildung von Schädelnähten. Mutationen in den Genen der FGF-Rezeptoren (FGFRs) führen zu kraniofazialen Fehlbildungen wie den Kraniosynostosen.

▶ **Fistel.** Nicht regelrechte Verbindungen durch Gänge und Durchtritte.

▶ **Flügelplatte.** Dorsaler Abschnitt des Neuralrohrs. Im Rückenmark und im Hirnstamm enthält die Flügelplatte die sensiblen Kerngebiete.

▶ **Folsäure.** B-Vitamin, mit dem 70 % der Neuralrohrdefekte vorgebeugt werden kann, wenn die werdende Mutter 2–3 Monate vor der Konzeption und weiter während der Schwangerschaft täglich 400 µg einnimmt.

▶ **Fontanellen.** Breite Nähte im Schädel an Stellen, an denen mehrere Knochen aufeinandertreffen. Die größte ist die vordere („große“) Fontanelle, manchmal als „weiche Stelle“ bezeichnet, wo die beiden Scheitelbeine und die beiden Stirnbeine aufeinandertreffen.

▶ **Foramen caecum.** Grübchen in der Mittellinie zwischen den vorderen Zweidritteln und dem hinteren Drittel der Zunge, das den Ursprungsort der Schilddrüsenanlage markiert.

▶ **Foramen epiploicum (Winslow).** Eingang in die Bursa omentalis unter dem freien Rand des kleinen Netzes zwischen Duodenum und Leber. Im oberen Rand verlaufen der Gallengang, die A. hepatica und die V. portae.

▶ **Foramen ovale.** Öffnung im Vorhofseptum, das während der Embryonalzeit den Übertritt des Blutstroms aus dem rechten in das linke Herz ermöglicht.

▶ **Fossa ovalis.** Reliefartig eingesenkter Bezirk auf der rechten Seite des Vorhofseptums, der durch die Verschmelzung des Septum primum mit dem Septum secundum beim Verschluss des Foramen ovale bei der Geburt zurückgeblieben ist.

▶ **Fossa uterovesicalis.** Einsenkung der Leibeshöhle zwischen Uterovaginalkanal und Blase.

G

▸ **Gastroschisis.** Defekt der ventralen Rumpfwand durch fehlenden Verschluss der seitlichen Körperfalten in der Abdominalregion; dadurch wölben sich die Darmschlingen und manchmal weitere Organe durch den Defekt hindurch nach außen.

▸ **Gastrulation.** Bildung der drei Keimblätter aus dem Epiblast durch die Invagination von Entoderm- und Mesodermzellen durch den Primitivstreifen.

▸ **Glomerulus.** Gefäßknäuel in der Bowmann-Kapsel am Ende des proximalen Tubulus eines Nephrons.

▸ **„Greater sac".** Die gesamte Peritonealhöhle, die der Bursa omentalis („lesser sac") gegenübergestellt wird und die über das Foramen epiploicum (Winslow) mit dieser verbunden ist.

▸ **Großes Netz.** Aussackung des dorsalen Mesenteriums, die sich von der großen Kurvatur des Magens als Peritonealduplikatur über die Darmschlingen erstreckt. Es dient als Fettspeicher und kann Infektionen abkapseln („Polizeifunktion" im Abdomen).

▸ **Grundplatte.** Ventraler Abschnitt des Neuralrohrs mit den motorischen Kernen von Rückenmark und Hirnstamm.

▸ **Gubernaculum.** Mesenchymverdichtung, die sich vom kaudalen Pol des Hodens bis ins Skrotum erstreckt und beim Descensus testis eine Rolle spielt.

H

▸ **Haftstiel.** Mesodermale Verbindung zwischen Embryo und Plazenta. Enthält die Allantois und die Nabelgefäße und wird zusammen mit dem Dottergang (Ductus vitellinus) in den Nabelstrang einbezogen.

▸ **Haploid.** Anzahl der Chromosomen in den Gameten (23), die die Hälfte der Anzahl in diploiden somatischen Zellen (46) beträgt.

▸ **Herzschleifenbildung.** Durch Biegen des Herzschlauchs wird das Herz in seine Position im linken Thorax gebracht, und es entsteht die „typische" Herzform, bei der die Vorhöfe hinter den Kammern liegen.

▸ **Hirnbläschen.** Nachdem sich das Neuralrohr geschlossen hat, weiten sich Räume in der Gehirnanlage durch Füllung mit Flüssigkeit, und es entstehen drei primäre Hirnbläschen: Prosenzephalon (Vorderhirn), Mesenzephalon (Mittelhirn) und Rhombenzephalon (Rautenhirn). Diese gehen anschließend über in fünf definitive Hirnbläschen: Das Prosenzephalon teilt sich in Telenzephalon und Dienzephalon; das Mesenzephalon bleibt ungeteilt; das Rhombenzephalon teilt sich in Metenzephalon und Myelenzephalon.

▸ **Hirnnerven.** 12 Nervenpaare, die alle bis auf Bulbus olfactorius und N. opticus aus dem Hirnstamm entspringen.

▸ **Hirnstamm.** „Untergeordnete" Abschnitte des Gehirns wie das Myelenzephalon, die Brücke des Metenzephalon und das Mesenzephalon.

▸ **Holoprosenzephalie.** Defekt, bei dem so viel Gewebe für den mittleren Teil (Mittellinie) des Gesichts und des Gehirns fehlt, dass die beiden Seitenventrikel miteinander verschmelzen und als Einheit erscheinen.

▸ **Homöobox-(*Hox*-)Gene.** Gene für Transkriptionsfaktoren, die eine Homöobox enthalten, die ein spezifisches DNA-bindendes Motiv kodiert, die Homöodomäne des Transkriptionsfaktors. Die Gene determinieren die Musterbildung entlang der Embryonalachse. Sie bestimmen die Regionen der Gehirnanlage und des Darmtrakts mit seinen Derivaten, die Musterbildung in den Extremitätenknospen und die Spezifikation der übrigen Organanlagen.

▸ **Hydrozephalus.** Vermehrung des Liquors in den Hirnventrikeln verbunden mit erhöhtem intrakraniellem Druck, in der Regel aufgrund einer Verlegung des Abflusses im Aquaeductus cerebri (Sylvii) des Mesenzephalons. Vor dem Schluss der Schädelnähte vergrößert sich der Kopf des Kindes übermäßig, wenn der Druck nicht durch Punktion gesenkt wird.

▸ **Hyperplasie.** Vermehrung der Zellzahl.

▸ **Hypertrophie.** Vergrößerung eines Organs durch Erhöhung des Zellvolumens.

▸ **Hypoblast.** Ventrale Schicht der zweischichtigen Keimscheibe. Aus ihm geht der Dottersack hervor. An der Bildung von Gewebe des eigentlichen Embryos ist er nicht beteiligt.

▸ **Hypospadie.** Öffnung der Urethra auf der Ventralseite des Penis oder des Skrotums.

I

▸ **Induktion.** Vorgang, bei dem eine Zellgruppe oder ein Gewebe eine Änderung der Determination hervorruft. Die eine Zellkomponente ist der Induktor und die andere das reagierende Gewebe.

▸ **Inguinalkanal.** Schräg verlaufender Durchtritt durch die Leibeswand, durch den die Hoden aus dem Abdomen in das Skrotum gelangen. Er ist auch bei weiblichen Feten vorhanden.

▸ **Intermediäres Mesoderm.** Mesoderm zwischen paraxialem Mesoderm und Seitenplatten, aus dem die Nephrone und Kanälchen des Urogenitalsystems entstehen.

▸ **Intraperitoneal.** Organe, die in der Leibeshöhle über ein Mesenterium aufgehängt sind.

▸ **Intron.** Regionen in einem Gen, die transkribiert und in Protein translatiert werden können.

J

▸ **Juxtakrines Signal.** Formen des Zell-Zell-Signalaustauschs ohne diffusible Proteine. Man unterscheidet drei Typen: 1. Ein Protein (Ligand) an der Zelloberfläche reagiert mit seinem Rezeptor auf einer anderen Zelloberfläche; 2. Liganden in der extrazellulären Matrix, die von der einen Zelle sezerniert werden, interagieren mit einer anderen Zelle; 3. direkter Signalaustausch über Gap junctions.

K

▸ **Kapazitation.** Phase (ca. 7 Stunden), während der die Spermien im weiblichen Genitaltrakt konditioniert werden, um sie befruchtungsfähig zu machen.

▸ **Kardinalvenen.** Die vordere und hintere Kardinalvene mit einem gemeinsamen Stamm auf jeder Seite drainieren ab der 3. und 4. Woche die Kopf- und Körperregion des Embryos.

▸ **Karyotyp.** Anzahl und Art der Chromosomen eines Individuums.

► **Kaudale Dysgenesie.** Auch Sirenomelie oder Meerjungfrau-Syndrom genannt. Wird durch unzureichende Mesodermproduktion des Primitivstreifens verursacht. Folglich gibt es nicht ausreichend Zellen im kaudalen Teil des Körpers, sodass die Beine (falls vorhanden) miteinander fusionieren. Die Abwesenheit der Nieren ist meist die Todesursache. Die Fehlbildung tritt am häufigsten bei insulinpflichtigen Diabetikerinnen auf.

► **Keimblätter.** Die drei Zellschichten Ektoderm, Mesoderm und Entoderm, aus denen alle weiteren Gewebe des Embryo entstehen.

► **Kleines Netz.** Ventrales Mesenterium, das als Peritonealduplikatur sich zwischen der Leber und dem proximalen Ende des Duodenums und der kleinen Kurvatur des Magens ausspannt.

► **Kloake.** Erweiterter Abschnitt des Enddarms. Aus dem vorderen Abschnitt entsteht der Sinus urogenitalis, aus dem hinteren Rektum und Anus.

► **Kloakenmembran.** Bezirk am kaudalen Ende des Embryo, in dem Ektoderm und Entoderm einander direkt anliegen. Durch Einreißen der Kloakenmembran entstehen die Öffnung des Sinus urogenitalis und der Anus.

► **Kolobom.** Fehlbildung des Auges, bei der sich die Augenbecherspalte nicht vollständig schließt. In der Regel ist der Defekt auf die Iris beschränkt.

► **Kongenitale Fehlbildung.** Strukturdefekt, Verhaltensstörung oder funktionelle und metabolische Erkrankung, die bei der Geburt bereits vorhanden ist.

► **Kotyledonen.** Kompartimente in der Plazenta, die durch Einwachsen von Deziduasepten in den intervillösen Raum gebildet werden. Diese Septen erreichen die Chorionplatte nicht, sodass zwischen den Kotyledonen eine offene Verbindung besteht und somit ein (Blut-)Austausch stattfindet.

► **Kraniosynostose.** Vorzeitiger Schluss einer oder mehrerer Schädelnähte, der zu einer abnormen Schädelform führt. Eine wesentliche Ursache sind Mutationen im Rezeptor des Fibroblastenwachstumsfaktor (FGFR).

► **Kryptorchismus.** Ein- oder beidseitiges Ausbleiben des Deszensus testis in das Skrotum.

L

► **Laterale somitische Grenze.** Grenzgebiet zwischen einem jeden Somiten und dem parietalen Blatt der Seitenplatten. Einige Zellen aus Dermomyotom, Myotom und Sklerotom wandern über diese Grenze hinweg und dringen in die Seitenplatte ein, um mit ihr zusammen die abaxiale Domäne zu bilden.

► **Lateralität.** Unterschiedliche Entwicklung der rechten und linken Körperhälfte, die während der Gastrulation in der 3. Entwicklungswoche entsteht.

► **Lateralitätssequenz.** Defekte bei der Entwicklung der Rechts-links-Asymmetrie wie ein totaler oder partieller Situs inversus. Patienten mit Lateralitätsdefekten, z. B. primär bilateraler Rechts- bzw. Linksseitigkeit, weisen eine Lateralitätssequenz auf.

► **„Lesser sac".** Die Bursa omentalis, der Raum hinter dem Omentum minus, der mit der übrigen Leibeshöhle (greater sac) über das Foramen epiploicum (Winslow) in Verbindung steht.

▸ **Ligamentum falciforme.** Teil des ventralen Mesenteriums, das die Leber mit der ventralen Rumpfwand verbindet.

▸ **Ligamentum teres hepatis.** Dieses Band wird durch die obliterierte Nabelvene gebildet, die am freien Rand des Lig. falciforme verläuft.

▸ **Ligand.** Signalmolekül.

M

▸ **Mantelschicht.** Innere Schicht des Neuralrohrs, in der sich die Neuronen (die graue Substanz) entwickeln.

▸ **Meiose.** Reduktionsteilung. Zellteilung in den Keimzellen zur Bildung männlicher und weiblicher Gameten. Bei der Meiose werden zwei Zellteilungen benötigt, um die Chromosomenzahl von 46 auf die haploide Anzahl von 23 zu reduzieren.

▸ **Meningoenzephalozele.** Vorwölbung von Hirnhäuten und Hirngewebe durch einen Schädeldefekt, normalerweise in der Okzipitalregion.

▸ **Meningozele.** Neuralrohrdefekt, bei dem eine flüssigkeitsgefüllte Aussackung der Meningen sich durch eine Öffnung im Schädel oder im Wirbelbogen vorwölbt.

▸ **Meromelie.** Fehlen von Teilen einer Extremität.

▸ **Mesenchym.** Lockeres Bindegewebe aus fibroblastartigen Zellen und extrazellulärer Matrix. Mesenchym muss nicht aus dem mesodermalen Keimblatt entstehen.

▸ **Mesenterium.** Peritonealduplikatur, die das Darmrohr oder andere Eingeweide mit der Leibeswand oder miteinander verbindet. Durch die Mesenterien ziehen Nerven, Blut- und Lymphgefäße zu den Eingeweiden. Sie dienen der Befestigung der Organe in der Leibeshöhle.

▸ **Mesenzephalon.** Das zweite der drei primären Hirnbläschen, das sich nicht weiter unterteilt.

▸ **Mesoderm.** Das mittlere der drei Keimblätter, aus dem Blutgefäße, Knochen, Bindegewebe und andere mesodermale Organe entstehen.

▸ **Mesonephros.** Primitive Niere mit Nephronen und Gängen in Thorax- und Lumbarregion. Die Nierenstruktur bildet sich zurück. Aus dem Ausführungsgang (Urnierengang, Ductus mesonephridicus) und einigen der sekundären Kanälchen entstehen die männlichen Genitalgänge.

▸ **Metanephros.** Definitive Niere, die sich aus dem metanephrogenen Mesoderm (metanephrogenen Blastem) in der Beckenregion entwickelt.

▸ **Metenzephalon.** Kranialer Abschnitt des Rhombenzephalons (Rautenhirn) mit Kleinhirn und Brücke.

▸ **Mitteldarm.** Mittlerer Abschnitt des Darmrohrs von der Leberknospe bis zu den proximalen zwei Dritteln des Colon transversum. Zum Mitteldarm gehören das distale Duodenum, das Jejunum, Ileum, Zäkum, Appendix, Colon ascendens und ein Teil des Colon transversum. Während der Entwicklung bildet der Mitteldarm die Darmschleife, deren Achse die A. mesenterica superior ist. Sie führt die Darmdrehung aus und liegt als physiologischer Nabelbruch zeitweise außerhalb der Leibeshöhle. Sie ist mit dem Dottersack über den Dottergang verbunden.

▸ **Morphogen.** Sezerniertes Signalmolekül, das die Differenzierung anderer Zellen induziert. Dabei können durch Bildung eines Gradienten unterschiedliche Zelltypen entstehen.

▸ **Müller-Gänge (Ductus paramesonephridici).** Gänge, die parallel zum Urnierengang verlaufen und an der Hinterwand des Sinus urogenitalis enden. Sie bilden sich im männlichen Phänotyp zurück, im weiblichen entstehen aus ihnen der Uterus, die Eileiter und der obere Teil der Vagina.

▸ **Müllerian inhibiting substance (MIS).** Anderer Begriff für Anti-Müller-Hormon (AMH), das von den Sertoli-Zellen gebildet wird und die Rückbildung der Müller-Gänge in der männlichen Entwicklung bewirkt.

▸ **Myelenzephalon.** Kaudaler Abschnitt des Rautenhirns, aus dem sich die Medulla oblongata entwickelt.

▸ **Myelomeningozele.** Vorwölbung von Rückenmarkhäuten und Rückenmarkgewebe durch einen Defekt der Wirbelbögen, der als Spina bifida bezeichnet wird.

▸ **Myotom.** Dorsomedialer Abschnitt des Somiten. Dieser entwickelt sich zum Epimer, aus dem die dorsale Rückenmuskulatur entsteht.

N

▸ **Nabelschleife.** Das Darmrohr bildet bei der Darmdrehung eine Schleife, deren Achse die A. mesenterica superior ist. In der 6. Woche liegt die Darmschleife in der Nabelschnur und bildet den physiologischen Nabelbruch. Unter fortwährendem Längenwachstum dreht sie sich um 180°, während sie in der 10. Woche in die Leibeshöhle zurückkehrt.

▸ **Nephron.** Funktionelle Einheit der Niere aus proximalem und distalem Tubulus, der Henle-Schleife, der Bowman-Kapsel und einem Glomerulus.

▸ **Nervus splanchnicus.** Präganglionäre sympathische Nervenfasern aus der Thoraxregion (N. splanchnicus major Th 5–Th 9, N. splanchnicus minor Th 10–Th 11/12).

▸ **Neuralleiste.** Sich leistenförmig vorwölbendes Neuralepithel am Übergang der Neuralfalten ins Oberflächenektoderm. Die Neuralleistenzellen wandern aus und bilden unter anderem die Spinalganglien, Knochen und Bindegewebe der Gesichtsregion, die Septen im Ausflusstrakt des Herzens, die unteren Ganglien der Hirnnerven, das vegetative Nervensystem und die enterischen Ganglien sowie die Melanozyten. Die Neuralleiste ist gegenüber Teratogenen empfindlich. Dies erklärt, warum Spaltbildungen des Gesichts und Herzfehler häufig vergesellschaftet sind.

▸ **Neurokranium.** Hirnschädel im Gegensatz zu Gesichtsschädel (Viszerokranium). Er umgibt das Gehirn mit den Deckknochen des Schädels und der knorpelig angelegten Schädelbasis.

▸ **Neuromere.** „Hirnsegmente“, die mit den benachbarten Somitomeren zusammenhängen. Sie sind im Rautenhirn besonders ausgeprägt und heißen dort Rhombomere.

▸ **Neuroporus.** Kraniale und kaudale Öffnung des Neuralrohrs, dort wo sich die Neuralfalten noch nicht geschlossen haben.

▸ **Neurulation.** Aufrichtung der Neuralplatte zum Neuralrohr. Die Neurulation beginnt in der 3. Woche und endet am 28. Tag. Störungen beim Neuralrohrschluss führen zu Neuralrohrdefekten wie Anenzephalie und Spina bifida.

▶ **Nierenkörperchen.** Glomerulus mit Bowman-Kapsel.

▶ **Nucleus pulposus.** Zentraler Gallertkern der Zwischenwirbelscheibe, der von der Chorda abstammt.

▶ **Nukleosom.** Grundeinheit für den Aufbau des Chromatins aus Histonproteinen, die als Komplex etwa 140 Basenpaare der DNA umschließen.

O

▶ **Omentum (Netz).** Peritonealduplikatur zwischen Magen und Leber (kleines Netz, Omentum minus) oder von der großen Kurvatur ausgehend über Colon transversum und dem Darmkonvolut gelegen (großes Netz, Omentum majus).

▶ **Organogenese.** Entwicklungsperiode, in der die Organanlagen entstehen. In der Regel rechnet man mit einem Beginn am Anfang der 3. und einem Ende in der 8. Entwicklungswoche. In dieser Zeit sind die Organanlagen am empfindlichsten gegenüber einer Schädigung, sodass die meisten Fehlbildungen in dieser Zeit induziert werden.

▶ **Oropharyngealmembran.** Rachenmembran. Bildet sich am kranialen Ende der Keimscheibe durch unmittelbaren Kontakt von Zellen des Ektoderms und des Entoderms. Bedeckt später den Eingang der Mundhöhle und wird bei der Entwicklung des Pharynx resorbiert.

P

▶ **Parakriner Signalweg.** Form des interzellulären Signalaustauschs, bei der eine Zelle Proteine sezerniert, die über kürzere Strecken diffundieren und mit anderen Zellen interagieren können.

▶ **Paraxiales Mesoderm.** Mesoderm für die Achsenorgane des Embryos. Daraus entstehen die Somiten und die Somitomeren.

▶ **Parenchym.** Epitheliale Komponente von Drüsen oder von Organen mit Bindegewebe (Stroma) als Grundstruktur.

▶ **Parietal.** Mit der Wand der Leibeshöhle verbunden.

▶ **Perikardioperitonealkanal.** Verbindung zwischen Leibeshöhle und Perikardhöhle hinter dem Septum transversum. Die Öffnung wird durch die Pleuroperitonealmembran bei der Entwicklung des Zwerchfells verschlossen.

▶ **Peritoneale Bänder.** Verdichtungen des Peritoneums oder der Mesenterien, die Organe miteinander verbinden und meist Gefäße oder Ähnliches enthalten. Zum Beispiel wird die Milz mit der Niere durch das Lig. lienorenale verbunden, die Leber mit dem Duodenum durch das Lig. hepatoduodenale.

▶ **Phänotyp.** Individuell sichtbare Ausprägung eines Gens.

▶ **Phokomelie.** Sonderform der Meromelie. Fehlen von Teilen einer Extremität, wobei die langen Röhrenknochen nicht (vollständig) entwickelt sind, sodass Hände oder Füße direkt seitlich vom Körper ausgehen.

▶ **Plakode.** Verdickte Ektodermregion, aus der Sinnesorgane oder Ganglien entstehen. Beispiele sind die Riechplakode, das Ohrbläschen, die Linsenplakode und die epibranchialen Plakoden für die oberen Ganglien der Hirnnerven.

▸ **Pleuroperikardialfalten.** Leisten der Leibeswand, die sich in der Mittellinie treffen, um die Pleurahöhlen von der Perikardhöhle abzugrenzen. In den Falten verläuft der N. phrenicus. Sie nehmen an der Bildung des parietalen und fibrösen Perikards teil.

▸ **Pleuroperitonealfalten.** Leisten der Leibeswand, die sich mit dem Septum transversum und dem Mesenterium des Ösophagus verbinden und damit die Perikardioperitonealkanäle bei der Entwicklung des Zwerchfells verschließen.

▸ **Plexus choroideus.** Venöse Gefäßausstülpungen in den Seitenventrikeln sowie im 3. und 4. Ventrikel, die die Hirnflüssigkeit bilden.

▸ **Polydaktylie.** Vorhandensein überzähliger Finger.

▸ **Prächordalplatte.** Mesoderm am kranialen Ende der Chorda. Es handelt sich dabei um die ersten Mesodermzellen, die durch den Primitivstreifen invaginieren. Spielt bei der Induktion des Vorderhirns durch das Signalprotein Sonic hedgehog eine Rolle.

▸ **Primärer Gaumen.** Entsteht aus den medialen Nasenwülsten als Teil des Zwischenkiefersegments und verschmilzt mit dem aus den Gaumenplatten entstehenden sekundären Gaumen.

▸ **Primäres Herzfeld (PHF).** Herzvorläuferzellen, die durch den Primitivstreifen gewandert sind und sich in der Splanchnopleura in einer hufeisenförmigen Formation, anterior zum kranialen Neuralplattenbereich, angesiedelt haben. Diese Zellen verbinden sich zum Herzschlauch und bilden später die Vorhöfe, den linken Ventrikel und den größten Teil des rechten Ventrikels.

▸ **Primaxiale Domäne.** Bereich des Mesoderms in der Umgebung des Neuralrohrs, der außer der Chorda dorsalis nur paraxiales Mesoderm aus den Somiten enthält.

▸ **Primitive Leibeshöhle.** Wird durch ventralen Verschluss der seitlichen Körperwandfalten gebildet und erstreckt sich von der Hals- bis in die Beckenregion. Sie wird durch das Zwerchfell (Diaphragma) in Brust- und Bauchhöhle unterteilt. Die Pleuroperikardialfalten teilen sie in Pleurahöhlen und Herzbeutel.

▸ **Primitivgrube.** Einsenkung im Primitivknoten.

▸ **Primitivknoten.** „Organisator". Erhebung am kranialen Ende des Primitivstreifens, von dem aus die Achsenbildung und die Entwicklung der Chorda und die Rechts-links-Asymmetrie induziert wird.

▸ **Primitivstreifen.** Rinne, die am kaudalen Ende des Epiblast in der zweischichtigen Keimscheibe entsteht. Entspricht einem langgestreckten Urmund. Während der Gastrulation invaginieren die Epiblastzellen, um das Entoderm und Mesoderm zu bilden.

▸ **Processus vaginalis.** Ausstülpung des Peritoneums in den Inguinalkanal vor dem Descensus testis. Nachdem er das Skrotum erreicht hat, schnürt er sich von der Leibeshöhle ab und bildet den Peritonealüberzug des Hodens (Tunica vaginalis). Wenn die Abschnürung ausbleibt, kann der offene Processus vaginalis als Bruchpforte dienen und damit die Grundlage für indirekte Leistenhernien bilden.

▸ **Progressionszone.** Proliferierende mesenchymale Zellpopulation des Extremitätenmesoderms unmittelbar unter der apikalen ektodermalen Randleiste (AER). Durch FGF-Signale erhält die AER die Teilungsaktivität der Progressionszone aufrecht und treibt so das proximodistale Wachstum der Extremitätenknospe voran.

▶ **Proktodeum.** Ektodermal ausgekleidete Grube, die sich einsenkt und das untere Drittel des Analkanals bildet. Anfangs trennen die Reste der Analmembran (hinterer Teil der ehemaligen Kloakenmembran) diesen Abschnitt vom übrigen Analkanal. Deren Rückbildung ermöglicht dann die Kontinuität beider Anteile des Kanals.

▶ **Promotorregion.** Ort für die Anheftung der RNA-Polymerase, an dem aktivierende und hemmende Trankriptionsfaktoren den Transkriptionsstart eines typischen Gens regulieren.

▶ **Prosenzephalon.** Das erste der drei primären Hirnbläschen, aus dem Telenzephalon und Dienzephalon entstehen.

▶ **„Pseudohermaphrodit".** Individuum, bei dem das genetisch angelegte Geschlecht durch einen Phänotyp maskiert wird, der dem anderen Geschlecht entspricht. Weiblicher Pseudohermaphroditismus wird durch Veränderungen der Nebennieren verursacht (kongenitale Nebennierenhyperplasie, CAH); männliche Pseudohermaphroditen entstehen meist durch das Androgeninsensitivitätssyndrom (AIS, „Androgenresistenz"), wodurch die äußeren Genitalien der betroffenen Patienten nicht auf Dihydrotestosteron ansprechen können.

R

▶ **Rami communicantes albi.** Markhaltige Nervenfasern vom Seitenhorn des Rückenmarks zum Grenzstrang. Rr. albi gibt es nur in Höhe Th 1–L 2.

▶ **Rami communicantes grisei.** Postganglionäre Nervenfasern aus den sympathischen Grenzstrangganglien, die zu den Spinalnerven und mit diesen in die Peripherie ziehen. Sie sind in allen Segmenten entlang der Wirbelsäule vorhanden.

▶ **Ramus ventralis.** Ventraler Ast des Spinalnerven, der die hypaxialen Muskeln und die darüberliegende Haut der vorderen Leibeswand und der Extremitäten innerviert.

▶ **Randleiste (apical ectodermal ridge, AER).** Ektodermleiste an der Spitze der Extremitätenknospen. Sie unterhält die Progressionszone aus proliferierenden Mesodermzellen und bestimmt damit das Auswachsen der Extremitäten.

▶ **Randschleier (Marginalschicht).** Äußere Schicht des Neuralrohrs, in der sich die Nervenfasern entwickeln (Randschleier, weiße Substanz).

▶ **Rathke-Tasche.** Ausstülpung des Ektoderms aus dem Dach der Mundhöhle, aus der der Vorderlappen der Hypophyse entsteht (Adenohypophyse).

▶ **Retroperitoneal.** Hinter dem Peritoneum gelegen.

▶ **Rhombenzephalon.** Das dritte der primären Hirnbläschen, aus dem Metenzephalon und Myelenzephalon entstehen.

▶ **Rhombomere.** Die acht Segmente des Rautenhirns (Rhombenzephalon). Sie haben eine Bedeutung für die Entwicklung der Hirnnervenkerne und sind der Ursprungsort für die Neuralleistenzellen, die in die Schlundbögen einwandern.

S

► **Schlundbögen.** Fünf Spangen, die den Pharynx umfassen und den Kiemenbögen der Fische homolog sind. Das äußere Ektoderm senkt sich zwischen den Schlundbögen zu den Schlundfurchen und das innere Pharynxentoderm zu den Schlundtaschen ein. Die Furchen und Taschen brechen beim menschlichen Embryo nicht durch.

► **Schlundfurchen.** Einsenkungen des Ektoderms zwischen den Schlundbögen.

► **Schlundtaschen.** Einsenkungen des Entoderms der Pharynxwand zwischen den Bögen.

► **Seitenhorn.** Ursprungsregion von Sympathikusneuronen (Columna grisea intermedia medullare spinalis; intermediäre Säule) im seitlichen Rückenmark in Höhe Th 1–L 1/L 2.

► **Seitenplattenmesoderm.** Mesodermschicht, die sich in die viszerale (Splanchnopleura) und die parietale (Somatopleura) Mesodermschicht aufspaltet und als Begrenzung der Leibeshöhle die Organe und die Leibeswand bedeckt.

► **Sekundärer Gaumen.** Entsteht aus den Gaumenplatten des Oberkieferwulstes, umfasst den weichen und harten Gaumen und verschmilzt vorn mit dem primären Gaumen.

► **Sekundäres Herzfeld (SHF).** Zellgruppe im splanchnischen (viszeralen) Blatt des Seitenplattenmesoderms unterhalb des hinteren Pharynxbodens. Diese Zellen werden von Neuralleistenzellen beeinflusst, die ebenfalls diese Region durchwandern; das SHF trägt zur Bildung des rechten Ventrikels und der Herzausflussbahn (Conus cordis und Truncus arteriosus) bei.

► **Septum primum.** Wächst bei der Bildung des Vorhofseptums vom Dach des noch ungeteilten Atriums herab. Bevor es die Endokardkissen im Atrioventrikularkanal erreicht, entsteht durch Apoptose im oberen Abschnitt eine neue Öffnung, die während der Fetalzeit den Durchtritt des Blutstroms aus dem rechten in den linken Vorhof ermöglicht. Die Klappe des Foramen ovale entsteht aus dem Septum primum.

► **Septum secundum.** Zweites Septum, das vom Dach des Vorhofs in Richtung Atrioventrikularkanal vorwächst. Es erreicht diesen nicht, sondern bildet eine schräge Öffnung, das Foramen ovale zwischen Septum secundum und Septum primum, das den Blutfluss von rechts nach links weiter erlaubt. Bei der Geburt wird das Foramen ovale dadurch verschlossen, dass beim Abfall des Blutdrucks im rechten Herzen das Septum primum gegen das Septum secundum gepresst wird.

► **Septum transversum.** Mesoderm in der ursprünglich kranial gelegenen Einflussbahn des Herzens. Es kommt bei der Abfaltung zwischen Herz und Dottergang zu liegen und bildet den zentralen Sehnenabschnitt des Zwerchfells, das Bindegewebe der Leber und das ventrale Mesenterium.

► **Septum urorectale.** Keil aus Mesoderm zwischen Enddarm und Sinus urogenitalis. Unterteilt die Kloake in Sinus und Rektum und bildet schließlich die Perinealregion.

► **Situs inversus.** Vollständige Umkehr der Links-rechts-Asymmetrie aller Organe im Thorax und Abdomen.

► **Skaphozephalie.** Form der Kraniosynostose, bei der sich die Sagittalnaht vorzeitig schließt und als Folge eine lange, schmale Kopfform entsteht.

► **Sklerotom.** Ventromedialer Anteil eines Somiten, aus dem die Wirbel entstehen.

► **Somatisches (parietales) Mesoderm.** Schicht des Seitenplattenmesoderms, die mit dem Ektoderm assoziiert ist (Somatopleura). Bildet das parietale Blatt der Pleura und des Peritoneums etc.

► **Somatopleura.** Kombination des parietalen (somatischen) Mesoderms mit der benachbarten ektodermalen Schicht.

► **Somiten.** Kugelförmige, epitheliale Segmente beiderseits des Neuralrohrs, die aus dem paraxialen Mesoderm entstehen. Aus den Somiten gehen die Wirbel, die Rückenmuskulatur und die darüberliegende Dermis sowie die Muskeln der ventralen Leibeswand hervor.

► **Somitomere.** Segmentierung des lockeren paraxialen Mesoderms in der Kopfregion. Die Somitomere bilden Muskeln und Knochen in der Gesichts- und Schädelregion.

► **Sonic hedgehog (SHH).** Sezerniertes Signalprotein, das an verschiedenen Stellen als Morphogen wirkt, u. a. in den Extremitäten, den Somiten, bei der Entwicklung des Darmrohrs sowie bei der Determination der Mittellinie im ZNS.

► **Spina bifida.** Neuralrohrdefekt mit unvollständiger Ausbildung der Wirbelbögen mit oder ohne Defekte im darunterliegenden Neuralrohr. Sind nur die Wirbelbögen betroffen, spricht man von Spina bifida occulta, weil er in der Regel mit Haut bedeckt ist. Ist auch das Neuralrohr betroffen, heißt der Defekt Spina bifida cystica. Die Inzidenz kann durch tägliche Einnahme von 400 µg Folsäure 2–3 Monate vor der Konzeption und während der Schwangerschaft um bis zu 70 % gesenkt werden.

► **Spinalganglion.** Neben dem Rückenmark liegendes, aus Zellen der Neuralleiste entstandenes Ganglion, das die Perikaryen der pseudounipolaren sensiblen Zellen eines Spinalnerven enthält.

► **Spinalnerv.** Aus dem Foramen intervertebrale austretender segmentaler Nerv mit einer dorsalen und ventralen Wurzel.

► **Splanchnisches (viszerales) Mesoderm.** Schicht des Seitenplattenmesoderms, die mit dem Entoderm assoziiert ist (Splanchnopleura) und das viszerale Blatt von Pleura, Peritoneum etc. bildet.

► **Splanchnopleura.** Kombination des viszeralen (splanchnischen) Mesoderms mit der benachbarten entodermalen Schicht.

► **Stenose.** Verengung eines Kanals oder Eingangs.

► **Stomodeum.** Ektodermal ausgekleidete, primitive Mundhöhle, die vom Pharynx durch die Oropharyngealmembran getrennt wird, die später degeneriert.

► **Stroma.** Bindegewebe parenchymatöser Organe

► **Surfactant.** Von den Alveolarepithelzellen Typ II produziertes Phospholipid zur Senkung der Oberflächenspannung in den Alveolen. Dies ist für die Atmung entscheidend. Die Bildung beginnt nicht vor dem Ende des 6. Monats. Surfactant ist der kritische Faktor bei Frühgeborenen vor diesem Zeitpunkt.

► **Sutur.** Naht. Schmaler Saum aus Bindegewebe zur Separierung der platten Knochen des Schädeldachs, um Wachstum und Ausdehnung des Gehirns zuzulassen, unter der Geburt aber auch das Verschieben dieser Knochen gegeneinander.

► **Syndaktylie.** Verschmelzen von zwei oder mehr Fingern.

► **Syndrom.** Assoziierte Fehlbildungen mit gemeinsamer Ursache, z. B. Down-Syndrom, fetales Alkohol-Syndrom.

► **Synzytiotrophoblast.** Äußere vielkernige Schicht des Trophoblast, die bei der Implantation ins Endometrium eindringt.

T

► **Telenzephalon.** Aussprossung aus dem vordersten der primären Hirnbläschen (Prosenzephalon, Vorderhirn), aus dem die Großhirnhemisphären entstehen.

► **Teratogen.** Faktor, der Fehlbildungen verursacht, z. B. ein Medikament oder Umweltgift.

► **Teratologie.** Wissenschaftliche Lehre vom Ursprung, den Ursachen und der Prävention von Fehlbildungen.

► **Teratom.** Tumor, der Derivate aller drei Keimblätter enthält. Entsteht aus Resten des Primitivstreifenblastems oder aberrierenden Urkeimzellen, die nicht in die Gonadenleisten eingewandert sind. Am häufigsten sind Steißbeinteratome.

► **Tracheoösophageales Septum.** Septum, das die Trachea (Luftröhre) vom Darmrohr trennt.

► **Transkriptionsfaktor.** Protein mit einer DNA-Bindungsstelle, das die Expression von Genen reguliert.

► **Trophoblast (äußere Zellmasse).** Wand der Blastozyste, in deren Höhle der Embryoblast (innere Zellmasse) liegt.

► **Trophoblast.** Äußere Zellschicht der Blastozyste, aus der das Plazentagewebe hervorgeht.

► **Truncus sympathicus.** Kette sympathischer Ganglien beiderseits der Wirbelsäule.

U

► **Ultimobranchialkörper.** Bei allen Wirbeltieren außer den Säugern vorkommende, aus den letzten Branchialbögen hervorgehende endokrine Drüse, deren C-Zellen das Hormon Calcitonin sezernieren. Bei Säugern werden diese Zellen in die Schilddrüse aufgenommen.

► **Urachus.** Rest der Allantois, der sich vom Scheitel der Blase bis zum Nabel erstreckt und zum Lig. umbilicale medianum wird. Kann teilweise oder ganz offen bleiben und bildet dann eine Urachusfistel oder -zyste.

► **Urkeimzellen.** Zellen, die sich zu Oozyten oder Spermatozyten entwickeln und zuvor vom Dottersack zu den Genitalleisten wandern.

► **Urnierengang (Ductus mesonephridicus).** Wolff-Gang. Ausführungsgang der Urniere, der sich in der weiblichen Entwicklung zurückbildet und in der männlichen Entwicklung Nebenhoden, Ductus deferens, Samenblasen und Ductus ejaculatorius bildet.

► **Urogenitalleiste.** Von Peritonealepithel überzogene Leiste aus intermediärem Mesoderm in Höhe der Thorakal- und Lumbarsegmente, aus der Urniere und Gonaden entstehen.

V

► **Vaskulogenese.** De-novo-Bildung von Blutgefäßen aus Blutinseln oder Mesenchymzellen in situ.

► **Ventrale Wurzel.** Motorische Fasern, die von Vorderhornzellen im Rückenmark zum Spinalnerven ziehen.

► **Ventrales Mesenterium.** Peritonealduplikatur, die aus dem Septum transversum entsteht und sich zwischen Leber und ventraler Leibeswand (Lig. falciforme) sowie zwischen Leber, Magen und Duodenum (Omentum minus) erstreckt.

► **Viszeral.** Zu den Eingeweiden gehörig.

► **Viszerokranium.** Gesichtsschädel, Gegenbegriff zu Neurokranium.

► **Vorderdarm.** Vorderer Teil des Darmrohrs, der sich von der Oropharyngeal- oder Rachenmembran bis zur Leberknospe erstreckt. Aus Knospen des Vorderdarms entstehen Pharynx, Ösophagus, Magen und proximaler Abschnitt des Duodenums sowie Lungen, Leber, Gallenblase und Pankreas.

► **Vorniere (Pronephros).** Primitives Nierensystem, von dem im menschlichen Embryo einige rudimentäre Nephrone im Bereich der zervikalen Segmente angelegt werden.

W

► **Wachstumsfaktoren.** Kleine Proteine, die als Signalproteine fungieren und mit spezifischen Rezeptoren auf den Zielzellen interagieren.

► **Wolff-Gang.** Ausführungsgang der Urniere, aus dem sich Nebenhoden und Ductus deferens entwickeln.

Z

► **Zone der polarisierenden Aktivität (ZPA).** Ein Bezirk von Mesodermzellen an der hinteren Grenze der Extremitätenknospe von der aus die anteroposteriore Achse der Extremitäten festgelegt wird.

► **Zweieiige Zwillinge.** Dizygotische Zwillinge, die also aus zwei Eizellen entstanden sind. Häufigere Zwillingsbildung im Vergleich zu eineiigen Zwillingen.

► **Zwischenkiefersegment.** Geht aus der Verschmelzung der medialen Nasenwülste hervor und umfasst die Philtrumregion der Oberlippe, das Oberkiefersegment mit den vier Schneidezähnen und den primären Gaumen.

► **Zwischenwirbelscheibe.** Elastische Scheiben zwischen den Wirbeln mit einem zentralen Gallertkern, dem Nucleus pulposus, und einem äußeren Ring aus straffem Bindegewebe, dem Anulus fibrosus.

► **Zytotrophoblast.** Innere Proliferationsschicht des Trophoblast.

Abbildungsquellen

Die Fotoaufnahmen wurden von den hier jeweils genannten Personen und Institutionen mit freundlicher Genehmigung überlassen.

Abb. 2.2 Dr. Roger Stevenson, Greenwood Genetic Center, Greenwood, SC.

Abb. 2.7 nach Gelehrter TD, Collins FS, Ginsburg D. *Principles of Medical Genetics.* 2nd ed. Baltimore, MD: Williams & Wilkins; 1998:166.

Abb. 2.8 Dr. Barbara DuPont, Greenwood Genetic Center, Greenwood, SC.

Abb. 2.9a,b Dr. Roger Stevenson, Greenwood Genetic Center, Greenwood, SC.

Abb. 2.10 Dr. Roger Stevenson, Greenwood Genetic Center, Greenwood, SC.

Abb. 2.11 Dr. Roger Stevenson, Greenwood Genetic Center, Greenwood, SC.

Abb. 2.12 Dr. David Weaver, Department of Medical and Molecular Genetics, University of Indiana School of Medicine.

Abb. 2.13 Dr. David Weaver, Department of Medical and Molecular Genetics, University of Indiana School of Medicine.

Abb. 2.14 Dr. R. J. Gorlin, Department of Oral Pathology and Genetics, University of Minnesota.

Abb. 2.15a,b Dr. Barbara DuPont, Greenwood Genetic Center, Greenwood, SC.

Abb. 3.5a Dr. P. Motta, Department of Anatomy, University of Rome.

Abb. 3.7a,b Carnegie Collection, National Museum of Health and Medicine, Washington, DC.

Abb. 3.9a,b Dr. Caroline Ziomeck, Genzyme Transgenics Corporation, Framingham, MA.

Abb. 3.10a Carnegie Collection, National Museum of Health and Medicine, Washington, DC.

Abb. 4.1b Virtual Human Embryo Project (http://virtualhumanembryo.lsuhsc.edu), zur Verfügung gestellt von John Cork.

Abb. 4.3b Virtual Human Embryo Project (http://virtualhumanembryo.lsuhsc.edu), zur Verfügung gestellt von John Cork.

Abb. 4.5 Virtual Human Embryo Project (http://virtualhumanembryo.lsuhsc.edu), zur Verfügung gestellt von John Cork.

Abb. 4.6 verändert nach Hamilton WJ, Mossman HW. *Human Embryology.* Baltimore, MD: Lippincott Williams & Wilkins; 1972.

Abb. 5.2c Dr. K. W. Tosney, Molecular, Cellular, and Developmental Biology Department, University of Michigan.

Abb. 5.6 nach Smith JL, Gestland KM, Schoenwolf GC. Prospective fate map of the mouse primitive streak at 7.5 days of gestation. *Dev Dyn* 1994;201:279. Mit freundlicher Genehmigung von Wiley Liss, Inc. A subsidiary of John Wiley and Sons, Inc.

Abb. 5.7a,b Dr. Roger Stevenson, Greenwood Genetic Center, Greenwood, SC.

Abb. 5.8 Dr. David D. Weaver, Department of Medical and Molecular Genetics, Indiana University School of Medicine.

Abb. 6.1c Carnegie Collection, National Museum of Health and Medicine, Washington, DC.

Abb. 6.2b,d Dr. Kohei Shiota, Department of Anatomy and Developmental Biology, Kyoto, Japan.

Abb. 6.3b,d Dr. Kohei Shiota, Department of Anatomy and Developmental Biology, Kyoto, Japan.

Abb. 6.5d Dr. K. W. Tosney, Molecular, Cellular, and Developmental Biology Department, University of Michigan.

Abb. 6.7a Dr. Roger Stevenson, Greenwood Genetic Center, Greenwood, SC.

Abb. 6.7b Dr. David D. Weaver, Department of Medical and Molecular Genetics, Indiana University School of Medicine.

Abb. 6.9 Dr. K. W. Tosney, Molecular, Cellular, and Developmental Biology Department, University of Michigan.

Abb. 6.10 Dr. K. W. Tosney, Molecular, Cellular, and Developmental Biology Department, University of Michigan.

Abb. 6.13 verändert nach Gilbert SF. *Developmental Biology*. 7th ed. Sunderland, MA: Sinauer; 2003.

Abb. 6.15a,b Dr. Roger Stevenson, Greenwood Genetic Center, Greenwood, SC.

Abb. 6.19a,b Carnegie Collection, National Museum of Health and Medicine, Washington, DC.

Abb. 6.20 nach Coletta PL, Shimeld SM, Sharpe P. The molecular anatomy of Hox gene expression. *J Anat* 1994;184:15.

Abb. 6.21 Dr. E. Blechschmidt, Department of Anatomy, University of Göttingen.

Abb. 6.22 Dr. E. Blechschmidt, Department of Anatomy, University of Göttingen.

Abb. 6.23 aus Hamilton WJ, Mossman HW. *Human Embryology*. Baltimore, MD: Williams & Wilkins; 1972.

Abb. 7.2a–c Dr. Roger Stevenson, Greenwood Genetic Center, Greenwood, SC.

Abb. 7.2d Dr. David D. Weaver, Department of Medical and Molecular Genetics, Indiana University School of Medicine

Abb. 7.3b Dr. Roger Stevenson, Greenwood Genetic Center, Greenwood, SC.

Abb. 7.7c Dr. Don Nakayama, Department of Surgery, University of North Carolina.

Abb. 8.4 Dr. E. Blechschmidt, Department of Anatomy, University of Göttingen.

Abb. 9.9 Dr. Roger Stevenson, Greenwood Genetic Center, Greenwood, SC.

Abb. 9.11a,b Dr. Roger Stevenson, Greenwood Genetic Center, Greenwood, SC.

Abb. 9.14a Dr. Roger Stevenson, Greenwood Genetic Center, Greenwood, SC.

Abb. 9.14b Dr. Roger Stevenson, Greenwood Genetic Center, Greenwood, SC.

Abb. 9.15b Dr. Roger Stevenson, Greenwood Genetic Center, Greenwood, SC.

Abb. 9.15c Dr. Roger Stevenson, Greenwood Genetic Center, Greenwood, SC.

Abb. 10.2 Dr. Roger Stevenson, Greenwood Genetic Center, Greenwood, SC.

Abb. 10.3 Dr. David D. Weaver, Department of Medical and Molecular Genetics, Indiana University School of Medicine.

Abb. 10.4 Dr. Roger Stevenson, Greenwood Genetic Center, Greenwood, SC.

Abb. 10.5a–d Dr. Hytham Imseis, Department of Obstetrics and Gynecology, Mountain Area Health Education Center, Asheville, NC.

Abb. 10.6 Dr. Hytham Imseis, Department of Obstetrics and Gynecology, Mountain Area Health Education Center, Asheville, NC.

Abb. 10.7 Dr. Hytham Imseis, Department of Obstetrics and Gynecology, Mountain Area Health Education Center, Asheville, NC.

Abb. 10.8a–d Dr. Hytham Imseis, Department of Obstetrics and Gynecology, Mountain Area Health Education Center, Asheville, NC.

Abb. 10.9a Dr. Roger Stevenson, Greenwood Genetic Center, Greenwood, SC.

Abb. 11.6a,b Dr. Roger Stevenson, Greenwood Genetic Center, Greenwood, SC.

Abb. 11.7b,c Dr. Michael L. Cunningham, Division of Craniofacial Medicine, Children's Craniofacial Center, University of Washington.

Abb. 11.8a Dr. Roger Stevenson, Greenwood Genetic Center, Greenwood, SC.

Abb. 11.8b Dr. J. Jane, Department of Neurosurgery, University of Virginia.

Abb. 11.8c Dr. Michael L. Cunningham, Division of Craniofacial Medicine, Children's Craniofacial Center, University of Washington.

Abb. 11.9a,b Dr. David D. Weaver, Department of Medical and Molecular Genetics, Indiana University School of Medicine.

Abb. 11.10 Dr. Roger Stevenson, Greenwood Genetic Center, Greenwood, SC.

Abb. 11.11 Dr. David D. Weaver, Department of Medical and Molecular Genetics, Indiana University School of Medicine.

Abb. 11.12 Dr. David D. Weaver, Department of Medical and Molecular Genetics, Indiana University School of Medicine.

Abb. 11.13b nach Moore KL, Dalley AF. *Clinically Oriented Anatomy.* 5th ed. Philadelphia: Lippincott Williams and Wilkins; 2006.

Abb. 11.15a,b Dr. Nancy Chescheir, Department of Obstetrics and Gynecology, University of North Carolina.

Abb. 12.3 Dr. Roger Stevenson, Greenwood Genetic Center, Greenwood, SC.

Abb. 12.4 Dr. Roger Stevenson, Greenwood Genetic Center, Greenwood, SC.

Abb. 12.5 nach Gilbert SF. *Developmental Biology.* Sunderland, MA: Sinauer Associates, Inc.; 2010.

Abb. 13.2a,b Dr. K. W. Tosney, Molecular, Cellular, and Developmental Biology Department, University of Michigan.

Abb. 13.4 nach Gilbert SF. Developmental Biology. Sunderland, MA: Sinauer Associates, Inc.; 2010.

Abb. 13.5 nach Moore KL, Dalley AF. *Clinically Oriented Anatomy.* 5th ed. Philadelphia, PA: Lippincott Williams & Wilkins.

Abb. 13.7a Dr. David D. Weaver, Department of Medical and Molecular Genetics, Indiana University School of Medicine.

Abb. 13.7b Dr. Roger Stevenson, Greenwood Genetic Center, Greenwood, SC.

Abb. 13.8a–d Dr. Roger Stevenson, Greenwood Genetic Center, Greenwood, SC.

Abb. 13.9 Dr. David D. Weaver, Department of Medical and Molecular Genetics, Indiana University School of Medicine.

Abb. 13.10 Dr. David D. Weaver, Department of Medical and Molecular Genetics, Indiana University School of Medicine.

Abb. 13.11 Dr. David D. Weaver, Department of Medical and Molecular Genetics, Indiana University School of Medicine.

Abb. 13.12 Dr. Roger Stevenson, Greenwood Genetic Center, Greenwood, SC.

Abb. 16.6d nach Shubin N, Tabin C, Carroll S. Fossils, genes and the evolution of animal limbs. *Nature* 1997;388:639–648.

Abb. 16.12 aus Agur AMR. *Grant's Atlas of Anatomy.* 10th ed. Baltimore, MD: Lippincott Williams & Wilkins; 1999:107.

Abb. 16.16 verändert nach Gilbert SF. *Developmental Biology.* Sunderland, MA: Sinauer; 2006.

Abb. 16.29 Dr. D. Nakayama, Department of Surgery, University of North Carolina.

Abb. 17.8 Dr. Roger Stevenson, Greenwood Genetic Center, Greenwood, SC.

Abb. 17.11c Dr. Roger Stevenson, Greenwood Genetic Center, Greenwood, SC.

Abb. 17.15a Dr. Roger Stevenson, Greenwood Genetic Center, Greenwood, SC.

Abb. 17.15b Dr. David D. Weaver, Department of Medical and Molecular Genetics, Indiana University School of Medicine.

Abb. 17.30c aus Jirasek J. *An Atlas of the Human Embryo and Fetus.* London: Taylor and Francis Books Ltd.; 2001.

Abb. 17.32a,b aus Jirasek J. *An Atlas of the Human Embryo and Fetus.* London: Taylor and Francis Books Ltd.; 2001.

Abb. 17.33b,c Dr. Roger Stevenson, Greenwood Genetic Center, Greenwood, SC.

Abb. 17.35 Dr. David D. Weaver, Department of Medical and Molecular Genetics, Indiana University School of Medicine.

Abb. 18.4c aus J. *An Atlas of the Human Embryo and Fetus.* London: Taylor and Francis Books Ltd.; 2001.

Abb. 18.12d Dr. A. Shaw, Department of Surgery, University of Virginia.

Abb. 18.13a-d Dr. David D. Weaver, Department of Medical and Molecular Genetics, Indiana University School of Medicine.

Abb. 18.16b Dr. A. Shaw, Department of Surgery, University of Virginia.

Abb. 18.18c aus Jirasek J. *An Atlas of the Human Embryo and Fetus.* London: Taylor and Francis Books Ltd.; 2001.

Abb. 18.24a,d Dr. David D. Weaver, Department of Medical and Molecular Genetics, Indiana University School of Medicine.

Abb. 18.25a,c Dr. Roger Stevenson, Greenwood Genetic Center, Greenwood, SC.

Abb. 18.25b aus Jirasek J. *An Atlas of the Human Embryo and Fetus.* London: Taylor and Francis Books Ltd.; 2001.

Abb. 18.28 aus Moore KL, Dalley AF. *Clinically Oriented Anatomy.* 5th ed. Philadelphia, PA: Lippincott Williams & Wilkins.

Abb. 19.2b Dr. K. W. Tosney, Molecular, Cellular, and Developmental Biology Department, University of Michigan.

Abb. 19.6c Dr. K. W. Tosney, Molecular, Cellular, and Developmental Biology Department, University of Michigan.

Abb. 19.12 Dr. Roger Stevenson, Greenwood Genetic Center, Greenwood, SC.

Abb. 19.27 nach Rubenstein JLR, Beachy PA. Patterning of the embryonic forebrain. *Curr Opin Neurobiol* 1998;8:18–26.

Abb. 19.29 Dr. Roger Stevenson, Greenwood Genetic Center, Greenwood, SC.

Abb. 19.31a,b Dr. Roger Stevenson, Greenwood Genetic Center, Greenwood, SC.

Abb. 19.32 Dr. J. Warkany. Mit freundlicher Genehmigung aus Warkany J. *Congenital Malformations.* Chicago, IL: Year Book Medical Publishers; 1971.

Abb. 19.35b nach Moore KL, Dalley AF. *Clinically Oriented Anatomy.* 5th ed. Philadelphia, PA: Lippincott Williams and Wilkins; 2006.

Abb. 20.8 nach Moore KL, Dalley AF. *Clinically Oriented Anatomy.* 5th ed. Philadelphia, PA: Lippincott Williams and Wilkins; 2006.

Abb. 20.10b Dr. E. Blechschmidt, Department of Anatomy, University of Göttingen.

Abb. 20.11a–d Dr. David D. Weaver, Department of Medical and Molecular Genetics, Indiana University School of Medicine.

Abb. 21.2 Dr. K. W. Tosney, Molecular, Cellular, and Developmental Biology Department, University of Michigan.

Abb. 21.12 Dr. David D. Weaver, Department of Medical and Molecular Genetics, Indiana University School of Medicine.

Abb. 21.13 Dr. David D. Weaver, Department of Medical and Molecular Genetics, Indiana University School of Medicine.

Abb. 22.2 Dr. Roger Stevenson, Greenwood Genetic Center, Greenwood, SC.

Abb. 22.4 Dr. Roger Stevenson, Greenwood Genetic Center, Greenwood, SC.

Abb. 22.6 Dr. Roger Stevenson, Greenwood Genetic Center, Greenwood, SC.

Sachverzeichnis

A

B

C

F

G

H

I

J

K

L

M

N

O

P

Q

R

S

V

W

Z